W0246520

Gudrun Bornhöft

PATHOLOGIE KOMPAKT

Springer

Berlin
Heidelberg
New York
Barcelona
Budapest
Hongkong
London
Mailand
Paris
Santa Clara
Singapur
Tokio

Gudrun Bornhöft

PATHOLOGIE KOMPAKT

Mit 82 Abbildungen in 191 Einzeldarstellungen

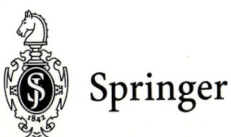

Springer

Dr. Gudrun Bornhöft
Universität Witten/Herdecke
Fakultät für Medizin
Alfred-Herrhausen-Str. 50
D-58448 Witten

ISBN 3-540-62082-6
Springer-Verlag Berlin Heidelberg New York

Die Deutsche Bibliothek – CIP-Einheitsaufnahme
Bornhöft, Gudrun: Pathologie kompakt / Gudrun Bornhöft. – Berlin ; Heidelberg ; New
York ; Barcelona ; Budapest ; Hongkong ; London ; Mailand ; Paris ; Santa Clara ;
Singapur ; Tokio : Springer, 1997
ISBN 3-540-62082-6

Herstellung: PRO EDIT GmbH, D-69126 Heidelberg
Satz: Hermann Hagedorn GmbH, D-68519 Viernheim

SPIN 10540303   15/3135–5 4 3 2 1 0 – Gedruckt auf säurefreiem Papier

Vorwort

Die vorliegende kompakte Darstellung der Pathologie soll all denjenigen, die in irgendeiner Weise mit Pathologie zu tun haben, seien es Studenten, klinisch tätige Ärzte oder Pathologen, eine übersichtliche Hilfe zur Orientierung und zum Verständnis geben und auch als kleines Nachschlagewerk dienen.

Dazu sind folgende Kapitel vorhanden:

- Die „Allgemeine Pathologie" ist in Form eines Glossars dargestellt, um ein schnelleres Auffinden der wesentlichen Begriffe und Methoden der Pathologie zu ermöglichen.
- Der Hauptteil soll einen möglichst umfassenden, dabei jedoch kompakten und leicht verständlichen Überblick über die „Diagnose-Schubladen" der Pathologie, die Krankheitsentitäten, geben. Die wesentlichen Krankheitsbilder werden kurz erläutert und ihre morphologischen Veränderungen dargestellt.
  Die Kapitel dieser „Speziellen Pathologie" sind nach Organsystemen gegliedert, die wiederum in die allgemein-pathologischen Kategorien Tumoren, Entzündungen, Kreislauferkrankungen, Dystrophien (degenerative Erkrankungen und Stoffwechselstörungen), Fehlbildungen und „Sonstiges" unterteilt sind. Am Anfang eines Kapitels erfolgt eine anatomische Darstellung des entsprechenden Organsystems. In die jeweiligen Tumorkapitel sind die TNM-Stadieneinteilung und die Tumorlokalisationskodierung integriert. Um eine weitgehend einheitliche Terminologie zu gewährleisten, habe ich mich bezüglich der Definitionen und Darstellungen der Krankheitsbilder an die „Pathologie" von Remmele (Hrsg., 1984 bzw. Neuauflagen 1993 und 1996) gehalten.

Als Ergänzung zur rein morphologisch-pathologischen Diagnostik sind folgende Inhalte tabellarisch dargestellt:

- Mikrobielle Erreger und ihre zugehörigen Krankheitsbilder
- Antigene und Antikörper mit ihren immunhistologischen Färbemustern
- ICD-10- und ICD-O-Kodierungen (Auszüge) und
- Anatomische Tafeln der wichtigsten Körperregionen
- Im Anhang sind neben einem Literaturverzeichnis und Auszügen aus der Satzung des Berufsverbandes die Adressen einiger für Pathologen relevanter Firmen zusammengetragen.

Da die Pathologie ein sich ständig weiter entwickelndes Fachgebiet ist, wäre es durchaus möglich, daß Sie über einige Angaben bereits neuere Informationen besitzen. Ich würde mich sehr freuen, wenn Sie mir solche Verbesserungsvorschläge für kommende Auflagen zusenden würden.

Natürlich konnte solch ein Buch nicht von mir ganz allein erstellt werden.
Ich möchte an dieser Stelle ganz herzlich all denjenigen danken, die mir dabei
geholfen haben. Insbesondere genannt seien Michael Zemlin, der die „Allgemeine
Pathologie" mitbearbeitete, Marco Pfaff, der das Grundgerüst für die
„Spezielle Pathologie" erstellte, weiterhin meinen Kollegen Christoph Rancsó,
Hermann Herbst und Drs. Dücker, die mir bei der Zusammenstellung des
Anhangs und einigen Passagen der „Speziellen Pathologie" behilflich waren. Frau
Lieselotte Thomas danke ich für ihre präzisen Korrekturen des Manuskripts und
Frau Friedrichsen, Herrn Meuser und Frau Repnow vom Springer-Verlag für die
konstruktive und herzliche Betreuung.

Witten, im Mai 1997   G. BORNHÖFT

Inhalt

I Allgemeine Pathologie

Allgemeine Pathologie

α₁-Antitrypsin-Mangel genetisch bedingter „Mangel" an dem Proteinase-inhibitor α_1-Antitrypsin, es wird strukturell ein anderes, funktionell weitgehend inaktives Protein hergestellt (s. Pi-System); klinisch wirkt sich dies besonders aufgrund der fehlenden Hemmung der Granulozytenelastase aus, die eine übermäßige Zerstörung elastischer Fasern bewirkt → v.a. Lungenemphysem

Abszeß „einschmelzende" eitrige Entzündung; *mögliche Ursachen/Pathogenese*: Staphylokokken bilden Koagulase → Thromboseinduktion → Nekrose, weiterhin Granulozytenemigration, Verfettung (resorptiv)

Abszeßmembran Zone der Resorption, der Bindegewebsneubildung um einen Abszeß

Adenom gutartige Neubildung (Neoplasie) von Drüsenepithel ausgehend, ohne Infiltration

Adenom der Dickdarm-schleimhaut *Definition*: u.U. bereits die Lamina propria infiltrierender Tumor; kein Karzinom, solange er die Muscularis mucosae nicht überschritten hat

Agenesie Organanlage fehlt

Agonie (agonia = der Kampf, Todeskampf, vita reducta), es kann durch Blutversorgungsstörung und Hypostase bereits zu Totenflecken kommen

Amelie Fehlen einer ganzen Extremität (Arm oder Bein) [melos = Glied]

Amputationsneurom unregelmäßige, tumorartige Nervenregenerate, v.a. bei gestörter Wundheilung

Amyloid degenerativ verändertes Protein mit fibrillärer β-Faltblatt-Struktur; kein einheitliches Protein, keine einheitliche Grunderkrankung; *Morphologie*: Anfärbbarkeit mit Kongorot + grüne Doppelbrechung im polarisierten Licht; Färbeverhalten mit Lugol-Jod-Lösung wie Stärke (Amylum): nach 3–5 min braun, dann nach H_2SO_4 (10 %)-Applikation → blau-violett

AA: Amyloidprotein A (akut-Phase-Protein, aus α-Globulin-Fraktion) frühere sekundäre Amyloidose, aber auch familiäres Mittelmeerfieber; *Morphologie*: Ablagerungen in Blutgefäßen, Leber- und Milzsinus, Niere und Nebenniere (perikollagen); *Vorkommen*: chronische Entzündungen, Tumoren, „idiopathisch"

I

AB: β_2-Mikroglobulin	nach Langzeithämodialyse; *Lokalisation*: Sehnenscheiden, Ligamente, Knochen, Gefäße
AE: Amyloidprotein E (E für endokrin)	aus Peptidhormonen: Insulin, Glukagon, Calcitonin, Proteohormone („APUD-Amyloid") u.a.; z.B. Amyloidose der Pankreasinseln bei Diabetes mellitus Typ II, Amyloidose bei medullärem Schilddrüsenkarzinom
AL (Immunglobulin-Leichtketten: κ oder λ)	fehlerhafte Produktion leichter Ketten von Immunglobulinen, z.B. bei Plasmozytom, Morbus Waldenström (Immunozytom), „idiopathisch"; *Ablagerungen* in Nieren, Leber, Milz, Muskelgewebe, Gefäßen, oft tumorförmige perikollagene Ablagerungen
AP: Präalbumin	*synonym*: Transthyretin; bei erblicher Neuropathie Ablagerungen in peripherem Nervengewebe
AS: Altersamyloid (S für senium)	A4 (β-Protein), z.B. bei M. Alzheimer; Ablagerungen vor allem im ZNS (Gefäße, Plaques), andere Altersamyloidformen auch in Herz und anderen Organen
(AF: Amyloid F)	(familiäres Auftreten)
Anaphylaxie	phylaxis: Schutz; s. Hypersensitivitätsreaktionen
Anaplasie	fehlende Ausreifung (z.B. fehlende Schleimbildung); heute meist zur Bezeichnung der fehlenden Differenzierung maligner Tumoren gebraucht
Angina	Entzündung des Waldeyer-Rachenrings (Gaumen-, Rachen-, Zungengrundtonsillen, Solitärfollikel)
Antikörperherstellung	s. *Abb. I-1*
Aplasie	Organanlage vorhanden, Organ entwickelt sich aber nicht
Apoptose	„Selbstmord" der Zelle, programmierte Kernpyknose und Kompartimentalisierung der Zelle, z.B. durch zytotoxische T-Zellen (natural killer cells) ausgelöst; *Bsp.*: Councilman-Körperchen bei Hepatitis
Arteriosklerose	alle mit Verhärtung der Arterienwände einhergehenden Erkrankungen (skleros = hart); *Hauptformen*: Atherosklerose (s.u.), Mediasklerose (Mönckeberg-Sklerose, s.u.)
Atavismus	phylogenetisch früher vorhandene Organe entwickeln sich
Atherosklerose *Pathogenese*:	[hypothetisch: chronische Endothelläsion → vermehrter Plasma- und Lipidinflux (→ Stenose), Thrombozytenadhäsion → Thrombose]
	▪ initiales Intimaödem; *Ursache*: (hypothetische) Endothelzellschädigung (Chlamydieninfektion?): lipidarme, fibrinreiche Flüssigkeit dringt in Intima ein; Elastolyse

Antikörperherstellung

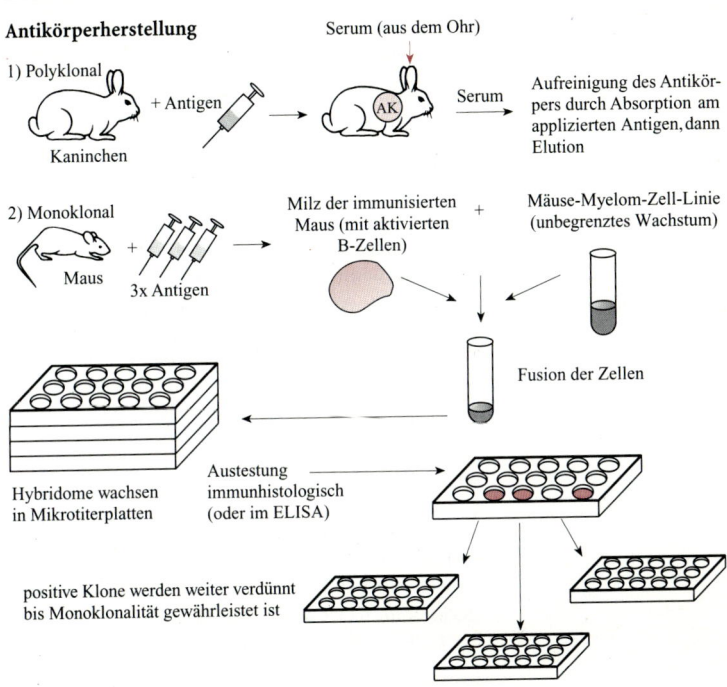

Serum (aus dem Ohr)

1) Polyklonal

Kaninchen

+ Antigen

AK

Serum

Aufreinigung des Antikörpers durch Absorption am applizierten Antigen, dann Elution

2) Monoklonal

Maus

+ 3x Antigen

Milz der immunisierten Maus (mit aktivierten B-Zellen)

+

Mäuse-Myelom-Zell-Linie (unbegrenztes Wachstum)

Fusion der Zellen

Hybridome wachsen in Mikrotiterplatten

Austestung immunhistologisch (oder im ELISA)

positive Klone werden weiter verdünnt bis Monoklonalität gewährleistet ist

Abb. I-1. Prinzipien der Herstellung polyklonaler und monoklonaler Antikörper

- Lipidfleck aus Schaumzellen (aus ortsständigen oder eingewanderten phagozytosefähigen Zellen), die abgelagerte Lipide/Cholesterin inkorporiert haben, z.T. auch als „fatty streaks": Streifen aus lipidreichen Makrophagen
- parietale Mikrothromben durch Endotheldefekt und freigesetzter Gewebsthrombokinase → PDGF (platelet derived growth factor) wird freigesetzt → Mediamyozyten wandern in Intima ein, LDL-Rezeptor-Expression der Endothelien steigt; Insudation
- fibröse Plaques: Myofibroblasten proliferieren und phagozytieren insudierte Lipide, z.T. gehen sie an phagozytierten Lipiden zugrunde → Cholesterinkristalle in Intima

I

- Sklerose (Fibrose); *Ursache*: anhaltende Stimulation von Fibroblasten durch Ödem (Insudation) + Nekrose (zugrundegegangene Myofibroblasten)
- Atherom: feste Intimaplatte aus kollagenen und elastischen Fasern mit darunterliegendem „Brei" aus nekrotischem Gewebe und cholesterinreicher Masse; Mediaatrophie (Verquellungsnekrose bricht in Media ein)

→ *Komplikationen*:

- atherotisches Ulkus: Atherom nach Einbruch der Intimaplatte
- Verkalkung (Kalzinose), Verknöcherung

Begünstigende Faktoren:

- extern: Ernährung (Trinkwasser: Risiko steigt mit sinkendem pH), Bewegungsmangel, Rauchen
- intern: Lipidstoffwechselstörungen, Adipositas, Hyperthyreose, Hypertonie, Alter, Geschlecht (besonders Männer sind betroffen)
- lokal: Wandaufbau, Entzündungen

Atopie

atopia = das Ungewöhnliche, Sonderbare; s. Hypersensitivitätsreaktionen

Atrophie

Verkleinerung eines vormals normal großen Organs oder Gewebsverbandes:
- homolog (die Zellen werden kleiner)
- numerisch (die Anzahl der Zellen verringert sich)

Autolyse

„Selbstauflösung": Abbau von Zell- und Gewebsbestandteilen durch zelleigene Enzyme

Blastopathie

Schädigung des Keimlings zwischen Befruchtung und 18. Tag

Blutung, lokal

Definition: Blutaustritt aus einem Gefäß

Borderline-Karzinom

Tumor ohne nachweisbare Infiltration, jedoch mit zellulären Atypien und fraglicher Metastasierungspotenz (Ovar, Magen u.a.)

Caro luxurians

„wildes Fleisch": überschießende Granulationsgewebsbildung bei gestörter Wundheilung

Choristie

ortsfremdes Gewebe entwickelt sich falsch

Cruor

rotes Leichengerinnsel; *Ursache*: schnelle postmortale Gerinnung oder bei erhöhter BSG

Degeneration/ Dystrophie	Reversible Stoffwechselstörung (Steigerung/Minderung); morphologisch erkennbare Zustandsänderungen von Zellen, Geweben oder Organen, einhergehend mit verminderter Funktionsfähigkeit *mögliche Ursachen*: ■ chemische Noxen: z.B. Zyanide, Alkohol, Tetrachlorkohlenstoff ■ Gasstoffwechselstörung: z.B. Sauerstoffmangel (exogen/endogen) ■ Stoffwechselstörungen: angeboren/erworben, z.B. ATP-Mangel, Knollenblätterpilzvergiftung (α-Amanitin), Sauerstoffmangel, Fettstoffwechselstörungen ■ physiologische „Alterung"
Dekubitus	Drucknekrose + Infektion + Sequestration
Diabetes mellitus ■ Typ I („juvenil")	absoluter Insulinmangel: Antikörper gegen Inselzellen, Insulin oder Glutaminsäuredekarboxylase der B- Zellen → *immunhistologisch* meist Verlust der B-Zellen → chronische Glukoseintoxikation; *Morphologie*: Pankreasatrophie; Leber: Kernglykogen („Lochkerne"); Niere: Armanni-Ebstein-Zellen (große glykogenreiche, pflanzenzellähnliche Tubuluszellen); Haut: Xanthome, Xanthelasmen; Gefäße: Kapillarsklerose; *mögliche Ursache*: genetische Disposition + Virusinfektion + autoaggressive Entzündung?
■ Typ II	relativer Insulinmangel durch Rezeptormangel („Insulinresistenz"), z.T. auch antikörperbedingt? → chronische Glukoseintoxikation; *mögliche Ursachen*: Adipositas, genetische Disposition
Dysmelie	Störung der Extremitätenentwicklung (29. - 46. Schwangerschaftstag)
Dysraphie	intrauterine Wachstumsstörung; Spalten, insbesondere des Neuralrohrs, bleiben offen; Bsp.: Spina bifida, Meningozele u.a.
Ekchymose	punktförmige Schleimhautblutung
Ektopie	regelhaftes Organ/Gewebe entwickelt sich an fremdem Ort
Ektromelie	Hypo- oder Aplasie einzelner oder mehrerer Röhrenknochen [ektroma = zu früh geboren]
ELISA	(„*enzyme-l*inked *i*mmunosorbent *a*ssay") *s. Abb. I-2*

I

ELISA

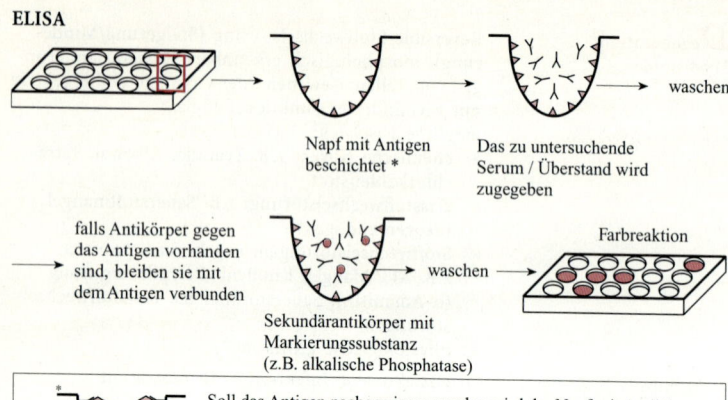

Abb. I-2. Prinzipien des „*enzyme-linked immunosorbent assay*" (ELISA)

Embolie	intravasale Verschleppung von Treibteilchen
Arterielle Thrombembolie	Thrombusquellen: Thrombus über Myokardinfarkt, bei Vorhofflimmern (z.B. bei Mitralstenose), bei Endokarditis (→ auch Koronararterienembolie)
Atheromembolie	größere Anteile von Atherombrei bei Atherosklerose werden mit dem Blutstrom verschleppt
Dekompressions- krankheit	Gasblasenbildung im Blut bei Verminderung des Druckes um 0,5–1 atm (ca. 50–100 Pa) → trophische Störungen
Fettembolie, arteriell	häufige *Ursachen*: Fraktur langer Röhrenknochen, Reanimation, Trauma bei Fettleber, Fettembolie der Lunge
Fremdmaterialembolie	Katheter, Talkum (Drogensüchtige)
Fruchtwasserembolie	*Morphologie*: Hornlamellen, Schleim, Lanugohaare in Lunge und Leber
Fulminante Lungen- arterienembolie	führt akut zum Tod (akutes Cor pulmonale: rechte Herzkammern dilatiert, blaß, enthalten flüssiges Blut)
Gasembolie	akute Aufnahme von Luft → Schaum im rechten Herzen; *mögliche Ursachen*: klaffende Venen bei Uterusatonie, krimineller Abort, Einreißen von Lungenvenen oder kranialen Venen (negativer Druck!)

Gewebsembolie | aus Tumoren, Megakaryozyten, Parasiten, Pilzen, Bakterien

Mikroembolie bei Arteriosklerose | ulzerierende Atherosklerose → Atheromemboli

Orthodoxe, venöse Thrombembolie | *Pathogenese*: Thrombus in kleiner Vene wächst in Hauptstamm ein, Apponate reißen in stärkerem Blutstrom ab; *begünstigende Faktoren*: Status post operationem (besonders nach 1–2 Wochen), Alter (75 % über 50 J.), weibl. Geschlecht (Frauen : Männer = 2 : 1), bestimmte Wetterlagen (Föhn), bestimmte Tageszeiten (Gipfel 7/19 Uhr)

Paradoxe Embolie | Thrombus aus dem rechten Vorhof gelangt über den linken Vorhof in den großen Kreislauf; *Ursache*: schlitzförmig offenes Foramen ovale + Embolie + Druckerhöhung im rechten Vorhof

Rezidivierende Lungenarterienembolie, peripher | *Folge*: chronisches Cor pulmonale; *makroskopisch*: die Herzspitze wird von beiden Ventrikeln gebildet

Embryopathie | Schädigung des Keimlings zwischen 18. Tag und 3. Monat

Entzündung
Einteilung:
ätiologisch | z.B. Nekrose, chemische/physikalische Noxen, Viren, Rickettsien, Bakterien, Protozoen, vielzellige Organismen

formal | alterativ
exsudativ (Exsudat und Nekrose stehen im Vordergrund, s.u.)
proliferativ (Granulationsgewebe und Fibroblastenproliferation stehen im Vordergrund)

zeitlich | perakut: Stunden
akut: Tage
subakut: Wochen
chronisch (primär/sekundär): Monate, Jahre

Entzündungszeichen:
lokal:
Calor | *Ursache*: Hyperämie mit Blut aus dem Körperkern (fühlbar bei oberflächlichen Entzündungen), erhöhte Stoffwechselleistung?

Rubor | Hyperämie; *Morphologie*: Zentrum der Läsion dunkelrot (langsamer Blutstrom); peripher hellrot (schneller Blutstrom)

Dolor | *Ursache*: Schwellungsdruck, Toxine, Mediatoren, pH-Abfall

Tumor | (lat.): Schwellung; *Ursache*: entzündliches Ödem

I

Functio laesa	(lat.): eingeschränkte Funktion; *Ursachen*: z.B. Ruhigstellung durch Schmerz, Funktionsausfall durch Zell-/Gewebsveränderung
generalisiert: Fieber	*Ursache*: exogene Pyrogene (Endotoxine von gramnegativen Bakterien) aktivieren endogene Pyrogene (TNF, IL-1) →Temperatursollwerterhöhung
BSG erhöht	*Ursache*: spezifische Dichte der Erythrozyten relativ erhöht durch Blutplasmaveränderungen, Agglomerine an der Erythrozytenoberfläche
Leukozytose	> 10 000 Leukozyten/µl
Sekundärschäden	z.B. ischämische Spannungsnekrose wegen hoher Gewebsspannung durch entzündliches Ödem; *Ursache*: zu schnell ablaufende Entzündung?

Entzündungsreaktion, akut (Ablauf):

1. Schädigung (Alteration)

Nekrose, Dystrophie u.a.

2. Kreislaufstörung → Exsudation

- 1. Minute: Blässe; *Ursache*: neurogen, über Adrenalin → Konstriktion präkapillärer Sphinkteren der Arteriolen

- nach 1–2 min: Rötung, Venen noch intakt. Umgebung hellrot, Zentrum zyanotisch; *Ursache*: Dilatation der Arteriolen, Öffnung der präkapillären Sphinkteren → bessere, diffuse Durchblutung

3. Permeabilitätsstörung → Exsudation

- 3–15 min: Gefäßschwellung, Abrundung, Endothelnekrose; *Ursache*: Histamin (Mediator) → Venendilatation → Endothelzellen weichen aktiv auseinander, Proteine treten aus

- 15 min – 24 h: Ödem, Granulozyten kleben an Endothelien und emigrieren; nach 5 h folgen Monozyten und Makrophagen; *Ursache*: Prokallikrein → Bradykinine, Kallikrein (Mediatoren) → Venolenkonstriktion → Kapillarpermeabilität und -druck steigen

Entzündungsformen, exsudative Reaktionen

Eitrig

Exsudat überwiegend aus neutrophilen Granulozyten; *Ursache*: meist bakteriell

Sonderformen:
Abszeß

„einschmelzende" eitrige Entzündung; *mögliche Ursachen/Pathogenese*: Staphylokokken bilden Koagulase → Thromboseinduktion → Nekrose, weiterhin Granulozytenemigration, Verfettung (resorptiv)

I

eitriger Katarrh	*mögliche Ursache*: Superinfektion einer viralen Rhinitis → sero-muko-purulenter Katarrh
Empyem, Pleura	*häufige Erreger*: Pneumokokken, Streptokokken, Staphylokokken
Furunkel	abszedierende Follikulitis
Phlegmone	diffuse Ausbreitung einer eitrigen Entzündung; *mögliche Pathogenese*: Streptokokken bilden Hyaluronidase, die das Bindegewebe auflöst
Fibrinös	*mögliche Ursachen*: Bakterien, Urämie, rheumatisches Fieber etc. *Komplikation/Folge*: Concretio (Verwachsung); *Ursachen/Pathogenese*: Plasminogen-Aktivator-Inhibitor 1 überaktiv, bremst plasminogeninduzierte Fibrinolyse
Sonderformen: Membranöse Schleimhautentzündung	bei: bakterieller Ruhr (Shigellen, gramnegativ). Quecksilbervergiftung, Diphtherie u.a.; *Morphologie*: verschorfend, nekrotisierend, diphtherisch („Tierfell")
Diphtherie	*Erreger*: Corynebacterium diphtheriae produziert Toxine: TA (Toxin A) → toxische Wirkung auf das Myokard; TB1: spreading factor (Hyalase) TB2: Nekrosefaktor; *Morpholgie*: braune Beläge auf Atemwegen, verfilzte Membranen aus Exsudat + nekrotischer Mukosa, blutet beim Abziehen
Pleuritis sicca	bei: Pneumonie, Tuberkulose, Urämie u.a.
Pseudomembranöse Schleimhautentzündung	nicht nekrotisierend, diphtheroid; Exsudat läßt sich leicht abziehen, höchstens Endothel nekrotisch
Gangräneszierend	
Sonderformen: Feuchter Brand	*Ursache*: nekrotisierende Entzündung + Fäulniserreger, (z.B. Borrelien, fusiforme Bakterien), die die Nekrose auflösen
Gasbrand	Clostridien besiedeln Nekrose unter anaeroben Bedingungen
Trockener Brand	Mumifikation: Aus Hämoglobin wird über Verdiglobin Eisensulfid freigesetzt → Schwarzfärbung
Hämorrhagisch	Entzündung meist durch hochtoxische Erreger bedingt; *Morphologie*: entzündliches Exsudat + größere Mengen an Erythrozyten

I

Sonderformen:

Erysipel	*Erreger:* β-hämolysierende Streptokokken
Scharlach	*Erreger:* β-hämolysierende Streptokokken
Grippe	*Erreger:* Grippeviren
Milzbrand	*Erreger:* Bacillus anthracis
Pest	*Erreger:* Yersinia pestis

Nekrotisierend
Sonderformen:

Areaktive Nekrose   keine vitale Reaktion! *Ursache:* geschwächte Immunabwehr, z.b. bei Agranulozytose; Saprophyten können ungehindert in das Gewebe eindringen (sapros = faul, phytos = Gewächs)

Kaverne   Nekrose mit Ausführungssystem; z.b. Bronchuseinbruch einer tuberkulösen Nekrose (*Ursache:* plötzliche lokale Durchblutungsstörung?)

Ulkus   (abgestoßene) Nekrose an einer Oberfläche

Serös-schleimig

Schnupfen   seröses Exsudat und Schleim; *Ursache:* virusbedingte Rhinitis serosa geht über in Begleithyperkrinie; aktiviert durch Mediatoren

Serös   Exsudation eiweißreicher Flüssigkeit, spezifisches Gewicht > 1015, zellfrei, überwiegend Albumine (69 000 D), z.B. bei Cholera, Pleuritis serosa (Tuberkulose)

**Entzündungsformen,
proliferative Reaktionen:**   lang anhaltende, u.U. sich verselbständigende Proliferation von unterschiedlich gefäßreichem Bindegewebe

Entzündungsformen, granulomatöse Reaktionen:

Granulom   knötchenförmige proliferative Entzündungsform mit histiozytären Zellen (häufig Epitheloidzellen), u.U. mit zentraler exsudativer Komponente (z.B. zentrale Nekrose bei Tuberkulose); Beispiele für granulomatöse Entzündungen sind u.a. Tuberkulose, Katzenkratzkrankheit, Yersiniose, Myokarditis bei rheumatischem Fieber, rheumatoide Arthritis

Epitheloidzelle   durch Lymphokine transformierter Makrophage, nicht phagozytosefähig

Makrophage   durch Lymphokine aktivierter Monozyt oder ortsständige Zelle des RHS (retikulohistiozytäres System), wie z.B. Kupffer-Sternzellen

Riesenzelle (mehrkernig, histiozytär)   entsteht durch Fusion von Makrophagen (als ungeordnete Fremdkörperriesenzelle oder geordnete Riesenzelle vom Langhans-Typ wie bei Tuberkulose)

| + *Asteroid-Körper* | besteht aus Spindelapparat und Zytoskelett (Vimentin pos.) |
| + *Schaumann-Körper* | = *Konchoidkörper*: Spindelapparatsequester mit Kalkinkrustation |

Entzündungsformen bestimmter Organe:

Appendizitis — *Ursache*: Abflußstörungen z.b. durch Kotsteine, Fremdkörper, Narben, Würmer, Karzinoide u.a.; u.U. auch Stenose bei hyperplastischem lympho-retikulären Gewebe der Submukosa

Akut eitrig — *Verlauf*:
- nach einigen Stunden: Erosion umgeben von Granulozyteninfiltration
- nach 12 h: diffuse eitrige Entzündung → phleg-monöse Appendizitis
- nach 24 h: ulzerophlegmonöse, abszedierende oder gangräneszierende Appendizitis

Komplikationen
- Perforation: frei oder gedeckt (bei abszedierender oder gangräneszierender Appendizitis)
- Peritonitis diffusa; *Morphologie*: meist fibrinös-eitrige Peritonitis
- perityphlitischer Abszeß (bei retrozökaler Lage)

Cholezystitis

Akut — Ursachen: bakteriell?, mechanisch: eingeklemmter Verschlußstein

Chronisch — *Ursachen*: Gangverschluß, -stenose, Schleimhautnekrosen; *Morphologie*: Muskelhyper-trophie; Ulzera, Entzündungen (→ Narben, Fibrose); mukoide Metaplasie

Tonsillitis — auf Tonsillen begrenzte Entzündung; *Morphologie*: akut: Oberflächenödem, fibrinös, nekrotisierend; chronisch: follikuläre Hyperplasie; *Ursachen*: Viren, Bakterien u.a. Infektionen: meist aerogen, selten hämatogen

Epistaxis — Nasenbluten

Epidemiologie — Wissenschaftszweig, der sich mit der Verteilung von
- physiologischen Variablen,
- Krankheiten und deren
- Determinanten (Enstehungsbedingungen, z.B. physikalisch, psychisch, sozial) und
- Folgen
in der Bevölkerung befaßt; dazu werden häufig Ver-hältniszahlen angegeben, die man folgendermaßen unterteilen kann:
- Raten (Ziffern) = Verhältnisausdrücke, die zwei voneinander verschiedene Massen (die nicht Teil-

I

massen einer gemeinsamen Gesamtmasse sind) aufeinander beziehen, z.B. Geburtenrate/-ziffer = Anzahl der Geburten : Einwohner (wird jedoch häufig synonym mit „Quote" verwandt)

■ Quoten = Verhältnisse, die eine Teilmasse auf die Gesamtmasse beziehen, z.B. Erwerbstätige : Bevölkerung = Erwerbsquote
■ Proportionen sind Verhältnisausdrücke, die zwei Teilmassen der gleichen Gesamtmasse aufeinander beziehen, z.B. Erwerbsproportion = Nichterwerbstätige : Erwerbstätige

Epitheloidzelle

durch Lymphokine transformierter Makrophage, nicht phagozytosefähig

Exfoliativzytologie

Untersuchung von Sekreten, Spülflüssigkeiten, Körperflüssigkeiten, Abstrichen

Fetopathie

Schädigung des Keimlings zwischen 4. Monat und Geburt

Fettstoffwechselstörungen

Mögliche Ursachen:

■ Verwertungsstörung (z.B. bei Alkoholabusus, Diabetes mellitus)
■ Hunger: Mangel an lipotropen Substanzen und Proteinen
■ Hypoxie
■ Toxine (z.B. Tetrachlorkohlenstoff)
■ Überangebot an Neutralfetten: alimentär/resorptiv
■ genetisch bedingt, z.B. M. Gaucher, Typ II der familiären Hypercholesterinämie (Rezeptormangel für Apoprotein der Lipoproteine)

Fibrinoid

homogenes eosinophiles Material, im Gegensatz zum Hyalin von Entzündungsreaktion begleitet; *Zusammensetzung*: Zellbestandteile, Interzellularsubstanz, Plasma (Albumin, Globuline, Fibrin)

Fibrinoide Nekrose im Bindegewebe

Ursachen: Formenkreis der rheumatoiden Erkrankungen (rheumatisches Fieber, rheumatische Arthritis, Lupus erythematodes)

Fibrinoide Nekrose im Ulkusgrund

Grenzschicht zwischen Ulkus und Reaktionszone

Fibrinoide Nekrose in der Gefäßwand

bei Panarteriitis nodosa, Arteriitis bei rheumatoider Arthritis, maligner Nephrosklerose

I

Fibrose	Degenerative/dystrophe oder regenerative Fibroblasten- und Kollagenfaservermehrung (Faserproduktion vermehrt, Abbau vermindert); *mögliche Ursachen*: ■ chronisches (inveteriertes) Ödem: Transsudate und Exsudate ■ Endprodukt der Organisation: Nekrose, Blutung, Entzündung, Thrombose ■ mechanische Belastung: chronische Blutstauung ■ proliferative Entzündung (Leberzirrhose)
Fistel ("Röhre")	komplett: Verbindung zweier Hohlräume (z.B. auch eingeschmolzenes Gewebe bei Abszeß); inkomplett: Fistel endet blind
Galaktosämie A	Kohlenhydratstoffwechselstörung mit genetischer Ursache: Mangel an Galaktokinase (Galaktose → Galaktose-6-Phosphat)
Galaktosämie B	Kohlenhydratstoffwechselstörung mit genetischer Ursache: Mangel an Galaktose-1-Phosphat-Uridyl-Transferase
GALT	"*gut associated lymphoid tissue*" (Tonsille und darmassoziiertes lymphatisches Gewebe; vermittelt über sog. Homing-Rezeptoren)
Gametopathie	genetische Störung der Keimzellen
Gangrän (Brand), feucht	Infektion einer Nekrose mit Fäulniserregern
Gangrän (Brand), trocken	eingetrocknete Nekrose
Gefäßdilatation	Erweiterung durch reversible Erschlaffung der glatten Muskulatur
Gefäßektasie	Erweiterung mit Gefäßwandumbau
Gerinnung Endogenes System	Faktoren XII, XI, IX, XIII, Thrombozytenphospholipid, Faktoren X, V, Ca^{++}
Exogenes System	Gewebsthrombokinase, Faktoren X, V, Ca^{++}
Gicht	degenerative Ablagerung von Uratkristallen mit Entzündungsreaktion; *Ursachen*: Harnsäurebildung gesteigert (Purinabbau), renal: genetisch bedingter Harnsäureausscheidungsdefekt
Akuter Gichtanfall	(außerordentlich schmerzhaft); *Ursachen*: plötzliche Bildung von Natriumurat-Mikrokristallen in übersättigter Gelenkflüssigkeit → granulozytäre Entzündungsreaktion
Arthritis urica	abgelagerte Urate in Synovialgewebe → Arthrose, Zerstörung des Gelenkknorpels

I

Gichtnephropathie	*Morphologie*: vorwiegend im Nierenmark Uratabla-gerungen in Tubuli + Interstitium mit Fremdkörper-reaktion und Riesenzellen
Sekundäre Gicht	*mögliche Ursache*: maligner Tumor → Purinabbau gesteigert
Tophi	Kristallablagerungen in Knorpel, Gelenkkapsel, Sehnenscheiden, Nierenpapillen, Ohrknorpel (große Kristalle mit umgebender Fremdkörperreaktion)
Granulationsgewebe	Kapillarsprossung und Proliferation von Bindege-webszellen im Rahmen von Organisationsprozessen (Entzündung, Nekrose u.a.)
Granulom	knötchenförmige proliferative Entzündungsform mit histiozytären Zellen (häufig Epitheloidzellen) u.U. mit zentraler exsudativer Komponente (z.B. zentrale Nekrose bei Tuberkulose) (s. Entzündung, granulo-matöse Reaktion)
Hämatom	tumorförmige Weichteilblutung
Hämophilie A	genetisch bedingter Gerinnungsfaktor-VIII-Mangel
Hämophilie B	genetisch bedingter Gerinnungsfaktor-IX-Mangel
Hämoptoe	Bluterbrechen („Blutsturz")
Hämoptyse	kleinster Blutabgang im Sputum
Haemorrhagia per arrosionem	z.B. bei Magenulkus, Tuberkulose, Tumor
Haemorrhagia per diapedesim	„Durchwanderung"
Haemorrhagia per rhexim	Ruptur eines größeren Gefäßes
Hamartie	ortsständige fehlerhafte Gewebsentwicklung eines Keimblattes
Hautwunde (Regeneration)	■ Heilung unter dem Schorf ■ Sanatio per primam intentionem
Herzklappen Aortenklappenumfang	6–8 cm
Mitralklappenumfang	9–12 cm
Pulmonalis-klappenumfang	7–9 cm
Trikuspidal-klappenumfang	11–14 cm
Klappeninsuffizienz	unvollständiges Schließen der Klappe
Absolut	*Ursache*: z.B. Papillarmuskelabriß

Relativ	*mögliche Ursache*: Dilatation (exzentrische Hypertrophie), Endokarditis
Klappenstenose	unvollständiges Öffnen der Klappe *Ursache* (erworben): z.B. Arteriosklerose, Endokarditis
Herzveränderungen (→ zentral bedingte Kreislaufstörungen)	
Kardiomyopathie	Erkrankungen des Herzmuskels, die nicht vaskulär oder durch Herzvitien bedingt sind
Formen: primär (kongestiv)	Ursache unbekannt, teilweise angeboren
sekundär	*mögliche Ursachen:* ■ metabolisch (Hyperthyreose, Hypothyreose) ■ Speicherkrankheiten (z.B. Amyloidose etc.) ■ Strahlen ■ toxisch
Hypertrophie	50 g über alters- und geschlechtsspezifischem Normalgewicht, bei reiner Hypertrophie: konzentrische Verdickung, Dicke des Ventrikelmyokards links > 20 mm, vermehrt polyploide Zellen (60–80 % oktaploid bei 1000 g); *mögliche Ursachen*: Klappenstenose (Druckbelastung), Klappeninsuffizienz (Volumenbelastung)
Formen: exzentrische Hypertrophie	Hypertrophie + Dilatation; *Morphologie*: Ventrikelmyokard > 300 Zellschichten; *Ursache*: Überlastung (u.U. Zeichen der beginnenden Dekompensation)
Hypertrophie mit Herzinsuffizienz	*Ursache*: Muskulatur wächst, Koronararterien „bleiben zurück" und können eine ausreichende Blutversorgung nicht mehr aufrechterhalten
Rechtsherzinsuffizienz	*mögliche Ursache*: akutes Lungenemphysem:
(akut)	Überblähung, Volumen pulmonum auctum
(chronisch)	*mögliche Ursache*: chronisches Lungenemphysem
Myokarditis	*mögliche Ursachen:* ■ bakteriell ■ toxisch ■ rheumatisch ■ viral
Perikarditis	z.B. bei Urämie; *Morphologie*: Fibrinexsudat, später organisiertes Fibrin
Hyalin Hyalin (allgemein)	homogenes, eosinophiles, glasiges (= hyalines, transparent erscheinendes) Material ohne umgebende Entzündungsreaktion (also physikalisch definiert, chemisch unterschiedliche Substanzen)

I

Bindegewebiges Hyalin	„Hyalinose", ungeordnete kollagene Fibrillen → *lichtmikroskopisch* homogener, nicht faseriger Eindruck, z.B. alte Narbe
Hämatogenes Hyalin	Thromben (hyalin, kautschukhyalin)
Vaskuläres Hyalin	*Ursache*: Hypertonus, Diabetes mellitus
Zelluläres H., Councilman-Körper	azidophil (Einzelzellnekrosen bei Virushepatitis)
Crooke-Zellen	basophil (bei M. Cushing)
Mallory-Körper	abnormes Zytokeratin
Russell-Körper	Immunglobuline, in (und um) Plasmazellen
Sonderform	hyaline Membran (Fibrinexsudation); *Ursache*: unreife Lunge produziert keinen Surfactant-Faktor
Hyperplasie	Vergrößerung eines Organs oder Gewebsverbands durch Erhöhung der Zellzahl
Hypersensitivitäts-reaktionen	
Allergische Reaktion (humoral, Typ I der Hyper-sensitivitätsreaktionen)	= Anaphylaxie, Sofortreaktion, Atopie: *Pathogenese*: Sensibilisierung mit einem Antigen → IgE-Bildung, bei Zweitkontakt mit dem Antigen: Mastzelle mit spezifischem IgE verbindet sich mit dem Antigen → Entspeicherung der Mastzellgranula → Freisetzung von Mediatoren wie Histamin, Zytokine u.a. (Übertragung der Reagine (IgE) ruft Symptome im Empfänger hervor); *Beispiele*: anaphylaktischer Schock, Heuschnupfen, Asthma
Immunkomplex-Typ (zytotoxisch, humoral, Typ II, das Antigen sitzt auf einer Zelloberfläche)	*Pathogenese*: Antikörper verbindet sich mit festhaf-tendem Gewebsantigen → Immunkomplexe aktivie-ren Komplement → Zytolyse (u.U. auch Granulo-zytenaktivierung und/oder Nekrose); *Beispiele*: Transfusionszwischenfälle, immunhämolytische Anämien, Goodpasture-Syndrom, einige Fälle von insulinresistentem Diabetes mellitus
Immunkomplex-Typ, Arthus-Phänomen (Typ III, humoral, das Antigen ist löslich)	Prinzip wie bei Typ II, jedoch ist das Antigen „frei beweglich", die Immunkomplexe zirkulieren im Blut und werden z.T. in der Niere abgefangen → u.U. Glomerulonephritiden; weitere *Beispiele*: Arthus-Reaktion: lokale Serumkrankheit nach Injektion von Fremdserum, Farmerlunge u.a.
T-Zell-vermittelte Hypersensitivitätsreak-tion (Typ IV, zellulär)	spezifische T-Lymphozyten verbinden sich mit Anti-gen → Freisetzung von Mediatoren (MAF: mono-zytenaktivierender Faktor und MIF: Makrophagen-migration inhibierender Faktor – die Makrophagen sollen da bleiben, wo die T-Zellen sind) → mono-zytäre, oft epitheloidzellige Entzündung; auch direkte Zytolyse durch Killer-T-Zellen möglich; *Hauptbei-*

spiel: Tuberkulose; Makrophagen transfomieren unter T-Zell-Einfluß zu Epitheloidzellen; aber auch Kontaktdermatitis, chronische Transplantatabstoßung u.a.

(Typ V der Hypersensitivitätsreaktionen — entspricht Typ II, das Antigen stellt in der Regel einen Rezeptor dar, der Antikörper ahmt die Wirkung des Rezeptorsubstrats nach; *Beispiel*: M. Basedow)

Hypertrophie — Vergrößerung eines Organs oder Gewebsverbands durch Vergrößerung der Einzelzellen

Hypoplasie — regelhafte Organanlage und -entwicklung, normale Größe wird aber nicht erreicht

Hypoxidose — *Definition*: Sauerstoffgehalt des Blutes vermindert; *mögliche Ursachen*:
- histotoxisch: z.B. Blausäure
- ischämisch (→ Infarkt)
- hypoxämisch: große Höhe, Anämie, CO-Vergiftung, respiratorische Insuffizienz (z.B. Emphysem)

Infarkt — anämisch oder hämorrhagisch; *Ursache*: meist Thrombus (z.B. autochthon), Embolus, Arteriosklerose, selten: Konstriktion, Spasmus

Formen:
Infarkt, anämischer — *Ursache*: Verschluß einer funktionellen Endarterie
Harnsäureinfarkt — Ammoniumurat in Sammelrohren (bei Neugeborenenikterus, es zerfallen kernhaltige Erythroblasten)

Organbezogen:
Darminfarkt — hämorrhagischer Infarkt, hämorrhagische Nekrose; *Ursache*: Embolie, meist in einem Ast der A. mesenterica superior, Bluteinstrom in das Infarktgebiet durch Kollateralen

Leber: Zahn-Infarkt — *Ursache*: Pfortaderverschluß und Rechtsherzinsuffizienz

Fettinfarkt — agonale Verfettung

Lunge: Infarkt anämisch (Sonderform) — *Ursache*: Linksherzinsuffizienz + Stauung + Hypoxie nur bei schwerer Arteriosklerose im hohen Alter

Myokardinfarkt: *Ablauf* — 1 h: Mitochondrien schwellen, Glykogenschwund, Vakuolisierung des Zytoplasmas, Z-Streifen-Abstand verlängert
5–8 h: Sarkoplasma kondensiert, Granulozytenimmigration; *makroskopisch*: Abblassung, hämorrhagischer Randsaum
6 h: Eosinophilie

9–48 h: Koagulationsnekrose; *makroskopisch*: fest, trocken, lehmgelb, in der Peripherie degenerative Verfettung

2–3 Wo.: rötlich- grau, eingesunken, Granulations-gewebsbildung: 1 mm/10 d

5–8 Wo.: weiß, Narbengewebe

Komplikationen
- *fibrinöse Perikarditis*: nach 2–3 d (bei transmuralem Infarkt)
- *Ruptur*: nach 3–7 d (durch starke Heterolyse mit Kolliquation, bei transmuralem Infarkt)

Infarzierung

hämorrhagische Nekrose; *Ursache*: Venenverschluß z.B. durch Volvulus, inkarzerierte Hernie, Stieldrehung von ovariellen Zysten (z.B. beim Tanzen), Appendix testis oder Hoden

In-situ-Hybridisierung

s. *Abb. I-3*

Interferon

von virusinfizierten Zellen (Leukozyten, Fibroblasten) vor sicherem Zelltod produzierte Glykoproteine, die die Infektion anderer Zellen verhindern

Intermediäres Leben

Zeitspanne zwischen Tod des Menschen (Kriterien: Herzkreislauf- und Atemstillstand sowie irreversibel erloschene Hirnfunktion) und Tod der verschiedenen Zellsysteme

Inzidenzrate (Fälle)

Zahl neuer Fälle (pro Zeiteinheit, meist 1 Jahr) x 1000 : Zahl der exponierten Personen

Inzidenzrate (Personen)

Zahl der Personen mit neuer Erkrankung (pro Zeiteinheit, meist 1 Jahr) x 1000 : Zahl der exponierten Personen

Ischämie, absolut lokal

es erfolgt keine Blutversorgung mehr; *Ursache*: meist Verschluß einer funktionellen Endarterie

Ischämie, relativ lokal

der Kreislauf reicht nur zur Aufrechterhaltung des Ruhestoffwechsels aus, bei Belastung → Ischämiesymptomatik; *Bsp.*: (chronische) Angina abdominalis bei Stenose der Mesenterialarterien

Kardiomyopathie

Erkrankungen des Herzmuskels, die nicht vaskulär oder durch Herzvitien bedingt sind (s. Herzveränderungen)

Karzinom/Tumor, inzident

der Tumor wird als Zufallsbefund entdeckt, z.B. ein Prostatakarzinom bei transurethraler Resektion (klinisch Verdacht auf Prostatahyperplasie)

okkult

die erste diagnostizierte Karzinommanifestation sind (Lymphknoten-)Metastasen

latent

klinisch stumm, der Tumor wird bei der Autopsie entdeckt

In-situ-Hybridisierung

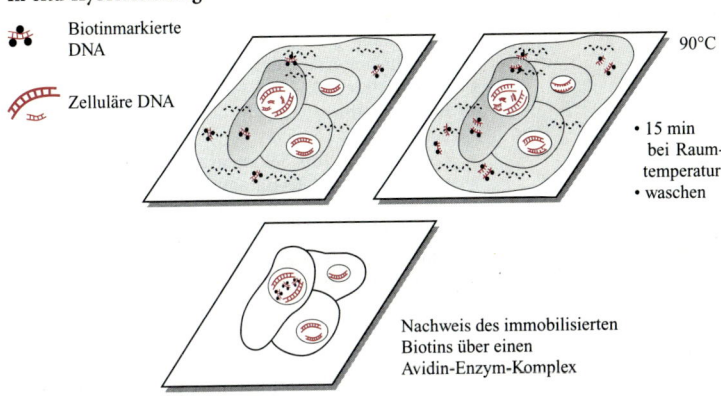

Biotinmarkierte DNA

Zelluläre DNA

90°C

• 15 min bei Raumtemperatur
• waschen

Nachweis des immobilisierten Biotins über einen Avidin-Enzym-Komplex

Abb. I-3. Methodische Prinzipien der In-situ-Hybridisierung (hier DNA) [Abb. Dr. Niedobitck]

Katzenkratzkrankheit	granulomatöse Entzündung, klinisch mit Schwellung der regionären Lymphknoten, z.T. über Monate andauernd; Vektor der vermuteten Erreger: Katzen
Keloid	überschießende Bildung von hyalinem Narbengewebe, z.B. nach Verbrennung, offenbar genetische Disposition
Koagulationsnekrose	intravitaler Zell-/Gewebstod mit schneller Gerinnung der Proteine (was das weitere Fortschreiten der Autolyse verhindert); *makroskopisch*: trübes, gelbliches, abgeblaßtes Areal, Konsistenz vermehrt; *histologisch*: Eosinophilie des Zytoplasmas, Zellkernveränderungen: Karyorhexis, -lyse, -pyknose
Kolliquationsnekrose	(Verflüssigung, Erweichung, Malazie) tritt immer dann ein, wenn keine Proteindenaturierung stattfinden kann; *Ursachen*: ■ Laugenverätzung: Proteine → Proteinate, Fette werden verseift (Na-K-Seifen sind wasserlöslich!); ■ Lipide verhindern Proteingerinnung (Koagulation, Denaturierung), Enzyme bleiben länger aktiv, Autolyse schreitet fort (z.B. im Hirngewebe: wenig Protein, viel Lipide + Makrophagen, Fettkörnchenzellen)
Komplementsystem	■ klassischer Weg: C 1 → 4 → 2 → 3 → 5 → 6 → 7 → 8 → 9 ■ alternativer Weg (Properdin-vermittelt): C 3 → 5 → 6 → 7 → 8 → 9

I

Kyematopathie
(Kyemopathie)

Störungen der intrauterinen Entwicklung (ohne Tumor), pränatale Erkrankung des Keimlings und seiner Anhangsgebilde; je nach Zeitpunkt der Schädigung unterscheidet man:

- Blastopathie
- Embryopathie
- Fetopathie
- Choriopathie (bis Sekundärzottenstadium)
- Plakopathie (ab Tertiärzottenstadium)

Letalitätsrate

Anzahl der an einer bestimmten Krankheit Verstorbenen x 100 : Zahl der Erkrankten

Lymphozyten-differenzierung
primär

- Diversifikation 1. Ordnung: Trennung von T- und B-Lymphozyten im blutbildenden Gewebe (Blutinseln in Dottersack, Leber, Knochenmark)
- Diversifikation 2. Ordnung: Prä-T-Lymphozyten proliferieren in der Thymusrinde → thymische „Erziehung" ohne Antigenkontakt (Ausbildung von T-Zell-Rezeptoren, Erkennung von „selbst" und „nicht-selbst")

sekundär

- Diversifikation 3. Ordnung: Einwirkung von Antigenen

M. Ehlers-Danlos

genetisch bedingte Gefäßwandschwäche

M. Gaucher

Ursache: genetisch bedingter Mangel an β-Glukozerebrosidase; Erythrozytenmembranabbau unmöglich, Zerebrosidspeicherung in Milz, Lymphknoten, Knochenmark und Leber (in Makrophagen)

M. Gierke

Kohlenhydratstoffwechselstörung mit genetischer Ursache: Glukose-6-Phosphatase fehlt

M. Osler

Fehlbildung der Gefäßwand

Makrophage

durch Lymphokine aktivierter Monozyt oder ortsständige Zelle des RHS (retikulohistiozytäres System), wie z.B. Kupffer-Sternzellen

Malakoplakie

Ursache: Sulfonamidbehandlung → Makrophagen weniger angesäuert, intrazellulärer cGMP-Spiegel erniedrigt; *Morphologie*: Michaelis-Gutmann-Körper = phagozytierte, unvollständig abgebaute, verkalkte Bakterien

MALT

„*m*ucosa *a*ssociated *l*ymphoid *t*issue" (vermittelt über sog. Homing-Rezeptoren)

Meläna

schwarzer Stuhl, hämatinisiertes Blut

Metaplasie	reversible Umwandlung eines differenzierten Gewebes in ein anderes differenziertes Gewebe; z.B. intestinale Metaplasie des Magens (2 Formen): ■ enteral: Becherzellen + Paneth-Zellen ■ enterokolisch: nur Becherzellen
Mönckeberg-Sklerose	Mediasklerose: Medianekrose mit feinscholliger Verkalkung; *makroskopisch*: „Gänsegurgelarterie"
Morbidität	Erkrankungshäufigkeit in einer Bevölkerung
Morbiditätsziffer (M$_z$)	Anzahl einer bestimmten Erkrankung in einer bestimmten Bevölkerungsgruppe in einem bestimmten Zeitraum (meist 1 Jahr): M$_z$ = Erkrankungszahl (in 1 Jahr) x 10 000 : Bevölkerungszahl
Mortalität (Sterbeziffer)	Zahl der Sterbefälle (in einem bestimmten Zeitraum, z.B. 1 Jahr) x 1000 : Bevölkerungszahl (Mittelwert aus den zwölf monatlich fortgeschriebenen Bevölkerungszahlen) oder Zahl der Sterbefälle, umgerechnet auf 100 000 Menschen einer Bevölkerungsgruppe
Nekrobiose	Zustand zwischen der irreversiblen Schädigung einer Zelle und dem Sichtbarwerden des Zelltodes
Nekrophanerose *Definition*: *Morphologie*:	Sichtbarwerden des Zelltodes ■ Basophilie der Nekrose (Frühstadium der Nekrose); *Ursache*: Ansäuerung des Zellmilieus durch Hypoxie ■ Eosinophilie der Nekrose; *Ursache*: saure Gruppen werden aufgelöst, bei Proteindenaturierung werden basische Gruppen frei ■ Verlust der Basophilie des Kerns und Plasmas; *Ursache*: DNA (Kern) und RNA (Zytoplasma, Ribosomen) werden schnell abgebaut
Nekrose	intravitaler Partialtod: Organe, Organteile, Gewebe oder Zellen sterben ab, der Organismus antwortet mit einer vitalen Reaktion; *mögliche Genese* der Schädigung: aktinisch, histotoxisch (Gifte), hypoxämisch, ischämisch, mechanisch, thermisch; „Schicksal" einer Nekrose: Organisation (Narbenbildung) oder Sequestration (Ulkus; Schorf: Exsudat + Nekrose)
Nekrose, fibrinoide	Nekrose des Bindegewebes, das Nekroseareal enthält hauptsächlich Kollagenfaser(fragmente) und Fibrin; *Morphologie*: homogenes eosinophiles Areal von vitaler Reaktion umgeben

I

Nekrose, tryptische	Fettgewebsnekrose bei Pankreatitis; *Morphologie*: Kalkspritzer (wasserunlösliche Seifen aus Fettsäuren + Ca^{2+}); *Pathogenese*: freigesetzte Lipase wird aktiviert → Fettspaltung in Glyzerin + Fettsäuren
Neoplasie	abnorme Gewebsmasse autonom proliferierender Zellen
Obduktion (Sektion, Autopsie)	Leichenöffnung zur Feststellung der unmittelbaren Todesursachen (Atria mortis, ausgelöst durch ZNS-, Herz-, Lungen- oder peripheres Kreislaufversagen) und den zugrundeliegenden Krankheiten (Grundleiden)
Ödem	*Definition*: Wasseransammlung im Gewebe; *mögliche Ursachen*: kardial, endokrin, enteral (Fehlernährung, Resorptionsstörung, vermehrte Eiweißsekretion im Dünndarm), Entzündung (Wespenstich: Glottisödem), hepatisch (Albuminmangel), Lymphabflußstörungen, renal (Eiweiße, Elektrolyte); *Sonderform*: Anasarka (Hydrops ana sarka = Hydrops im Fleisch): massives Ödem des gesamten Integuments, insbesondere der Subkutis
Onkogenese	*Definition*: Zeit von der ersten Teilung der ersten malignen Zelle bis zum Tod; *mögliche Pathogenese*: bei der normalen Zelldifferenzierung inaktivierte Eigenschaften (wie z.B. unbegrenztes Wachstum/ Ausbreitung) werden reaktiviert
Pagus	intrauterine Fehlbildung: symmetrische Doppelmißbildung
Paraneoplastisches Syndrom	*Tumorstoffwechselprodukte* ahmen besonders endokrine Störungen nach
Beispiele: ACTH-Produktion	kleinzellige Bronchialkarzinome, Thymuskarzinome, Pankreaskarzinome, Tumoren des sympathischen Grenzstrangs
MSH-Produktion	Verteilung in etwa wie ACTH-Produktion
Hyperkalzämie	Bronchialkarzinome, Mammakarzinome, Nierenzellkarzinome, Ovarialkarzinome u.a. produzieren PTH (Parathormon)
Hypoglykämie	Fibrosarkome, Leberkarzinome, Nebennierenrindenkarzinome u.a. produzieren insulinartige Substanz
Gonadotropin-Produktion	Chorionkarzinome, Blasenmolen, Bronchialkarzinome, Teratome

Vasopressin-Produktion	Bronchialkarzinome
Erythropoetin-Produktion	Nierenzellkarzinome, zerebellare Hämangioblastome, Uterusfibrome
Sonstiges	Produktion von Testosteron, Prolaktin, Gastrin, Kininen, Prostaglandinen, Glukagon
Parasit	a) tierische oder pflanzliche Schmarotzer b) intrauterine Fehlbildung: asymmetrische Doppelmißbildung
PDGF	platelet derived growth factor
Peromelie	intrauterine Stumpfbildung einer Gliedmaße [peros = verstümmelt]
Petechie	punktförmige Blutung des Integuments; *Ursache*: u.a. vaskulär, thrombozytär
Phenylketonurie	genetisch bedingte Proteinstoffwechselstörung: Phenylalaninhydroxylase fehlt (autosomal-rezessiv)
Phlegmone	diffuse Ausbreitung einer eitrigen Entzündung; *mögliche Pathogenese*: Streptokokken bilden Hyaluronidase, die das Bindegewebe auflöst
Phokomelie	intrauterine Fehlbildung: Hände oder Füße sitzen direkt an Schulter oder Hüfte [phoke = Robbe]
Pi-System (Proteinaseinhibitor-System)	Pi-Gene kodieren Proteinaseinhibitoren, also Proteine, die proteinspaltende Enzyme hemmen, z.B. ist α_1-Antitrypsin ein Pi-Genprodukt (Normaltyp: PiMM); bei α_1-Antitrypsin-Mangel besteht eine genetisch bedingte Aminosäurenveränderung, die zum elektrophoretisch langsameren Typ Z führt (PiZM bei Heterozygoten, klinisch relevant PiZZ bei Homozygoten)
Pneumonie, karnifizierende	*Ursache*: gestörte Exsudatauflösung
Polymerase-Kettenreaktion (PCR)	s. Abb. I-4
Präkanzerosen	Vorstadien invasiver Tumoren
Fakultative P.	Entartung selten
Obligate P.	Entartung häufig oder immer
Prävalenzrate	gibt an, wie viele Personen einer bestimmten Population an einem bestimmten Tag von einer bestimmten Krankheit betroffen sind: Zahl der erkrankten Personen zu gegebener Zeit x 1000 : Zahl der exponierten Personen
Prosoplasie	verstärkte Ausreifung (z.B. Verhornung von nichtverhornendem Plattenepithel = Leukoplakie)
Pseudozyste	Hohlraum, Epithel fehlt

Polymerase-Kettenreaktion (PCR)

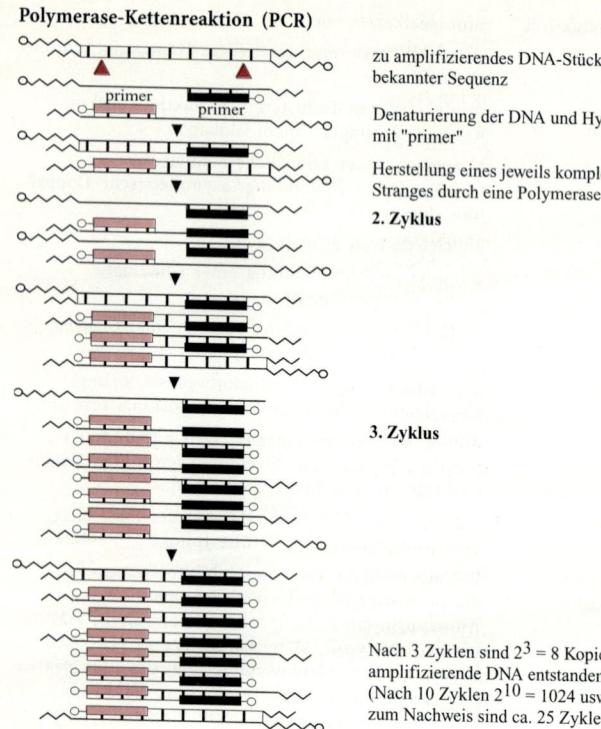

zu amplifizierendes DNA-Stück mit bekannter Sequenz

Denaturierung der DNA und Hybridisierung mit "primer"

Herstellung eines jeweils komplementären DNA-Stranges durch eine Polymerase

2. Zyklus

3. Zyklus

Nach 3 Zyklen sind $2^3 = 8$ Kopien der amplifizierende DNA entstanden.
(Nach 10 Zyklen $2^{10} = 1024$ usw. ;
zum Nachweis sind ca. 25 Zyklen ausreichend)

Abb. I-4. Methodische Prinzipien der Polymerasekettenreaktion (*polymerase chain reaction* – PCR)

Punktionszytologie	Untersuchung von Zellmaterial, das durch Punktion mit Nadeln gewonnen wurde, deren Außendurchmesser kleiner als 0,6 mm ist
Purpura	generalisierte punktförmige Blutungen
Regeneration/ Reparation	Ersatz von abnormem Zell- oder Gewebsverlust
Regeneration, unvollständige	Defektheilung
Rezidiv	Wiederauftreten einer Krankheit (der Begriff wird insbesondere bei Tumoren verwandt)
Frührezidiv (Tumor)	Monate bis Jahre
Spätrezidiv (Tumor)	nach mindestens 5 Jahren

I

Rheumatisches Fieber   kann als Zweitkrankheit 8–20 Tage nach Pharyngitis bzw. Angina auftreten und geht mit Fieber und Polyarthritis migrans einher; häufig auch Herzbeteiligung (hämolysierende Streptokokken A haben Antigengemeinschaft mit Herz und Knorpel); *Morphologie*: u.U. granulomatöse Entzündung als rheumatische Knötchen besonders in Herz und Subkutis (dort als Erythema marginatum): fibrinoide Bindegewebsnekrosen und Ödem, dazwischen Lymphozyten, Fibroblasten und Makrophagen, u.U. als Aschoff- und Anitschkow-Zellen (Makrophagen mit besonderer Morphologie)

Rheumatoide Arthritis (PcP)   in Schüben auftretende, meist symmetrische Arthritis peripherer Gelenke; Immunkomplex(?)-Vaskulitis; *Morphologie*: fibrinoide Nekrose, palisadenartig von Makrophagen umgeben; Rheumaknoten in Gelenken und viszeral (Lunge, Herz u.a.); *Ursache*: u.a. „Rheumafaktoren": Anti-IgG-Autoantikörper

Riesenzelle, histiozytär   s. Entzündung, granulomatöse Reaktion

Sarkolyse   langsam verlaufende Nekrose in Form des zellulären Hydrops, kolliquative Myozytolyse

Schock
Schock (allgemein)   Herzzeitvolumen < Blutbedarf der Peripherie; *mögliche Ursachen*: Hypovolämie (z.B. Blutung), kardiogen (z.B. Herzinfarkt), toxisch (z.B. Sepsis)

Stadium I (Zentralisation)   reversible relative Verlagerung des Blutes in Herz, Gehirn, Niere und Leber; Vasokonstriktion in der Peripherie; *Ursache*: Zentralisation als neurohumoraler Reflex auf Blutdruckabfall

Stadium II (Dekompensation)   bedingt reversible Öffnung der gesamten Kreislaufperipherie → Vasodilatation, Sludge, Stase, Ödeme; auslösende Faktoren/Mediatoren: Vasodilatation wegen Hypoxie, CO_2-Anstieg, Histamin, ADP, ATP

Stadium III   irreversibel, mit disseminierter intravasaler Gerinnung (DIG bzw. DIC: disseminated intravascular coagulation) und Verbrauchskoagulopathie

Southern-Blot   s. Abb. I-5

Stoffwechselstörungen (Übersicht)

Gangliosidosen   GM-1-Gangliosidose
GM-2-Gangliosidose

Sphingomyelinosen   M. Niemann-Pick Typ A
M. Niemann-Pick Typ B

I

Southern-Blot

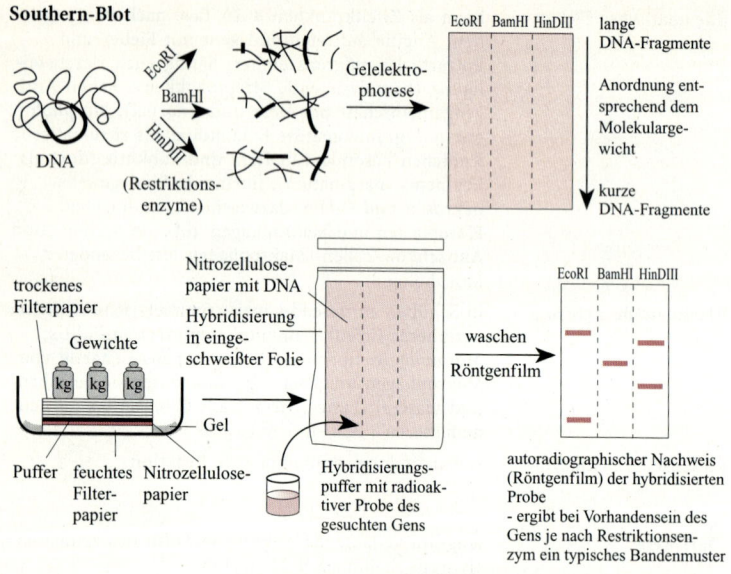

Abb. I-5. Methodische Prinzipien des Southern-Blot (DNA)

	Neuroviszerale Speicherkrankheit (Lipidose)
	M. Gaucher Typ I (chronische, nicht neuronopathische, adulte Gaucher-Krankheit)
	M. Gaucher Typ II (akute Form mit nervaler Beteiligung)
	M. Gaucher Typ III (protrahierte Form mit nervaler Beteiligung)
	Fabry-Krankheit
Erkrankungen des Glykosaminoglykan-Stoffwechsels, Mukopolysaccharidosen	M. Hurler
	M. Hunter
	Sanfilippo-Syndrom
	Scheie-Syndrom (MPS-5)
	Maroteaux-Lamy-Syndrom
	Morquio-Syndrom
	β-Glukuronidase-Mangel
Erkrankungen des Glykosaminoglykan-Stoffwechsels, Mukolipidosen	„Cherry-red-spot + myoclonus"-Syndrom
	GM-1-Gangliosidose
	Mukolipidose Typ I-IV
	Fukosidose Typ I + II
	Mannosidose
	Multipler Sulfatase-Mangel

Störungen des Stoffwechsels der Aminosäuren und der Oxalsäure	Alkaptonurie-Ochronose Zystathionin-β-Synthetase-Mangel Homozystinurie Zystinurie Abderhalden-Fanconi-Syndrom; nephropathische Zystinose Bürki-Rohner-Cogan-Syndrom; benigne Zystinose (adulter Typ) Primäre Hyperoxalurie Oxalose Erworbene Oxalose Erworbene Hyperoxalurie
Störungen des Lipoproteinstoffwechsels	Familiäre Hyperchylomikronämie (Typ I der Hyperlipoproteinämien) Familiäre Hypercholesterinämie (Typ II der Hyperlipoproteinämien; LDL-Rezeptordefekt) Familiäre Hypercholesterinämie (Typ III der Hyperlipoproteinämien) Familiäre Hypertriglyzeridämie (Typ IV der Hyperlipoproteinämien) Familiäre Hyperchylomikronämie (Typ V der Hyperlipoproteinämien) Familiäre kombinierte Hyperlipoproteinämie Abetalipoproteinämie, Bassen-Kornzweig-Syndrom Dysbetalipoproteinämie Familiäre Hypobetalipoproteinämie Familiärer Lezithin-Cholesterin-Azyltransferase-Mangel (LCAT-Mangel) Tangier-Krankheit Strukturvarianten des Apolipoproteins A-I; Kombinierte Apo-I/C-III-Defizienz Wolmann-Krankheit Cholesterinesterspeicherkrankheiten
Weitere Stoffwechselstörungen	Zeroidlipofuszidose Refsum-Krankheit Wilson-Krankheit Mencke-Krankheit Amyloidose Myoklonusepilepsie Adulte Polysaccharidose
Suffusion	flächenhafte Schleimhautblutung
Sugillation	flächenhafte Blutung des Integuments
Speckhautgerinnsel	fibrinreiches, grau-weißliches Leichengerinnsel
Synkope	Plötzlicher vorübergehender Bewußtseinsverlust; *mögliche Ursachen:* ■ präkardial (z.B. Orthostasesyndrom) ■ kardial (z.B. bei Adams-Stokes-Anfall)

I

■ postkardial (z.B. bei Karotissinussyndrom)
■ zerebral

Teratologische Determinationsperiode	Zeitspanne, in der eine Noxe einwirken muß, um bestimmte Mißbildung zu bewirken
Teratologie	Lehre von den Mißbildungen (teras: das Wunder)
Thrombose	
Definition	intravasale, intravitale Gerinnung
Thrombus, roter	*Ursache*: Stagnation (wenig Fibrin angespült)
Thrombus, weißer	*Morphologie*: korallenstockförmige Struktur: Thrombozytenschicht wechselt mit lockerer Fibrinschicht; *Entstehungsbedingung*: in strömendem Blut werden ausreichend Thrombozyten und Fibrin angespült
Differentialdiagnose: Cruor	rotes Leichengerinnsel; *Ursache*: schnelle postmortale Gerinnung; weiterhin Vorkommen bei erhöhter BSG
Speckhaut	fibrinreiches, grau-weißliches Leichengerinnsel
Begünstigende Faktoren der Thrombusbildung:	■ veränderte Blutzusammensetzung, z.B. bei Polyzythämie ■ Blutströmungsveränderung, z.B. bei Aneurysmen, Varizen ■ Gefäßwandstörungen, z.B. nach Operationen, Traumen, durch Ischämie, Arteriosklerose, Entzündungen, Tumoren
Ablauf: Adhäsion	Thrombozytenadhäsion; *Pathogenese*: Endotheldefekt → Thrombozyten berühren subendotheliales Prokollagen → Freisetzung von ADP und Ca^{2+} (Zetapotential)
Freisetzung	dichte Granula setzen ADP und Serotonin frei (durch aktives Ca^{2+})
Aggregation	*Pathogenese*: adhärente Thrombozyten geben ADP ab → Fibrinogenbindungsstellen werden exprimiert
Fusion (visköse Metamorphose)	*Pathogenese*: Gewebsthrombokinase aktiviert Thrombin → visköse Metamorphose, PF3 wird aktiviert
Organisation	1 d: Endothelproliferation 2–3 d: Endothelien im Thrombus 3 d: Hyalinisierung von Fibrin und Erythrozyten 5–10 d: Fibroblasten 10 d: Kapillaren 4–6 Wo.: Organisat 6–12 Mo.: Rekanalisation

I

Thrombozytenstörung	*mögliche Ursachen*: z.B. Bestrahlung des Knochenmarks, Knochenmetastasen → Produktionsmangel
Tod, absoluter biologischer	auf den „gesamten Menschen" bezogen: Erlöschen sämtlicher Lebenszeichen und (allmähliches) Auftreten sicherer Todeszeichen: Totenflecke, Leichenstarre, Autolyse, Fäulnis, (Hornhauttrübung); einzelne Gewebe und Zellen sind darüberhinaus noch lebensfähig; als Erlöschen der Lebenszeichen gilt der irreversible Stillstand von Atmung, Kreislauf und Hirnfunktion; z.Zt. ist der Zeitpunkt des Todes unabhängig von Herz- und Atemfunktion als derjenige Zeitpunkt definiert, zu dem die Hirnfunktion erlischt
Tod, klinischer	Atem- und Kreislaufstillstand
Todeszeichen, sicher Totenflecke	Kirchhofrosen (Wange); durch Bluteindickung/ Hämolyse bedingt, Hämoglobinimbibitionshypothese wahrscheinlich falsch Farbe: livide, bei CO-Vergiftung hellrot sichtbar (an abhängigen Partien) nach 30 min konfluieren nach 2–4 h umlagerbar bis 4 (- 12) h wegdrückbar bis 10 (- 12) h
Totenstarre	*Ursache*: „Weichmacher-ATP" fehlt Beginn am Kiefergelenk nach ca. 2 h am ganzen Körper nach 8–10 h nach Lösung wiederauftretend bis ca. 8 h Beginn der spontanen Lösung (durch Autolyse) ebenfalls von kranial nach kaudal nach ca. 2 d vollständige Lösung nach ca. 3–4 d
Läuferstarre	die Totenstarre tritt zuerst bei stark belasteten Muskeln auf („Weichmacher-ATP" fehlt zuerst in belasteten Muskeln)
Fäulnis	Heterolyse durch bakterielle Enzyme (bes. Darmbakterien) frühestens nach 10 h sichtbar → braun (Eisensulfid, H_2S, Siderin) → grün (Sulfhämoglobin, H_2S) → grün und dilatiert durch Sulfhämoglobin- und Gasbildung → Fäulnisgeruch durch Proteinabbau, stark riechende, giftige Abbauprodukte
(Hornhauttrübung)	(bei offenen Augen nach ca. 1 h, bei geschlossenen Augen nach ca. 24 h)
Totenkälte	passives Temperaturverhalten (postmortales Phänomen)

I

Tuberkulose (Tbc)	Hypersensitivitätsreaktion Typ IV auf Antigene der Bakterienwand bei Infektion mit Mykobakterien (aerob: Typ humanus; alimentär: Typ bovinus)

Formen:

Exsudative Tuberkel — *Morphologie*: ausgedehnte Nekrosen (reichlich Zerfallsprodukte von Makrophagen?), wenige Epitheloidzellen

Produktive Tuberkel — *Morphologie*: viele Epitheloidzellen und Riesenzellen, wenig Nekrose → Verkäsung → später verkalkte Herde, konzentrische Fibrose

Lungentuberkulose:

Assmann-Frühinfiltrat — infraklavikulär sichtbare Lungenherde im Röntgenbild als frühestes Zeichen einer Tuberkulose (≅ dorsale Lungenabschnitte der 2. und 6. Segmente)

Primärkomplex — Lungenherd + zugehöriger Hiluslymphknoten; *Morphologie*: Pleuritis, unspezifische granulozytäre Reaktion, später Tuberkel; die zunächst subpleurale aerogene Infektion breitet sich lymphogen in die Hiluslymphknoten aus; die Mykobakterien vermehren sich in Makrophagen

Kaverne — durch Einschmelzung und bronchogenen Abfluß tuberkulösen Gewebes entstandener Hohlraum → bronchogene Streuung

Tuberkulom Typ Häflinger — vollgelaufene Kaverne bei verstopftem Drainagebronchus

Simon-Spitzenherde — im Primäraffekt hämatogen entstandene Tuberkuloseherde (meist verkalkt) in den Lungenoberlappenspitzen; stellen oft Ausgangspunkte der postprimären Lungentuberkulose dar

Hämoptyse — „wenig Blut spucken"; *Ursache*: Thrombose, Infarkt, Arrosion einer Arterie in einer Kaverne

Hämoptoe — „viel Blut spucken" (hellrot); Ursache wie Hämoptyse

Blutsturz — „sehr viel Blut spucken"

Komplikationen:

Atelektase — bevorzugt im Mittellappen (= Mittellappensyndrom); *Ursache*: Kompression eines Bronchus durch vergrößerte Lymphknoten

Gelatinöse Pneumonie — *Morphologie*: grau-glasige Lungen (Alveolarmakrophagen und entzündliches Ödem); *Ursache*: bronchogene Aussaat bei verminderter Abwehr

Hämatogene Streuung — *Ausbreitungsweg*: Hiluslymphknoten → Ductus thoracicus → Venenwinkel → Blutkreislauf oder Primärherd → Lungenvene → Blutkreislauf; (miliare Tuberkel bei massiver Streuung bei Augenspiegelung u.U. nachweisbar)

I

Meningitis	*Ursache*: miliare Streuung
Tuberkulosepsis Landouzy	keine verkäsenden, sondern nur noch unspezifische Nekrosen, massenhaft Bakterien; meist bei Abwehrschädigung
M. Addison	z.B. nach Nebennierenrindentuberkulose
Synonyme und assoziierte Begriffe: Pott-Krankheit	Spondylitis tuberculosa
Schiefrige Induration	Verkalkung, Fibrose, Anthrakose
Skrofulose	früher im Zusammenhang mit Tuberkulose verwandt, jetzt Bezeichnung für Lymphadenitis und Hautveränderungen im Kindesalter auf allergischer Basis
Skrofuloderm	Lymphadenitis cervicalis bzw. Tuberculosis cutis colliquativa (subkutane Tuberkulosemanifestation)
Streuungsarten	grobkörnig: 3–10 mm, grobknotig: 1–2 cm, grobherdig: mehrere Zentimeter
Tuberculosis cutis luposa	= Lupus vulgaris = Hauttuberkulose

Tumor
Biologisches Verhalten:

Benigne	Wachstum expansiv
Maligne	wächst infiltrierend + destruierend; *mögliche Ursache*: spreading factor (Kollagenase IV) löst Basalmembran auf; häufig kombiniert mit zytologischen Atypien unterschiedlichen Ausmaßes: Zellpolymorphie (vielgestaltige Zellen, Kerne + Nukleolen), erhöhte Kern-Plasma-Relation, Aneuploidie, Anisonukleose

Differenzierung:

Entdifferenzierungsgrad	Grad 1, 2, 3 je nach Verlust der Ähnlichkeit mit dem Muttergewebe
Anaplasie	keine Ähnlichkeit mit dem Muttergewebe vorhanden

Stadieneinteilung:

pTNM-Stadien	s. jeweils spezieller Teil (es besteht zumeist eine statistische Korrelation zwischen TNM-Stadium und Überlebenszeit)
Stadium pR0	kein Residualtumor
Stadium pR1	mikroskopischer Residualtumor
Stadium pR2	makroskopischer Residualtumor
Stadium pRX	Vorhandensein eines Residualtumors kann nicht beurteilt werden

Vollständige Diagnose:	*Typ (histogenetisch/biolog. Klassifikation); Entdifferenzierungsgrad 1, 2, 3; TNM-Stadium*

Metastasierung:

Phase a)	Einbruch der Tumorzellen in Gefäße
Phase b)	Verschleppung der Tumorzelle
Phase c)	„Angehen" der Tumorzellen im Zielorgan
Lebertyp	wie primärer Lebertumor: über V. cava in Lunge und großen Kreislauf
Lungentyp	wie Bronchialkarzinom: Metastasen früh im großen Kreislauf (Hirn, Leber, Knochen, Nebenniere)
Kavatyp	wie z.b. Nierenkarzinom: über V. cava in Lunge und großen Kreislauf
Pfortadertyp	z.b. Darmtumoren: Metastasierung in die Leber
Lymphogene Streuung	Lymphgefäße → Venenwinkel → z.b. Lunge (Karzinome)
Knochenmetastasierung	häufig Karzinome von Prostata, Mamma, Schilddrüse, Niere, Magen
Iatrogene Metastasierung	möglich durch Biopsie (v.a. transkutane Pleurabiopsie bei Mesotheliom, bei anderen Tumoren sehr selten) und Transplantation

Überlebensrate

Anteil der Patienten, die bei einer bestimmten Krankheit nach einem bestimmten Zeitraum (z.B. nach 5 oder 10 Jahren) noch leben

Verkäsung

Koagulationsnekrose + Lipide aus Bakterienkapseln

Vestigium

Organe, die sich nicht zurückbilden

Vibices

streifenförmige Blutungen unter der Haut; post mortem streifenförmige Gefäßzeichnungen durch postmortal rupturierte Gefäße

Virion

vollständiges, infektiöses Virus; Existenzform eines Virus außerhalb der Wirtszelle

Virus/Viren
Definition

organische Strukturen mit DNA oder RNA, aber ohne eigenen Stoffwechsel (sind auf Stoffwechselenzyme des Wirtes angewiesen)

Elektronenmikroskopisch/ biochemischer Aufbau

Größe: 20–300 nm mit Kapsid (Proteinhülle) und häufig Außenhülle aus Lipiden und Kohlenhydraten; Kern (Core) aus DNA oder RNA

Lichtmikroskopischer Aspekt

basophile Einschlüsse = Viruskolonien, eosinophile Einschlüsse = Virusreplikationen

Virusinfektion
Latent

Virusgenom ruht in der Zelle; keine Vermehrung (morphologisch keine Zellveränderungen)

I

Lytisch	Virusreplikation mit Zelltod
Persistierend	Virusproduktion findet statt; kein oder kaum Einfluß auf die (normal) weiterlebende Zelle

Virusreplikation

Adsorption	Virus wird an Zelloberfläche „angeheftet"
Penetration	Virus wird endozytotisch in die Zelle aufgenommen
Organisation	im Zytoplasma: Bildung von Hilfs-,Virus- und Hüllproteinen
Reifung DNA-Viren	Rückverlagerung der Virusproteine in den Kern, Zusammenbau von DNS und Kapsel
Reifung RNA-Viren	Zusammenbau von RNS und Hülle im Zytoplasma
Freisetzung	„Sprossung" evtl. unter Mitnahme von Membranteilen der Wirtszelle

Viren, spezielle Infektionen

Burkitt-Lymphom	EBV (+ Malaria) → Immortalisation von B-Lymphozyten → Translokation 8 nach 2, 14 oder 22
Duncan's disease	genetisch (X-chromosomal rezessiv) bedingte Erkrankung mit Minderung spezifischer T-Zell-Funktionen → ungehinderte Virusreplikation
Hepatitis A	RNA-Virus der Picorna-Gruppe, 27–28 nm
Hepatitis B	HBV (Dane-Partikel 41–45 nm) mit HBs-Ag (Australia-Ag, surface) und HBc-Ag (Kern-Ag, core)
Erkrankung – Heilung (normaler Verlauf)	*Morphologie*: Einzelzellnekrosen, Councilman-Körperchen (Apoptosekörperchen), Cholestase → portale Entzündung → u.U. „Restknötchen" aus Kupffer-Sternzellen
Formen: Chronische persistierende Hepatitis („Eliminationstyp")	*Morphologie*: diffuses lymphohistiozytäres Infiltrat portal, kaum Fibrose
Chronische aktive Hepatitis („HBc-Prädominanztyp")	alle Hepatozyten von Viren besiedelt; *Morphologie*: läppchenperiphere fingerförmige Nekrosen, Grenzlamelle zerstört („Mottenfraßnekrosen")
Fulminante Hepatitis	→ gelbe oder rote Leberdystrophie
Nasopharyngeales Karzinom	mit EBV verbunden
Infektiöse Mononukleose	EBV-Infektion der B-Zellen
Onkogenes Virus Epstein-Barr: 1) Persistierende Infektion	die meisten Menschen hatten mit EBV Kontakt; u.U. erfolgt an immunologisch privilegierten Orten lebenslang eine Virusreplikation, wobei die betroffenen B-Lymphozyten ständig von zytotoxischen T-Zellen zerstört werden

I

2) Polyklonale Lymphome	bei Immunsuppression, z.B. nach Nierentransplantation wird die EBV-spezifische Toxizität der T-Lymphozyten vermindert → EBV-assoziierte lymphoproliferative Erkrankung
Pocken	Pockenvirus: DNA- Virus 180–200 nm; erste Virusvermehrung in Tonsillen → lymphogene Ausbreitung, Virämie → Viren haften in Hautgefäßen, erreichen Epithelzellen (diese nekrotisieren) → schwere granulozytäre Reaktion
Rous-Sarkom-Virus	Retrovirus, enthält Virusgenom + ein Onkogen: SVC
Vita minima	Atmung und Kreislauf stark reduziert, nicht zwangsläufig zum Tode führend, z.B. bei Intoxikation, Hypothermie
Vitale Reaktion (auf Nekrose)	6–48 h: granulozytärer Randwall, hämorrhagischer Randsaum 3–4 d: Granulationsgewebe mit Fibroblasten, wächst 1 mm/10 d 4 d – Monate: Makrophagen (Siderin, Lipofuszin) ab 9 d: kollagene Fasern 5–8 Wochen: Narbe
Wasserhaushalt (Störungen)	*Mögliche Ursachen*: primäre Elektrolytstörungen; Sauerstoffmangel → ATP-Mangel → Na-K-Pumpe fällt aus; *Morphologie*: Schwellung von Mitochondrien, endoplasmatischem Retikulum, Kern; zytoplasmatische Vakuolenbildung → Zelldegeneration
Western-Blot	*s. Abb. I-6*
Willebrand-Jürgens-Syndrom	Adhäsion von Thrombozyten an Kollagen defekt (genetisch bedingt)
Yersiniose	granulomatöse Entzündung durch Yersinia enterocolica (lebt in Schweinetonsillen, Infektion durch Schweinetatar → Enteritis)
Yersiniose (M. Masshoff)	durch Yersinia pseudotuberculosis hervorgerufene granulomatöse Entzündung der Mesenteriallymphknoten; Infektion durch Nagetiere (Hasenpest) → Pseudoappendizitis
Zyste	epithelausgekleideter Hohlraum

Western-Blot

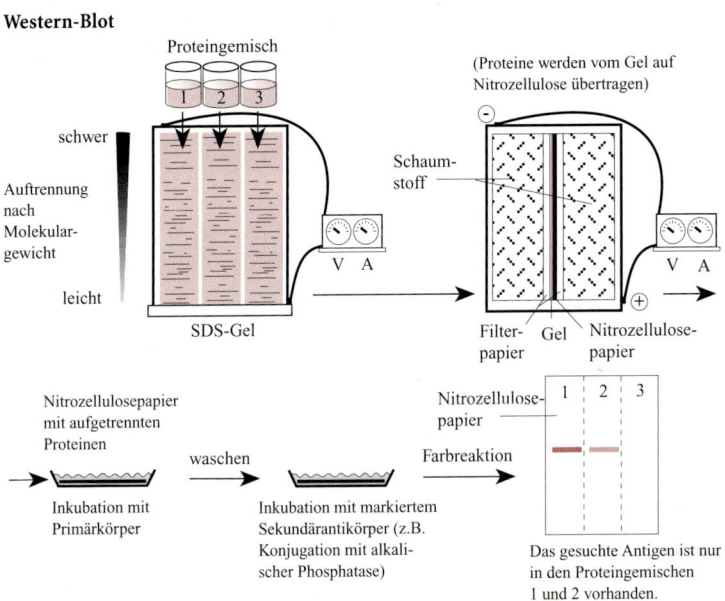

Abb. I-6. Methodische Prinzipien des Western-Blot (Proteine)

II Spezielle Pathologie

1 Verdauungstrakt

1.1 Mundhöhle und Pharynx

1.1.1 Anatomie

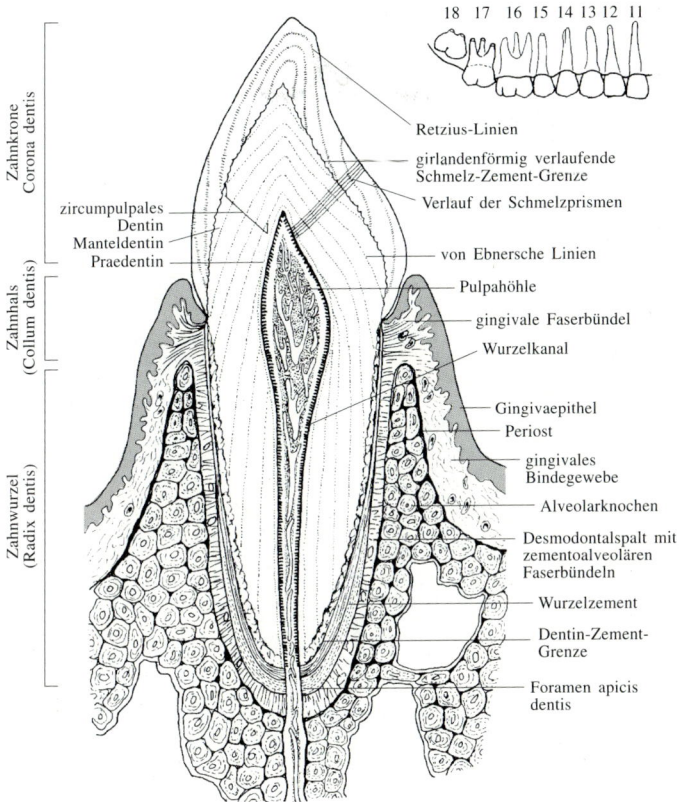

Abb. II-1-1. Histologischer Aufbau eines Zahns (links im Bild); rechts oben: Anordnung und Numerierung der Zähne des Erwachsenengebisses (rechter oberer Quadrant); [Nomenklatur: rechts oben 1(x; x = 1–8), links oben 2(x); links unten 3(x), rechts unten 4(x)]

II

1

Papillae
vallatae

Geschmacks-
knospen in
mehrschichtig
unverhornten
Plattenepithel

a   Graben   Papillae fungiformes   Papilla filiformis

Geschmacksknospen im mehr-
schichtigen unverhornten
Plattenepithel
                                    Graben

Papilla vallata   seröse   Papilla fungiformis   Papillae filiformes
                       Speicheldrüse   (Papillenspitzen in Ver-
b   hornung eingetreten)

lymphoretiku-
läres Parenchym
mit aktiven   Muskulatur der
Keimzentren   Gaumenbögen

Epithel   Schrumpfspalten
(mehrschichtiges
unverhorntes
Plattenepithel)

        Krypte   Kapselähnliches
c   Bindegewebe

Abb. II-1–2. a Aufsicht auf die Zungenoberfläche. **b** Verschiedene Formen der
Zungenpapillen im histologischen Schnitt. **c** Histologischer Aufbau der Gaumen-
tonsillen. Fortsetzung **d** und **e** auf der folgenden Seite

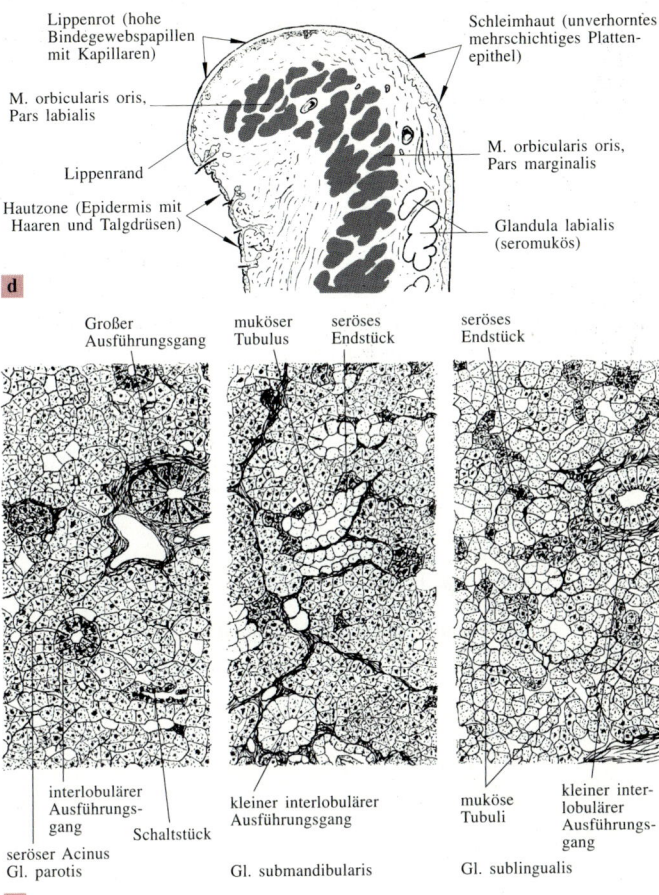

Abb. II-1-2. (Fortsetzung) **d** Längsschnitt durch die Lippenregion.
e Histologischer Aufbau der Mundspeicheldrüsen

1.1.2   Tumoren, tumorähnliche Veränderungen und Präkanzerosen

1.1.2.1   Lokalisationen

C00	**Lippen**
C00.0	Oberlippe, Lippenrot (Lippenhaut = C44.01)
C00.1	Unterlippe, Lippenrot (Lippenhaut = C44.02)
C00.2	Lippenrot
C00.3	Oberlippe, Schleimhaut
C00.4	Unterlippe, Schleimhaut
C00.5	Lippenschleimhaut
C00.6	Lippenkommissur, Mundwinkel
C00.8	Lippen (mehrere Teilbereiche)
C00.9	Lippen (Lippenhaut = C44.0)

C01-C02	**Zunge**
C01.9	Zungengrund (hinteres Zungendrittel, Zungenwurzel)
C02.0	Zungenrücken (vordere Zweidrittel)
C02.1	Zungenrand, Zungenspitze
C02.2	Zungenunterfläche, Zungenfrenulum
C02.3	Zunge (vordere Zweidrittel)
C02.4	Zungentonsille
C02.8	Zunge (mehrere Teilbereiche, Verbindungszone)
C02.9	Zunge (NOS)

C03	**Mundschleimhaut**
C03.0	Oberkiefer, Schleimhaut
C03.01	Oberkiefer, Gingiva
C03.02	Oberkiefer, Schleimhaut des Alveolarfortsatzes
C03.03	Oberkiefer, Alveole
C03.1	Unterkieferschleimhaut
C03.11	Unterkiefer, Gingiva
C03.12	Unterkiefer, Schleimhaut des Alveolarfortsatzes
C03.13	Unterkiefer, Alveole
C03.8	Mundschleimhaut (mehrere Bereiche)
C03.9	Mundschleimhaut, parodontales Gewebe

C04	**Mundboden**
C04.0	Mundboden, vorderer
C04.1	Mundboden, seitlicher
C04.8	Mundboden (mehrere Teilbereiche)
C04.9	Mundboden

C05	**Gaumen**
C05.0	Gaumen, harter
C05.1	Gaumen, weicher (Nasopharynxanteil = C11.3)
C05.2	Uvula
C05.8	Gaumen (mehrere Teilbereiche)
C05.9	Gaumen

C06	**andere Teile des Mundes**
C06.0	Wangenschleimhaut
C06.1	Vestibulum oris
C06.11	Sulcus alveolaris
C06.12	Sulcus buccomaxillaris
C06.13	Sulcus buccomandibularis
C06.2	Trigonum retromolare, retromolare Zone
C06.8	Mundhöhle (mehrere Teilbereiche)
C06.9	Mund, Mundhöhle und kleine Speicheldrüsen

C07	**Parotis**
C07.9	Parotis (einschließlich Stensen-Gang)

C08	**große Speicheldrüsen**
C08.0	Glandula submandibularis (mit Wharton-Gang)
C08.1	Glandula sublingualis
C08.8	Speicheldrüsen (mehrere Bereiche)
C08.9	Speicheldrüsen, große

C09	**Tonsille** (Zungentonsille = C02.4, Rachentonsille = C11.1)
C09.0	Tonsillennische
C09.1	Gaumenbogen
C09.8	Tonsille (mehrere Teilbereiche)
C09.9	Gaumentonsille

C10	**Oropharynx**
C10.0	Vallecula epiglottica (Zungengrund = C01.9)
C10.1	Epiglottisfläche, vordere linguale
C10.2	Oropharynx, Seitenwand (mit Glossotonsillarfurche)
C10.3	Oropharynx, Hinterwand
C10.4	branchiogene Fistel
C10.8	Oropharynx (mehrere Teilbereiche)
C10.9	Oropharynx

II

1

C11	**Nasopharynx**
C11.0	Nasopharynx, Dach
C11.1	Nasopharynx, Hinterwand (mit Rachentonsille)
C11.2	Nasopharynx, Seitenwand (mit Rosenmüller-Grube)
C11.3	Nasopharynx, Vorderwand (mit Choanen)
C11.8	Nasopharynx (mehrere Teilbereiche)
C11.9	Nasopharynx

C12	**Sinus piriformis**
C12.9	Sinus piriformis

C13	**Hypopharynx**
C13.0	Postkrikoidbezirk, Krikoid
C13.1	aryepiglottische Falte (Larynxanteil = C32.1)
C13.2	Hypopharynxhinterwand
C13.8	Hypopharynx (mehrere Teilbereiche)
C13.9	Hypopharynx

C14	**andere Lokalisationen im Mundbereich**
C14.0	Pharynx, Retropharynx
C14.1	Laryngopharynx
C14.2	Waldeyer-Rachenring
C14.8	Mundbereich (mehrere Teilbereiche überlappend) u.a.

1.1.2.2   TNM-Klassifikation

Regionäre Lymphknoten der Kopf- und Halstumoren: Halslymphknoten: submental, submandibulär, jugular, dorso-zervikal (oberflächlich), supraklavikulär, prälaryngeal, paratracheal, retropharyngeal, Wange, retroaurikulär, okzipital, um Parotis

Lippen und Mundhöhle

(Karzinome)

TX	Primärtumor kann nicht beurteilt werden
T0	kein Anhalt für einen Primärtumor
Tis	Carcinoma in situ
T1	Tumorgröße $\leq$ 2 cm
T2	Tumorgröße > 2–4 cm
T3	Tumorgröße > 4 cm

(Fortsetzung s. nächste Seite)

T4	Tumor infiltriert Nachbarstrukturen
NX	regionäre Lymphknoten können nicht beurteilt werden
N0	keine regionären Lymphknotenmetastasen
N1	regionäre Lymphknoten: ipsilateral solitär, Metastasengröße ≤ 3 cm
N2	regionäre Lymphknotenmetastasen mit folgenden Kriterien:
N2a	regionäre Lymphknoten: ipsilateral solitär, Metastasengröße > 3–6 cm
N2b	regionäre Lymphknoten: ipsilateral multipel, Metastasengröße ≤ 6 cm
N2c	regionäre Lymphknoten: bilateral oder kontralateral, Metastasengröße ≤ 6 cm
N3	regionäre Lymphknoten: Metastasengröße > 6 cm (alle anderen Lymphknotenmetastasen gelten als Fernmetastasen M1)

Oropharynx

(Karzinome)

TX	Primärtumor kann nicht beurteilt werden
T0	kein Anhalt für einen Primärtumor
Tis	Carcinoma in situ
T1	Tumorgröße ≤ 2 cm
T2	Tumorgröße > 2–4 cm
T3	Tumorgröße > 4 cm
T4	Tumor infiltriert Nachbarstrukturen wie kortikalen Knochen, Muskel einschließlich Außenmuskulatur der Zunge
NX	regionäre Lymphknoten können nicht beurteilt werden
N0	keine regionären Lymphknotenmetastasen
N1	regionäre Lymphknoten: ipsilateral solitär, Metastasengröße ≤ 3 cm
N2	regionäre Lymphknotenmetastasen mit folgenden Kriterien:
N2a	regionäre Lymphknoten: ipsilateral solitär, Metastasengröße > 3–6 cm
N2b	regionäre Lymphknoten: ipsilateral multipel, Metastasengröße ≤ 6 cm
N2c	regionäre Lymphknoten: bilateral oder kontralateral, Metastasengröße ≤ 6 cm
N3	regionäre Lymphknoten: Metastasengröße > 6 cm (alle anderen Lymphknotenmetastasen gelten als Fernmetastasen M1)

Nasopharynx

(Karzinome)

TX	Primärtumor kann nicht beurteilt werden
T0	kein Anhalt für einen Primärtumor
Tis	Carcinoma in situ
T1	Tumor ist auf einen Unterbezirk begrenzt
T2	Tumorausbreitung über einen Unterbezirk hinaus

(Fortsetzung s. nächste Seite)

II

1

T3	Tumor infiltriert Nase oder Oropharynx
T4	Tumor infiltriert Schädelbasis oder Hirnnerven
NX	regionäre Lymphknoten können nicht beurteilt werden
N0	keine regionäre Lymphknotenmetastasen
N1	regionäre Lymphknoten: ipsilateral solitär, Metastasengröße $\leq$ 3 cm
N2	regionäre Lymphknotenmetastasen mit folgenden Kriterien:
N2a	regionäre Lymphknoten: ipsilateral solitär, Metastasengröße > 3–6 cm
N2b	regionäre Lymphknoten: ipsilateral multipel, Metastasengröße $\leq$ 6 cm
N2c	regionäre Lymphknoten: bilateral oder kontralateral, Metastasengröße $\leq$ 6 cm
N3	regionäre Lymphknoten: Metastasengröße > 6 cm (alle anderen Lymphknotenmetastasen gelten als Fernmetastasen M1)

Hypopharynx

(Karzinome)

TX	Primärtumor kann nicht beurteilt werden
T0	kein Anhalt für einen Primärtumor
Tis	Carcinoma in situ
T1	Tumor ist auf einen Unterbezirk begrenzt
T2	Tumorausbreitung über einen Unterbezirk hinaus oder Infiltration eines Nachbarbezirkes, jedoch ohne Larynxinfiltration
T3	Tumor infiltriert Larynx
T4	Tumor infiltriert Nachbarstrukturen, wie z.B. Knorpel, Halsweichteile u.a.
NX	regionäre Lymphknoten können nicht beurteilt werden
N0	keine regionären Lymphknotenmetastasen
N1	regionäre Lymphknoten: ipsilateral solitär, Metastasengröße $\leq$ 3 cm
N2	regionäre Lymphknotenmetastasen mit folgenden Kriterien:
N2a	regionäre Lymphknoten: ipsilateral solitär, Metastasengröße > 3–6 cm
N2b	regionäre Lymphknoten: ipsilateral multipel, Metastasengröße $\leq$ 6 cm
N2c	regionäre Lymphknoten: bilateral oder kontralateral, Metastasengröße $\leq$ 6 cm
N3	regionäre Lymphknoten: Metastasengröße > 6 cm (alle anderen Lymphknotenmetastasen gelten als Fernmetastasen M1)

Große Mundspeicheldrüsen

(Karzinome)

TX	Primärtumor kann nicht beurteilt werden
T0	kein Anhalt für einen Primärtumor
T1	Tumorgröße $\leq$ 2 cm (mit oder ohne „lokale Ausbreitung")

(Fortsetzung s. nächste Seite)

T2	Tumorgröße > 2–4 cm (mit oder ohne „lokale Ausbreitung")
T3	Tumorgröße > 4–6 cm (mit oder ohne „lokale Ausbreitung")
T4	Tumorgröße > 6 cm (mit oder ohne „lokale Ausbreitung")
NX	regionäre Lymphknoten können nicht beurteilt werden
N0	keine regionären Lymphknotenmetastasen
N1–3	wie Hypopharynx (s.o.)
	(alle anderen Lymphknotenmetastasen gelten als Fernmetastasen M1)

II

1

(Klinische Kategorie der „lokalen Ausbreitung": makroskopische Infiltration von Haut, Weichteilen, Knochen oder Nerven)

1.1.2.3 Tumoren: Mundhöhle

Maligne epitheliale Tumoren

Plattenepithelkarzinom

Varianten:
- Verruköses Karzinom
- Spindelzellkarzinom
- Lymphoepitheliom (Schmincke-Tumor)

Adenokarzinome
(siehe Speicheldrüsentumoren)

Präkanzerosen

Dysplasie

Risiko für Übergang in ein Karzinom:
- bei geringer Dysplasie ca. 3 %
- bei mittelgradiger ca. 4 %
- bei schwerer ca. 43 %

Differentialdiagnose (makroskopisch):
- Lichen ruber planus
- Pemphigus vulgaris
- Lupus erythematodes discoides
- Naevus spongiosus albus mucosae (familiär auftretende Plattenepithel-hyperplasie der Mundschleimhaut)
- Leukokeratosis nicotinica palati
- Lingua geographica (migrans)
- Glossitis rhombica mediana

Maligne mesenchymale Tumoren

- Fibrosarkom
- Liposarkom
- Leiomyosarkom
- Rhabdomyosarkom

- Chondrosarkom
- Malignes Hämangioendotheliom (Angiosarkom)
- Kaposi-Sarkom
- Malignes Hämangioperizytom
- Malignes Lymphangioendotheliom (Lymphangiosarkom)
- Malignes Schwannom
- Maligner Granularzelltumor (sehr selten)
- Alveoläres Weichteilsarkom

Maligne Tumoren des melanogenen Systems

- Malignes Melanom

Benigne epitheliale Tumoren

- Plattenepithelpapillom

Benigne mesenchymale Tumoren

- Fibrom
- Lipom
- Leiomyom
- Rhabdomyom
- Chondrom
- Osteochondrom
- Hämangiom (kapillär, kavernös)
- Benignes Hämangioendotheliom
- Benignes Hämangioperizytom
- Lymphangiom (kapillär, kavernös, zystisch)
- Neurofibrom
- Neurofibromatose
- Neurilemmom (Schwannom)
- Granularzelltumor (einschließlich kongenitales „Myoblastom")
- Myxom

Benigne Tumoren des melanogenen Systems

Nävi

Tumorähnliche Veränderungen

- Verruca vulgaris
- Papilläre Hyperplasie
- Benigne lymphoepitheliale Veränderung
- Mukozele
- Fibröse Hyperplasie (fibrous overgrowth)
- Kongenitale Fibromatose
- Xanthogranulom
- Pyogenes Granulom
- Peripheres Riesenzellgranulom (Riesenzellenepulis)
- (Traumatisches) Neurom

1.1.2.4   Tumoren: Oropharynx (Mesopharynx) und Hypopharynx

Maligne epitheliale Tumoren

Plattenepithelkarzinom

Varianten:
- Transitionalzellkarzinom
- anaplastisches Karzinom

Lokalisation:
- Sinus piriformis (am häufigsten, beste Prognose)
- hintere und seitliche Rachenwand
- Postkrikoidregion

Adenokarzinom
Seltener, meist als Epiglottis- oder „äußere" Kehlkopfkarzinome

Weitere maligne Tumoren

Maligne Lymphome: meist **immunoblastische Lymphome**; 25 % der **extraossären Plasmozytome** liegen im Bereich des Epipharynx

Sarkome: selten, *Lokalisation*: Epi- und Mesopharynx

1.1.2.5   Tumoren: Waldeyer-Rachenring

Maligne epitheliale Tumoren

Plattenepithelkarzinom (+ Varianten)
Formen:
- gut differenziert
- Transitionalzellkarzinom
- anaplastisches Karzinom
- lymphoepitheliales Karzinom; *Morphologie*: synzytial erscheinende, helle Tumorzellverbände mit reichlich umgebendem lymphozytären Infiltrat
  - Typ Schmincke (retikuläre Zellverbände)
  - Typ Regaud (geschlossene Verbände)

Maligne mesenchymale Tumoren

- Fibroliposarkom
- Rund-/Spindelzellsarkom
- Myxosarkom
- Osteoplastisches Sarkom
- Rhabdomyosarkom
- Angiosarkom

Weitere maligne Tumoren

- Non-Hodgkin-Lymphome/Hodgkin-Lymphom (DD: infektiöse Mononukleose)
- Malignes Melanom

II

1

Benigne epitheliale Tumoren

- Papillom
- Adenome (einschließlich pleomorpher Adenome der peritonsillären Schleimdrüsen)

Benigne mesenchymale Tumoren

- Fibrom
- Neurofibrom
- Neurinom
- Lipom
- Lymphangiom
- Hämangiom

1.1.2.6   Tumoren: Zähne und Kiefer

Maligne odontogene Tumoren

Malignes Ameloblastom
Sehr selten; offenbar aus maligner Transformation eines Ameloblastoms
entstanden (ohne wesentliche histologische Änderung); Malignität ersichtlich an
(Lymphknoten-)Metastasen

Primäres intraossäres Karzinom
Plattenepithelkarzinom, möglicherweise aus odontogenen Zysten hervorgegangen;
es können auch ameloblastomähnliche Strukturen auftreten

Ameloblastisches Fibrosarkom
Ähnlich wie ameloblastisches Fibrom, jedoch mit geringerem Epithelanteil
und maligner Transformation der mesenchymalen Komponente (Polymorphie,
Mitosen)

Ameloblastisches Odontosarkom
Wie ameloblastisches (Fibro-)Sarkom, jedoch mit Bildung von Schmelz und
Dentin

Benigne odontogene Tumoren

Ameloblastom
Früher Adamantinom; gutartiger, lokal invasiv wachsender Tumor aus prolife-
rierendem odontogenen Epithel mit fibrösem Stroma; Rezidive bis zu 30 %;
Formen:

- follikuläres Ameloblastom
- plexiformes Ameloblastom
- akanthotisches Ameloblastom (mit Plattenepithelmetaplasie)
- Basalzelltyp des Ameloblastoms
- Granularzelltyp des Ameloblastoms
- Hämangioameloblastom (angiomatöses Ameloblastom)

Selten sind Ameloblastome auch mit Neuromen kombiniert, Ameloblastome können in der Wand anderer odontogener Tumoren/Zysten auftreten

Kalzifizierender epithelialer odontogener Tumor
Synonym: Pindborg-Tumor; lokal invasiv wachsender epithelialer Tumor mit Bildung intraepithelialer amyloidähnlicher Substanzen, die verkalken können; *Morphologie*: polygonale epitheliale Zellen mit Interzellularbrücken sowie runde, azidophile homogene Gebilde, die verkalken

Ameloblastisches Fibrom
Synonym: weiches Odontom; Tumor aus proliferierendem odontogenen Epithel ohne Odontoblasten, das dem Epithel der Zahnleiste ähnelt, und relativ zellreicher bindegewebiger Komponente; DD: Frühstadium eines komplexen Odontoms

Adenomatoider odontogener Tumor
Synonym: Adenoameloblastom; Tumor des odontogenen Epithels mit Bildung gangähnlicher Strukturen (Epithel band- und streifenförmig oder wirbelig angeordnet)

Dentinom
Selten; Tumor aus odontogenem Epithel und unreifem Bindegewebe mit Bildung dysplastischen Dentins

Ameloblastisches Fibroodontom
Sehr selten, Aufbau wie ameloblastisches Fibrom, jedoch Dentin- und Schmelzbildung

Odontoameloblastom
Sehr selten; Schmelz- und Dentinbildung, odontogenes Epithel

Komplexes Odontom
Tumor, der alle Bestandteile des Zahns aufweist (in relativ ungeordneter Anordnung)

Zusammengesetztes Odontom
Synonym: compound odontoma; geordnetere Differenzierung als komplexes Odontom: Tumor aus vielen kleinen zahnähnlichen Gebilden

Odontogenes Fibrom
Synonym: Fibrom des Kiefers; zellreiches bindegewebiges Stroma mit schmalen, oft aufgezweigten Bändern odontogenen Epithels (kann Proliferationstendenz aufweisen) – Inseln aus Osteoid oder Zement möglich

Odontogenes Myxom
Synonym: Myxofibrom; selten

Zementom
Tumor mit Bildung zementähnlichen Materials;

Subtypen:
- echtes Zementom (benignes Zementoblastom)
- zementbildendes Fibrom
- periapikale Zementdysplasie
- gigantiformes Zementom

Melanotischer neuroektodermaler Tumor bei Kindern
Synonym: melanotische Progronoma, Melanoameloblastom;
selten; zwei Zellformen: epithelähnliche helle Zellen und lymphozytenähnliche
Komponente, beide können Melaningranula enthalten

II

1

Benigne osteogene Tumoren

Ossifizierendes Fibrom (Fibroosteom)

Tumorähnliche Veränderungen

Odontogene Kieferzysten

Entzündlich bedingt

Radikuläre Zyste	entzündlich bedingte (nach apikaler Parodontitis) Veränderung der Epithelresiduen des parodontalen Ligaments → strang- und netzförmige Proliferation der im Desmodont liegenden Malassez-Epithelnester mit anschließender zystischer Umwandlung; *Morphologie*: mehrschichtiges unverhorntes Plattenepithel mit schmalen basalen Verzweigungen, in der Wand Granulationsgewebe und unterschiedlich dichtes Entzündungsinfiltrat; Zyste immer apikal gelegen

Dysontogenetische Kieferzysten

Primordialzyste (Keratozyste)	Zyste anstelle eines Zahns oder seltener extrafollikulär lateral eines Zahnkeims oder Zahns; *Vorkommen/Häufigkeit*: 2.–3. Lebensjahrzehnt, ca. 6,6 % aller Kieferzysten; *Morphologie*: dünne Zyste aus flachem mehrschichtigen verhornenden Plattenepithel, in der Zystenlichtung Hornlamellen; Hyperchromasie der Basalzellschicht, Hyperparakeratose, Hyperorthokeratose; außen kollagenes Bindegewebe
Follikuläre Zyste	*synonym*: dentogenerous cyst; Zysten entstehen am Schmelzorgan noch nicht durchgebrochener Zähne, *Häufigkeit*: ca. 11 % aller Kieferzysten; umhüllt häufig die Zahnkrone, kann auch lateral liegen; *Morphologie*: Auskleidung durch schmales, meist zweischichtiges kubisches Epithel, es können auch Becherzellen und respiratorisches Epithel vorhanden sein; in der Wand meist kleine Malassez-Epithelnester (nach entzündlichen Veränderungen nicht mehr von radikulärer Zyste zu unterscheiden), selten auch Verhornung

(Fortsetzung s. nächste Seite)

| Durchbruchszyste (Eruptionszyste) | selten (könnte u.U. auch zu den follikulären Zysten gerechnet werden): Weichteilzyste über der Zahnkrone eines im Durchbruch stehenden Zahns; *Morphologie*: Auskleidung durch mehrschichtiges unverhornendes Plattenepithel mit Reteleisten |
| Kalzifizierende odontogene Zyste | offenbar Sonderform der Primordialzyste (von Pindborg beschrieben, Beziehung zu Epithelioma Malherbe?); *Morphologie*: Zone aus kubischen, basalen Zellen sowie sog. Schattenzellen, die einzeln oder im Verband verkalken, u.U. mit Fremdkörperreaktion in der Umgebung; im Bindegewebe hornartige Substanz |

II

1

Möglicherweise dysontogenetische Kieferzysten

| Gingivazyste | Zyste im parodontalen Bindegewebe mit keratisierender Epithelauskleidung: 2–3 Zellagen Plattenepithel mit Hyper- und Parakeratose |

Nichtodontogene Zysten

| Zyste des Ductus nasopalatinus (Canalis incisivus) | aus nicht zurückgebildeten Resten der Hochstetter-Grenzplatte bzw. des Tractus nasopalatinus; Epithelauskleidung mit Plattenepithel, Flimmerepithel u.a. |
| Globulomaxillare Zyste Nasolabiale Zyste (nasoalveoläre Zyste) | |

Weitere Tumoren und tumorähnliche (zystische) Veränderungen des Kiefers

Cherubismus	familiäre multilokuläre zystische Kiefererkrankung
Zentrales Riesenzellgranulom	reparatives Riesenzellgranulom; zentral, d.h. im Kieferknochen gelegen
Einfache Knochenzyste	(traumatische hämorrhagische Knochenzyste); gut begrenzte einkammerige Zyste ohne Epithelauskleidung
Exostose/Torus/Osteom	(neoplastische?) Überschußbildung von Knochen; auch bei Torus und Exostose Unterscheidung wie bei Osteom in: ■ Osteoma eburneum (aus kompaktem Knochen) ■ Osteoma spongiosum und ■ Osteoma durum (Zwischentyp)
Fibröse Dysplasie Aneurysmatische Knochenzyste	

1.1.2.7   Tumoren: Mundspeicheldrüsen

Maligne epitheliale Tumoren

Adenoid-zystisches Karzinom	alte Bezeichnung: Zylindrom; *Morphologie*: cribriforme Anordnung der Tumorzellen, in den Zwischenräumen („Löcher") mit PAS-positivem Material (Basalmembranbestandteile); Ausbreitung häufig in perineuralen Lymphspalten
Adenokarzinom	als papilläres Zystadenokarzinom oder schleimbildend (u.U. auch mit Siegelringzellen)
Plattenepithelkarzinom	fast nur in großen Speicheldrüsen
Karzinom in pleomorphem Adenom	als Plattenepithelkarzinom, hellzelliges Karzinom, adenoid-zystisches Karzinom oder Mukoepidermoidtumor
Undifferenziertes Karzinom	

Epitheliale Tumoren mit unbestimmter Dignität

Mukoepidermoidtumor
Häufig Rezidive, in ca. 15 % Metastasen (lymphogen und hämatogen)

Acinuszelltumor
Rezidive und Metastasen möglich; *Morphologie*: acinäre und gangartige Anordnung von meist basophilen Tumorzellen mit granulärem, PAS-positivem Zytoplasma – ähnelt normalem Parotisgewebe; seltener ohne Granula oder klarzellig

Maligne mesenchymale Tumoren

- Angiosarkom
- Fibrosarkom
- Rundzellsarkom
- Spindelzellsarkom
- Polymorphzelliges Sarkom
- Leiomyosarkom

Weitere maligne Tumoren

- Maligne Lymphome
- Malignes Melanom

Benigne epitheliale Tumoren

Pleomorphes Adenom
Morphologie: benigne epitheliale und mesenchymale Komponente; die epitheliale Komponente meist aus ovalen Myoepithelien, die mesenchymale mukoid, hyalin, chondroid u.a.; selten maligne Transformation

Monomorphe Adenome
Von Bedeutung ist eigentlich nur das **(Zyst-)Adenolymphom**, *synonym*: Cystade-
nolymphoma papilliferum, Albrecht-Arzt-Tumor, Warthin-Tumor; *Morphologie*:
Papillen mit zweireihigen, teils kubisch, teils hochzylindrischen onkozytären
Epithelien und dicht lymphozytär durchsetztem Stroma

II

1

Weitere benigne epitheliale Tumoren:
- Oxyphiles Adenom
- Basalzelladenom
- Hellzelliges Adenom
- Talgdrüsenadenom
- Basophiles (muköses) Adenom
- Tubuläres (kanalikuläres) Adenom
- Solides trabekuläres Adenom
- Papilläres Adenom
- Embryonales Adenom

Benigne mesenchymale Tumoren

- Haemangioma capillare simplex (häufigster kindlicher Speicheldrüsentumor,
  meist in der Gl. parotis)
- Haemangioma cavernosum
- Lymphangiom
- Glomangiom
- Neurom, Neurofibrom
- Lipom
- Myxom
- Chondrom
- Chordom
- Granularzelltumor
- Myoepitheliom

1.1.3   Entzündungen

1.1.3.1   Mundhöhle

Stomatitis, *Terminologie*:

Cheilitis	Entzündung der Lippe
Glossitis	Entzündung der Zunge
Pareiitis	Entzündung der Wange
Gingivitis	Entzündung des Zahnfleisches
Sialadenitis	Entzündung der Speicheldrüsen
Parodontitis	Entzündung des Zahnhalteapparates
Pulpitis	Entzündung des Zahnmarks

II

1

Formen der diffusen Stomatitis

Katarrhalische Stomatitis	*Ursachen:* physikalisch (heiße Speisen, Zahnprothesen), Medikamente, Keime bei Allgemeininfektion
Serofibrinöse Stomatitis	mechanisch, thermisch, Pilzinfektionen
Stomatitis vesiculosa (bullosa)	*Unterformen:* ■ Gingivostomatitis herpetica (Kindesalter) ■ rezidivierende herpetische Stomatitis ■ Herpes labialis (Erwachsenenalter) ■ Herpes zoster ■ Pemphigus vulgaris ■ chronisch rezidivierende (habituelle) Aphthen (ohne erkennbare Ursache) ■ Bednar-Aphthen (bei Säuglingen und Kleinkindern, traumatisch) ■ Behçet-Krankheit ■ Aphthosis von Touraine (Grande aphthose – Aphthen auch in Respirationstrakt, Magen-Darm-Trakt, Genitale)
Eitrige Stomatitis	bei direkter Epithelschädigung oder als fortgeleitete Entzündung
Mundbodenphlegmone (Angina Ludovici)	Mundboden sowie seitliche und vordere Halsregion (*Erreger:* Streptokokken, Staphylokokken u.a.)
Ulzerös-nekrotisierende Stomatitis	bei allgemein geschwächter Resistenzlage des Organismus, z.B. Hunger, hämorrhagischer Diathese, Skorbut, Agranulozytose, Avitaminosen, Schwermetallvergiftungen – Blei, Kupfer, Wismuth, Phosphor)
Angina Plaut-Vincenti	pseudomembranöse ulzeröse Entzündung, hervorgerufen durch (symbiotische) Infektion mit Fusobacterium fusiforme und Borrelia vincenti
Noma	gangräneszierende Entzündung insbesondere der Wangenschleimhaut im Anschluß an eine schwere Allgemeinkrankheit
Chronische Stomatitiden	

Herdförmige Entzündungen der Lippen

Impetigo contagiosa	periorale eitrige Entzündung mit Bläschenbildung; Kindesalter: Streptokokken, Erwachsenenalter: Staphylokokken;

(Fortsetzung s. nächste Seite)

Sonderformen:

■ Impetigo follicularis	Haarfollikel mitbetroffen
■ Dermatitis exfoliativa neonatorum von Rittershain	besonders schwere Verlaufsform der Impetigo contagiosa bei Säuglingen bei Resistenzminderung des Gesamtorganismus
■ Pyostomatitis vegetans	besonders schwere Verlaufsform der Impetigo contagiosa bei Resistenzminderung des Gesamtorganismus
Lippenfurunkel	*Komplikationen:* über V. angularis und Vv. ophthalmicae Entwicklung von Sinusthrombose, basalem Hirnabszeß und eitriger Meningitis möglich, u.U. Septikopyämie
Angulus infectiosus	*synonym:* „Faulecken", Perlèche: Mundwinkelrhagaden durch Streptokokken- oder Candida-albicans-Infektionen
Cheilitis glandularis simplex	Entzündung heterotoper Speicheldrüsen der Unterlippe (Ausführungsgänge münden in das Lippenrot)
Cheilitis glandularis purulenta superficialis	eitrige Entzündung der Schleimdrüsen der Mundhöhle und der Lippen
Cheilitis granulomatosa Miescher	Epitheloidzellgranulombildung, Makrocheilie; Ätiologie unbekannt; Übergreifen auf Wange und Zunge möglich – Pareiitis und Glossitis granulomatosa
Melkersson-Rosenthal-Syndrom	Makrocheilie (→ Tapirschnauze), allgemeine Gesichtsschwellung (Leontiasis), Faltenzunge, partielle Fazialislähmung und Lähmung des sensiblen Anteils des N. trigeminus; Ätiologie nicht bekannt; *Morphologie:* u.a. Epitheloidzellgranulome

Herdförmige Entzündungen der Gingiva

Epulis
Definition: dem Zahnfleisch aufsitzende Knötchen;
Formen:

Schwangerschaftsepulis	*Morphologie* ähnlich einem Pyogranulom
Epulis granulomatosa (fibrosa)	Granulationsgewebe → faserreiches Bindegewebe
Epulis gigantocellularis (Riesenzellepulis)	zellreiche Neubildung der Gingiva mit Neigung zum expansiven Wachstum; *Morphologie:* fischzugartige Fibroblastenproliferation, den Blutgefäßen anliegende bizarre und girlandenartig begrenzte mehrkernige Riesenzellen, Hämosiderinablagerungen

II

1

Herdförmige Entzündungen der Zunge

Moeller-Hunter-Glossitis
Herdförmige Atrophie des Plattenepithels der Zunge bei Vitamin-B_{12}-Mangel

Spezifische Entzündungen der Mundhöhle

Morbus Crohn
Bei ca. 10 % der Patienten mit M. Crohn, auch kleine Schleimdrüsen können
betroffen sein

Lues
Luetischer Primäraffekt und Lues II

Tuberkulose
- als Primärinfekt selten (neben Typ bovinus und humanus auch Typ gallinaceus
  möglich)
- Tuberkulose der Postprimär- bzw. Reinfektionsperiode

Formen:
- Lupus vulgaris (hämatogen, lymphogen oder per continuitatem)
- Tuberculosis miliaris ulcerosa (kanalikulär bei offener Lungentuberkulose)
- Tuberculosis colliquativa (Skrofuloderm – oft Ausgangspunkt eines Lupus
  vulgaris – Ulkusbildung)
- Lupus miliaris disseminatus

Sarkoidose (Morbus Boeck) – selten

1.1.3.2   Oropharynx (Mesopharynx) und Hypopharynx

Unspezifische Pharyngitis

Akute Pharyngitis, *Formen:*
- katarrhalisch
- eitrig
- pseudomembranös
- hämorrhagisch
- ulzerös-nekrotisierend
- Pharyngitis follicularis (Vergrößerung der Lymphfollikel)
- Pharyngitis lateralis acuta („Seitenstrangangina", vom Epipharynx über-
  greifend)

Chronische Pharyngitis
Als Pharyngitis follicularis oder chronische atrophische Pharyngitis
(z.B. bei Sjögren-Syndrom)

Plummer-Vinson-Syndrom
„Sideropenische Dysphagie", chronische Pharyngitis mit Bildung von Schleim-
hautwülsten und Strikturen

Spezifische Pharyngitis

Tuberkulose: als Primärtuberkulose sehr selten, eher im Rahmen einer Miliartuberkulose

Lues: selten Lues I, etwas häufiger Lues II
(Weitere nichtneoplastische Erkrankungen entsprechen weitgehend den Veränderungen der Mundhöhle)

1.1.3.3 Waldeyer-Rachenring

Unspezifische Tonsillitis und Angina

Definition:
Tonsillitis: Entzündung auf die Mandeln begrenzt;
Angina: Entzündung des Waldeyer-Rachenrings und der angrenzenden Schleimhäute mit Einengung (Angina!) des Isthmus faucium

Ursachen:
Bakteriell:
- hämolysierende und vergrünende Streptokokken
- Haemophilus influenzae
- Staphylokokken
- Pneumokokken
- Micrococcus catarrhalis
- Corynebacterium diphtheriae
- Gonokokken
- Spirochäten
- Mycobacterium tuberculosis
- Angina Plaut-Vincenti

Viral:
- Picornaviren (Enteroviren – Polio-, Coxsackie-, ECHO-Viren)
- Rhinoviren
- Paramyxoviren (Röteln, Masern; *Histologie*: anfänglich Warthin-Finkeldey-Riesenzellen)
- Herpesviren (Herpes-simplex-Virus, Varizellenvirus)
- Variola-major-Virus
- EBV (→ katarrhalische oder pseudomembranöse Tonsillitis)

Mykotisch:
- (selten) – Parakokzidien

Formen:
- eitrig-katarrhalisch (Tonsillitis superficialis bzw. lacunaris bei Beteiligung der Krypten)
- pseudomembranös
- (ulzerös-)nekrotisierend, z.B. bei Diphtherie

Chronische unspezifische Tonsillitis (meist durch β-hämolysierende Streptokokken hervorgerufen)

Spezifische Tonsillitis

Tuberkulose
Meist durch Typ bovinus durch Aufnahme mykobakterienhaltiger Milch(produkte)

Sarkoidose

Lues

1.1.3.4   Zähne und Kiefer

Pulpitis

Exogen oder endogen ausgelöste entzündliche Reaktion des Pulpagewebes, z.B. bei
- Karies
- thermischen und chemischen Reizen
- Infektionen u.a.;

geschlossene und offene Form (Pulpitis aperta granulomatosa), bei Überwiegen des Granulationsgewebes: „Pulpapolyp"

Parodontopathien

Pathologische Veränderungen im Parodontium (Zahnhalteapparat), also in
- Alveolarknochen
- Wurzelelement
- Desmodont oder
- Gingiva;

hauptsächlich entzündlich bedingte Veränderungen, am häufigsten als **Parodontitis marginalis superficialis** und **profunda**

1.1.3.5   Mundspeicheldrüsen

Unspezifische Sialadenitis/Sialangitis

Sialangitis: Entzündung der Speichelgänge
Sialadenitis: Entzündung des Drüsenparenchyms

Bakterielle Sialadenitiden
Formen: akut, chronisch-rezidivierend

Virale Sialadenitiden/Sialangitiden

■ Parotitis epidemica   *Morphologie*: an Acinusepithelien regressive
    (Mumpsviren =   Veränderungen (Vakuolisierung, Nekrosen), inter-
    Paramyxoviren)   stitielles lymphoplasmazelluläres Infiltrat;

■ Zytomegalieviren   *Morphologie*: typische „Eulenaugenzellen",
                                   vorwiegend in den Gängen der Gl. parotis

■ Coxsackie-Viren
■ ECHO-Viren
■ Masern
■ Infektiöse Mono-
    nukleose (EBV)

Weitere Entzündungsformen:

■ Strahlensialadenitis; (selten: maligne Tumoren nach Thorotrast-Applikation in
    die Gl. parotis)
■ Elektrolyt-Sialadenitis
■ Akute postoperative Parotitis
■ Chronische unspezifische Sialadenitis
■ Chronische atrophische sklerosierende Sialadenitis; *synonym*: Küttner-Tumor
    der Gl. submandibularis; täuscht durch harte Konsistenz einen Tumor vor
■ Immunsialadenitis

Spezifische Sialadenitis

Tuberkulose

Lues

Benigne lymphoepitheliale Läsion
(Beziehung zu Immunsialadenitiden, Sjögren-Syndrom?)

Sjögren-Syndrom (myoepitheliale Sialadenitis)
(Histologische) Stadieneinteilung nach *Mason und Chisholm* nach Ausmaß von
■ Drüsenatrophie
■ Bildung myoepithelialer Zellinseln und
■ Ausmaß der lymphoepithelialen Läsion (aus Lymphozyten, Histiozyten,
    Plasmazellen);
weiterhin Gerüstsklerose;
die myoepithelialen Veränderungen finden sich in (der Biopsie leicht zugäng-
lichen) labialen Speicheldrüsen nicht; dort erfolgt die Schweregradeinteilung
z.B. nach *Cummings et al.*:

Grad 1	geringe herdförmige Lymphozyteninfiltrate
Grad 2	multiple Lymphozyteninfiltrate
Grad 3	dichtes Lymphozyteninfiltrat + Atrophie des Drüsenparenchyms
Grad 4	Ersatz der Läppchenarchitektur durch Rundzellinfiltrate

II

1

Miculicz-Krankheit
Doppelseitige symmetrische Tränen- und Speicheldrüsenerkrankung mit Atrophie
des Drüsenparenchyms und massiver lymphozytärer Zellinfiltration (Teilerschei-
nung des Sjögren-Syndroms), Tränen- und Speicheldrüsenschwellung, z.B. bei
unspezifischen oder spezifischen Sialadenitiden, malignen Lymphomen u.a.

Heerfordt-Syndrom (epitheloidzelliges Syndrom)
Febris uveoparotidea subchronica: Fieber, Uveitis, Parotisschwellung
(u.U. + Lymphknotenschwellung, neurologische Erkrankungen – Polyneuritis,
Fazialisparese, Hauterscheinungen – Erythema nodosum); histologisch:
Epitheloidzellgranulome (Variante der Sarkoidose)

1.1.4   Degenerative Erkrankungen, Dystrophien und Stoffwechselstörungen

1.1.4.1   Mundhöhle

Veränderung bei Hautkrankheiten

Keratosen und Dyskeratosen	■ Ichthyosis congenita ■ Darier-Krankheit ■ Acanthosis nigricans ■ Lichen ruber planus
Blasenbildende Dermatosen	■ Pemphigus chronicus (vulgaris, vegetans, foliaceus) ■ Dermatitis herpetiformis Duhring ■ benignes Schleimhautpemphigoid ■ Erythema exsudativum multi-forme (blasige Form) ■ bullöses Arzneimittelexanthem
Erythematosquamöse und pustulöse Dermatosen	■ Psoriasis vulgaris ■ Reiter-Krankheit
Lichen und lichenoide Dermatosen	■ Lichen ruber planus ■ lichenoides Arzneienanthem
sog. Kollagenkrankheiten	■ Sjögren-Syndrom ■ Sklerodermie ■ Dermatomyositis ■ Erythematodes visceralis

Veränderungen bei Blutkrankheiten

Störungen der Erythropoese

Erythrozytose, Polycythaemia vera rubra	Teleangiektasien
Erythrämie, Erythroleukämie	Ulzera
Einige hämolytische Anämien (Kugelzellenanämie u.a.)	Anomalien von Mundhöhlenskelett und Zähnen
Perniziöse Anämie	Moeller-Hunter-Glossitis
Chronische Bleivergiftung (mit toxische Anämie)	grauvioletter gingivaler Bleisaum
Porphyria congenita erythropoetica	braune Zähne (UV: rot)
Nekrotisierende Cheilitis	Mikrocheilie

Störungen der Leukozytopoese

Schultz-Agranulozytose	Ulzera
Unreifzellige Leukose, akuter Schub einer CML	Ulzera, Hämorrhagien
Chronische Myelose	u.U. Makrulie
Infektiöse Mononukleose	Angina (u.U. ulzerös), Pharyngitis, Stomatitis aphthosa

Thrombozytopenie/-pathie
→ Blutungen

Panmyelophthise
→ Blutungen, u.U. auch Ulzera, Nekrosen

Neoplasien

Plasmozytom (solitär oder im Rahmen einer systemischen Manifestation)	Tumormanifestation in Zunge, Gaumen, Tonsillen, Lippen, Gingiva (polypöse Makrulie)
M. Hodgkin	unspezifische Veränderungen wie Blutungen, Bullae u.a., Tumormanifestation hauptsächlich in Tonsillen
NHL	selten

Sekundärveränderungen

Soormykose	bei Systemerkrankungen und Panmyelophthise, bei Kortikosteroidtherapie
Torulose	vor allem bei M. Hodgkin; tumorartiges Wachstum, Ulzera
Herpes-zoster-Infektionen	besonders bei M. Hodgkin und NHL
Mundwinkelrhagaden	besonders bei Anämien, z.B. bei Eisenmangel-anämien und perniziöser Anämie
Ulzera	häufig bei zytostatischer Therapie

Veränderungen bei Herz-Kreislauf-Erkrankungen

Rechtsherzinsuffizienz	„Stauungszunge"
Linksherzinsuffizienz	karminrote Verfärbung der Zunge
Varizen	seltene Komplikation: Thrombosen
Anämische Zungen-infarkte	selten

Veränderungen bei Allgemeininfektionen

Masern	Koplik-Flecken: stecknadelkopfgroße grauweiße Papeln auf gerötetem Grund – „kalkspritzerartig" (2.–3. Tag des Prodromalstadiums)
Scharlach	„Himbeerzunge": hyperämische trockene Zunge
Röteln	u.U. kleinfleckiges Enanthem an Gaumen und Uvula
Keuchhusten	selten traumatisch bedingte Ulzera am Zungen-bändchen (durch Pressen der Zunge gegen die unteren Schneidezähne)
Windpocken	linsengroßes makulöses Enanthem mit zentraler Bläschenbildung, rundlich-ovale Erosionen
Infektiöse Mono-nukleose	Stomatitis aphthosa, Blutungen, (pseudomembra-nöse oder lakunäre) Tonsillitis
Pocken	Pusteln → Ulzera an weichem Gaumen und hinterer Rachenwand

Veränderungen bei Stoffwechselerkrankungen

Diabetes mellitus	hellrote Verfärbung, häufig (ulzeröse) Stomatitiden, umschriebene Leukoplakien, Ablösung oberflächlicher Hornschichten
Xanthelasmen	bei primärere und sekundärer Hypercholesterinämie, Hyperlipidämie (selten)
Gichttophi	Kristallablagerungen mit umgebender Fremdkörperreaktion
Hyalinosen	stippchen- oder plattenartig bei Hyalinosis cutis et mucosae (Urbach-Wiethe) → Makroglossie und Makrocheilie
Amyloidablagerungen	homogenes, eosinophiles, kongorot-pos. Material, vorwiegend in Gefäßwänden
Phosphatidablagerungen	bei Angiokeratoma corporis diffusum (Fabry)
Melaninablagerung	bei M. Addison, Kachexie, chronischer Arsenvergiftung (Arsenmelanose)
Depigmentierung	bei Lues, Lepra, Zoster u.a.

Veränderungen bei Avitaminosen

Vitamin-A-Mangel	Plattenepithelmataplasie des Lippenrots
Vitamin-B_{12}-Mangel	Atrophie des Epithels, Zunahme der Vaskularisation: Moeller-Hunter-Glossitis
Vitamin-C-Mangel	Skorbut; Moeller-Barlow-Krankheit; Blutungen, Ulzera, Makroulie

Weitere degenerative Veränderungen

Veränderungen bei Lebererkrankungen
→ Schwund der Papillae filiformes, Hyperkeratose

Veränderungen bei Erkrankungen des Magen-Darm-Trakts
→ chronisch rezidivierende Aphthen (kleine umschriebene Epithelnekrosen mit fibrinösem Exsudat)

1.1.4.2   Zähne und Kiefer

Karies

Irreversible und fortschreitende Erkrankung des Zahnhartgewebes mit Demineralisation der anorganischen und Zerstörung der organischen Substanz; je nach Tiefe und Form als

- Fissurenkaries
- Schmelzkaries
- Approximalkaries
- Dentinkaries
- Zementkaries

1.1.4.3   Mundspeicheldrüsen

Pathologische Stoffablagerungen

Siderophilie	Sideringranula in Drüsen- und Gangepithelien
Diabetes mellitus	Glykogenablagerungen in den mukösen Drüsen-endstücken
Amyloidose	Amyloidablagerungen in den Basalmembranen

Weitere degenerative Veränderungen

Atrophie

Metaplasie, z.B. Onkozytose: herdförmige Umwandlung von Drüsenzellen in eosinophile große Zellen mit granuliertem Zytoplasma (Mitochondrienreichtum), besonders in der Glandula parotis älterer Menschen (DD: Onkozytom – echter Tumor, d.h. Neoplasie, meist abgekapselt)

Dyschylien
Sekretionsstörungen (Bildung oder Transport); je nachdem, welche Funktion gestört ist, unterscheidet man
- Proteodyschylien
- Mukodyschylien
- Hydrodyschylien

Sialithiasis

Sialadenosen
Definition: nichtentzündliche, nichtneoplastische parenchymatöse Erkrankungen der Speicheldrüse, die auf Stoffwechsel- und Sekretionsstörungen des Drüsen-parenchyms beruhen; *ätiologische Unterteilung* in:

Endokrine Sialadenosen	bei Diabetes mellitus, M. Cushing, Diabetes insipidus, Hypothyreose, thyreostatischer Behandlung, veränderter Gonadenfunktion
Dystrophe Sialadenosen	bei Hunger (→ „hamsterähnlicher Gesichtsausdruck" durch doppelseitige Parotisschwellung), Leberkrankheiten, chronischem Alkoholabusus
Neurogene Sialadenosen	bei Kardiospasmus, Darmkoliken, vegetativen Funktionsstörungen)
Medikamentöse Sialadenosen	Isoproterenol-Langzeitbehandlung des Bronchialasthmas

Morphologie:
- Acinuszellvergrößerung (granuläre und wabige Form)
- Myoepithelzellalteration
- (elektronenmikroskopische) Veränderung der postganglionären vegetativen Neuriten

makroskopisch: Organvergrößerung

II

1

Funktionelle Störungen der Speichelsekretion

Quantitative Sekretionsstörungen
Verminderte Speichelsekretion: **Xerostomie**; *Ursachen*: neurologische Störungen, Medikamente, u.a.)
Vermehrte Speichelsekretion: **Sialorrhö** (Ptyalismus) bei
- akuter Sialadenitis
- psychischen und neurologischen Störungen, darunter auch
- Infektionen und Intoxikationen

Qualitative Sekretionsstörungen
Veränderte Zusammensetzung des Speichels bei:
- Mukoviszidose
- Schilddrüsenerkrankungen (veränderter Jodgehalt; Speicheldrüsen und Magenschleimhaut reichern ebenfalls Jod an)
- Nebennierenerkrankungen
- Medikamenten: Digitalis
- Diabetes mellitus
- Sarkoidose
- M. Sjögren
- Kollagenosen
- Schwangerschaft

1.1.5 Kreislaufstörungen

1.1.5.1 Waldeyer-Rachenring

Hyperämie bei Tonsillitis oder als Enanthem bei Masern, Röteln, Scharlach

Hämorrhagien bei hämorrhagischer Diathese

1.1.6 Fehlbildungen

1.1.6.1 Mund

Spaltbildungen

- Hasenscharte (Cheiloschisis)
- Kieferspalte (Gnathoschisis)
- Gaumenspalte (Palatoschisis, Uranoschisis)
- Wolfsrachen (Cheilognathopalatoschisis)
- Mediane Oberlippenspalte

- Mediane Gaumenspalte
- Schräge Gesichtsspalte (Meloschisis)
- Totale Gesichtsspalte (Prosoposchisis)

II

1

Spaltbildungen als Teilsymptome von Mißbildungssyndromen

Pierre-Robin-Syndrom	Mikrogenie (Hypoplasie des Unterkiefers) + Glossoptose
Tatau-Syndrom	Mikrogenie (Hypoplasie des Unterkiefers); Augen-, Ohr- und Extremitätenmißbildungen
Grob-Syndrom	Dysplasia linguofacialis mit Mikrognathie, Epikanthus, abgespaltener Nase und anderen extraoralen Fehlbildungen
Papillon-Leage-Psaum-Syndrom	Orodigitofacialis-Syndrom mit oralen Spaltbildungen, Zahn-, Kiefer- und Gaumenanomalien, Hand- und Fingeranomalien
Hanhard-Syndrom	mit Agenesie einer oder beider Nieren und weiteren Mißbildungen
Bonnevie-Ullrich-Syndrom	Pterygium-Syndrom; Mikrogenie, Pterygium colli, Epikanthus, Extremitätenmißbildungen
Turner-Syndrom	Pterygium-Syndrom + Gonadendysgenesie

Heterotopien

Fordyce-Zustand	heterotope Talgdrüsen in der Wangenschleimhaut; häufig (ca. 30 % der Bevölkerung)
Glanduläre Makrocheilie	Heterotopie + Hyperplasie labialer Speicheldrüsen (ohne Ausführungsgänge)
Cheilitis glandularis simplex	wie Makrocheilie, Ausführungsgänge sind aber vorhanden
Struma linguae	Schilddrüsengewebe meist im hinteren Zungendrittel, selten im Bereich der Zungenspitze (vikariierende Zungenstruma: Halsschilddrüse fehlt völlig oder ist akzessorisch)
Tonsilla linguae lateralis	seitliche Zungenmandel; heterotopes Tonsillengewebe an den seitlichen Zungenrändern (im hinteren Drittel, häufig)
Dermoidzysten	plattenepitheliale Zysten mit Talg und Haaren gefüllt; meist median gelegen
Endometriose	selten, in der Gingiva lokalisiert
Heterotope Magenschleimhaut	sehr selten; an Zungengrund oder Zungenspitze

Hyperplasie

Makroglossie verschiedenster Ursachen

Aplasie

Agenie	Fehlen (Aplasie) des Unterkiefers
Agnathie	Fehlen (Aplasie) des Oberkiefers
Aglossie	Fehlen (Aplasie) der Zunge

Hypoplasie

Mikrogenie	Hypoplasie des Unterkiefers
Mikrognathie	Hypoplasie des Oberkiefers
Mikroglossie	Hypoplasie der Zunge
Mikrocheilie	Hypoplasie der Lippen
Mikrulie	Hypoplasie der Gingiva

Hyperplasie

Makrogenie	Hyperplasie des Unterkiefers
Makrognathie	Hyperplasie des Oberkiefers
Makroglossie	Hyperplasie der Zunge
Makrocheilie	Hyperplasie der Lippen
Makrulie	Hyperplasie der Gingiva, u.U. entzündlich oder medikamentös bedingt

Doppelbildung

Digenie	Doppelbildung des Unterkiefers
Dignathie	Doppelbildung des Oberkiefers
Diglossie	Doppelbildung der Zunge, von den insgesamt seltenen Doppelbildungen am häufigsten

Weitere Fehlbildungen

Halbseitige Entwicklungsstörungen

z.B. Hemigenie
     hemifaziale Hypertrophie

Fokale epitheliale Hyperplasie der Mundschleimhaut (Heck-Krankheit)
Meist nur bei indianischer Bevölkerung, in Europa selten; *Morphologie*: papulöse
Akanthose und Papillomatose der Unterlippenschleimhaut und u.U. auch anderer
Mundhöhlenbereiche

1.1.6.2   Oropharynx (Mesopharynx) und Hypopharynx

II

1

Heterotope Gewebs-inseln	Epithelkörperchen oder Thymusgewebe
Atresie des Isthmus faucium	sehr selten; Persistenz der Rachenmembran
Laterale Pharynx-divertikel, -taschen	meist erworben, angeborene Formen entsprechen Residuen der 3. und 4. Kiementasche (Divertikel: enge Öffnung zum Rachen, Tasche: breite Öffnung)
Hypopharynxdivertikel (Zenker-Divertikel)	Pseudodivertikel durch Prolaps von Mukosa und Submukosa durch die Muskulatur; *Ursache*: erhöhter Innendruck → Pulsionsdivertikel; am häufigsten im Bereich des Laimer- (unten) bzw. Killian- (oben) Dreiecks

Branchiogene Fehlbildungen

Laterale Halsfisteln, -zysten	aus Resten des D. branchialis, meist Plattenepithel-auskleidung, seltener Zylinderepithel oder Über-gangsepithel; in der Wand lymphatisches Gewebe
Pharyngealzysten	selten
Ohrmuschelfisteln	selten
Hautknorpelanhänge	selten, enthalten Knorpelreste der Kiembögen

1.1.6.3   Waldeyer-Rachenring

- Akzessorische Mandeln
- Dystope Mandeln
- Dystope Einlagerungen anderer Gewebe: Knorpel, Knochen, Speicheldrüsen-gewebe, Zähne u.a.
- Zystenbildung
- Aplasie der Gaumenmandeln

1.1.6.4 Zähne und Kiefer

Numerische Anomalien der Zähne

Hypodontie	Fehlen einzelner Zähne (am häufigsten „Weisheitszähne")
Oligodontie	Fehlen mehrerer Zahnanlagen, vererbbar
Ektodermale Dysplasie	Oligodontie + fehlerhafte Entwicklung von Schweiß- und Talgdrüsen sowie der Kopf- und Körperbehaarung; Zahnkronen konisch, zapfenförmig
Dysostosis cleido-cranialis	vererbbare Wachstumshemmung, besonders der Schädelknochen und des Schlüsselbeins, häufig mit zahlreichen überzähligen, meist retinierten Zähnen
Gardner-Syndrom	geht häufig auch mit überzähligen, impaktierten Zähnen einher
Überzählige Zähne	

Formanomalien der Zähne

- Mikrodontie
- Makrodontie
- Zahnverschmelzungen
- Dens in dente (durch Überschußbildung des inneren Schmelzepithels mit Invagination, am häufigsten sind die seitlichen oberen Schneidezähne betroffen)

Entwicklungsstörungen im Zahnhartgewebe

- Schmelzdysplasie: als Schmelzhypoplasie oder Hypokalzifikation des Schmelzes
- Störungen der Dentinbildung: dominant-autosomal vererbt, Zahnkronen zeigen grau/gelblich-blaue Verfärbung und Transluzenz

Farbanomalien der Zähne

Tetrazykline	irreversible gelblich-braune Zahnverfärbung (kritische Phasen der Tetrazyklinaufnahme entsprechen den Mineralisationszeiträumen: ab 5./6. Fetalmonat für die Milchzähne, 8. Lebensjahr für das bleibende Gebiß)
Fluoride	kreidige schmutzig-graue Verfärbung der Zähne, Schmelzoberfläche erscheint aufgerauht, u.U. Schmelzerosionen

1.1.6.5   Mundspeicheldrüsen

Agenesie	selten
Aplasie	selten
Hypoplasie	selten
Dystopie	Verlagerung von Speicheldrüsengewebe, z.B. an den Vorderrand des M. masseter
Atresie des Gangsystems	am häufigsten am Mundboden (Glandula submandibularis und sublingualis)
Sialozele	dysontogenetische Zyste eines großen Ausführungsgangs, z.B. Ranula (Gl. sublingualis)
Sialektasie	Erweiterung eines Ausführungsganges
Akzessorische Speicheldrüsen	im Mittelohr, im Mastoidbereich, u.U. auch in der Umgebung von Ductus thyreoglossus und Hypophyse
Aberrierende Speicheldrüsen	meist Kieferknochen oder Tonsillenbucht
Intraglanduläre Lymphknoten	besonders in der Glandula parotis
Dysontogenetische Metaplasie des Gangepithels	Plattenepithel, Becherzellen, holokrines Talgdrüsenepithel

1.2   Ösophagus

1.2.1   Anatomie (s. Abb. II-1-3.)

1.2.2   Tumoren und tumorähnliche Veränderungen

1.2.2.1   Tumorlokalisationen

C15	**Ösophagus**
C15.0	Ösophagus, zervikaler
C15.1	Ösophagus, thorakaler*
C15.2	Ösophagus, abdominaler*
C15.3	Ösophagus, oberes intrathorakales Drittel
C15.4	Ösophagus, mittleres intrathorakales Drittel
C15.5	Ösophagus, unteres intrathorakales Drittel
C15.8	Ösophagus (mehrere Teilbereiche überlappend)
C15.9	Ösophagus

* Diese Lokalisationsangaben sollten nach Möglichkeit nicht verwendet werden

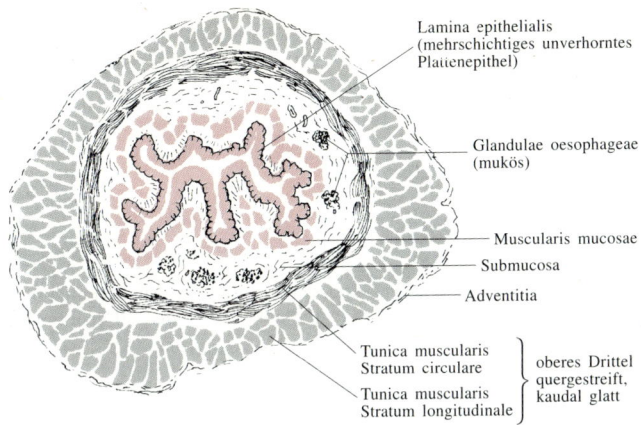

Abb. II-1-3. Wandaufbau des Ösophagus (Querschnitt)

1.2.2.2   TNM-Klassifikation

Regionäre Lymphknoten:
- zervikaler Ösophagus: zervikale Lymphknoten einschließlich supraklavikulären
- intrathorakaler Ösophagus: mediastinale und perigastrische Lymphknoten (nicht zöliakale)

(Karzinome)

TX	Primärtumor kann nicht beurteilt werden
T0	kein Anhalt für einen Primärtumor
Tis	Carcinoma in situ
T1	Tumor infiltriert Lamina propria oder Submukosa
T2	Tumor infiltriert Muscularis propria (Tunica muscularis)
T3	Tumor infiltriert Adventitia
T4	Tumor infiltriert Nachbarstrukturen
NX	regionäre Lymphknoten können nicht beurteilt werden
N0	keine regionären Lymphknotenmetastasen
N1	regionäre Lymphknotenmetastasen (alle anderen Lymphknotenmetastasen gelten als Fernmetastasen M1)

1.2.2.3   Tumoren des Ösophagus

II

1

Maligne epitheliale Tumoren

Plattenepithelkarzinom

Makroskopische Wachstumsformen:
- polypös
- diffus infiltrierend
- ulzerös oder
- varikös

Adenokarzinom
Von dystopen Magenschleimhautinseln, persistierenden embryonalen Zylinder-
epithelinseln, Schleimdrüsen der Ösophaguswand ausgehend oder auf dem Boden
eines Barrett-Ösophagus

Adenoid-zystisches Karzinom
Offenbar von submukösen Drüsen oder tracheobronchialen Gewebsinseln ausgehend

Adenosquamöses Karzinom

Mukoepidermoides Karzinom

Adenoakanthom (Adenokankroid)
Selten, im gastroösophagealen Grenzbereich

„Kollisionstumor"
Selten, meist „Kollision" am gastroösophagealen Übergang zwischen einem
Adenokarziomen des Magens und einem Plattenepithelkarzinom des Ösophagus,
seltener zwischen Adenokarzinom und Sarkom oder Lymphom

Kleinzelliges Karzinom (oat-cell-Karzinom) – selten

Undifferenziertes Karzinom

Epitheliale Tumoren mit unbestimmter Dignität

Karzinoid
Primäre Karzinoide sind sehr selten

Maligne Mischtumoren

Karzinosarkom
Selten; maligne epitheliale (meist plattenepitheliale) und mesenchymale
Komponente, die u.U. Knorpel, Osteoid oder Muskelgewebe enthalten kann

Maligne mesenchymale Tumoren

- Leiomyosarkom
- Maligner Granularzelltumor („malignes Myoblastenmyom"; sehr selten)
- Malignes Hämangioendotheliom (sehr selten)
- Rhabdomyosarkom (selten)
- Osteosarkom (sehr selten)
- Lymphogranulomatose (Morbus Hodgkin)
- Non-Hodgkin-Lymphome und Leukämien

Mesenchymale Tumoren mit unbestimmter Dignität

Hämangioperizytom (extrem selten)

II

1

Weitere maligne Tumoren

Pseudosarkom
Plattenepithelkarzinom mit sarkomähnlichem Stroma

Malignes Melanom (selten)

Metastasen

Selten, bei Tumoren von
- Pankreas
- Hoden
- Auge
- Zunge
- Tibia
- Leber
- Uterus
- Haut
- Synovialis
- Prostata

Benigne epitheliale Tumoren

- Papillom
- Adenom (meist von dystopen Schleimhautinseln ausgehend)

Benigne mesenchymale Tumoren

- Leiomyom, von den benignen Ösophagustumoren am häufigsten (mittlerer und unterer Ösophagus)
- Lipom (sehr selten)
- Granularzelltumor (Abrikossoff-Tumor), offenbar von Schwann-Zellen ausgehend; *Morphologie*: große, S100-pos. Tumorzellen mit breitem, granulären, PAS-pos. Zytoplasma
- Hämangiom
- Lymphangiom
- Fibrom
- Chondrom; Vorkommen umstritten, zumeist handelt es sich offenbar um Knorpelinseln als Fehlbildungen

Benigne Mischtumoren/tumorähnliche Veränderungen

Hamartom
Mit glatter und/oder quergestreifter Muskulatur, schleimbildenden Drüsen, Knorpel, Binde- und Fettgewebe und/oder angiomatöser Komponente; häufig entzündlich infiltriert

II

1

Benigne Epithelhyperplasien	
Glykogenreiche Akanthose	relativ häufige harmlose Veränderung unbekannter Ätiologie, möglicherweise im Zusammenhang mit Kardiainsuffizienz; *makroskopisch*: kleine weiße Erhabenheiten, *histologisch*: umschriebene Plattenepithelhyperplasie mit hellzelligen (PAS-pos., glykogenspeichernden) Epithelien
Acanthosis nigricans	papilläre Epithelhyperplasie mit Hyperkeratose (bei Magenkarzinom, die Veränderungen sind im Ösophagus selten)
Basalzellhyperplasie bei Refluxösophagitis	

1.2.3   Entzündungen

Unspezifische bakterielle Ösophagitis

Diphtherie
Mögliche Mitbeteiligung des Ösophagus bei Diphtherie umstritten, beschriebene Strikturen haben meistens andere Ursachen

Eitrige Ösophagitis
Bei traumatischen Defekten der Schleimhaut → u.U. abszedierende und phlegmonöse Entzündungsausbreitung

Aktinomykose
Kann von mediastinalen Lymphknoten auf den Ösophagus übergreifen → u.U. bronchoösophageale Fisteln

Beteiligung bei Infektionskrankheiten
Bei exanthematösen Erkrankungen (z.B. Masern, Scharlach) → fokale Nekrosen, Ödem, Pseudomembranen

Spezifische bakterielle Ösophagitis

Tuberkulose
Extrem selten, durch kanalikuläre Ausbreitung, per continuitatem, bei deszendierender Pharyngitis, hämatogen bei Miliartuberkulose oder retrograd-lymphogen

Lues
Selten, meist Stadium II der Lues (Gummen und obliterierende Endarteriitis)

Granulomatöse Ösophagitiden unbekannter Ätiologie
- Sarkoidose (sehr selten)
- Morbus Crohn (selten)

Mykotische Ösophagitis

■ Moniliasis (Soor-Ösophagitis)
■ Histoplasmose
■ Mukormykose
■ Südamerikanische Blastomykose

Virale Ösophagitiden

■ Herpes-Ösophagitis
■ Zytomegalievirusinfektion

Besondere Formen der Ösophagitis

■ Chagas-Krankheit
■ Ösophagitis cystica (intramurale Pseudodivertikulose)
■ Epidermolysis bullosa mit Ösophagusbeteiligung
■ Lichen planus
■ Beteiligung bei Colitis ulcerosa (selten)
■ Entzündlicher Pseudotumor des Ösophagus
■ Behçet-Syndrom; selten; *Morphologie*: Schleimhautulzera, dichtes Entzündungsinfiltrat
■ Barrett-Syndrom (lower esophagus lined with columnar epithelium): erworbener, refluxbedingter Ersatz des ösophagealen Plattenepithels durch spezialisiertes Epithel (enterale Metaplasie mit Becherzellen und Paneth-Körnerzellen) oder Schleimhaut vom Kardia- oder Fundustyp (DD: ektope Magenschleimhaut, häufiger im oberen Ösophagusdrittel)
■ Reflux-Ösophagitis

Ösophagusbeteiligung bei Kollagenosen

Viszerale Sklerodermie	→ Untergang der glatten Muskulatur (nicht der Skelettmuskulatur)
CREST – Syndrom	Calcinose, Raynaud-Phänomen, Ösophadusdysfunktion (engl. esophagus), Sklerodaktylien, Teleangiektasien
Dermatomyositis	seltenere Beteiligung des Ösophagus
Lupus erythematodes visceralis	führt bei 10–25 % zu Motilitätsstörungen des Ösophagus
Sjögren-Syndrom	Atrophie der Ösophagusschleimhaut mit Verlust der Schleimdrüsen (selten auch Membranbildungen und Stenosen)

1.2.4   Degenerative Veränderungen, Dystrophien und Stoffwechselstörungen

Diffuse Erweiterung der Ösophaguslichtung

Achalasie
Ätiologie: erworbene Störungen der Ganglienzellen in der Ösophaguswand (im Gegensatz zum Megaösophagus), alte Bezeichnung: Kardiospasmus; → Dilatation des Ösophagus mit Speisebreiretention; im proximalen, dilatierten Abschnitt Verlust der (argyrophilen) Ganglienzellen

Chagas-Krankheit
Durch Trypanosoma cruzi verursacht; neurotoxische Substanzen bewirken Enzephalo- und Myopathien; nach ca. 10–30 Jahren → Herzveränderungen und „Mega"-Veränderungen (Megaösophagus, -gaster,- duodenum, -jejunum, -kolon, -gallenblase, -zystis[Harnblase],-ureter)

Diffuser Ösophagospasmus
Ohne typische morphologische Veränderungen; spastische Kontraktionen des gesamten Ösophagus, hypertoner Sphinkter

Ösophaguserweiterungen und Peristaltikstörung
bei
- Familiärer Dysautonomie (Riley-Day-Syndrom)
- Amyloidosen
- Morphinabusus
- Bulbärer Paralyse
- Viszeraler Sklerodermie
- Dermatomyositis
- Myotonen Dystonien
- Multipler Sklerose
- Hypothyreoidismus
- Diabetes mellitus
- Alkoholischer Neuropathie

Umschriebene Erweiterungen der Ösophaguslichtung

Laterale Pharynx-divertikel	meist erworben, angeborene Formen entsprechen Residuen der 3. und 4. Kiementasche (Divertikel: enge Öffnung zum Rachen, Tasche: breite Öffnung)
Hypopharynxdivertikel	*Lokalisation*: unmittelbar proximal des Ösophagusmundes; *synonym*: Zenker-Divertikel
Ösophagusdivertikel	im mittleren Ösophagus; meist als Traktions-divertikel durch Narbengewebe in der Umgebung (z.B. nach Tuberkulose, Anthrakosilikose u.a.), sie sind echte Divertikel

(Fortsetzung s. nächste Seite)

Epiphrenische Divertikel	sie sind seltener als die Traktionsdivertikel des mittleren Ösophagus, wahrscheinlich Pulsions- oder Pulsions-Traktions-Divertikel bei muskulärer Wandschwäche
Subphrenische Divertikel	extrem selten
Intramurale (Pseudo-) Divertikulose	selten; zystische (pseudodivertikuläre) Erweiterung der Ausführungsgänge der ösophagealen Schleimdrüsen

Membran- und Ringbildung des Ösophagus

Plummer-Vinson-Syndrom	*synonym*: Kelly-Paterson-Syndrom; hypochrome Anämie, Koilonychie, Glossitis, (sideropenische) Dysphagie; im Ösophagus Bildung von entzündlich infiltrierten Bindegewebssträngen
Bei Kolitis	offenbar durch Eisenmangelanämie (chronische Blutungsanämie) bei ulzerösen Kolitisformen bedingt
Membranen bei Mißbildungen	selten membranähnliche Stenosierungen an der Stelle einer zweiten Ösophagusanlage
Ringbildung (Schatzki-Ring)	Schleimhautring mit Muscularis mucosae und Submukosa, wenige Zentimeter oberhalb des Zwerchfells, meist bei Hiatushernien (distale Schleimhautauskleidung durch Zylinderepithel)
Epidermolysis bullosa	

Ösophagusbeteiligung bei Muskelerkrankungen

- Myotone Dystrophie (Steinert); der Ösophagus ist von den gastrointestinalen Organen am häufigsten befallen; → Atrophie von glatter und Skelettmuskulatur
- Okulopharyngeale Myopathie
- Myasthenia gravis

Ösophagusbeteiligung bei Erkrankungen des zentralen Nervensystems

| Hirnstammläsionen | z.B. bei Tumoren, ischämischen Insulten, Tabes dorsalis, multipler Sklerose, bulbärer Poliomyelitis → Dysphagien |
| „Stiff-man-Syndrom" | symmetrische progressive Muskelstarre und Spasmen, besonders der Stamm- und Halsmuskulatur → Schluckstörungen im pharyngoösophagealen Übergang (mangelnde Hemmung der Vorderhornzellen) |

(Fortsetzung s. nächste Seite)

II

1

| Familiäre Dysauto-
nomie (Riley-Day-
Syndrom) | → Schluckstörungen durch verzögerte Öffnung des
krikopharyngealen Sphinkters (+ weitere Störungen
des vegetativen Nervensystems) |
| Myatrophische Lateral-
sklerose | |

Ösophagusbeteiligung bei neuralen Erkrankungen

Dysphagie bei **Diabetes mellitus** als Folge einer viszeralen Neuropathie des vagalen (nicht adrenergen) inhibitorischen Systems

Weitere dystrophe Ösophagusveränderungen

Lipidinseln der Ösophagusschleimhaut; im Gegensatz zu Lipidinseln der Magenschleimhaut selten

Glykogenreiche Akanthose

1.2.5   Kreislaufstörungen

Blutungen	▪ Traumafolge (Fremdkörper, iatrogen nach Vagotomie) ▪ Mallory-Weiss-Syndrom ▪ hämorrhagische Diathesen ▪ spontan
Spontane dissezierende intramurale Hämatome	Ätiologie unklar; bis zu 10 cm lange intramurale Hämatome, meistens im mittleren Ösophagusdrittel, spontane Resorption; Auftreten meist nach Nahrungsaufnahme oder Erbrechen
Ösophagusvarizen	erweiterte und geschlängelte Venen der Speiseröh- renwand bei erhöhtem Druck im Pfortadersystem oder in der V. cava superior
Hyperämie	aktiv bei Ösophagitiden unterschiedlicher Genese, passiv bei portaler und kardialer Stauung
Anämie	(allgemeine oder lokale Ursachen)

1.2.6 Fehlbildungen

Numerische und Formanormalien

Atresie mit und ohne Ösophago-trachealfistel	Einteilung nach Morson: Typ 1: Agenesie des Ösophagus, Typ 2: Atresie ohne Fistel, Typ 3: Atresie mit oberer Ösophago-trachealfistel, Typ 4: Atresie mit unterer Ösophago-trachealfistel (am häufigsten), Typ 5: Atresie mit oberer und unterer Ösophagotrachealfistel
Isolierte Trachoösophagealfistel	selten
Angeborene Ösophagusstenose	seltener als Atresie
Laryngotracheoösophageale Spaltbildung	sehr seltene Fehlbildung
Bronchoösophageale Fisteln	machen sich meist erst im Jugend- oder Erwachsenenalter bemerkbar
Megaösophagus	selten, Aplasie der Ganglienzellen des Plexus myentericus Auerbach (entspricht M. Hirschsprung)
Aplasie	
Zysten (z.B. bronchogene Zysten)	
Duplikaturen	

Dystopien

- Magenschleimhautinseln; am häufigsten im oberen oder mittleren Ösophagusdrittel
- Intraösophageale Lungenanlagen; selten
- Talgdrüsen
- Lebergewebe
- Pankreasgewebe
- Schilddrüsengewebe

Gefäßanomalien

| A. lusoria | → Dysphagie durch den Ösophagus ringförmig umgebende Gefäße, z. B. bei aberrierender rechter A. subclavia (A. lusoria) |
| Seltenere Gefäß-mißbildungen | ■ doppelter Aortenbogen
■ rechtsseitiger Aortenbogen
■ linksseitiger Aortenbogen mit rechtsseitig deszendierender Aorta
■ zervikaler Aortenbogen
■ aberrierende linke Pulmonalarterien |

1.2.7   Sonstige Veränderungen

Stenosen der Ösophaguslichtung

Ursachen:
■ Gefäßmißbildungen (A. lusoria)
■ Ösophagusmißbildungen (Atresien, Duplikaturen, Membranbildungen)
■ funktionell
■ Achalasie
■ Entzündungen (peptische Ösophagitis, M. Crohn, Mykosen)
■ benigne und maligne Ösophagustumoren, einschließlich der Ösophaguswand
■ iatrogen (nach längerer Magenintubation, postoperativ)
■ Verätzungen
■ im Rahmen anderer Erkankungen (rheumatisch, Sklerodermie)

Iatrogene Ösophagusläsionen

Ursachen:
■ Bei oder nach Ösophagoskopie
■ Bougierungen
■ Intubation
■ Nasen-Magen-Sonde
■ Strahlenschäden
■ Operationen
■ Sklerosierungstherapie von Ösophagusvarizen
■ Medikamente (Tetrazykline, Doxyzyklin-Hydrochlorid, Clindamycin, Indometazin, Emeproniumpromid, Kaliumchlorid, Pantogar u.a.)
■ Graft-versus-host-Reaktion nach Knochenmarktransplantation

Traumatische Ösophagusläsionen

■ Säuren- und Laugenverätzung
■ Fremdkörper
■ Mechanische Traumen (z.B. stumpfe Traumen nach Autounfällen)

Weitere Ösophagusläsionen

Spontane Ösophagusruptur (Boerhaave-Syndrom)
Schlitzförmige, längs verlaufende Defekte von Schleimhaut und (oberflächlicher)
Muskulatur; Ruptur meist nach Erbrechen; *Lokalisation* meist im unteren Drittel
in der (linksseitigen) Hinterwand, häufig bei Alkoholikern

II

1

Mallory-Weiss-Syndrom
Blutungen im oberen Magen-Darm-Trakt aus akut aufgetretenen, längs gestellten
Schleimhautrissen im unteren Ösophagus und/oder in der Pars cardiaca des
Magens

Hiatushernien des Zwerchfells

1.3   Magen

1.3.1   Anatomie (s. Abb II-1-4. und -5.)

1.3.2   Tumoren und tumorähnliche Veränderungen

1.3.2.1   Lokalisationen

C16	**Magen**
C16.3	Antrum
C16.0	Kardia (ösophagogastraler Übergang)
C16.31	Antrum, kleine Kurvatur
C16.1	Fundus
C16.32	Antrum, Vorderwand
C16.11	Fundus, kleine Kurvatur
C16.33	Antrum, große Kurvatur
C16.12	Fundus, Vorderwand
C16.34	Antrum, Hinterwand
C16.13	Fundus, große Kurvatur
C16.4	Pylorus
C16.14	Fundus, Hinterwand
C16.42	Pylorus, Vorderwand
C16.2	Korpus
C16.44	Pylorus, Hinterwand
C16.21	Korpus, kleine Kurvatur
C16.5	Kurvatur, kleine*
C16.22	Korpus, Vorderwand
C16.6	Kurvatur, große*
C16.23	Korpus, große Kurvatur
C16.8	Magen (mehrere Teilbereiche)
C16.24	Korpus, Hinterwand
C16.9	Magen

* diese Lokalisationsangaben nach Möglichkeit nicht verwenden

II

1

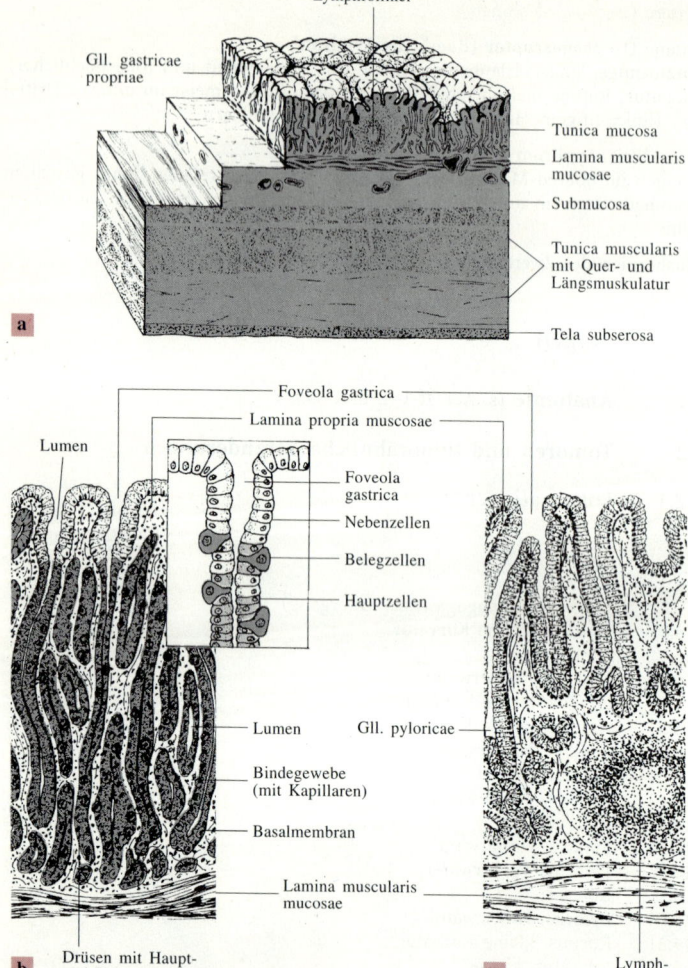

Abb. II-1-4. a Aufbau der Magenwand. b Histologischer Aufbau der Korpus-
schleimhaut. c Histologischer Aufbau der Antrumschleimhaut

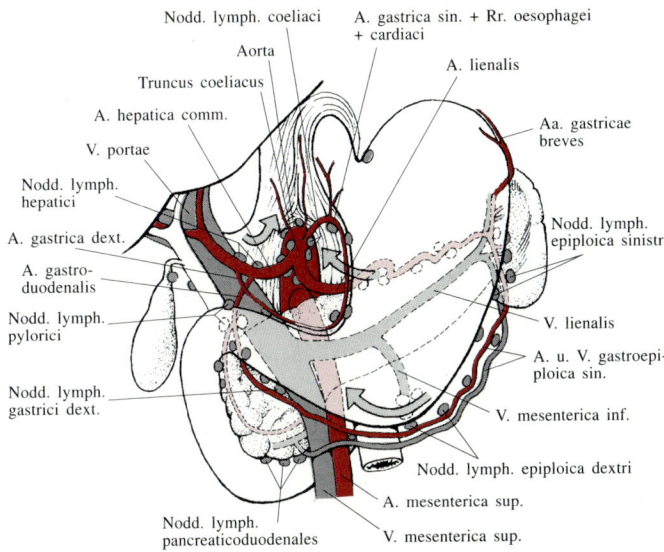

Nodd. lymph. coeliaci

A. gastrica sin. + Rr. oesophagei + cardiaci

Aorta

Truncus coeliacus

A. lienalis

A. hepatica comm.

Aa. gastricae breves

V. portae

Nodd. lymph. hepatici

A. gastrica dext.

A. gastro-duodenalis

Nodd. lymph. epiploica sinistri

Nodd. lymph. pylorici

V. lienalis

A. u. V. gastroepi-ploica sin.

Nodd. lymph. gastrici dext.

V. mesenterica inf.

Nodd. lymph. epiploica dextri

A. mesenterica sup.

Nodd. lymph. pancreaticoduodenales

V. mesenterica sup.

Abb. II-1-5. Magen mit drainierenden Lymphknoten und Gefäßversorgung

1.3.2.2   TNM-Klassifikation

Regionäre Lymphknoten:
perigastrisch: entlang der großen und kleinen Kurvatur
periarteriell: A. gastrica sinistra, A. hepatica communis, A. lienalis, A. coeliaca

(Karzinome)

TX	Primärtumor kann nicht beurteilt werden
T0	kein Anhalt für einen Primärtumor
Tis	Carcinoma in situ: intraepithelialer Tumor ohne Infiltration der Lamina propria
T1	Tumor infiltriert Lamina propria oder Submukosa
T2	Tumor infiltriert Muscularis propria (Tunica muscularis) oder Subserosa
T3	Tumor penetriert Serosa (viszerales Peritoneum) ohne Infiltration von Nachbarstrukturen
T4	Tumor infiltriert Nachbarstrukturen
NX	regionäre Lymphknoten können nicht beurteilt werden
N0	keine regionären Lymphknotenmetastasen
N1	Metastasen in perigastrischen Lymphknoten ≤ 3 cm vom Rand des Primärtumors entfernt

(Fortsetzung s. nächste Seite)

N2   Metastasen in perigastrischen Lymphknoten > 3 cm vom Rand des
          Primärtumors entfernt
          Metastasen in periarteriellen regionären Lymphknoten (s.o.)
          (alle anderen Lymphknotenmetastasen gelten als Fernmetastasen M1)

II

1

1.3.2.3   Tumoren des Magens

Maligne epitheliale Tumoren

Adenokarzinom des Magens
Makroskopische Wachstumsformen:
Typ 1   polypös
Typ II   schüsselförmig ulzeriert
Typ III   unscharf begrenzt, ulzeriert
Typ IV   diffus infiltrierend

Histologische Unterformen:
- papillär
- tubulär
- muzinös
- Siegelringzellkarzinom

Histologische Klassifikation nach *Laurén* (prognostisch bedeutsam):

| intestinaler Typ | relativ gut begrenzt, überwiegend tubuläre Strukturen | relativ gute Prognose |
| diffuser Typ | dissoziiert liegende Einzelzellen oder kleine solide Zellverbände | relativ schlechte Prognose |

Histologische Klassifikation nach *Ming*:

| expansiver Typ | relativ gut begrenzt |
| infiltrativer Typ | unscharf begrenzt, kleine Tumorzellnester oder Einzelzellen, auch tubuläre Strukturen möglich |

Metastasierungswege:
lymphogen:
- über D. thoracicus in linksseitigen supraklavikulären Lymphknoten („Virchow-Drüse")
hämatogen in:
- Leber
- Lunge
- Pleura
- Skelettsystem
- peritoneal
- Ovarialmetastasen, v.a. bei Siegelringzell-Ca. (Krukenberg-Tumoren)

Begleiterscheinungen und Komplikationen:

Acanthosis nigricans	papilläre kutane Hyperplasie, Hyper-pigmentierung, Hyperkeratose
Mikroangiopathische hämolytische Anämie	
Paraneoplastische Hormonbildung	ACTH, MSH, PTH

Sonderform:
Magenfrühkarzinom
Definition: Karzinom des Magens, dessen Invasion auf die Mukosa und Submu-kosa beschränkt ist (unabhängig von der Flächenausdehnung)
Makroskopische Wachstumsformen:

Typ I	protruded type (vorgewölbt)
Typ II	superficial type (oberflächliche Form),
Typ IIa	superficial elevated type (oberflächlich erhaben)
Typ IIb	superficial flat type (oberflächlich flach)
Typ IIc	superficial depressed type (oberflächlich leicht vertieft)
Typ III	excavated type (exkavierte, „ausgehöhlte" Form)

Histologische Formen wie bei allen Adenokarzinomen des Magens (s.oben)
Lymphknoten*metastasen* möglich

Weitere (seltene) Karzinome:
■ Adenosquamöses Karzinom
■ Plattenepithelkarzinom
■ Unklassifiziertes Karzinom
■ Choriokarzinom

Karzinom im operierten Magen:
Magenstumpfkarzinom oder Anastomosenkarzinom; *histologisch* in der Regel
Adenokarzinom

Epitheliale Tumoren, benigne und mit unbestimmter Dignität

Adenom
Nach WHO histologische Formen wie bei Kolonadenomen:
■ tubulär
■ tubulovillös
■ villös

Karzinoid
Bei atrophischer Gastritis verschiedener Genese kommen vermehrt diffuse
Hyperplasien der enterochromaffinen Zellen sowie solitäre oder multiple Karzinoide (und Mikrokarzinoide) vor; in bis zu 1/3 der Fälle liegen bereits Metastasen
vor

Maligne mesenchymale Tumoren

- Leiomyosarkom; 1/3 aller Magensarkome; diagnostisches Kriterium: erhöhte Mitoserate > 50/50 Gesichtsfelder bei starker Vergrößerung
- Neurosarkom/Neurofibrosarkom; neurogenes Sarkom; meist > 5 cm, erhöhte Mitoserate
- Rhabdomyosarkom
- Fibrosarkom
- Malignes fibröses Histiozytom (MFH)
- Myxosarkom
- Angiosarkom
- Spindelzelliges Sarkom
- Polymorphzelliges Sarkom
- Rundzelliges Sarkom

Mesenchymale Tumoren mit unbestimmter Dignität

Hämangioperizytom

Zellreiches Leiomyom
Sonderform des Leiomyoms; zelldicht, geringe Mitosezahl, keine Atypien

Epitheloides Leiomyoblastom
Malignitätsverdächtig, wenn > 10 cm, Mitoserate > 10/50 Gesichtsfelder; Kombination mit pulmonalen Chondromen und funktionell aktiven Paragangliomen möglich, weiteres Vorkommen in Mesenterium, Retroperitoneum, Duodenum, Jejunum, Uterus
Beteiligung bei **Mastzellenretikulose** (benigne Form: bei Urticaria pigmentosa)

Weitere maligne Tumoren

Lymphome: meist **Non-Hodgkin-Lymphome** (NHL), darunter auch **MALT-Lymphome**, Plasmozytome, Lennert-Lymphome

Metastasen

Relativ selten, v.a.
- Malignes Melanom
- Mammakarzinom
- Bronchialkarzinom

Benigne epitheliale Tumoren („neoplastische Polypen")

„Hochdifferenziertes" Adenom
Von Magendrüsen ausgehende Adenome zeigen, wenn überhaupt, nur geringe Atypien, sie bestehen aus läppchenförmigen Drüsenproliferaten der Antrum- und Pylorusregion, sie sind kaum von einer glandulären Hyperplasie abzugrenzen

Adenovillöses Adenom
Papillär-drüsige Proliferation mit oder ohne Atypien (Risiko der malignen Transformation steigt mit der Schwere der Atypien → „borderline lesions"), rein villöse Adenome sind selten

Benigne mesenchymale Tumoren

- Leiomyom
- Neurinom (Schwannom)
- Neurofibrom
- Granularzelltumor
- Lipom (selten)
- Fibrom
- Myxom
- Osteom
- Osteochondrom
- Angiome, einschließlich Lymphangiome (selten)
- Glomustumor (Glomangiom)
- Benignes Mesenchymom; Tumor, der neben Bindegewebe noch zwei oder mehr weitere mesenchymale Gewebskomponenten aufweist (Fettgewebe, Blutgefäße, glatte oder quergestreifte Muskulatus, Knorpel, lymphatisches oder hämatopoetisches Gewebe); dazu zählen auch Angiomyolipome

Benigne Mischtumoren

- Myoepitheliales Hamartom (Adenoleiomyom; selten)
- Teratom (extrem selten; nur reife, gutartige Form)

Tumorähnliche Veränderungen

Morbus Ménétrier
Riesenfaltengastropathie, -gastritis: Riesenfalten der Magenschleimhaut mit foveolärer Hyperplasie; gastrales Eiweißverlustsyndrom; *histologische Diagnose*: Schleimhaut > 1 mm (meist 2–2,5 mm), davon mindestens 2/3 der Breite durch Foveolen gebildet

Zollinger-Ellison-Syndrom
Trias:
- fulminante peptische Ulzera (Duodenum und Jejunum),
- gastrale Hypersekretion
- Hypergastrinämie: entweder aufgrund antraler G-Zell-Hyperplasie (Typ 1) oder eines Inselzelltumors des Pankreas (Typ 2);

histologische Magenveränderungen: glanduläre Hyperplasie, Foveolen < 0,2 mm verkürzt

Magenschleimhauthyperplasie bei chronischer Dialyse
Hypergastrinämie, gastrale Hypersekretion und Hyperazidität finden sich öfters bei chronischer Dialysetherapie; *histologisch*: Hyperplasie der antralen G-Zellen

Epitheliale Polypen

Definition: als Polyp wird jede Erhebung über Schleimhautniveau bezeichnet,
unabhängig von ihrer Genese

II

1

Fokale (polypöse) foveoläre Hyperplasie, *synonym:* fokal-hyperplastischer Polyp	verlängerte, geschlängelt verlaufende Foveolen mit fingerförmig verlängerten papillären Leisten; Epithel vermehrt schleimbildend oder als Regeneratepithel
Hyperplasiogener Polyp, synonym: hyperplastischer Polyp	oberflächlich foveoläre Hyperplasie, in der Tiefe Drüsenproliferate (Pylorus- oder Hauptdrüsen), Zysten von Zylinderepithel ausgekleidet, teilweise auch Kapillarproliferate
Drüsenkörperzysten der Korpusschleimhaut	mögliche Ursache: funktionell-sekretorische Störungen der Korpusmukosa? u. U. mit anderen intestinalen Proliferationsstörungen kombiniert
Polyposis ventriculi	gehäuftes Auftreten von Polypen im Magen, meist fokal-hyperplastische oder hyperplasiogene Polypen
Juvenile Polypose	auch hier kann der Magen mitbeteiligt sein
Cowden-Krankheit	orokutane Hamartome + Schilddrüsenerkrankungen (Struma, Adenome, Karzinome) + Mammaerkrankungen (Mastopathie, Karzinom) + u.U. gastrointestinale Polypose (hyperplasiogene Polypen)
Gardner-Syndrom	im Magen vermehrt Drüsenkörperzysten
Peutz-Jeghers-Syndrom	Mitbeteiligung des Magens möglich
Cronkhite-Canada-Syndrom	gastrointestinale Polypose (hyperplasiogene Polypen, juvenile Retentionspolypen, Adenome) + Hyperpigmentierung der Haut, Schleimhäute und Retina + Alopezie + Onychodystrophie; *klinisch:* exsudative Gastroenteropathie
Familiäre Adenomatosis coli	im Magen u.U. hyperplasiogene Polypen oder Adenome, weiterhin vermehrt Drüsenkörperzysten

1.3.3   Entzündungen

Einteilungsschemata

Sydney-System (1990)

Entzündungsform	akute Gastritis chronische Gastritis Sonderformen
Topographie	Antrumgastritis Korpusgastritis Pangastritis

(Fortsetzung s. nächste Seite)

| Zu graduierende Parameter* | ■ Atrophie
■ Entzündung
■ Aktivität
■ intestinale Metaplasie
■ Helicobacter-pylori-Befall |
| Nicht zu graduierende Parameter | unspezifisch
spezifisch |

* Graduierung: normal/geringgradig/mittelgradig/hochgradig

Deutsche Gastritis-Klassifikation (1989)

	Morphologie/ Bemerkungen	Graduierung
Akute Gastritis (selten)	Entzündungsinfiltrat aus neutrophilen Granulozyten (ohne Lymphozyten oder Plasmazellen)	je nach Dichte des Infiltrates: Grad 1–3
Chronische Gastritis	Entzündungsinfiltrat aus Lymphozyten und Plasmazellen, u.U. mit einzelnen eosinophilen Granulozyten	je nach Dichte des Infiltrates: minimal/ gering-/mittel-/hochgradig
Chronische aktive Gastritis	gemischtzelliges Entzündungsinfiltrat aus Lymphozyten, Plasmazellen und neutrophilen Granulozyten	chronische und akute (aktive) Komponenten werden getrennt angegeben, z.B. mittelgradige chronische aktive Antrumgastritis, Aktivitätsgrad 3
Besonderheiten		
Atrophie	sollte nur bei Korpusgastritis angewandt werden	partiell/fortgeschritten
Intestinale Metaplasie	■ Typ I: komplette intestinale Metaplasie (dünndarmidentisch) ■ Typ II: inkomplette Metaplasie (einzelne Becherzellen zwischen gastralen Zylinderepithelien) ■ Typ III: inkomplette Metaplasie vom kolischen Typ (Dickdarm-Krypten)	fokal/ausgedehnt

(Fortsetzung s. nächste Seite)

II

1

Erosionen		
Helicobacter pylori	(damals noch CLO: campylobacter like organism)	Angabe der Intensität wurde damals dem Befunder überlassen
Lymphozytäre Gastritis Lymphfollikel	Sonderform der Gastritis mit Auftreten intraepithelialer Lymphozyten (mindestens 10 % des Oberflächenepithels)	[Diagnosebeispiel: mittelgradige chronische Antrumgastritis mit intraepithelialen Lymphozyten (lymphozytäre Gastritis)]

Klassifikation	Ätiologie/Morphologie	Lokalisation
Typ A	Autoimmungastritis	Korpusschleimhaut
Typ B	überwiegend bakteriell bedingt?	Antrumschleimhaut
Typ A/B	(Kombination von A und B)	Antrum- und Korpusschleimhaut
Typ C	chemisch bedingt (u.a. Gallereflux); *Morphologie*: kaum Entzündungsinfiltrat, Ödem, foveoläre Hyperplasie	Antrum- und Anastomosenschleimhaut
Sonderformen	andere infektiöse Gastritiden granulomatöse Gastritis eosinophile Gastritis Crohn-Gastritis sonstige Formen	

Unspezifische (meist bakterielle) Gastritiden

Akute Gastritis, *Sonderformen*:
- Hämorrhagisch-erosive Gastritis
- Epidemische Gastritis; klinische Variante der akuten Gastritis (toxisch?, infektiös?); *morphologische Veränderungen*: schwere Oberflächen- oder atrophische Gastritis

Bakterielle Gastritiden

Eitrige (phlegmonöse und abszedierende) Gastritis	die Erreger gelangen über Schleimhautdefekte in die Magenwand, *Ätiologie*: meist hervorgerufen durch α-hämolysierende Streptokokken („Erysipel des Magens"), seltener durch Staph. aureus, Pneumokokken, E. coli, Cl. welchii, Pr. vulgaris, Bac. subtilis

(Fortsetzung s. nächste Seite)

II

1

Emphysematöse Gastritis	selten; Erreger sind gasbildende Bakterien (Letalität hoch); DD: Magenwandemphysem (z.B. bei erhöhtem intraluminalen Druck, Schleimhautläsionen, Pneumatosis cystoides intestinalis - Ruptur von Lungenemphysemblasen mit gastrointestinaler Fortleitung)
Milzbrand-Gastritis	extrem selten (bei Anthrax-Septikämie)

Virale Gastritiden

- Herpes-simplex-Gastritis (sehr selten)
- Zytomegalievirus-Infektion

Mykotische Gastritis

- Moniliasis (Erreger: Candida albicans)

Chronische Gastritis

Typ A: isolierte Korpusgastritis
(S.oben); die Zahl der G-Zellen ist vermehrt; *Vorkommen*: u.a. bei Hypo- u. Hyperthyreose, Hashimoto-Thyreoiditis, Diabetes mellitus, M. Addison, Hypoparathyreoidismus

Typ B: primäre Antrumgastritis (s. oben)

Sonderformen der chronischen Gastritis

„Pseudolymphom"	benigne lymphoide Hyperplasie; DD: MALT-Lymphom
Plasmazellgranulom des Magens	im Magen sehr selten; *Morphologie*: Kapillarsprossungen mit dichtem Infiltrat aus Plasmazellen (und Lymphozyten)
Entzündlicher fibroider Polyp	(Vanek-Tumor, polypoide eosinophile Gastritis, eosinophiler Pseudotumor); selten; *Morphologie*: unterschiedlich gefäß- und zellreiche Fibroblasten/ -zytenvermehrung mit dichtem, hauptsächlich eosinophilen Entzündungsinfiltrat und unterschiedlich ausgeprägter Fibrose
Eosinophile Gastroenteritis	sehr häufig ohne erkennbare Ursache; weiterhin bei allergischen Krankheiten (Heufieber, Asthma, Urtikaria, Nahrungsmittelallergie: Schweine- oder Rindfleisch, Eier, Milch), selten Parasitose (im Magen sehr selten, eher in distaler gelegenen Abschnitten)

(Fortsetzung s. nächste Seite)

Allergische Gastro-enteropathie des Kindesalters	Sonderform der eosinophilen Gastroenteritis; *klinisch*: Anämie, Ödemneigung, Wachstumsverzögerung, Hypalbuminämie, Hypogammaglobulinämie, schwere Eiweißverlustenteropathie
Malakoplakie der Magenschleimhaut	selten; *Diagnose/Morphologie*: Nachweis von charakteristischen Makrophagen mit gekörntem Zytoplasma (Hansemann-Zellen) und intra- oder extrazellulären eisen- und kalkhaltigen rundlichen Körpern (Michaelis-Gutmann-Körper); *Ätiologie*: Funktionsdefekt der Lysosomen → abnorme Reaktion auf E.coli
Gastritis glandularis et cystica superficialis	Teilerscheinung des Cronkhite-Canada-Syndroms; *Morphologie*: zystische Erweiterung von Magendrüsen
Gastritis glandularis et cystica profunda	„diffuse heterotopic cystic malformation of stomach", „diffuse submucosal cysts"; schwere chronische Gastritis (mit Atrophie und intestinaler Metaplasie) und Verlagerung von Magendrüsen in die Submukosa
Fremdkörpergranulom	■ um Nahrungsbestandteile, die durch Ulzera in die Magenwand gelangen, Pilze oder Würmer ■ als Fadengranulom

Spezifische Gastritiden

Gastritis tuberculosa	sehr selten, überwiegend hämatogene Infektion
Gastritis syphilitica (luica)	sehr selten; *Lokalisation*: Pylorus-Antrum-Region; im Sekundärstadium erosive Gastritis, im Tertiärstadium gummöse Infiltrate → u.U. hypertrophische Magensklerose (Linitis plastica luica)
Sarkoidose	selten; häufig mit Ulzera, DD: M. Crohn
Gastritis Crohn	Duodenum und Magen in 1–3 % beteiligt (*Lokalisation*: Pylorus-Antrum-Region, *Morphologie*: segmentale Entzündung mit Epitheloidzellgranulomen)
Isolierte (idiopathische) granulomatöse Gastritis	Diagnose per exclusionem: keine Beteiligung anderer Organe, kein Hinweis auf M. Crohn, Tuberkulose, Lues, Histoplasmose oder andere granulomatöse Erkrankungen; spontane Ausheilung möglich
Granulomatöse Gastritis bei progressiver septischer Granulomatose	X-chromosomal vererbter Lysosomendefekt von Granulozyten; *Morphologie*: eitrige Entzündung u.U. mit Mikroabszessen, Granulome mit Riesenzellen

Weitere Gastritisformen und assoziierte Veränderungen

Magenschleimhaut-Erosionen
Definition: Substanzdefekte, die die Muscularis mucosae nicht überschreiten;

Komplette Erosion	Substanzdefekt bis zur Muscularis mucosae
Inkomplette Erosion	der Substanzdefekt erreicht die Muscularis mucosae nicht
Leistenspitzenerosion	Epitheldefekt von Fibrin und Granulozyten belegt (z.B. bei hämorrhagisch-erosiver Gastritis)

Ursachen:
- Azetylsalizylsäure
- Alkohol
- Phenylbutazon
- Indometacin
- Kortikosteroide
- Histamin
- Harnstoff- und Xanthinderivate
- Insulin
- Reserpin
- Digitalis
- Antibiotika
- Kaliumchloridpräparate
- Streß- und Schocksituationen
- lokale Druckatrophie bei submukösen Tumoren
- M. Crohn
- Amyloidose

Magenschleimhauterosionen sind die häufigste Quelle oberer gastrointestinaler Blutungen; chronische und akute Formen

„Peptisches Magengeschwür", Magenulkus
Definition: Substanzdefekt, der über die Muscularis mucosae hinausreicht
Lokalisation: ein peptisches Magenulkus kann überall dort entstehen, wo die Schleimhaut Kontakt zu saurem Magensaft bekommen kann:
- Magen
- unterer Ösophagus
- Duodenum
- unteres Duodenum und Jejunum bei Zollinger-Ellison-Syndrom
- Meckel-Divertikel mit ektoper Magenschleimhaut
- Barrett-Ösophagus

Ursache:
- Mißverhältnis zwischen aggressiven und protektiven Faktoren aus verschiedensten Ursachen;
- häufig Assoziation mit Helicobacter,
- gehäuft auch bei chronischen Lebererkrankungen, besonders bei alkoholischer Leberzirrhose („hepatogenes Ulkus")

Komplikationen:
- Ulkusrezidive
- Narbenstenosen
- Blutungen
- Perforation/Penetration
- Soormykose des Ulkus
- maligne Entartung (oder primäres ulzeriertes Karzinom?)

Exulceratio simplex Dieulafoy
Akutes peptisches Magenulkus im kardianahen Fundusbereich mit arrodierter
großkalibriger schlingen- oder bogenförmiger Arterie am Ulkusgrund
(submukös) – offenbar Gefäßmißbildung

1.3.4 Degenerative Veränderungen, Dystrophien und Stoffwechselstörungen

Lipidinseln
Xanthelasmen der Magenschleimhaut, Ursache möglicherweise entzündliche
Prozesse (Gallereflux + Cholesterinresorption?); *Morphologie*: Schaumzellen in
der Lamina propria

Amyloidose
Bei primärer Amyloidose ist der Magen fast immer mitbetroffen, häufig auch bei
sekundärer; selten sind isolierte Amyloidtumoren des Magens

Hyalinose
Selten, v.a. nach radiologischer und zytostatischer Behandlung maligner Tumoren
(nicht des Magens); *Morphologie*: nichtfibrilläre Hyalinose der inneren und
mittleren Magenwandschichten (kaum Kollagen)

Kalzinose
Bei primärem Hyperparathyreoidismus und bei osteolytischen Knochenprozessen
(z.B. Tumormetastasen) – meist in Lamina propria und in den Basalmembranen
der Hauptdrüsen

Pseudoxanthoma elasticum
Selten, u.U. finden sich auch degenerative Veränderungen an der Elastika kleinerer und mittlerer (Magen-)Arterien → Mikroaneurysmen → u.U. Blutungen

Eiweißverlust-Gastropathie
Pathologisch erhöhte Eiweißabgabe in die Magenlichtung (→ Hypalbuminämie
→ Ödeme) bei Gastritiden, besonders bei der Riesenfaltengastritis M. Ménétrier,
und bei (ulzerierten) Tumoren (Karzinomen, Lymphomen)

1.3.5 Kreislaufstörungen

Anämie

Allgemeine Anämie
Abblassung der Schleimhaut bei allgemeiner Anämie (zusätzlich Atrophie und
Gastritis bei perniziöser Anämie und bei einigen Eisenmangelanämien)

Anämische Nekrosen
Vollständige ischämische Nekrose sehr selten (bei massiver Überdehnung, z.B. bei Polyphagie möglich)

Ausgedehnte ischämische Wandnekrosen nach:
- Vasopressininfusion
- therapeutischer Embolisation von Magenarterien
- Volvulus
- Verlagerung des Magens in den Thorax
- selten nach atheromatösen Emboli oder schwerer Arteriosklerose
- selektiv-proximaler Vagotomie

Kleine ischämische Wandnekrosen nach
- Embolie von Atherombrei
- orthostatischem Kollaps
- (DIC)

Hyperämie

Aktive Hyperämie	bei Gastritis, Einnahme bestimmter Medikamente und Alkohol
Passive Hyperämie (Stauungshyperämie)	bei Rechtsherzinsuffizienz, portaler Hypertension, Milzvenenthrombose

Blutungen

Hämorrhagische Magenschleimhautnekrosen bei:
- Hiatushernien

Schleimhautblutungen bei:
- venöser Stauung
- hämorrhagischer Diathese (→ Leopardenmagen)
- infektiös-toxischer Schädigung (Typhus abdominalis, Fleckfieber, Malaria)
- Vergiftungen (Phosphor, Arsen, Verätzungen, Urämie)
- schweren Gastritiden

Intramurales Hämatom (selten), bei:
- hämorrhagischer Diathese (Hämophilie A, Willebrand-Krankheit)
- Antikoagulanzientherapie
- Magenulzera
- Traumen (Gastroskopie, Biopsie)

Massive intraluminale Blutungen bei:
- chronischem peptischen Magenulkus
- Ulcus Dieulafoy
- Erosionen
- erosiven Gastritiden
- Ösophagusvarizen und Fundusvarizen des Magens
- (ulzeröser) Ösophagitis
- Mallory-Weiss-Syndrom
- chronischen peptischen Duodenalulzera

■ Duodenitis
■ Hiatushernien

Seltenere Ursachen:
■ hereditäre Teleangiektasie (M. Osler)
■ Teleangiektasien bei REST-Syndrom
■ Gefäßanomalien (im Zusammenhang mit Aortenstenose, bei Pseudoxanthoma elasticum, Hämangiomen)
■ Purpura Schoenlein-Henoch
■ (Gastroskopie + Biopsie)

1.3.6   Fehlbildungen

Formanomalien

Mikrogastrie	selten, fast immer mit Asplenie kombiniert
Divertikel	selten
Kaskadenmagen	„physiologischer Sanduhrmagen" – kaudodorsale Abknickung des Fundus und proximalen Korpus

Lageanomalien

Thoraxmagen	selten; bei frühembryonaler Hemmung des Magendeszensus, Hemmungsmißbildung des Zwerchfells (Zwerchfelldefekte – relativ häufig), Relaxatio diaphragmatica
Rechtslage	sehr selten; bei Situs inversus totalis oder partialis

Numerische Anomalien

Agenesie (Agastrie)	extrem selten
Magenduplikaturen	selten; komplette Duplikaturen („Doppelmagen") extrem selten; partielle Doppelung meist als „Doppelpylorus", muskuläres Pylorusband (kann auch erworben sein)
(Zysten	selten, teilweise identisch mit inkompletten Duplikaturen)

Sonstige Anomalien

Konnatale hyper-trophische Pylorus-stenose	relativ häufig (1–6/1000 Lebendgeborene); Hypertrophie bes. der Ringmuskulatur, Schleimhaut mit charakteristischen Längsfalten (Spasmus?), u.U. auch lymphozytäre Infiltrate, Fibrosen und Ganglienzellveränderungen; Ätiologie unbekannt
Konnatale membranöse Stenose	„Mukosa-Diaphragma", Magenlichtung von schleimhautbedeckten zarten Bindegewebsmembranen überbrückt; kann auch erworben vorkommen
Pylorusatresie	selten
Muskuläre Wanddefekte	selten
Gastroschisis	paraumbilikaler Bauchwanddefekt, durch den u.a. auch der Magen nach außen vortreten kann

Dystopien

Pankreasgewebe	(Submukosa und Muscularis propria)
Adenoleiomyom	Choristom: „Mißbildungstumor", durch Verlagerung von Magenschleimhaut in die Muskelschicht (oder an andere Stellen); *Differentialdiagnose*: Adenomyose (verdickte Muskelschicht bei konnataler Pylorusstenose kann Pylorusdrüsen enthalten)

1.3.7 Sonstige Veränderungen

Der postoperative Magen

Mögliche *Folgen* einer gastralen Funktionsstörung:

- Völlegefühl
- Erbrechen
- Gewichtsverlust
- Anämie
- Steatorrhö
- Störung des Kalziumstoffwechsels
- akutes und chronisches Syndrom der zuführenden Schlinge
- Anastomosenprolaps
- Gastritis
- Ulkusrezidive
- Gallenblasenerkrankungen
- (Lungen-Tbc)

Weitere Komplikationen:
- Magenstumpfkarzinom
- verstärkte Keimbesiedlung auch der nachgeschalteten Abschnitte des Verdauungstrakts
- Mykosen
- Bezoare

Fremdkörper im Magen (Bezoare)

Ursprünglich konzentrisch geschichtete harzige Konkremente im Magen von Bergziegen und Gazellen (mit „Zauberkraft", padzahr [persisch]: Gegengift), jetzt als Bezeichnung für Konkremente verschiedener Zusammensetzung benutzt:

Trichobezoare	Konvolute aus Haaren bei Trichophagie → u.U. „Rapunzel-Syndrom", (Haarkonvolut reicht bis in das Kolon)
Phytobezoare	aus pflanzlichen Bestandteilen, meist polymerisierten Tanninen, offenbar aus unreifen Früchten (häufig bei operierten Mägen)
Mykobezoare	Pilzwachstum wird durch Hypazidität begünstigt
Schellackbezoare	bei Malern und Polierern
Lipoidbezoare	aus Rinder-, Schaf- oder Ziegentalg
Karbonatbezoare	nach übermäßiger Aufnahme von Natrium-, Kalzium- oder Magnesiumkarbonat bei Hyperazidität
Laktobezoare	bei Dehydratation, hochkalorischer Ernährung und verminderter Magenmotilität, bes. bei Säuglingen
Arzneimittelbezoare	nach peroraler Gabe von Polystyrol-Natriumsulfonat bei Neugeborenen

Traumatische Magenveränderungen

Ursachen:
- stumpfe Bauchtraumen → u.U. Magenruptur
- scharfe Traumen
- iatrogene Perforationen, z.B. bei Gastroskopie (in bis zu 10 % postendoskopische Bakteriämie)
- Ätzgifte → Kolliquations- bzw. Koagulationsnekrosen
- Strahlenschäden
- Spontanruptur; selten, bei Überdehnung des Magens, Erbrechen und bei (Risiko-) Neugeborenen in der ersten Lebenswoche (1 : 2900 Lebendgeburten)

Pathologische Veränderungen der Magenlichtung

Akute Magendilatation; „cast syndrome"
Mögliche *Ursachen*:
- reflektorische Hemmung der Magenmotilität, z.B. postoperativ
- abnorme Magenmotilität (z.B. bei insulinabhängigem Diabetes mellitus)

- partielle Kompression der Pars ascendens duodeni durch die Mesenterialwurzel (z.B. bei Abmagerung, Hyperlordose, Gipskorsett – „cast": Gipsverband)
- Insuffizienz des oberen Ösophagussphinkters

Invagination
Verlagerung des Magens in benachbarte Organe oder in den Magen selbst:
- gastroösophageal (selten, z.B. bei Erbrechen)
- gastrogastral (häufiger, meist bei Magenpolypen)
- gastroduodenal (auch meist bei Polypen, z.B. Peutz-Jeghers-Syndrom)

Intussuszeption
Einstülpung benachbarter Organe in den Magen (ösophagogastral bei axialer Gleithernie, postoperativ jejunogastral)

Schleimhautprolaps
Es werden nur Anteile der Magenwand, nämlich die Schleimhaut, in benachbarte Organe verlagert, meist gastroduodenal, weniger häufig gastroösophageal bei Hiatusgleithernie; postoperativ gastrojejunal oder jejunogastral

Volvulus
selten; *Ursachen*:
- (konnatale) Fehlbildung der Magenhaltebänder (abnorme Verlängerung und Schlaffheit)
- sekundärer Volvulus bei Vorerkrankungen des Magens oder anderer Organe, z.B. Magenulkus oder Tumoren
- idiopathischer Volvulus

Magenausgangsstenosen
Meist durch tiefsitzende peptische Ulzera oder Tumoren verursacht; seltene Ursache: progressive septische Granulomatose mit ringförmiger Verengung des Antrum

Linitis plastica
„Feldflaschenmagen": kleiner Magen mit verdickter Wand und eingeengter Lichtung; bei diffusem Karzinom (L.p. carcinomatosa), fibrosierenden Entzündungen, insbesondere Tuberkulose und Lues (L.p. tuberculosa, luica)

Weitere Ursachen pathologischer Veränderungen der Magenlichtung:
- viszerale Sklerodermie; isolierter Befall selten, meist im Rahmen weiterer Organmanifestationen
- Divertikel
- Gallensteinileus

1.4   Dünndarm

1.4.1   Anatomie

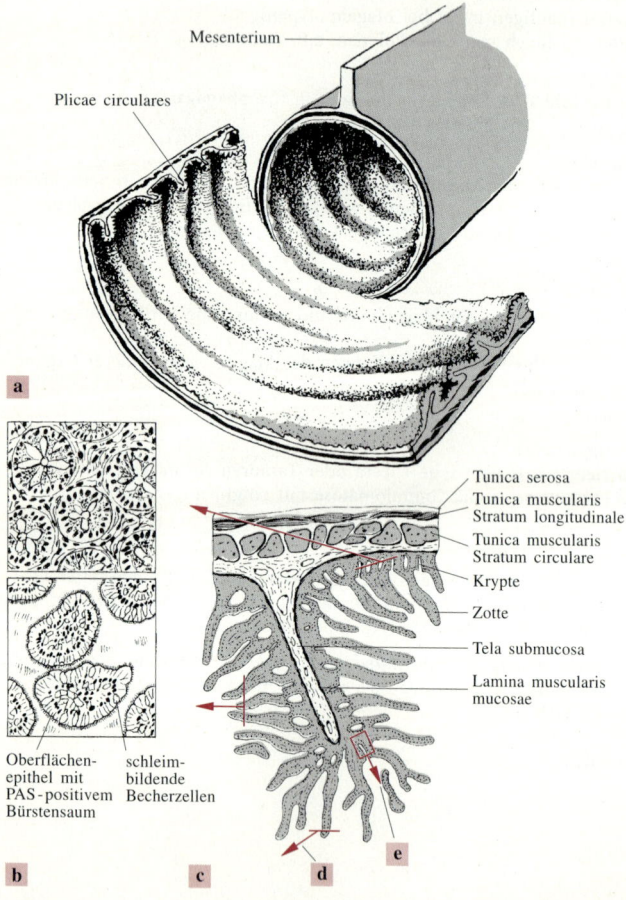

Mesenterium

Plicae circulares

a

Tunica serosa
Tunica muscularis
Stratum longitudinale
Tunica muscularis
Stratum circulare

Krypte

Zotte

Tela submucosa

Lamina muscularis
mucosae

Oberflächen-   schleim-
epithel mit   bildende
PAS-positivem   Becherzellen
Bürstensaum

b   c   d   e

Abb. II-1-6. a Schematischer Aufbau der Dünndarmwand. **b** Schleimhautquer-
schnitte in Höhe der Zotten (unten) und der Krypten (oben). **c** Histologischer
Aufbau der Dünndarmwand (Längsschnitt). Fortsetzung **d** und **e** auf der
folgenden Seite

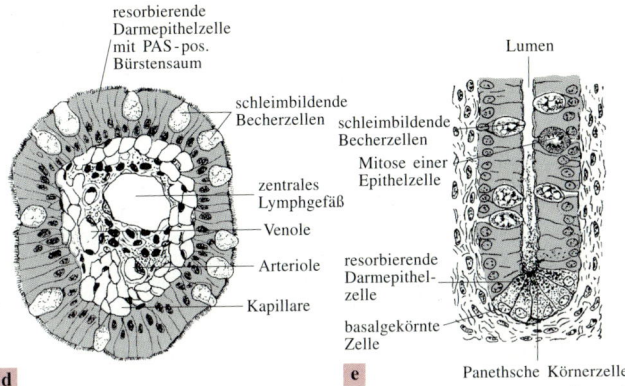

Abb. II-1-6. (Fortsetzung) **d** Aufbau einer Dünndarmzotte. **e** Aufbau einer Dünndarmkrypte

1.4.2   Tumoren und tumorähnliche Veränderungen

1.4.2.1   Lokalisationen

C17	**Dünndarm**
C17.0	Duodenum
C17.01	Duodenum, Pars superior
C17.02	Duodenum, Pars descendens
C17.03	Duodenum, Pars horizontalis (inferior)
C17.04	Duodenum, Pars ascendens
C17.1	Jejunum
C17.2	Ileum (Ileozökalklappe = C18.0)
C17.3	Meckel-Divertikel
C17.8	Dünndarm (mehrere Teilbereiche)
C17.9	Dünndarm (NOS)

1.4.2.2   TNM-Klassifikation

Regionäre Lymphknoten:
Duodenum:
- pankreatikoduodenal
- pylorisch
- am D. choledochus
- am D. cysticus
- am Leberhilus (Lig. hepatoduodenale)
Jejunum/Ileum:
- mesenterial
- ileozökal (nur für Tumoren des terminalen Ileum)

(Karzinome)

TX	Primärtumor kann nicht beurteilt werden
T0	kein Anhalt für einen Primärtumor
Tis	Carcinoma in situ
T1	Tumor infiltriert Lamina propria oder Submukosa
T2	Tumor infiltriert Muscularis propria (Tunica muscularis)
T3	Tumor infiltriert Subserosa oder ≤ 2 cm in perimuskuläres Gewebe (Retroperitoneum, Mesenterium)
T4	Tumor infiltriert viszerales Peritoneum (Serosa), Nachbarstrukturen oder > 2 cm in perimuskuläres Gewebe (Retroperitoneum, Mesenterium)
NX	regionäre Lymphknoten können nicht beurteilt werden
N0	keine regionären Lymphknotenmetastasen
N1	regionäre Lymphknotenmetastasen (alle anderen Lymphknotenmetastasen gelten als Fernmetastasen M1)

1.4.2.3   Duodenum: Tumoren

Maligne epitheliale Tumoren

Adenokarzinom
Insgesamt selten, *Lokalisation*: meist infraampullär; Fernmetastasen selten, meist Metastasierung in die regionären Lymphknoten

Adenosquamöses Karzinom

Paneth-Zell-Karzinom

Epitheliale Tumoren mit unbestimmter Dignität

Karzinoid
Karzinoide < 2 cm gelten als benigne; *Lokalisation*: häufiger im Anfangsteil des Duodenum; *Sonderform*: **glanduläres psammöses Karzinoid**

Maligne mesenchymale Tumoren

- Leiomyosarkom
- Rhabdomyosarkom
- Neurofibrosarkom

Weitere maligne Tumoren

- Maligne Lymphome (meist Non-Hodgkin-Lymphome)

Metastasen

Meist aus:
- Kolonkarzinomen (rechtsseitig)
- Nierenkarzinomen (rechtsseitig)
- Genitaltumoren
- malignen Melanomen

Benigne epitheliale Tumoren

Adenom
Formen:
- villös (häufigste Form, bei familiärer Adenomatosis coli und Gardner-Syndrom auch multipel)
- tubulovillös
- tubulär

Oralwärts sind die Adenome häufiger anzutreffen als in tiefer gelegenen Abschnitten;
cave: im Gegensatz zu den Dickdarmadenomen gilt als maligne Transformation bereits die Destruktion der Basalmembran, nicht erst die Infiltration der Muscularis mucosae; eine maligne Transformation besteht meist erst bei Adenomen > 4 cm

Benigne neuroektodermale/-endokrine Tumoren

Nichtchromaffines Paragangliom	ganglienzellfreie Tumoren	parasympathischer Ursprung
Gangliozytisches Paragangliom	ganglienzellhaltige Tumoren	sympathischer Ursprung

Die Tumoren gelten als benigne; *makroskopisch*: polypöses Wachstum; die Tumoren sind meist in der Ampullenregion lokalisiert

Benigne mesenchymale Tumoren

- Leiomyom
- Leiomyoblastom
- Lipom(atose)
- Lymphangiom
- Hämangiom
- Neurofibrom

Tumorähnliche Veränderungen

Hyperplasie der Brunner-Drüsen
Morphologie: polypoides Wachstum, aus Brunner-Drüsen und glatter Muskulatur;
Vorkommen: häufig bei chronischer Niereninsuffizienz (mit erhöhtem Sekretinspiegel); oft Kombination mit Duodenalulkus

Hyperplasiogener Polyp u.a. Polypen (auf dem Boden von Magenschleimhautheterotopien)

Xanthofibrogranulom

1.4.2.4   Jejunum und Ileum

II

1

Maligne epitheliale Tumoren

Z.T. M. Crohn- oder Zöliakie-assoziiert; *Formen*:

- „Gewöhnliches" Adenokarzinom, meist nur mit wenig oder keiner Schleim-bildung, kann aber argentaffine Zellen mit neurosekretorischen oder Zymo-gengranula enthalten; *Rarität*: Adenokarzinom mit lysozymhaltigen neopla-stischen Paneth-Zellen
- Muzinöses Adenokarzinom
- Siegelringzellkarzinom
- Mukoepidermoides Karzinom (selten)
- Adenoakanthom (selten)
- Plattenepithelkarzinom (selten)
- Undifferenziertes Karzinom
- Unklassifiziertes Karzinom

Epitheliale Tumoren mit unbestimmter Dignität

Karzinoid (argentaffin, nichtargentaffin, zusammengesetzt)

Lokalisation: Ileum > Jejunum > Duodenum

Morphologie: 1–3 cm große, auf der Schnittfläche gelbliche, scharf begrenzte Knoten (solitär oder multipel), histologisch mit argentaffinen, argyrophilen oder nicht versilberbaren Zellen, Schleimbildung möglich; immunhistologisch Nach-weis von Keratin und tumortypischen Substanzen:

Serotonin	*klinisch* „typisches" Karzinoidsyndrom:
Histamin	▪ Flush
Substanz P	▪ rechtsseitige Endokardfibrose
Prostaglandine	▪ Hyperperistaltik
Noradrenalin	▪ Diarrhö
Dopamin	nach Metastasierung möglich
Choriongonadotropin u.a.	klinisch „atypische" Karzinoidsyndrome, z.B. mit Gynäkomastie und Priapismus (selten)

(DD: Karzinoidsyndrom – paraneoplastische Endokrinopathien bei bestimmten Karzinomen von Bronchus, Pankreas, Gallenwegen, Magen, Leber)

Komplikationen: Mesenterialfibrose → u.U. mechanischer Ileus und Darmgan-grän, Retroperitonealfibrosen u.a.

Metastasierung: am häufigsten in die Leber, auch in Ovarien möglich, selten in extraabdominelle Organe

Bestimmung der *Dignität*: Die Metastasierungspotenz scheint hauptsächlich abhängig zu sein von der Flächen- und Tiefenausdehnung (weitgehend unab-hängig von Mitosen und Atypien):

- > 2,5 cm oder
- Invasion mindestens der Hälfte der Darmwand

Maligne mesenchymale Tumoren

- Leiomyosarkom (Mitosezahl!)
- Rhabdomyosarkom
- Neurofibrosarkom
- Fibrosarkom
- Myxosarkom
- Malignes fibröses Histiozytom
- Liposarkom
- Kaposi-Sarkom
- Angiosarkom
- Spindelzelliges, rundzelliges, pleomorphes Sarkom
- Malignes Mesenchymom

Immunproliferative Dünndarmerkrankungen, maligne Lymphome

„Östlicher", mediterraner Typ der (malignen) intestinalen Lymphome
Lokalisation: meist Duodenum und/oder oberes Jejunum;
Morphologie:
„Prälymphom"-Frühphase: diffuse Plasmazellinfiltration der Dünndarmmukosa
(immunoproliferative small intestinal disease – IPSID) → zunehmende Tiefen-
invasion (Spätphase)
→ Lymphom, meist **B-immunoblastische Lymphome** mit hohem Plasmazellanteil,
u.U. mit Riesenzellen vom Sternberg-Typ; in einem Teil der Fälle mit α-Ketten-
Krankheit (serologisch nachweisbare freie α-Schwerketten-Paraproteine)

„Westlicher Typ" der malignen intestinalen Lymphome
Lymphomformen:
- MALT-Lymphome (ausgehend von mucosa associated lymphoid tissue)
- lymphoblastische Lymphome
- immunoblastische Lymphome
- zentroblastisch/zentrozytische Lymphome
- lymphoplasmozytoide Lymphome
- Plasmozytome
- akute Leukämien
- Mitbeteiligung bei systemischen Formen (in 3 - 4 % der akuten Leukämie)
- lokalisierte, tumoröse Form („Chlorom")

Mastzellen-Retikulose (systemische Mastozytose)
Verdacht auf Vorliegen einer Mastozytose bei > 6 Mastzellen pro Gesichtsfeld bei
starker Vergrößerung (normal ca. 2)

Metastasen

Insgesamt selten; *Ursprungsorgane* der Karzinommetastasen können sein:
- Magen
- Kolon
- Mamma
- Lunge
- Ovarien
- Nieren

- Nebennieren
- Uterus (*Rarität*: Chorionkarzinommetastase)

II

1

Benigne epitheliale Tumoren

Adenom (tubulär, villös, tubulovillös) – insgesamt selten

Benigne mesenchymale Tumoren

- Leiomyom (häufigster Tumor)
- Leiomyoblastom
- Lipom (häufig, meist submukös, auch multipel)
- Lipomatose (als submuköse nodulär-polypöse Dünndarmlipomatose oder als subseröse segmentale Lipomatose Nockemann-Oehmichen – beide Formen sind sehr selten)
- Neurinom
- Neurofibrom
- Neurofibromatose (Sonderform: vaskuläre Neurofibromatose der Mesenterialgefäße Feyrter-Reubi)
- Paragangliom
- Ganglioneurom
- Intestinale Ganglioneuromatose (häufig kombiniert mit medullärem Schilddrüsenkarzinom, Phäochromozytom [MEN] oder Skelettanomalien)
- Fibrom
- Myxom
- Hämangiom/Hämangiomatose
- Lymphangiom
- Glomangiom
- Osteom
- Osteochondrom
- Osteofibrom

Tumorähnliche Veränderungen

Peutz-Jeghers-Syndrom
- mukokutane Pigmentflecken (einschließlich Lippenrot und Wangenschleimhaut, im Stratum spinosum vermehrt Melanin und Melanozyten)
- gastrointestinale Polypose (Polypen mit charakteristischer „baumartig" aufgesplitterter Muscularis mucosae, von normaler bis hyperkriner Dünndarmschleimhaut bedeckt, mit Paneth-Zellen)
- hereditäres Auftreten
Selten maligne Entartung (erhöhte Mitoserate, Kernhyperchromasie und muköse Drüsen unterhalb der Muscularis mucosae sind keine Malignitätszeichen !), jedoch kommen Kombinationen mit anderen Tumoren, z.B. ovariellem Granulosa-Theka-Zell-Tumor, vor

Weitere tumorähnliche Veränderungen:
- andere Hamartome
- juveniler Polyp/Polypose
- Cronkhite-Canada-Syndrom
- Heterotopien: Pankreas, Magen, Endometriose

- „Adenom"/Hyperplasie der Brunner-Drüsen
- entzündlicher fibroider Polyp (eosinophiler granulomatöser Polyp)
- benigne lymphoide Hyperplasie
- Lipohyperplasie der Ileozökalklappe

II

1

1.4.3   Entzündungen

1.4.3.1   Duodenum

Entzündungsformen

Akut	*Ursache:* Salmonellose, Shigellose, Cholera, Virusinfekte
Akut hämorragisch-erosiv	bei Alkoholabusus, Aspirinabusus, Streß
Chronisch	*Ursachen* weitgehend unklar, meist mit chronischer Gastritis kombiniert (Helicobacter?)

Morphologische Sonderform: **noduläre Duodenitis** (die Zotten sind durch ein massives Entzündungsinfiltrat knötchenförmig aufgetrieben)

Mikrobiell bedingte Entzündungen

Giardiasis (Lambliasis)
Erreger: Protozoon Giardia lamblia (Lamblia intestinalis); *Morphologie* und *Klinik* sehr unterschiedlich ausgeprägt bis hin zu schwerem Malabsorptionssyndrom und Zottenatrophie (selten begleitet von mesenterialer granulomatöser Lymphadenitis); gehäuftes Auftreten bei immunologischen Störungen; *histologischer Nachweis* der Erreger in der Duodenalbiopsie („tropfenförmige" Lamblien an der Schleimhautoberfläche), bzw. *Erregernachweis* im Duodenalsaft, *Antikörpernachweis* im Serum

Noduläre lymphatische (lymphoide) Hyperplasie
Morphologie: Lymphfollikelhyperplasie; *Vorkommen:* bei Dysgammaglobulinämie (IgA, IgG, IgM), bei Giardiasis

Duodenitis tuberculosa (sehr selten)

Morbus Whipple

Sonstige Entzündungsformen

Chronische unspezifische ulzeröse Duodeno-Jejuno-Ileitis
Morphologie: unspezifische Entzündung mit flachen bis tiefen (bis zur Serosa reichenden) Ulzera; unbekannte Ätiologie; schlechte Prognose

Duodenitis Crohn
Mitbeteiligung des Duodenum bei ca. 2 % der Crohn-Patienten; *Morphologie:* meist unspezifische Entzündungsinfiltrate mit Granulationen und Erosionen, Kryptenabszesse, selten Granulome

Zöliakie

Ulcus pepticum duodeni
Ursachen, bzw. prädisponierende Faktoren:
- vermehrte gastrale Säuresekretion
- verminderte neutralisierende Wirkung des Duodenal- und Pankreassekretes
- verminderte Resistenz der Mukosa (ischämische Schädigungen?)
- chemische Noxen:
  - Acetylsalicylsäure
  - Hyperkalzämie
  - Butazolidin
  - Indometacin
  - Cysteamin
  - Propionitril
  - Nikotin
- hereditäre Faktoren
- (Streß)

1.4.3.2   Jejunum und Ileum

Virusbedingte Enteritiden

- Norwalk-Virus u.ä.
- Rotavirus
- Adenoviren
- Caliciviren
- Coxsackie-A1-Viren
- Coronaviren
- Astroviren
- „Minireovirus-Partikel"
- Zytomegalieviren

Enteritis durch Rickettsien

Rocky-Mountain-Fleckfieber (Vaskulitis mit ulzeröser Ileitis)

Mykosen (Pilzinfektionen) des Dünndarms

- Soormykose (Candidiasis, Moniliasis)
- Phykomykosen
- Histoplasmose
- Aspergillose
- Ulzeröse Enteritis nach Flucytosin-Therapie (Antimykotikum)

II

1

Bakterielle Enteritiden

Erkrankung	Erreger	Wirkungsweise/Morphologie
Typhus abdominalis	*Salmonella typhi*	disperse, toxinassoziierte, invasive Infektion; *Morphologie:* markige Schwellung des lymphatischen Gewebes mit großen Makrophagen(aggregaten) – „Typhuszellen", wenig Granulozyten; später Ulzeration (in Längsrichtung)
Paratyphus	*Salmonella paratyphi (A, B und C)*	disperse, toxinassoziierte, invasive Infektion; *Morphologie:* ähnlich wie Typhus, auch enteritische Verlaufsform möglich
Enteritische Salmonellosen	*Salmonella typhimurium, Salmonella enteritidis*	disperse, toxinassoziierte, invasive Infektion; *Morphologie:* Ödem, u.U. Erosionen
Escherichia-coli-Enteritis	*enterotoxische E.coli (ETEC), enteroinvasive E.coli (EIEC), infantile enteropathogene E.coli (EPEC)*	
Enterotoxische Gastroenteritis	*Aeromonas-Infektion*	**Morphologie** u.U. ähnlich wie Colitis ulcerosa
Cholera (asiatica)	*Vibrio cholerae, Vibrio El Tor*	choleragen („chemische Diarrhö", GM_1-Gangliosid-vermittelt, Neuraminidase); *Morphologie:* Ödem, vermehrte Schleimbildung, kleine Nekrosen; Serosa mit zahlreichen desquamierten Mesothelien
Enteritis necroticans	*Clostridium perfringens Typ C*	*synonym:* Darmbrand, „pigbel disease"; Zytotoxine (β-Toxin, besonders wirkungsvoll bei Trypsininhibition); *Morphologie:* erythrozyten- und clostridienhaltiges Ödem und Nekrosen

Bakterielle Enteritiden (Fortsetzung)

Erkrankung	Erreger	Wirkungsweise/Morphologie
Campylobacter-Enterokolitis	*C. jejuni/coli*	zytotoxinassoziierte, disperse, invasive Infektion; *Morphologie:* unspezifische granulozytenhaltige Entzündung, u.U. mit Kryptenabszessen
Enterale Yersiniose	*Y. enterocolitica,* *Y. pseudotuberculosis*	disperse, toxinassoziierte, invasive Infektion; *Morphologie:* „Pseudo-Colitis-ulcerosa", „Pseudo-Crohn", retikulärabszedierende Lymphadenitis (bei Y. enterocolitica)
Enteritis tuberculosa	*Mycobacterium tuberculosis*	*morphologische Formen:* ulzeröse, hypertrophische, ulzerös-hypertrophische Mischform; quergestellte Ulzera
Weitere bakterielle Infektionen durch:	*Non-cholera-Vibrionen*	Enterotoxine; Vibrio parahaemolyticus auch Zytotoxine
	Klebsiellen	Enterotoxine; Klebsiella pneumoniae auch Zytotoxine
	Enterobacter	Enterotoxine; Enterobacter cloacae auch Zytotoxine
	Citrobacter	Enterotoxine
	Serrati-Infektionen	Enterotoxine
	Pseudomonas	Enterotoxine
	Aeromonas	Enterotoxine; Aeromonas hydrophila auch Zytotoxine
	Edwardsiella tarda	Enterotoxine
	Clostridium difficile	Zytotoxine
	Shigellen	oberflächliche, toxinassoziierte, invasive Infektionen
	invasive E. coli	oberflächliche, toxinassoziierte, invasive Infektionen
	Entamoeba histolytica	oberflächliche, toxinassoziierte, invasive Infektionen
	Balantidium coli	oberflächliche, toxinassoziierte, invasive Infektionen

Protozoenerkrankungen des Dünndarms

- Giardiasis
- Amöbiasis
- Balantidiasis
- Kryptosporidiose

Wurmerkrankungen des Dünndarms

- Ankylostomiasis (Hakenwurmkrankheit): A. duodenale, Necator americanus
- Askariasis: A. lumbricoides
- Trichinose (Trichinellose): T. spiralis
- Bandwurmerkrankungen: T. saginata, T. solium

Intestinale Myiasis

Aufnahme von Fliegeneiern und -larven (Tubifera tenax) → u.U. Diarrhöen, analer Pruritus

Weitere Enteritiden

- Enteritis Crohn
- Eosinophile (Gastro-)Enteritis
- Idiopathische chronische ulzeröse Enteritis
- Diffuse noduläre lymphoide Hyperplasie des Jejunum und Ileum
- Pseudolymphom
- Unspezifische idiopathische Dünndarmulzera
- „Kaliumulkus"
- Entzündliche fibröse (fibroide) Polypen (entzündliche Pseudotumoren)
- Enterokolitis bei systemischem Lupus erythematodes

1.4.4 Degenerative Veränderungen, Dystrophien und Stoffwechselstörungen

1.4.4.1 Duodenum

Erworbene Divertikel und Pseudodivertikel

Formen:

Pulsionspseudo-divertikel	am häufigsten; Ausstülpungen von Mukosa und Submukosa durch Muskellücken; meist juxtapapillär gelegen → u.U. Kompression des D. choledochus → u.U. Gallensteine, aszendierende Cholangitiden; z.T. kombiniert mit Hiatushernien und Fehlbildungen der Gallenwege
Traktionsdivertikel	durch Narbenzug von außen; häufigste *Ursache*: chronische Pankreatitis
Ulkusdivertikel	fast immer im Bulbus duodeni lokalisiert

1.4.4.2   Jejunum und Ileum

Malassimilation

Terminologie:

Malassimilation	Oberbegriff, umfaßt Maldigestion und -absorption
Maldigestion	Störung der intraluminalen Hydrolyse
Malabsorption	bzw. Malresorption; Störung des transmuralen Transports

Maldigestion

Ursachen:
- Exkretorische Pankreasinsuffizienz bei:
  Tumoren
  Pankreatitis
  Mukoviszidose
- Gastrektomie → ungenügende Durchmischung des Speisebreis
- Zollinger-Ellison-Syndrom → pH-Erniedrigung
- Konnataler Enterokinasemangel
- Disaccharidasemangel:
  konnatal: Mangel an Laktase, Saccharase/Isomaltase, Trehalase
  erworben: z.B. bei Sprue (idiopathisch und tropisch), Blind-loop-Syndrom, M. Crohn, Colitis ulcerosa, M. Whipple, Giardiasis (massiver Befall); gemeinsame *Pathogenese:* wahrscheinlich Schleimhautläsionen

Malabsorption

Epitheliale Ursachen

„Primäre" Malabsorption	Zöliakie (einheimische Sprue, Glutenenteropathie)
	tropische Sprue
	Kollagensprue
	Sojaproteinenteropathie
Enzymdefekte	
Aminosäurenstoffwechsel	Hartnup-Syndrom
	Zystinurie
	Tryptophan-Malabsorption
	(Syndrom der blauen Windel)
	Methionin-Malabsorption
Aminosäurentransports	Phenylketonurie
	Ahornsirupkrankheit
Fettstoffwechsel	Abetalipoproteinämie u.a.
Kohlenhydratstoffwechsel	Disaccharidase-Malabsorptionssyndrome
	kongenitale Glukose-Galaktose-Malabsorption

(Fortsetzung s. nächste Seite)

Mineralstoffwechsel-störungen	kongenitale Vitamin-D-Mangelrachitis kongenitale Chloriddiarrhö ($\rightarrow$ Alkalose)
Kongenitaler Vitamin-mangel	selektive Vitamin-B_{12}-Malabsorption (Imerslund-Syndrom)
Verkürzter Dünndarm	„short bowel syndrome" angeborener Kurzdarm intestinale Bypass-Operation (Syndrom der blinden, afferenten, stagnierenden Schlinge)
Entzündungen	M. Crohn Ileocolitis ulcerosa Tuberkulose akute bakterielle Enteritiden M. Whipple
Tumoren	besonders Lymphome Karzinome
Kutointestinale Syndrome	Dermatitis herpetiformis Duhring Psoriasis Köhlmeier-Degos-Syndrom Acrodermatitis enteropathica
Endokrinopathien	Diabetes mellitus Hyperthyreose Hypoparathyreoidismus Nebennierenrindeninsuffizienz Mauriac-Syndrom Verner-Morrison-Syndrom Zollinger-Ellison-Syndrom Wermer-Syndrom
Parasitosen	Giardiasis Ankylostomiasis Strongyloides-stercoralis-Infektion Dibotriocephalus-latus-Infektion
Vaskuläre Ursachen	Orthner-Krankheit intestinale Arteriitiden aortofemorale Bypass-Operationen
Physikalische Ursachen	Strahlenenteritis
Medikamente	Neomycin Zytostatika Colestyramin Kolchizin Phenolphthalein u.a.

(Fortsetzung s. nächste Seite)

Lamina propria/ Submukosa	M. Whipple M. Crohn viszerale Sklerodermie Strahlenenteritis Amyloidose

Behinderung des Lymphabflusses

Darmwanderkrankungen	M. Whipple M. Crohn intestinale Lymphangiektasie Pneumatosis cystoides intestinalis
Lymphknoten- erkrankungen	Tuberkulose Lymphome Tumormetastasen M. Whipple
Lymphgefäßkompression	retroperitoneale/mesenteriale Raumforderungen
Stauungsfolgen	kardiale Stauung bei Rechtsherzinsuffizienz portale Stauung bei Leberzirrhose u.a.

Störung der Darmmotilität

Verminderung	Ileus viszerale Sklerodermie Peritonealfibrosen
Verstärkung	diabetische Enteropathie Verner-Morrison-Syndrom

Weitere Ursachen einer Malabsorption:
Blindsacksyndrom (Syndrom der blinden Schlinge)
Folgezustand einer überschießenden bakteriellen Besiedlung; *Ursachen:*
- Billroth-II-Operation (Syndrom der zuführenden Schlinge)
- End-zu-Seit-Anastomosen
- Darmobstruktionen verschiedener Ursachen (Tumoren, Strikturen o.ä.)
- Divertikulose
- gastrokolische/jejunokolische Fistel
- Achlorhydrie
- Sprue
- Immundefekte
- Medikamente (Phenothiazin u.a.)
- verminderte Motilität (viszerale Sklerodermie, diabetische Neuropathie, idiopathisch u.a.)

Intestinaler Bypass wegen extremer Fettsucht,
hauptsächlich jejuno-ilealer Bypass; in neuerer Zeit werden jedoch vorwiegend
gastrale Plastiken durchgeführt; mögliche *Spätkomplikationen*:

- Leberinsuffizienz
- Nephritis
- Urolithiasis
- Polyarthritis (u.U. Bild wie M. Behçet)
- immunhämolytische Anämie
- Thrombozytopenie
- Leukopenie
- Eisenmangelanämie
- Megakolon
- anorektale Fissuren
- Diarrhö
- Darminvagination
- Elektrolytstörungen
- Pneumatosis cystoides intestinalis
- Lungentuberkulose
- adaptive Darmveränderungen → u.U. Gewichtszunahme

Differentialdiagnose der Zottenatrophie

Zöliakie Tropische Sprue Dermatitis herpetiformis Duhring	interepitheliale Lymphozyten > 30 auf 100 Epithelien
Kollagensprue	subepitheliales Kollagenband > 10 μm
Hypoglobulinämische Sprue	in der Lamina propria keine Plasmazellen, oft kombiniert mit Giardiasis
Kuhmilchproteinallergie	ähnlich wie Sprue, geringere Anzahl interepithelialer Lymphozyten
M. Whipple	PAS-positive Makrophagen in der Lamina propria
AIDS	in Makrophagen zahlreiche PAS-positive und Ziehl-Neelsen-positive stäbchenförmige Bakterien (Mycobacterium avium intracellulare)
Mediterranes Lymphom α-Ketten-Krankheit	vorwiegend plasmazelluläres Infiltrat in der Lamina propria

Dünndarmveränderungen bei Immundefektsyndromen

X-chromosomale infantile Agammaglobulinämie	Plasmazellen in der Lamina propria mucosae vermindert
Variable (erworbene) Hypogammaglobulinämie	Fehlen von Plasmazellen ohne oder mit (hypogammaglobulinämische Sprue) Zottenatrophie, u.U. noduläre lymphatische Hyperplasie; häufig Giardiasis
Selektiver IgA-Mangel	IgA-Plasmazellen vermindert (IgM oder IgG evtl. vermehrt), u.U. noduläre lymphatische Hyperplasie; häufig bei Defekten des Chromosoms 18, Ataxia teleangiectatica und angeborenem Rötelnsyndrom

T-Lymphozyten-Defekte und kombinierte T-/B-Lymphozyten-Defekte

Thymusaplasie (Di-George-Syndrom) Wiskott-Aldrich-Syndrom Kombiniertes Immundefektsyndrom vom Schweizer Typ	verplumpte Schleimhautzotten mit großen Schaumzellen; bei progressiver septischer Granulomatose auch riesenzellhaltige Granulome
AIDS	Erosionen und Ulzera, besonders bei Zytomegalievirusinfektion, Kryptosporidiose (2–4 µm große, rundlich-ovale Erreger im Bürstensaum der Darmepithelien), Infektion mit Mycobacterium avium intracellulare (MAI: PAS- und Ziehl-Neelsen-positive Makrophagen in den Schleimhautzotten), Kaposi-Sarkome

Weitere Stoffwechselstörungen

- Lipofuszinose
- Amyloidose
- Melanose (im Rahmen einer Melanosis coli; selten)

Divertikel/Pseudodivertikel

	Lokalisation	Vorkommen	Divertikelart
Angeboren	Ileum	solitär	divertikelartige Duplikaturen
Erworben	Jejunum	multipel	Pulsionsdivertikel (Pseudodivertikel) *Sonderform*: Jejunaldivertikulose mit Perforation bei Fabry-Krankheit

1.4.5 Kreislaufstörungen

1.4.5.1 Duodenum

Intraluminale Blutungen

Häufigste *Ursache*: **peptisches Ulkus**;
seltener: **aorto-duodenale Fistel**

Formen:

primär	Fistel zu Aortenaneurysmen (nach Trauma, luetischer Aortitis oder Arteriosklerose)
sekundär	Fistel zu aortaler Gefäßprothese (nach Infektion der Gefäßnaht)

Intramurales Hämatom

Mögliche *Ursachen*:
- stumpfes Bauchtrauma (am häufigsten)
- hämorrhagische Diathese (Antikoagulanzientherapie, Hämophilie u.a.)
- Panarteriitis nodosa
- Aneurysmenruptur
- akute Pankreatitis
- Pankreasfisteln
- endoskopische Biopsie (selten)

Vaskuläre u.a. Veränderungen

Duodenale Varizen (meist bei portaler Hypertension)

Angiodysplasie (sehr selten)

Arteriomesenterialer Darmverschluss
Synonym: chronischer intermittierender arteriomesenterialer duodenaler Ileus;
Pathogenese: bei ungünstigen Lageverhältnissen (langfristige Rückenlage, Skoliose u.a.) und anderen prädisponierenden Faktoren kann das Duodenum in seinem kaudalen Abschnitt zwischen A. mesenterialis und Aorta „eingeklemmt" und so stenosiert werden (**erworbene Duodenalstenose**).

1.4.5.2 Jejunum und Ileum

Gemeinsames *morphologisches Kennzeichen* der Durchblutungsstörungen:
hämorrhagische Darmnekrose unterschiedlichen Ausmaßes;

Terminologie:

Hämorrhagischer Infarkt	arteriell bedingte Durchblutungsstörungen
Hämorrhagische Infarzierung	venös bedingte Durchblutungsstörungen

II

1

Okklusive arterielle Mangeldurchblutung

Akuter Mesenterial-infarkt	*Ursachen*: Thrombembolie, autochthone Thrombose, Arteriitis
Orthner-Krankheit	*synonym*: Angina abdominalis; *klinisch*: postpran-diale Schmerzen; *Ursache*: Arteriosklerose am Abgang bzw. im Anfangsteil der A. mesenterica superior
A.-coeliaca-Syndrom	*synonym*: Truncus-coeliacus-Kompressionssyndrom, Dunbar-Syndrom; *Ursache*: Gefäßkompression durch Ganglion coeliacum oder Lig. arcuatum medianum
Verschluß oder Stenose multipler kleiner Mesenterialgefäße	*Ursachen*: Arteriosklerose, Thrombose, Embolie (einschließlich Atheromemboli), Arteriitis, fibröse Intimahyperplasie, Mediaverdickung, periarterielle Fibrose, Köhlmeier-Degos-Syndrom, Fabry-Syn-drom, Moschkowitz-Syndrom, primäre und sekun-däre Amyloidose

Nichtokklusiv bedingte arterielle Mangeldurchblutung

Ursachen:
- Herzinsuffizienz
- Schock
- Exsikkose
- Medikamente (Digitalis, Vasopressin, Ergotamin)

Sonderform: **mesenteriales Entzugssyndrom**
Synonym: mesenteric steal syndrome; *Ursache*: Stenose im distalen Aortenbereich (Thrombose, Leriche-Syndrom), einseitige Iliakalstenose; *Symptome* treten bei Belastung der unteren Extremität (Treppensteigen o.ä.) auf.

Venöse Abflußbehinderung

Mesenterialvenenthrombose
Formen:
- deszendierende Thrombose bei Pfortaderthrombose
- aszendierende Thrombose bei Enteritiden, Hyperkoagulabilität (Polycythaemia vera rubra) u.a

Mesenterialvenenkompression
bei Inkarzeration von Hernien, Invagination, Strangulation, idiopathisch

Weitere kreislaufbedingte Veränderungen

Dünndarmvarizen	häufig bei intra- und extra-hepatischer portaler Hypertension	
Angiodysplasie	▪ bei M. Rendu-Osler ▪ Willebrand-Jürgens-Syndrom ▪ Bean-Syndrom ▪ Aortenstenose	*Komplikationen:* massive Blutungen, Eisenmangelanämie
Angiitiden	▪ bei Panarteriitis nodosa ▪ Churg-Strauss-Syndrom ▪ Wegener-Granulomatose ▪ Riesenzellarteriitis (Horton) ▪ Thrombangiitis obliterans ▪ Arteriitis bei chronischer Polyarthritis, systemischem Lupus erythematodes, Behçet-Syndrom	
Intramurale Hämatome	▪ bei Antikoagulanzientherapie ▪ Traumen ▪ okklusiven und nicht-okklusiven arteriellen Ischämien	*Komplikation:* mechanischer Ileus
Intraluminale Blutungen	▪ bei ulzerösen Enteritiden ▪ Tumoren ▪ hämorrhagischer Diathese ▪ Gefäßveränderungen ▪ mechanischen Ursachen	z.B. Typhus abdominalis, Tuberkulose, M. Crohn besonders Hämangiome Gefäßamyloidose, aortoenterische Fisteln, submuköse Aneurysmen Invagination, Volvulus, Divertikel, Fremdkörper u.a.
Ödem der Darmwand	akut chronisch	bei Entzündungen und venösen Abflußbehinderungen bei Leberzirrhose und chronischer Herzinsuffizienz

II

1

Lymphgefäßveränderungen

Primäre intestinale Lymphangiektasie
Angeborene Störung, meist bei generalisierter Fehlbildung des Lymphgefäß-systems

Histologie (Jejunumbiopsie): Erweiterung der submukösen und mukösen Lymphgefäße u.U. mit (PAS-negativen) Schaumzellen; *Klinik*: exsudative Entero-pathie u.a.

Sekundäre intestinale Lymphangiektasie (Lymphabflußstörungen) bei:
- M. Whipple
- Retroperitonealer Fibrose
- Darmwandtumoren
- Mesenterialtumoren
- Granulomatöser Enteritis
- Mesenterialer Lymphknotentuberkulose
- Peritonealtuberkulose
- Strahlenschäden
- Rechtsherzinsuffizienz
- Concretio pericardii
- Thrombose der V. cava superior

1.4.6   Fehlbildungen

1.4.6.1   Duodenum

Malrotation

- Isolierte Malrotation umschriebener Duodenalabschnitte mit Torsion und Abknickung
- Im Rahmen einer generalisierten Malrotation (→ u.U. Duodenalstenose durch sog. „Ladd-Bänder" – peritoneale Bänder von Zökum zu hinterer Bauchwand)

Intraluminale Duodenaldivertikel (enterogene Zysten)

Morphologie: bis 12 cm große intraluminale Aussackungen, die beidseits von Duodenalschleimhaut bedeckt sind (selten intramural oder im Pankreaskopf gelegen, DD: Duodenalwandzysten bei chronischer Pankreatitis);

Ursachen:
- ausgeweitete Membranen
- ungenügende Rekanalisation des Duodenum während der Embryonalzeit
- Duplikaturen
Häufig *Kombination* mit anderen Fehlbildungen (Pancreas anulare, Gallenblasen- oder Magenduplikaturen, Ösophagus- und mediastinalen Zysten, Ventrikelsep-tumdefekten, offenem Ductus arteriosus Botalli)

Konnatales Megaduodenum

Formen:

| Obstruktiv | bei Atresien, Membranstenosen, Ladd-Bändern, Pancreas anulare |
| Nichtobstruktiv | bei Aganglionose, Ehlers-Danlos-Syndrom |

Konnatale und erworbene Duodenalstenosen

Formen:

| Innere Duodenalstenose | bei Atresie, Membranstenosen, intraluminalen Divertikeln, Aplasie der Duodenalmuskulatur, konnatalem Megaduodenum, Invagination, intramuralem Hämatom |
| Äußere Duodenal-stenose | bei Malrotation, Kompression durch Ladd-Bänder oder Gefäße (arterio-mesenterialer Darmverschluß, präduodenaler Verlauf der V. portae, Aortenaneurysmen), Tumoren, Treitz-Hernie |

Häufig *Begleitmißbildungen*: Wirbelsäulen- und Rippenanomalien, Trisomie 21, Herzfehler, Ösophagusatresie, Nierenmißbildungen

Gewebsheterotopien

■ Magenschleimhaut (→ u.U. hyperplasiogener Polyp)
■ Pankreasgewebe
■ (Häufig *erworbene* Belegzellheterotopie, besonders bei Ulcus duodeni)

1.4.6.2 Jejunum und Ileum

Anomalien des Ductus omphaloentericus

Meckel-Divertikel
Relikt des D. omphaloentericus (d.h. Persistenz des intraabdominalen Anteils);
Morphologie: Länge: 1–56 cm, Durchmesser: 1–50 cm, Mündung: 0,2–6 cm; Auskleidung durch Dünndarmschleimhaut, häufig mit Gewebsheterotopien aus:
■ Magenschleimhaut
■ Pankreas
■ Duodenalschleimhaut
■ Kolonschleimhaut
■ Endometrium

Lokalisation: 10–150 cm oberhalb der Bauhin-Klappe;
Komplikationen und assoziierte Erkrankungen:
■ Bridenileus
■ Volvulus
■ Invagination
■ Blutungen

II

1

- Divertikulitis (einschließlich, wenn auch selten, M. Crohn und Tuberkulose)
- Schistosomiasis (S. mansoni)
- Tumoren:
  - Karzinoid
  - Lipom
  - Leiomyom
  - Angiom
  - Fibrom
  - Neurofibrom
  - Angiom
  - Adenokarzinom
  - Leiomyosarkom u.a. Sarkome

Häufig *Kombination* mit anderen Fehlbildungen

Weitere Anomalien des Ductus omphaloentericus:

Offener D. omphaloentericus	fehlende Gangobliteration
Enterotom	*synonym*: Nabelsinus, „Nabelgranulom"; Persistenz des umbilikalen Endes des D. omphaloentericus
Enterozystozele	Persistenz des intermediären Gangabschnitts im Nabel oder retroumbilikal
Bindegewebsstrang zwischen Nabel und Ileum oder Mesenterium	*Komplikation*: Volvulus, Strangulationsileus
Meckel-Divertikel mit Fistelbildung zum Nabel	
Meckel-Divertikel mit Bindegewebsstrang zum Nabel	

Formanomalien

Hypoplasie
„Angeborener Kurzdarm"; *Kombination* mit Malrotation und Coecum mobile

Stenosen

Innere Stenosen	*Ursachen*: membranös bedingt oder durch ringförmige Muskelhypertrophie
Äußere Stenosen	*Ursachen*: Briden, fetale Ligamente, arteriomesenterialer Darmverschluß, Pancreas anulare

Atresie

Typ 1	membranöse Atresie mit bindegewebiger Scheide-wand
Typ 2	beidseitig blinde Darmenden
Typ 3	multiple Atresien
Typ 4	„Apfelschalen"- oder „Christmas-tree"-Deformität: fehlendes dorsales Mesenterium, schneckenartig gewundenes Mesenterium

Kombination mit segmentaler Muskelaplasie und „long segment type" des M. Hirschsprung möglich

Numerische Anomalien

Agenesie
Nur bei Acardius amorphus oder Holo-/Hemiacardius

Duplikaturen
Röhrenförmig (tubulär) oder rundlich (sphärisch); in der Wand häufig dystope Schleimhautinseln

Lage- und Formanomalien

Situs inversus
Formen:
- Situs inversus totalis
- Situs inversus partialis superior: Magen und Duodenum seitenverkehrt
- Situs inversus partialis inferior: Dünn- und Dickdarm seitenverkehrt
- Kartagener-Syndrom: Situs inversus totalis/partialis + Bronchiektasien + Polyposis nasi

Malrotation
Formen:

Malrotation I	Colon ascendens und Zökum (auf Höhe des Duodenum) liegen vor den Dünndarmschlingen, in der Mittellinie fixiert
Malrotation II	distales Duodenum vor, proximales Colon hinter der Mesenterialwurzel
Nonrotation	Dünndarm rechts, Dickdarm links in der Bauchhöhle
Fehlende Nabel-schleifendrehung bei Omphalozele	Darmlage entsprechend der 5./6. Fetalwoche

Coecum mobile
Nur partielle Mesokolon-Anheftung an die hintere Bauchwand; *Komplikationen*:
rezidivierende Torsion des Colon ascendens (*klinisch*: Coecum-mobile-Syndrom:
rezidivierende Koliken; *morphologisch*: Pericolitis fibrosa)

Mesenterium commune
Colon ascendens, Zökum und Dünndarmschlingen hängen frei beweglich an
gemeinsamer Mesenterialwurzel → Gefahr des Ileozökal-Volvulus

Sonstige Fehlbildungen

Dystopien	Magenschleimhaut, Pankreas; *Komplikation*: Ulzera
Aganglionose	neuronale intestinale Dysplasie
Dysgenesie des Ileum	segmentale tubuläre oder sackförmige Erweiterung des terminalen Ileum
Omphalozele (Exomphalus)	vollständiger Defekt der vorderen Bauchwand; Omphalozelensack außen von Amnion bedeckt, er enthält meist nur Teile des Dünndarms; die Nabelschnur inseriert am Omphalozelensack; Kombination mit anderen, besonders kardialen Mißbildungen und Chromosomenaberrationen
Gastroschisis	paramedianer Bauchwanddefekt (meist rechtsseitig) ohne Bruchsack; es treten verkürzte und verdickte Darmanteile nach außen; Kombination mit Malrotation und Darmatresie

1.4.7   Sonstige Veränderungen

1.4.7.1   Duodenum

Traumatische Schäden

Durch penetrierende Verletzungen und stumpfe Gewalteinwirkung (Verkehrsunfälle) → Kompression, Rupturen; postoperative *Komplikationen*: Infektionen, biliäre und pankreatische Fistelbildung, Schockfolgen

1.4.7.2   Jejunum und Ileum

Ileus

Definition: Störung der Darmpassage
Folgen eines unbehandelten Ileus: Miserere (Koterbrechen), Exsikkose, Schock
Morphologie der „Ileuskrankheit": schlaffe Dilatation der Dünndarmschlingen,
„schwappende" Füllung aus fäkulenter Flüssigkeit und Gas, u.U. hämorrhagische
Nekrosen und Peritonitis

Mechanischer Ileus

Pathomechanismus	Ursachen
Lumenverlegung	Mekonium, Gallensteine, Enterolithen, Fremdkörper, Bezoare, Karzinom, Askariden, (Dickdarm: Kotsteine)
Striktur	postoperative Narben, Enteritis, M. Crohn, Sklerodermie, intramurales Hämatom, (Dickdarm: Colitis ulcerosa, retroperitoneale Fibrose, Lymphogranuloma venereum, Perisigmoiditis)
Kompression	Pankreaskopfkarzinom, Lymphknotenvergrößerungen unterschiedlicher Ätiologie, (Dickdarm: Ovarialtumoren)
Strangulation	Hernien, Briden, Peritonitis tuberculosa, Gardner-Syndrom
Volvulus	Adhäsionen, Meckel-Divertikel
Invagination	Polypen, Peutz-Jeghers-Syndrom, Karzinoid, (Dickdarm: Karzinom)

Spastischer Ileus

Mögliche *Ursachen*:
- Fremdkörper (mechanische Darmwandirritation)
- Bleivergiftung
- Porphyrie
- intestinale Allergien
- Tabes dorsalis
- idiopathisch

Paralytischer Ileus

Chemisch-toxisch	Urämie, Acidose, Morphin(abusus), gallige Peritonitis, Bleivergiftung, Ulkusperforation, akute Pankreatitis
Infektiös-toxisch	Peritonitis, Pneumonie, Allgemeininfektion
Vaskulär	Mesenterialgefäßverschluß (auch durch Darmwandüberdehnung bei mechanischem Ileus möglich)
Reflektorisch	Rückenmarkverletzungen, -erkrankungen, N.-splanchnicus-Reizung (Fraktur der unteren Rippen), postoperativ, Adnex-, Netztorsion, Schädeltraumen, Bauchtraumen, Myokardinfarkt, Gallen- und Nierenkoliken u.a.
Sonstige Ursachen	Hypokaliämie, Vitamin-B_1-Mangel, Eiweißmangel, kardiale und portale Stauung, idiopathisch

Intestinale Pseudoobstruktion

Definition: Ileus mit klinischen Zeichen einer mechanischen Darmobstruktion,
jedoch ohne morphologisch nachweisbaren lumenverschließenden Prozeß

II

1

Ursachen einer chronischen intestinalen Pseudoobstruktion:

Primär (familiär, idiopathisch)	funktionelle motorische Störung, familiäre viszerale Myopathie (Atrophie und Vakuolisierung der Muskelzellen), Degeneration des Plexus myentericus (neuronale rundliche, eosinophile Einschlußkörper aus Filamentbündeln)
Erkrankungen der glatten Darmmuskulatur	Sklerodermie, Dermatomyositis, systemischer Lupus erythematodes, myotonische Dystrophie, Duchenne-Muskeldystrophie, Amyloidose
Neurologische Erkrankungen	Parkinson-Krankheit, M. Hirschsprung, Chagas-Krankheit, intestinale Ganglioneuromatose
Endokrine Störungen	Myxödem, Diabetes mellitus, Hypoparathyreoidismus, Phäochromozytom
Pharmakologische Ursachen	Phenothiazine, trizyklische Antidepressiva, Parkinson-Medikamente, Ganglienblocker, Clonidin, Amanita-(Pilz-)Vergiftung
Sonstige Ursachen	Sprue, jejuno-ilealer Bypass, Jejunumdivertikulose, Psychosen, kathartisches Kolon, Porphyrie, eosinophile Gastroenteritis, Strahlenenteritis, sklerosierende Mesenteritis, Zeroidose?

Pneumatosis cystoides intestinalis

Definition: Vorkommen gashaltiger Hohlräume in Submukosa/Subserosa in
Magen-Darm-Trakt, Netz, Mesenterium und/oder Peritoneum; *Morphologie*:
Pseudozysten von wenigen Millimeter bis einigen Zentimeter Größe, meist von
Bindegewebe, seltener von Endothelien umgeben (Lymphgefäße?), u.U. Fremd-
körperriesenzellen in der Umgebung;

mögliche *Ursachen*:
- idiopathisch (primär)
- bei gastrointestinaler Obstruktion
- lokale Schleimhautschäden (Endoskopie, Zytostatika-, Steroidtherapie)
- bei Volvulus
- Alveolenruptur bei chronischem Lungenemphysem mit fortgeleiteter Luftausbreitung
- bakterielle Gasbildung (E. coli, Enterobacter aerogenes, C. perfringens)
  auf dem Boden nekrotischer Schleimhaut?
- bei jejunoilealem Bypass
- evtl. chemisch (Gasbildung bei gestörter H^+-Konzentration des Darminhalts)
- evtl. alimentär (bei Mangelernährung)

Dünndarmperforationen

Ursachen

Traumatische Dünn-darmveränderungen	nach stumpfen Traumen (Verkehrsunfall) iatrogen (Operationen, Laparoskopie, Saugkatheter)
Nichttraumatische Dünndarmperforation	Strangulationsileus Divertikel Fremdkörper M. Crohn maligne atrophische Papulose Tuberkulose Tumoren Amyloidose Strahlentherapie Zytostatika-, Steroidtherapie
Kaliumulkus	bei dündarmlöslichen Kaliumdragées, in letzter Zeit seltener

II

1

1.5   Dickdarm

1.5.1   Anatomie
(s. Abb. II-1–7.)

1.5.2   Tumoren und tumorähnliche Veränderungen

1.5.2.1   Lokalisationen

C18	**Kolon**
C18.0	Zökum (mit Ileozökalklappe) .
C18.1	Appendix
C18.2	Colon ascendens
C18.3	Flexura hepatica
C18.4	Colon transversum
C18.41	Colon transversum, rechtes Drittel
C18.42	Colon transversum, mittleres Drittel
C18.43	Colon transversum, linkes Drittel
C18.5	Flexura lienalis
C18.6	Colon descendens
C18.7	Colon sigmoideum (Rektosigmoid = C19.9)
C18.8	Dickdarm (mehrere Teilbereiche überlappend)
C18.9	Dickdarm

II

1

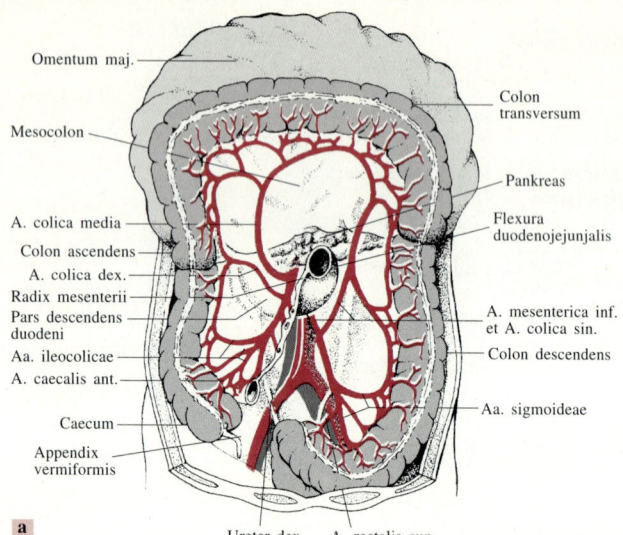

a
Omentum maj.
Mesocolon
A. colica media
Colon ascendens
A. colica dex.
Radix mesenterii
Pars descendens duodeni
Aa. ileocolicae
A. caecalis ant.
Caecum
Appendix vermiformis
Colon transversum
Pankreas
Flexura duodenojejunjalis
A. mesenterica inf. et A. colica sin.
Colon descendens
Aa. sigmoideae
Ureter dex.   A. rectalis sup.

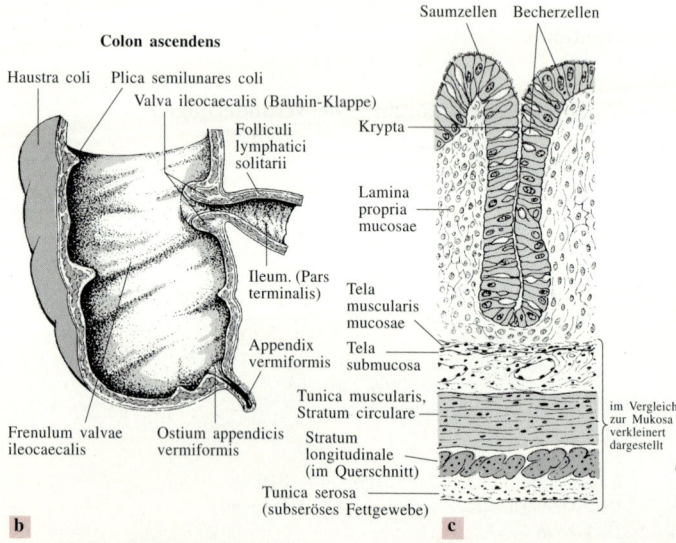

b
Colon ascendens
Haustra coli   Plica semilunares coli
Valva ileocaecalis (Bauhin-Klappe)
Folliculi lymphatici solitarii
Ileum. (Pars terminalis)
Appendix vermiformis
Frenulum valvae ileocaecalis
Ostium appendicis vermiformis

c
Saumzellen   Becherzellen
Krypta
Lamina propria mucosae
Tela muscularis mucosae
Tela submucosa
Tunica muscularis, Stratum circulare
Stratum longitudinale (im Querschnitt)
Tunica serosa (subseröses Fettgewebe)
im Vergleich zur Mukosa verkleinert dargestellt

Abb. II-1–7. a Topographische Darstellung des Dickdarms mit Gefäßversorgung. **b** Ileozökalregion. **c** Histologischer Aufbau der Dickdarmwand (die Schleimhaut ist im Vergleich zur übrigen Darmwand vergrößert dargestellt)

C19	**Rektosigmoid**
C19.9	Rektosigmoid, Übergang sowie Kolon + Rektum

C20	**Rektum**
C20.9	Rektum, Ampulle
C20.91	Rektum 4–7,5 cm Höhe
C20.92	Rektum 7,5–12 cm Höhe
C20.93	Rektum > 12 cm Höhe

C21	**Anus und Analkanal**
C21.0	Anus (äußere Haut = C44.55)
C21.1	Analkanal, Analsphinkter
C21.2	Kloakenregion*
C21.8	Anus und Analkanal (mehrere Teilbereiche überlappend)

* Diese Lokalisationsangabe sollte nach Möglichkeit nicht verwendet werden

1.5.2.2 TNM-Klassifikation

Regionäre Lymphknoten:
perikolisch
perirektal
periarteriell: A. ileocolica, A. colica dextra/media/sinistra, A. mesenterica inferior, A. rectalis superior, A. iliaca interna

(Karzinome)

TX	Primärtumor kann nicht beurteilt werden
T0	kein Anhalt für einen Primärtumor
Tis	Carcinoma in situ (bei dieser Lokalisation zählt auch eine Infiltration der Lamina propria als Carcinoma in situ, erst bei Überschreiten der M. mucosae liegt ein T1-Stadium vor)
T1	Tumor infiltriert Submukosa
T2	Tumor infiltriert Muscularis propria (Tunica muscularis)
T3	Tumor infiltriert Subserosa oder adventitielles (nichtperitonealisiertes) perikolisches oder perirektales Gewebe
T4	Tumor infiltriert Serosa bzw. Nachbarstrukturen
NX	regionäre Lymphknoten können nicht beurteilt werden
N0	keine regionären Lymphknotenmetastasen
N1	Metastasen in ≤ 3 perikolischen/-rektalen Lymphknoten
N2	Metastasen in > 3 perikolischen/-rektalen Lymphknoten
N3	Metastasen in Lymphknoten entlang einem benannten Gefäßstamm (einschließlich sog. apikalem Lymphknoten) (alle anderen Lymphknotenmetastasen gelten als Fernmetastasen M1)

1.5.2.3   Tumoren: Appendix vermiformis

II
1

Maligne epitheliale Tumoren

Adenokarzinom vom Kolontyp
Diffuses Adenokarzinom (diffuse Wandinfiltration durch undifferenzierte
Tumorzellen, z.T. Siegelringzellen; „Linitis plastica")

Muzinöses (Zyst-)Adenokarzinom

Adenoakanthom

Unklassifiziertes Karzinom

Malignes Karzinoid (argentaffin, nichtargentaffin)
Metastasen treten, wenn überhaupt, erst bei einer Größe des Primärtumors von
> 2 cm auf (perineurale Tumorausbreitung ist häufig, aber wahrscheinlich kein
Malignitätskriterium); Indikation zur rechtsseitigen Hemikolektomie bei:
- Übergreifen auf Mesenteriolum, Zökum oder Lymphknoten
- bzw. Tumorgröße > 2 cm

Becherzellkarzinoid
Morphologie: solide oder rosettenförmig gelagerte schleimbildende Zellnester
ohne Drüsenlichtung mit eingestreuten argentaffinen Zellen; Histogenese strittig:
Proliferation „amphikriner" entodermaler Zellen? Proliferation zweier verschiedener Zelltypen? Ursprung von lysozymbildenden Kryptenepithelien („Krypten-
zellkarzinom")?

Epitheliale Tumoren mit unbestimmter Dignität

Karzinoid (argentaffin, nichtargentaffin)
Lokalisation: am häufigsten in der Appendixspitze; Ursprung wahrscheinlich von
subepithelialen neurosekretorischen Zellen in der Lamina propria mucosae

Maligne mesenchymale Tumoren

Leiomyosarkom

Weitere maligne Tumoren

Maligne Lymphome

Metastasen

Selten; *Ursprungskarzinome*:
- Mamma
- Lunge
(Magen, Kolon, Pankreas, Gallenwege, Harnblase, Nieren, Uterus, Ovar – ein pri-
märes Appendixkarzinom kann auch wie ein Krukenberg-Tumor metastasieren)

Benigne epitheliale Tumoren/fakultative Präkanzerosen

- Muzinöses Zystadenom
- Tubulovillöses Adenom
- Villöses Adenom

Benigne mesenchymale Tumoren

- Neurom
- Neurofibrom
- Neurofibromatose
- Ganglioneurom
- Fibrom
- Fibromyxom
- Myxom
- Hämangiom
- Leiomyom
- Lipom

Tumorähnliche Veränderungen

Mukozele
Definition: partielle oder vollständige Auftreibung der Appendix als Folge einer
Schleimansammlung in der Lichtung; *Ursachen* (verminderter Abfluß und/oder
vermehrte Schleimsekretion):

Obstruktion/Stenose der Lichtung	■ Narben (z.B. nach Appendizitis)
	■ Einengung durch Polypen (hyper-plastischer Polyp wie in der Kolonschleimhaut)
	■ Endometriose in der Appendix-wand
	■ Tumoren (Tumorinfiltration der Appendixwand)
Obstruktion der Lichtung + vermehrte Schleimbildung	■ muzinöses Zystadenom
	■ muzinöses Zystadenokarzinom
Veränderte Schleimzusammensetzung	■ Mukozele bei Mukoviszidose

Hamartom (einschließlich **Peutz-Jeghers-Polyp**)

Juveniler Polyp (juvenile Polypose)

Hyperplastischer Polyp

Endometriose

1.5.2.4   Tumoren: Kolon und Rektum

II

1

Maligne epitheliale Tumoren/Präkanzerosen

Präkanzerosen und *prädisponierende Faktoren*:

■ Adenome (Adenom-Karzinom-Sequenz), besonders familiäre Adenomatosis coli
■ Dysplasien in flacher Schleimhaut (→ De-novo-Karzinome)
■ Colitis ulcerosa (und M. Crohn)
■ Strahlenkolitis
■ Schistosomiasis
■ Ureterosigmoidostomie
■ Rektumstumpf nach Kolektomie
■ Peutz-Jeghers-Syndrom (die hamartomatösen Polypen entarten dabei nicht)

Adenokarzinom

Gewöhnlicher Typ	*histologische Formen*: tubulär, papillär, solide, azinär; Panethzellen und argentaffine Zellen können vorhanden sein
Muzinöses Adenokarzinom	ausgedehnte extrazelluläre Schleimmassen; relativ schlechte Prognose
Siegelringzellkarzinom	intrazelluläre Schleimbildung; häufiger diffuse Wandinfiltration („Linitis plastica")
Verkalkendes Adeno-karzinom	auch Verknöcherungen möglich
Paneth-zellreiches Adenokarzinom	selten; am ehesten in Verbindung mit Siegelring-zellkarzinomen oder muzinösen Karzinomen
Endometrioides Karzinom	offenbar auf dem Boden einer Endometriose des Dickdarms
Riesenzellkarzinom	extrem selten; Tumor besteht überwiegend aus mehrkernigen Riesenzellen (metaplastische Chorionkarzinomkomponente?)
Nephrogenes Karzinom	Tumorzellen gleichen denen des klarzelligen Nierenzellkarzinoms
Muir-Torre-Syndrom	Kombination eines Kolonkarzinoms mit Talg-drüsenadenomen oder anderen Hauttumoren (Talg-drüsenkarzinomen, basozellulären oder spinozellu-lären Karzinomen und Keratoakanthomen)

Sonstige (seltene) Karzinome

Plattenepithelkarzinom	wahrscheinlich auf dem Boden einer Plattenepithelmetaplasie nach schweren Entzündungen oder in Adenomen
Adenosquamöses Karzinom	maligne drüsige und plattenepitheliale Komponente
Adenoakanthom	Plattenepithelkomponente metaplastisch
Undifferenziertes Karzinom	Zuordnung der Tumorzellen zu Drüsenepithelien oder Plattenepithelien nicht möglich
Kloakogenes Karzinom	(basosquamöses) Transitionalzellkarzinom am anorektalen Übergang
Unklassifiziertes Karzinom	Einordnung in oben genannte Formen nicht möglich

II

1

Epitheliale Tumoren mit unbestimmter Dignität

Karzinoid
Histochemische Formen:
- argentaffin
- nichtargentaffin (argyrophil) – im Kolon häufiger
- zusammengesetzt

„*Malignitätskriterien*, bzw. Empfehlung zur radikalen Operation bei Rektumkarzinoiden:
- > 2 cm und/oder
- Invasion der Muscularis propria oder tiefer
(Obwohl für Kolonkarzinoide die gleichen „Malignitätskriterien" gelten, werden sie meist alle radikal operiert)

Maligne mesenchymale Tumoren

- Malignes Leiomyoblastom (im Kolon sind Leiomyoblastome fast immer maligne)
- Leiomyosarkom (*Dignitätsbeurteilung* richtet sich nach der Mitosezahl)
  Formen:
  – spindelzelliges Leiomyosarkom
  – pleomorphes Leiomyosarkom
  – epitheloides Leiomyosarkom
- Liposarkom
- Fibrosarkom
- Hämangiosarkom
- Lymphangiosarkom
- Neurogenes Sarkom

II

1

Weitere maligne Tumoren

- Malignes fibröses Histiozytom
- Maligne Lymphome (fast ausschließlich Non-Hodgkin-Lymphome; *Lokalisation*: Zökum > Rektum > restliches Kolon; *Sonderfall*: primäre maligne lymphomatöse Polypose)
- Malignes Melanom

Metastasen

- **Maligne Lymphome**
- *Makroskopisch* „Linitis plastica" bei Metastasen von **Mammakarzinomen** oder **endometrioiden Ovarialkarzinomen** möglich

Benige epitheliale Tumoren/fakultative Präkanzerosen

Adenome

Tubulär	überwiegend aus verzweigten Tubuli aufgebaut, die in der Lamina propria liegen, Schleimbildung häufig vermindert
Tubulovillös	aus tubulären und villösen Strukturen aufgebaut oder aus Strukturen, die zwischen tubulären und villösen Strukturen stehen
Villös	überwiegend aus spitzen und stumpfen fingerförmigen (papillären) Fortsätzen bestehend, Schleimbildung häufig vermehrt; *klinische Komplikation*: u.U. starke Elektrolytverluste

Zusätzlich sollte der Dysplasiegrad angegeben werden. Zelluläre Atypien (unterschiedlichen Ausmaßes) gehören zum Bild der Adenome dazu; diese Dysplasie ist wahrscheinlich auch der Grund, daß Kolonadenome (im Gegensatz zu anderen gutartigen Tumoren einschließlich Adenomen anderer Organe) fakultative Präkanzerosen darstellen. Adenome mit schwerer Dysplasie, d.h. starken Zellatypien, sind wahrscheinlich als obligatorische Präkanzerosen anzusehen. Dysplasien in nicht polypöser Dickdarmschleimhaut kommen, wenn auch seltener, ebenfalls vor und gelten gleichermaßen als Präkanzerosen (→ De-novo-Karzinome). Die Bezeichnung „Adenom mit schwerer Dysplasie" wird sowohl auf Adenome mit fokalen oder diffusen schweren zellulären Atypien als auch auf Adenome mit fokal in die Lamina propria infiltrierenden Drüsenkomplexen angewandt. Der Grund hierfür ist, daß die Lamina propria der Kolonschleimhaut keine oder nur sehr selten Lymphgefäße enthält, infiltrierende Drüsenkomplexe somit keine Möglichkeit der Metastasierung haben und daher in ihren therapeutischen Konsequenzen schweren Dysplasien gleichgestellt werden. Diese Gleichstellung hat sich (unglücklicherweise?) auch auf die morphologische Terminologie ausgedehnt.

Sonderfall:

„Pseudokarzinomatöse Invasion": Verlagerung von adenomatösen Drüsenkomplexen in die Submukosa (analog Colitis cystica profunda?); *morphologische Unterschiede* zu invasiven Karzinomen:

■ zytologischer Atypiegrad der verlagerten Drüsenkomplexe entspricht dem restlichen Adenom

■ verlagerte Drüsen sind meist zystisch erweitert und ohne Verbindung zur Adenomoberfläche

■ in der Umgebung der verlagerten Drüsen bzw. im Polypenstiel fast immer Hämosiderinablagerungen und entzündliche Zellinfiltrate (diese meist auch im Polypenkopf)

■ keine desmoplastische Reaktion um die verlagerten Drüsenkomplexe

Adenomatosen

Familiäre Adenomatosis coli	autosomal-dominant; ca. 100-5000 Adenome im Dickdarm, hohes Entartungsrisiko
Gardner-Syndrom	familiäre Adenomatosis coli + extrakolische Manifestationen (s. u.)
Turcot-Syndrom	familiäre Adenomatosis coli + maligne Tumoren von Gehirn und/oder Rückenmark
Familiäre Polypose des gesamten Magen-Darm-Trakts	selten; manifestiert sich vor dem 10. Lebensjahr
Cowden-Syndrom	familiäre gastrointestinale Polypose + orokutane Hamartomatose (Pigmentnävi, Fibrome, Angiome)

Mögliche *extrakolische Manifestationen* beim Gardner-Syndrom (können der Adenomatosis coli vorausgehen):

Magen-Darm-Trakt	Adenome/Adenokarzinome, Adenoleiomyome des Magens, gastrale Drüsenkörperzysten, lymphoide Polypen (besonders im Ileum)
Haut	epidermale und trichilemmale Zysten, Pigmentierungsanomalien
Endokrine Drüsen	Karzinome von Nebennieren, Schilddrüse und endokrinem Pankreas
Bindegewebe	Fibrome/Fibrosarkome, Desmoidtumoren, diffuse Fibromatosen
Skelettsystem	Osteome, Odontome, Zahnanomalien, kartilaginäre Exostosen

Benigne mesenchymale Tumoren

- Leiomyom (selten)
- Leiomyomatosis coli (disseminiertes Auftreten infiltrierender, jedoch benigner Leiomyome)
- Neurinom
- Neurofibrom
- Ganglioneurom
- Ganglioneuromatose
- Granularzelltumor (Abrikosoff-Tumor)
- Fibrom
- Hämangiom (solitär oder multipel)
- Riesenhämangiom (bei „blue rubber bleb nevus syndrome" können sie auf der Kolonserosa vorkommen)
- Hämangioperizytom
- Lymphangiom
- Lipom (fast immer solitär, *Lokalisation*: meist proximales Kolon)
- Lipomatose

Benigne Mischtumoren

Solides bzw. zystisches **Teratom**
Morphologie wie reifes Teratom des Ovars

Tumorähnliche Veränderungen

Peutz-Jeghers-Polypen/ Polypose	Hamartom
Juveniler Polyp/ Polypose	Retentionspolyp, entzündlich bedingt oder als Hamartie? *Morphologische Kennzeichen*: - exzessiver Stromagehalt (ohne glatte Muskelfasern) - Stroma ödematös und meist entzündlich infiltriert, mesenchymale Metaplasien möglich - zystisch erweiterte Krypten - Epitheldefekte der Polypenoberfläche - (selten kann das Epithel des juvenilen Polypen auch Adenome bilden)
Hyperplastischer/ metaplastischer Polyp	häufigster kolorektaler Polyp; häufig multipel; *Morphologie*: verlängerte Krypten mit hyperplastischem Epithel → typisches sägezahnblattförmiges Kryptenepithel, im Gegensatz zu Adenomen keine Mitosen an der Polypenoberfläche; hyperplastische Polypen bilden extrem selten Karzinome, stellen aber u.U. „Marker" für „High-risk-Populationen" dar.
Metaplastische Polypose	mehr als 50 hyperplastische Polypen

(Fortsetzung s. nächste Seite)

Solitäre benigne lymphoide Polypen	*Morphologie*: meist in der Submukosa hyperplastisches lymphoretikuläres Gewebe, oft mit aktiven Keimzentren; möglicherweise auf dem Boden eines lokal entzündlichen Reizes
Benigne lymphoide Polypose	selten; bei Kindern (bis zu 10 Jahren); lymphatische Polypen segmental oder im gesamten Kolorektum (u.U. auch im terminalen Ileum); spontane Rückbildung möglich
Entzündlicher Polyp Colitis cystica profunda	
Riesenkondylome	
Endometriose	

II

1

1.5.2.5 Retrorektale Tumoren und tumorähnliche Veränderungen

- Dermoid-, Epidermiszysten
- Zystisches/solides Teratom
- Rektale Duplikaturen
- Chordom
- Meningozele
- Neurinom/Neurofibrom/ Neurofibrosarkom
- Fibrom/Fibrosarkom
- Ependymom
- Ganglioneurom
- Osteosarkom
- Osteoidosteom
- Aneurysmatische Knochenzyste
- Ewing-Sarkom
- Chondrosarkom
- Lipom/Liposarkom
- Plasmozytom
- Hämangioperizytom
- Embryonales Adenokarzinom
- Metastasen
- Entzündlich bedingte „Pseudotumoren"

1.5.3   Entzündungen

1.5.3.1   Appendix vermiformis

II

1

Unspezifische Appendizitiden

Akute unspezifische Appendizitis
Ursachen/Prädisposition:

Verschluß der Appendixlichtung	Kotsteine Narbenstenosen Oxyuren selten Polypen
Besondere anatomische Strukturen	abnorm lange Appendix sog. Gerlach-Klappe am Appendix- eingang *Gefäßversorgung*: A. appendicularis; sie kann u.U. einem vermehrten Blutbedarf nicht nachkommen
Bakterielle Infektion der Mukosa	meist enterogen, seltener hämatogen
Immunologische Mechanismen	

Morphologische Formen (gehen oft ineinander über)

Akute „katarrhalische" Appendizitis	nur einzelne Granulozyten in der Schleimhaut, z.T. Hyperplasie des lymphatischen Gewebes (Ursache?)
(Gering) eitrige Appendizitis	meist keilförmiges granulozytäres Schleimhautinfiltrat und Erosion, in späteren Stadien Ausbreitung in die Umgebung
Phlegmonöse Appendizitis	diffuse Ausbreitung des granulozytä- ren Infiltrats in allen Wandschichten
Ulzerös-phlegmonöse Appendizitis	phlegmonöse Appendizitis mit mul- tiplen, meist flachen Ulzera
Abszedierende Appendizitis	eitrige (auch phlegmonöse) Appen- dizitis mit fokalen umschriebenen granulozytär durchsetzten Nekrosen („Gewebseinschmelzung")
Gangränöse Appendizitis	meist phlegmonöse Appendizitis mit multiplen ausgedehnten Nekrosen
Hämorrhagische Appendizitis	häufiger im Kindes- und Jugendalter sowie bei retrozökaler Lage (Stau- ungsfolge?)

(Fern-)Komplikationen:

- intraabdominelle Empyeme (u.U. auch subphrenisch und pelvin)
- pylephlebitische Abszesse durch venöse Verschleppung (selten auch in der Leber)

Chronische Appendizitis
Morphologie: Infiltration der Lamina propria durch Lymphozyten und Plasmazellen, u.U. Proliferation von Schwann-Zellen, enterochromaffinen Zellen u.a.

Rezidivierende Appendizitis
Zeichen einer abgelaufenen akuten Appendizitis (Narben) oder chronischen Appendizitis mit Arealen einer floriden Entzündung

Sonderformen der Appendizitis

Diffuse plasmazelluläre Appendizitis	Infiltration der Mukosa mit reifen und unreifen Plasmazellen
Appendicitis tuberculosa	selten
Appendizitis Crohn	primär oder im Rahmen einer Enteritis Crohn (DD: Sarkoidose, Yersiniose u.a.)
Masern-Appendizitis	selten, im Prodromalstadium Warthin-Finkeldey-Zellen in der B-Zell-Region des submukösen lymphatischen Gewebes (bis zu 100 µm groß, bis zu 30 hyperchromatische Kerne)
Bakterielle Appendizitiden	Lues, Typhus abdominalis, Paratyphus, bakterielle Ruhr, Aktinomykose
Parasitäre Appendizitiden	Amöbenruhr, Oxyuren (selten intramurale Fremdkörperreaktion)
Pilzinfektionen	Blastomykose
Sonstige:	Appendizitis bei familiärer retrozökaler Appendix
	Selten eosinophile Granulome
	Colitis ulcerosa
	Yersiniose u.a.

II

1

1.5.3.2   Kolon und Rektum

Strahlenenterokolitis

(ab ca. 60 Gy)

Strahlenfrühschäden	Schleimhautschädigung	Chromatinverklumpumg, Karyolyse, Zytoplasmavakuolisierung, Zellnekrosen
Strahlenspätschäden	Gefäßveränderungen	obliterierende Endarteriitis, Thrombose, Fibrose, Schaumzellen in der Intima → Ischämie (*klinisch*: Ileus), Nekrose, u.U. Fistelbildung
	Malabsorptionssyndrom	Steatorrhö, Tetanie u.a.
	Adenokarzinom	am häufigsten im Rektosigmoid

Morbus Crohn/Colitis ulcerosa

Gemeinsamkeiten:
- chronische entzündliche Darmerkrankungen (unbekannter Ätiologie)
- Verlauf durch Remission und Exazerbation gekennzeichnet
- (familiäre Häufung)

	M. Crohn	Colitis ulcerosa
Primäre Lokalisation	▪ zumeist Dünndarm	▪ Rektum (98 %)/Kolon
Ausbreitung	▪ segmental	▪ kontinuierlich proximalwärts (u.U. „backwash ileitis")
Mögliche makroskopische Veränderungen	▪ segmentale Stenosen ▪ Wandverdickung durch Fibrose ▪ Fissuren ▪ diskrete Ulzera ▪ „Pflastersteinrelief" ▪ Polypen ▪ Verwachsungen nach Serositis	▪ Wandverdickung durch Muskelhypertrophie ▪ keine Fissuren ▪ Erosionen, flächenhafte Ulzera ▪ häufig Polypen
Mögliche histologische Veränderungen	▪ transmurale Entzündung	▪ Mukosa > Submukosa entzündlich verändert (Ausnahme: besonders schwere Formen, toxisches Megakolon)

(Fortsetzung s. nächste Seite)

M. Crohn	Colitis ulcerosa
▪ (in 30 %) fissurale Ulzera	▪ keine Fissuren, Ulzera mit granulierender Entzündung
▪ inkonstante Epitheloid-zellgranulombildung (in allen Wandschichten und in regionären Lymphknoten)	▪ keine Epitheloidzell-granulome
▪ u.U. Granulations-gewebspolypen	▪ häufig Granulations-gewebspolypen (akute Phase)
▪ u.U. Pseudopolypen (Schleimhautinseln zwischen Ulzera)	▪ häufig sog. Pseudopo-lypen und Riesenpoly-pen (Remissionsphase)
▪ normaler oder vermehr-ter Becherzellgehalt	▪ verminderter Becher-zellgehalt
▪ Schleimhautarchitektur erhalten	▪ frühzeitig Schleim-hautumbau (verkürzte und deformierte Kryp-ten, bleiben in Remis-sionsphase bestehen)
▪ fokale Lymphozytenag-gregate in allen Wand-schichten und periko-lisch (häufig)	▪ u.U. lymphatische Hyperplasie in Mukosa und Submukosa
▪ u.U. Kryptenabszesse	▪ früh und häufig Kryptenabszesse
▪ selten Lymphangiektasie	
▪ selten Angiitis	
▪ selten Pylorus-/Haupt-drüsenmetaplasie	▪ häufig Paneth-Zell-Metaplasie
▪ in der Umgebung Mast-zellen, Basophile und Eosinophile	

II

1

Mount-Sinai-Kriterien zur Differentialdiagnose M. Crohn/Colitis ulcerosa
am Operationspräparat

II

1

Kriterien M. Crohn	Kriterien Colitis ulcerosa
Hauptkriterien 1. Epitheloidzellige Granulome intra-mural und/oder in den regionären Lymphknoten; diffuse epitheloid-zellige Infiltration mit Riesenzellen 2. Intramurale Fissuren und/oder Fisteln; intramurale Abszesse 3. Transmurale rundzellig-entzündliche Infiltration 4. Transmurale Fibrose *Nebenkriterien* 1. Submuköse Lymphangiektasie 2. Chronische Serositis 3. Verdickung der Muskulatur > 2fach 4. Segmentaler Befall	1. Schleimhautulzera 2. Lymphoplasmazelluläre Entzün-dung in der Mukosa (u.U. auch Submukosa) 3. Submuköse Entzündung oder Fibrose
Diagnose M. Crohn: 1 Haupt- und 2 Nebenkriterien	*Diagnose Colitis ulcerosa*: 3 Kriterien + keine Kriterien des M. Crohn
Diagnose wahrscheinlicher M. Crohn: 1 Haupt- oder 2 Nebenkriterien	
	Unbestimmte Kolitis: 3 Kriterien der Colitis ulcerosa und mehr als 1 Nebenkriterium des M. Crohn

M. Crohn
DD:
- Colitis ulcerosa
- infektiöse und nichtinfektiöse Kolitiden, z.B. Yersiniose
- Tuberkulose
- Sarkoidose
- progressive septische Granulomatose

Komplikationen des M. Crohn:

Lokal	innere und äußere, insbesondere perianale und anale Fisteln, Abszesse freie Perforation in die Bauchhöhle (selten) Blutungen toxisches Megakolon erhöhte Inzidenz an Dünn- und Dickdarmkarzinomen (→ seltenere Tumorformen) selten Dünndarmvolvulus	
Kolitisbezogen systemisch	**Hautveränderungen**	Erythema nodosum Pyoderma gangraenosum „noduläre Nekrobiose" Ulzera Erythema multiforme Sklerodermie Urtikaria
	Skeletterkrankungen	(asymmetrische Poly-)Arthritis M. Bechterew Sakroiliitis selten hypertrophische Osteopathie häufig Trommelschlegelfinger
	Augenerkrankungen	Konjunktivitis Uveitis Ulcera corneae Keratitis Blepharitis Skleritis Episkleritis Retinopathie retrobulbäre Neuritis
	sonstige	Arteriitiden granulomatöse Myositis Pankreatitis Perikarditis Sarkoidose
Dünndarm-assoziiert	**Malabsorptionssyndrom**	
	urogenitale Komplikationen	Urolithiasis Pyelonephritis Harnblasen-, Ureterfisteln Herabsetzung der Spermiogenese oder weiblichen Fertilität
	Cholelithiasis	durch exzessiven Gallensäurenverlust

(Fortsetzung s. nächste Seite)

II

1

II

1

Unspezifisch	**Leberveränderungen**	Sternzellvermehrung mäßige Verfettung Entzündungsinfiltrate, Granu- lome Fibrose, Gallengangsproliferate Leberzellnekrosen Amyloidablagerungen kleinknotige Zirrhose Leberabszesse
	peptische Magenulzera **Amyloidose** **u.U. multiple Sklerose**	

Oftmals Nachweis von Epitheloidzellgranulomen in anderen Organen und Geweben.

Colitis ulcerosa

Kolorektale Schleimhautveränderungen bei Colitis ulcerosa

Normale Mukosa	*Krypten* gestreckt verlaufend, bis unmittelbar an die Muscularis mucosae reichend *Epithelien:* Zylinderepithel und Becherzellen *Epithelkerne* klein und basalständig, ohne Atypien *Lamina propria* mit mäßigem Gehalt an Plasmazellen
Inaktive (ruhende) Kolitis	*Krypten* vermindert, deformiert, reichen oft nicht bis zur Muscularis mucosae *Epithelien* häufig metaplastisch verändert (Paneth-Zellen, Drüsen vom Pylorustyp), Hyperplasie der endokrinen Zellen *Epithelkerne* ohne Atypien *Lamina propria* mit geringem bis mäßigem chronischen Entzündungsinfiltrat (Lymphozyten), einzelne Fettgewebsinseln
Aktive Kolitis	*Krypten* aufgezweigt, Kryptenabszesse *Epithelien* durch lymphozytäres und granulozytäres Infiltrat oftmals zerstört, Schleimbildung vermindert *Epithelkerne* (z.T. bläschenförmig) vergrößert *Lamina propria* mit unterschiedlich dichtem gemischtzelligen (granulozytenhaltigen) Entzündungsinfiltrat
Regenerationsphase	*Krypten* aufgezweigt, z.T. villöse Schleimhautoberfläche *Epithelien* teils mehrreihig, verminderte Schleimbildung *Epithelkerne* abgerundet (unreif), z.T. vesikulär, nicht immer basalständig, z.T. leicht hyperchromatisch, erhöhte Mitoserate *Lamina propria* mit mäßigem, bereits lymphozytär betontem Entzündungsinfiltrat

(Fortsetzung s. nächste Seite)

Leichte Dysplasie	(Bild wie bei tubulärem Adenom mit geringen Atypien) *Krypten* verlängert, z.T. tubuläre Strukturen *Epithelien* z.T. mehrreihig, elongiert; zumeist leicht verminderte Schleimbildung *Epithelkerne* elongiert, leicht hyperchromatisch, zum überwiegenden Teil basalständig, erhöhte Mitoseraten *Lamina propria*, wenn überhaupt, nur mit chronischem Entzündungsinfiltrat (bei aktiver Entzündung sollte die Diagnose einer Dysplasie nicht gestellt werden, sondern eine Kontrolle im entzündungsfreien Intervall empfohlen werden!)
Schwere Dysplasie	*Krypten* unregelmäßig, tubuläre, z.T. auch villöse Strukturen *Epithelien* mehrreihig, erhöhte Kern-Plasma-Relation *Epithelkerne* hyperchromatisch, pleomorph; erhöhte Mitoseraten; zumeist Verlust der Basalständigkeit *Lamina propria* sollte ebenfalls frei von aktiven Entzündungszeichen sein

Histologische Formen der **Dysplasie bei Colitis ulcerosa**

Flache Mukosa	meist atypische Basalzellproliferation seltener „panzelluläre Dysplasie", einschließlich Becher-, Paneth- und argentaffinen Zellen
Adenomatös-polypös	wie tubuläre Adenome
Villöse Dysplasie	verlängerte atypische Krypten selten mit hellzelliger (klarzelliger) Dysplasie (gering PAS-positiv, Kernatypien)

(Epidermoide metaplastische Dysplasie: selten, Epithel ähnlich dem der anorektalen Transitionalzone)

Komplikationen der **Colitis ulcerosa**

Lokal	■ toxisches Megakolon (pathogenetisch ist die Destruktion der Muscularis propria bedeutsam) ■ freie Perforation (vor allem beim toxischen Megakolon) ■ Blutungen (selten) ■ Stenose (selten) ■ perianale Entzündung ■ Dysplasien → Karzinom (häufig diffus infiltrierend, meist niedrig differenziert, oft muzinös) ■ weitere Tumoren (Karzinoid, maligne Lymphome, akute Leukämie) ■ prästomale Ileitis

(Fortsetzung s. nächste Seite)

Kolitisbezogen systemisch	**Hauterkrankungen**	Pyoderma gangraenosum Erythema nodosum „Dermatitis" Exantheme Psoriasis Hautnekrosen (bei Kryoglobulinämie?) anaphylaktoide Purpura
	Skeletterkrankungen	periphere Arthritis (z.T. als Polyarthritis) Spondylitis hypertrophische Osteoarthropathie
	Augenerkrankungen	Episkleritis Uveitis → u.U. Erblindung Konjunktivitis
	hepatobiliär	Pericholangitis („interlobuläre Hepatitis") mit gemischtzelligem Entzündungsinfiltrat primäre sklerosierende Cholangitis → u.U. biliäre Zirrhose Leberverfettung erhöhte Inzidenz an Karzinomen der Gallengänge und -blase Cholelithiasis
	sonstige	pulmonale Angiitis arterielle Thrombose hypokomplementämische membranoproliferative Glomerulonephritis nephrotisches Syndrom autoimmunhämolytische Anämie interstitielle Lungenfibrose Kombination mit Sarkoidose
Dünndarm-assoziiert	**Malabsorptionssyndrom Harnwegskomplikationen Cholelithiasis**	selten Urolithiasis relativ selten
Unspezifisch	peptische Magenulzera selten Amyloidose Perikarditis Hyposplenismus (?) Trommelschlegelfinger Pneumokokken-Septikämie	

DD:
- M. Crohn
- bakterielle Kolitiden, z.B.:
  - Shigellenruhr
  - Yersiniose
  - Campylobacter-jejuni/coli-Infektion
- nichtinfektiöse Kolitiden

II

1

Unspezifische bakterielle Infektionen

Bakterielle Ruhr (Shigellose)
Erreger: Shigellen (Familie der Enterobacteriaceae): gramnegative unbewegliche Stäbchen, 2 - 3 µm lang, bis 1 µm breit; 4 Gruppen:

Gruppe A	Sh. dysenteriae
Gruppe B	Sh. flexneri
Gruppe C	Sh. boydii
Gruppe D	Sh. sonnei

Wirkungsweise: direkte Epithelschädigung sowie neuro-, entero- und zytotoxisches Toxin

Makroskopie:

Katarrhalische Ruhr	Rötung, Ödem
Nekrotisierende pseudomembranöse Ruhr	ausgedehnte Oberflächennekrosen
Ulzeröse Ruhr	regellos angeordnete, oberflächliche und tiefe Ulzera

Die Formen gehen meist ineinander über

Mikroskopie: Hyperämie, Hämorrhagien in der Schleimhaut; Oberflächendefekte mit fibrinös-eitrigen Belägen; dichtes granulozytäres Schleimhautinfiltrat; *Bakteriennachweis* in Epithelien, Makrophagen und Granulozyten

Lokale Komplikationen	*Fernkomplikationen durch Bakteriämie*
Granulationsgewebspolypen	Arthritis/Osteomyelitis
Narbenstenosen (selten)	Myokarditis, Lungen- und Pleurabeteiligung
Perforation (selten)	Splenitis, Gastritis
Toxisches Megakolon (selten)	Zentralnervöse Störungen
Chronische Ruhr	Eitrige Keratokonjunktivitis
	Hämolytisch-urämisches Syndrom

Campylobacter-Kolitis
Erreger: Campylobacter (jejuni)/coli (Familie Spirillaceae)
(C. fetus: extraintestinale Erkrankungen, C. venerealis: tierpathogen)

Makroskopie: Schleimhaut meist ödematös, „körnig"

Mikroskopie: zumeist relativ dichte granulozytäre Infiltration der Lamina propria,
u.U. Kryptenabszesse (DD: Colitis ulcerosa!)

Hämorrhagische E.-coli-Kolitis
Erreger: E. coli-Serotyp 0157: H7; *Klinik*: krampfartige Leibschmerzen, blutige
Durchfälle, afebrile bzw. subfebrile Temperaturen

Phlegmonöse Enterokolitis
Mögliche Erreger:
- Streptokokken
- E. coli
- Pneumokokken
- weitere nicht näher klassifizierbare grampositive und gramnegative Kokken
  und Stäbchen

Begünstigende Faktoren:
- Mukosadefekte
- Septikopyämie
- herabgesetzte Infektresistenz des Magen-Darm-Traktes, z.B. bei Leberschäden

Morphologie: Hauptveränderungen in der Submukosa: starkes Ödem und dichtes
Entzündungsinfiltrat; Schleimhaut nur mit wenigen Erosionen oder einzelnen
kleinen Ulzera, u.U. Begleitangiitis; meist diffuse Peritonitis

Aktinomykose

Spezifische bakterielle Infektionen

Colitis tuberculosa
Meist sekundär
- Bei Lungentuberkulose (durch Verschlucken bakterienhaltigen Materials)
- Durch hämatogene Ausbreitung
- Durch direkte Ausbreitung einer Urogenitaltuberkulose
- Durch lymphogen-retrograde Ausbreitung von infizierten abdominellen
  Lymphknoten

Selten primär
Morphologie: meist hypertrophe, d.h. granulombildende Form → Stenose der
Darmlichtung
(seltener ulzerös-nekrotisierende Form)

Lues-Kolitis

Konnatal	ulzeröse Kolitis	plasmazellreiche Entzündung, Angiitis
Erworben	*Primäraffekt*	ulzeröse Entzündung im Anorektalbereich
	Sekundärstadium	papulös-ulzeröse Entzündung
		polypoider, pseudotumoröser Prozeß
	Tertiärstadium	Gummen → zirkuläre Strikturen

Intestinale Spirochätose
Spirochätennachweis an der Oberfläche der Kolonschleimhaut (selten in den Krypten, epithelial oder in der Lamina propria) als ca. 3 μm dicke, in der HE-Färbung blaue Zone anstelle des Bürstensaums der Epithelien; Spirochäten ca. 3 μm lang und 0,2 μm breit (Gattung Borrelia?); klinische Bedeutung fraglich

II

1

Virusinfektionen

- Zytomegalie-Kolitis
- Herpesvirus-Kolitis

Mykosen

- Blastomykose
- Mukormykose
- Kryptokokkose
- Histoplasmose

Protozoenerkrankungen

Amöbenruhr

Amöbiasis	Infektion mit Entamoeba histolytica (auch ohne Krankheitssymptome); *Nachweis* von Entamoeba-histolytica-Zysten (10–20 μm) und Trophozoiten der Minutaform
Amöbenruhr	intestinale Form der invasiven Amöbiasis (extra-intestinal, z.B. Leber-„Abszesse"); zusätzlich *Nachweis* von Trophozoiten der Magnaform (12–60 μm, PAS-positiv; nur dadurch Ätiologie gesichert)
Apathogene Amöbenformen:	Entamoeba coli, Jodamoeba bütschlii, Endolimax nana

Morphologische Formen:
- (initial stecknadelkopfgroße, dann größer werdende) Ulzera
- Amöbengranulom (solitäres Ulkus mit massiver Granulationsgewebsbildung)
- „Pseudopolypen" des Kolon

Histologie: ausgedehnte Nekrosen der Mukosa und Submukosa mit unterschiedlich ausgeprägter entzündlicher Reaktion, in den Randgebieten Nachweis von Amöben

Komplikationen:
- nekrotisierende Amöbenruhr
- Perforation
- Darmstriktur
- perineale/perianale Fisteln
- enterokolische Fisteln
- Blutungen → schwere Anämie
- Leber-„Abszesse" (Nekrosen)
- Nekrosen in Lunge, Pleura, selten Perikard, Gehirn, Haut, Urogenitaltrakt, Ösophagus, Magen, Pharynx, Larynx, Milz, Aorta

Dientamoeba-fragilis-Kolitis
Parasitär vorkommende Amöbenform, kann u.U. ebenfalls Kolitiden hervorrufen

Balantidium-Kolitis
Balantidium coli: zilientragendes Protozoon; *Morphologie* der akuten Form:
entzündliches (Schleimhaut-)Infiltrat aus Lymphozyten und eosinophilen Granulozyten (bei sekundärem Bakterienbefall auch neutrophile Granulozyten); *Proto-
zoonnachweis* u.U. in der gesamten Darmwand möglich: 50–200 µm große Tro-
phozoiten mit Zilien, nierenförmigem Kern und meist phagozytiertem Material
(Bakterien, Erythrozyten)

Weitere Protozoenerkrankungen
- Isospora belli, Isospora hominis (Sporozoen) → schwere Enterokolitis
  (Kokzidiose)
- Cryptosporidium (besonders bei AIDS)
- Trypanosoma cruzi (im Rahmen der Chagas-Krankheit Zerstörung der
  Ganglien → Megakolon)

Wurmerkrankungen

Schistosomiasis
Erregerformen:
S. mansoni
S. japonicum
S. haematobium
Morphologie: Nachweis von Wurmeiern hauptsächlich in der Mukosa; in der
chronischen Krankheitsphase umgeben von Epitheloidzellgranulomen mit
Fremdkörperriesenzellen
Komplikationen:
- polypoide, papillomähnliche Schleimhauthyperplasien → Proteinverlust-
  enteropathie
- fibröse Wandverdickung → u.U. peritoneale und retroperitoneale Fibrose
- u.U. kolorektale Karzinome

Weitere Wurmerkrankungen

Enterobius (Oxyuris vermicularis)	selten in der Darmwand (nach vorausgegangenem Schleimhautdefekt) → „Oxyurengranulom", DD: M. Crohn
Strongyloidideae (Oesophagostomum apiostomum, Ternidens deminutus)	„Helminthome": entzündliche Pseudotumoren im Darm, hauptsächlich an der Ileozökalklappe
Echinokokkose	selten Darmbefall (durch Perforation einer Leberzyste)

Kolitiden mit komplexer Ätiopathogenese

Induktion durch Medikamente oder bestimmte Grundkrankheiten,
akut auslösender Faktor: bakterielle Infektion

(Postantibiotische) pseudomembranöse Kolitis

Veraltet: „diphtherische" Kolitis; *Ursachen*: z.B. Antibiotika:

- Clindamycin
- Lincomycin
- Tetracycline
- Ampicillin
- Erythromycin
- orales Penicillin
- Neomycin
- Cefalexin
- Sulfamethoxazol-Trimethoprim (Bactrim)
- Chloramphenicol
- Aminoglykoside (z.B. Gentamicin)
- Metronidacol
- Cefotaxim

II

1

Sekundäre Infektion am häufigsten durch toxinbildende Clostridien (C. difficile), überschießendes Bakterienwachstum offenbar durch antibiotikabedingte Unterdrückung der normalen Darmflora bedingt, seltener virale Infektionen.

Histologie: Schleimhauterosionen, bedeckt von „pilzförmigen", „eruptiven" Pseudomembranen aus Fibrin, Schleim und Granulozyten; in der Mukosa gemischtzelliges Entzündungsinfiltrat (keine Kryptenabszesse oder angiitische Veränderungen)

Neutropenische Kolitis

Bei Neutropenien unterschiedlicher Ursache
Sekundäre Infektion durch:

- Pseudomonas
- E. coli
- Klebsiellen
- Clostridium septicum

Morphologie: ausgedehnte nekrotisierende Enterokolitis

Kolitis bei progressiver septischer Granulomatose

Histologie: gelbbraun pigmentierte Makrophagen, nichtverkäsende Granulome mit Riesenzellen und prominenten Lymphfollikeln, Nekrosen, Kryptenabszesse, vorwiegend plasmazelluläres Infiltrat.

Weitere medikamentös bedingte Kolitiden nach:

Phenylbutazon		direkte Schädigung der Darmwand?
Kaliumchlorid	umschriebene	
Oxyphenbutazon	größere	
	Ulzera	
Ovulationshemmern (Norgestrel + Ethinylestradiol)		ischämische Schleimhautschädigung?

Urämische Enterokolitis

Bei Urämie (und auch nach zytostatischer Therapie) oft pseudomembranös-nekrotisierende (Entero-)Kolitis; *Ursache* wahrscheinlich Störung der intestinalen Epithelregeneration

Weitere (ulzeröse) Kolitiden

Ulcus recti simplex	umschriebene fibromuskuläre und glanduläre Hyperplasie der Rektumschleimhaut mit oder ohne Oberflächendefekt (und meist nur geringer Entzündung)
Lokale Colitis cystica profunda	Verlagerung weitlumiger, oft zystisch erweiterter Drüsen in die Submukosa (benigne!), wahrscheinlich häufig Folge eines Ulcus recti simplex
Diffuse Colitis cystica profunda	Morphologie wie lokale Form, z.T. ist auch die Muscularis mucosae destruiert; oft Folge schwerer entzündlicher Darmerkrankungen wie Colitis ulcerosa, chronische Salmonellenkolitis, schwere Strahlenkolitis; am häufigsten im Rektosigmoid lokalisiert
Colitis cystica superficialis	zystisch erweiterte Krypten in der Mukosa; z.B. bei Pellagra, Darminfektionen und Ulcus recti simplex
Sterkorales Ulkus	Drucknekrose durch Kotsteine (Koprolithen) oder Kotballen (Skybala); wird durch ischämische Schleimhautveränderungen begünstigt; seltene *Komplikation*: Perforation
Unspezifisches idiopathisches Kolongeschwür	solitäres Ulkus meist in Zökum oder Colon ascendens unklarer Ätiologie

Ätiologisch unklare Kolitiden

Sarkoidose (selten)

Kollagen-Kolitis
Morphologie: breites subepitheliales Kollagenband ($> 10\,\mu m$, bis zu $50\,\mu m$, Überproduktion von Kollagen Typ III und I sowie Fibronektin)

Lymphoide Hyperplasie

Disseminierte diskrete Hyperplasie der Lymphfollikel	der Darm enthält ca. doppelt soviel Lymphfollikel (ca. $7/cm^2$) wie normal, ohne klinische Bedeutung
Noduläre lymphatische Hyperplasie	besonders starke Hyperplasie (Übergänge zu obiger Form morphologisch jedoch fließend), z.T. kombiniert mit Immunglobulindefizienz, prädisponiert u.U. zu malignen Tumoren
Fokale lymphatische Hyperplasie	solitäre intramurale Infiltration der Darmwand („Pseudolymphom"), z.T. ebenfalls mit Immundefizienz kombiniert; DD: MALTom des Dickdarms?
Benigner lymphoider Polyp	solitär; hyperplastisches lymphatisches Gewebe meist in der Submukosa lokalisiert

(Fortsetzung s. nächste Seite)

Benigne lymphoide Polypose	multiple Polypen; tritt hauptsächlich im Kindesalter auf, ist wahrscheinlich genetisch bedingt

Kolonbeteiligung bei chronischer ulzeröser nicht granulomatöser Ileojejunitis

Eosinophile (Ileo-)Kolitis
Morphologie: diffuse Infiltration der Darmwand, insbesondere der Mukosa, durch eosinophile Granulozyten; *Komplikationen*: Ulzera, tumorartige Stenosierung der Darmlichtung; *Ursache*: z.T. wohl Nahrungsallergene, Wurmbefall (Anisakiasis: Heringswurmbefall)

Diversions-(Umleitungs-)Kolitis
Entzündliche Veränderungen unterschiedlichen Ausmaßes, die z.T. einem M.Crohn oder einer Colitis ulcerosa (Kryptenabszesse!) ähneln, jedoch nach Wiederherstellung der Darmkontinuität reversibel sind; mögliche *Ursache*: Vermehrung pathogener Bakterien?

Kolitis bei hämolytisch-urämischem Syndrom (HUS)
Ischämisch bedingte Kolitis unterschiedlichen Ausmaßes infolge Thrombose kleinerer Gefäße (im Blutbild Nachweis von Schistozyten!)

Idiopathische banale Kolitis (Colitis simplex)
Unspezifisches (mäßig dichtes) Entzündungsinfiltrat in Mukosa (und Submukosa) ohne klinisch oder morphologisch erkennbare Ursache (Diagnose per exclusionem)

Malakoplakie
(Erworbener) lysosomaler Defekt mit Unfähigkeit zum intrazellulären Abbau von Bakterien und Zellbestandteilen; *Morphologie*: große Makrophagen (Hansemann-Zellen) mit granulärem Zytoplasma, das elektronenmikroskopisch zahlreichen Phagolysosomen mit Bakterien- und Zellbestandteilen entspricht; die Phagolysosomen können zentral kristallisieren, die Kristalle können bis 10 µm groß werden: Michaelis-Gutmann-Körperchen (Kossa-positiv: kalkhaltig, Berliner-Blau-positiv: eisenhaltig, gramnegativ)

Kolonveränderungen bei Kollagenosen

Bei:

■ Viszeraler Sklerodermie	Fibrose der Muscularis propria, u.U. auch Intimaproliferation der Arterien → Ischämie, Koprostase → evtl. sterkorale Ulzera
■ Dermatomyositis, ■ Lupus erythematodes	Angiitis → Ischämie

Komplikationen: Muskelwandschwäche/ -atrophie → echte Divertikel, Darmverlängerung → Volvulus; begünstigt Pneumatosis cystoides

1.5.3.3   Anorektum

Entzündungen des Enddarms werden laut medizinischer Lexika als Proktitis
(ursprünglich eher Afterentzündung), die des Afters – unter sprachlichen Vorbe-
halten – als Anitis bezeichnet

Bakterielle Infektionen

Proctitis gonorrhoica	u.U. gering eitrige Proktitis
Meningokokkenproktitis	selten, bei Homosexuellen
Shigellenproktitis	selten
Salmonellenproktitis	selten
Proctitis luica (syphilitica)	meist als primäre Lues mit Analulzera
Proctitis tuberculosa	Infektion meist enterogen bei Lungen-tuberkulose
Lymphogranulomatoma venerea	*Erreger*: Chlamydia trachomatis, Immuntypen L1, L2, L3; *Diagnose*: serologisch; *Morphologie*: Plasmazellinfiltrat und Epitheloidzellknötchen, z.T. als polypöse tumorähnliche Massen; wei-terhin „burned-out"-Strikturen mit Schleim-hautulzera; Inzidenz an Karzinomen erhöht
Chlamydia-trachomatis-Proktitis, nicht LGV-Typ	*Morphologie*: meist nur geringe „unspezifische" Leukozyteninfiltration

Virale Infektionen

- Herpes-simplex-Proktitis
- Condyloma acuminatum

Fremdkörperbedingte Entzündungsformen

Ölgranulom („Oleom")	nach Injektionsbehandlung von Hämorrhoiden → entzündliche Fremdkörperreaktion (Ölnachweis am Gefrierschnitt!)
Bariumgranulom	selten nach Röntgenkontrastuntersuchungen → Fremdkörperreaktion (Bariumnachweis mit Rhodizonat-Methode)
Handschuhpuder-Proktitis	selten; ulzeröse und granulierende Proktitis, wahrscheinlich allergische Genese

Idiopathische Proktitiden

Proctitis Crohn
Idiopathische ulzeröse Proktitis; möglicherweise 2 verschiedene Formen:
■ isoliert
■ als Vorläufer einer Colitis ulcerosa

Weitere Proktitiden

Allergische Proktitis	(ulzeröse) Proktitis mit erhöhter Zahl IgE-positiver Zellen
Lipid-Proktitis	ähnlich der Cholesteatose der Gallenblasenschleimhaut oder den gastralen Lipidinseln (jedoch niedriger Cholesteringehalt); selten
Entzündlicher kloakoider Polyp	*Morphologie* analog des Ulcus recti simplex → Colitis cystica profunda, jedoch Lokalisation im Analkanal und Auftreten in höherem Lebensalter
Stenosierende Periproktitis bei IUCD	selten, nach schwerer aszendierender Salpingitis und Pyosalpinx oder Uterusperforation

1.5.4 Degenerative Veränderungen, Dystrophien und Stoffwechselstörungen

1.5.4.1 Kolon und Rektum

Differentialdiagnose des Megakolons

■ Angeborene oder erworbene Innervationsstörung (neurogenes Megakolon)
■ Muskuläre Störung (myogenes Megakolon, z.B. myotonische Dystrophie)
■ Funktionelles Megakolon (z.B. Pseudoobstruktion des Kolon, „adynamic bowel syndrome"; morphologisch nicht faßbare Innervationsstörung?)
■ Megakolon vor Passagehindernis (z.B. Tumoren, Strikturen, Muskelspasmen, M. Hirschsprung)

Toxisches Megakolon

Pathogenetisch bedeutsame Veränderung ist die Destruktion der Muscularis propria

Grundkrankheiten:
■ Colitis ulcerosa
■ Colitis Crohn
■ Amöbiasis
■ Typhus abdominalis
■ Cholera
■ bakterielle Ruhr

- Campylobacter-fetus-Infektion
- pseudomembranöse Antibiotikakolitis
- ischämische Kolitis

Mögliche auslösende Faktoren:
- Anticholinergika
- Narkotika
- Bariumeinläufe
- Hyperkaliämie
- Atropin
- Aerophagie
- Anämie
- Hypoproteinämie
- Exsikkose
- Fieber
- Schwangerschaft

Stoffwechselstörungen

(„Pseudo"-)Melanosis coli	*Morphologie*: Melanosepigment in Makrophagen der Mukosa und z.T. Submukosa; das Pigment nimmt eine „Mittelstellung" zwischen Melanin und Lipofuszin ein, lysosomales Abbauprodukt von Anthranolen (Anthrachinonderivatmetabolite)? Hauptsächlich ist das Rektum betroffen; kein Krankheitswert
Laxanzien-Abusus-Syndrom	medizinisch unbegründete, exzessive Laxanzieneinnahme, Teilaspekt des Münchhausen-Syndroms; *Morphologie*: neben Melanosis coli auch Epithelschäden; *klinisch*: u.U. schwere Elektrolytstörungen, Exsikkose, Hyperurikämie, Hyperaldosteronismus
Lipofuszinose („brown bowel syndrome")	selten; *Morphologie*: Lipofuszinablagerungen in den Muskelzellen der Muscularis propria; es können auch andere Organe betroffen sein; *klinisch*: u.U. Darmatonie
Amyloidose	bei systemischer Amyloidose fast immer Amyloid in den Gefäßwänden des Magen-Darm-Trakts nachweisbar, insbesondere in der Submukosa (bei primärer Amyloidose eher in den Gefäßwandinnenschichten, bei sekundärer eher außen)
PAS-positive Makrophagen in der Kolonschleimhaut	„Muziphagen", bis ca. 80/mm^2 Normalbefund
Neuronale Zeroidlipofuszinose	angeborene Stoffwechselstörung; *Morphologie*: in der Lamina propria mucosae des Rektum zeroid- und lipofuszinhaltige Makrophagen

Pathologische Veränderungen der Dickdarmlichtungen

Stenose
Ursachen:
- angeborene Mißbildung
- Invagination
- Volvulus
- intramurale raumfordernde Prozesse (z.B. Tumoren, Divertikulitis)
- Obturation der Lichtung (z.B. Mekonium, Fremdkörper)
- (Kompression von außen, z.B. Lymphome)

Dilatation
Ursachen:
- distale Stenose (z.B. Karzinom, M. Hirschsprung)
- lokale Darmmuskelschädigung (z.B. Sklerodermie, Graser-Divertikel)
- paralytischer Ileus (durch Gasblähung bedingt)
- segmentale Kolondilatation (konnatal? keine histologisch nachweisbaren Veränderungen)

Divertikel

Graser-Divertikel	erworbene Ausstülpungen der inneren Darmwandschichten (Mukosa) durch Muskellücken (Gefäßeintrittsstellen!) nach außen: Pseudodivertikel
Divertikulose	multiples Vorkommen von Graser-Divertikeln
Divertikelkrankheit	klinische Symptomatik mit röntgenologisch nachweisbarer Darmmuskulaturverdickung auch (noch) ohne Pseudodivertikel

Lokalisationen der Divertikel: meist linksseitig (Sigma)
Komplikationen:
- Polypenbildung (hyperplastische Polypen)
- Divertikulitis (→ u.U. entzündliche Pseudotumoren)
- Bauchdeckenphlegmone
- Perforation → Peritonitis
- Fistelbildung (kolovesikal, -vaginal, -kutan u.a.)
- Stenose der Darmlichtung durch narbige Strikturen und Ödem
- Blutungen
- Ureterstriktur

Solitäre rechtsseitige Kolondivertikel	als konnatale Fehlbildung (*Komplikationen*: „Appendizitis trotz Appendektomie")
Rechtsseitige Kolondivertikulose	häufig in Japan, China und Hawaii; Ursache unklar

II

1

„Saint-Trias"
Kombination von Divertikeln, Gallensteinen und Hiatushernie

Riesendivertikel
Synonym: solitäre, intestinale Riesengaszyste, Pneumozyste des Kolon; *Morphologie*: luftgefüllter Hohlraum, von Granulationsgewebe umgeben (Pseudozyste, kein Epithel nachweisbar!); *Ätiologie* unklar, evtl. Abszeßhöhle?

Volvulus
Lokalisation (in abnehmender Häufigkeit):
- Sigma
- Zökum/Colon ascendens
- Colon transversum
- linke Flexur
Begünstigende Faktoren:
- langes Mesenterium, schmaler Mesenterialansatz
- Malrotation
- Reste des Ductus omphaloentericus
- Adhäsionen, z.B. nach Bauchoperationen
- Darmüberdehnung (Gas, Kot)
- (Familiäre Häufung)

Pseudoobstruktion
Definition: akute Kolondilatation ohne nachweisbare distale Obstruktion; *Ursache*: weitgehend unklar, evtl. Elektrolytstoffwechselstörungen, sympathisch-parasympathische Dysregulation u.a. (Folgeerscheinung anderer Grundkrankheiten); *Komplikation*: Darmruptur mit Tänienrissen und u.U. Gangrän

1.5.5   Kreislaufstörungen

1.5.5.1   Kolon und Rektum

Arterielle und venöse Durchblutungsstörungen

Hämorrhagische Infarzierung
Selten; *Ursache*: Mesenterialvenenthrombose; *Morphologie*: flächenhafte Darmwandnekrose mit Hämorrhagien

Hämorrhagischer Infarkt
Bei arteriellen Durchblutungsstörungen; *Morphologie*: hämorrhagische Darmwandnekrosen unterschiedlichen Ausmaßes

Ischämische Kolitis
Besser: ischämische Kolopathie (da entzündliche Veränderungen sekundär sind); *morphologische Veränderungen* reichen von Schleimhautläsionen bis zu transmuralen Darmwandnekrosen.

Morphologisch-klinische Formen:

Gangränöse Form	transmural nekrotisierend partiell nekrotisierend	klinisch: akutes Abdomen klinisch: Ileus
Nichtgangränöse Form	transitorische Form	*morphologisch*: Schleim- hautnekrosen, anschließend Restitutio ad integrum
	strikturierende Form (ischämische Kolon- striktur)	*morphologisch*: Ersatz der Nekrosen durch Granula- tionsgewebe → „Pseudo- polypen"

Flüchtige Kolitis („evanescent colitis")
Klinisch: reversible ischämische Attacken; *Unterschied* zu ischämischer Kolitis:
- jüngeres Alter der Patienten (< 50 J., insbesondere Frauen nach oraler Kontrazeption)
- Fehlen nachweisbarer Gefäßkrankheiten
- nahezu gleichmäßiges Vorkommen in allen Teilen des Kolon (ischämische Kolitis bevorzugt linksseitig)

Rektale (peranale) Blutungen

Ursachen:
- Hämorrhoiden
- Perianale Thrombose
- Proctocolitis ulcerosa
- M. Crohn
- Polypen (bes. villöse Adenome)
- Polyposen
- Karzinome
- Divertikel (einschließlich blutender Meckel-Divertikel)
- Angiodysplasie des Kolon (Teleangiektasie)
- Ischämische Kolitis
- Strahlenproktitis
- Endometriose
- Invagination
- Verletzungen

Sonstige seltene Blutungsursachen:
- Gastrointestinale Blutungen bei Aortenstenose
- Blutende Zökalulzera bei Transplantatempfängern (CMV-Infektion?)
- Hämatome bei hämorrhagischer Diathese
- Arteriitiden
- Hypertensive Arteriolonekrosen
- Kolonarrosion bei akuter Pankreatitis
- Thermometerverletzungen
- Kolostomieblutungen

II

1

Gefäßveränderungen

Angiodysplasie des Kolon
Morphologie: ca. 5 mm große, flache, hellrote Herde mit dünnwandigen weiten
Gefäßen in Mukosa und Submukosa; u.U. vermehrt Arterien in der Submukosa
und zentrale dickwandige Arteriolen; *Ätiologie*: degenerativer Alterungsprozeß?
Mukosaischämie?

Aorto-(arterio-)kolische Fisteln
Ursachen:
- Entzündungsausbreitung auf die Gefäßwand (z.B. Divertikulitis)
- Aneurysmeneinbruch in die Darmlichtung
- iatrogene Schäden (z.B. bei Aneurysmenoperation)

Varicosis coli
Ursachen:
- portale Hypertension
- konnatale Anomalie
- Mesenterialvenenthrombose
- chronische Rechtsherzinsuffizienz

Angiitis
Selten: isolierte Arteriitis und/oder Phlebitis des Kolon; sonst im Rahmen
einer Panarteriitis nodosa oder rheumatischen Vaskulitis → *klinisches Bild* der
Pankolitis

Vaskulär bedingte Ulzera
Bei   ■ systemischem Lupus erythematodes
         ■ M. Behçet
         ■ Ergotismus (durch ergotaminhaltige Suppositorien)
Nach   ■ Nierentransplantation

1.5.6   Fehlbildungen

1.5.6.1   Appendix vermiformis

Formanomalien

Duplikaturen	komplett: Appendix duplex inkomplett: Appendix bifida
Divertikel	meist als erworbene Pseudodivertikel
Appendix helica	korkenzieherartige Windung der Appendix unklarer Ätiologie

Lageanomalien

- Linksseitige Appendix bei Situs inversus
- Kombiniert mit Lageanomalien des Zökum
- Intramurale Appendix (subseröse Lage im Zökum)

Dystopien

- Magenschleimhaut
- Ileumschleimhaut
- Ösophagusschleimhaut

Weitere Fehlbildungen

- Agenesie (selten)

1.5.6.2 Kolon und Rektum

Lageanomalien

Malrotation	Nonrotation	gesamtes Kolon liegt im linken Abdomen
	Malrotation 1	fehlender Deszensus des Zökum (oft kombiniert mit Ladd-Bändern)
	Malrotation 2 (umgekehrte Rotation)	Colon transversum hinter, Duodenum vor A. mesenterica superior
Chilaiditi-Syndrom	abdominelle Beschwerden durch Verlagerung von Dickdarmschlingen zwischen Leber und rechter Zwerchfellkuppel (Interpositio hepatico-diaphragmatica)	

Formanomalien

Atresie	▪ Typ 1: komplette Obstruktion durch Diaphragma ▪ Typ 2: strangförmige Verbindung zwischen zwei Kolonsegmenten ▪ Typ 3: komplette Trennung zwischen proximalem und distalem Kolon
Aplasie	extrem selten
Hypoplasie	▪ Berdon-Baker-Blanc-Syndrom: Megacystis-Mikrocolon-intestinale Hypoperistaltik-Syndrom (Mikrokolon + Riesenharnblase) ▪ Microcolon congenitum
Dolichokolon	abnorm langes und geschlängeltes Kolonsegment (recht häufig)

(Fortsetzung s. nächste Seite)

II
1

Duplikaturen	■ lange Kolonduplikaturen (mit blindem Ende oder Mündung orthotop oder ektop nach außen) ■ Mesenterialzysten ■ Divertikel (können dystop Magenschleimhaut enthalten, seltener Pankreasgewebe oder Plattenepithel)
Triplikaturen	extrem selten
Konnatale Divertikel	meist rudimentäre zytische Duplikaturen, u.U. Kombination mit Wirbelsäulendefekten
Fokale Hyperplasie der Muscularis propria	selten; in Flexura coli dextra → Darmstenose

Numerische Anomalien

Agenesie (sehr selten)

Angeborene Innervationsstörungen

Aganglionosen	■ terminale Aganglionose (Morbus Hirschsprung): segmentale Aganglionose, vom Analring unterschiedlich lang oralwärts ausgedehnt ■ subtotale Aganglionose (long-segment-Aganglionose): vom Rektum bis u.U. in die rechte Kolonhälfte (u.U. mit Aussparung eines Kolonabschnitts) ■ totale Aganglionose (Zuelzer-Wilson-Syndrom): u.U. ist auch der Dünndarm mitbetroffen (kein Megakolon) Fehlen der Ganglienzellen in Plexus submucosus und Plexus myentericus (zur Diagnose ist die Beurteilung des Pl. submucosus ausreichend); an Kryostatschnitten Nachweis einer erhöhten *Acetylcholinesteraseaktivität* in der Mukosa des aganglionären Segments
Hypoganglionose	Ganglienzellen und Nervenfasern in den intramuralen Plexus mindestens um den Faktor 3 vermindert (Diagnostik an mehreren tiefen Wandbiopsien); *Acetylcholinesteraseaktivität* nicht erhöht, sondern vermindert oder fehlt
Neuronale intestinale Dysplasie (NID)	■ NID mit Beteiligung des Sympathikus; *klinisch:* Darmspastizität, (blutige) Durchfälle, akuter Verlauf

(Fortsetzung s. nächste Seite)

> ■ NID mit Beteiligung des Plexus submucosus;
>   *klinisch*: Adynamie und Megakolon, chronischer
>   Verlauf (kann sich normalisieren, häufigste NID-
>   Form)
> ■ NID vom kombinierten Typ; *klinisch*: schweres
>   Krankheitsbild mit schwerer ulzeröser Kolitis
>   Nachweis einer erhöhten *Acetylcholinesteraseak-*
>   *tivität* in Mukosa und Ringmuskulatur

II

1

(*DD*: erworbene Aganglionose bei Chagas-Krankheit, nekrotisierender Enterokolitis, Endstadium der Colitis ulcerosa u.a.)

1.5.7   Sonstige Veränderungen

1.5.7.1   Appendix vermiformis

Neurogene Appendikopathie

Neuromartige (intramuköse oder submuköse) Proliferation nervaler Strukturen
der Appendixwand, die klinisch Schmerzattacken wie bei einer Appendizitis verursachen; oft auch in der obliterierten, fibrosierten Appendixspitze lokalisiert;
häufig gleichzeitige Hyperplasie neuroendokriner peptidbildender Zellen, die
klinisch vegetative Symptome wie Blutdruckschwankungen, Obstipation, Durchfälle, Schweißausbrüche u.a. verursachen können; sie stellen offenbar Ausgangspunkte für Karzinoide dar.

Mögliche Folgen der Appendektomie

Briden → Strangulationsileus

Weitere seltene Appendixerkrankungen

■ Varizen
■ Arteriitiden (bei Panarteriitis nodosa)
■ Fremdkörper in der Appendix
■ Appendixtorsion
■ Invagination
■ Granuläre Degeneration der Muscularis propria (PAS-pos.)
■ Malakoplakie
■ Splenosis
■ Epidermoidzysten
■ Isolierter M. Whipple

1.5.7.2 Kolon und Rektum

Syndrom des irritablen Kolon

Intestinale Beschwerden	krampfartige Leibschmerzen
	Meteorismus
	Flatulenz
	Wechsel zwischen Diarrhö und Obstipation
Extraintestinale Beschwerden	Heiserkeit
	häufiges Wasserlassen
	Übelkeit
	Abgeschlagenheit

Ursache: möglicherweise Störung der motorischen Darmfunktion (Nahrungsmittelallergie, Laktasemangel, nervale Dysregulation?); keine morphologisch faßbaren Veränderungen

Nichttraumatische Kolonperforation

Bei schweren organischen Darmerkrankungen	M. Crohn
	Karzinom
	Colotyphus abdominalis
	toxisches Megakolon
	ischämische Kolitis
	Ehlers-Danlos-Syndrom
	Divertikulose
Steroidapplikation	begünstigt Perforation, z.B. bei Divertikulose oder systemischem Lupus erythematodes
Spontane Dickdarmruptur	selten (meist ist die zugrundeliegende Ursache auffindbar)
Kolonperforation nach Nierentransplantation	*mögliche Faktoren*:
	ischämische/urämische Darmwandschäden
	Immunsuppression
	Koteindickung → sterkorale Ulzera

Traumatische Veränderungen

Äußere Gewalteinwirkung	▪ perforierende Verletzungen (z.B. Schuß-, Stichverletzungen, Pfählungsverletzungen des Rektum)
	▪ stumpfe Bauchtraumen (z.B. nach Verkehrsunfälle → u.U. Abriß von Gefäßen und Hohlorganen)

(Fortsetzung s. nächste Seite)

Innere Gewalt- einwirkung	■ Fremdkörper (z.B. verschluckte Knochen oder Gräten, peranal eingebrachte Materialien, u.a. auch Koloskope; weitere Komplikation der Koloskopie: Endotoxinämie) ■ intraluminale Drucksteigerung (z.B. durch Ein- läufe, Darmgasexplosion durch Thermokauter)

1.6 Analregion

1.6.1 Tumoren und tumorähnliche Veränderungen

1.6.1.1 Lokalisationen

C21	**Anus und Analkanal**
C21.0	Anus (äußere Haut = C44.55)
C21.1	Analkanal, Analsphinkter
C21.2	Kloakenregion*
C21.8	Anus und Analkanal (mehrere Teilbereiche)

* Diese Lokalisationsangabe sollte nach Möglichkeit nicht verwendet werden

1.6.1.2 TNM-Klassifikation

*Regionäre Lymphknote*n: perirektal, inguinal und periarteriell entlang der A. iliaca interna

(Karzinome)

TX	Primärtumor kann nicht beurteilt werden
T0	kein Anhalt für einen Primärtumor
Tis	Carcinoma in situ
T1	Tumorgröße ≤ 2 cm
T2	Tumorgröße > 2–5 cm
T3	Tumorgröße > 5 cm
T4	Tumor infiltriert Nachbarorgane (Vagina, Harnblase, Urethra etc.)
NX	regionäre Lymphknoten können nicht beurteilt werden
N0	keine regionären Lymphknotenmetastasen
N1	Metastasen in perirektalen Lymphknoten (uni- oder bilateral)
N2	unilaterale inguinale oder periarterielle (A. iliaca interna) Lymph- knoten
N3	Metastasen in perirektalen + inguinalen Lymphknoten bilaterale inguinale oder periarterielle (A. iliaca interna) Lymph- knoten (alle anderen Lymphknotenmetastasen gelten als Fernmetastasen M1)

1.6.1.3   Tumoren der Analregion

Maligne epitheliale Tumoren/Präkanzerosen

Plattenepithelkarzinom (im Bereich des Analrandes bessere Prognose als im Analkanal)

Kloakogenes Karzinom (basaloides Karzinom)
Lokalisation: hauptsächlich im Bereich der Linea dentata
- Transitionalzelltyp
- Basaloider Typ (z.T. mit fokaler plattenepithelialer Differenzierung, u.U. mit Verhornungstendenzen)
- (Glandulärer Typ bzw. mit glandulärer Differenzierung – schlechtere Prognose)
- Pleomorpher/anaplastischer Typ
Der Differenzierungsgrad hat prognostische Bedeutung

Mukoepidermoidkarzinom

Adenokarzinom
- Rektaler Typ
- Analdrüsentyp (auch mit muzinöser oder mukoepidermoider Differenzierung)
- In anorektalen Fisteln (auch mit muzinöser oder mukoepidermoider Differenzierung)

Pseudosarkomatöses Karzinom

Plattenepithelkarzinom (Analrand)

Verukköses Karzinom
Morphologie: papilläres, „blumenkohlähnliches" Wachstum eines meist hochdifferenzierten Plattenepithelkarzinoms mit meist nur geringen zellulären Atypien; die Karzinomdiagnose stützt sich auf die häufig nur minimale Invasion; die Unterscheidung zu einem Riesenkondylom ist oftmals nicht möglich (und vielleicht auch gar nicht gegeben); *Prognose*: zumeist nur lokal destruierendes Wachstum, selten Metastasen

Extramammärer Morbus Paget (Analrand)
Morphologie: große, blasse Zellen in der Epidermis (positive Färbung mit Aldehyd-Fuchsin, Muzikarmin, PAS), die zum Teil intraepidermale Drüsen bilden; *Histogenese*: epidermale Ausbreitung apokriner, ekkriner oder rektaler Adenokarzinome (80 %); auch De-novo-Genese von apokrinen bzw. ekkrinen intraepidermalen Zellen möglich

Undifferenziertes Karzinom

Unklassifiziertes Karzinom

Fakultative und obligate Präkanzerosen
- Dysplasie des Analrandes
- Carcinoma in situ; Morbus Bowen

Maligne mesenchymale Tumoren

- Leiomyosarkom
- Rhabdomyosarkom (Analrand)
- Fibrosarkom (Analrand)

Weitere maligne Tumoren

- Anorektales malignes Melanom

Metastasen

Selten; Ursprungskarzinome aus:
- Kolon
- Rektum
- Bronchien

Benigne epitheliale Tumoren

- Plattenepithelpapillom
- Tumoren vom Schweißdrüsentyp (Analrand)

Benigne mesenchymale Tumoren

- Leiomyom
- Glomangiom (Masson-Tumor)
- Granularzelltumor (Abrikossoff-Tumor)
- Spindelzellenlipom (Analrand)

Benigne Mischtumoren

- Apokrines Fibroadenom des Analrandes (ähnelt Fibroadenom der Mamma)

Tumorähnliche Veränderungen

Bowenoide Papulose (histologisch nicht von einem Carcinoma in situ zu unterscheiden; klinische Unterscheidung: meist jüngere Menschen [15–40 J.], oft multipel, offenbar viral bedingt, kann sich spontan zurückbilden)

Condyloma acuminatum
Häufig multipel; *Morphologie* entsprechend dem in Vulva oder Penis

Riesenkondylom
Morphologie: zytologisch benigne papilläre plattenepitheliale Proliferate als
- oberflächlicher (polypös-exophytischer) Typ ohne Invasion oder
- beetartig-verruköser Typ (Buschke-Löwenstein) mit Tiefenausdehnung; möglicherweise ist dieser Typ häufig mit einem verrukösen Karzinom identisch; es kann sich jedoch auch zusätzlich ein typisches *invasives Plattenepithelkarzinom* entwickeln

Endometriose/Endometriom (meist in Episiotomienarben)

Ölgranulom (Oleogranulom)

Bariumgranulom

Pseudoepitheliomatöse Hyperplasie

Fibröser Polyp (Analzipfel)

1.6.2   Entzündungen (s. auch 1.5.3.3 (S. 158))

Anorektale Abszesse
Meist Folge einer eitrigen Kryptitis

Anorektale Fisteln
Meist Folge einer eitrigen Entzündung der Proktodäaldrüsen;
Verlaufsformen:
- intersphinkter (intramuskulär)
- transsphinkter (ischiorektal)
- suprasphinkter
- extrasphinkter (pelvirektal)

Blind endend oder mit Verbindung zum Darm (dann im Eiter darmtypische
Bakterien nachweisbar); *Komplikation*: Adenokarzinom in Analfisteln

Chronische eitrige Hidradenitis des Analkanals
Diagnose durch *histologischen Nachweis* einer eitrigen Schweißdrüsenentzündung;
die perianale eitrige Hidradenitis hat keine Verbindung zum Analkanal

Pilonidalsinus(-fistel) im Analbereich
(Typische Lokalisation des Pilonidalsinus: Sakralbereich, ausgehend von Haar-
follikeln); im Analbereich entweder sekundär durch kaudale Ausbreitung sakro-
kokzygealer Pilonidalsinus oder primär mit Perianalhaut als Ausbreitungspunkt

Primäre Analfissur
Morphologie: Einriß des Anoderms über dem aboralen Rand des Schließmuskels
(im Bereich der hinteren Zirkumferenz) als längliches dreieckiges Ulkus;
Ursachen: möglicherweise traumatisch durch harte Kotballen; *Formen*: akut und
chronisch
DD: sekundäre Fissuren bei
- M. Crohn
- Proctocolitis ulcerosa
- Tuberkulose
- Lues

Analer/perianaler Morbus Crohn
Tritt nicht selten primär (u.U. Jahre vor der intestinalen Manifestation oder z.T.
auch ausschließlich) im Analbereich auf

1.6.3   Degenerative und sonstige Veränderungen

Analprolaps (Mukosaprolaps)	Prolaps der anorektalen Schleimhaut in den Analkanal; *Ursache*: Atrophie des Schwellkörpers? (Schleimhaut verliert ihre Anheftung)
Rektumprolaps	Gleithernie des Rektum (mit Ausstülpung aus dem After); klinisch: meist Inkontinenz; *Ursachen* vielfältig, u.a.: neurologische Störungen, traumatische Schädigungen, Altersinvolution, chronische Erhöhung des intraabdominellen Drucks, Invagination (z.B. bei Tumoren) u.a.

1.6.4   Kreislaufstörungen

Hämorrhoiden	„innere Hämorrhoiden", im Bereich der Linea dentata	*Pathogenese*: Hyperplasie des Schwellkörpers (arteriell) durch verschiedene Faktoren; *Morphologie*: weitlumige Gefäßkonvolute, Hypertrophie des M. canalis, später Fibrose
Perianale Thrombose Perianales Hämatom	„äußere Hämorrhoiden", (Bezeichnung sollte nicht mehr gebraucht werden) an Linea anocutanea	– Thrombose des Venenplexus – durch Zerreißung der zarten Gefäße des Venenplexus

1.6.5   Fehlbildungen

- Anorektale Agenesie (ohne oder mit Fisteln: rektovesikal, -urethral, -vaginal, -kloakal)
- Rektumatresie
- Analagenesie (ohne oder mit Fisteln: rektobulbär, -vaginal, -vesikal)
- Anorektale Stenose
- Analmembran
- Analstenose
- Anteriorer perinealer Anus
- Vulvärer/vestibulärer Anus
- Anovulväre, -vestibuläre Fistel
- Duplikaturen von Anus, Rektum, Urogenitaltrakt
- Kombinationsmißbildungen
- „Analzysten" (Retentionszysten rudimentärer Proktodäaldrüsen)

1.7   Leber (mit intrahepatischen Gallengängen)

1.7.1   Anatomie (s. Abb. II-1–8.)

1.7.2   Tumoren und tumorähnliche Veränderungen

1.7.2.1   Lokalisationen

C22	**Leber und intrahepatische Gallengänge**
C22.0	Leber
C22.01	Leberlappen, rechter
C2 2.02	Leberlappen, linker
C22.1	Gallengänge, intrahepatisch (Gallenkanälchen)

II
1

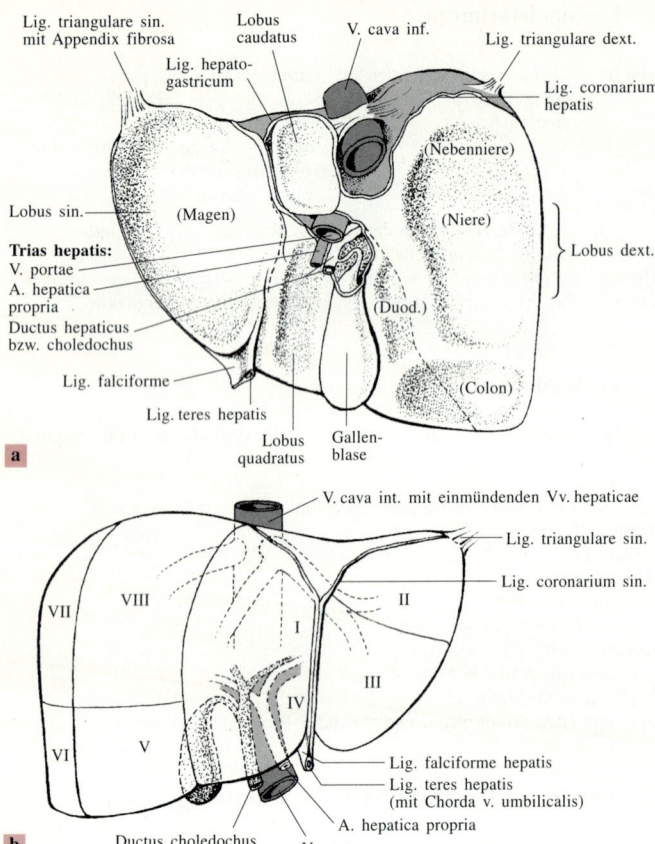

Abb. II-1-8. a Dorsalseite der Leber. **b** Ventralseite der Leber. Fortsetzung **c, d** und **e** auf der nächsten Seite

1.7.2.2   TNM-Klassifikation

Regionäre Lymphknoten: Lymphknoten am Leberhilus (Lig. hepatoduodenale)

TX	Primärtumor kann nicht beurteilt werden
T0	kein Anhalt für einen Primärtumor

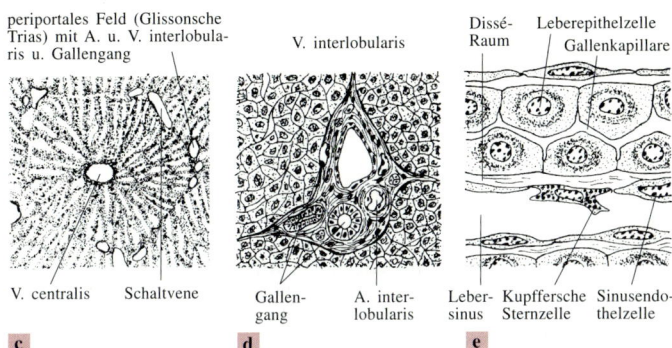

periportales Feld (Glissonsche Trias) mit A. u. V. interlobularis u. Gallengang

V. interlobularis

Dissé-Raum · Leberepithelzelle · Gallenkapillare

V. centralis · Schaltvene

Gallen-gang · A. inter-lobularis

Leber-sinus · Kupffersche Sternzelle · Sinusendo-thelzelle

c   **d**   **e**

Abb. II-1-8. (Fortsetzung) **c** Histologischer Aufbau der Leber. **d** Glisson-Dreieck. **e** Lebersinus

	Anzahl		Größe		Lappenbefall*		Gefäßinvasion**		
	solitär	mul-tipel	≤ 2 cm	> 2 cm	1 Lap.	2 Lap.	–	+	V.p./ V.h.
T1	x		x				x		
T2	x		x					x	
		x	x		x		x		
	x			x			x		
T3	x			x				x	
		x	x		x			x	
		x		x	x				
T4		x				x			
									x

*Lappenbefall: Lappenteilungsebene zwischen Gallenblase und V. cava inferior
**Gefäßinvasion: es gelten die (kleineren) intrahepatischen Gefäße; der Befall eines größeren Astes der V. portae oder der Vv. hepaticae wird als T4 kategorisiert

NX	regionäre Lymphknoten können nicht beurteilt werden
N0	keine regionären Lymphknotenmetastasen
N1	regionäre Lymphknotenmetastasen (alle anderen Lymphknotenmetastasen gelten als Fernmetastasen M1)

1.7.2.3   Lebertumoren

Maligne epitheliale Tumoren

Hepatozelluläre Karzinome

Mögliche *Karzinogene/Kokarzinogene* bzw. Prädispositionen:

- Thorotrast
- Hepatitis-B-Virus(-Zirrhose)
- Alkohol(-Zirrhose): zumindest in Europa, nicht in Chile
- Chemikalien: Pestizide, DDT, Arsen, Kupfer, Vinylchlorid, Nitrosamine
- synthetische Anabolika und Androgene
- „natürliche Giftstoffe": Kampferölbestandteile, Aspergillus flavus – Aflatoxin B und G
- angeborene Stoffwechselkrankheiten (mit Zirrhose): Hämochromatose, Tyrosinose, α_1-Antitrypsin-Mangel
- Leberzirrhose anderer Genese (insbesondere grobnoduläre, regenerationsreiche Zirrhose)

Tumormarker:

- α-Fetoprotein (hohe Serum-Titer fast nur bei Hepatoblastomen, hepatozellulären Karzinomen oder malignen Teratomen, mäßige Erhöhung auch bei Karzinomen des Intestinaltraktes, des Pankreas und der Gallenwege, akuten und chronischen Hepatitiden und Zirrhosen; 10–20 % der Leberzellkarzinome produzieren kein α-Fetoprotein)
- Porphyrin (selten)
- α_1-Antitrypsin (selten)

(Die Bildung von CEA weist auf eine Metastase hin, da Leberzellkarzinome dies nur extrem selten bilden)

Makroskopisch:

- unilobulär (als großer Tumorknoten) oder
- primär multizentrisch (besonders in zirrhotischen Lebern)

Histologisch:

hepatozellulär	trabekulär	mehrere Epithellagen breite Platten, am Rand oft von Sinusuferzellen bedeckt
	tubulär	*synonym*: adenoid, pseudoglandulär; u.U. mit zystischen Strukturen (oder Nekrosen)
	„szirrhös"	Tumoren mit hyalinen, zellarmen, wechselnd breiten, meist parallel angeordneten Kollagenfasern
	solide	ungeordnete Tumorzellmassen
cholangiolär	(stammen meist auch von Leberzellen ab)	

Zytologisch:
- meist groß- oder mittelgroßzellig, häufig anaplastische Zellformen
- u.U. Riesenzellen
- selten kleinzellig, sarkomähnlich
- besser differenzierte Tumorzellen oft glykogenreich, häufiger Gallebildung

Ausbreitung:
lymphogen in regionale Lymphknoten, hämatogen in Knochen und Lunge

Hepatoblastom

Vorkommen: bei Kindern nach der Geburt bis zu 4 Jahren, beim Erwachsenen als Rarität; *Verlauf*: schnelles Wachstum, schlechte Prognose; Metastasierung insbesondere der undifferenzierten (embryonalen) Tumoranteile in die Lunge; häufig Blutungen aus rupturierten Hämatomen

Morphologie: rein epitheliale oder epithelial-mesenchymale Mischformen

Epithelial	fetaler Zelltyp: glykogenreiche mittelgroße Zellen in doppelplattigen Trabekeln mit Gallecanaliculi und fetalen Blutbildungsherden (u.U. auch platten-epitheliale Anteile)
	embryonaler Zelltyp: kaum differenzierte spindelige Zellen mit hyperchromatischen Kernen
Mesenchymal	unterschiedlich reife oder differenzierte Gewebe aus Knorpel, Osteoid, Bindegewebe, Myoblasten

Maligne mesenchymale Tumoren

Hämangiosarkom (Kupffer-Zell-Sarkom)	nach Thorotrast, Arsen und Polyvinylchlorid; *makroskopisch*: multizentrische schwammartige oder hämorrhagisch begrenzte Massen; *histologisch*: pleomorphe, meist spindelige Zellen, die kavernöse oder sinusartige blutgefüllte Hohlräume bilden oder solide wachsen; unterschiedliche Faserbildung
Embryonales Rhabdomyosarkom	selten
Leiomyosarkom	selten
Fibrosarkom	selten

II

1

Benigne epitheliale Proliferationen (Neoplasien und tumorähnliche Veränderungen)

Uninoduläres Adenom	Epithel mehrere Zellagen dick, oft glykogenreich, buntes Kernmuster, selten Mitosen, u.U. umgebende Bindegewebskapsel, im Tumor aber keine oder nur wenige zarte Fasern, keine Gallengänge, aber schmalwandige Gefäße (u.U. mit Blutungen)
Multinoduläre fokale Hyperplasien (evtl. auch Neoplasien?); synonym: FNH	Epithel mehrere Zellagen dick, oft glykogenreich, buntes Kernmuster, selten Mitosen, in der Regel keine Faserkapsel, aber reichlich Bindegewebszüge in den Knoten, zentral häufig sternförmige Narbenareale, zahlreiche Gallengänge, muskelstarke Arterien
Nodulärere generatorische Hyperplasie	selten; hepatozelluläre Regenerate (?) aus läppchenperipheren Anteilen, die jedoch ab einer gewissen Größe auch Portalfelder und Zentralvenen enthalten, Epithel mehrere Zellagen dick; Knötchen 1–4 cm diffus in der Leber verstreut

Alle drei Formen kommen besonders nach Sexualhormoneinnahme vor, die noduläre regeneratorische Hyperplasie (falls es sich wirklich um eine Hyperplasie handelt), auch nach Zytostatika und Antirheumatika; zwischen uninodulärem Adenom und FNH gibt es Übergangsformen

Benigne mesenchymale Tumoren

Hämangiom (meist kapillär)

Infantiles Hämangioendotheliom
Morphologie: unterschiedlich weite Gefäßabschnitte in zellreichem Mesenchym, Gefäße von ein- oder mehrschichtigem Epithel ausgekleidet (u.U. Thrombosen, Infarkte, Nekrosen); oft mit Herz- und Gefäßmißbildungen, Hämolysen oder Thrombozytopenie assoziiert

Gemischte Tumoren/tumorähnliche Veränderungen

Hamartome
Bis zu 20 große cm Tumoren; *mikroskopisch*: unterschiedlich reife und (zell)dichte mesenchymale Strukturen mit fokaler Anreicherung von Mukopolysacchariden, fokale Zysten, Pseudozysten, gallertige Areale und ödematöse Abschnitte; vielfach verzweigte Gallengangsstrukturen; Entartung kommt fast nie vor

Metastasen

Beteiligung bei hämatologischen Erkrankungen/myeloproliferativen Erkrankungen	extramedulläre Blutbildung (aller drei Reihen) bei knochenmarkverdrängenden Prozessen (Osteomyelofibrose u.a. myeloproliferative Erkrankungen, Knochenmarkkarzinose) u.U. Infiltration von Portalfeldern, Sinusoiden und Dissé-Spalten
Maligne Lymphome	M. Hodgkin: Tumorknötchen meist ausgehend von Portalfeldern, Leberbefall insbesondere beim nodulär-sklerosierenden und gemischtzelligen Typ
	Non-Hodgkin-Lymphome *niedrigmaligne*: meist portale Infiltrate (Ausnahme lymphoplasmozytische Lymphome infiltrieren häufig Sinusoide) *hochmaligne*: durchbrechen Grenzlamelle und infiltrieren/destruieren Leberparenchym *Haarzell-Leukämie*: vorwiegende Infiltration der Sinusoide
Karzinommetastasen	besonders aus Pfortaderzuflußgebiet (Intestinaltrakt: unterer Ösphagus bis oberes Rektum, Gallenblase, Pankreas, Milz), aus extraabdominellen Gebieten (Melanome, u.U. auch Gehirntumoren) durch arteriellen Zufluß, seltener lymphogen (Lunge, Gallenblase), Gallenblasentumoren breiten sich auch per continuitatem auf die Leber aus

1.7.2.4 Tumoren der intrahepatischen Gallengänge

Cholangiolär-duktale Karzinome (cholangiozelluläre Karzinome)

Ausgang von intrahepatischen Gangabschnitten; seltener als hepatozelluläre Karzinome; *Ausbreitung*: lymphogen, neigen im Gegensatz zu den hepatozellulären Karzinomen nicht zu Gefäßeinbrüchen; entstehen in nichtzirrhotischen Lebern, produzieren kein α-Fetoprotein

Karzinome der großen Gänge	gehen häufig von Adenomen aus; entstehen häufig parasitär (Clonorchis sinensis)
Karzinome der kleinen Gänge	häufig nach Thorotrasteinlagerung; histologische Formen: tubulär, alveolär, „szirrhös", z.T. schleimbildend (cholangiozelluläre Tumoren bilden keine Galle)

Tumorartige Proliferate

- Meyenburg-Komplex (Beziehung zu kindlicher Leberfibrose?)
- Cholangiofibrom/Cholangiofibrosen
- Leberzysten/Zystenleber

(Übergangsformen sind möglich)

1.7.3   Entzündungen

1.7.3.1   Leberparenchym

Virushepatitiden

Häufigste Erreger:

Hepatitis-A-Virus (HAV)	RNA-Virus	meist oral-fäkale Übertragung
Hepatitis-B-Virus (HBV)	DNA-Virus	meist parenterale Übertragung, auch mit Speichel, Vaginal- oder Samenflüssigkeit
Hepatitis-C-Virus (HCV)		meist Übertragung durch Bluttransfusionen
Delta-Antigen	defektes Virus	benötigt HBs-Antigen

Akute Virushepatis
Morphologie (unabhängig vom Erreger):
buntes Bild durch Veränderungen von Parenchym sowie portalem und lobulärem Mesenchym

Epithelveränderungen	■ Ballonzellen mit Kernschwellung
	■ Zytolyse (Gerüstkollaps: leere Gitterfasern nach „straßenförmigem" Zellschwund)
	■ hyaline Körper (Councilman bodies), Vorläufer sind sog. Stiftzellen
	■ Störung des Kernmusters (Vergrößerung, Doppel-, Mehrfachkerne)
	■ vermehrt Mitosen in der Anfangs- und der Abheilungsphase
	■ u.U. intrahepatische Cholestase (auch Bildung von Riesenzellen)
Mesenchym (lobulär)	■ Aktivierung von Sternzellen und Sinusuferzellen (Mitosen)
	■ Sternzellknötchen (Aggregate) – diffus verteilt, pigmentiert (mit Siderin)
	■ (reversible) Kollagenisierung des Gitterfasergerüstes (Typ III → Typ I)

(Fortsetzung s. nächste Seite)

Portal-periportal	■ Entzündungsinfiltrat vorwiegend aus Lymphozyten, auch Histiozyten, Ödem (→ u.U. Bild wie „Mottenfraßnekrosen")
	■ bei periportalen Epithelnekrosen: Ductulusproliferate, u.U. mit entzündlichem Infiltrat „Begleitcholangitis"

Mögliche *Residuen*:
- Sternzellknötchen (bleiben bis 1–2 Monate, verlieren an Pigment)
- Restcholestase
- narbige Fibrosen

Besondere Verlaufsformen:
- protrahiert verlaufende akute Hepatitis (besonders bei Hepatitis C); bis zu 2 Jahren, dann spontane Abheilung möglich; *Morphologie*: Ballonzellen persistieren, oft granulozytäres portales Infiltrat, portal (frisches) ödematös aufgelockertes Bindegewebe
- hepatitische Leberdystrophie (*synonym*: fulminante Hepatitis); führt häufig in wenigen Wochen zum Tode; *Formen*: perakut mit massiven Nekrosen (DD: Knollenblätterpilzvergiftung), akut/subakut mit ausgedehnten (Brücken-)Nekrosen und gleichzeitigen hepatitischen Veränderungen → ausgedehnte Narbenfelder (Kartoffelleber)

Akute Riesenzellhepatitis im Neugeborenen- und Säuglingsalter
Häufige Erreger:
- Zytomegalieviren (CMV)
- Herpes-simplex-Viren
- Varizellenviren
- Coxsackieviren
- ECHO-Viren
- Toxoplasmen
- Listerien
- Rubeolenviren

Die gleichen Erreger spielen auch bei der Genese der intra- und extrahepatischen Gangatresien bzw. -hypoplasien zumindest eine Teilrolle. Ob sich eine Hepatitis oder eine Gangstörung entwickelt, hängt möglicherweise von dem Zeitpunkt der Infektion ab

Morphologie der Hepatitis: wie akute Virushepatitis des Erwachsenen, zusätzlich zahlreiche hepatische Kofluenz-Riesenzellen, Cholestase und tubuläre Zellumlagerung

Chronische Hepatitis
Meist nach akuter Hepatitis B oder C; bei der Hepatitis B weist das Auftreten von HBs-Antigen in der Leberzelle auf den Übergang in eine chronische Verlaufsform hin

Formen:

Chronisch-aggressive Hepatitis: periportal akzentuierte Hepatitis mit periportalen Zytolysen, lymphozytärem (peri-)portalen Infiltrat, Zerstörung der Grenzlamelle („Mottenfraßnekrosen") und anschließender Vernarbung → von portal fortschreitende Fibrose;

bei der mäßig aktiven Form finden sich nur wenige Einzel- oder Gruppenzellnekrosen, die Faserbildung schreitet langsam voran und ist lange auf die periportale Region beschränkt;
bei der hochaktiven Form finden sich z.T. Brückennekrosen, die rasch vernarben
und so zum Läppchenumbau führen; von den neugebildeten, entzündlich infil-
trierten Bindegewebssträngen breitet sich die Entzündung meist in Form von
Mottenfraßnekrosen weiter in das Parenchym aus

Histologisch sollten Angaben zu   ▪ Ausmaß der Parenchymzerstörung
                                    ▪ Zusammensetzung und Dichte des
                                      entzündlichen Infiltrates und
                                    ▪ Umfang der Faservermehrung
gemacht werden

DD zu destruierender Cholangitis: Destruktion und Entzündung an Parenchym-
Bindegewebs-Grenze und nicht in der Gangregion.

Chronisch-persistierende Hepatitis; *Morphologie*: wechselnd dichte, vorwiegend
lymphozytäre Infiltrate, z.T. mit Ausbildung von lymphatischen Sekundärfollikeln
(im Gegensatz zur destruierenden Cholangitis jedoch keine Gangläsionen), keine
Mottenfraßnekrosen, nur geringe Faservermehrung; einzelne Sternzellknötchen;
DD zu Ausheilung akuter Hepatitiden nicht immer möglich, deshalb sollte erst
nach wiederholter Kontrolle die endgültige Diagnose gestellt werden (Nachweis
von HBs-Antigen in Leberzellen spricht für chronische Form)
DD zu chronisch-aggressiver Hepatitis z.T. auch schwierig (s.o.); HBc-Antigen ist
häufiger in chronisch-aktiven Formen nachweisbar.
(*Chronische lobuläre Hepatitis* – als Entität fraglich; es wurden teilweise länger
bestehende parenchymatöse Entzündungsformen mit nur geringer portaler
Reaktion beobachtet)

Minimalhepatitis-B; *Morphologie*: spärlich hyaline Nekrosen, geringes portales
Entzündungsinfiltrat, jedoch HBs-Nachweis in Hepatozyten

Inapparente HBs-Antigen-Träger
klinisch „lebergesund", morphologisch ohne Entzündungszeichen, jedoch Nachweis von HBs-Antigen in Leberzellen (im HE-Schnitt sog. Milchglaszellen).
Intranukleäres HBc-Antigen wird bei klinisch gesunden Trägern nicht gefunden

Seltene Virusinfektionen

Infektiöse Mono- nukleose	*morphologisch* wie klassische Virushepatitis nur geringer ausgeprägt, lymphozytäre Infiltrate auch im Parenchym, reichlich reparative Mitosen
Zytomegalie	pathognomonische Eulenaugenzellen nur in ca. 20 % nachweisbar; unterschiedlich schwere Schä- digung der Hepatozyten, gemischtzelliges portales Entzündungsinfiltrat; u.U. Fibrosen

(Fortsetzung s. nächste Seite)

Herpes genitalis/labialis, Varizellen-Zoster	hohe Letalität infolge von Gerinnungsstörungen oder ausgeprägten Nekrosen
Coxsackie-Viren A und B	hämorrhagische Nekrosen und leukozytäre Infiltrate, bes. bei Coxsackie-B-Infektionen Gang- und Gefäßläsionen und Cholestase
ECHO-Viren	ähnlich wie Coxsackie-Viren
Rubeolen	nach intrauteriner Infektion u.U. Riesenzellhepatitis
Arboviren (Gelbfieber, Denguefieber, Kyasanur-Forest-Fieber, Rift-Tal-Fieber)	häufig tödlicher Verlauf durch Leberversagen; *Morphologie:* Verfettung, zahlreiche Councilman-Körperchen; intranukleär eosinophile Einschlüsse: Torres-Körper, trotz ausgedehnter Parenchymläsionen nur wenig portales Entzündungsinfiltrat
Arenaviren (Lassafieber, bolivianisches hämorrhagisches Fieber)	ähnlich reaktionslose disseminierte Koagulationsnekrosen wie bei Arboviren, jedoch ohne Zellverfettung
Marburg-Hepatitis	in ca. 20 % tödlich; Einzelzell- und zonale Nekrosen, Verfettung, Sternzellaktivität, leichte portale Infiltrate

Nichtvirale chronische Hepatitiden

„Lupoide" Hepatitis, *synonym*: plasmozelluläre Hepatitis; meist bei jungen Frauen, häufig mit LE-Zell-Phänomen assoziiert; ansonsten morphologisch wie viral bedingte chronische Hepatitiden

Parasitäre Lebererkrankungen

Toxoplasmose	bei Erwachsenen kleinherdige Nekrosen; *Erreger* mit Giemsa als sichelförmige, 5 µm lange Stäbchen in Nekrosen und Sternzellen nachweisbar
Kala-Azar	grobknotige hämorrhagische Nekrosen mit granulomähnlicher Aggregation von Lymphozyten, Plasmazellen und Histiozyten; *Erreger* als Leishman-Donovan-Körper in Sternzellen und Makrophagen nachweisbar: 3 µm lange, ovale, (in HE) blauschwarze Partikel, mit Giemsa anfärbbar
Malaria	vergrößerte Sinusuferzellen mit dunklem (doppelbrechenden) Malariapigment; akut: Einzelzellnekrosen, chronisch: u.U. läppchenzentrale Sklerosen

(Fortsetzung s. nächste Seite)

Amöbiasis	zumeist nur Sternzell„begleitaktivierung" bei Darmbefall; seltener komplikationsreichere „Amöbenabszesse": von Granulationsgewebe begrenzte, amöbenhaltige Nekrosen; (Amöben PAS-positiv)
Askaridiasis	eosinophile Entzündungsinfiltrate, u.U. riesenzellhaltige Epitheloidzellgranulome (Larven selbst meist nicht nachweisbar); reife Askariden können auch aszendierende Cholangitiden hervorrufen
Capillaria hepatica	Nematoden; ähnliche Veränderungen wie Ascaris lumbricoides
Strongyloides stercoralis	Nematoden; ähnliche Veränderungen wie Ascaris lumbricoides
Toxocara canis	Nematoden; ähnliche Veränderungen wie Ascaris lumbricoides
Echinokokkose	Echinococcus granulosus/hydatidosus: unilokuläre Zyste aus PAS-positiver doppeltbrechender lamellärer Chitinhülle, „gefüllt" mit Skolices-haltigen Brutkapseln; umgebendes Leberparenchym atrophiert mit Fremdkörperreaktion
	Echinococcus alveolaris/multilocularis: zusammenhängendes, infiltrierendes Schlauchsystem aus Chitinkutikula (Skolices meist nicht nachweisbar), umgeben von Granulationsgewebe mit riesenzellhaltigem Epitheloidzellsaum
Bilharziose	Schistosoma mansoni oder japonicum; eosinophile Infiltrate (Abszesse), u.U. mit Epitheloidzellen, Phlebitis mit „aufgereihten" Schistosomeneiern, die durch Granulationsgewebe und Fremdkörperreaktion zerstört werden → nachfolgende „Pfeifenstielfibrose"; Sternzellen mit dunklem Hämatozoin-Pigment
Fasciola hepatica	Nekrosen und hämorrhagische Infarkte von eosinophilenhaltigem gemischtzelligen Entzündungsinfiltrat durchsetzt; chronische intrahepatische Cholangitis, u.U. mit Gangobstruktion
Clonorchis sinensis	ähnlich wie Fasciola, zusätzlich schleimgefüllte zystische Gangerweiterungen und Gangepithelproliferate → u.U. Gallengangskarzinome
Linguatula serrata	Pentastomiden; parasitäre Granulome, u.U. verkalkte Pseudozysten bis 2 cm groß

Pilzerkrankungen

- Aktinomykose
- Aspergillose
- Histoplasmose
- Kokzidioidomykose
- Candidiasis

Bakterielle Infektionen

Spirochätenerkrankungen:

Leptospirosen: L. borellia (Rückfallfieber), L. icterohaemorrhagica (M. Weil)
Morphologie: Hämorrhagien, Sternzellen mit phagozytierten Erythrozyten; ausgeprägte intrazelluläre, kanalikuläre und duktale Cholestase; erst präfinal kleinherdige Nekroseareale

Lues
Lues connata: *makroskopisch* „Feuersteinleber" mit histologisch feinfleckigen Blutungen, Siderosen, epitheloidzellhaltigen Granulomen („Syphilomen"), feinkörniger „intralobulärer" Zirrhose und interstitieller Entzündung; Spirochäten reichlich vorhanden
Erworbene Lues: *Morphologie*: im *Frühstadium* u.U. herdförmige Leberzellnekrosen mit unspezifischem Entzündungsinfiltrat sowie läppchenzentral „spezifischen" fibroblastenhaltigen Epitheloidzellgranulomen; portale Vaskulitiden; im *Tertiärstadium* Granulome und Gummen: graugelbe nekrotische Knoten bis mehrere Zentimeter groß, von Granulationsgewebe, lymphoplasmazellulärem Infiltrat und Riesenzellen umgeben; Endarteriitis; ausgedehnte Vernarbungen → Hepar lobatum

Weitere bakterielle Lebererkrankungen

Sepsis/Septikopyämie	kleinere miliare Abszesse, besonders bei Staphylokokken-, Streptokokken- oder Yersiniensepsis (dabei auch evtl. Granulome); größere Abszesse bei Neugeborenen mit Nabelschnurinfektion
Fortgeleitete Leberabszesse	nach Cholezystitiden, eitrigen extrahepatischen Cholangitiden, Pylephlebitis (Pfortaderentzündung) nach Appendizitis oder Divertikulitis, selten nach schwerer Gonokokkeninfektion
Darminfektionen	Shigellen: u.U. (toxische) Verfettung, Einzelzellnekrosen, leichte Cholestase, geringes portales Entzündungsinfiltrat Salmonella typhi: während der 2.-3. Krankheitswoche Typhusknötchen: monozytäre Makrophagen- und Lymphozytenaggregate im Bereich von kleinherdigen Leberzellnekrosen

(Fortsetzung s. nächste Seite)

Brucellosen	M. Bang; in der Läppchenperipherie kleine Granulome aus aktivierten Histiozyten, Lymphozyten und Plasmazellen
Tuberkulose	bei hämatogener Streuung: miliare Form; bei portogener Ausbreitung einer primären Darmtuberkulose oder bei pulmonaler Tuberkulose locker verstreute Tuberkel, oft mit zentraler Verkäsung
Tularämie	zentrale Nekrosen, umgeben von breitem Epitheloidsaum
Lepra	besonders bei lepromatöser Lepra Granulome in Parenchym und Portalfeldern
Septische Granulomatose	X-chromosomal vererbter Leukozytendefekt; in der Leber wie in anderen Organen histiozytär-epitheloidzellige Granulome

Weitere Entzündungsformen mit möglicher Granulombildung

Erythematodes visceralis (SLE)	*Morphologie*: es finden sich u.U. fokale Nekrosen mit umgebenden lymphoplasmazellulären Infiltraten, die z.T. auch Epitheloidzellen enthalten können; Leukozytoklasie
Sarkoidose	Leber während florider Boeck-Erkrankung fast immer betroffen; *Morphologie*: Epitheloidzellgranulome mit Riesenzellen (ohne zentrale Nekrosen) und umgebendem lymphozytären Infiltrat, in Riesenzellen u.U. Asteroidkörper; Vernarbungstendenz
Rickettsiosen	fokale kleine oder umfangreiche Nekrosen, die histiozytär demarkiert werden können

1.7.3.2   Intrahepatische Gallengänge

Bakterielle Cholangitis

Durch kanalikuläre (aszendierende Cholangitiden, am häufigsten), lymphogene oder hämatogene Verschleppung; *Morphologie*: portales Ödem, konzentrisch um Gallengänge, leukozytäres Infiltrat portal und in den Gallengängen (Lumen und Epithelauskleidung); später und bei chronischen Formen (konzentrische) Fibrosen, die durch Gangproliferate verstärkt werden können, aber nur in extrem seltenen chronischen Verlaufsformen zur (sekundären biliären) Zirrhose fortschreiten

Sonderformen:
- Cholangitis lenta (schwere gangzerstörende, abszedierende Form, kann Ursache einer Sepsis werden);
- Cholangiolitis/Pericholangiolitis (häufiger lymphogen oder hämatogen entstanden; gemischtzellige Entzündungsinfiltrate um kleine Ductuli, später Fibrosen)

II
1

Primär sklerosierende Cholangitis

(Häufig sind nur extrahepatische Gänge betroffen); die intrahepatische Form manifestiert sich meist als mäßig starke plasmazellbetonte Pericholangitis um mittlere und kleine Gänge mit starkem konzentrischen Ödem und letzlich ausgeprägten mantelförmigen Fibrosen; Ductulusproliferate treten nur passager auf, häufiger finden sich kleine periphere Parenchymnekrosen; Endstadium sind breite zellarme Bindegewebsstränge mit atrophischen Ductuli (biliäre Zirrhose, häufig sog. Galleinfarkte); die Gänge selbst weisen oft nur regressiv verändertes oder nekrotisches Epithel auf ohne nennenswertes Entzündungsinfiltrat. Es besteht eine *Assoziation* mit Autoimmunprozessen wie Vaskulitiden, Thyreoiditis, Riedel-Struma, Colitis ulcerosa.

Chronische nichteitrige destruierende Cholangitis

Ebenfalls Assoziation mit Autoimmunphänomenen: Autoimmunthyreoiditis, rheumatoide Arthritis, Glomerulonephritiden, Vaskulitiden, Sjögren-Syndrom, „dry gland syndrome" – Gangsysteme der großen Speicheldrüsen sind mitbetroffen; in 90 % treten auch mitochondriale Autoantikörper auf. *Histomorphologisch* werden vier Stadien unterschieden, die jedoch nicht unbedingt chronologisch getrennt, sondern auch nebeneinander vorkommen können:

1	floride Gangläsionen	Gangläsionen: Epithelien geschwollen, abgeflacht oder nekrotisch; Basalmembrandefekte; intraepitheliale Lymphozyten; periduktulär Lymphozyteninfiltrate, z.T. mit Ausbildung von Sekundärfollikeln; häufig Epitheloidzellgranulome vom Boeck-Typ; periduktales Ödem
2	Ductulusproliferationen	verbunden mit Ödem, Entzündung und Fibrose mit Ausweitung der Portalfelder sowie läppchenperipheren (nekrobiotischen) Parenchymverlusten, z.T. unter dem Bild von Mottenfraßnekrosen
3	Vernarbung	Rückgang der Entzündung, Zunahme der Fibrose; extralobuläre Cholestase mit grobherdigem Gallensäurestau, Bilirubinablagerungen und sog. Galleinfarkten; umfangreiche sog. Netznekrosen; bereits in diesem Stadium Durchblutungsbehinderungen mit portaler Hypertension (und Folgen)

(Fortsetzung s. nächste Seite)

| 4 | biliäre Zirrhose | meist schleichende Fortentwicklung zur Zirrhose; Prozeß kommt erst zum Stillstand, wenn die letzten präformierten Gänge verödet sind; Leber makroskopisch klein, feinknotig und dunkelgrün-schwarz; histologisch neben gangfreien Bindegewebszügen und Cholestase massive Kupferablagerungen im Parenchym (unklarer Ursache) und Mallory-Körperchen |

Weitere Cholangitisformen

Bei bestimmten Lebererkrankungen (Drogencholestase, protrahierte akute Hepatitis) kann es zu sog. Ausscheidungscholangitiden kommen (Vorstellung, daß hepatozellulär ausgeschiedene Stoffe die Gangepithelien lädieren); *morphologisch* findet sich z.T. ein eosinophiles Entzündungsinfiltrat, seltener auch duktuläre Proliferate

1.7.4 Degenerative Veränderungen, Dystrophien und Stoffwechselstörungen

1.7.4.1 Exogene Hepatosen

Hepatosen sind nichtentzündliche Stoffwechselstörungen hauptsächlich oder ausschließlich der Leber
Exogene Hepatosen sind Hepatosen durch von außen zugeführte Substanzen, diese können toxisch wirken (s.u.); nichttoxische Substanzen bewirken meist eine zelluläre Adaptation:

Formen der zellulären Adaptation

Enzyminduktion	Aktivierung des Zytochroms P 450 (Aminooxidasen, durch die die Metabolisierung in der Leber erfolgt) → erhöhter Umsatz
Membranhyperplasie	des glatten endoplasmatischen Retikulums (GER) als Trägermembran der Enzyme; bei starker Induktion z.T. bereits lichtmikroskopisch erkennbar: verbreitertes eosinophiles feinnetziges Zytoplasma
Hyaline Tropfen	Degenerations- und Degradationsformen hyperplastischer Membranen als blaß-eosinophile homogene zytoplasmatische Tropfen (u.U. zellschädigend)
Lipofuszinose	Produkt der Peroxidation ungesättigter Fettsäuren von (hyperplastischen) Membranresten, insbesondere nach Phenacetin und Acetylsalizylsäure sowie zahlreichen Psychopharmaka

DD: „hyaline Tropfen"

Intrazysternal	α_1-Antitrypsin
	Fibrinogen
Lysosomal	autophage Vakuolen
	Lipofuszinvorstufen
	Vorstufen anderer Speichersubstanzen
	Plasmainklusionen
	Heterolysosomen
	fokale Zytoplasmanekrosen
Mitochondrial	Megamitochondrien
Hyaloplasmatisch	alkoholisches Hyalin

II

1

Toxische Hepatosen

Zumeist werden von den Ausgangssubstanzen in der Leber hochaktive Metaboliten gebildet, die dann irreversible Bindungen mit hepatozellulären Makromolekülen eingehen können. Man unterscheidet obligate Hepatotoxine mit dosisabhängiger Wirkung von fakultativen, die dosisunabhängig und unvorhersehbar wirken

Obligate Hepatotoxine:
Knollenblätterpilz
Wirksame Metaboliten: Phalloidin, bindet an GER, und Amanitin, interferiert mit RNS-Polymerase; *Morphologie*: akute (gelbe) Leberdystrophie – ausgedehnte Lebernekrose; bei leichteren Vergiftungen sog. subakute rote Leberdystrophie oder -atrophie, die Leberepithelien sind „weggeschwemmt" die Leber blutgefüllt

Tetrachlorkohlenstoff
Wirksamer Metabolit: freies Radikal Trichlorkohlenstoff (Toxizität um so höher, je mehr bereits eine Enzyminduktion, z.B. durch Barbiturate, stattgefunden hat); *Morphologie*: prinzipiell wie Knollenblätterpilz, es kommen in der Regel jedoch nur leichtere Vergiftungen mit zentral betonten Gruppenzellnekrosen und Verfettungen vor

Zytostatika
Morphologie: meist Einzel- oder Gruppenzellnekrosen (fakultativ hepatotoxisch sind z.B. Paracetamol und Tetrazykline)

Chronische toxische Hepatosen
Morphologie: z.T. kaum zu unterscheiden von chronischen Virushepatitiden; chronische Hepatosen können jedoch vermehrt leukozytäre Infiltrate und Galleablagerungen aufweisen, das Bild wechselt von Portalfeld zu Portalfeld stärker, häufig auch zellarme periportale Fibrosen (z.T. finden sich auch toxische Gefäßveränderungen)

Alkoholtoxische Hepatosen
Mögliche *morphologische Veränderungen*

Körnige Schwellung	Mitochondrienschwellung; selten Riesenmito-chondrien bis zu 20 μm als homogene eosinophile „Tropfen" im Zytoplasma; seltener auch mit Einzelzellnekrosen assoziiert
Leberzellverfettung	reversibel, meist gemischttropfig, zunächst zentral betont, später diffus
Mallory-Körperchen	unregelmäßige, meist zytoplasmatische eosinophile bis schwach basophile Gebilde; leukotaktisch?; ebenfalls bei fortgeschrittener primärer biliärer Zirrhose, extralobulärer Cholestase, M. Wilson, Leberkarzinomen, einigen kindlichen Zirrhosen, nach intestinalen Bypass-Operationen wegen Fettsucht
„Sklerosierende hyaline Nekrose"	meist läppchenzentrale Gruppenzellnekrosen mit „alkoholischem Hyalin" und nachfolgender Narbenbildung
Intrahepatische Cholestase	eher selten, läppchenzentral betont
(Zieve-Syndrom)	bei jungen Männern nach massivem Alkoholabusus – Fieber, Hämolyse, Ikterus; histologisch: Erythro-phagozytose, Sternzellsiderose, Cholestase, Verfet-tung, zahlreiche Einzelzellnekrosen
(Porphyria cutanea tarda und Uropor-phyrinurie)	treten vermehrt bei Alkoholkonsum auf; Uroporphyrin kann im Nativzylinder unter UV-Licht als rötliche Fluoreszenz nachgewiesen werden
Ductulusproliferate	(DD: chronische Cholangitiden)
Leberfibrose	ausgehend von Zentralvenen; Umwandlung des zarten Gitterfasergerüstes vom Kollagen Typ III in dichtes Kollagen Typ I, Vermehrung elastischer Fasern

weiterhin:
- Zirrhotischer Umbau
- Erythrophagozytose
- Sternzellsiderose
- Einzelzellnekrosen
- Proteinspeicherung
- Hydropische Schwellung

Mögliche morphologische Veränderungen bei exogenen Hepatosen

(Siehe auch „Morphologische Veränderungen bei alkoholtoxischen Hepatosen", s.o.)

II

1

Leberverfettung	
Hydropische Zell- veränderungen	Aufhellungen und Zellvergrößerung; reversibel
Körnige Zellschwellung	vergrößerte Mitochondrien; besonders bei Alkohol und gewerblichen Giften
Myeloidkörper	elektronenmikroskopisch; *lichtmikroskopisch* als blasse opake Zytoplasmaeinschlüsse sichtbar (Degradationsprodukte?); treten nach einer Vielzahl von Medikamenten auf
Toxische Zellschwellung	reversibel, Glykogenutilisationsstörung; aufgehellter sinusoidaler Pol der Leberzelle mit Glykogen, basophiler biliärer Pol mit Ergastoplasma; durch Medikamente und Alkohol
Toxische intra- hepatische Cholestase	Morphologie wie toxische Zellschwellung, zusätzlich intrakanalikuläre Cholestase, meist läppchenzentral
Federartige (feathery) Degeneration	Störung der Gallensäureausscheidung mit fein- vakuolärer Zytoplasmaumwandlung
Mesenchymale Reaktion bei toxischen Hepatosen	▪ Sternzellknötchen als Reaktion auf Leberzell- untergänge ▪ lipophage Granulome (Sternzellaggregate mit schaumigem Zytoplasma) ▪ granulomatöse Reaktionen (sarkoidoseähnlich oder eosinophilenreich, nach einer Vielzahl von Medikamenten) ▪ (portale Entzündungsinfiltrate)

DD: Leberverfettung

Toxisch	▪ Alkohol ▪ Tetrachlorkohlenstoff ▪ Pilze ▪ Phosphorvergiftungen ▪ fakultativ hepatotoxische Therapeutika (Anti- arrhythmika, Antidepressiva, Kortikoide – mit „Glykogenkernen" – u.a.) ▪ Tetrazyklinverfettung (feintropfig – schaumiges Zytoplasma)
Proteinmangel	Kwashiorkor
Überernährung	

(Fortsetzung s. nächste Seite)

II

1

Stoffwechselkrankheiten	▪ essentielle Hyperlipidämie
	▪ Diabetes mellitus (mit „Glykogenkernen")
	▪ M. Cushing
	▪ M. Wilson
Schwangerschafts- fettleber	feintropfige Verfettung – schaumiges Zytoplasma, Cholestase; metabolische Insuffizienz; oft tödlicher Ausgang, Krankheitsbild insgesamt selten
Reye-Syndrom Hypoxisch (Entzündlich)	

DD: akute toxische Hepatose/akute Virushepatitis

Hepatose	Hepatitis
Vorwiegend parenchymale Läsionen	früh mesenchymal-portale Reaktionen
Läppchenzentral betont	diffus
u.U. portale Ödeme	kaum ödematöse Veränderungen

1.7.4.2   Hereditäre Hepatosen

Störungen des Eisenstoffwechsels

Siderophilie (primäre Hämochromatose, Eisenspeicherungskrankheit)
Autosomal-rezessiv mit unterschiedlicher Penetranz; unkontrollierte Eisenabsorption aus dem Darm → Eisenüberladung prinzipiell aller Organe
(sekundäre Hämochromatose: Eisenüberladung aller Organe aufgrund von Störungen der Erythrozyten oder ihres Stoffwechsels, z.B. Thalassämien)
Morphologie (Leber): Eisenspeicherung zunächst in den läppchenperipheren Hepatozyten, später diffus und auch in Gallengangsepithelien (nahezu pathognomonisch für die Siderophilie); wenn die Speicherkapazität der Hepatozyten überschritten ist, kommt es zur Leberzellnekrose und nachfolgender Aggregation von (siderinaufnehmenden) Sternzellen, später zu Fibrosen (mit siderinhaltigen Makrophagen) und u.U. zur (regenerationsarmen) Pigmentzirrhose

Störungen des Kupferstoffwechsels

Morbus Wilson (hepatolentikuläre Degeneration)
Autosomal-rezessiv; manifestiert sich entweder in hepatischer oder neurologisch-psychiatrischer Form; immer besteht eine Trübung der Descemet-Membran: Kayser-Fleischer-Kornealring; vermutlich primärer Ausscheidungsdefekt für Kupfer in die Galle; die hepatozelluläre Bildung des Trägerproteins Coeruloplasmin ist gleichzeitig vermindert; → Speicherung von Kupfer in der Leber, später Ausschwemmung ins Blut

Morphologie (Leber): Verfettung, Glykogenkerne; später unregelmäßige Veränderungen wie Fibrosen, Rundzellinfiltrate, Nekrosen unterschiedlichen Ausmaßes, Gallengangsproliferate, Zirrhose u.a. (histochemischer Kupfernachweis u.U. auch in den Spätstadien negativ, deswegen frühzeitige Atomabsorptionsspektrometrie, da Therapie mit Penicillamin möglich ist)

Störungen des Porphyrinstoffwechsels (hepatogene Porphyrien)

Erythropoietische Protoporphyrie
Autosomal-dominant; *Morphologie*: braune Pigmentablagerungen in Hepatozyten, Kupffer-Sternzellen und Canaliculi; Pigment im UV-Licht rot fluoreszierend, im Schnitt doppelbrechend; → Gangdestruktionen, Ductulusproliferate, Fibrosen; selten Zirrhose, selten Lebernekrosen

(Porphyria cutanea tarda
nicht hereditär; *Morphologie*: Verfettung, Siderose, u.U. Zirrhose; tritt oft bei Alkoholabusus auf)

Störungen des Kohlenhydratstoffwechsels

Glykogenosen [Tabelle nach Remmele (Hrsg.) Pathologie 1984, Bd. 2, S. 649]
Autosomal-rezessiv (bis auf Typ VI: X-chromosomal)

Typ	Enzymdefekt und Folgen	Lebermorphologie	Muskulatur
I (v. Gierke)	Glukose-6-Phosphatase Verhinderung des intrahepatozellulären Glykogenabbaus	Glykogenkerne (++); „pflanzenzellartiges" Zytoplasma, Verfettung	(normal)
II (Pompe)	lysosomale 1,4-Glukosidase (Maltase) Blockierung des 2. normalen Abbauweges für Glykogen	Mikrovesikel im Zytoplasma, mit monogranulärem Glykogen gefüllt	massive Glykogenablagerung in Herz- und Skelettmuskulatur (Todesursache)
III (Cori)	Amylo-1,6-Glukosidase mangelhafter Abbau der Glykogenverzweigungen bis zur Grenze eines abnormen Restmoleküls (Grenzdextrinose)	Glykogenkerne; „pflanzenzellartiges" Zytoplasma; peri- und intralobuläre fibröse Septen	(u.U. subsarkolemmales Glykogen)

(Fortsetzung s. nächste Seite)

II

1

Typ	Enzymdefekt und Folgen	Lebermorphologie	Muskulatur
IV (Andersen)	Amylo-1,4 → 1,6-Transglukosidase (u.a. Enzyme?) Störung des Glykogenaufbaus, Bildung schwer löslichen Amylopektin (Amylopektinose)	Glykogenkerne; im Zytoplasma PAS-pos., Diastase-resistente Schollen; Verfettung, Ikterus, Leberzellschäden; Zirrhose	fokale Ablagerungen
V (McArdle)	Muskelphosphorylase Verhinderung der phosphorolytischen Glykogenspaltung im Muskel	keine besonderen Veränderungen	subsarkolemmales Glykogen
VI (Hers)	unvollständiger Leberphosphorylasemangel Verhinderung der phosphorolytischen Glykogenspaltung in der Leber	„pflanzenzellartiges" Zytoplasma (Glykogenspeicherung) herdförmig-läppchenperipher; feine perilobuläre fibröse Septen	(normal)
VII	Phosphofruktokinase Blockierung des Abbaus von Glukose-6-Phosphat	keine besonderen Veränderungen	subsarkolemmales Glykogen
VIII	nur diskrete oder fehlende Phosphorylaseaktivität unklarer Genese (Folgen ähnlich wie VI)	ähnlich wie VI, jedoch keine Fibrosen	(Muskulatur normal) Im ZNS: Glykogenspeicherung in Axonen, schwere Hirnschädigung
IX, X	diskrete oder fehlende Phosphorylaseaktivität infolge Defekte aktivierender Kinasen	ähnlich wie VI, zusätzlich feintropfige Verfettung	XI: normal X: subsarkolemmales Glykogen

Galaktosämie
Autosomal-rezessiv; *Enzymdefekt*: Galaktose-Monophosphat-Uridyltransferase; *Folgen*: Anhäufung von Galaktose und Galaktose-Monophosphat und Umwandlung in zytotoxisches Galaktid; betroffen sind insbesondere Leber, Nieren und Augenlinsen (Katarakt!); *Morphologie* (Leber): Verfettung, Cholestase mit tubulärer Anordnung von Hepatozyten um erweiterte Canaliculi, Ductulusproliferate, Fibrose → (unbehandelt im Alter von 6 Monaten) Zirrhose

Fruktose-Intoleranz
Autosomal vererbt; Enzymdefekt: Fruktose-Monophosphat-Aldolase; *Folgen*: über mehrere Schritte Hemmung der Glukoneogenese → Hypoglykämie; *Morphologie* (Leber): ähnlich wie bei Galaktosämie, nur schwächer ausgeprägt

Störungen des Aminosäurestoffwechsels

Tyrosinämie	Cholestase mit tubulärer Anordnung der Hepatozyten, Verfettung, Fibrose → Zirrhose (u.U. primäre Leberzellkarzinome)
Zystinose	rechteckige und hexagonale Zystinkristalle in Sternzellen (Alkoholfixierung!)
Homozystinurie	Intimahyperplasie der Arteriolen, portale Fibrose, läppchenzentrale Verfettung
Oxalose	doppelbrechende rundliche oder rhomboide Oxalatkristalle in der Media der Arterien, Mediafibrose

Störungen des Glykoproteinmetabolismus

Alpha-1-Antitrypsin-Mangel
α_1-Antitrypsin ist ein Proteinasehemmer, es inhibiert also den Abbau bzw. die Metabolisierung verschiedener Proteine, stabilisiert diese also. Es wird in der Leber gebildet und ist selbst ein Glykoprotein, das in verschiedenen Formen auftritt. Ein Mangel an α_1-Antitrypsin ließe eine Proteininstabilität erwarten, er äußert sich jedoch hauptsächlich durch eine Leberzirrhose (und im Erwachsenenalter durch ein panlobuläres Emphysem). Inwieweit das eine direkte Wirkung des Mangels, eine Reaktion auf den retinierten Inhibitor oder ein assoziiertes Phänomen darstellt, bleibt fraglich. In der Leber ist der retinierte Inhibitor als eosinophiler kugeliger hepatozellulärer Zytoplasmaeinschluß in der Läppchenperipherie nachweisbar (am besten immunhistologisch mit Antikörpern gegen α_1-Antitrypsin, ansonsten PAS-pos., diastaseresistent)

Mukopolysaccharidosen mit Hepatosplenomegalie

Syndrom	Vererbung	Speicherung in
Hurler-Syndrom	autosomal-rezessiv	Hepatozyten, Sternzellen
Hunter-Syndrom	X-chromosomal	Hepatozyten, Sternzellen
Sanfilippo-Syndrom	autosomal-rezessiv	Hepatozyten, Sternzellen
Maroteaux-Lamy-Syndrom	autosomal-rezessiv	Hepatozyten, Sternzellen
Typ VII (β-Glukuronidase-Defekt)	autosomal-rezessiv	Hepatozyten, Sternzellen
Morquio-Syndrom	autosomal-rezessiv	Sternzellen

Weitere Leberveränderungen bestehen in Fibrosen und u.U. Zirrhosen; Mukopolysaccharide sind wasserlöslich, die Leberzellen erscheinen nach Formalinfixierung vakuolisiert

Mannosidose
Autosomal-rezessiv; Mangel an saurer α-Mannosidase; in der Leber: PAS-negative Vakuolen in Hepatozyten

Fukosidose
Autosomal-rezessiv; Mangel an α-Fukosidase → Speicherung von fukosehaltigen Glykolipiden, Proteinen und Sacchariden in verschiedenen Organen. *Morphologie* (Leber): PAS-negative Vakuolen in Hepatozyten, Sternzellen und Gallengangsepithelien

Mukolipidosen

Mukolipidosetyp	*Lebermorphologie*
I	schaumig aufgetriebene Sternzellen und portale Makrophagen
II	schaumig aufgetriebene Sternzellen und portale Makrophagen, epitheloide Schaumzellgranulome
III	schaumig aufgetriebene Sternzellen und portale Makrophagen
IV	konzentrisch-lamelläre Einschlüsse in Hepatozyten

Störungen des Lipidstoffwechsels		
Stoffwechselstörung	**Gespeicherte Substanz**	***Morphologie***
M. Gaucher	Zerebroside (Glukosyl-Zeramid) im RES PAS-positiv	Gaucher-Zellen: bis 100 µm große Sinusuferzellen mit retikulärem Zytoplasma; Fibrose, Parenchymatrophie
M. Niemann-Pick	Sphingomyelin (und Zeroide) im RES Fettfärbung pos., doppelbrechend	große Sternzellen und Retikulumzellen mit schaumigem Zytoplasma, seltener auch Leberzellen
GM$_1$-Gangliosidosen (bei β-Galaktosidase-Mangel)	Ganglioside im RES	vakuolisierte Sternzellen und portale Histiozyten
GM$_2$-Gangliosidosen (Hexosaminidase-Mangel, M. Tay-Sachs, M. Sandhoff)	Ganglioside	v.a. Leberzellen vergrößert mit feinvakuolärem Zytoplasma
Disseminierte Lipogranulomatose (M. Farber)	Ganglioside (mit reichlich freiem Ceramid)	Lipogranulome in zahlreichen Organen, darunter auch in der Leber
Morbus Fabry	Glykolipide, Cholesterin schwach PAS-pos., doppelbrechend im Gefrierschnitt	vergrößerte gelblichbraune Sternzellen, Makrophagen und Gefäßendothelien
Metachromatische Leukodystrophie	Sulphatide	metachromatische Granula in portalen Makrophagen, weniger in Sternzellen, Hepatozyten und Gallengangsepithelien
Cholesterinester-Speicherungskrankheit	Cholesterin, Cholesterylester im Gefrierschnitt doppelbrechend	schaumzellig umgewandelte Histiozyten, Verfettung der Hepatozyten, portale Fibrosen und Ductulusproliferate
Wolman-Krankheit	Cholesterin, Cholesterylester	wie Ch.-Speicherkrankheit, aber meist tödlicher Verlauf
Morbus Tangier	(familial high density lipoprotein deficiency)	Morphologie wie Ch.-Speicherkrankheit

II

1

Zellweger-Syndrom

Zerebro-hepato-renales Syndrom: neuronale Migrationsstörung, mikrozystische Fehlbildungen der Nieren, Fibrose → u.U. Zirrhose der Leber; verläuft meist im ersten Lebensjahr tödlich; (Ätiologie: vermutlich metabolischer Defekt)

1.7.4.3   Weitere Stoffwechselstörungen

Amyloidose

- Retikulärer Typ: Ablagerung im Dissé-Raum
- Perikollagener Typ: Ablagerung um kleine Arterien (seltener)

Pigmentablagerungen

- Exogen-hämatogen

Kohlenstaub	anthrakotisches Pigment, in Sternzellen und Makrophagen
Silber	nach Behandlung mit Silberverbindungen – Argyrose
Polyvinylpyrrolidon	früher in Plasmaexpandern; Ablagerung in Sternzellen, Kongorot-positiv
Thorotrast	Thoriumdioxid, Alpha-Strahler, Halbwertszeit $1,4 \times 10^{10}$ Jahre; lichtbrechende Schollen, hell- bis mittelbraun

- Hämatogen-endogen

Melanin	(aus malignen Melanomen)
Protoporphyrin	dunkelbraune Pigmenttropfen hauptsächlich in Canaliculi und Sternzellen, doppelbrechend – Malteserkreuz, Rotfluoreszenz im Nativpräparat
Hämatin	in Sternzellen und Histiozyten in der Nachbarschaft von Siderinablagerungen bei Schistosomiasis
Malariapigment	Malaria-„Melanin", Hämatozoin in Sternzellen, doppelbrechend

- Hepato- und hämatogene Lipopigmente

Zeroid	„Zerfallspigment", bestehend aus oxidierten Lipiden; hellbraun, mit zunehmendem Alter des Pigments zunehmende PAS- und Eisenreaktion und abnehmende Intensität der Ziehl-Neelsen-Färbung
Zeroid-Lipofuszinose	neurologisch-zerebrale Erkrankung mit Pigmentablagerungen in Leber, Niere, Milz, Herz und Gehirn

(Fortsetzung s. nächste Seite)

Lipofuszin	Abbauprodukt von Membranbruchstücken; braun, Sudan- und Ziehl-Neelsen pos., PAS-pos. vor und nach Diastase; wird meist am Gallepol der Leberzelle abgelagert
Lipofuszin	bei Dubin-Johnson-Syndrom: bis 6 µm große, dunkle körnige Pigmentablagerungen, diffus in Hepatozyten auch in der Läppchenperipherie
Lipofuszin	bei arzneimittel-induzierten Lipofuszinosen (wie bei Dubin-Johnson)

II

1

■ Hepato- und hämatogene Eisenpigmente

| Ferritin | dreiwertiges Eisen mit Trägerprotein Apoferritin, nur bei exzessiver Vermehrung in Sternzellen als bläuliche Zytoplasmafärbung nachzuweisen |
| Siderin | körnige Aggregate aus Ferritinmolekülen in Lysosomen, mit Berliner-Blau-Reaktion nachweisbar
■ Sternzellsiderosen bei verstärktem Erythrozyten-Metabolismus
■ Parenchymsiderosen bei verstärkter enteraler Eisenresorption, Transfusionen und auch Siderophilie
■ Bantu-Zirrhose: Mangelernährung, Alkoholwirkung, exzessiver Eisengehalt des zugeführten Bieres |

Weitere hepato- und hämatogene Pigmente: Bilirubin (s.u.)

1.7.4.4   Störung der Galleproduktion und Galleausscheidung

Prähepatozellulärer Ikterus

■ Icterus neonatorum gravis bei Blutgruppeninkompatibilität
■ Kernikterus (durch Medikamente, die die Bindung von Bilirubin an Albumin behindern)
■ Hämolysen
■ Shunt-Hyperbilirubinämie

II

1

Hepatozellulärer Ikterus

Prämikrosomal

Behinderung der hepatozellulären
Bilirubinaufnahme

- neonatale funktionelle Hyper-
  bilirubinämie

Mangel an Transportprotein, Störung
des intraepithelialen Bilirubintran-
sports

- kongenitaler nicht-hämolytischer
  Ikterus (M. Gilbert)
- Ikterus juvenilis intermittens
  Meulengracht

Mikrosomal

Uridylglukuronyltransferase-Mangel;
Störung der Konjugation am GER

- Crigler-Najjar-Syndrom I und II

Postmikrosomal-präterminal
Gestörte Bilirubinexkretion (Gallensäurebildung und Bilirubinkonjugation normal):
- Dubin-Johnson-Syndrom
  (→ grobkörnige Pigmentspeicherung in sonst normaler Leber)
- Rotor-Syndrom (keine Pigmentspeicherung, nur biochemisch diagnostizierbar)
- sog. hepatische Speicherkrankheit (identisch mit Rotor-Syndrom?)

Postmikrosomal-terminal
Globale Exkretionsstörung für Gallensäuren und Bilirubinkonjugate → Cholestase:
- Drogenikterus (s. toxische Hepatosen)
- benigne familiäre idiopathische rekurrierende intralobuläre Cholestase
- Syndrom der eingedickten Galle
- erythropoetische Protoporphyrie
- progressive familiäre intrahepatische Cholestase (Byler)
- Zirrhosen
- cholestatische Virushepatitis
- benigne postoperative intrahepatische Cholestase
- Cholestase beim Schocksyndrom und bei Sepsis
- Schwangerschaftsikterus

Posthepatozellulärer Ikterus

Intrahepatisch:
- angeborene intrahepatische Gallengangshypoplasie
  (einschließlich Alagille-Syndrom: intrahepatische Gallengangshypoplasie
  + Pulmonalarterienhypoplasie); *Lebermorphologie*: fehlende oder hypopla-
  stische Canaliculi und Gallengänge in kleinen und mittleren Portalfeldern;
  Cholestase, „feathery degeneration", (ungeordnete) hepatische Riesenzellen
- destruierende intrahepatische Cholangitis
- sklerosierende intrahepatische Cholangitis

Extrahepatisch

■ angeborene extrahepatische Gallengangsatresie und
-hypoplasie; *Morphologie*: duktuläre Wucherungen, Fibrose → Zirrhose;
Cholestase, hepatische (geordnete) Riesenzellen
■ destruierende extrahepatische Cholangitis
■ sklerosierende extrahepatische Cholangitis
■ sekundäre Abflußbehinderungen: Steine, Tumoren, Cholangitiden, Choledo-
chuszysten

1.7.4.5   Leberzirrhosen

Gemeinsame morphologische Veränderungen

Gemeinsame Kennzeichen: Läppchenumbau durch Parenchymnekrosen und orga-
nisierende Bindegewebsvermehrung, der die Leber als Ganzes, aber nicht obligat
jedes Läppchen betrifft. Knotige Parenchymregenerationen (Regeneratknoten)
kommen meist, aber nicht obligat, komplizierend dazu.
Der zirrhotische Umbau wird durch Parenchymuntergänge in Form von *„Mottenfraßnekrosen"* oder durch straßenförmige Nekrosen, sog. *Brückennekrosen*, die zu
zentroportalen Kurzschlüssen führen, bewirkt bzw. unterhalten.
Die *Morphologie* läßt nicht unbedingt auf die *Ätiologie* schließen, alkoholische
und toxische Nekrosen schreiten mit ähnlichen „Mottenfraßnekrosen" wie chronisch-aggressive Hepatitiden fort, die meisten Formen weisen Gallensprolife-
rate auf; Hepatitis-Zirrhosen zeigen meist eine **größere regeneratorische Aktivität**
mit Kernpolymorphien und verbreiterten (über zweilagigen) Epithelverbänden,
oftmals ist HBs-Antigen in den Hepatozyten nachzuweisen (allerdings nicht in
allen Fällen hepatitischer Zirrhosen, ca. 0,5 % sind inapparente HBs-Antigen-
Träger, so daß auch bei positivem Nachweis nicht immer die Ätiologie eindeutig
bestimmt ist). Alkoholische und allgemein toxische Zirrhosen zeigen demgegen-
über häufiger **regenerationsarme breite Narbenfelder** und intrainsuläre Fibrosen

Ätiologisch definierbare Zirrhosen

Cirrhose cardiaque	*Histologie*: zentrale Hyperämie, Stauungsstraßen, Atrophie der Epithelplatten, Gitterfasersklerose bei geringer periportaler Fibrose
Biliäre Zirrhosen (b.Z.)	*Makroskopie*: kleinknotig, faserreich, derb, gallig-grün bis schwarz; *Histologische Besonderheiten* der verschiedene Unterformen: ■ sekundäre b.Z.: cholangitische Komponente; ■ primäre b.Z. (nach chronisch destruierender Cholangitis): nahezu gallengangsfreie Binde-gewebszüge; Kupferablagerungen im Leber-parenchym, erweiterte Lymphgefäße; ■ b.Z. nach (extrahepatischer) sklerosierender Cholangitis: dilatierte Lichtungen, Pericholan-gitis;

(Fortsetzung s. nächste Seite)

II

1

	▪ (intrahepatische Form kann wie primäre oder sekundäre Form aussehen)
Pigmentzirrhosen	idiopathische (primäre) Hämochromatose (Siderophilie): massive Eisenablagerungen, auch in den Gallengangsepithelien
	sekundäre Hämochromatosen (hauptsächlich bei Hämolysen): Siderinablagerungen meist nicht ganz so ausgeprägt
	Wilson-Zirrhose: Kupferanreicherung in unterschiedlichem Ausmaß, besonders in der Läppchen- bzw. „Insel"peripherie, u.U. Mallory-Körperchen
Zirrhosen bei weiteren angeborenen Stoff- wechseldefekten	▪ Glykogenosen ▪ Mukopolysaccharidosen ▪ Galaktosämie ▪ Fruktoseintoleranz ▪ M. Gaucher ▪ α_1-Antitrypsin-Mangel

Allgemeine *Folgen* der Leberzirrhose:
- Pfortaderhochdruck (portale Hypertonie); bei Dekompensation Aszitesbildung
- Leberinsuffizienz, u.U. mit Coma hepaticum, hepatischer Enzephalopathie, Leberzerfallskoma
- Erhöhte Inzidenz für primäre Leberkarzinome (besonders häufig in mikronodulären Pigmentzirrhosen, fast nie in primären biliären Zirrhosen; Karzinome meist multizentrisch)

1.7.5   Kreislaufstörungen

Zuflußstörungen

Arterielle Gefäßobstruktionen
Die Folgen sind abhängig von der Größe des obturierten Gefäßes und der Zahl möglicher Kollateralen

Pfortaderthrombose
Ursachen:

Entzündungen	Nabelschnurinfektionen Appendizitis → Pylephlebitis Peritonealabszesse → Pylephlebitis extrahepatische Cholangitiden eitrige Lymphadenitiden Leber„abszesse" (eitrig und parasitär) Schistosomiasis Pankreatitis Sarkoidose (selten)

(Fortsetzung s. nächste Seite)

Lebertumoren	primäre Leberkarzinome Metastasen Hämoblastosen
Toxische Schäden	Arsen (→ hepatoportale Sklerose, portale Hypertension) zytostatische Therapie
Strahlenschäden Leberzirrhose	

Formen:
- akute komplette Pfortaderthrombose
  Die Folgen sind hauptsächlich von der Zahl der Kollateralen abhängig
- chronische Pfortaderthrombose
  mögliche *Folgen*:
  - kavernöse Transformation des Pfortaderstamms
  - Caput medusae

Komplexe Zuflußstörungen

Zahn-Pseudoinfarkt	Kombination von Pfortaderverlegung (Thrombose, Tumor u.a.) und Verminderung des arteriellen Zuflusses (z.B. Arteriosklerose, Blutdruckabfall) → Hyperämie → Atrophie des Leberparenchyms
Schockleber	Hypoxie → läppchenzentrale hypoxische Vakuolen, Koagulationsnekrosen oder größere anämische Nekrosebezirke
Fett-„Infarkte"	helle subkapsuläre Parenchymbezirke als Folge von Blutverteilungsstörungen (Anämie, nach einiger Zeit feintropfige Verfettung)
Chirurgische Nekrosen	Durchblutungsstörungen und Gewebsquetschungen → fokale Einzel- und Gruppenzellnekrosen (werden granulozytär abgeräumt)

Abflußstörungen

Ursachen:

Herzinsuffizienz	Infarkt Myokarditis
Alteration der Lungenstrombahn	chronisches Emphysem Asthma bronchiale Pulmonalarterienemboli
Stenosen der V. cava inf.	
Stenosen hepatischer Venen	

204 Leber (mit intrahepatischen Gallengängen)

II
1

Formen:
Akute Stauungsleber
Läppchenzentrale Hyperämie/Hämorrhagie, u.U. Nekrosen

Chronische Stauungsleber
Histologische Veränderungen: Balkenatrophie, zentrale (und zentrozentrale) Fibrosen, Kapillarisierung der Sinus; *makroskopisch*: Muskatnußleber bei sog. Läppchenumkehr, bei zusätzlicher Cholestase: Herbstlaubleber; nach langandauernder Stauung sog. Cirrhose cardiaque: bindegewebige Läppchenaufgliederung (ohne Regeneratknoten); *Folgen*: portale Hypertension, u.U. Aszitesbildung, muskuläre Hypertrophie der A. hepatica

Trunkuläre Obstruktion der Lebervenen (Chiari-Krankheit; Budd-Chiari-Krankheit)
Ursachen:

Thrombose	▪ Gerinnungsstörungen (z.B. myeloproliferative Erkrankungen)
	▪ Gefäßwandläsionen (nach Thioguanin, Urethan, u.U. Ovulationshemmern)
	▪ immunologisch/entzündlich (bei Colitis ulcerosa, paraneoplastisch)
Mißbildungen	▪ der V. cava inf.
	▪ abnorme Klappen am hepatocavalen Übergang
Kompressionen von außen	▪ Tumoren
	▪ traumatische Blutungen
Tumorthromben der Vv. hepaticae	▪ beim primären Leberkarzinom
Tumoremboli der V. cava	▪ beim Nierenzellkarzinom

Morphologie: wie chronische Stauungsleber

Radikuläre Obstruktion der Lebervenen
▪ Intrahepatische Phlebitis; meist bei bakteriellen, abszedierenden Leberprozessen oder septischen Zuständen (von Budd beschrieben) mit nachfolgender Thrombose kleiner Gefäße
▪ Venenverschlußkrankheit; *Morphologie*: Endothelschäden kleiner Venenäste mit Fibrinabscheidung, Thrombozytenaggregaten und nachfolgend reaktionsloser „Veröдung"; *Ursache*: endothelschädigende Wirkung von Alkaloiden?; u.U. nach Nitrosaminen, Aflatoxinen, Bestrahlung, Azathioprintherapie, Ovulationshemmern, nach Schwangerschaft, bei hämatologischen Systemerkrankungen u.a.

Sinusoidale Durchflußstörungen

Übergreifen portaler Prozesse auf Sinusoide
z.B. „Pfeifenstielfibrose" bei Schistosomiasis, hepatoportale Sklerose bei chronischer Arsenintoxikation

Primär intrasinusoidale Läsion

■ Vinylchloridkrankheit (→ Hyperplasie der Sinusuferzellen, Fibrose)
■ Andere toxische Substanzen (Kupfersulfatlösungen u.a.)
■ Sichelzellenanämie (durch Erythrozyten- und Thrombozytenaggregate)
■ Chronische Vitamin-A-Hypervitaminose (Sternzellaktivierung und Faser-
   vermehrung)
■ Amyloidose
■ „Sklerosierende hyaline Nekrose" bei chronischem Alkoholismus
■ Fibrinthromben (bei DIC, Eklampsie, Hyperkoagulabilität, Fruchtwasser-
   embolie)

II

1

Peliosis hepatis
Morphologie: mehrere, bis 1 cm durchmessende, blutgefüllte Hohlräume entweder
als

■ parenchymaler Typ ohne eigentliche Auskleidung oder als
■ phlebosklerotischer Typ mit einer endothelisierten fibrösen Wand.
Ätiologie: primäre Gitterfaserstrukturstörung? Zusammenhang mit anaboler und
androgener, u.U. auch östrogener Steroidtherapie?

1.7.6 Fehlbildungen und Formveränderungen

1.7.6.1 Leber

Formveränderungen

Riedel-Leberlappen	umschriebene zungenförmige Vergrößerung des rechten Leberlappens
Zahn-Furchen	Furchen in rostrokaudaler Richtung durch hypertrophierte Zwerchfellmuskelbündel meist bei chronischen Ventilationsstörungen
Schnürleber	durch Gürtel oder Korsetts

1.7.6.2 Intra-(und extra-)hepatische Gallenwege

Fehlbildungen

■ Atresie
■ Hypoplasie
■ Duplikaturen
■ Überschußbildungen (u.U. Grundlage des Caroli-Syndroms)
■ Aberrierende Gänge (z.B. als angeborene bronchobiliäre Fisteln)
■ Kongenitale Fibrosen (auf dem Boden von Ganghyperplasien)
■ Angeborene Zystenleber, Leberzysten (auf dem Boden von Ganghyperplasien)
■ Cholangiodysplastische Pseudozirrhose (Kombination von Fibrose und
   Zystenbildung)

II

1

- Meyenburg-Komplex (Ductuli-Proliferate in der Nähe von Portalfeldern, enthalten z.T. Galle; unklar, ob Hamartie oder Adenom)
- Hereditäre Teleangiektasen (vergleichbar M. Osler, mit intrahepatischen Teleangiektasien, Aneurysmen und AV-Kurzschlüssen → u.U. Fibrose)
- Arteriohepatische Dysplasie (Alagille): neonataler Ikterus (intrahepatische Gallengangshypoplasie) + Pulmonalarterienstenose (allg. extrahepatische Gefäßanomalien), meist mit anderen Entwicklungsstörungen kombiniert

1.8   Gallenblase und extrahepatische Gallengänge

1.8.1   Anatomie

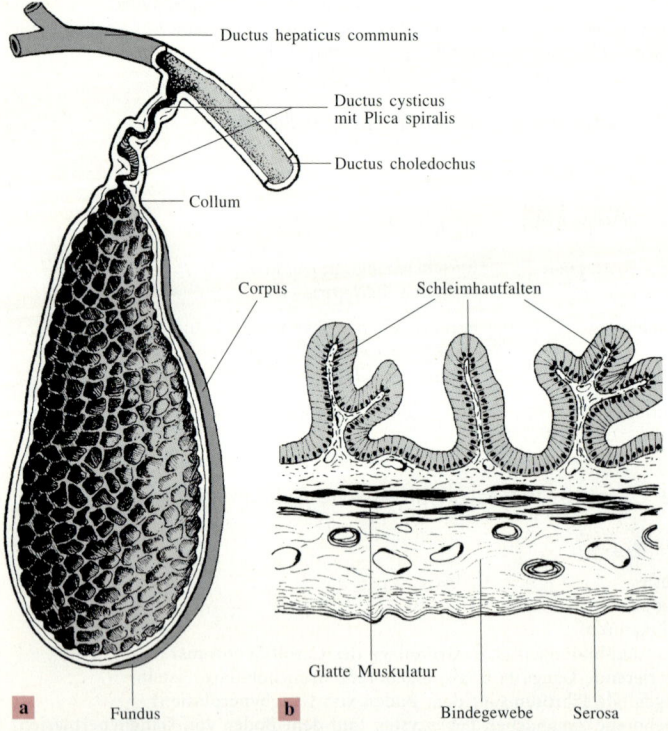

Abb. II-1-9. a Gallenblase. **b** Histologischer Aufbau der Gallenblasenwand

1.8.2 Tumoren und tumorähnliche Veränderungen

1.8.2.1 Lokalisationen

II

1

C23	**Gallenblase**
C23.9	Gallenblase
C23.91	Gallenblasenhals
C23.92	Gallenblasenkörper
C23.93	Gallenblasenfundus

C24	**andere Teile der Gallengänge**
C24.0	Gallengänge, extrahepatisch
C24.01	Ductus hepaticus, rechter
C24.02	Ductus hepaticus, linker
C24.03	Ductus hepaticus communis
C24.04	Ductus choledochus
C24.05	Ductus cysticus
C24.1	Ampulla Vateri
C24.8	Gallengänge (mehrere Teilbereiche)
C24.9	Gallengänge

1.8.2.2 TNM-Klassifikation

Gallenblase

Regionäre Lymphknoten:
- an Leberhilus, D. cysticus, D. choledochus (Lig. hepatoduodenale)
- an Pankreaskopf, Duodenum, perivaskulär: V. portae, A. mesenterica sup.,
  Truncus coeliacus

(Karzinome)

TX	Primärtumor kann nicht beurteilt werden
T0	kein Anhalt für einen Primärtumor
Tis	Carcinoma in situ
T1	Tumor infiltriert Schleimhaut oder Muskulatur
T1a	Tumor infiltriert Schleimhaut
T1b	Tumor infiltriert Muskulatur
T2	Tumor infiltriert perimuskuläres Gewebe (Subserosa)
T3	Tumor infiltriert Serosa oder 1 benachbartes Organ (bei der Leber darf die Infiltrationstiefe nicht mehr als 2 cm betragen)
T4	Tumor infiltriert $\geq$ 2 Nachbarorgane oder nur die Leber, jedoch mit einer Infiltrationstiefe > 2 cm
NX	regionäre Lymphknoten können nicht beurteilt werden
N0	keine regionären Lymphknotenmetastasen
N1	regionäre Lymphknotenmetastasen: Leberhilus, D. cysticus, D. choledochus (Lig. hepatoduodenale)

(Fortsetzung s. nächste Seite)

II

1

| N2 | regionäre Lymphknotenmetastasen: an Duodenum, Pankreaskopf, perivaskulär: V. portae, A. mesenterica superior, Truncus coeliacus (alle anderen Lymphknotenmetastasen gelten als Fernmetastasen M1) |

Extrahepatische Gallengänge

Regionäre Lymphknoten:
- an Leberhilus, D. cysticus, D. choledochus (Lig. hepatoduodenale)
- an Pankreaskopf, Duodenum, perivaskulär: V. portae, A. mesenterica superior, Truncus coeliacus

(Karzinome)

TX	Primärtumor kann nicht beurteilt werden
T0	kein Anhalt für einen Primärtumor
Tis	Carcinoma in situ
T1	Tumor infiltriert Schleimhaut oder Muskulatur
T1a	Tumor infiltriert Schleimhaut
T1b	Tumor infiltriert Muskulatur
T2	Tumor infiltriert perimuskuläres Gewebe (Subserosa)
T3	Tumor infiltriert Nachbarstrukturen (Leber, Pankreas, Duodenum, Gallenblase, Kolon, Magen)
NX	regionäre Lymphknoten können nicht beurteilt werden
N0	keine regionären Lymphknotenmetastasen
N1	regionäre Lymphknotenmetastasen: Leberhilus, D. cysticus, D. choledochus (Lig. hepatoduodenale)
N2	regionäre Lymphknotenmetastasen: an Duodenum, Pankreaskopf, perivaskulär: V. portae, A. mesenterica superior, Truncus coeliacus (alle anderen Lymphknotenmetastasen gelten als Fernmetastasen M1)

Ampulla Vateri [C24.1]

Regionäre Lymphknoten:
um Caput und Corpus pancreatis (nicht um Cauda pancreatis, Lymphknoten-metastasen in dieser Region und am Milzhilus zählen als Fernmetastasen M1), pankreatikoduodenal, pylorisch, am D. choledochus, proximale mesenteriale Lymphknoten

(Karzinome)

TX	Primärtumor kann nicht beurteilt werden
T0	kein Anhalt für einen Primärtumor
Tis	Carcinoma in situ
T1	Tumor begrenzt auf Ampulla Vateri (einschließlich Gangmuskulatur)
T2	Tumor infiltriert Duodenalwand
T3	Tumor infiltriert Pankreas $\leq$ 2 cm
T4	Tumor infiltriert Pankreas $>$ 2 cm oder benachbarte Organe
NX	regionäre Lymphknoten können nicht beurteilt werden

(Fortsetzung s. nächste Seite)

N0	keine regionären Lymphknotenmetastasen
N1	regionäre Lymphknotenmetastasen
	(alle anderen Lymphknotenmetastasen gelten als Fernmetastasen M1)

II

1

1.8.2.3 Tumoren: Gallenblase

Maligne epitheliale Tumoren

Karzinome

Makroskopische Formen:	diffus-infiltrierend (häufigere Form)
	polypös (nodulär/papillär)
Häufige *histologische* *Formen:*	„gewöhnliches" Adenokarzinom (am häufigsten)
	papilläres Adenokarzinom
	muzinöses Adenokarzinom
	undifferenziert/anaplastisches Karzinom
(Seltene histologische Formen:	Plattenepithelkarzinom
	adenosquamöses Karzinom
	Karzinosarkom
	Oat-cell-Karzinom
	Riesenzellkarzinom
	Zystadenokarzinom
	Adenokarzinom mit chorionkarzinomähnlichen
	Anteilen)

Maligne mesenchymale Tumoren

- Leiomyosarkom
- Embryonales Rhabdomyosarkom
- Polymorphzelliges/spindelzelliges Fibrosarkom
- Angiosarkom
- Chondrosarkom

Weitere maligne Tumoren und Tumoren mit unbestimmte Dignität

- Paragangliom (in geringerem Prozentsatz maligne)
- Karzinosarkom
- Karzinoid (nicht immer maligne)
- Malignes Melanom
- Maligner Mischtumor
- Maligne Lymphome

Metastasen

(selten)

Benigne epitheliale Tumoren

- Papilläres Adenom
- Nichtpapilläres Adenom

Benigne mesenchymale Tumoren

- Lipom
- Hämangiom
- Fibrom
- Leiomyom
- Granularzelltumor
- Myxom

Tumorähnliche Veränderungen

- Adenomyom/Adenomyomatose (adenomyomatöse Hyperplasie)
- Fibroxanthogranulom
- sog. Pseudolymphom
- Cholecystitis glandularis proliferans
- Polypen (fibrös, lymphoid, Cholesterin-P.)
- Heterotopien (Magen-, Darmschleimhaut, Pankreas-, Lebergewebe)

1.8.2.4   Tumoren: Extrahepatische Gallengänge

Maligne epitheliale Tumoren

- Progressive (maligne) „Papillomatose"
- Karzinome (makroskopische und histologische Typen wie bei Gallenblase, zusätzlich auch Mukoepidermoidtumoren möglich)

Epitheliale Tumoren mit unbestimmter Dignität

- Karzinoid (nicht immer maligne)

Maligne mesenchymale Tumoren

- Leiomyosarkom
- Embryonales Rhabdomyosarkom
- Embryonales Teratom
- Myxofibroliposarkom
- Non-Hodgkin-Lymphome

Metastasen

(selten)

Benigne epitheliale Tumoren

- Zystadenom (zystisches Fibroadenom)
- Papilläres Adenom
- Nichtpapilläres Adenom

Benigne mesenchymale Tumoren

- Fibrom
- Neurinom
- Leiomyom
- Angioleiomyom
- Granularzelltumor

Tumorähnliche Veränderungen

- Amputationsneurom
- Multifokales eosinophiles Granulom
- Cholangitis glandularis proliferans
- sog. Pseudolymphom
- Polypen
- Kongenitale Zysten

1.8.2.5   Tumoren: Vater-Papille

Maligne epitheliale Tumoren

Karzinom

Makroskopische Formen:	polypoid flach exophytisch anulär (selten)
Histologische Formen:	(entsprechen im Prinzip den Gallenblasen- bzw. Gallengangskarzinomen) am häufigsten: ■ „szirrhöse" muzinöse Adenokarzinome ■ papilläre Adenokarzinome (häufig sind noch Adenomreste nachweisbar)

Epitheliale Tumoren mit unbestimmter Dignität

Karzinoid
Selten, z.T. mit Neurofibromatose assoziiert?

Maligne mesenchymale Tumoren

Leiomyosarkom

Benigne epitheliale Tumoren

Adenom: ■ tubulär
                ■ villös
                ■ tubulovillös

Tumorähnliche Veränderungen

■ Polypoide Hyperplasie der Schleimhautfalten
■ Hyperplasie akzessorischer Pankreasgänge

1.8.3   Entzündungen

1.8.3.1   Gallenblase

Akute unspezifische Cholezystitiden

Ursachen: ■ bakterielle Infektionen (aus enterohepatisch-
                           biliärem Kreislauf?)
                         ■ mechanische Faktoren (Steine, Fehlbildungen,
                           Tumoren, Entzündungen – Askariasis)
                         ■ chemische Faktoren (Reflux von Pankreassaft;
                           Lysolezithin, Prostaglandine)

Begünstigende Faktoren: ■ Schleimhautnekrosen
                         ■ systemische Faktoren (Verbrennungen,
                           Operationen, Traumen)

Morphologische Formen:
■ serofibrinös
■ eitrig
■ ulzerös-nekrotisierend
■ phlegmonös
■ gangräneszierend
■ Empyem
■ hämorrhagisch

Komplikationen:
■ Perforation → diffuse Peritonitis
■ akute Pankreatitis
■ Pylephlebitis
■ Übergang in chronische Form

Sonderformen der akuten Cholezystitis

Akuter entzündlicher Hydrops	bei Einklemmung eines Konkrements in den Gallenblasenhals oder D. cysticus
Gallenblasen-Empyem	
Cholecystitis emphysematosa	selten, ulzeröse, u.U. gangräneszierende Cholezystitis mit gasbildenden Bakterien, *Komplikation*: Perforation
Autodigestive Cholezystitis	bei Pankreatitis (die u.U. selbst im Rahmen einer Gallenwegsentzündung oder Lithiasis entstehen kann)
Eosinophile Cholezystitis	reichlich eosinophile Granulozyten, vor allem in tieferen Wandschichten; meist „idiopathisch" oder in Verbindung mit eosinophiler Gastroenteritis (meist keine Beziehung zu Allergien oder parasitären Erkrankungen)
Torulopsis-glabrata-Cholezystitis	Sproßpilz, Infektion meist nur bei Immunsuppression; u.U. akute granulomatöse Cholezystitis

Chronische unspezifische Cholezystitiden

Formen:
- sekundär-chronisch im Anschluß an eine akute Cholezystitis
- primär-chronisch ohne akutes Initialstadium (u.a. bei chronischer Dysfunktion)

Makroskopische (Sonder-)Formen:
- Schrumpfgallenblase (bei ausgedehnter Narbenbildung)
- Porzellangallenblase (bei zusätzlicher Verkalkung)
- sekundär-entzündlicher Gallenblasenhydrops (mit schleimiger Flüssigkeit gefüllt)
- Kalkmilchgalle (mörtelartige, schmierige milchig-weiße Masse: Kalziumkarbonat)

Mikroskopische Formen:

Hypertrophische Cholezystitis/ Cholezystosen	- Cholecystitis glandularis proliferans (Schleimdrüsenhyperplasie)
	- reine muskuläre Hypertrophie (am häufigsten)
	- Cholecystitis argyrophilica (Vermehrung der argyrophilen Zellen)
	- Adenomyomatose (intramurale Schleimhautdivertikel, von hypertrophierter Muskulatur konzentrisch umgeben)
	- Neuromatose (Hyperplasie neuraler Strukturen)
	- Elastose (vermehrt elastische Fasern in der Muscularis und Subserosa)

(Fortsetzung s. nächste Seite)

II

1

	■ entzündliche Polypen der Schleimhaut
	■ pseudopylorische/antrale Metaplasie/Hyperplasie (muköse Drüsen in der Gallenblasenwand)
Atrophische Cholezystitis	■ narbige Fibrosen der Gallenblasenwand, u.U. mit Verkalkungen oder Verknöcherungen

Sonderformen der chronischen Cholezystitis

Xanthogranulomatöse Cholezystitis	meist knotige Wandverdickungen aus galle-, lipid- und lipofuszinhaltigen Schaumzellen, Fibrosen (DD: Malakoplakie, Sarkome, Karzinome); *Ursache*: Abflußbehinderungen?
Malakoplakie der Gallenblase	sehr selten
Cholecystitis tuberculosa	selten; durch hämatogene Streuung oder Kontinui- tätsausbreitung einer tuberkulösen Peritonitis
Tuberkulose der Gal- lenwegslymphknoten	meist durch lymphogene Streuung, seltener per continuitatem
Cholecystitis luica (syphilitica)	Existenz umstritten

1.8.3.2   Gefäße

Arteriitis

Bei:
■ Panarteriitis nodosa
■ allergische nekrotisierende Angiitis (Churg-Strauss)
■ mukokutanes Lymphknotensyndrom (Kawasaki), z.T. mit Gallenblasenhydrops

1.8.3.3   Extrahepatische Gallengänge

Unspezifische Cholangitiden

Seltener als Cholezystitis; *Ursache*: meist tiefsitzendes Abflußhindernis, aszen- dierende Erregerausbreitung; *Komplikationen*: u.a. akutes Nierenversagen (hepa- torenales Syndrom) möglicherweise durch vermehrte Endotoxin-Resorption (Gallensäuren verhindern z.T. die Endotoxinresorption aus dem Darm), Bildung grießartiger Cholesterin- und Bilirubin-Konkremente durch bakterielle Dekon- jugation von Gallensäuren

Sonderformen extrahepatischer Cholangitiden

- Cholangitis glandularis proliferans
- Primär sklerosierende Cholangitis
- Primäre fibröse Gallengangsstenose (selten; meist sekundär nach Operationen, Entzündungen u.a.)

1.8.3.4   Vater-Papille

Papillitis stenosans
Entzündung des terminalen D. choledochus (terminale 1–1,5 cm), die zur Stenose des Papillenostiums führt; *Ursachen* in abnehmender Häufigkeit:
- Choledocholithaisis (mit und ohne Steineinklemmung)
- papillennahe Ulcera duodeni
- Cholezystitis mit -lithiasis oder schwerer Pericholezystitis
→ akute Papillitis, die in eine chronische granulierende und vernarbende Entzündung übergehen kann; häufig findet sich begleitend eine Schleimhaut- und Drüsenhyperplasie (glanduläre bzw. *fibroglanduläre Hyperplasie*), bei Ausbreitung in die Muskulatur spricht man von „*homologer Adenomyose*". Als „*heterologe Adenomyose*" werden fibroadenomartige Knoten (Hyperplasie? Neoplasie?) bezeichnet, die zur primären Papillenstenose führen (sekundär sind Stenosen als Folge von Gallenwegserkrankungen).
Komplikationen: Gallereflux in den D. pancreaticus → (chronische) Pankreatitis

1.8.4   Degenerative Veränderungen, Dystrophien und Stoffwechselstörungen

Lipid- und Sulfatidspeicherung in Makrophagen

Cholesteatose/Cholesterose
„Stippchengallenblase"; harmlose Veränderung mit Speicherung von Lipiden in der Gallenblasenschleimhaut (seltener Wand) in Form von sog. Schaumzellen; *Ursache*: pathologisch vermehrte Fettresorption der Gallenblase durch erhöhten Cholesteringehalt der Galle- bzw. Lymphabflußbehinderung

Sulfatid-Cholezystose
Polypoide Schleimhautverdickungen bei metachromatischer Leukodystrophie (Polypen mit sulfatidhaltigen Schaumzellen)

Gallensteine

Cholelithiasis	Vorkommen von „Gallensteinen"
Cholezystolithiasis	Konkremente in der Gallenblase
Cholangiolithiasis	Konkremente in extra- und/oder intrahepatsichen Gallengängen

Gallensteinarten:

Reine Gallensteine	■ Cholesterinstein (meist groß und solitär, gelb, radiäre Kristallbalken) ■ Pigmentsteine (meist multipel, maulbeerartig, rund oder facettiert, dunkel) ■ Kalkstein (Kalziumkarbonat; grauweiß, amorph, bröckelig)
Gemischte Gallensteine	(am häufigsten); schichtweise aus Gallebestandteilen zusammengesetzt
Kombinationssteine	Kern „rein" (meist Cholesterin), Schale „gemischt" (meist Cholesterin-Pigment-Kalkstein) oder umgekehrt

(seltene *Komplikation*: Bouveret-Syndrom – Gallenstein gelangt in den Magen, durch retrograde „Wanderung" oder durch cholezystogastrische Fistel, und erzeugt eine Magenausgangsstenose)

1.8.5   Kreislaufstörungen

Blutungen

Hämocholezystis („Gallenblasenapoplexie")
Blutung in die Gallenblasenlichtung; *Ursachen*: Ulzera, rupturierte Aneurysmen der A. cystica, Medikamente (Antikoagulanzien, Steroide)

Blutungen in der Gallenblasenwand
Ursachen: wie Hämocholezystis, zusätzlich venöse Stauungen

Hämobilie
Blutung über Gallenwege ins Duodenum; *Ursachen*:

intrahepatisch:	■ traumatisch (Leberruptur nach stumpfer Gewalteinwirkung, iatrogen nach Leberpunktion oder transhepatischer Cholangiographie) ■ Ruptur intrahepatischer Aneurysmen in die Gallengänge ■ hämorrhagische Cholangitis ■ toxische Lebernekrosen ■ Tumoren
extrahepatisch:	■ biliäre Form (Gallenblasensteine, Cholangitiden, Tumoren) ■ vaskuläre Form (Aneurysmenruptur, portobiliäre Fisteln) ■ pankreatische Form (Pankreatitis, Tumoren, Pseudozysten, Pankreasgangsteine, Aneurysmen)

Gallenblasenwandödem

Ursachen: venöse Stauung, Cholezystitis

Nekrosen

Hämorrhagische Infarzierung	nach Gallenblasentorsion
Ischämische Nekrosen	nach arterieller Embolie, stenosierenden Gefäß-erkrankungen, Lebertransplantationen, operativen Eingriffen am Gallenwegssystem

1.8.6   Fehlbildungen

1.8.6.1   Gallenblase

Formanomalien

Korpus- und Fundus-knickungen	Knick in Längsachse
Phrygische Mütze	Knick im Fundus oder Knick im Korpus-Fundus-Übergang; von Serosa überbrückt oder komplett
Sanduhrgallenblase	Gallenblasenstriktur (queres Septum)
Atresie	selten komplett
Septierte Gallenblase	inkomplette Atresie; 1–3 Längssepten
Gallenblasendivertikel	insgesamt selten; im Kollum und Fundus
Aplasie	selten
Hypoplasie	„Mikrogallenblase"
Cholezystozele	hernienartige Ausstülpung der Gallenblasenwand in die Leber

Lageanomalien

Linkslage	selten; bei Situs inversus viscerum oder als isolierte Fehlbildung
Intrahepatische Lage	als komplette Form selten, häufiger inkomplett
Wander-(Pendel-)Gal-lenblase (flottierende Gallenblase)	Gallenblase ca. 3 cm untehalb der Leber an „Mesozystium" aufgehängt (Torsionsgefahr)

II

1

Numerische Anomalien	
Agenesie	selten; Gallenblasenanlage fehlt; Kombination mit anderen Mißbildungen
Vesica fellea divisa (bifida)	inkomplette Doppelbildung von Fundus und Korpus
Vesica fellea duplex	komplette Doppelbildung einschließlich D. cysticus mit verschiedenen Mündungsvarianten
Vesica fellea triplex	komplette Dreifachbildung einschließlich Ductus cystici; selten

Sonstige Anomalien
Heterotopes Gewebe
■ Magenschleimhaut
■ Pankreasgewebe
■ Darmschleimhaut
■ Lebergewebe (in der Gallenblasenwand)

1.8.6.2   Extrahepatische Gallengänge

Formanomalien	
Konnatale extra-hepatische Gallen-gangsatresie	am wichtigsten; oft mit anderen Fehlbildungen assoziiert; unbehandelt entwickelt sich eine biliäre Zirrhose; *Atresietypen*: **Typ 1**: isolierte extrahepatische Atresie **Typ 2**: extrahepatische und lokalisierte intrahepatische Atresie **Typ 3**: extrahepatische und diffuse intrahepatische Atresie (am ungünstigsten)
Hypoplasie der extrahepatischen Gallengänge	im Gegensatz zu Atresie noch enges Lumen vorhanden; diskutiert werden gemeinsame entzündliche Ursachen von Atresie, Hypoplasie und Choledochuszysten (Oberbegriff „infantile obstruktive Cholangiopathie")
Idiopathische Gallengangsektasie („Choledochuszysten")	**Typ I**: extrahepatische diffuse Erweiterung (am häufigsten) **Typ II**: extrahepatisch divertikulär („Choledochus-divertikel") **Typ III**: extrahepatisch intraduodenal (intramural, „Choledochozele") **Typ IVa**: multiple extra- und intrahepatische Zysten **Typ IVb**: multiple extrahepatische Zysten

(Fortsetzung s. nächste Seite)

| | **Typ V:** solitäre oder multiple intrahepatische Zysten
Caroli-Krankheit: multiple konnatale intrahepatische Zysten mit Steinbildung und Cholangitiden sowie Nieren- und Pankreaszysten |
| Weitere konnatale
Zysten | Zysten auch in den übrigen Gallengängen (einzeln oder kombiniert) möglich |

II

1

Längenanomalien

Abnorm lang oder kurz, durch abnorme Vereinigung von D. cysticus und D. hepaticus communis

Lage-, Verlaufsanomalien

D. cysticus	zahlreiche Varianten
D. hepaticus	Mündung des D. hepaticus dexter in D. cysticus, oder eines oder beider Ductus hepatici in die Gallenblase
D. choledochus	abnorme Mündung in Magen, Duodenum, Ileum, Kolon

Numerische Anomalien

Akzessorische Gallengänge
Häufig; Mündung in Gallenblase (Ductus hepatocystici), Gallengänge (Ductus hepatocanaliculares), selten Magen

Agenesie (selten)

Sonstige Anomalien

Konnatale bronchobiliäre Fisteln (selten)
Heterotopes Gewebe (vereinzelt Magenschleimhaut in Gallengangswänden)

1.8.6.3　Vater-Papille

Isolierte Anomalien der Papille	■ drei Öffnungen (statt einer) ■ Tektumaplasie („Epispadie" der Papille) ■ dystope Lage der Papille
Kombinierte Fehlbildungen (Papille und Gangsystem)	■ Atresie des terminalen Gangstücks ■ abnorme Länge ■ geknickter Verlauf des Endstücks (bei Choledochuszysten) ■ Stenose oder Obliteration bei erhaltener Mündung des D. pancreaticus

1.8.7　Sonstige Veränderungen

1.8.7.1　Gallenblase und extrahepatische Gallengänge

Störungen der Gallenwegsmotorik

Dyskinesie	Störung der Entleerungsgeschwindigkeit
Dystonie	Störungen des Gallenblasentonus (meist hypertonisch)
Dyssynergie	Störungen im Zusammenspiel der verschiedenen Gangsegmente (meist hypertonischer M. sphincter Oddi)

Ursachen: meist Übererregbarkeit des Parasympathikus, Entzündungen oder anatomische Anomalien; *Folgen*: muskuläre Hypertrophie, z.T. auch Atrophie, Stauungsgallenblase (begünstigt Steinbildung und Infektionen)

Ductus-cysticus-Syndrom
Anatomisch verursachte Zu- und Abflußstörungen des D. cysticus (nicht durch Steine bedingt); häufige *Ursachen*: narbige Verwachsungen, Abknickungen u.a.

Traumatische Schäden

Gallengangsruptur
Ursachen:

traumatisch:	■ iatrogen (scharfe Durchtrennung, Ligatur, Quetschung) ■ penetrierende Schuß- und Stichverletzungen ■ stumpfe Gewalteinwirkung gegen rechten Rippenbogen (meist inkomplette Ruptur)

(Fortsetzung s. nächste Seite)

II

1

spontan:	▪ intraduktale Druckerhöhung (Sphinkterspasmus, Steine, Papillenstenosen)
	▪ Drucknekrosen
	▪ Cholangitis
	▪ ischämische Nekrosen (Thrombose kleiner Gefäße)
	▪ Reflux von Pankreassaft (Autodigestion)
	▪ anatomische Anomalien

Gallenblasenruptur
Ursachen:

traumatisch spontan:	▪ steinbedingt (Drucknekrosen)
	▪ gangräneszierende/phlegmonöse Entzündung → Perforation
	▪ pathologische Überdehnung der Gallenblase

Folgen: Cholaskos → aseptische gallige Peritonitis
(möglicherweise mit anschließender bakterieller Peritonitis)

Postcholezystektomiesyndrom

Häufigkeit je nach Autor: 4–25–40%; *Ursachen*:

Scheinbar biliäre Nachbeschwerden (de facto Beschwerden anderer Organe)	▪ Magen-Darm-Trakt
	▪ Leber
	▪ Pankreas
	▪ Wirbelsäule
hepatobiliäres Dauersyndrom	▪ Dyspepsie
	▪ mittelschwere Nachbeschwerden
	▪ schweres postoperatives „hepatisches Pseudo-Postcholezystektomie-Syndrom" mit cholangitischen Schüben
direkte postoperative Komplikationen bzw. Ursache für postoperative Beschwerden	▪ Amputationsneurome im Bereich des Zystikusstumpfes
	▪ Papillen- und Hepatikus-Stenosen
	▪ langer Zystikusstumpf
	▪ chronische Pankreatitis
	▪ übersehener M. Crohn (als Ursache des Steinleidens)
	▪ übersehener Hyperparathyreoidismus (als Ursache des Steinleidens)
	▪ übersehene Gallengangskarzinome
	▪ übersehene Steine

1.8.7.2   Vater-Papille

Traumen/Blutungen

Hauptsächlich bei endoskopischer Papillotomie

1.9   Exokrines Pankreas

1.9.1   Anatomie (s. Abb. II-1–10.)

1.9.2   Tumoren und tumorähnliche Veränderungen

1.9.2.1   Lokalisationen

C25	**Pankreas**
C25.0	Pankreaskopf (rechts der V. mesenterica superior)
C25.1	Pankreaskörper (zwischen V. mesenterica superior und Aorta)
C25.2	Pankreasschwanz (links der Aorta)
C25.3	Ductus pancreaticus*
C25.4	Langerhans-Inseln
C25.7	Pankreas, andere Teile
C25.8	Pankreas (mehrere Teilbereiche)
C25.9	Pankreas

* Diese Lokalisationsangabe sollte nach Möglichkeit nicht verwandt werden

1.9.2.2   TNM-Klassifikation

Regionäre Lymphknoten:

gesamtes Pankreas	um Pankreaskopf und -körper, pankreatikoduodenal, am D. choledochus, proximale mesenteriale Lymphknoten
nur Tumoren des Pankreaskopfes	Lymphknoten um Truncus coeliacus, pylorisch
nur Tumoren in Körper und Schwanz	Lymphknoten um Pankreasschwanz u. am Milzhilus

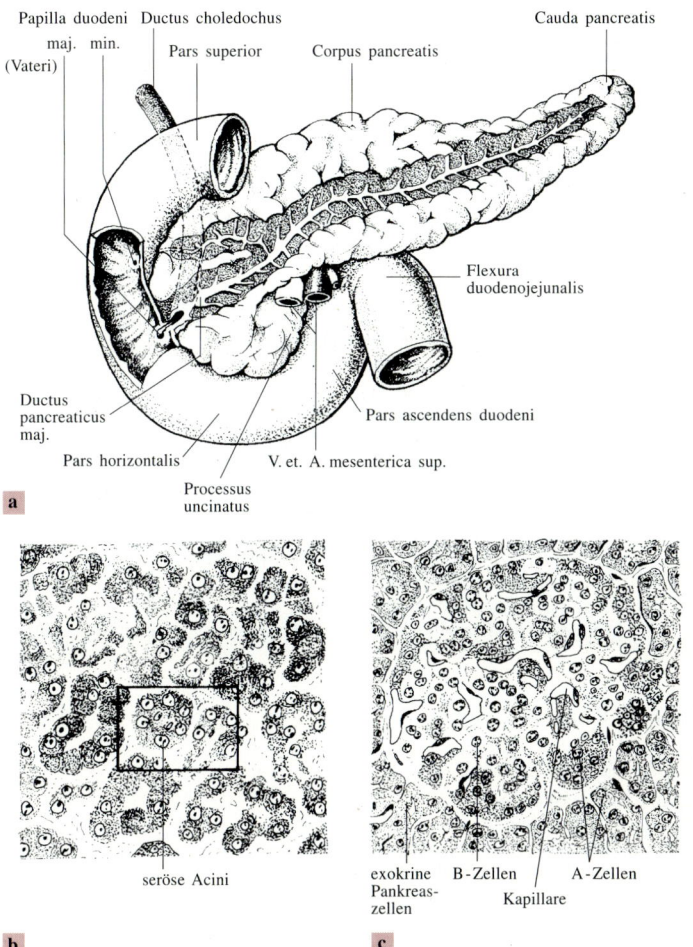

Papilla duodeni Ductus choledochus
maj. min.
(Vateri)
Pars superior
Corpus pancreatis
Cauda pancreatis

Flexura
duodenojejunalis

Ductus
pancreaticus
maj.
Pars ascendens duodeni

Pars horizontalis
V. et. A. mesenterica sup.

Processus
uncinatus

seröse Acini

exokrine   B-Zellen   A-Zellen
Pankreas-
zellen   Kapillare

Abb. II-1-10. a Pankreas. **b** Histologischer Aufbau des Pankreas: exokriner Teil. **c** Histologischer Aufbau des endokrinen Teils. Fortsetzung **d** auf der folgenden Seite

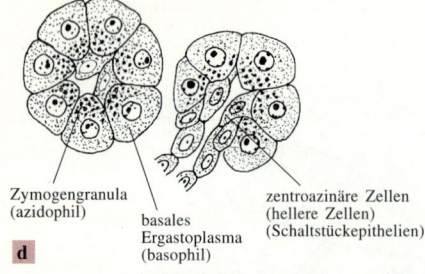

Zymogengranula
(azidophil)
                    basales
                    Ergastoplasma
d   (basophil)
zentroazinäre Zellen
(hellere Zellen)
(Schaltstückepithelien)

Abb. II-1-10. (Fortsetzung)
d Detaildarstellung der
exokrinen Drüsenacini

(Karzinome)

TX	Primärtumor kann nicht beurteilt werden
T0	kein Anhalt für einen Primärtumor
T1	Tumor auf das Pankreas begrenzt
T1a	Tumor $\leq$ 2 cm, auf das Pankreas begrenzt
T1b	Tumor > 2 cm, auf das Pankreas begrenzt
T2	Tumorausbreitung auf Duodenum, Gallengang oder peripankreatisches Gewebe
T3	Tumorausbreitung auf Magen, Milz, Kolon oder benachbarte große Gefäße
NX	regionäre Lymphknoten können nicht beurteilt werden
N0	keine regionären Lymphknotenmetastasen
N1	regionäre Lymphknotenmetastasen (alle anderen Lymphknotenmetastasen gelten als Fernmetastasen M1)

1.9.2.3   Pankreastumoren

Maligne epitheliale Tumoren

Exokrine Pankreaskarzinome
Begünstigende Faktoren:
- chronische Pankreatitis (besonders mit papillärer oder pseudopapillärer Hyperplasie des Gangepithels oder Plattenepithelmetaplasie)
- Alkoholabusus
- Tabakrauchen
- Kaffee (fraglich)
- Chemikalien (β-Naphthylamin zusammen mit Benzidin; Metallindustrie, Koks- und Gasanlagen u.a.)
- Diabetes mellitus

Histologische Formen:
Tubuläres Adenokarzinom: von Gangepithelien ausgehend; häufigste Form; oft mit reichlich Bindegewebe („szirrhös"); papilläre und zystische Strukturen kommen auch vor; die hochdifferenzierte Form mit fast ausschließlich Gangstrukturen in reichlich Bindegewebe ist oftmals kaum von einer chronischen vernarbenden Pankreatitis zu unterscheiden

Muzinöses Zystadenokarzinom
Wächst langsamer als solides Karzinom; relativ günstige Prognose; einige
Tumoren zeigen kein metastasierendes Wachstum

Weitere seltene *Formen*, vom Gangepithel ausgehend:
- muzinöses Karzinom (einschließlich Siegelzellkarzinom)
- adenosquamöses Karzinom
- mukoepidermoides Karzinom
- Plattenepithelkarzinom
- pleomorphes Karzinom (großzelliger Typ)

Vom Acinusepithel ausgehend:
- **Acinuszellkarzinom** (große polyedrische Zellen mit granulärem Zytoplasma
  und basalständigen Kernen um zentrale Lumina, azinäre Anordnung)
- azinäres Zystadenom (selten)

Epitheliale Tumoren mit unbestimmter Dignität

Muzinöser zystischer Tumor (muzinöses Zystadenom → Zystadenokarzinom?)
Nach Remmele (1984): „muzinöse zystische Neoplasie mit eindeutiger oder
latenter Malignität", da bei den meisten Tumoren bei sorgfältiger Untersuchung
kleine Invasionsareale oder nukleäre Atypien gefunden werden; *makroskopisch*:
nur eine oder wenige Zysten, bis 20 cm groß mit gelatinösem Inhalt; *histologisch*:
muzinöses prismatisches Epithel mit Papillen und Pseudopapillen

Maligne Tumoren mit nicht eindeutig epithelialer Herkunft

Riesenzellkarzinom („Osteoklastom")
Synonym: großzelliges, (pleomorphes) Karzinom mit osteoklastenartigen Zellen;
histologisch nicht von einem ossären Riesenzellkarzinom unterscheidbar

Pankreatikoblastom (infantiles Karzinom)
Histologisch: kleine Zellen mit schmalem Zytoplasmasaum in strang- oder
drüsenförmiger Anordnung, fokal größere eosinophile Zellen mit granuliertem
Zytoplasma, z.T. auch Plattenepithelinseln, Knorpel- und/oder Knochengewebe

Kleinzelliges Karzinom
Synonym: pleomorphes Karzinom vom kleinzelligen Typ (Oat-cell-Karzinome);
histologisch wie pulmonale Form
Hämatogene Metastasierung in:
- Leber
- Lunge/Pleura
- Skelettsystem
- Nebennieren
Komplikationen:
- chronisch-obstruktive Pankreatitis
- venöse Thrombose (und terminale thrombotische Endokarditis)
- gastrointestinale Blutungen
- Diabetes mellitus (und andere endokrine Störungen)
- Pylorus-, Darmstenosen
(Insgesamt sehr schlechte Prognose)

II

1

Maligne mesenchymale Tumoren

- Fibrosarkom
- Liposarkom
- Myxosarkom
- Chondrosarkom
- Leiomyosarkom
- Hämangiosarkom
- Lymphangiosarkom
- Neurinosarkom

Weitere maligne Tumoren

- Maligne Lymphome

Metastasen

- Nierenzellkarzinome
- Bronchialkarzinome
- Cystosarcoma phylloides der Mamma
- Seminom
- Chorionkarzinom

(insgesamt sind Metastasen im Pankreas sehr selten)

Benigne epitheliale Tumoren

Solider und papillär-zystischer Acinuszelltumor
Tritt fast nur bei Mädchen und jungen Frauen auf; kann bis 10 cm groß werden;
Morphologie: solide und papilläre Zellformationen aus eosinophilen prisma-
tischen oder polygonalen Zellen, Bildung von Pseudorosetten, wenig Mitosen;
oftmals Zysten, Nekrosen und Hämorrhagien

Tubuläres Adenom (?)
Der neoplastische Charakter der von Gangepithelien ausgehenden Proliferation ist
fraglich; möglicherweise handelt es sich nur um eine reaktive fokale Ganghyperplasie

Intraduktales Papillom (papilläres Adenom)
(Nach anderen Autoren als „atypische papilläre Hyperplasie" des D. Wirsungianus
bezeichnet)

Seröses mikrozystisches Adenom (seröses Zystadenom)
Selten; tritt meist bei Frauen auf; bis 30 cm groß; *makroskopisch*: honigwaben-
artige Struktur mit seröser Flüssigkeit gefüllt, zentral sternförmige Narbe; *histologisch*: Zysten von kubischem oder flachem Epithel ausgekleidet, u.U. Mikro-
papillen

Benigne mesenchymale Tumoren

- Fibrom
- Lipom
- Myxom
- Chondrom

- Leiomyom
- Hämangiom
- Lymphangiom
- Neurinom
- Neurofibrom

Pankreastumoren im Kindesalter

Sehr selten: Zystadenome und Adenokarzinome

Tumorähnliche Veränderungen

Zysten

Konnatale Zysten	■ solitäre Zysten; *Ursache*: Differenzierungs-hemmung? ■ Zystenpankreas (multiple Zysten): multiples Auftreten dysontogenetischer Zysten ■ Zysten bei Mukoviszidose (Retentionszysten)
Erworbene Zysten	■ Retentionszysten ■ Neoplasien (mit Zystenbildung): zystische Teratome, Zystadenome, Zystadenokarzinome, kavernöses Lymphangiom
Parasitäre Zysten	■ Echinokokkuszysten (E. hydatosus/cysticus)
Pseudozysten	■ traumatisch bedingt ■ postpankreatitisch ■ (beide Formen werden von Granulationsgewebe u.U. mit Nekrosen begrenzt – kein Epithel – und enthalten meist Pankreassekret)

1.9.3   Entzündungen

Einteilung/begünstigende Faktoren

Einteilung:
- organtypische autodigestiv-tryptische Pankreatitis
- uncharakteristische „banale" interstitielle Pankreatitis
nach ihrem *Zeitverlauf* in:
- akute
- akut-rezidivierende
- chronisch-rezidivierende
- chronische Pankreatitiden

Begünstigende Faktoren:
- Gallenwegserkrankungen (biliäre Pankreatitis; „*Apie-Syndrom*": Kombination von eingeklemmtem Papillenstein und gemeinsamer Endstrecke von D. chole-dochus und pancreaticus)
- Sekretabflußstörungen (Steine, Papillitis stenosans, Tumoren, papillennahe Ulcera duodeni)

II

1

- Alkoholabusus (toxische Schädigung der Acinusepithelien, Proteochylie, Gangepithelproliferation)
- Medikamente (Azathioprin, Thiazide, Sulfonamide, Östrogene, Tetrazykline, Furosemid, Steroide u.a.)
- gewerbliche Gifte (Insektizide, E 605 u.a.)
- „natürliche" Gifte (Endotoxine gramnegativer Bakterien, Skorpiongift; Wirkung über Vagusstimulation → Sekretionsreiz?)
- Urämie
- Durchblutungsstörungen (nach Schockzuständen)
- Hyperparathyreoidismus (bei jeder Pankreatitis Untersuchung der Epithel-körperchen – klinisch und bei der Sektion)
- Hyperlipidämie
- immunologische Faktoren (lokales Sanarelli-Shwartzman-Phänomen)
- exzessiver Vagusreiz („neurale" Pankreatitis)
- hereditäre Faktoren (autosomal-dominant vererbte Prädisposition für Pankreatitiden)
- Infektionen (Bakterien, Viren, Protozoen, Parasiten)
- traumatische Schädigungen
- postoperativ (besonders nach Magen- oder Gallenoperationen)
- Posttransplantationspankreatitis (nach Nierentransplantation; durch Immun-suppression, Urämie, Allgemeininfektion?)
- „idiopathisch" (relativ hoher Prozentsatz der Pankreatitiden)

Autodigestive Pankreatitiden

Pathogenese: folgende Faktoren wirken zusammen:
- Aktivierung (Trypsinogen → Trypsin) oder Freisetzung (Lipase) von Pankreasenzymen innerhalb des Organs selbst
- metabolische Schädigung des Drüsenparenchyms (→ erhöhte Empfindlichkeit gegenüber den Enzymen, das Parenchym wird „besser verdaulich")

Akute autodigestive Pankreatitis
Definition (Vereinbarung von Marseille, 1963): vollkommene klinische und biologische Wiederherstellung des Pankreas, nachdem die Entzündungsursachen entfernt sind [und die Pankreatitis überlebt wurde]

Morphologische Stadien:

	Betroffene Strukturen	Histologie
I	nur Pankreas (Kapsel intakt)	Fettgewebsnekrosen überwiegen gegenüber Parenchymnekrosen
II	Pankreas- und Fett-gewebsnekrosen im übrigen Bauchraum	entzündliche Demarkation der (meist scharf begrenzten) Nekrosen, blutige Imbibition auch der Fettgewebsnekrosen
III	Pankreas und Nachbarorgane	(sub-)totaler Zerfall der Drüse mit Zell-detritus, z.T. ist weder makroskopisch noch histologisch sicheres Pankreasgewebe nach-weisbar

Lokale Komplikationen:
■ pankreatogener Aszites/Pleuraerguß
■ (Sub-)Ileus; Kolonnekrosen, -stenosen
■ gastrointestinale und retroperitoneale Blutungen/Hämaskos durch Gerinnungsstörungen
■ Gefäßthrombosen
■ Pseudozysten, Fistelbildung
■ Abszesse
■ Übergang in eine chronische Pankreatitis

Systemische Komplikationen:
■ Kreislaufschock mit Verbrauchskoagulopathie
■ Stoffwechselstörungen (Hyperglykämien, Hyperlipidämien)
■ Enzephalopathie durch toxische Abbauprodukte und/oder Elektrolytentgleisungen?
■ pankreasferne enzymatische Gewebsnekrosen
■ Fettembolie (durch Fettgewebsnekrosen)
■ Sepsis

Akut-rezidivierende autodigestive Pankreatitis
Definition (nach der Vereinbarung von Marseille, 1963): akute Krankheitsschübe bei fortbestehender Krankheitsursache (Steine im Gallengang, Hyperlipidämie u.a.) (morphologische Veränderungen s.o.)

Chronische autodigestive Pankreatitis
Definition (nach der Vereinbarung von Marseille, 1963): Fortbestehen anatomischer oder funktioneller Restschäden auch nach Wegfall der primären Ursachen oder Krankheitsfaktoren
(die „rein" chronische Form verläuft schleichend, die chronisch-rezidivierende mit zwischenzeitlichen akuten Schüben)
Ätiologie bzw. *begünstigende Faktoren* entsprechen in ungefähr denen der akuten Form, ca. ein Viertel der chronischen Pankreatitiden bleibt ätiologisch unklar
Morphologie:
■ Bindegewebsvermehrung mit mehr oder weniger ausgeprägter entzündlicher Komponente
■ Atrophie
■ fakultativ Verkalkungen
Die Folgen entsprechen ebenfalls in etwa denen der akuten Formen; gehäuft kommen Pankreassteine (Pankreolithiasis) und Pankreaskarzinome vor; es können durch Pseudozysten Gefäße und pankreatische Gänge arrodiert werden
→ Blutungen aus dem Pankreasgang („Haemosuccus pancreaticus").

Sonderformen der autodigestiven Pankreatitis

Chronische kalzifizierende Pankreatitis
Zu chronischer Entzündung treten Proteinzylinder auf, die nachfolgend verkalken und so zu Konkrementen in den Pankreasgängen werden; häufig kommt es zur Zystenbildung
Prädisponierende Faktoren:
■ Alkoholabusus (→ Proteochylie)
■ Eiweißmangel in frühen Lebensjahren

II

1

- genetische Faktoren
- Hyperparathyreoidismus
- idiopathische Form

Sog. banale Pankreatitis

(Ohne Autodigestion)

Akute/chronische interstitielle Pankreatitis

Häufiger als die autodigestive Form; *Vorkommen*: besonders bei Allgemeininfektionen (z.B. soll auch die Röteln-Embryopathie zu einer chronischen sklerosierenden Pankreatitis führen können), umgebenden Entzündungen, „Ausscheidungs"-Pankreatitis nach Medikamenten oder Giften; *Morphologie*: initial seröses oder serofibrinöses Exsudat, später interstitielle Fibrosen

Sonderform: Pankreatitis im Kindesalter

Selten; meist akute Formen; *Ursachen*:

- idiopathisch
- traumatisch
- Virusinfekte
- Medikamente
- Fehlbildung der Gallenwege u.a.

Spezifische Entzündungen

Pancreatitis tuberculosa

- als „unspezifische" toxisch-allergische Begleitpankreatitis
- seltener als spezifische Organtuberkulose

Sarkoidose (selten)

Segmentäre Pankreatitiden

Segmentäre Pankreatitiden befallen isoliert nur einen Teil des Organs

Bei anatomisch regelhaft gebautem Organ:	segmentäre P. des Kopfes des Körpers des Schwanzes des Processus uncinatus
Sonderform:	„Rinnenpankreatitis" in der Rinne zwischen Kopf, Duodenum und D. choledochus
Bei Fehlbildung (Pancreas divisum):	„Divisum-Pankreatitis" (getrennte oder gemeinsame Entzündung der nichtfusionierten Pankreasanteile)

1.9.4   Degenerative Veränderungen, Dystrophien und Stoffwechselstörungen

Dyschylie

Funktionsstörung mit morphologischem Korrelat

Störung der/des	Dyschylieform	Morphologie/Ätiologie	Folgen
Sekretsynthese	azinär	angeborene Hypoplasie; toxische oder entzündlich bedingte (vakuoläre oder azidophile) Epitheldegeneration bzw. Epitheluntergang	Hypochylie
Sekretmischung	isthmisch (Schaltstücke)	Acinusdilatation, Isthmenfibrose bei gastraler Anazidität, Sekretinmangel u.a.?	Proteochylie
Abflusses	duktulär	Abflußbehinderung durch Konkremente, Zysten, Epithelfalten, -hyperplasien	Parachylie
	duktal	wie duktulär, D.-Wirsungianus-Knie	Parachylie
	papillär	Sphinktersklerose, Entzündung, Tumor	Parachylie

Stoffwechselstörungen

Zystische Pankreasfibrose
Synonym: Mukoviszidose; angeborene, autosomal-rezessiv vererbte Stoffwechselstörung mit abnormer Zusammensetzung des Sekrets zahlreicher exokriner Drüsen und Rückwirkung auf die jeweilige Organstruktur; *Symptome*: neben dem Neugeborenen-Mekoniumileus treten in der Kindheit häufige Bronchitiden und Rektumprolaps auf; (seltener erst) im Erwachsenenalter macht sich die Mukoviszidose durch rezidivierende Bronchitiden und Infertilität bemerkbar (97 % der männlichen Mukoviszidose-Patienten zeigen eine Azoospermie und Hypoplasie der Wolff-Gang-Derivate). *Pankreasmorphologie*: anfänglich kaum Veränderungen, später erweiterte atrophierte Acini mit schleimigem Material gefüllt, erweiterte Ductuli häufig mit Plattenepithelmetaplasie, im Spätstadium meist Zysten; im Interstitium Entzündung, die im Laufe der Erkrankung abklingt, und zunehmende (narbige) Fibrose, Lipomatose

Amyloidose
Arteriolen und Inselkapillaren häufig mitbetroffen

Siderose
Bei Siderophilie (primärer Hämochromatose) Eisenablagerung in Inseln und Acini

II

1

Kupferspeicherung
Bei M. Wilson u.U. exokrine Pankreasinsuffizienz, eher durch Leberzirrhose als
durch lysosomale Kupferspeicherung bedingt

Kalzinose

Bei:
- chronischer Pankreatitis
- Pankreasnekrosen
- Hyperparathyreoidismus
- Pankreaskarzinomen
- CRST-Syndrom

Lipomatose

Häufiger Befund (bei Sektionen: 30–85 %); das Pankreasparenchym wird offenbar
nicht ersetzt, sondern nur durch Fettzellen bzw. Fettgewebe auseinandergedrängt

Fibrose

Ebenfalls häufiger Befund (ca. 60 %); *Ursachen*: Alterungsprozeß, Pankreatitis,
temporäre Ischämie; tritt als intralobuläre und interlobuläre, meist jedoch kombinierte Form auf; innerhalb der fibrotischen Areale kann es zu einer pseudo-
neoplastischen Proliferation von Inselgewebe kommen.

Speichelödem

Synonyme: Zoepfel-Ödem, Popper-Ödem, glasiges Ödem des Pankreas
Pankreassekret dringt in das Interstitium ein
Ursache: intraluminaler Druckanstieg durch duktuläre/duktale Abflußbehinderung

Morphologie:

Bei Verschluß kleiner Gänge	Speichelinfarkt (umschriebenes Speichelödem, oft mit nachfolgender Atrophie und Fibrose)
Bei duktalen oder papillären Verschlüssen	ausgedehntes Speichelödem mit nachfolgender diffuser Organfibrose

Folgen:
- folgenlose Resorption des Speichelödems
- reparative Fibrose
- Übergang in autodigestive Pankreatitis (das Speichelödem ist Voraussetzung
  für eine autodigestive Pankreatitis, aber nicht jedes Speichelödem führt dazu)

1.9.5   Kreislaufstörungen

Hyperämie

Aktive Hyperämie
Bei funktioneller Belastung und Entzündungen im Pankreas oder peripankrea-
tisch

II

1

Passive Stauungshyperämie

Kardiale Stauung:	häufig resultiert eine Fibrose, die vorwiegend um Langerhans-Inseln lokalisiert ist (u.U. Fortschreiten zur Cirrhose cardiaque)
Portale Stauung:	die Fibrose folgt den großen Gefäßen (kein zirrhotischer Umbau)

Blutungen

Ursachen:
- hämorrhagische Diathese
- Stauungszustände
- Gefäßrupturen (Aneurysmen von A. pancreaticoduodenalis, A. lienalis oder arteriovenösen Fehlbildungen)
- Metastasen (Chorionkarzinom, Nierenzellkarzinom, Seminom)
- Traumen
- Asphyxie (Erstickungsblutung)
- Pankreatitis mit hämorrhagischen Pankreasnekrosen

Weitere Kreislaufstörungen

Kreislaufschock
Neben „typischen" Schockzeichen wie Mikrothrombosen können auch vaskuläre Ödeme, Pankreatitiden, fokale oder disseminierte Nekrosen (klinisch erhöhte Amylasen und Lipasen) und u.U. auch Abszesse auftreten. Andererseits stellen Pankreatitiden häufige Schockursachen dar.

Ischämischer Infarkt
Selten; bei:
- Panarteriitis nodosa
- nekrotisierender Arteriitis bei maligner Hypertonie
- schwerer Arteriosklerose
- Embolien

D. pancreaticus-arteriovenöse Fisteln
entstehen bei Pseudozysten durch Arrosion sowohl des D. pancreaticus als auch von Blutgefäßen

Gefäßerkrankungen

Arteriosklerose	Parenchymatrophie, Fibrose, Lipomatose; bei Urämie interlobuläre AS
Arteriolosklerose	Granularatrophie; neben o.g. Veränderungen auch Inselhyalinose
Arteriitis	bei Panarteriitis nodosa, SLE, Wegener-Granulomatose, Angiitis luica

1.9.6   Fehlbildungen

II

1

Formanomalien

Pancreas divisum	fehlende Vereinigung der dorsalen und ventralen Organanlage → Zweiteilung des Kopfes mit getrennten Ausführungsgängen
Cauda bifida	selten
Pancreas anulare	*Ursachen:* ■ Persistenz des embryonalen hepatopankreatischen Ringes ■ Entwicklung von Brunner-Drüsen zu Pankreasgewebe *Formen:* ■ nur Pankreasring ■ Pankreasring mit Körper und Schwanz *Folgen:* Einengung der Duodenallichtung
Aplasie/Hypoplasie	selten; ganzes Organ oder nur Organteile
Lipomatöse Atrophie (Shwachman-Syndrom)	exokrine Pankreasinsuffizienz (Parenchym fast vollständig durch Fettgewebe ersetzt), hämatologische Störungen sowie u.U. Skelettanomalien und Zwergwuchs
Hyperplasie	selten; Wiedemann-Beckwith-Syndrom: Hyperplasie der Acini *und* der Inseln

Numerische Anomalien

Agenesie (sehr selten)

Sonstige Anomalien

Heterotopes (akzessorisches) Pankreasgewebe in anderen Organen:
■ Magen
■ Jejunum
■ Duodenum
■ Ileum
■ Kolon
■ Meckel-Divertikel
■ gastroduodenale Divertikel
■ Mesenterium
■ Netz
■ Milz
■ zöliakale Lymphknoten
■ Gallenblase und Gallengänge
Komplikationen: peptische Ulzera, „Pankreatitiden"

Pankreaszyten/Zystenpankreas
Häufig kombiniert mit Zysten in Leber und Nieren

II

1

1.9.7   Sonstige Veränderungen

Traumatische Pankreasschäden

Ursachen:
- stumpfe Pankreasverletzungen (Verkehrsunfälle, körperliche Mißhandlung)
- penetrierende Pankreasverletzungen (Schuß-, Stichverletzungen)
- Spontanzerreißungen (bei schneller Rumpfbeugung nach vorn)
Folgen: Kompression, Kontusion (mit Nekrosen und Hämatomen), subkapsuläre
Rupturen (Zerreißungen), inkomplette Rupturen (Hauptgang noch erhalten),
komplette Rupturen (Transsektion, selten)
Spätkomplikationen: Pseudozysten, Fisteln, Abszesse (bei Infektion der Nekrosen),
chronische Pankreatitis (bei Narbenstenosen), selten, bei ausgedehntem Paren-
chymschaden Pankreasinsuffizienz und/oder traumatischer Diabetes mellitus

[*Pankreasbiopsie* mit Menghini-Nadel ($\varnothing$ 1,4 mm) relativ hohe Komplikationsrate,
da in fast der Hälfte der Fälle Gänge oder Gefäße getroffen werden, bei Fein-
nadelpunktion ($\varnothing$ 0,6 mm) kaum Risiken]

1.10   Anhang: Tumorlokalisationen „Verdauungsorgane"

C26	Verdauungsorgane
C26.0	Darm
C26.8	Verdauungsorgane (andere Regionen)
C26.9	Verdauungstrakt

2 Niere und ableitende Harnwege

2.1 Niere

2.1.1 Anatomie

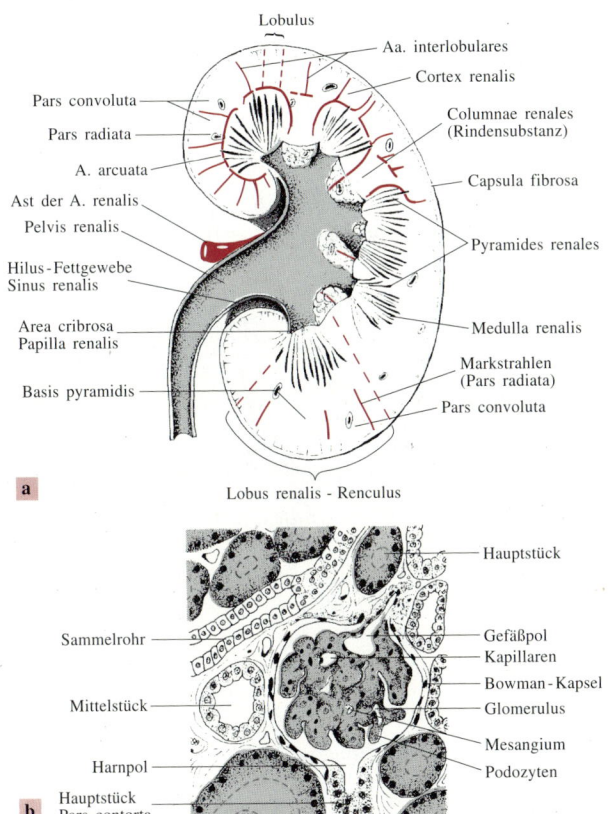

Lobulus

Aa. interlobulares

Cortex renalis

Pars convoluta

Columnae renales
(Rindensubstanz)

Pars radiata

A. arcuata

Capsula fibrosa

Ast der A. renalis

Pelvis renalis

Pyramides renales

Hilus-Fettgewebe
Sinus renalis

Area cribrosa
Papilla renalis

Medulla renalis

Basis pyramidis

Markstrahlen
(Pars radiata)

Pars convoluta

a

Lobus renalis - Renculus

Hauptstück

Sammelrohr

Gefäßpol

Kapillaren

Bowman-Kapsel

Mittelstück

Glomerulus

Mesangium

Harnpol

Podozyten

b Hauptstück
Pars contorta

Abb. II-2-1. a Längsschnitt durch die Niere. **b** Histologischer Aufbau der (peri-) glomerulären Region. Fortsetzung **c** und **d** auf der folgenden Seite

II

2

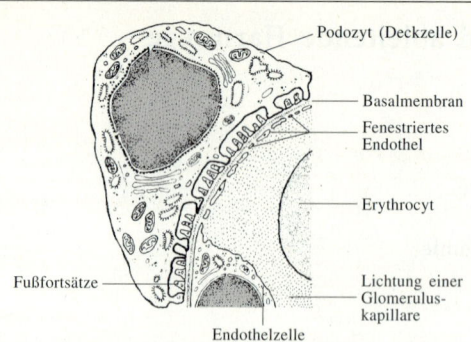

Podozyt (Deckzelle)

Basalmembran

Fenestriertes Endothel

Erythrocyt

Fußfortsätze

Lichtung einer Glomerulus- kapillare

Endothelzelle

c

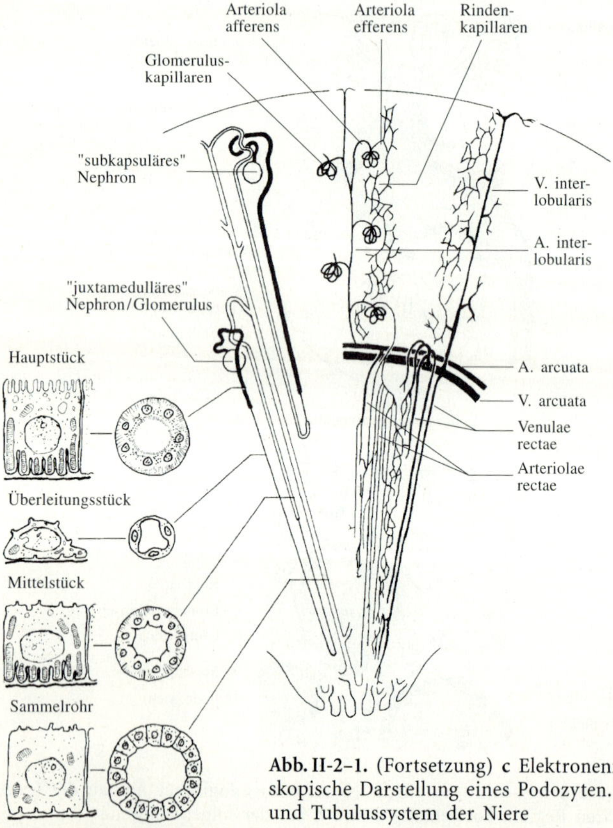

Arteriola afferens

Arteriola efferens

Rinden- kapillaren

Glomerulus- kapillaren

"subkapsuläres" Nephron

V. inter- lobularis

A. inter- lobularis

"juxtamedulläres" Nephron/Glomerulus

Hauptstück

Überleitungsstück

Mittelstück

Sammelrohr

A. arcuata

V. arcuata

Venulae rectae

Arteriolae rectae

d

Abb. II-2-1. (Fortsetzung) **c** Elektronenmikro- skopische Darstellung eines Podozyten. **d** Gefäß- und Tubulussystem der Niere

2.1.2   Tumoren und tumorähnliche Veränderungen

2.1.2.1   Lokalisationen

C64	**Niere**
C64.9	Niere
C64.91	Niere, oberes Drittel (mit oberem Pol)
C64.92	Niere, mittleres Drittel
C64.93	Niere, mittleres Drittel (mit unterem Pol)
C65	**Nierenbecken**
C65.9	Nierenbecken
C65.91	Nierenkelche
C65.92	Nierenbeckenauslaß

2.1.2.2   TNM-Klassifikation

Regionäre Lymphknoten: hilär, abdominal paraaortal/-kaval

(Nierenzellkarzinom, nicht Adenom!)

TX	Primärtumor kann nicht beurteilt werden
T0	kein Anhalt für einen Primärtumor
T1	Tumor $\leq$ 2,5 cm, auf Niere begrenzt
T2	Tumor > 2,5 cm, auf Niere begrenzt
T3	Tumor infiltriert perirenales Gewebe (einschließlich Nebenniere, aber nicht jenseits der Gerota-Faszie) oder breitet sich in größeren Venen aus
T3a	Tumor infiltriert Nebenniere oder perirenales Gewebe (diesseits der Gerota-Faszie)
T3b	makroskopische Tumorausbreitung in Nierenvene(n) oder abdominaler V. cava inferior
T3c	makroskopische Tumorausbreitung in thorakaler V. cava
T4	Tumorausbreitung jenseits der Gerota-Faszie
NX	regionäre Lymphknoten können nicht beurteilt werden
N0	keine regionären Lymphknotenmetastasen
N1	regionäre Lymphknoten: Metastase $\leq$ 2 cm in solitärem Lymphknoten
N2	regionäre Lymphknoten: Metastase > 2–5 cm in einem Lymphknoten oder Metastasen $\leq$ 5 cm in multiplen Lymphknoten
N3	regionäre Lymphknoten: Metastase(n) > 5 cm (alle anderen Lymphknotenmetastasen gelten als Fernmetastasen M1)

2.1.2.3   Nierentumoren

II

2

Maligne epitheliale Tumoren

Nieren(zell)karzinom
Wachstumstyp:
- tubulär
- lobulär
- solide
- papillär
- papillär-zystisch

Zelltyp:

Klarzellig	„pflanzenzellartiges" Bild, z.T. Verkalkungen und knöcherne/knorpelige Metaplasien
Eosinophil (-granulär)	reich an Mitochondrien, ähneln eher Tubulus-epithelien
Basophil (-granulär)	reich an Mitochondrien, ähneln eher Tubulus-epithelien
Onkozytär	reich an Mitochondrien, ähneln eher Tubulus-epithelien
Spindelzellig-polymorph-zellig (sarkomatoid)	immunhistologischer oder elektronenmikrosko-pischer Nachweis der epithelialen Abstammung

Metastasierung in:
- Lungen
- Lymphknoten
- Leber
- Knochen (Wirbelsäulenmetastasen Th12 - L5 durch retrograde venöse Ausbreitung im paravertebralen Batson-Plexus)
- kontralaterale Niere
- Gehirn
- Herz
- Schilddrüse
- Mamma
- Augen
- Zunge

Klinisch: bei 15 % der Patienten Stauffer-Syndrom: nach Beseitigung des Nierenkarzinoms reversible hepatische Dysfunktion mit Hepatomegalie (ohne Ikterus)

Maligne mesenchymale Tumoren

- Liposarkom
- Leiomyosarkom
- Rhabdomyosarkom (extrem selten; DD: monotypische Nephroblastome, rhabdomyosarkomatoide Nierenkarzinome)
- Angiosarkom (extrem selten; DD: gefäßreiche Nierenkarzinome)

- Fibrosarkom (Vorkommen umstritten)
- Malignes fibröses Histiozytom
- Osteogenes Sarkom (selten; DD: Nephroblastom, Nierenkarzinom mit metaplastischer Knochenbildung)
- Chondrosarkom (erst ein Fall beschrieben)
- Mesoblastisches Nephrom des Erwachsenen (*Histologie*: fibröses und muskuläres Stroma, spindelkernig, mit tubulären und zystischen Strukturen, in der Umgebung fibromyomatöse Zellbündel)

Tumoren mit unbestimmter Dignität

Hämangioperizytom
Selten, *Lokalisation*: Nierenoberfläche, offenbar von der Kapsel ausgehend; *histologisch*: kleine Gefäße mit soliden Zellproliferaten runder oder fusiformer Zellen (Proliferate im Gegensatz zum Hämangioendotheliom nicht in den Gefäßen; Gefäßdarstellung in Silberfärbung)

Metastasen

Meist bilateral, relativ häufig; *Ausgangstumoren*:
- Mammakarzinome
- Lungentumoren
- Kolonkarzinome
- kontralaterale Nierenkarzinome
- Magenkarzinome
- Ovarialtumoren
- Karzinome der Cervix uteri
- Pankreaskarzinome
- Endometriumkarzinome
- Prostatakarzinome
- lymphatische Leukämien
- myeloische Leukämien

Benigne epitheliale Tumoren

Nieren-„Adenome"
Existenz von „Nierenadenomen" fraglich; *Morphologie* wie Nierenzellkarzinome (s.o.), nur kleiner (< 2 cm); *Vorkommen*: bei 7% aller Personen über 15 Jahren; Dignität fraglich, von manchen Autoren wird die Einschätzung als „kleine, langsam wachsende Karzinome" empfohlen

Benigne mesenchymale Tumoren

Leiomyom

Lipom

Myolipom

Angiomyolipom
Bis 20 cm groß, meist unilateral, können invasiv wachsen, metastasieren aber nicht; *Vorkommen*: gehäuft bei tuberöser Sklerose; *Morphologie*: atypische Blutgefäße, u.U. auch myogene Kernpolymorphie und zahlreiche Mitosen

Hämangiom
Meist kapillär

Lymphangiom
Selten

Fibrom
Vorkommen umstritten

Renomedullärer Interstitialzelltumor
Synonym: medulläres Fibrom, „Prostaglandinom"; im Nierenmark lokalisierter, unscharf begrenzter Tumor aus länglich-ovalen (interstitiellen) Zellen, u.U. Nachweis von Prostaglandinen; relativ häufig

Juxtaglomerulärer Tumor
Gutartiger scharf begrenzter Tumor der glatten Muskulatur der afferenten Arteriolen mit u.U. starker Kernpolymorphie; Nachweis von Renin im Zytoplasma (in der Bowie-Färbung tiefblaue bis purpurne Granula); DD: Hämangioperizytom

2.1.3   Entzündungen

Glomerulonephritiden (GN)

2 Hauptformen:

Antiglomerulus-basalmembran-Glomerulonephritiden	*synonym*: Masugi-Nephritis; *Formen*: ■ Goodpasture-Syndrom ■ mesangioproliferative (rapid progressive) GN mit diffuser Halbmondbildung *Morphologie*: lineare Ablagerung von Antikörpern (AK) gegen nichtkollagene Glykoproteine der glomerulären Basalmembran *Ätiologie*: ■ Kreuzreaktion mit Streptokokkenmembranen ■ Basalmembranveränderungen durch Kohlenwasserstoffe oder Viren ■ freigesetzte, antigen wirkende Basalmembranbestandteile ■ Immunsystemdefekte: „forbidden clones"
Immunkomplex-nephritiden	■ kleine Immunkomplexe (IK): Ablagerung subepithelial perimembranös, z.T. als „humps"; ■ größere IK: Komplementbindung und -aktivierung, Ablagerung subendothelial → häufig Mesangiumveränderungen

Klassifikationskriterien der Glomerulonephritiden

■ Lokalisationsform:

Generalisiert oder diffus:	alle Glomeruli sind betroffen
Fokal:	einige Glomeruli sind betroffen
Segmental:	die Glomeruli sind nicht vollständig betroffen

II

2

■ Zelluläre Reaktionsformen (Zellvermehrung)

Mesangiale Zell-vermehrung	Proliferation von Endothelien und Epithelien sowie Zellvermehrung durch eingewanderte Entzün-dungszellen (akut/exsudativ, z.T. Granulozyten, sonst Monozyten/Makrophagen); *Synonyma*: – mesangiale GN – endokapilläre GN – endotheliomesangiale GN (exsudatives, proliferatives, proliferativ-sklerosie-rendes Stadium)
Subendotheliale Zell-vermehrung	subendotheliale Interposition mesangialer Zellen (Sonderform mesangialer Zellvermehrung); *Vorkommen*: bei membranoproliferativen GN
Zellvermehrung außer-halb des Mesangium	meist Proliferation von Epithelien; *Synonyma*: – GN mit Halbmondbildung – „crescentic GN" – extrakapillär akzentuierte GN – intra-extrakapillär proliferative GN

■ Extrazelluläre Veränderungen (Basalmembranverdickungen durch:)

Neubildung von Basalmembransub-stanz im subendothelialen Bereich	bei membranoproliferativen GN
Bandförmige lineare (osmiophile) Ablagerungen in der Lamina densa der Basalmembranen von Glomeruli, Tubuli und Arteriolen	bei intramembranöser GN, bei membranoproliferativen GN
Subepitheliale (periphere) glomeru-läre Ablagerungen (deposits)	bei (peri)membranösen GN
Neubildung von Basalmembran im peripheren subepithelialen Bereich	bei (peri)membranösen GN

Die Veränderungen können isoliert, jedoch zumeist kombiniert auftreten

Spezielle Formen der Glomerulonephritis

II

2

Endokapilläre Glomerulonephritis (EK-GN)	*synonym:* endothelmesangiale GN (exsudatives Stadium), exsudative GN, Poststreptokokken-GN u.a.; *Morphologie:* im Frühstadium Granulozyten (kapillär), dann Endothel- und Mesangiumzellproliferate sowie eingewanderte Monozyten; an den Kapillaraußenseiten „humps" (in Masson-Goldner-Trichrom-Färbung rot), (oft granulär IgG an Kapillaren, kleine lösliche IK bei Antigenüberschuß), diffuser Befall
Mesangioproliferative Glomerulonephritis (MESPGN)	ätiologisch heterogen, kann sich aus anderen GN entwickeln oder in sie übergehen; *Morphologie:* Endothel- und Mesangiumzellproliferate, eingewanderte Monozyten (Kernzahl zwischen zwei Kapillaranschnitten im Mesangium > 3), segmentaler oder diffuser Befall → u.U. Sklerose; z.T. „humps", häufiger fuchsinophile Ablagerung im Mesangium, u.U. Halbmondbildung
IgA-IgG-Glomerulonephritis (IgA-IgG-GN) Sonderform der MESPGN	Sonderform der MESPGN mit granulären IgA-Ablagerungen im Mesangium (auch IgG + C3, jedoch nicht C1q + C4), häufig Halbmondbildung; von Purpura Schoenlein-Henoch-GN nur klinisch zu unterscheiden
Mesangioproliferative Glomerulonephritis mit diffuser Halbmondbildung (**MESPGN-DH**)	allgemeine *morphologische* Kennzeichen: Zellansammlungen im Bowman-Kapsel-Raum aus Monozyten/Makrophagen, die sich in Anwesenheit von Fibrinogen in epitheloide Zellen umwandeln, Proliferate von Epithelzellen, betroffen sind mehr als 50 % der Glomeruli, später Fibroblastenproliferate und Kollagenbildung
MESPGN-DH Typ I	Antiglomerulusbasalmembranantikörper-GN ohne pulmonale Hämorrhagien; *Morphologie:* MESPGN-DH mit angedeuteter BM-Zerstörung im Silberpräparat, segmentale fibrinoide Nekrosen; später Fibrose und sog. adenomatoide Umwandlung der Glomeruli, lineare IgG-(selten IgA-)Ablagerungen
MESPGN-DH Typ II	Immunkomplex-Halbmond-GN; unregelmäßige Ablagerung von IgG und/oder Ig M, oft auch C3; *Morphologie:* MESPGN-DH, häufiger mit endokapillären Proliferaten und fibrinoiden Schlingennekrosen, in der Masson-Goldner-Trichromfärbung Eiweißablagerung im Mesangium und subendothelial

(Fortsetzung s. nächste Seite)

MESPGN-DH Typ III	idiopathische rapid progressive GN, kein Nachweis von Ig-Ablagerungen; *Morphologie*: MESPGN-DH (ohne Nachweis von Eiweißablagerungen in der Masson-Goldner-Trichromfärbung)
Membranoproliferative Glomerulonephritis (MPGN)	*synonym*: GN mit persistierender Hypokomplementämie; allgemeine *morphologische* Kennzeichen: Verbreiterung glomerulärer Kapillarwände durch subendotheliale Mesangiumzellinterponate, Neubildung von BM-Substanz und/oder bandförmigen osmiophilen BM-Einlagerungen
MPGN Typ I	*Morphologie*: Mesangiumzellinterponate in der Schlingenperipherie; in der PAS- und Silberfärbung doppeltkonturierte BM der Gloméruluskapillaren z.T. mit Querbrücken („tram track"), in der Masson-Goldner-Trichromfärbung fuchsinophile Ablagerungen subendothelial; *immunhistologisch*: granuläre C3-Ablagerungen; *Sonderform*: lobuläre GN (Veränderungen knoten- und keulenförmig)
MPGN Typ II	*synonym*: intramembranöse GN, dense deposit disease; *Morphologie*: ähnlich wie Typ I, in der HE- und PAS-Färbung bandförmige stärker licht brechende hyaline Verbreiterung der BM von Glomeruli, Tubuli, Bowman-Kapsel und u.U. auch Arteriolen; *immunhistologisch*: massive diskontinuierliche lineare C3-Ablagerung, besonders an der Außen- und Innenseite glomerulärer BM
MPGN Typ III-V	ultrastrukturelle Varianten
Sekundäre MPGN	bei oder nach chronischen Infektionen, systemischem Lupus erythematodes u.a.
Perimembranöse Glomerulonephritis (PGN)	*synonym*: extramembranöse GN; *Vorkommen*: idiopathisch oder bei Systemerkrankungen, häufig bei Karzinomen; *Morphologie*: Verdickung der peripheren glomerulären BM durch subepitheliale Ablagerungen (deposits) und Neubildung von BM-Substanz (ohne Mesangiumzellproliferation; *Komplikation*: Nierenvenenthrombose
PGN, Stadium I	*Morphologie*: (elektronenmikroskopisch) subepitheliale Deposit-Bildung; keine wesentlichen lichtmikroskopischen Veränderungen; *mittlere Erkrankungsdauer*: 22 Wochen
PGN, Stadium II	*Morphologie*: Spikes-Bildung (sichtbar in Silberfärbung an Semidünnschnitten), in HE- und PAS-Färbung glomeruläre Kapselwand homogen verdickt, an der Außenseite etwas unregelmäßig (PAS); in der

(Fortsetzung s. nächste Seite)

II

2

	Masson-Goldner-Trichromfärbung: subepitheliale flache orangerote Deposits; *immunhistologisch*: Deposits entsprechen granulären Ablagerungen von IgG und C3; *Erkrankungsdauer*: ca. 26 Wochen (bis 4 Jahre)
PGN, Stadium III	Inkorporationsstadium; *Morphologie*: die glomeruläre Kapselwand weist in der PAS-Färbung 2 dünne Schichten und Spikes als „Sprossen" auf (strickleiterartig), zwischen den spikes in der Masson-Goldner-Trichromfärbung Deposits, Lipidvakuolen in Hauptstückepithelien; mittlere Erkrankungsdauer ca. 76 Wochen (bis zu 4 Jahren)
PGN, Stadium IV	beginnendes Reparationsstadium; *Morphologie*: Verbreiterung der glomerulären Kapillarwand (ohne „Strickleiterformationen")
PGN, Stadium V	Reparationsstadium; *Morphologie*: glomeruläre Kapillarwand weitgehend normal, bis zu 10 % der Glomeruli sind verödet mit umgebender Entzündung und Fibrose, vereinzelt Halbmondbildung
(PGN, Stadium VI	akutes Rezidiv)
Minimal proliferierende interkapilläre Glomerulonephritis (MPI-GN) mit nephrotischem Syndrom	*synonym*: Minimal-change-Nephropathie u.a.; *makroskopisch*: Nieren bis zum Doppelten vergrößert, *histologisch*: kaum Veränderungen, Ablagerung doppeltbrechender Lipide in Hauptstückepithelien, Schaumzellen im Interstitium; *elektronenmikroskopisch*: Verschmelzung der Fußfortsätze der Podozyten; *immunhistologisch*: u.U. C3-Ablagerung in Glomeruli; *klinisch*: massive Proteinurie
Minimal proliferierende interkapilläre Glomerulonephritis mit fokaler Sklerose (MPI-GN-FS)	*synonym*: fokal-segmental sklerosierende GN; *Morphologie*: ähnlich MPI, in mehreren juxtamedullären Glomeruli segmentale Fibrosen oder Hyalinisierungen, u.U. Synechien mit der Bowman-Kapsel, histiozytäre und endotheliale Schaumzellen; *immunhistologisch*: IgM und C3, z.T. auch C1q, weniger IgA und IgG in segmental veränderten Glomeruli
Minimal proliferierende interkapilläre Glomerulonephritis ohne nephrotisches Syndrom	*synonym*: Minimalglomerulitis; *Morphologie*: Nieren makroskopisch normal, elektronenmikroskopische Veränderungen wie MPI, histologisch keine Lipidablagerungen

Sonderformen der Glomerulonephritis:
Segmental-fokal (betonte) proliferative Glomerulonephritis
Definition: alle fokal-segmentalen GN, die nicht zu den o.g. GN, den embolisch-
purulenten Glomerulitiden oder zu den Glomerulusläsionen durch intravasale
Koagulation gehören; *morphologisch* sind jedoch alle o.g. GN-Formen, in fokal-
segmentaler Ausprägung möglich

Diffuse und fokal betonte Glomerulonephritiden bei systemischen Erkrankungen

GN bei Purpura Schoenlein-Henoch	*Morphologie*: fokale proliferative GN mit fibrinoiden Schlingennekrosen und unterschiedlichem Ausmaß an Halbmondbildung, granuläre IgA-Ablagerungen in allen Glomeruli (trotz fokaler Ausprägung im lichtmikroskopischen Bild), subepitheliale BM-Verdopplung (keine leukozytoklastische Vaskulitis!); auch GN vom minimal-change- oder „pseudo"-membranoproliferativen Typ möglich
GN bei systemischem Lupus erythematodes (SLE-GN)	*elektronenmikroskopisch*: Anhäufung ca. 25 nm großer Mikrotubuli in Glomerulusendothelien, ansonsten können die unterschiedlichsten GN-Formen z.T. mit Sklerose und Nekrosen auftreten (s.u.); *immunhistologisch*: Deposits aller Ig-Klassen sowie der Komplementkomponenten C1q, C4, C3 und Properdin; die verschiedenen GN-Formen können ineinander übergehen, z.B. nach Kortikoidtherapie häufig Übergang in membranöse SLE-GN-Form
SLE-GN mit minimalen Veränderungen	nur elektronenmikroskopisch oder immunhistologisch nachweisbare Deposits im Mesangium, lichtmikroskopisch normale Glomeruli (selten)
Mesangioproliferative SLE-GN	leichte Zell- und Matrixvermehrung im Mesangium mit Nachweis von Immunglobulinen und Komplement, u.U. Halbmondbildung
Fokal proliferative SLE-GN	in < 50 % der Glomeruli segmental zellreiche Areale mit Granulozyten, Monozyten, Endothel- und Mesangiumzellproliferaten, z.T. Zellnekrosen und fibrindurchsetzte Halbmondbildung, *immunhistologisch* neben „üblichem" Ig-Nachweis oft grobgranuläre IgG-Ablagerung in den segmental betroffenen Arealen; (macht ca. 25 % aller SLE-GN aus)
Diffuse proliferative SLE-GN	*morphologisch* wie fokal proliferative GN, nur stärker und diffus, selten Hämatoxylin-Körperchen (amorphe, unscharfe Körperchen in Mesangiumzellen, in HE-Färbung lila, entsprechen offenbar phagozytierten Granulozytenkernen) und „wire loops" (Kapillarwandverdickungen)

(Fortsetzung s. nächste Seite)

II

2

| Membranöse SLE-GN | *morphologisch* wie idiopathische membranprolife-rative GN mit Nachweis aller Immunglobulinklassen und Komplementkomponenten |

(Interstitielle Lupusnephritis) · *Morphologie*: ausgedehnte fokale interstitielle Infiltrate aus Lymphozyten, Plasmazellen und Granulozyten bei nur geringen Glomerulusverän-derungen

(Sklerosierende SLE-GN) · *Morphologie*: zahlreiche vollständig sklerosierte Glomeruli (entspricht möglicherweise dem End-stadium einer diffusen proliferativen SLE-GN oder einer abgeheilten fokalen proliferativen SLE-GN)

(Nekrotisierende Lupusnephritis) · *Morphologie*: in Arteriolen und Interlobulararterien Wandnekrosen und Thromben, z.T. mit granulo-zytären Wandinfiltraten; *immunhistologischer* Nachweis von IgG- und C3-Ablagerungen in der Gefäßwand

Nierenveränderungen bei Goodpasture-Syndrom · *Definition*: GN meist vom rapid progressiven Typ mit Lungenblutungen und Antiglomerulusbasal-membran-Antikörperbildung; *Morphologie*: GN mit erheblicher Ausbildung von Halbmonden, häufig mehrkernige Riesenzellen im Bereich von Schlingen-nekrosen; *immunhistologisch*: lineare IgG-, seltener IgM-Ablagerungen, segmental und fokal auch C3-Ablagerungen möglich

Nierenbeteiligung bei Wegener-Granulo-matose · *Morphologie*: fokale destruierende Glomerulitis und Periglomerulitis mit Schlingennekrosen, u.U. Fibri-noidablagerungen in Glomeruli und Blutgefäßen, seltener Halbmondbildung und granulomatöse Destruktion der Bowman-Kapsel; interstitiell schwere plasmazelluläre Entzündung und destruie-rende Arteriolitis; *immunhistologisch* u.U. fokaler Nachweis von IgA, IgM, IgG und C3

Weitere glomeruläre Entzündungsformen

Embolisch purulente Glomerulitis
Morphologie: in Glomeruli und Kapillaren Emboli aus Erregern und Fibrin, in der Umgebung massenhaft Granulozyten, u.U. Abszeßbildung und Schlingennekrosen; *Vorkommen*: häufig bei Endocarditis ulceropolyposa, postoperativer Sepsis, Agranulozytose; *Erreger*: Streptokokken, Staphylokokken, Pilze, E. coli

GN bei Shunt-Trägern (Shunt-Nephritis)
Vorkommen: bei Kindern mit infiziertem ventrikulo-atrialen Shunt bei Hydro-cephalus internus; *Erreger*: koagulase-negative Staphylokokken, Staphylococcus albus, Diphtheroide; *Morphologie*: Immunkomplex-GN (wie idiopathischer Typ I) mit granulären Ablagerungen von IgG, IgM und C3

Virusinfektionen

Zytomegalievirus-Infektion (CMV)
Morphologie: sogenannte Eulenaugenzellen (eosinophile intranukleäre Einschlüsse) in Tubulusepithelien, Glomeruli und Gefäßendothelien

Nephropathia epidemica
Morphologie: hämorrhagische interstitielle Nephritis vor allem im Mark (auch mit Mastzellinfiltraten); *klinisch*: epidemisches Fieber, Oligurie, Proteinurie (Immunkomplexablagerungen ca. 10 d nach Infektbeginn, vermutlich virale Genese)

Mikrobielle Entzündungen

Aktinomykose
Morphologie: granulozytäre Abszesse, u.U. mit Drusen, Schaumzellen, seltener Epitheloidzellgranulome; *Komplikationen*: Papillenspitzennekrosen, Nephrolithiasis

Leptospirosis icterohaemorrhagica (M. Weil)
Morphologie wie akutes Nierenversagen (Tubulusepithelödem, Tubulusnekrosen, Zylinderbildung, unspezifische Begleitentzündung)

Brucellose (M. Bang)
Morphologie: käsige Nekrosen und tuberkelartige Granulome, etwas mehr Plasmazellen als bei tuberkulösen Infiltraten; Diagnosestellung durch serologischen Nachweis

Trichomonadeninfektion der Niere
Extrem selten

Amöbiasis
Morphologie: Nierenabszesse, Amöbennachweis (PAS-pos.); *Komplikationen*: Hämaturie, Nierenvenenthrombose

Echinokokkose
Morphologie: Die Niere wird von einer (solitären) großen Zyste mit charakteristischem Chitinlamellenaufbau weitgehend zerstört, in der Umgebung plasmazellreiches Entzündungsinfiltrat mit eosinophilen Granulozyten und Granulomen mit Chitinmembranbestandteilen (meist einseitiger Befall)

Candida albicans
Morphologie: lymphoplasmazelluläre interstitielle Nephritis, granulozytenarm; Diagnosestellung durch Pilznachweis! (Das Nierenbecken kann isoliert befallen sein)

Aspergillose
Pilze vor allem in Blutgefäßen u. Gefäßwänden, u.U. tuberkelartige Granulome und Nekrosen

Spezifische Entzündungen

Nierentuberkulose (Urogenitaltuberkulose)
Formen:
■ miliar
■ käsig-kavernös

- „Kittniere" (Nekrosen und Verkalkungen)
- nodös (solitäre Granulome)

Sarkoidose
Morphologie: Epitheloidzellgranulome und Langhans-Riesenzellen, umgeben von Bindegewebe mit Lymphozytenwall

Tuberkuloide Granulome unbekannter Ätiologie
z.B. bei:
- Toxoplasmose
- bestimmten interstitiellen Nephritiden
- Drogen (Methicillin, Diazol, Kortikosteroide)
- Aktinomykose
- Nokardiosen
- Pilzerkrankungen
- Echinokokkose u.a.

Interstitielle Nephritiden

Akute destruktive interstitielle Nephritis (ADIN)	*Morphologie*: granulozytäre Abszesse in Rinde und Mark mit anschließender Organisation (auch Untergang von Glomeruli und Blutgefäßen); *Vorkommen*: akute Pyelonephritis; bakterielle interstitielle Nephritis (Nierenbecken nicht obligat beteiligt); *Sonderform*: emphysematöse ADIN bei Besiedlung durch gasbildende Bakterien → Hohlräume im Nierenparenchym (seltene Erkrankung, am ehesten bei Diabetikern)
Chronische herdförmige destruktive Nephritis (CDIN)	*Morphologie*: streifen- oder keilförmige Narben neben hypertrophierten Nephren, „schilddrüsenartige Tubulusatrophie", lymphozytäre Infiltrate um und in Arterien und Glomeruli; *Vorkommen*: chronische Pyelonephritis (Lipid A aus E.coli, Tamm-Horsfall-Protein aus Sammelrohrepithel)
Akute nichtdestruktive interstitielle Nephritis (ANIN)	*Morphologie*: interstitielles Infiltrat aus Lymphozyten und -blasten, Plasmazellen sowie Makrophagen und eosinophilen Granulozyten; *Vorkommen*: Begleiterkrankung bei Virus- u.a. Infekten, Allergien (immunologische Reaktion auf ins Interstitium gelangte Proteine?); *Sonderform*: eosinophile ANIN (mit Vorherrschen von eosinophilen Granulozyten)
Chronische nichtdestruierende interstitielle Nephritis (CNIN)	*Morphologie*: fibrosiertes verbreitertes Interstitium mit lymphoplasmazellulärem und histiozytärem Infiltrat, Atrophie von Glomeruli und Tubuli; *Vorkommen*: nach langjähriger Marchiafava-Micheli-Anämie oder Drogenabusus

Sonderformen entzündlicher Nierenerkrankungen

Refluxnephropathie (RN)
Morphologie: Fibrosen (fokal oder generalisiert, beginnend in der Rinde) mit begleitender oder nachfolgender Infektion: unspezifisches Entzündungsinfiltrat; u.U. periarterielle Fibrosen nach Fornixruptur; die RN stellt die Ursache für ca. 30 % der kindlichen Hypertonien dar

Analgetikanephropathie (AN)
Morphologie: reaktionslose Papillennekrosen mit Verkalkungen, Kapillarsklerose in Mark und Nierenbecken (PAS-pos., Sudanrot pos.), Interstitium verbreitert

Balkannephropathie
Morphologie: interstitielle Fibrose mit lymphoplasmazellulärem Infiltrat, starke Sklerose der Glomeruli, Tubulusschwund

Xanthomatöse Pyelonephritis
Morphologie: tumorartige Ansammlung von Schaumzellen, Epitheloidzellen und (meist kleinen) PAS-pos. Zellen mit unspezifischer Entzündung, u.U. auch Riesenzellen; *Vorkommen*: meist einseitig, bei Hydronephrose

Malakoplakie
Morphologie: tumorartige Ansammlung von Schaumzellen mit eosinophilem Zytoplasma u.U. mit PAS-pos. runden intrazytoplasmatischen Körperchen (Michaelis-Gutmann-Körperchen); *Vorkommen*: die Niere ist selten befallen, häufiger die ableitenden Harnwege

Nephropathie bei Drogensüchtigen
Morphologie: fokale Glomerulosklerose und/oder (chronische) granulomatöse interstitielle Nephritis mit doppeltbrechenden Fremdkörpern (durch intravenös applizierte aufgelöste Tabletten – Talkum)

Hereditäre Nephritis
Alport-Syndrom (autosomal-dominant oder x-chromosomal vererbt) mit Hörstörungen und Augenanomalien; *Morphologie*: Frühstadium: geringe Vermehrung der Mesangiummatrix, glomeruläre Basalmembranen verbreitert, bei Kindern möglicherweise Persistieren fetaler Glomeruli; Spätstadium: Verödung fast aller Glomeruli, interstitielle Fibrose, oft Schaumzellen in Tubuli und Interstitium, arterielle Intimafibrose; *Pathogenese*: wahrscheinlich Strukturgendefekt für nephrogene Basalmembranen, Persistieren neonataler Basalmembrankomponenten

Nephritiden durch ionisierende Strahlen

Strahlennephritis, akut
Morphologie: Schwellung von glomerulären Endothelien und tubulären Epithelien mit Kernpolymorphie, glomeruläre Schlingennekrosen, Aufsplitterung kapillärer Basalmembranen, Schaumzellen in Kapillaren und Venen; *Vorkommen*: nach einer Strahlenbelastung von über 12 Gy; *Komplikation*: renale Hypertension

Strahlennephritis, chronisch
Morphologie: sklerosierte Glomeruli u.U. mit fibrosierten Halbmonden, interstitielle Fibrose, arterielle Intimaproliferate und -fibrosen, Hyalinisierung der Arteriolenwände; *Komplikation*: renale Hypertension

2.1.4   Degenerative Erkrankungen, Dystrophien und Stoffwechselstörungen

Enzymopathien

Fabry-Krankheit	Schaumzellen (Podozyten, parietales Epithel, Mittelstücke) mit doppeltbrechendem, sudanophilem Material; Speicherung von Zeramidtri-, -di- und -monohexidosen (leicht PAS-positiv oder negativ)
Glykogenose Typ I (von Gierke, hepatorenal)	Glykogenspeicherung in Glomeruli, Tubulusepithel, Endothel, glatter Muskulatur (normales Glykogen)
Glykogenose Typ II (Pompe, generalisiert)	lysosomale Glykogenspeicherung in Tubulusepithel, Glomeruli, Interstitium (normales Glykogen)
Mukopolysaccharidosen (Typ I-III)	Podozyten-Schaumzellen, Tubulusepithel mit Speichervakuolen mit membranartigem Inhalt; Speicherung von Dermatan-Heparan-Sulfat
Mukolipidose Typ II (I-Zellen-Erkrankung)	Podozyten-Schaumzellen, Fibroblasten vakuolisiert; Speicherung von Glykosaminoglykanen und Mukopolysacchariden
Mukosulfatidose	vakuolisierte Mittelstück-Epithelien und interstitielle Zellen; Speicherung von Glykosaminoglykan-Sulfatiden
M. Gaucher	Gaucher-Zellen in Glomeruli, mesangiale Speicherzellen; Speicherung von Glykozerebrosiden
Metachromatische Leukodystrophie	metachromatische Speichervakuolen in Mittel- und Überleitungsstücken; Speicherung von Sulfatiden, Gangliosiden, sulfatierten Glykosaminglykanen
M. Niemann-Pick	Schaumzellen in Glomeruli, Tubulusepithel, Endothel, Interstitium; Speicherung von Sphingomyelin, Cholesterin
GM1-Gangliosidosen (Typ I+II)	Schaumzellen (Podozyten, Endothel, Mesangium, Hauptstückepithel, glatte Muskulatur der Arteriolen), GM1-Ganglioside, Keratansulfat-artige Asialo-Abkömmlinge
GM2-Gangliosidose Typ II (M. Sandhoff)	Speichervakuolen in Tubulusepithelien; Speicherung von Trihexosylzeramid, Globosiden, GM2-Gangliosiden
M. Wolman	Schaumzellen (Glomerulus-Endothel, Interstitium); Speicherung von Triglyzeriden, Cholesterin
Plasma-Cholesterin-Mangel	Schaumzellen (Glomerulus-Endothel); Speicherung von Lezithin, Glyzerin u.a.

(Fortsetzung s. nächste Seite)

Fukosidose	Schaumzellen (Podozyten, u.U. mit schwach PAS-positivem Inhalt); Speicherung von Fukose-haltigen Lipiden
Homozystinurie	*Komplikationen*: Pyelonephritis, Thrombemboli
M. Refsum	(nur chemisch in Niere nachweisbare Phytansäure)
Ochronose, Alkaptonurie	Pigment in Partes contortae und rectae, Sammelrohren und Interstitium; schwarzbraune Zylinder: Homogentisinsäurepolymere, Ochronosepigment

Störung des Aminosäuretransports

Zystinurie
→ Zystinsteine (glatt, wachsgelb); *Komplikationen*: Harnwegsinfekte, Pyelonephritis; *klinisch*: massiv erhöhte Ausscheidung von Zystin sowie Lysin, Arginin und Ornithin (tubuläre Transportstörung)

Störung des Aminosäuremetabolismus

Zystinose
Morphologie: Riesenzellen (Podozyten, später auch Tubulusepithel), Zystinkristalle mit umgebender Entzündung und Fibrose; Speicherung von Zystinkristallen im RHS, fokal segmentale Glomerulosklerose und Halbmondbildung möglich

Störung des Eiweiß-, Kohlenhydrat- und Elektrolytstoffwechsels

Amyloidose	*Morphologie*: Schlingenperipherie des Glomerulus homogen eosinophil (Kongorot-positiv), später sind auch Vasa afferentia und Tubulus-Basalmembranen betroffen; *Amyloidarten*: ■ Amyloid A (AA) ■ familiäre Amyloidose (AF) ■ endokrines Amyloid (AE) ■ Altersamyloid (AS) ■ lokales Amyloid
Diabetische Nephropathie (DN)	*Morphologie*: diffuse und noduläre interkapilläre Verbreiterung der Mesangiummatrix (PAS pos., in van-Gieson-Färbung rot), tubuläre und kapilläre Basalmembranverbreiterung; u.U. hyaline Schlingenkappen, Papillenspitzennekrosen
Hypokaliämische Nephropathie	*Morphologie*: PAS-pos. Granula in papillennahen Tubulus- und Sammelrohrepithelien, u.U. hyperplastische juxtaglomeruläre Region, interstitielle Nephritis

(Fortsetzung s. nächste Seite)

II

2

Nephrokalzinose	*Morphologie*: Kalzifikate in Tubuluslichtungen, Tubulusepithelien, Interstitium und Basalmembranen; *Komplikationen*: obstruktive Nephropathie, Entzündung
Oxalat-Nephropathie	*Morphologie*: doppeltbrechende radiäre oder konzentrische Kristalle (Kalziumoxalatmonohydrat-Kristalle: Whewellit) in Tubuli und Interstitium mit umgebender Entzündung, Fibrose und Riesenzellreaktion
Tubuläre Speicherung (sog. Speichernephrosen)	pinozytotisch aufgenommenes Material wird in Tubulusepithelien gespeichert und in den Lumina ausgeschieden; z.B. ▪ Hämoglobin bei Hämolysen ▪ Myoglobin bei Myolysen ▪ Melanin bei Melanomen ▪ Galle bei Lebererkrankung ▪ Infusionslösungsbestandteile
Plasmozytomniere	*Morphologie*: Zylinder (κ- und λ-Ketten) in Tubuli, mehrkernige tubuläre oder histiozytäre Riesenzellen, Fibrose
Multiples Myelom	Amyloidose; u.U. auch knotige Mesangiumverbreiterungen (long spacing collagen) ähnlich wie bei diabetischer Glomerulopathie
Makroglobulinämie Waldenström	*Morphologie*: in Schlingenkapillaren PAS-pos. thrombenartiges Material aus IgM-Protein (u.U. Amyloidose)
Renale Siderose	*Morphologie*: Siderin-Ablagerungen (Berliner-Blau-Reaktion) in Mittel- und Hauptstücken; z.B. bei renalen Blutungen, Hämochromatose, hämolytischen Anämien u.a.

Harnsäurenephropathien

Akute Harnsäurenephropathie
Morphologie: sog. Harnsäureinfarkte mit massenhaft Uratkristallen; *Vorkommen*: z.B. bei Chemotherapie, Hitzschlag, Lesch-Nyhan-Syndrom

Chronische Harnsäurenephropathie
sog. Gichtniere; *Morphologie*: Tophi: Harnsäurekristalle mit Riesenzellen, Entzündung und Fibrosen; *Komplikationen*: häufig Pyelonephritis, Nephrolithiasis

Toxische Tubulusschäden

Antibiotikaassoziiert

Aminoglykoside	(Gentamicin, Tobramycin, Amikacin); *elektronenmikroskopisch*: lysosomale Veränderungen der Tubulusepithelien
Cephalosporine	(Cefalotin, Cefalozin); Nekrosen proximaler Tubulusepithelien
Tetrazykline	antianaboler Effekt
Amphotericin B	Läsion kleiner Arterien und Arteriolen; renale Vasokonstriktion
Polymyxin B, Colistimethat	Schädigung der tubulären Zellmembranen
Sulfonamide	u.U. indirekt: Kristallbildung in Tubuli, Hypersensitivitätsreaktion, Hämolysen

Metalle

Quecksilber	akut: Tubulusnekrosen, Detritus in Lumina; Regeneration nach 2-3 Wochen
Arsen	(Rattengift, Herbizide, Insektizide, Gase); Tubulusnekrosen, häufig Hämolyse und Hämoglobinurie; Regeneration nach ca. 6 Monaten
Platin	(Cisplatin-Zytostatikum); fokale Nekrosen (Partes contortae, Sammelrohre)
Wismut	Tubulusnekrosen, Zytoplasmaeinschlüsse aus säurefestem Material in Hauptstückepithelien
Kadmium	interstitielle Nephritis
Blei	eosinophile intranukleäre Einschlußkörper (Blei-Protein-Komplexe) in proximalen Tubuluszellen
Silber	u.U. akute Tubulusnekrosen
Kupfersulfat	(hämolytische Anämie)
Gold	(seltene Ursache für Nierenversagen)
Kaliumbichromat	Nekrosen der proximalen Hauptstückanteile
Uranylnitrat	Nekrosen distaler Hauptstücksegmente einschließlich Partes rectae

II

2

Organische Lösungsmittel

Tetrachlorkohlenstoff	u.U. Nekrosen der Hauptstücke
Tetrachloräthylen	(„Sniffer"); u.U. „hepatorenales Syndrom"

Weitere toxische Substanzen

Äthylendiamintetra-acetat (EDTA)	u.U. Degeneration und Nekrosen proximaler Tubuli
Jodierte Kontrastmittel	(selten Tubulusnekrosen); betroffen meist Diabetiker oder Patienten mit vorbestehendem Nierenschaden
Lithium-Nephropathie	■ akut: Vakuolisierung und Ballonierung der Mittelstücke und Sammelrohre (Nierenrinde) ■ chronisch: u.U. Fibrose

weiterhin:
Phenazopyridin
Kohlenmonoxid
Carbamazepin
Aminocapronsäure
Giftpilze

Besondere Erkrankungen mit Glomerulusläsionen

Glomerulosklerose bei Leberschäden	*Vorkommen*: tritt bei ca. 6,5 % der Patienten mit Leberzirrhose auf; *Morphologie*: 10 - 40 % der Glomeruli zeigen eine nichtentzündliche Mesangiumverbreiterung wie bei diabetischer Nephropathie oder Proliferate wie bei mesangioproliferativer Glomerulonephritis; *immunhistologisch*: Nachweis von IgA
Glomerulopathie in der Schwangerschaft (EPH-Gestose)	*Morphologie*: vergrößerte blutleere Glomeruli mit stenosierender Endothelschwellung
Sichelzellen-nephropathie	*Morphologie*: vergrößerte Glomeruli mit Sichelzellen-Erythrozyten, u.U. mesangioproliferative Glomerulonephritis; intravasale Koagulation → Nekrosen; segmentale Glomerulosklerose; z.T. Eisennachweis in Podozyten
Nagel-Patella-Syndrom	*synonym*: hereditäre Arthro-Osteo-Onycho-Dysplasie, Turner-Kieser-Syndrom (Alport-verwandtes Syndrom mit Nageldysplasie und Skelettanomalien); *Morphologie*: unspezifische Glomerulosklerose (*elektronenmikroskopisch*: Mottenfraßdefekte der glomerulären Basalmembran, intramembranöses Fibrillenkollagen)

2.1.5 Kreislaufstörungen

II

2

Anämischer Niereninfarkt
Ursachen: Thombosen (u.a. durch Aneurysmen und Arteriitiden), Thrombembolien (u.a. durch Endokarditis)

Subinfarkt
Morphologie: meist partielle Atrophie und/oder Fibrose; wenn die ganze Niere
betroffen ist: feingranulierte Schrumpfniere, die juxtaglomerulären Regionen sind
häufig hyperplastisch; *Ursache*: langsam stenosierende arterielle Prozesse

Ischämische Glomerulusschäden
Morphologie: Basalmembranverdickung (ziehharmonikaförmige Auffaltung)
von Kapillarschlingen und Bowman-Kapsel, Fibrose; (langsame Entwicklung)

Atheroembolische Erkrankungen der Nierenarterien (AEE)
Atherominfarkte: *Morphologie*: herausgelöste Cholesterinkristalle in eosinophilem
Material, Riesenzellreaktion, Fibrose → fokale Parenchymatrophie

Fettembolie
Morphologie: Fetttropfen in glomerulären Kapillarschlingen;
Vorkommen: bei ca. 20 % aller pulmonalen traumatischen Fettembolien

Akutes Nierenversagen (Schockniere)
Autopsie: weite Hauptstücklichtungen, Tubulusepithelnekrosen, fokale lympho-
plasmazelluläre Infiltrate an der Mark-Rinden-Grenze nach ca. 3 d, u.U. unreife
Erythrozyten in den Kapillaren, osmotische Nephrose der Tubulusepithelien,
doppeltbrechende Kristalle in den Tubuli, Zylinderbildung
Biopsie: s.o. ohne weite Tubuluslumina, dafür vermehrt Tubulusepithelschwellung
bei *Endotoxinschock* (z.B. Meningokokken- und Kolisepsis): s.o. + zahlreiche
Fibringerinnsel

Disseminierte intravasale Koagulation (DIC)
Morphologie: ähnlich wie „akutes Nierenversagen", weiterhin Mikrothromben in
Glomeruluskapillaren (rot in der Trichrom-Färbung); *Vorkommen*: z.B. gram-
negative Sepsis

Klinisch: akutes Nierenversagen + hämolytische Anämie + Thrombozytopenie
Morphologie: typische Veränderungen kleiner Arterien und Arteriolen
■ Frühstadium: Intimaödem, fibrinoide Nekrosen, Glomerulus-Deckzell-Prolife-
rate, u.U. Tubulusepithelnekrosen
■ Chronisches Stadium: obliterierende Endarteriitis, Glomerulus-Deckzell-Proli-
ferate, Tubulusatrophie

Hämolytisch-urämisches Syndrom im Kindesalter (HUSK)
Morphologie: häufig Tubulus- und Glomerulusnekrosen, Hämorrhagien, hyaline
Thromben *Vorkommen*: nach Virusinfekten, bakteriellen Gastrointestinal- und
Respirationstrakt-Infektionen, Rickettsien-Infektionen u.a.; *Komplikation*: DIC

Hämolytisch-urämisches Syndrom des Erwachsenen (HUSE)
Ätiologie: s.o. + post partum, Schwangerschaft, Ovulationshemmer (Gasser-Syndrom des Erwachsenen)

Thrombotisch-thrombozytopenische Purpura
Morphologie: ähnlich HUS, jedoch mehr Thromben und -organisate, weniger Gefäßschäden, u.U. glomeruläre Halbmondbildung und glomeruloide konzentrische Proliferate juxtaglomerulärer Arteriolen (Moschcowitz-Syndrom)

Blutungen

Ursachen: Traumen, Glomerulonephritiden, akutes Nierenversagen, DIC, Antikoagulanzien, Hypertonus, entzündliche Gefäßerkrankungen, Sichelzellenanämie, Transplantate

Thrombose der Nierenvenen
→ hämorrhagische Infarzierung; *Morphologie*: Hyperämie der Glomeruli, granulozytäre Infiltrate, Ödem; *Ursachen*: nephrotisches Syndrom (oft nach membranöser Glomerulonephritis), Korticosteroide, Schwangerschaft, Diabetes mellitus, Tumoren, Dehydratation, Lupus erythematodes

Gefäßerkrankungen in den Nieren

Arteriosklerose
→ ischämische Glomerulusveränderungen: Aufsplitterung der Elastica interna, Intimafibrose, subkapsuläre Fibrosen und lymphozytäre Infiltrate (Montaldi-Infarkte)

Arteriolosklerose
Morphologie: hyalin-fibrinoide Arteriolenwandveränderungen durch Insudation von Fibrin, C3 und IgM, seltener IgG, interstitielle Fibrose; makroskopisch: „rote Granularatrophie"

Arteriolonekrose
Morphologie: fokale Medianekrosen, fibrinoide Wandinsudation (Fibrin, Fibrinoid, Ferritin, IgG), Entzündungsreaktion, Endothelproliferate, Spaltung der Lamina interna (proliferative Endarteriitis Fahr)

Morphologische Nierenveränderungen beim Hochdruck

Benigne essentielle Hypertonie
Arteriosklerose besonders der kleinen Arterien, ischämische Glomerulusveränderungen

Maligne Hypertonie
Fibrinablagerung mit und ohne Arteriolonekrose, proliferative Endarteriitis (Fahr), u.U. Halbmondbildung in Glomeruli

Erkrankungen der intra- und extrarenalen Gefäße

Niere bei systemischer Sklerodermie
Morphologie: oft zwiebelschalenartige Gefäßwandproliferate; Alzianblau- und PAS-positive fibrinoide Wandveränderungen, Fibrinthromben

Neurofibromatose
(Nierengefäßbeteiligung im Rahmen einer Neurofibromatose meist bei Kindern möglich)

Fibromuskuläre Dysplasie der Nierenarterien

■ Intimale Fibroplasie: stenosierende Bindegewebsproliferate der Intima (selten, meist Kinder)
■ Mediale Fibroplasie: Media und Elastica interna werden durch wulstförmig stenosierendes kollagenes myxomatöses Bindegewebe ersetzt; es sind die distalen 2/3 der A. renalis betroffen, (bilateral, meist Frauen)
■ Mediale Hyperplasie: Hyperplasie von medialer Muskulatur und Bindegewebe (Progredienz)
■ Perimediale Fibroplasie: Lamina elastica interna fokal durch Bindegewebe ersetzt, Ausbreitung bis in die äußeren Schichten der Media
■ Adventitielle (periarterielle) Fibroplasie: periarterielle Fibrosen → Stenosen
■ Idiopathische Fibroelastose (Mediafibrose): Degeneration von Media und Lamina elastica interna mit Elastose und Kollagenbildung; *makroskopisch*: Riffelung der inneren Gefäßwand, betroffen sind A. renalis und größere intrarenale Arterien

Entzündliche Gefäßerkrankungen der Nieren

Polyarteriitis nodosa	*synonym*: M. Kussmaul-Maier; *Morphologie*: sektorenförmig fibrinoide Gefäßwandnekrosen, die Lamina elastica ist zerstört, Thrombenbildung und -organisation; Nachweis von IgG, Fibrin, Komplement; *Lokalisation*: mittelgroße Arterien, auch Glomeruli (→ u.U. Halbmondbildung)
Hypersensitivitäts-angiitis	*Morphologie*: fibrinoide Nekrosen mit neutrophilem und eosinophilem Infiltrat, Detritus; langstreckiger Befall der Gefäße, gleiches Entzündungsstadium; *Lokalisation*: Arteriolen, Glomeruli (dort wie rapid progressive GN), postkapilläre Venolen
Allergische granulomatöse Arteriitis Churg-Strauss	*Morphologie*: nekrotisierende Granulome mit Epitheloid- und Riesenzellen sowie eosinophilen Granulozyten in verschiedenen Stadien; Lokalisation: mittelgroße Arterien und Venen
Rheumatische Arteriitis	selten; *Morphologie*: unspezisches Infiltrat aus Lymphozyten und Plasmazellen, Periarteriitis, u.U. auch Aschoff-Granulome, Mikroabszesse (wie bei SLE), perimembranöse GN
Thrombangiitis obliterans (M. Winiwarter-Buerger)	*Morphologie*: zellreiche Intimaproliferate mit Riesenzellen, u.U. Granulome, Thromben, Sklerose; *Lokalisation*: Arterien und Venen

(Fortsetzung s. nächste Seite)

II

2

| Riesenzellarteriitis (Arteriitis Horton) | *Morphologie*: wie bei Temporallokalisation Fragmentation der Lamina elastica interna, umgeben von Riesenzellen; Entzündungsinfiltrat aus Lymphozyten, Plasmazellen, Makrophagen und neutrophilen Granulozyten |
| Unspezifische Arteriitis | selten als Begleitarteriitis, z.B. bei Pyelonephritiden |

2.1.6   Fehlbildungen

Verschmelzungsnieren

Hufeisenniere
Klinisch: Rovsing-Syndrom (Oberbauchschmerzen bei aufrechter Körperhaltung)

Unilaterale Verschmelzungsniere

Tandemniere (L-förmig)

Beckenklumpenniere
Abgang der Nierenarterien aus Iliakalarterien; oft kombiniert mit anorektalen Mißbildungen

Fehlrotation

Extrarenale (fehlgelagerte) Nierenbeckenanteile erweitert, Kelche verkürzt

Hypoplasien/Aplasien

Kongenitale Zwergnieren (Hypoplasie)
< 60 g, *Morphologie*: numerisch verminderte, normal entwickelte Renculi

Oligonephronische Hypoplasie
(Oligomeganephronie): hypertrophierte, zahlenmäßig (auf ca. 20 %) reduzierte Nephrone, bilateral → Glomerulosklerose, Tubulusatrophie

Hypogenetische Dysplasie (sog. totale Aplasie)
- **Aplastische Dysplasie** (kompakte Aplasie)
  Morphologie: fetales Nierenparenchym, bei > 90 % weitere Harnwegsmißbildungen
- **Multizystische Dysplasie** (Aplasie mit Zysten)
  Morphologie: wie aplastische Dysplasie mit Zysten (von flachem oder kubischem Epithel ausgekleidet), bei > 90 % weitere Harnwegsmißbildungen

Partielle Aplasie
Veränderungen wie bei hypogenetischer Dysplasie, nur fokal ausgeprägt

Ask-Upmark-Niere (segmentale Hypoplasie)
Morphologie: segmentale Fibrosen mit „strumaartigen" Nephronresten meist ohne Glomeruli

II

2

Zystennieren/Nierenzysten

Bilaterale polyzystische Nieren (Typ I)	Gigantismus der Sammelrohre, u.U. Zysten an Henle-Schleife; *infantiler Typ*, Schwammniere, immer Leberzysten, u.U. auch Pankreaszysten
Hypoplastische, dysgenetische Zystenniere (**Typ II**)	dickwandige Zysten (ursprünglich Sammelrohre) mit kubischem Epithel, dazwischen Gefäße und Nerven; multizystische oder polyzystische Nieren, es können nur Teile der Nieren betroffen sein
Bilaterale polyzystische Nieren (**Typ III**)	Zysten im gesamten Parenchym einschließlich Glomeruli und Sammelrohren; *Erwachsenen-Typ* (nach Osathanondh und Potter), Kombination mit Leber- und Pankreaszysten, Hirnbasisaneurysmen
Polyzystische Niere bei Ureterobstruktion (**Typ IV**)	Zysten subkapsulär (terminale Sammelrohre, u.U. Henle-Schleifen, Bowman-Kapselräume)
Markschwammniere	Sammelrohrzysten (Zylinder-, Übergangs- oder Plattenepithel), Entzündungsinfiltrat, häufig Kalzifikate, u.U. auch unreifes Nierenparenchym, Knorpelinseln
Familiäre juvenile Nephronophthise (**Fanconi**)	bilateral, medulläre Zysten der Sammelrohre (und Mittelstücke), periglomeruläre Fibrose; salt-loosing nephritis, in 17 % mit Retinadysplasie kombiniert
Einfache Nierenzysten	Zysten von abgeflachtem Epithel ausgekleidet
Multiple sekundäre Nierenzysten	tubuläre Retentionszysten in vaskulären oder pyelonephritischen Narben; häufig nach längerer Dialysebehandlung
Parapelvine lymphangiektatische Hiluszysten	von Endothel ausgekleidete Zysten

Lageanomalien

Heterotopien (ectopic kidneys, Dystopien)
Niere abdominal, pelvin oder kontralateral verlagert, u.U. mit Formanomalie

Wanderniere (Ren mobilis, Nephroptosis)
Erworbene Heterotopie bei abnorm langem Gefäßstiel (öfter bei Frauen)

Numerische Anomalien

- Agenesie beider Nieren (Arenie): häufig mit Genitalmißbildungen kombiniert oder als Potter-Syndrom (renofaziale Dysplasie)
- Agenesie einer Niere: meist gleichzeitig Fehlen ipsilateraler Genitalstrukturen
- Überzählige Niere: 3 Ureterostien oder Uretergabelung, meist kaudal gelegen
- Doppelniere: Ureter duplex oder fissus mit 2 Nierenbecken, aber gemeinsamem Nierenparenchym

Sonstige Anomalien

Gefäßanomalien
Meist als sog. Polgefäße aus Aorta, A. renalis oder A. iliaca

Choristien und **Hamartien**
Glatte Muskulatur, Fettgewebe, Knorpelinseln, Bindegewebe, u. U. subkapsulär
Nebennierengewebe; *Vorkommen*: fast regelmäßig bei tuberöser Sklerose

Noduläre renale Blasteme
Subkapsulär gelegenes unreifes Nierenblastem (Haufen kleiner zytoplasmaarmer
Zellen, u. U. mit tubulären Strukturen); wahrscheinlich Ausgangspunkt für
Nephroblastome, spontane Rückbildung möglich

2.1.7   Sonstige Veränderungen

Traumatische Schäden

Führen u.U. zu Hämorrhagien und/oder Thromben, → u.U. Infarkte, im Spät-
stadium möglicherweise sklerosierende Peripelvitis und -ureteritis;
Komplikationen:
■ Hydronephrose
■ Steinbildung
■ renaler Hypertonus

Pathologie der transplantierten Niere

Konservierungs- (oder Ischämie-)schaden bei transplantierten Leichennieren
Akut drohende Nierenläsion; *Morphologie*: wie akutes Nierenversagen (Tubulusepithelödem, Nekrobiosen und Nekrosen, u.U. granulozytäres Infiltrat, Endothel-
vakuolisierung)

Perakute Transplantatabstoßung	*Morphologie*: Granulozytose der Glomerulus-schlingen (>4 Granulozyten im HE-Präparat 30 min nach Transplantation = prognostisch ungünstig), u.U. Endothelschäden → Thromben → Nekrosen; *Ursache*: wahrscheinlich humorale Antikörper gegen HLA-Antigene; *Beginn*: während der Operation, selten auch noch nach einigen Wochen
Akute Transplantat-abstoßung (interstitiell)	*Morphologie*: Lymphozyten, Plasmazellen, Immu-noblasten und Makrophagen (ab 7. Tag meist als Schaumzellen) im Interstitium, Lymphozytenin-filtrat auch in Tubulusepithelien; *Beginn*: zwischen dem 3. und 7. postoperativen Tag (selten Wochen bis Jahre), *Ursache*: T-Zell-vermittelte Immunreak-tion gegen Gefäßendothelien, (immunsuppressiv therapierbar)

(Fortsetzung s. nächste Seite)

Akute Transplantat-abstoßung (vaskulär)	*Morphologie*: Endovaskulitis (Zellödem, subendotheliales lymphoplasmazelluläres Infiltrat, Makrophagen → Schaumzellen) → Endothelproliferate, Thromben, Arteriolonekrosen → Myofibroblastenproliferate; in Glomeruli granuläre Ablagerungen von IgG, IgM, Komplement und Fibrinogen
Chronische Transplantatabstoßung	Glomerulopathie (wie bei perimembranöser Glomerulonephritis, u.U. auch glomeruläre Pseudoaneurysmenbildung), Vaskulopathie (Myofibroblastenproliferation), interstitielle und tubuläre Veränderungen (Entzündung und Fibrosen); *Beginn*: ca. 2 Monate post operationem, max. 2,5 Jahre; *Risiko* für immunoblastische Lymphome und Plattenepithelkarzinome erhöht unter Immunsuppression

Endstadiumsniere nach Dialysetherapie

Morphologie: nekrotische Gefäßsegmente mit leiomyomähnlichen Proliferaten, „muskulomukoide Intimahyperplasie" in Arterien, z.T. angiomartige Thrombenorganisate, Bowman-Kapsel-Epithelien mit sog. embryonaler Hyperplasie (kubische, basophile Epithelien), weiterhin Zystenbildung und gehäuft Entstehung kleiner Adenome, metaplastische Veränderungen im Interstitium mit Fibrosen, mukoider Degeneration, Knorpel- und Knochenbildung; Ablagerungen von Kalk, Oxalaten und Immunkomplexen

Schrumpfniere

Mögliche Grundkrankheiten:
- Pyelonephritis
- Arteriosklerose
- Stenose der Aa. renales
- chronische interstitielle Nephritiden
- Arteriolosklerose („rote Granularatrophie")
- diabetische Glomerulosklerose
- Glomerulonephritiden („blasse Granularatrophie")
- Polyarteriitis nodosa
- Thrombangiitis obliterans
- Hydronephrose
- Tbc-Kittnieren
- hypogenetische Schrumpfnieren

Ursachen einer einseitigen Schrumpfniere

Vaskulär:	einseitige Stenose der A. renalis
	fibromuskuläre Dysplasie
	Infarktschrumpfniere
	Gefäßmißbildungen (Aneurysmen u.a.)

(Fortsetzung s. nächste Seite)

II

Entzündlich: ▪ interstitielle Nephritis (Pyelonephritis)
                                ▪ kleine Steinniere
                                ▪ Tbc-Kittniere

Hypogenetisch: ▪ Hypoplasie
                                ▪ Dysplasie
                                ▪ Ask-Upmark-Niere

2

2.2 Ableitende Harnwege

2.2.1 Anatomie

2.2.2 Tumoren und tumorähnliche Veränderungen

2.2.2.1 Lokalisationen

C65	**Nierenbecken**
C65.9	Nierenbecken
C65.91	Nierenkelche
C65.92	Nierenbeckenauslaß

C66	**Ureter**
C66.9	Ureter

C67	**Harnblase**
C67.0	Trigonum vesicae
C67.1	Harnblasenfundus
C67.2	Harnblasenwand, laterale
C67.3	Harnblasenwand, vordere
C67.4	Harnblasenwand, hintere
C67.5	Harnblasenhals
C67.6	Ureterostien
C67.7	Urachus
C67.8	Harnblase (mehrere Teilbereiche)
C67.9	Harnblase

C68	**Harnsystem, andere Bereiche**
C68.0	Urethra (mit Cowper-Drüse)
C68.1	paraurethrale Drüsen
C68.8	Harnorgane (mehrere Teilbereiche) u.a.
C68.9	Harnorgane

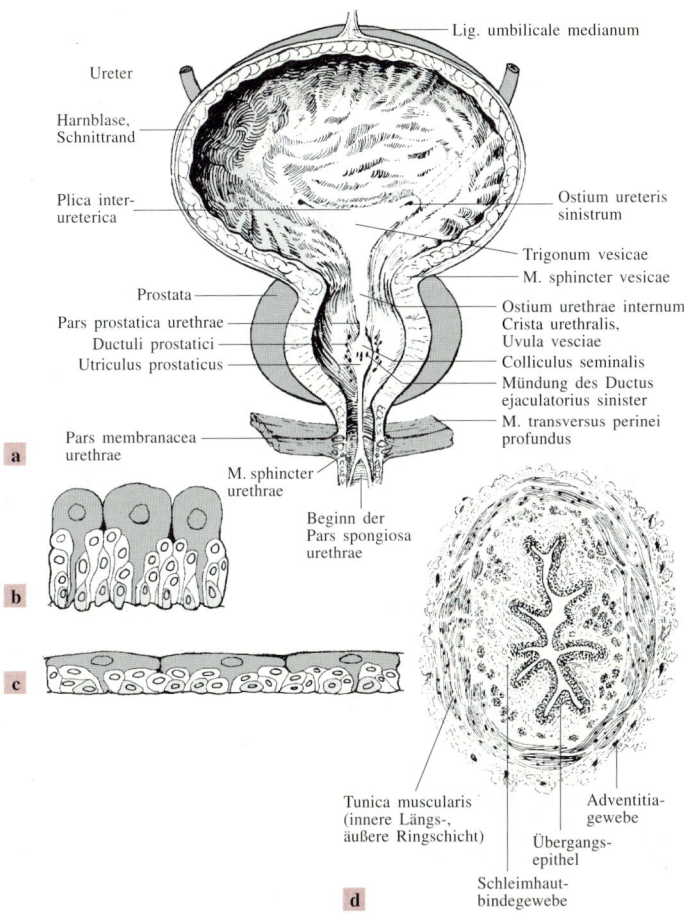

Abb. II-2-2. a Ventral aufgeschnittene Harnblase (beim Mann). **b** Urothel der leeren Harnblase. **c** Urothel der gefüllten Harnblase. **d** Querschnitt durch einen Ureter

2.2.2.2   TNM-Klassifikation

Nierenbecken und Harnleiter

Regionäre Lymphknoten:

- Nierenbecken: hilär, abdominal paraaortal/-kaval
- Harnleiter: zusätzlich intrapelvin

(Karzinome)

TX	Primärtumor kann nicht beurteilt werden
T0	kein Anhalt für einen Primärtumor
Tis	Carcinoma in situ
Ta	nichtinvasives papilläres Karzinom
T1	Tumor infiltriert subepitheliales Bindegewebe
T2	Tumor infiltriert Muskularis (von Harnleiter oder Nierenbecken)
T3 N-beck.	Tumor infiltriert peripelvines Gewebe oder Nierenparenchym
T3 Ureter	Tumor infiltriert periureterales Gewebe
T4	Tumor infiltriert Nachbarstrukturen/-organe oder durch die Niere in perirenales Gewebe
NX	regionäre Lymphknoten können nicht beurteilt werden
N0	keine regionären Lymphknotenmetastasen
N1	regionäre Lymphknoten: Metastase $\leq$ 2 cm in solitärem Lymphknoten
N2	regionäre Lymphknoten: Metastase > 2–5 cm in einem Lymphknoten oder Metastasen $\leq$ 5 cm in multiplen Lymphknoten
N3	regionäre Lymphknoten: Metastase(n) > 5 cm (alle anderen Lymphknotenmetastasen gelten als Fernmetastasen M1)

Harnblase

Regionäre Lymphknoten: kleines Becken (unterhalb der Bifurkation der Aa. iliacae communes)

(Karzinome)

TX	Primärtumor kann nicht beurteilt werden
T0	kein Anhalt für einen Primärtumor
Tis	Carcinoma in situ („flat tumour")
Ta	nichtinvasives papilläres Karzinom
T1	Tumor infiltriert subepitheliales Bindegewebe
T2	Tumor infiltriert oberflächliche Muskulatur (innere Hälfte)
T3	Tumor infiltriert tiefe Muskulatur oder perivesikales Fettgewebe
T3a	Tumor infiltriert tiefe Muskulatur (äußere Hälfte)
T3b	Tumor infiltriert perivesikales Fettgewebe
(T3b i)	nur mikroskopisch nachweisbare Infiltration
(T3b ii)	makroskopisch erkennbare extravesikale Tumormassen
T4	Tumor infiltriert Prostata, Uterus, Vagina, Becken- oder Bauchwand
T4a	Tumor infiltriert Prostata, Uterus oder Vagina
T4b	Tumor infiltriert Becken- oder Bauchwand
NX	regionäre Lymphknoten können nicht beurteilt werden
N0	keine regionären Lymphknotenmetastasen
N1	regionäre Lymphknoten: Metastase $\leq$ 2 cm in solitärem Lymphknoten

(Fortsetzung s. nächste Seite)

N2	regionäre Lymphknoten: Metastase > 2–5 cm in einem Lymph-knoten
	oder Metastasen ≤ 5 cm in multiplen Lymphknoten
N3	regionäre Lymphknoten: Metastase(n) > 5 cm
	(alle anderen Lymphknotenmetastasen gelten als Fernmetastasen M1)

Harnröhre

Regionäre Lymphknoten: inguinal, pelvin

(Karzinome)

TX	Primärtumor kann nicht beurteilt werden
T0	kein Anhalt für einen Primärtumor
Tis	Carcinoma in situ
Ta	nichtinvasives papilläres polypoides oder verruköses Karzinom
T1	Tumor infiltriert subepitheliales Bindegewebe
T2	Tumor infiltriert Corpus spongiosum, Prostata oder urethrale Muskulatur
T3	Tumor infiltriert Corpus cavernosum, jenseits der Prostata, vordere Vagina oder Blasenhals
T4	Tumor infiltriert andere Nachbarorgane
NX	regionäre Lymphknoten können nicht beurteilt werden
N0	keine regionären Lymphknotenmetastasen
N1	regionäre Lymphknoten: Metastase ≤ 2 cm in solitärem Lymph-knoten
N2	regionäre Lymphknoten: Metastase > 2–5 cm in einem Lymph-knoten
	oder Metastasen ≤ 5 cm in multiplen Lymphknoten
N3	regionäre Lymphknoten: Metastase(n) > 5 cm
	(alle anderen Lymphknotenmetastasen gelten als Fernmetastasen M1)

2.2.2.3   Tumoren: Harnblase und Harnleiter

Maligne epitheliale Tumoren

Urothelkarzinom
Begünstigende Faktoren/Kanzerogene:

■ chemische Noxen (β-Naphthylamin, Xenylamin, Benzidin, 4-Nitrodiphenyl; gefährdeter Personenkreis: Arbeiter mit Teerprodukten sowie in Farb-, Petro-leum-, Gummi-, Metall-, Textil-, Kabel-, Leder- und chemischer Industrie, Friseure, Krankenschwestern, Maler u.a.)
■ endogene Einflüsse (ungewöhnliche Ausscheidung von aromatischen Trypto-phanmetaboliten, z.B. bei gestörter zellvermittelter Immunität)
■ genetische Defekte
■ Nikotin

- Kaffee (Frauen, die täglich mehr als eine Tasse Kaffee trinken, sollen ein 2,6fach höheres Karzinomrisiko haben)
- Süßstoff Cyclamat (?)
- Phenacetinabusus (→ Übergangszellkarzinome im Nierenbecken)
- Balkan-Nephropathie (→ Übergangszellkarzinome im Nierenbecken)
- chronische Entzündung in ableitenden Harnwegen (→ Plattenepithelkarzinome)
- Cyclophosphamid (→ Plattenepithelkarzinome)
- Bilharziose (besonders im Zusammenhang mit nitrosaminkontaminierten Milchprodukten)
- Blasenekstrophie (→ Adenokarzinome)
- Urachusreste (→ selten Adenokarzinome)

Formen:
- papilläres Urothelkarzinom (häufigste Form), infiltrierend und nicht infiltrierend (pTa); neigt zu Rezidiven, häufig multizentrisch
- solides Urothelkarzinom
- nicht infiltrierendes urotheliales Carcinoma in situ
- Plattenepithelkarzinom
- Adenokarzinom
- undifferenziertes Karzinom

Sonder-/Unterformen:
- Übergangsepithelkarzinom mit Plattenepithelmetaplasie
- Übergangsepithelkarzinom mit drüsiger Metaplasie
- Übergangsepithelkarzinom mit Plattenepithel- und drüsiger Metaplasie
- Karzinome in Divertikeln (besonders ungünstige Prognose)
- selten: primäres Chorionkarzinom (?)

Maligne mesenchymale Tumoren

- Leiomyosarkom
- Rhabdomyosarkom (**embryonales Rhabdomyosarkom**: Sarcoma botryoides, tritt in den ersten Lebensjahren auf; Rhabdomyosarkom vom **adulten Typ**: ca. ab dem 40. Lebensjahr)
- Angiosarkom (selten)
- Neurosarkom (bei Neurofibromatose; selten)
- Maligner Granularzelltumor (sehr selten)

Weitere maligne Tumoren

Maligne Lymphome
Meist Non-Hodgkin-Lymphome einschließlich, wenn auch selten, extramedulläre Plasmozytome; sehr selten tritt ein primärer M. Hodgkin auf

Phäochromozytom (selten)

Maligne Mischtumoren:
- Karzinosarkom (maligne epitheliale und mesenchymale Komponente)
- Adenosarkom (benigne epitheliale und maligne mesenchymale Komponente)
- maligner Müller-Mischtumor

Metastasen

Nierenbecken	selten
Ureteren	in absteigender Häufigkeit: Karzinome/Tumoren aus Magen, Prostata, Niere, maligne Lymphome, Mamma, Lunge, Kolon, Uterus (Cervix und Corpus), Harnblase, Ovar, Urethra, Vagina, Ureteren, Hoden, Haut (meist per continuitatem)
Harnblase	Tumoren aus Prostata, Lunge, Mamma, Magen, Haut (maligne Melanome), maligne Lymphome und Leukämien

Benigne epitheliale Tumoren

- (Papillom: papilläre Tumoren mit Urothelbedeckung ohne nukleäre Atypien und weniger als sieben Zellagen; selten, die meisten papillomähnlichen Proliferate werden als papilläre Urothelkarzinome Grad 1, pTa klassifiziert)
- Nephrogenes Adenom

Benigne mesenchymale Tumoren

- Leiomyom
- Hämangiom
- Lipom
- Granularzelltumor
- Adenomatoidtumor (?)
- Hamartom

Tumorähnliche Veränderungen

- Endometriose
- Eosinophiles Granulom
- Pneumatose
- Amyloidose

2.2.3   Entzündungen

Akute unspezifische Zystitis/Ureteritis/Pyelitis

Ursachen:
- bakterielle Infekte: am häufigsten; E. coli, Proteus, Staphylococcus albus
- Pilzinfektionen: selten; Candida albicans (Soor)
- mechanische Faktoren: Urolithiasis, Fremdkörper (u.a. Katheter), Tumoren (in Harnblase oder Urethra und außerhalb, wie z.B. Prostatahyperplasie)
- ionisierende Strahlen: z.B. nach therapeutischer Bestrahlung eines Cervix-uteri- oder Harnblasenkarzinoms
- chemische Noxen: Zyklosphosphamid, Kantharidin, Urotipin
- Parasiteninfektionen:

Begünstigende Faktoren:
- Diabetes mellitus
- Analgetika-Abusus
- neurogene Blasenentleerungsstörungen
- Schwangerschaft
- kongenitale Mißbildungen
- Divertikel, Urachuszysten

Formen:
- serös (ödematöse Schwellung; DD: Polypen, Papillome)
- hämorrhagisch
- eitrig
- fibrinös-nekrotisierend (mit Pseudomembranen, geht oft mit Peristaltik-
  störungen einher)
- gangräneszierend (Cystitis dissecans gangraenosa; selten, z.B. bei Diphtherie,
  Typhus, schweren Entzündungen bei Diabetes mellitus; die Schleimhaut kann
  u.U. durch in die nekrotische Wand eindringenden Urin vollständig abgehoben
  werden)

Chronische unspezifische Zystitis/Ureteritis/Pyelitis

Die Ursachen entsprechen in etwa den akuten Formen; *histologisch* sind unspezifische chronische Entzündungsinfiltrate besonders in Schleimhaut und „Submukosa" erkennbar, zusammen mit granulierenden und vernarbenden Entzün-
dungsprozessen; hierbei können sich zahlreiche (miliare) Lymphfollikel (mit
Keimzentren) bilden, die das Bild einer sog. Pyelitis/Ureteritis/Cystitis follicularis
ergeben

Spezifische Entzündungen der ableitenden Harnwege

Tuberkulose
Infektion überwiegend kanalikulär und lymphogen; Formen: miliar, ulzerös und
als Pyelitis/Ureteritis/Cystitis caseosa (selten, hämatogene Frühformen der
Tuberkulose ca. 9 bis 17 Monate nach Primärinfektion → Morphologie des
„Gänsegurgelureters")

Lues
Heutzutage exterm selten

Bilharziose
Schistosomiasis (Trematodeninfektion); *makroskopisch*: zunächst flach polypoide
Schleimhautvorwölbungen mit Erosionen, später sandartige (gelblich-granuläre
flache) Schleimhautveränderungen; *mikroskopisch*: Entzündungsinfiltrat aus
eosinophilen Granulozyten, Lymphozyten und Plasmazellen, z.T. auch Granulome
um erwachsene Wurmpaare, häufiger finden sich in der Wand Wurmeier; Epi-
thelveränderungen: Hyperplasie, Plattenepithel- und drüsige Metaplasie sowie
u.U. Dysplasien (→ erhöhte Inzidenz für Plattenepithelkarzinome der Harnblase)

Besondere Entzündungsformen

Chronische interstitielle Zystitis (Hunner)
Morphologie: Entzündungsinfiltrat in allen Wandschichten aus zahlreichen
eosinophilen Granulozyten sowie Lymphozyten, häufig Erosionen und/oder
Ulzera sowie Kalkinkrustationen; seltener Mastzellinfiltrate oder mehrkernige
Riesenzellen; *Komplikationen*: Schrumpfblase; *Ätiologie*: Autoimmunprozesse?
(cave: dichte Eosinophileninfiltrate können auch als Wundreaktion, z.B. nach
Tumorresektion auftreten)

II

2

Zystitis/Ureteritis/Pyelitis cystica et glandularis
Entzündung mit Bildung von zahlreichen von-Brunn-Epithelnestern, die z.T.
zystisch abgewandelt sein und deren Epithelien eine glanduläre oder mukoide
Metaplasie aufweisen können

Papilläre Zystitis (Ureteritis/Pyelitis)
Morphologie: Entzündung mit Fibroblasten- und Kapillarproliferation und
dadurch bedingter papillärer Auffaltung der Schleimhaut; bei zusätzlichem Auftreten von (dysplastischen) Epithelproliferaten besteht ein erhöhtes Karzinomrisiko

Bullöse Zystitis/Ureteritis/Pyelitis
Bullöses Ödem der Schleimhäute → plumpe Schleimhautfalten

Cystitis/Ureteritis/Pyelitis granulosa
Entzündung mit zahlreichen dichtstehenden (miliaren) Knötchen aus Granula-
tionsgewebe mit lymphoplasmazellulärem, fibroblasten- und riesenzellhaltigen
Entzündungsinfiltrat; häufig glanduläre Metaplasie des Urothels

Cystitis/Ureteritis/Pyelitis emphysematosa
Entzündung mit Ausbildung von Gasblasen; Ätiologie unbekannt; tritt häufiger
bei Diabetikern auf

Malakoplakie
Vorwiegend in der Harnblase; *makroskopisch*: oft tumoröse plattenartige
Schleimhautvorwölbung (bis 4 cm); *mikroskopisch*: Makrophagenansammlung mit
breitem schaumigem PAS-positivem Zytoplasma; einige enthalten typische konzentrisch geschichtete Michaelis-Gutmann-Körper (in PAS-, Eisen-, Gram- und
Kossa-Färbung positiv); *Ätiologie*: unvollständiger Bakterienabbau und Mineral-
ablagerung offenbar bei lysosomalem Defekt der Makrophagen

2.2.4 Degenerative Veränderungen, Dystrophien und Stoffwechselstörungen

2.2.4.1 Nierenbecken und Ureter

Hydronephrose/Hydroureter

Hydronephrose	abnorme Dilatation des Nierenbeckens oder der Kelche, meist als Folge einer obstruktiven Uropathie

(Fortsetzung s. nächste Seite)

II

2

Obstruktive Uropathie	komplettes oder partielles Abflußhindernis des Urins (gleichgültig auf welchem Niveau)
Obstruktive Nephropathie	funktionelle und histopathologische Veränderung der Niere infolge einer Obstruktion des Harnstroms

Mögliche *Ursachen* und *Lokalisationen*:
- Nierenbeckenkelche: Steine, narbige Strikturen
- ureteropelviner Übergang: Steine, seltener Tumoren, Narben, Faltenbildungen, Störung der muskulären Helixstruktur
- Ureter: Steine, Tumoren des Ureters und der Umgebung (einschließlich Schwangerschaft), retroperitoneale Fibrose
- ureterovesikaler Übergang: vesikoureteraler Reflux, Ureterozelen, Zystozelen, iatrogen am häufigsten nach gynäkologischen Operationen
- Urethra: Prostatahyperplasie, Tumoren, Strikturen, Steine, Mißbildungen
- neuromuskuläre Störungen: Spina bifida, Paraplegien, Tabes dorsalis, multiple Sklerose

Renale Folgen:
- Erweiterung von Nierenkelchen (Hydrokalix) oder Nierenkelchen und Nierenbecken (Hydronephrose)
- Atrophie des Nierenparenchyms (durch Druck und/oder Mangeldurchblutung) mit nachfolgender interstitieller Fibrose
- häufig Pyelonephritiden (mit entsprechenden morphologischen Veränderungen)
- häufig Harnsteine

Komplikationen:
besonders bei doppelseitigem Befall Niereninsuffizienz und Urämie

Ureterdivertikel

- Selten echte kongenitale Ureterdivertikel
- Häufiger falsche Divertikel (zwischen Muskellücken)

2.2.4.2   Harnblase

Harnblasenektasien

Ursachen:
- Urethrastenosen (narbige Strikturen nach Entzündungen – früher häufig Gonorrhöe – oder Traumen)
- Prostatahyperplasie
- Zystozelen
- Fibrosen im Bereich des Blasenhalses (Sphinktersklerosen)
- neurologische Erkrankungen
- Urozystitiden (selten, u.U. schwere phlegmonöse Formen)
- Urethralklappen
- idiopathisch (selten; Vermehrung elastischer Fasern, Verminderung glatter Muskulatur)

Folgen:
- bei obstruktiven Formen muskuläre Hypertrophie (Balkenblase), in späteren Stadien Wandverdünnung mit Rupturgefahr

II

2

Harnblasendivertikel

Echte Divertikel
Umschriebene Hohlorganausstülpungen mit allen Wandschichten; selten angeborene echte Divertikel, z.B. aus Urachuselementen, kaudal gelegene Divertikel können oft erhebliche Größe erreichen (→ Blasenentleerungsstörungen)

Falsche Divertikel (Pseudodivertikel)
Umschriebene inkomplette Hohlorganausstülpungen (meist nur der Schleimhaut); häufig Pseudodivertikel bei Balkenblase

2.2.4.3   Harnröhre

Divertikel

- nach häufigem Katheterisieren (vor allem bei Männern) durch Epithelisierung periurethraler Abszesse
- nach traumatischen Urethrarissen
- infolge Entzündungen periurethraler Drüsen
- selten kongenitale echte Divertikel

2.2.4.4   Urolithiasis

Mögliche *Ursachen*:
- Störungen des Kalzium-Phosphat-Metabolismus (z.B. bei primärem Hyperparathyreoidismus)
- Gicht
- behandelte Leukämien
- Zystinurie
- essentielle Oxalose
- Steatorrhöe (führt zu vermehrter Oxalatresorption aus dem Darm)
- Vergiftungen (Glykolen, Kleesalz)
- renale Tubulusazidosen
- hereditäre Faktoren
- Umwelteinflüsse (häufig in trockenen, heißen und gebirgigen Regionen, Trinkgewohnheiten, Ernährungsweisen)
- Mangel an „Steininhibitoren" (Pyrophosphat, Magnesium, Zink, Zitrat, Peptide)
- verändertes Uromukoid (vermehrt Sulfhydrylgruppen)

Mögliche *Pathogenese*:
- intrarenale Mikrolithenbildung an organischen „Nuklei" (Kristallisationskerne; Matrix-Nukleations-Theorie)
- Übersättigung des Urins → weitere Kristallisation (Übersättigungs-Kristallisations-Theorie, z.B. bei Harnsäure- und Zystinsteinen)

II

2

Di-Magnesium-Phosphat

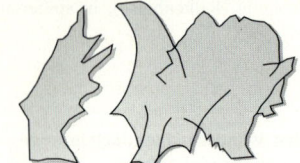

Di-Calcium-Phosphat

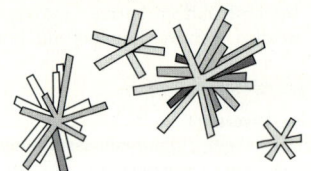

Cystin

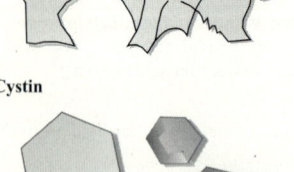

Cholesterin

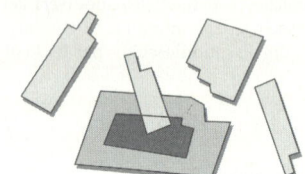

Tyrosin

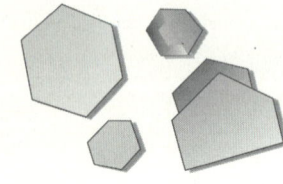

Leucin

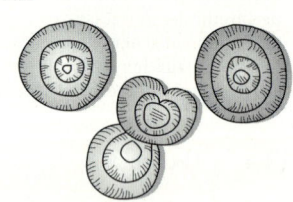

Calciumoxalat

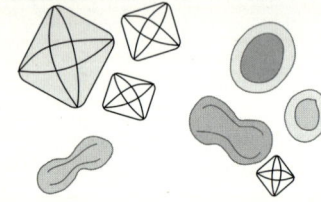

Harnsäure

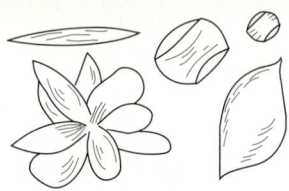

Tripelphosphat

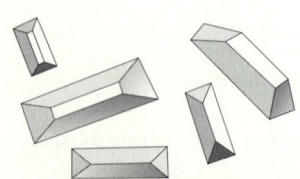

Urate

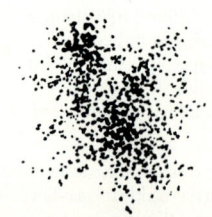

Abb. II-2–3. Kristalle im Urinsediment

Formen (s. auch Abb. II-2–3.):
- Kalziumoxalatsteine (am häufigsten)
- Phosphatsteine: Kalziumoxalatphosphat, Kalziumphosphat, Struvit (Magnesium-Ammonium-Phosphat) – entstehen meist im alkalischen Milieu (z.B. bei harnstoffspaltenden Bakterien: Proteus, Staphylokokken, Streptokokken)
- Uratsteine – bilden sich in saurem Urin (Natriumurat, Kalziumurat)
- (besonders bei behandelten Leukämien und anderen Zuständen mit hohem Purinkörperanfall: Ammoniumurate)
- Zystinsteine – bilden sich im sauren Milieu
- Xanthinsteine
- Kalziumkarbonatsteine

Sonderform:
„Weiche Urolithen" (aus abgestoßenen nekrotischen Papillenspitzen, Fibrin, Proteinen, Amyloid, abgestoßenen Membranen, Bakterien oder Pilzkolonien)

2.2.5 Fehlbildungen

2.2.5.1 Nierenbecken und Ureter

Formanomalien

- Kelchdivertikel
- Hydrokalykose (zystische Erweiterung eines Hauptkelchs mit Verbindung zum Nierenbecken)
- Megakalykose
- Kongenitale Hydronephrose
- Megaureter (Megaloureter; mit und ohne Reflux)
- Bauchdeckenaplasiesyndrom (Obrinsky-Syndrom, „prune belly syndrome": Aplasie/Hypoplasie der Bauchdecke, Kryptorchismus und ausgeprägte Harnwegsanomalien und Nierendysplasie)
- Hypogenesie des Ureters (Hypoplasie, Atresie – nur noch als schmaler Strang vorhanden)
- Ureterabgangsfalten
- Ureteropelvine Obstruktion (durch zirkuläre Muskelfaseranordnung und kollagene Fibrose)

Lageanomalien

- Fehlerhafte Lage des Nierenbeckens (Fehlrotation)
- Heterotope Uretermündung (dystop in Harnblase oder Urethra, ektop in Abkömmlinge der Wolff-, Müller- oder Gartner-Gänge)
- Retro- oder zirkumkavaler Ureter (präureterale V. cava)
- Ovarialvenensyndrom (am häufigsten gemeinsamer Verlauf von V. ovarica dextra und rechtem Ureter in gemeinsamer Bindegewebsscheide)

Numerische Anomalien

- Doppeltes Nierenbecken
- Ureter duplex (vollständig gedoppelter Ureter mit doppeltem Ureterostium, wobei meist der Ureter des kranialen Nierenpols in der Harnblase kaudal von dem des anderen Ureters mündet)
- Ureter fissus (partielle Verdoppelung meist mit gemeinsamer kaudaler Endstrecke)
- Blind endende Duplikation des Ureters (Ureter fissus ohne Nierenparenchym an dem kranialen Pol des einen Ureterstücks)
- Bilaterale Agenesie der Ureteren (mit Nierenagenesie und anderen monströsen Mißbildungen)
- Unilaterale Agenesie eines Ureters (Niere und Blasentrigonum dieser Seite fehlen auch)

Sonstige Anomalien

- Ureterozele (sackartige Vorstülpung des erweiterten Ureterendes in das Blasenlumen)
- Ureterdivertikel (sackförmiges Gebilde mit allen Wandelementen des Ureters)
- Ureterklappen (transversale exzentrische Schleimhautfalten mit glatter Muskulatur)
- Vesikoureteraler Reflux (fehlender Verschluß der Uretermündung bei Miktion), in schweren Fällen klaffende Uretermündung

2.2.5.2   Harnblase

Formanomalien

- Hyperplasie (Vesica gigantea)
- Kloakenblase (Kloakenpersistenz: Verbindung von Blase und Rektum; Schweregrade reichen von lediglich sondierbarer Fistel bis zu breitflächiger Verbindung mit nach außen offener Kloake)
- Urachusfistel (entweder als komplett offene Verbindung zwischen Harnblasenfundus und Nabel oder partielle Öffnung des vesikalen oder umbilikalen Teils)
- Sanduhrblase (Blase durch transversale Faltenbildung eingeengt)
- Kongenitale Blasendivertikel

Lageanomalien

- Blasenekstrophie (ekstrephein wörtlich: nach außen wenden; Spaltblase; gestörte Entwicklung der vorderen Kloakenmembran mit Außenverlagerung der Blasenschleimhaut u.a. urogenitalen Mißbildungen)
- Kloakenekstrophie (vesikointestinale Fissur; zwei ekstrophe Blasenhälften, zwischen denen ein Darmabschnitt ekstrophiert liegt; mit anderen Mißbildungen kombiniert)

II

2

Numerische Anomalien

- Agenesie
- Vesica bipartita (V. duplex, V. multilocularis: dilatierte kaudale Ureterenden bilden die beiden – septierten – Blasenhälften bei Aplasie oder Hypoplasie der Harnblase)

2.2.5.3 Harnröhre

Formanomalien

- Hypospadie (dystope Mündung der Harnröhre an der Unterseite des Penis bzw. in die Vagina)
- Epispadie (dystope Mündung der Urethra auf dem Dorsum penis bzw. in der Klitoris)
- Kongenitale Urethralstenosen
- Urethralatresie
- Megalourethra: bootförmige (skaphoide) oder spindelförmige (fusiforme) Erweiterung der Urethra bei Miktion

Sonstige Anomalien

- Urethralschleimhautfalten (Urethralklappen; *Sonderform*: posteriore Urethralklappen unterhalb des distalen Colliculus seminalis; DD: andere Obstruktionen wie Fibroelastose des Blasenhalses: M. Bodian oder myogene Blasenhalshypertrophie: M. Marion)
- Kongenitale Urethralmembran (transversale obturierende Membran distal des Colliculus seminalis)
- Urethradivertikel der anterioren Urethra („anteriore Urethralklappen")
- Andere Divertikel (selten)
- Kongenitale Zysten (meist im Bereich des Colliculus seminalis, von Urothel oder Plattenepithel ausgekleidet, insgesamt selten)
- Hypertrophie des Colliculus seminalis (ungeklärte Ätiologie; *Komplikationen*: Balkenblase, Hydroureteronephrose)

2.2.6 Sonstige Veränderungen

Traumatische Veränderungen

Nierenbecken	Rupturen meist durch Verkehrsunfälle, u.U. auch durch unsachgemäße Katheterisierung und Schußverletzungen
Ureter	Rupturen fast ausschließlich durch Schußverletzungen; weitere Verletzungsgefahr bei chirurgischen Eingriffen in Becken (gynäkologische Operationen) und Retroperitoneum

(Fortsetzung s. nächste Seite)

| Harnblase | insgesamt selten; *Ursachen*: z.B. Schußverletzungen und Verkehrsunfälle mit Beckenfrakturen, seltener nach Katheterisierung |
| Urethra | hauptsächlich bei Männern, z.B. nach Verkehrs-unfällen mit Beckenfraktur (Ruptur oberhalb des Diaphragma urogenitale) oder sattelartigen Traumen |

Folgen: Hämaturie, seltener Schock und phlegmonöse Entzündungen (Urinphlegmone)

3 Männliches Genitale

3.1 Hoden

3.1.1 Anatomie

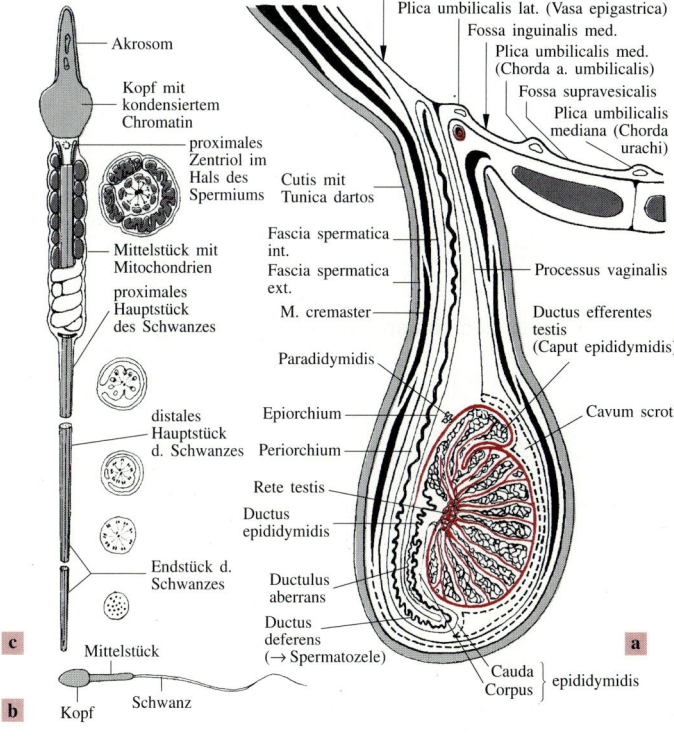

Abb. II-3–1. a Hoden (mit Hodenhüllen). **b** Spermium. **c** Detaillierter Aufbau eines Spermiums. Fortsetzung **d** auf der folgenden Seite

II

3

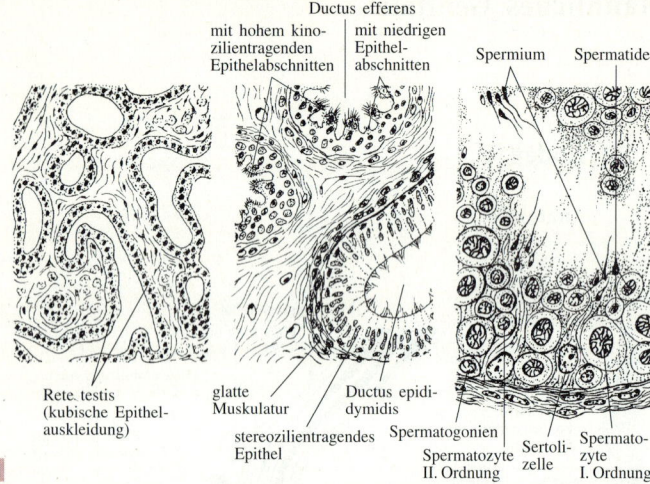

Abb. II-3-1. (Fortsetzung) **d** Histologischer Aufbau des Hodens im Bereich des Rete testis (links); histologischer Aufbau des Nebenhodens (Mitte); histologischer Aufbau eines Hodentubulus; Spermatogenese (rechts)

3.1.2 Tumoren und tumorähnliche Veränderungen

3.1.2.1 Lokalisationen

C62	**Hoden**
C62.0	Hoden, dystop (Hodenhochstand)
C62.1	Hoden im Skrotum
C62.9	Hoden

3.1.2.2 TNM-Klassifikation

Regionäre Lymphknoten:
- Ohne vorherige inguinale oder skrotale Operation: abdominal paraaortal/-kaval, pelvin
- Nach inguinaler/skrotaler Operation: zusätzlich inguinal

(Angabe des histologischen Typs ist erforderlich, ein Grading ist nicht anwendbar)

TX	Primärtumor kann nicht beurteilt werden
T0	kein Anhalt für einen Primärtumor (z.B. auch Narbe im Hoden)
Tis	intratubulärer Tumor
T1	Tumor auf Hoden (einschließlich Rete testis) begrenzt
T2	Tumorausbreitung in Nebenhoden oder jenseits der Tunica albuginea
T3	Tumor infiltriert Samenstrang
T4	Tumor infiltriert Skrotum
NX	regionäre Lymphknoten können nicht beurteilt werden
N0	keine regionären Lymphknotenmetastasen
N1	regionäre Lymphknoten: Metastase ≤ 2 cm in solitärem Lymphknoten
N2	regionäre Lymphknoten: Metastase > 2–5 cm in einem Lymphknoten
	oder Metastasen ≤ 5 cm in multiplen Lymphknoten
N3	regionäre Lymphknoten: Metastase(n) > 5 cm
	(alle anderen Lymphknotenmetastasen gelten als Fernmetastasen M1)

3.1.2.3 Hodentumoren

Keimzelltumoren

Hypothetische Histogenese der Keimzelltumoren (s. Schema S. 283)

Häufig kommen Mischtumoren/Kombinationstumoren vor, d.h. mehrere der schematisch getrennten Gewebsstrukturen in einem Tumor (z.B. **Teratokarzinome, Seminom und embryonales Karzinom** u.a.)
Als „Vorstadium" der Keimzelltumoren gilt das/die sog. **TIN** (testikuläre intraepitheliale Neoplasie) mit großen glykogenreichen (fast klarzelligen) Zellen, die an fetale Spermatogonien erinnern und immunhistologisch mit Antikörpern gegen die plazentare alkalische Phosphatase (PlAP) eine positive Membranfärbung aufweisen
Sonderform:
sog. „ausgebrannte Hodentumoren": metastasierte Hodentumoren (meist Teratome), bei denen der Primärtumor im Hoden vernarbt ist (sichere Diagnose meist erst postmortal möglich)

Samenstrang- und Stromatumoren

Leydig-Zell-Tumoren
Klinik: bei präpuberalem Auftreten entwickelt sich eine Pseudopubertas praecox, im Erwachsenenalter Reduktion der Spermatogenese und Gynäkomastie; *makroskopisch*: meist rundlicher gelb-brauner Tumor (2–5 cm); *mikroskopisch*: solide oder trabekulär angeordnete Zellen mit granulär-azidophilem Zytoplasma, z.T. finden sich Reinke-Kristalle, häufiger Lipofuszin; *Dignität*: bei Kindern immer benigne, bei Erwachsenen in ca. 10 % maligne (Hinweise auf Malignität: Gefäß-

einbrüche mit erhöhter Mitosezahl, Tumor > 5 cm mit ausgedehnten Nekrosen);
DD: Leydig-Zell-Hyperplasien (nicht solide, Tubuli dazwischen erhalten), Neben-
nierenrindenzellnester (z.B. bei AGS)

Sertoli-Zell-Tumor und **Androblastom**
Makroskopisch: weiß-gelblich, bis zu 30 cm (meist unter 10 cm) groß, solide
(mit myomähnlicher Maserung, seltener zystisch);
Mikroskopisch:
- rein tubulär (Kanälchen enthalten keine Keimzellen)
- gemischte Formen aus tubulären Anteilen und primitivem gonadalen Stroma
- mesenchymaler Aufbau mit sich durchflechtenden spindeligen Zellen
  (morphologisch identisch mit Androblastomen des Ovars)
Dignität: potentiell maligne (10–20 %) mit Metastasierung

Granulosazelltumoren
Morphologie entsprechend den Tumoren des Ovars, Übergangsformen zu bzw.
Mischformen mit Sertoli-Zell-Tumoren und Androblastomen sind möglich

Gemischte Tumoren

Tumoren bei Gonadendysgenesie: **Gonadoblastome**
Tumor aus Keimzellen und spezifischer Stromakomponente (Keimstrangstroma);
mikroskopisch: kleine, epithelähnliche Stromazellen, die Zellnester bilden und
einzelne Keimzellen oder Keimzellaggregate umgeben, meist umgeben sie auch
eosinophile, hyaline PAS-pos.-Körperchen (*Call-Exner-Körperchen*, Basalmem-
branbestandteile?). Die Keimzellen ähneln Seminomzellen. Häufig treten Verkalkungen auf. Davon werden **Keimzell-Stroma-Tumoren** abgegrenzt, die weder
Verkalkungen oder Call-Exner-Körper aufweisen, noch Zellnester bilden und aus
primitiveren Stromazellen bestehen, sie treten meist unilateral auf und sind nicht
an chromosomale Aberrationen gebunden. *Prognose*: bei beiden Tumorarten
relativ gut, Metastasen kommen nur bei maligner Entartung einer der beiden
Gewebselemente vor, wobei die hierbei entstandenen Seminome/Dysgerminome
sich „weniger maligne" verhalten als ihre „Reinformen"

Tumoren mit unbestimmter Dignität

Karzinoide
Primäre Karzinoide werden teils als „Reinform" teils als monodermale Differenzierung von Teratomen angesehen; im Hoden zeigen sie *mikroskopisch* meist eine
nestförmige Anordnung

Weitere maligne Tumoren

Maligne Lymphome
Nach dem 50. Lebensjahr zweithäufigster Hodentumor (als Metastase und
primär), meist von hohem Malignitätsgrad (z.B. zentroblastische NHL)

Metastasen

Machen 1–5 % aller Hodentumoren aus; prinzipiell kommen alle maligne Neoplasien des Körpers als Primärtumoren in Betracht, besonders häufig sind:

Leukämie-Formen, besonders im Kindesalter

II

3

Keimzelle

— omnipotent —

— differenziert —

spermatozytäres Seminom
tritt im Gegensatz zu den anderen Keimzelltumoren nur im Hoden auf; besonderes histologisches Bild (starke Zellpolymorphie, das Bild erinnert an „nachgeahmte" Spermatogenese; rel. hohe Mitoserate; kein lymphozytäres Infiltrat) und biologisches Verhalten (nur bei Männern über 40 Jahren, kaum Metastasen)

Seminom (klassisch)
häufigster Hodentumor des Erwachsenen histologisches Bild wie „Nüsse im Sack" – große Zellen mit hellem Zytoplasma, großen Nukleolen und scharfen Zellgrenzen, fibröses Stroma mit dichtem lymphozytären Infiltrat; solides Wachstum anaplastische S.: starke Zellpleomorphie, mehr als 3 Mitosen/HPF Sonderform: Seminom mit trophoblastischen Riesenzellen (PlAP pos., Cytokeratin neg.)

trophoblastär; Chorionkarzinom
Histologie: besteht aus zwei Zellarten; Synzytiotrophoblast und Zytotrophoblast, häufig mit papillären Zellformationen; meist ausgedehnte Hämorrhagien; (β-HCG in den Synzytiotrophoblastzellen, z.T. ist auch in beiden Zellarten eine diffuse Anfärbarkeit mit Zytokeratin und humanem Plazenta-Laktogen [HPL] nachweisbar)

embryonales Karzinom
zweithäufigster Hodentumor des Erwachsenen; Histologie: große polymorphe Zellen mit reichlich eosinophil-granulärem Zytoplasma und unscharfen Zellgrenzen, häufig Mitosen, auch atypische; wenig lymphozytäres Infiltrat; solides, z.T. auch papilläres und mikrozystisches Wachstumsmuster z.T. Zytokeratin, CEA, AFP pos, häufig CD30 pos.

— extraembryonal —

— somatisch —

Polyembryom (?)
Tumor aus Embryoid-Körpern, die der Embryonalphase vor der Somitenentwicklung ähneln; sie weisen meist eine Schichtung in Ektoderm und Entoderm, seltener auch Mesoderm auf; meist sind sie von Chorion- und Dottersackanteilen umgeben; einzelne Embryoidkörperchen kommen vor allem in Dottersacktumoren und embryonalen Karzinomen vor

— Ektoderm — Entoderm — Mesoderm

Teratom
im Kindesalter fast immer gutartig, im Erwachsenenalter fast immer maligne

Dottersacktumor
synonym: endodermaler Sinustumor; häufigster Tumor des Kindesalters; verschiedene Wachstumsmuster; solide, mikrozystisch, retikulär, glandulär-alveolär, papillär, hepatoid u.a.; typisch sind sog. Schiller-Duval-Körper: mantelförmig von Epithel umgebene Gefäßknospen in kleinen zystischen Hohlräumen (wie Rattenplazenta) [AFP pos.]

reif
z.B. Dermoidzyste: reife Strukturen aller drei Keimblätter, oft auch neurales Gewebe; oft Verknöcherungen im „Kopfhöcker"; (Grad 0) andere reife Teratome können offenbar metastasieren

intermediär
mäßiges Vorkommen von unreifen epithelialen oder mesenchymalen Anteilen; mäßig erhöhte Mitoserate (Grad 1 oder 2)

unreif
große Areale unreifen Gewebes mit deutlich erhöhter mitotischer Aktivität (Grad 3)

monodermal differenziert
Struma ovarii
Karzinoidtumoren
Epidermoidzyste

mit sekundärer maligner, meist karzinomatöser Entartung

Maligne Lymphome

Karzinome von:
- Prostata
- Lunge
- Magen-Darm-Trakt (es können sich Metastasen wie bei Krukenberg-Tumoren entwickeln)
- Harnblase
- Pankreas

Seltene (maligne und benigne) Tumoren des Hodens, Rete testis und Periorchium

- Rete-testis-Karzinom (hochmaligne; papillär, seltener tubuläre Adenokarzinome aus den Zellen der testikulären Ausführungsgänge)
- Adenom des Rete testis
- Adenomatoidtumor
- Mesotheliom
- Melanotischer neuroektodermaler Tumor
- Brenner-Tumor

Weichgewebstumoren
- Embryonales Rhabdomyosarkom; im Kindesalter relativ häufig; metastasiert früh; sehr schlechte Prognose
- Lipom
- Liposarkom
- Fibrosarkom
- Leiomyosarkom
- Malignes fibröses Histiozytom u.a.

Tumorähnliche Veränderungen

- Epidermoidale Zyste
- Spermiengranulom
- Lipogranulom
- Nebennierenrindenreste
- Extragonadale Leydig-Zell-Knoten
- Mesonephrogene Zysten
- Überzählige Hoden
- Versprengtes Milzgewebe
- Hämatom
- Entzündungsformen (spezifisch, unspezifisch, Malakoplakie, fibrosierende Periorchitis)
- Hamartom

3.1.3 Entzündungen

Unspezifische Orchitis

Isoliert ein- oder doppelseitig selten; meist kombiniert mit Infektionen von Nebenhoden und ableitenden Samenwegen als Sekundärerkrankung bei Allgemeininfektion (hämatogene oder lymphogene Ausbreitung); *Formen*: akut eitrig, abszedierend, chronisch, vernarbend; *Folgen*: nur bei ausgedehnter Vernarbung ist mit Infertilität zu rechnen

Begleitorchitis

Bei viralen (und bakteriellen) Infektionskrankheiten, z.B.:

- Mumps-Orchitis; *histologisch*: interstitielles serofibrinöses Exsudat sowie granulozytäre Infiltrate vorwiegend in den Tubuli → Epithelnekrosen; präpuberal selten, sie führt dann auch nicht zur Infertilität
- infektiöse Mononukleose
- Erkrankungen mit ECHO- und Coxsackie-Viren
- Typhus
- Masern
- Varizellen

Spezifische Orchitis

- **Tuberkulose**
- **Lepra**
- **Sarkoidose**
- **Lues** (im Tertiärstadium mit konfluierenden spezifischen Granulomen aus zentralen Nekrosen und umgebenden radiär ausgerichteten Histiozyten oder mit diffusen interstitiellen fibroblastenhaltigen Entzündungsinfiltraten)

Sonderformen der spezifischen Orchitis
Granulomatöse Orchitis
Vorkommen: bei älteren Männern (50.–60. Lebensjahr); *Ätiologie*: unbekannt, autoimmun bedingt? *Morphologie*: granulomartiges Bild resultiert aus dem Übergreifen des bunten Entzündungsinfiltrats auf die (körnchenartig imponierenden) Tubuli, es werden also keine echten Granulome gebildet. In Tubuli auch azidophile Makrophagen, die u.U. Zelltrümmer, Bakterien, Erythrozyten und kristalline Strukturen ähnlich wie bei M. Whipple oder Malakoplakie enthalten

Malakoplakie
Stellt im Hoden eine Rarität dar

3.1.4 Kreislaufstörungen

Hodentorsion

Drehung des Hodens um die Längsachse des Samenleiters (bei abnormer Gonadenbeweglichkeit, z.B. fehlendes Gubernaculum testis) → hämorrhagischer Infarkt (spätestens nach 6 Stunden); *DD*: stielgedrehte Morgagni-Hydatide, Epididymitis

II

Varikozele	
Idiopathisch	Erweiterung/Schlängelung des Plexus pampiniformis im Bereich des Samenstrangs (segmental oder gesamt) ohne erkennbare Ursache (meist linksseitig)
Sekundär	ein anderes Grundleiden ist für die Abflußbehinderung verantwortlich

3

Gefäßveränderungen

- Spontane Thrombosen oder Embolien (selten)
- Allgemeine Arteriosklerose
- Panarteriitis nodosa (Hoden nahezu immer mitbetroffen!)

3.1.5   Fehlbildungen und gonadale Funktionsstörungen

Numerische Anomalien

Agonadismus	selten; phänotypisch weiblich, genotypisch männlich
Konnatale Anorchie	Ursache unklar; männlicher Phänotyp; statt Hoden fibröses Bindegewebe
Monorchie	verbunden mit ipsilateraler Aplasie der Niere und ableitenden Samenwege
Polyorchismus (Triorchidie)	meist linksseitige Doppelanlage

Gestörtes präpuberales Gonadenwachstum

Pubertas praecox

Idiopathisch	Gonadenreifung vor dem 8.-10. Lebensjahr; Ursache: vermehrte Sekretion von gonadalem Releasing-Hormon
Symptomatisch	meist bei hirnorganischen Veränderungen/Fehlbildungen (postenzephalitische Veränderungen, Mißbildung des Tuber cinereum, Albright-Syndrom, Hydrozephalus u.a.)

Pseudopubertas praecox
Vorzeitige Entwicklung der *sekundären* Geschlechtsmerkmale; der Hoden weist noch keine komplette Spermatogenese auf; *Ursachen*: gonadotropinproduzierende Tumoren (Teratome, Hepatome, Nebennierenrindentumoren mit Sexualhormon-produktion, Leydig-Zell-Tumoren), adrenogenitales-Syndrom; exogene Hormon-zufuhr

Prämature Gonadarche
Nur vorzeitige Reifung des Hodens, nicht der sekundären Geschlechtsmerkmale;
Ursache: passager vermehrte Gonadotropin- bzw. FSH-Sekretion

II

Pubertas tarda
Im Alter von 18 Jahren (oder älter) noch nicht eingetretene Pubertät; Ursachen:
konstitutionell bedingt, Chromosomenaberrationen u.a.)

Hodenentwicklung bei chronischen Leiden und zerebralen Erkrankungen
Die meisten chronischen Leiden beeinflussen die Hodenentwicklung nicht;
- schwere Herzvitien können jedoch eine vorzeitige Gonadenreifung bewirken;
- zerebrale Läsionen können sowohl zu einer vorzeitigen Reifung (in 10–20 %
  der Fälle), als auch in über der Hälfte der Fälle zu einer Reifungsverzögerung
  führen

3

Gesteigerte Gonadenfunktion

Hypergonadismus
Veränderungen aufgrund einer erhöhten Hormonproduktion (selten); *Ursachen*:
- Hypophysenadenome
- endokrin aktive Hodentumoren (Teratome, Leydig-Zell-Tumoren)
- ektope Gonadotropinbildung (meist als paraneoplastisches Syndrom)
- gestörte hormonelle „Rückkopplung" → Überproduktion der Leydig-Zellen

Hyperspermie
Über 250 Mill./ml; die Fertilität ist über 350 Mill./ml aufgehoben, die Motilität
nimmt ab, die Anzahl der pathologischen Formen nimmt zu

Megatestis
Vergrößerung (bis auf das 4fache) ohne erkennbaren „Grund"; histologisch meist
unterschiedlich ausgeprägte Degenerationserscheinungen; bilateral und unilateral
– häufig bei Anorchie (Kompensation?)

Hypogonadismus/Einteilung

Nach dem *Zeitpunkt* des Auftretens:
- präpuberal
- postpuberal

Nach der *Ätiologie*:
- Primär: Ursache liegt in den Gonaden (→ vermehrte Sekretion von
  Gonadotropinen: hypergonadotroper Hypogonadismus)
- Sekundär: Gonadenveränderung aufgrund mangelnder hypophysärer
  Gonadotropinsekretion (hypogonadotroper Hypogonadismus)
- Tertiär: hypothalamische Störung mit vermindertem Releasing-Faktor
  (→ hypogonadotroper Hypogonadismus)

Primärer präpuberaler Hypogonadismus

Maldescensus testis (Hodenhochstand); zwei *Formen*:

Retentio testis	▪ Retentio testis abdominalis (Kryptorchismus)
	▪ Retentio testis inguinalis
	▪ Gleithoden (oberer refraktiler Typ: rutscht nach manueller Positionierung ins Skrotum zurück in den Leistenkanal)
	▪ Pendelhoden (unterer refraktiler Typ: meist im Skrotum, rutscht gelegentlich in den Leistenkanal zurück; nicht behandlungsbedürftig)
Ectopia testis	abdominalis, inguinalis, penilis, perinealis, femoralis; da hier kein mangelnder Deszensus vorliegt, sondern ein „falscher Weg" eingeschlagen wurde, hilft keine Hormontherapie, sondern nur Operation

Chromosomal bedingter primärer präpuberaler Hypogonadismus

Klinefelter-Syndrom	XXY, seltener XXXY, XXXXY, XXYY; *Morphologie*: knollige Leydig-Zell-Hyperplasie, progrediente Tubulusdestruktion und Fibrose; ab dem 4. Lebensjahr Testosterongaben erforderlich; bleibende Infertilität
(„Falsches chromatinnegatives Klinefelter-Syndrom"	Veränderungen wie beim Klinefelter-Syndrom, jedoch ohne Chromosomenaberration; u.U. familiäre Häufung: Reifenstein-Syndrom u.a.)
XYY-Männer	Riesenwuchs; Hypogonadismus (verringertes Volumen) mit unterschiedlich eingeschränkter Spermatogenese; z.T. besteht noch Fertilität (Kinder ohne Chromosomenaberrationen)
XX-Männer	Veränderungen ähnlich dem Klinefelter-Syndrom, jedoch zwei X-Chromosomen, allerdings ist das H-Y-Antigen (kommt auf allen Zellen männlicher Individuen vor) nachweisbar, so daß in zumindest einem der „X"-Chromosomen „männliche Gene" sein müßten; Ursache möglicherweise Translokation, Genaustausch u.a.
Männliches Turner-Syndrom	Dysmorphie wie beim weiblichen Turner-Syndrom mit männlichem Genitale, jedoch Hypogonadismus; Chromosomensatz normal männlich: 46,XY oder Mosaik 46,X0/XY (Pseudo-Turner-Syndrom = Noonan-Syndrom: Dysmorphie jedoch ohne Hypogonadismus)
Swyer-Syndrom	autosomal-rezessiv oder X-chromosomal-rezessiv vererbt; Genotyp: 46,XX oder 46,XY; Phänotyp: weiblich; statt Ovarien „streaks": Bindegewebsstränge z.T. noch mit Resten follikulärer Strukturen; gehäufte Bildung von Dysgerminomen/Gonadoblastomen

(Fortsetzung s. nächste Seite)

II

3

Asymmetrische gemischte Gonadendysgenesie	Genotyp meist Mosaike: 46,X0/XY oder 46,XX/XY; Phänotyp: äußeres Genitale meist zwittrig, inneres mit Hoden auf einer Seite und rudimentärem Ovar (streak) auf der anderen; seltener sind beidseitig rudimentäre Hoden oder Ovarien oder Ovotestes; gehäufte Bildung von Gonadoblastomen/Seminomen
Hermaphroditismus verus	■ lateral/alternierend: nahezu normal entwickelter Hoden auf der einen, nahezu normal entwickeltes Ovar auf der anderen Seite ■ unilateral: auf einer Seite Hoden oder Ovar, auf der anderen Ovotestis (enthält testikuläres und ovarielles Gewebe) ■ bilateral: zwei Ovotestes äußeres Genitale zwittrig; *Genotyp*: meist 46,XX mit positiven H-Y-Antigen oder Mosaike
Pseudohermaphroditismus masculinus	Gonaden immer maskulin differenziert; Phänotyp unterschiedlich; Formen: ■ testikuläre Feminisierung ("hairless women"); Ursache wahrscheinlich X-chromosomal vererbte Resistenz gegenüber Androgenen; Hoden entsprechen morphologisch der präpuberalen Phase ■ Enzymdefekte, die die Androgenbildung herabsetzen ■ Ovidukt-Persistenz; auch Phänotyp männlich; bei Operationen werden oft "zufällig" Uteri oder Tuben entdeckt, autosomal-rezessiv vererbt?

Störungen des autosomalen Chromosomensatzes
z.B. ist das Down-Syndrom (Trisomie 21) meist mit einem schweren primären Hypogonadismus verbunden, zusätzlich auch sekundäre und tertiäre Störungen

Komplexe Erbleiden mit primärem präpuberalem Hypogonadismus
■ Werner-Syndrom (fakultativ)
■ Prader-Labhart-Willi-Syndrom (fakultativ, + tertiärer Hypogonadismus)
■ Rothmund-Thomson-Syndrom (häufig)
■ Bloom-Syndrom (häufig)
■ Mukoviszidose (im Erwachsenenalter fast immer Infertilität)
■ Myotonia atrophicans Steinert (Curschmann-Batte-Steinert-Syndrom)

Primärer postpuberaler Hypogonadismus

Häufigste Formen des Hypogonadismus bzw. der Fertilitätsstörungen; *Morphologie*:

Stadium I	Fibrose der Tubuluswände, normale Spermatogenese
Stadium II	reduzierte Spermatogenese
Stadium III	Reifungsarrest auf Höhe der Spermatogonien
Stadium IV	Sertoli-cell-only-Syndrom (s.u.)
Stadium V	zellfreie Tubuli mit hyalinisierter Wandung

Sertoli-cell-only-Syndrom
Synonym: Del-Castillo-Syndrom; *Morphologie*: vollständiges Fehlen des Keim-
epithels in den Hodenkanälchen

Hypogonadismus und „normales" Hodengewebe
Oligospermie bei histologisch normalem Hodenbefund; *Ursache*: wahrscheinlich
kinetische Störungen

Leydig-Zell-Hypoplasie/-Agenesie
Führt u.U. zum Bild des Pseudohermaphroditismus masculinus

Climacterium virile
Ursache: Leydig-Zell-Insuffizienz

Primärer postpuberaler Hypogonadismus bei *Allgemeinerkrankungen*:
- Diabetes mellitus
- chronischer Alkoholismus
- chronische Lebererkrankungen/Leberzirrhose
- (übermäßige Nikotinbelastung?)
- (psychische Belastung? – passagere Reduktion der Spermatogenese)

Sekundärer und tertiärer präpuberaler Hypogonadismus

Hypothalamisch-hypophysäre Alterationen
Ursachen:
Kindliche Hirnschäden wie
- Hamartome des Tuber cinereum
- Kraniopharyngeome
- Tumoren der Glandula pinealis
- Hydrozephalus
- entzündliche Hirnprozesse
weiterhin
globale/partielle Hypophysenvorderlappeninsuffizienz (Alteration der Adeno-
hypophyse)

Endokrine Störungen
z.B.:
- Leydig-Zell-Tumoren
- Adrenogenitales Syndrom
- Hypothyreose

Klinische Syndrome mit Hypogonadismus
- Kallmann-Syndrom (Anosmie und Hypogonadismus)
- Laurence-Moon-Biedl-Syndrom
- Fröhlich-Syndrom (Dystrophia adiposogenitalis)
- Idiopathischer Eunuchismus
- Prader-Labhart-Willi-Syndrom

Sekundärer und tertiärer postpuberaler Hypogonadismus

Hypothalamisch-hypophysäre Ursachen
- Hypophysentumoren
- Schädel-Hirn-Traumen

- Extraselläre Tumoren
- (selten entzündliche Prozesse)
- Partieller Hypopituitarismus mit isoliertem LH-Ausfall (Pasqualini-Syndrom; Syndrom des fertilen Eununchen)

II

3

Endokrine Störungen
- Nebennierenrindentumoren
- Adrenogenitales Syndrom
- Leydig-Zell-Tumoren
- Ektope Gonadotropinbildung, z.B. bei Teratomen, Bronchialkarzinomen u.a.
- Hypothyreose
- vermehrte Prolaktinsekretion (Hypophysenadenome, Medikamente, idiopathisch)

Allgemeinerkrankungen
- Hungerzustände, Eiweißmangel
- Urämie
- Maligne Tumoren
- Tuberkulose
- Diabetes mellitus (Impotentia coeundi und generandi)
- Leberzirrhose
- Hämochromatose
- M. Wilson

Therapeutisch induzierte Funktionsstörungen
- Östrogene
- Antiandrogene

Weitere mögliche Ursachen einer Hodenatrophie bzw. reduzierten Spermatogenese

- Bestrahlung
- Zytostatika
- Medikamente (z.B. Cimetidin, β-Blocker, Spironolakton, Reserpin, Antiarrhythmika, Psychopharmaka u.a.)
- Zirkulationsstörungen (Thrombosen, Emboli (selten), Hodentorsion, Varikozele)
- Entzündungen (primär oder als „Begleitorchitis", wie z.B. Mumps)
- Unbehandelte Sprue (herabgesetzte Empfindlichkeit gegenüber Androgenen)

Kastration

Frühkastration
Doppelseitiger Hodenverlust vor der Pubertät; *Ursachen:* doppelseitige Hoden-torsion, traumatische Ereignisse, seltener nach doppelseitigen Orchidopexien oder doppelseitigen Hernienoperationen; *Folgen:* Eunuchismus – Hochwuchs, Osteo-porose, infantiles Genitale (einschließlich Prostata und Samenblase), fehlende Schambehaarung, kindliche Stimme, hypotrophische Muskulatur und Haut

Spätkastration
Ursache: Hodentorsion, Traumen, doppelseitige maligne Hodentumoren,
Orchiektomie bei Prostatakarzinom; (freiwillige) Kastration bei Sexualdelinquen-
ten, beidseitige Hodenfibrose (meist) unklarer Ursache; *Folgen*: hauptsächlich
verminderte Libido/Potenz

Infertilität

Terminologie:

Terminus	Zahl	Motilität	Morphologie
Normospermie	20–250 Mill./ml [Σ 40–1000 Mill.]	> 60 % normale Motilität	> 60 % normale Morphologie
Oligospermie	< 20 Mill./ml		
Hyperspermie	> 250 Mill./ml		
Astheno-spermie	normal	> 40 % mit eingeschränkter Motilität	
Teratospermie	normal		> 40 % pathologische Formen
Nekrospermie	variabel		alle Spermatozoen sind abgestorben
Azoospermie			keine Spermatozoen, aber Vorstufen der Spermatogenese
Aspermie			weder Spermatozoen noch Vorstufen
Aspermatismus	trotz Orgasmus keine Ejakulation		

Mögliche Ursachen:
- Hypogonadismus (hypothalamisch-hypophysäre und gonadale Störungen)
- Hypergonadismus
- Erkrankungen der ableitenden Samenwege (meist entzündlich bedingter Verschluß)
- Impotentia coeundi (Hypo- und Epispadien, Phimosen, Penisfibrosen, -fibro-matose)
- immunologische Phänomene
- neurologische Störungen
- psychisch bedingte Potenzstörungen
- hormonelle Störungen

3.1.6   Sonstige Veränderungen

Hodenbiopsate

Fixierung: in Bouin-, Stieve- oder Zenker-Lösung
Beurteilung:
- mittlerer Tubulusdurchmesser
- Breite der samenbildenden Epithelschicht
- Zusammensetzung der samenbildenden Epithelschicht (Spermatogenese)
- Aufbau der Tubuluswand (Fibrose)
- Interstitium (Leydig-Zellen, Fibrose, Entzündung)

3.1.7   Erkrankungen des Periorchium

Hydrocele testis	Ansammlung seröser oder serofibrinöser Flüssigkeit zwischen Epi- und Periorchium; *Ursachen:* Entzündungen („sympathische" Hydrozele bei Entzündungen, die nicht direkt auf Epi- oder Periorchium übergreifen), Traumen, Tumoren; *Verlaufsformen:* akut und chronisch
Hämatozele	Blut oder Blutkoagel im Hydrozelensack; *Ursachen:* Traumen (akute Hämatozele), Tumoren, hämorrhagische Diathese oder als Komplikation einer chronischen entzündlichen Hydrozele; *Folgen:* meist Organisation (Aussehen wie thrombosierte Gefäßaneurysmen)
Verkalkende Periorchitis	besonders bei Säuglingen und Kleinkindern, vor allem bei Mukoviszidose durch Darmperforation und Übertritt des Mekonium in die Hodenhüllen mit anschließender Verkalkung

3.2   Nebenhoden und Samenblasen

3.2.1   Anatomie (s. Abb. II-3-2. und –3.)

3.2.2   Tumoren und tumorähnliche Veränderungen

3.2.2.1   Lokalisationen

C63	männliche Genitalorgane, andere Bereiche
C63.0	Nebenhoden (Epididymis)
C63.01	Nebenhoden, Kopf
C63.02	Nebenhoden, Körper
C63.03	Nebenhoden, Schwanz
C63.1	Samenstrang (mit Ductus deferens)
C63.2	Skrotum (mit Skrotalhaut)

(Fortsetzung s. nächste Seite)

II

3

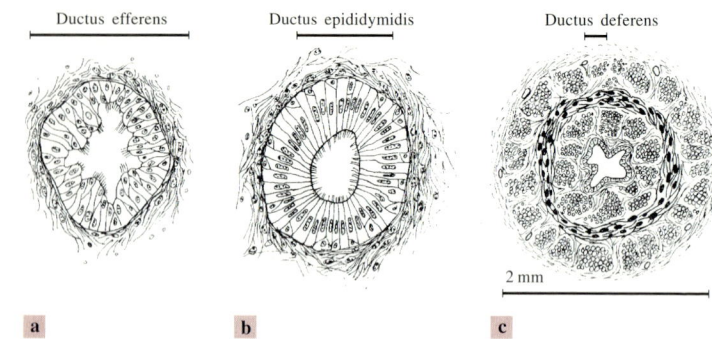

a   b   c

Abb. II-3-2. a Histologischer Querschnitt durch einen Ductulus efferens.
b Histologischer Querschnitt durch den Ductus epididymidis. **c** Histologischer
Querschnitt durch den Ductus deferens.
(Histologischer Aufbau der Samenblase s. Abb. II-3-3. c)

C63.7	männliche Genitalorgane, andere Bereiche (z.B. *Samenblasen*)
C63.8	männliche Genitalorgane (mehrere Teilbereiche)
C63.9	männliche Genitalorgane

3.2.2.2   TNM-Klassifikation

Für die Tumoren des Nebenhodens und der Samenblasen wurde eine TNM-
Klassifikation (noch) nicht erstellt

3.2.2.3   Nebenhodentumoren

Maligne epitheliale Tumoren

Karzinom der Appendix testis
(Appendix testis: Reste der Müller-Gänge im Bereich des Nebenhodenkopfes,
entsprechen offenbar den Fimbrienenden der Tube); *histologisch*: meist adeno-
papilläres Karzinom, z.T. mit Psammomkörpern (Ähnlichkeit zu serösen papillären Ovarialkarzinomen)

Mesonephroides Karzinom der Ampulla des D. deferens

II

Maligne mesenchymale Tumoren

- (Embryonales) Rhabdomyosarkom – relativ häufig
- Fibrosarkom
- Leiomyosarkom
- Liposarkom
- Hämangiosarkom
- Lymphangiosarkom u.a.

Weitere Tumoren (unterschiedlicher Histogenese)

3

Adenomatoidtumor
Häufigster Tumor des Nebenhodens, zumeist im Nebenhodenschwanz lokalisiert; Abstammung von Mesothelien bzw. Mesenchym der Müller-Gänge?; *histologisch*: in fibrösem Bindegewebe (meist mit unterschiedlich dichtem lymphozytären Infiltrat) zahlreiche spaltförmige Hohlräume von mesothelähnlichen Zellen ausgekleidet; *Dignität*: gutartig

Neuroektodermaler melanotischer Tumor
Imitiert anscheinend embryonale Retina-Anlage; er besteht aus epithel- und lymphozytenähnlichen Zellen; Dignität offenbar unterschiedlich

Brenner-Tumor

Benigne epitheliale Tumoren

Hellzelliges papilläres Zystadenom (gehäuft bei Phakomatosen; Hamartie?)

Benigne mesenchymale Tumoren

- Fibrom
- Leiomyom
- Lipom
- Neurinom
- Neurofibrom
- Hämangiom
- Lymphangiom

Tumorähnliche Veränderungen

Zysten

Residuen embryonaler Kanälchen	Morgagni-Hydatide (gestielt und ungestielt)
	Retentionszysten im Bereich des Nebenhodens (und Rete testis)
	aberrierende Nebenhodenkanälchen
	Zysten der Paradidymis (Geralde-Organ)
Bei Abflußbehinderung	Spermatozelen (enthalten Samenflüssigkeit)
Sonstige	Epidermoidzysten

Weitere tumorähnliche Veränderungen:
■ Hydrocele funiculi spermatici (bei unvollständiger Verödung des Processus
  vaginalis)
■ Versprengtes Nebennierenrindengewebe

II

3.2.3   Entzündungen des Nebenhodens

Unspezifische Epididymitis

3

(Fast immer mit Orchitis kombiniert)

Formen:
■ akut, eitrig-abszedierend
■ chronisch

Ursachen/begünstigende Faktoren:
■ bakterielle Erreger (E. coli, Proteus, Enterokokken, Mykobakterien,
  Gonokokken u.a.)
■ Mykoplasmen
■ Viren
■ Reflux, Epididymitis auch bei sterilem Urin
■ hämatogene Keimverschleppung bei Allgemeininfektionen

Komplikationen:
■ Rezidivneigung (häufig)
■ Perforation bei abszedierenden Entzündungen, Fistelbildung
■ Infertilität bei doppelseitiger Epididymitis

Spezifische Epididymitis

Tuberkulose
Die Urogenitaltuberkulose ist die zweithäufigste Organmanifestation nach der
Lungentuberkulose; die Infektion ist angeblich immer sekundär-hämatogen, wobei
von den Genitalorganen die Nebenhoden am häufigsten involviert sind (an
zweiter Stelle die Prostata); bei Infektion der ableitenden Harnwege sind die
Gonaden in ca. 25 %, bei Infektion der ableitenden Samenwege die Harnwege in
ca. 90 % mitbetroffen

Sarkoidose
Bei Obduktionen in ca. 4 % der Sarkoidosen eine Beteiligung des Genitalsystems

Lues
Isoliert im Nebenhoden extrem selten, zumeist kombiniert mit luetischer Orchitis

Weitere Entzündungsformen

Granulomatös-unspezifische Epididymitis
Meist nur bei granulomatöser Orchitis

Malakoplakie

3.2.4 Fehlbildungen des Nebenhodens

Komplette/partielle Aplasie von Nebenhoden und/oder D. deferens (D. deferens geht aus Nebenhodenschwanz hervor) – häufig bei Mukoviszidose; komplette Aplasien sind häufig mit einseitiger Nierenaplasie kombiniert

Völlige Trennung von Hoden und Nebenhoden

3.2.5 Erkrankungen der Samenblasen

Fehlbildungen	ein- und doppelseitige Aplasie (meist in Kombination mit anderen urogenitalen Fehlbildungen)
Entzündungen	durch *kanalikuläre Ausbreitung* urogenitaler Infekte anderer Lokalisation (nicht isoliert) → u.U. Retentionszysten
Degeneration	Amyloidose (häufig)
Primäre Tumoren (sehr selten)	▪ Adenokarzinom ▪ Fibrom ▪ Leiomyom
Metastasen	meist durch *Kontinuitätsausbreitung* von Harnblasen-, Prostata- und Rektumkarzinomen

Cave: die normalen Samenblasenepithelien weisen eine starke Kernpolymorphie auf, sie sind von Karzinomen jedoch meist durch ihren Gehalt an Lipofuszin zu unterscheiden

3.3 Prostata

3.3.1 Anatomie

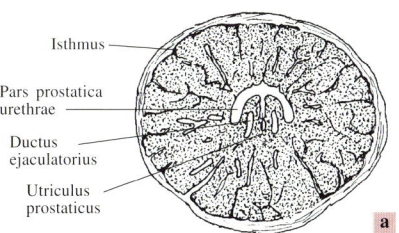

Isthmus

Pars prostatica urethrae

Ductus ejaculatorius

Utriculus prostaticus

a

Abb. II-3–3. a Querschnitt durch die Prostata. Fortsetzung **b** und **c** auf der folgenden Seite

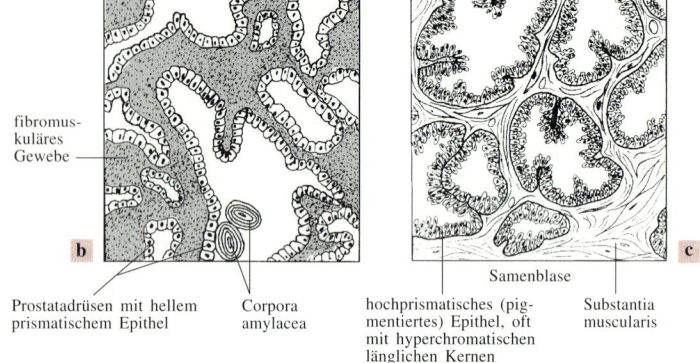

fibromus-
kuläres
Gewebe —

b

Prostatadrüsen mit hellem   Corpora
prismatischem Epithel   amylacea

Samenblase

hochprismatisches (pig-   Substantia
mentiertes) Epithel, oft   muscularis
mit hyperchromatischen
länglichen Kernen

c

Abb. II-3–3. (Fortsetzung) **b** Histologischer Aufbau der Prostata. **c** Histologischer
Aufbau der Samenblasen

3.3.2 Tumoren und tumorähnliche Veränderungen

3.3.2.1 Lokalisationen

C61	**Prostata**
C61.9	Prostata
C61.91	Prostata, lateraler Lappen
C61.92	Prostata, Mittellappen
C61.93	Prostata, Isthmus
C61.94	Prostata, Apex

3.3.2.2 TNM-Klassifikation

Regionäre Lymphknoten: Lymphknoten des kleinen Beckens (unterhalb der
Bifurkation der Aa. iliacae communes)

(Adenokarzinome)

TX	Primärtumor kann nicht beurteilt werden
T0	kein Anhalt für einen Primärtumor
T1	Tumor klinisch nicht erkennbar
T1a	Tumor in ≤ 5 % des resezierten Gewebes
T1b	Tumor in > 5 % des resezierten Gewebes
T1c	Tumor in Nadelbiopsie (ohne klinischen Tastbefund)
T2	Tumor begrenzt auf Prostata

(Fortsetzung s. nächste Seite)

II

3

T2a	Tumorausdehnung $\leq \frac{1}{2}$ Lappen
T2b	Tumorausdehnung $> \frac{1}{2}$ Lappen (aber nicht beide)
T2c	Tumorausdehnung auf beide Lappen
T3	Tumorausbreitung auf (unmittelbar) periprostatisches Gewebe oder Samenblasen
T3a	einseitige extrakapsuläre Ausbreitung
T3b	beidseitige extrakapsuläre Ausbreitung
T3c	Tumor infiltriert Samenblase(n)
T4	Tumor infiltriert Nachbarorgane/-strukturen (außer Samenblasen)
T4a	Tumor infiltriert Harnblase(nhals), Rektum oder Sphincter externus
T4b	Tumor infiltriert Levatormuskel oder Beckenwand
NX	regionäre Lymphknoten können nicht beurteilt werden
N0	keine regionären Lymphknotenmetastasen
N1	regionäre Lymphknoten: Metastase ≤ 2 cm in solitärem Lymphknoten
N2	regionäre Lymphknoten: Metastase > 2–5 cm in einem Lymphknoten
	oder Metastasen ≤ 5 cm in multiplen Lymphknoten
N3	regionäre Lymphknoten: Metastase(n) > 5 cm
	(alle anderen Lymphknotenmetastasen gelten als Fernmetastasen M1)
M1	Fernmetastasen
M1a	Metastasen in nicht regionären Lymphknoten
M1b	Knochenmetastasen
M1c	Metastasen anderer Lokalisation

3.3.2.3   Prostatatumoren

Maligne epitheliale Tumoren

Das „typische" **Prostatakarzinom**
Dritthäufigster Tumore bei Männern;
Wachstumsformen:
- kleindrüsig-alveolär (meist mit geringen Zellatypien und wenig Mitosen, aber meist Nukleolen vorhanden)
- cribriform
- solide/trabekulär

Incidental carcinoma	Karzinom wird zufällig im Operationsmateriel entdeckt (keine klinischen Hinweise auf ein Karzinom)
Latentes Prostatakarzinom	Karzinom wird bei Obduktion entdeckt, zu Lebzeiten bestanden keine Hinweise auf ein Karzinom
Okkultes Karzinom	Metastasen werden entdeckt, bevor der Primärtumor bekannt ist

Ausbreitung:
- per continuitatem
- lymphogen (erst nach „Kapsel"durchbruch?);
- hämatogen, vor allem in das Knochensystem (Beckenknochen und Wirbelsäule)

Regressionsformen (bei Bestrahlung und/oder Hormontherapie):
- Grad I: fehlendes oder geringes Ansprechen auf Therapie
- Grad II: mittlere Regression
- Grad III: kein Tumorgewebe oder nur noch spärlich Reste regressiv veränderten Tumorgewebes erkennbar

Weitere Karzinome:
- endometrioides Adenokarzinom
- papilläres Adenokarzinom
- adenoid-zystisches Karzinom
- Urothelkarzinom
- Plattenepithelkarzinom
- undifferenziertes Karzinom

Tumoren mit unbestimmter Dignität
- Karzinoid

Maligne mesenchymale Tumoren

(Selten)
- Rhabdomyosarkom
- Leiomyosarkom
- Fibrosarkom
- Chondosarkom
- Malignes fibröses Histiozytom

Maligne Mischtumoren
- Karzinosarkom

Metastasen
- Leukämische Infiltrate
- Maligne Lymphome
- Harnblasenkarzinom (per continuitatem)
- Rektumkarzinom (per continuitatem)
- Karzinom der periurethralen Drüsen (per continuitatem)
selten:
- Melanom
- Magenkarzinom
- Bronchialkarzinom

Benigne epitheliale Tumoren

Adenom (?)
Papilläre Adenome des Drüsenepithels aus der hinteren prostatischen Urethra

Benigne mesenchymale Tumoren

(Extrem selten)
Leiomyom (DD: noduläre fibromuskuläre Hyperplasie)

Weitere seltene Tumoren

- Nävuszellnävi
- Primäre maligne Lymphome

Tumorähnliche Veränderungen/Epithelveränderungen

Hyperplasien	- „typische" noduläre Hyperplasie (s.u.) - postatrophische Hyperplasie - fokale intraazinäre Hyperplasie - Basalzellhyperplasie
Weitere Epithelveränderungen	- Plattenepithelmetaplasie
Entzündungen	- granulomatöse Prostatitis - Malakoplakie - chronische Prostatitis

Noduläre Hyperplasie
Histologie: Proliferation tubuloalveolärer Drüsen (hauptsächlich der Innendrüse), Läppchenstruktur bleibt erhalten, das Epithel ist meist zweireihig, hochprismatisch, z.T. wächst es papillär in die Drüsenlichtungen vor, an anderen Stellen werden die Drüsen zystisch umgewandelt; gleichermaßen findet sich auch eine fibromuskuläre Hyperplasie mit diffuser oder knotenförmig angeordneter Hypertrophie und Hyperplasie glatter Muskelfasern und z.T. auch Fibrosen; häufig sog. Corpora amylacea
Komplikationen: Restharnbildung mit Risiko der urogenitalen Infektionen, Hydroureter und Hydronephrose (bei Balkenharnblase) mit Risiko des Nierreninsuffizienz

3.3.3   Entzündungen

Unspezifische Prostatitis

Formen:
- akut (eher jüngere Männer); *Komplikation*: Abszesse (u.U. mit Perforation)
- chronisch (eher höheres Lebensalter)
Ursachen:
- Bakterien (darunter auch Gonokokken)
- Viren
- idiopathisch (?)

Spezifische Prostatitis

- Tuberkulose
- Sarkoidose

Weitere Entzündungsformen

Granulomatöse Prostatitis
Destruierende und sklerosierende Entzündungsform; *Altersverteilung*: am häufigsten zwischen 60 und 70 Jahren; *Ätiologie*: weitgehend unbekannt, in der
Pathogenese scheint der Übertritt von Prostatasekret in das Interstitium bedeutsam zu sein; *Morphologie*: diffuses oder fokales Infiltrat aus Makrophagen,
eosinophilen Granulozyten, Lymphozyten und auch Plasmazellen, das die Drüsen
destruiert und granulomartige Aggregate bilden kann; die Makrophagen können
zu mehrkernigen Riesenzellen, besonders im Bereich von eingedickten Sekret-
schollen, transformieren; *DD*: Tuberkulose, Sarkoidose, eosinophile Prostatitis,
Malakoplakie (Michaelis-Gutmann-Körperchen)

Panarteriitis nodosa
Die Prostata ist relativ häufig mitbetroffen

3.3.4   Kreislaufstörungen

Anämische Infarkte
Vorwiegend in Knoten einer nodulären Hyperplasie; in der Umgebung häufig
Plattenepithelmetaplasie des Drüsenepithels

Thrombose des Plexus prostaticus
(scheint keine schwerwiegenden Folgen nach sich zu ziehen)

3.3.5   Fehlbildungen

(kommen extrem selten und nur in Kombination mit Harnblasenentwicklungs-
störungen vor)

3.4   Äußeres Genitale

3.4.1   Anatomie (s. Abb. II-3–4)

3.4.2   Tumoren und tumorähnliche Veränderungen

3.4.2.1   Lokalisationen

C60	Penis
C60.0	Präputium
C60.1	Glans penis
C60.2	Penisschaft, Corpus cavernosum
C60.8	Penis (mehrere Teilbereiche)
C60.9	Penis

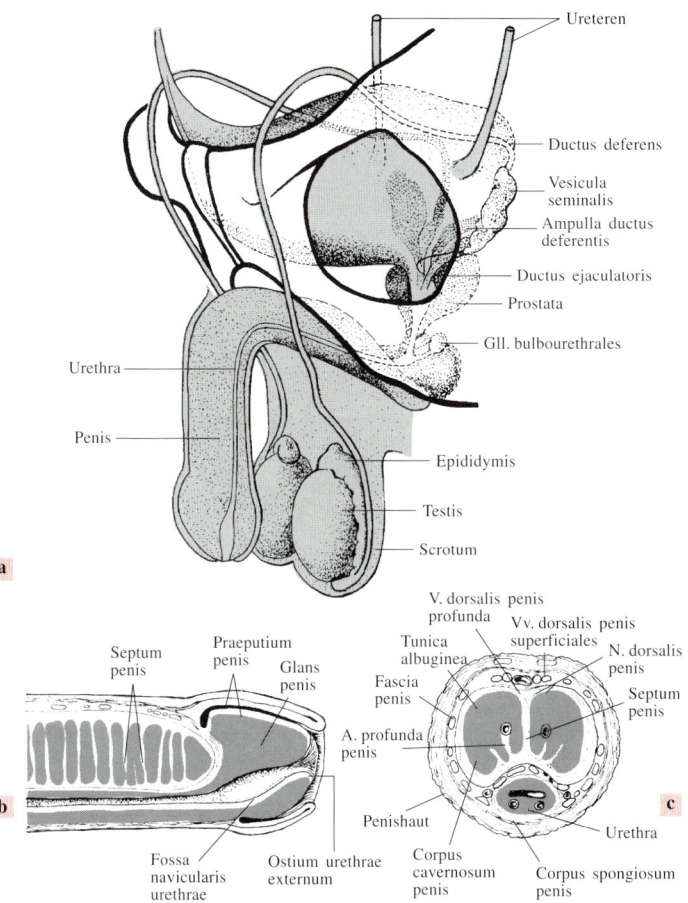

Abb. II-3-4. a Räumliche Beziehung der männlichen Genitalorgane zueinander.
b Längsschnitt durch den Penis. **c** Querschnitt durch den Penis

3.4.2.2   TNM-Klassifikation

Regionäre Lymphknoten: pelvin, inguinal (oberflächlich und tief)

(Karzinome)

TX	Primärtumor kann nicht beurteilt werden
T0	kein Anhalt für einen Primärtumor
Tis	Carcinoma in situ
Ta	nichtinvasives verruköses Karzinom
T1	Tumor infiltriert subepitheliales Bindegewebe
T2	Tumor infiltriert Corpus spongiosum oder Corpus cavernosum
T3	Tumor infiltriert Urethra
T4	Tumor infiltriert Nachbarstrukturen
NX	regionäre Lymphknoten können nicht beurteilt werden
N0	keine regionären Lymphknotenmetastasen
N1	regionäre Lymphknoten: Metastase in solitärem oberflächlichen inguinalen Lymphknoten
N2	regionäre Lymphknoten: multiple Metastasen in oberflächlichen inguinalen Lymphknoten
N3	regionäre Lymphknoten: Metastase(n) in tiefen inguinalen oder pelvinen Lymphknoten (alle anderen Lymphknotenmetastasen gelten als Fernmetastasen M1)

3.4.2.3   Tumoren des äußeren Genitale

Maligne epitheliale Tumoren

Plattenepithelkarzinom
Häufigster maligner Tumor des äußeren Genitales; *Altersverteilung*: hauptsächlich zwischen 60 und 70 Jahren; *begünstigender Faktor*: Smegmaretention (bei Phimose); *Ausbreitung*: vorwiegend lymphogene Metastasierung

Sonderform:
■ verruköses Karzinom (einschließlich destruierendes Riesenkondylom Buschke-Löwenstein)
Präkanzerosen:
■ Carcinomata in situ (M. Bowen, Erythroplasie Queyrat)

Plattenepithelkarzinom der Skrotalhaut
die am längsten bekannte maligne Berufskrankheit: im 18. Jahrhundert in England bei Schornsteinfegern beschrieben; auch heute bei Teerarbeitern als Berufskrankheit anerkannt

Adenokarzinome (selten)

Karzinome der Urethra (selten)

Sonderform:
M. Paget an Skrotum und weniger häufig Glans penis

Maligne mesenchymale Tumoren

(sehr selten)
- Angiosarkom des Corpus cavernosum
- Kaposi-Sarkom
- Leiomyosarkom
- Rhabdomyosarkom
- Fibrosarkom

Weitere maligne Tumoren

- Malignes Melanom

Benigne (mesenchymale) Tumoren

- Leiomyom (relativ am häufigsten)
- Fibrom
- Lipom
- Neurofibrom
- Neurinom
- Hämangiom

Tumorähnliche Veränderungen

Induratio penis plastica (M. Peyronie)
Herdförmige bindegewebige myofibroblastäre/-zytische Proliferation im Bereich
der Corpora cavernosa entsprechend einer Dupuytren-Kontraktur; Vorkommen:
im Rahmen von (generalisierten) Fibromatosen, „idiopathisch" oder als paraneoplastisches Syndrom bei Karzinoiden

Epidermoidzysten

Condylomata acuminata

3.4.3   Entzündungen

3.4.3.1   Penis

Unspezifische Entzündungen

Balanitis: Entzündung der Glans penis
Posthitis: Entzündung des Präputium
Zumeist **Balanoposthitis**; *Ursache*: Smegmaretention (besonders bei Phimosen)

Spezifische Entzündungen

Tuberkulose

Lues

Primäraffekt	derbe Papeln (vor allem im Sulcus coronarius), meist mit Exulzeration nach ca. 3 Wochen (Ulcus durum); *Histologie*: Entzündungsinfiltrat hauptsächlich aus zahlreichen Plasmazellen in Kutis und Epidermis, in den Randpartien perivaskulär; Vermehrung von Kapillaren und Lymphgefäßen mit Endothelproliferation; Erregernachweis mit Levaditi- oder auch Warthin-Starry-Färbung (besonders perivaskulär)
Syphilitischer Primärkomplex	Primärherd und Lymphadenopathie in regionären Lymphknoten
Sekundärstadium	folgt unbehandelt nach 6–8 Wochen; Generalisation mit Beteiligung sämtlicher Organsysteme; am Penis oft Condylomata lata
Tertiärstadium	nach 3–10 Jahren: syphilitische Gummen in verschiedenen Organen

Weitere Entzündungsformen

Condylomata acuminata

Condylomata lata

Ulcus molle
Ulzeration im Bereich der Glans penis sowie regionäre (eitrige) Lymphadenitis, meist mit Abszeßbildung und häufiger Perforation (Bubo inguinalis); Infektion durch gramnegatives Streptobacterium ducreyi (Haemophilus ducreyi)

Lymphogranuloma inguinale
Hervorstechendes Merkmal: Lymphknotenschwellung, meist mit Abszedierung und Fistelbildung; Diagnose u.a. durch histologischen Nachweis von intrazytoplasmatischen Donovan-Einschlußkörpern; *Erreger*: Chlamydia lymphogranulomatosis (Virus)

3.4.3.2   Urethra

Mögliche *Ursachen* einer **Urethritis**:
- Bakterien (heutzutage seltener: Gonorrhö)
- Mykoplasmen
- Trichomonaden
- Pilze
- mechanische Reize
- chemische Reize
- Virusinfektionen (z.B. Herpes genitalis)
- Begleiturethritiden (z.B. bei M. Reiter oder Infektionskrankheiten)

3.4.3.3   Corpus cavernosum

Mögliche *Ursachen* einer **Kavernitis**:
- Übergreifen entzündlicher Prozesse aus der Nachbarschaft (z.B. Erysipel)
- hämatogene Erregerstreuung
- perforierende Verletzung

Komplikationen: Abszesse, Gangrän, narbige Defektheilung mit Impotentia coeundi

II

3.4.4   Kreislaufstörungen

3

Priapismus
Schmerzhafte Dauererektion des Penis ohne sexuelle Erregung
Ursachen:
- neurovegetative Störungen
- idiopathische Formen
- Thrombosen (z.B. bei hämatologischen Erkrankungen, Infektionen, Stoffwechselstörungen)
- Penistumoren
- Medikamente

3.4.5   Fehlbildungen

- Hypospadie: Mündung der Harnröhre an der Unterseite des Penisschafts (seltener skrotal oder perineal), Präputium und u.U. andere Strukturen gespalten
- Epispadie: Mündung der Harnröhre an der Dorsalseite des Penisschafts mit Spaltung des Präputium an der Dorsalseite
- Phimosen
- (Hypoplasie – selten)

3.4.6   Sonstige Veränderungen

Traumatische Schäden

- Abriß der Harnröhre besonders bei Beckenfrakturen
- Penisfrakturen meist durch stumpfe Gewalteinwirkung (Abknicken des erigierten Penis) → Zerreißen der Tunica albuginea und der Corpora cavernosa
- Abiederung der Penishaut nach Unfällen
- Offene und penetrierende Penisverletzungen meist nach Unfällen
- Penisluxation: zirkulärer Abriß des Präputium mit Herausgleiten des Penis aus dem Hautschlauch

4 Weibliches Genitale

4.1 Ovar

4.1.1 Anatomie (s. Abb. II-4-1)

4.1.2 Tumoren und tumorähnliche Veränderungen

4.1.2.1 Lokalisationen

C56	Ovar
C56.9	Ovar

4.1.2.2 TNM-Klassifikation

Regionäre Lymphknoten: hypogastrisch (Obturatoria-Lymphknoten, entlang der A. iliaca interna), periarteriell (entlang der A. iliaca externa und A. iliaca communis), lateral-sakral, paraaortal, inguinal

(Das Tumorgrading sollte dokumentiert werden)

TX	Primärtumor kann nicht beurteilt werden	
T0	kein Anhalt für einen Primärtumor	
T1	Tumor auf Ovarien begrenzt	FIGO I
T1a	Tumor auf ein Ovar begrenzt (Kapsel intakt, kein Tumor auf der Ovaroberfläche)	FIGO I A
T1b	Tumor auf beide Ovarien begrenzt (Kapsel intakt, kein Tumor auf den Ovaroberflächen)	FIGO I B
T1c	Tumor auf Ovarien begrenzt mit Kapselruptur, Tumornachweis auf der Oberfläche oder zytologischem Nachweis von Tumorzellen in Aszites oder Peritoneallavage	FIGO I C
T2	Tumorausbreitung pelvin	FIGO II
T2a	Tumormanifestation (direkt oder als Implantat) an Uterus oder Tuben	FIGO II A
T2b	Tumorbefall anderer Beckenstrukturen	FIGO II B
T3 (u./o. N1)	Tumormanifestation extrapelvin peritoneal (u./o. regionär)	FIGO III

(Fortsetzung s. Seite 311)

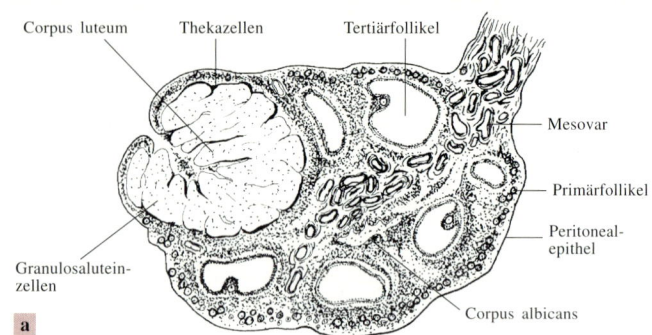

Corpus luteum   Thekazellen   Tertiärfollikel

Mesovar

Primärfollikel

Peritoneal-
epithel

Granulosalutein-
zellen

Corpus albicans

a

1 = Eizelle, 2 = Follikelepithel,
3 = Peritonealepithel, 4 = Theca
interna, 5 = Liquor folliculi,
6 = Corpus luteum (Granulosa-
luteinzellen)

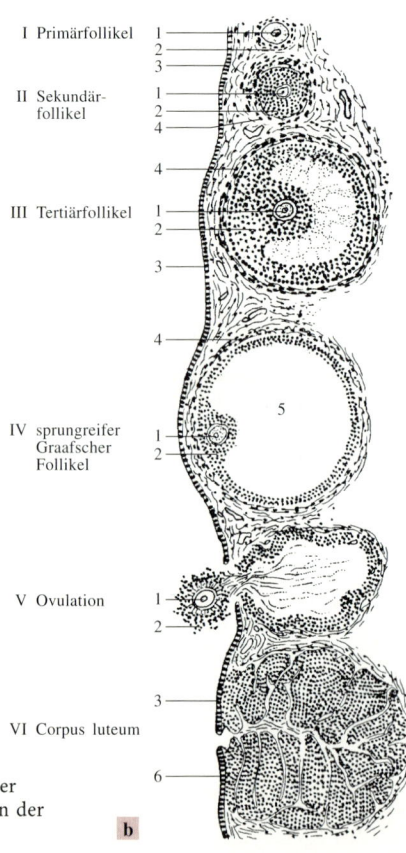

I Primärfollikel   1
                           2
                           3

II Sekundär-   1
     follikel   2
                           4

                           4

III Tertiärfollikel   1
                           2

                           3

                           4

                                        5

IV sprungreifer   1
     Graafscher
     Follikel   2

V Ovulation   1

                           2

                           3

VI Corpus luteum

                           6

Abb. II-4-1. a Histologischer
Aufbau des Ovars. **b** Stadien der
Follikelreifung   **b**

T3a	Extrapelvine Peritonealmetastasen nur mikroskopisch nachweisbar	FIGO III A
T3b	makroskopischer Nachweis, aber Metastasen ≤ 2 cm	FIGO III B
T3c	Peritonealmetastasen > 2 cm	FIGO III C
NX	regionäre Lymphknoten können nicht beurteilt werden	
N0	keine regionären Lymphknotenmetastasen	
N1	regionäre Lymphknotenmetastasen (alle anderen Lymphknotenmetastasen gelten als Fernmetastasen M1)	FIGO III C
M1	Fernmetastasen	FIGO IV

(Leberkapselmetastasen entsprechen Stadium T3/Stadium III, Leberparenchymmetastasen M1/Stadium IV)

4.1.2.3 Ovarialtumoren

Klassifikation der Ovarialtumoren

[nach Dallenbach (1984) in Remmele (Hrsg.) „Pathologie"]

	benigne	maligne
Deckepithel	**seröses/serös-papilläres Zystadenom** *histologisch*: bindegewebige Zysteninnenwand und Papillen, von einreihigem kubischen Epithel ausgekleidet, mit regelmäßigen basalständigen Kernen; vereinzelt Flimmerepithelien oder schleimbildende Zellen, häufig Psammomkörper; *Komplikation*: peritoneale Implantate	**Borderline-Tumor/seröses Zystadenokarzinom** **Borderline-Tumoren**: mehrschichtiges Epithel, Epithelpapillen („tufts"), Zellpolymorphie, Mitosen (noch < 1 /HPF) **Karzinom**: invasives Wachstum, häufig auch Kapsel- und Gefäßeinbrüche, Gradeinteilung hauptsächlich nach Verhältnis Papillen: soliden Arealen
	Adenofibrom/Zystadenofibrom *Morphologie*: Epithelauskleidung wie bei Zystadenom, Papillen jedoch plumper mit faser- und/oder ödemreichem Stroma; solide Variante seltener	**malignes Adenofibrom/ Zystadenofibrom** sehr selten; nur die epitheliale Komponente ist entartet **Adenosarkom** nur die mesenchymale Komponente maligne **Zystadenofibrosarkom** beide Komponenten sind maligne

(Fortsetzung s. nächste Seite)

II

4

	benigne	maligne
	Adenomatoidtumor (Morphologie wie im Uterus s. dort)	
Fehldifferenziertes Müller-Epithel – endozervikal	**muzinöses Zystadenom** häufig auch in Teratomen; *histologisch*: Zystenwand und Papillen von einreihigem muzinösen Epithel bedeckt, vereinzelt Becherzellen, selten Paneth-Zellen und argentaffine Zellen; *Komplikation*: Pseudomyxoma peritonei	**Borderline-Tumor/muzinöses Zystadenokarzinom** **Borderline-Tumor**: Epithel mehrreihig mit hyperchromatischen Kernen, Nukleoli und Mitosen, z.T. kleinalveoläre Strukturen **Karzinom**: Nachweis der Invasion, bei niedriger Differenzierung auch in Strängen und solide, sonst vorwiegend tubulär
– endometrial	(**Endometriose** – echte „Kystome" nicht bekannt)	**endometrioides Karzinom** *Morphologie* wie im Uterus, häufig auch Adenokankroide
– endozervikal/-metrial		**klarzelliges Karzinom** *Morphologie* wie im Uterus – Zellen erinnern z.T. an Arias-Stella-Phänomen, häufig kommen auch endometrioide Zellen vor
– pluripotent		**maligner mesodermaler Mischtumor (Karzinosarkom)** selten; karzinomatöses Drüsen- und Plattenepithel, sarkomatöses Muskel-, Knorpel- und Knochengewebe, meist schlecht differenziert
	Chondrom	**Chondrosarkom**
	Osteom	**Osteosarkom**
		Rhabdomyosarkom
Heterotopes Wolff-Epithel	**Brenner-Tumor/proliferierende Brenner-Tumoren** *histologisch*: zwei Komponenten mit Stroma aus dichten spindeligen Zellen und rundlichen Epithelzellnestern mit hellem Zytoplasma und kaffeebohnenähnlichen Kernen wie Walthard-Zellnester	**maligner Brenner-Tumor** selten; *Malignitätskriterien*: neben zellulären Atypien Stroma-, Kapsel- und Gefäßinvasion; *histologisch*: sowohl drüsige, plattenepitheliale, als auch urothelähnliche Differenzierung

(Fortsetzung s. nächste Seite)

II

4

	benigne	maligne
	proliferierender Brenner-Tumor: Epithelproliferation, Atypien, Zystenbildung	
Keimleiste mit endokrin aktivem Stroma – follikulär	**Granulosazelltumor** (potentiell maligne) *Morphologie*: gleichförmige kleine runde Granulosazellen mit hellen (eingedellten) Kernen in mikrofollikulärer (+ Call-Exner-Körperchen), makrofollikulärer (wie Graaf-Follikel), trabekulärer, tubulärer oder solider Anordnung, z.T. mit Thekazellen (einzeln von Retikulumfasern umgeben – Gomori-Färbung), beide können luteinisieren	**Granulosazellkarzinom** ca. 30 % der Granulosazelltumoren verhalten sich (trotz benignen Aussehens) maligne mit meist lokaler Invasion, Metastasen sind selten
	Thekazelltumor (Thekom) *histologisch*: wirbelförmig angeordnete, spindelförmige oder ovale Stromazellen, z.T. lipoidhaltig, dazwischen Fibroblasten (bei gleichen Gewebsanteilen: Thekofibrom; bei ausgeprägter Luteinisierung: „Luteom"); *Komplikation*: Hyperöstrogenismus	**malignes Thekom** sehr selten
	Luteom	
– testikulär	**Androblastom (Sertoli-Leydig-Zell-Tumor)** *histologisch*: als reine Sertoli-Zell-Tumoren mit tubulär angeordneten (Sertoli-analogen) Zellen, als Sertoli-Leydig-Zell-Tumor mit Leydig-Zellen zwischen tubulären Strukturen, als Leydig-Zell-Tumor (oft als Hilustumoren) oft mit Reincke-Kristallen	**maligne Androblastome** 20 % der Androblastome verhalten sich maligne
– Mischformen	**Gynandroblastom** extrem selten; *histologisch*: u.a. gut differenzierte Granulosazell- *und* Sertoli-Leydig-Zellelemente	**malignes Gynandroblastom**

(Fortsetzung s. nächste Seite)

II

4

	benigne	maligne
– unklassi- fizierbar	**Keimleistentumor mit annulären Tubuli** Differenzierung „zwischen" follikulär und testikulär; *histologisch*: konfluierende Tubuli aus kleinen runden Zellen und hyalinem Material im Lumen (oft mit Peutz-Jeghers-Syndrom u.a. Hamartien kombiniert)	**maligner Keimleistentumor mit annulären Tubuli** maligne Entartung der Tumoren kommt vor
Keimzellen – undifferen- ziert		**Dysgerminom** *histologisch*: wie Seminom des Hodens (s. dort), z.T. kommen tuberkuloide/sarkoide Reaktionen im Tumorstroma vor; *Kombinationen* mit Gonadoblastomen oder Chorionkarzinomen kommen vor
– embryonal pluripotent		**embryonales Karzinom** selten; *Histologie* wie Tumoren im Hoden (s. dort)
		Polyembryom sehr selten, bei jüngeren Frauen; *histologisch*: zahlreiche Embryonalanlagen mit Embryonalscheibe, kleiner Amnionhöhle und Dottersack (hochmaligne)
– embryonal differen- ziert	**Dermoidzyste** (99 % der benignen Teratome) *makroskopisch*: die Zyste enthält Talg und Haare, zumeist besitzt sie einen Kopfhöcker, der Haarfollikel und häufig Zähne enthält; *histologisch*: Zystenauskleidung wie Epidermis, fokal auch Darm- oder Flimmerepithel, in der Wand Hautanhangsgebilde und meist Inseln der verschiedensten Gewebsarten (häufig auch neural)	**maligne Tumoren in einer Dermoidzyste** im Gegensatz zu den unreifen Teratomen ist nur eine Gewebsart sekundär maligne entartet: meist Plattenepithelkarzinome, seltener Schweißdrüsen- oder Schilddrüsenkarzinome, Karzinoide oder maligne Melanome; *Prognose* schlecht

(Fortsetzung s. nächste Seite)

benigne	maligne
reifes (solides) Teratom selten; entspricht einem „überdimensionalen Kopfhöcker", meist jedoch mit kleinzystischen Arealen (sorgfältige Suche nach unreifen Anteilen!)	**malignes Teratom (unreif)** sehr selten; *histologisch*: unreife Abkömmlinge aller drei Keimblätter, untermischt mit embryonalen Zellstrukturen *DD*: maligner mesodermaler Mischtumor

II

4

Struma ovarii
gutartiges Teratom mit überwiegender oder ausschließlicher Differenzierung in Schilddrüsengewebe; *Komplikationen*: u.U. Thyreotoxikose, Thyreoiditis, selten papilläre Karzinome

Karzinoid
fast nur einseitig; auch ohne Lebermetastasen (die bei dieser Form nicht auftreten) Karzinoid-Syndrom möglich

muzinöses Zystadenom
ein Teil dieser Tumorformen sind als einseitig differenzierte Teratome (vom Darmepithel) aufzufassen

Epidermoidzyste

Talgdrüsentumor

Retinaanlagetumor

(Fortsetzung s. nächste Seite)

benigne	maligne
II — extra- embryonal	**endodermaler Sinustumor (Dottersacktumor)** im Kindes- und Jugendalter bzw. Frauen > 26 Jahren; *histologische* Formen: mikrozystischer-myxomatöser Typ mit mesothelähnlichen pleomorphen Zellen und hyalinen Kugeln, endodermaler Sinustyp mit Schiller-Duvall-Körpern, solider, alveolär-drüsiger und polyvesikulärer vitelliner Typ mit größeren Zysten und „Spornbildung"; *immunhistologisch* Nachweis von AFP; *DD*: klarzelliges Karzinom, embryonales Karzinom
4	**Chorionkarzinom** extrem selten; als Keimzelltumor mit extraembryonaler Differenzierung, entartetes Plazentagewebe bei primärer Ovarialgravidität oder Metastasen eines uterinen Tumors; *histologisch*: regellos angeordnete Synzytio- und Zytotrophoblasten um blutgefüllte Hohlräume

(Fortsetzung s. nächste Seite)

	benigne	maligne
Keimleiste/ Keimzellen	**Gonadoblastom** selten; eher bei jungen Frauen und Gonadendysgenesie (96 % haben männliche Chromoso- mensätze), meist doppelseitig; *histologisch*: unreife Granu- losa- und Sertoli-Zellen umgeben einzelne (wie Pri- märfollikel) oder in soliden Nestern liegende unreife Keimzellen (wie Dysgermi- nomzellen), z.T. Spalträume mit Call-Exner-ähnlichen Körpern, häufig Leydig-Zellen im Stroma; degenerative Ver- änderungen in Form von Hyalinisierung und Verkalkung; *Komplikation*: Entartung in Dysgerminom	**Dysgerminom (und andere maligne Keimzelltumoren) in Gonadoblastomen**
	Keimzell-Keimleisten- Mischtumor sehr selten; bei jungen Mäd- chen; Keimzellen und Keim- leistenzellen durchmischt ent- weder in langen, schmalen, verzweigten Trabekeln mit reichlich Zwischengewebe oder in tubulären Strukturen (ohne Lumina) mit spärlich Zwischengewebe	**Keimzell-Keimleisten- Mischtumor** Metastasen treten bei den Tumoren extrem selten auf
Unspezifi- sches Stroma	**Fibrom** (u.U. bei Meigs-Syndrom oder Basalzellnävus-Syndrom)	**Fibrosarkom**
	Neurofibrom	**Neurofibrosarkom**
	Ganglioneurom	
	Leiomyom	**Leiomyosarkom**
	Myxom	**Myxosarkom**
	Hämangiom	**Angiosarkom**
	Lymphangiom	

(Fortsetzung s. nächste Seite)

benigne	maligne
Lipom	**Liposarkom**
	malignes Lymphom auch bei primären Lymphomen sind meist beide Ovarien betroffen; am häufigsten B-Zell-NHL; *DD*: Granulosazelltumoren
Histogenetisch unklar	**undifferenziertes Karzinom**
	undifferenziertes Sarkom
Metastasen	**Karzinommetastasen** ca. 10 % der Ovarialtumoren sind Metastasen; am häufigsten sind Karzinommetastasen von Endometrium, Gastrointestinaltrakt (Magen: Krukenberg-Tumor: PAS-positive Siegelringzellen, diffus oder in Strängen und Nestern in ovariellem Stroma), Mamma (meist Mikrometastasen) u.a., weiterhin maligne Melanome

II

4

Retentionszysten

Vom Follikelepithel ausgehend

Follikelzysten	*histologisch*: auskleidende Zellschicht wie Membrana granulosa des reifen Follikels, später Fibrose; *Komplikation*: Ruptur und Blutung, selten Östrogenproduktion → glandulär-zystische Hyperplasie des Endometrium
Polyzystisches Ovar	zahlreiche persistierende Follikelzysten (Anovulation); *Ursache*: zumeist Rindenfibrose; *histologisch*: „perlschnurartig" aufgereihte glattwandige Zysten, weiterhin atretische Follikel; *Komplikationen*: häufige Östrogenproduktion → glandulär-zystische Hyperplasie des Endometrium, u.U. Karzinom oder andere endokrinologische Störungen (Virilismus, Stein-Leventhal-Syndrom)
Stein-Leventhal-Syndrom	doppelseitige vergrößerte polyzystische Ovarien, Oligo-/Amenorrhöe, Sterilität, häufig Hirsutismus und Adipositas; *Ursache*: hypophysär-hypothalamische Störung der Gonadotropinsekretion oder Steroidsynthesedefekt in Thekazellen; *histologisch*: Zysten mit dünner Granulosa- und breiter luteinisierter Thekazellschicht, kollagen verdickte Tunica albuginea; *Komplikationen*: meist durch Hyperöstrogenismus
Corpus-luteum-Zysten	solitär oder multipel (nicht mehr als drei); *Pathogenese*: lumennahe Einsprossung von Fibroblasten hemmt die Granulosaluteinzellrückbildung → verlängerte Progesteronbildung, verzögerte Abstoßung des Endometrium; *Komplikation*: Ruptur und Blutung
Thekaluteinzysten	solitär oder multipel; von Thekaluteinzellen ausgekleidet, bilden z.T. Östrogene; *Ursache*: u.a. vermehrte Choriongonadotropinproduktion (gestörter HCG-Stoffwechsel in der Schwangerschaft, Blasenmole etc.); *Komplikation*: Ruptur und Blutungen
Corpus-albicans-Zysten	Entstehung primär oder aus Corpus-luteum-Zyste

„Keimepithelzysten"
Synonym: einfache seröse Zysten; entstehen durch Einsenkungen des Deckepithels

Endometriosezysten
Pathogenese: Einwachsen von Müller-Epithel (pluripotentes Zölomepithel) von der Oberfläche aus? *histologisch*: Zystenauskleidung zunächst wie Endometriumschleimhaut, später hämosiderinspeichernde Makrophagen und/oder Fibrosen; *Komplikation*: bei großen doppelseitigen Zysten sekundäre Sterilität, Rupturblutungen

II

(1) Follikelzyste (nicht luteinisiert)   **(2) Granulosa-lutein-Zyste**

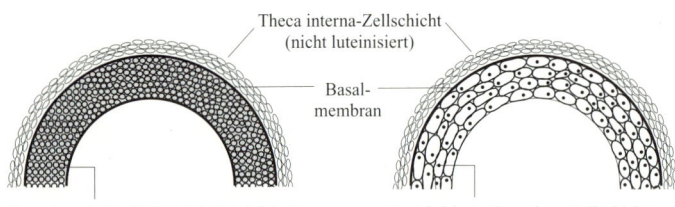

Theca interna-Zellschicht
(nicht luteinisiert)

Basal-
membran

Granulosa-Zellschicht (nicht luteinisiert)   Luteinisierte Granulosa-Zellschicht

4

(3) Theka-lutein-Zyste   **(4) Follikelzyste (involutiert)**

Basal-   Luteinisierte Theca-   Involution luteinisierter Zellen
membran   Zellschicht

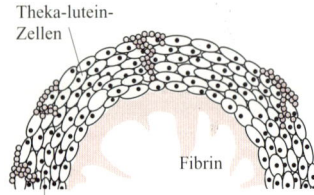   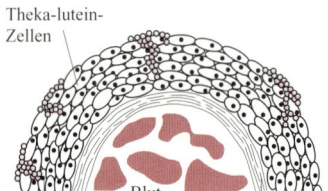

Granulosa-Zellschicht (nicht luteinisiert)   Granulosa-Zellschicht (nicht luteinisiert)

(5) Zystisches Corpus luteum   **(6) Corpus luteum-Zyste (früh)**

Theka-lutein-   Theka-lutein-
Zellen   Zellen

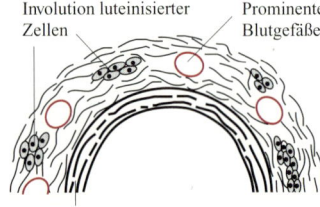   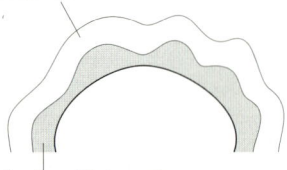

Fibrin   Blut

Granulosa- lutein Schicht   Granulosa- lutein Schicht   Lockeres
                                                                       Bindegewebe

(7) Corpus luteum-Zyste (spät)   **(8) Corpus albicans-Zyste**

Involution luteinisierter   Prominente   Azelluläres hyalinisiertes
Zellen   Blutgefäße   Bindegewebe

Dichtes Bindegewebe   Lockeres Bindegewebe

Abb. II-4–2. Schematische Darstellung der Ovarialzysten follikulären Ursprungs

4.1.3   Entzündungen

Fast immer nur bei Salpingitis (→ Adnexitis), z.B. durch Gonokokkeninfektion,
seltener hämatogen (z.B. Mumps) oder per continuitatem (z.B. bei Divertikulitis,
M. Crohn u.a.)

Akute Oophoritis
Histologisch: Ovar bei eitriger Entzündung granulozytär, zuweilen auch
phlegmonös durchsetzt

Chronische Oophoritis
Häufig mit Perioophoritis und anschließender narbiger Fibrose → Verwachsungs-
stränge; weiterhin kubische Zelltransformation der Deckepithelien

Spezifische Oophoritis
- Tuberkulose (meist Epitheloidzellgranulome, selten käsige Nekrosen)
- Lues (u.U. angiitische Veränderungen bei der Spätlues)
- Sarkoidose (selten)
- granulomatöse Oophoritis durch Enterobius vermicularis (selten)
- Aktinomykose (selten)

4.1.4   Kreislaufstörungen

- Passive Hyperämie: bei allgemeinen Kreislaufstörungen bzw. lokaler Abfluß-
  behinderung, z.B. durch Schwangerschaft oder Tumoren
- Hämorrhagische Infarzierung: hauptsächlich durch Stieldrehung
- Umschriebene Blutungen: besonders in Corpora lutea und Endometriosezysten

4.1.5   Fehlbildungen

- Gonadenagenesie
- Gonadendysgenesie (Gonaden sind nur streifenförmig angelegt und enthalten
  keine Keimzellen)
- Ovarhypoplasie (es sind nur wenige Primärfollikel vorhanden)
- Akzessorisches Ovar (selten; Ovar in unmittelbarer Nachbarschaft des
  „normalen" Ovars)
- Drittes Ovar (selten; zusätzliches Ovar an beliebiger Stelle)

4.2   Uterus und Tuben

4.2.1   Anatomie

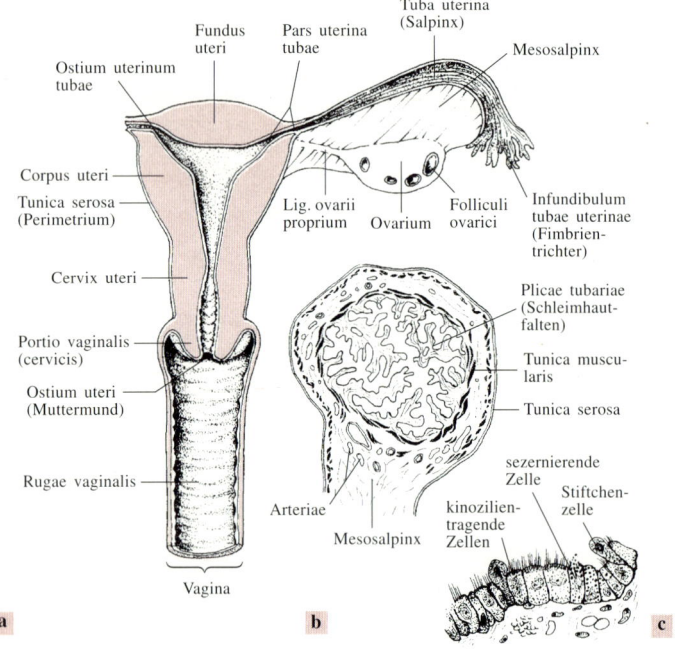

Abb. II-4-3. a Frontalschnitt durch das innere weibliche Genitale. **b** Querschnitt durch die Tube. **c** Tubenepithel. Fortsetzung **d** auf der folgenden Seite

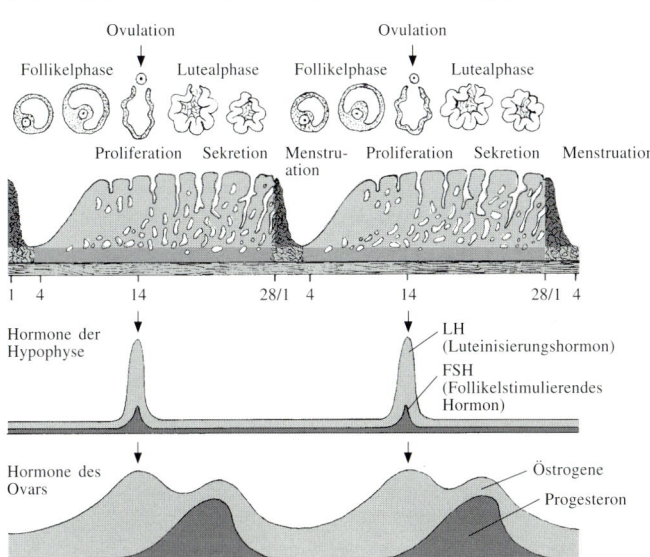

Abb. II-4–3. (Fortsetzung) **d** Menstruationszyklus mit schematischer Darstellung der ovariellen Follikelstadien (oberste Reihe) und des Endometriumaufbaus (zweite Reihe) sowie mit Verlauf der hypophysären (dritte Reihe) und ovariellen (unterste Reihe) Hormonspiegel

4.2.1.1 Endometrium

Endometrium während des normalen Menstruationszyklus [nach Dallenbach, 1984 in Remmele (Hrsg.) „Pathologie"]

	Drüsen	Epithel	Kerne	Stroma	Mitosen
Frühe Proliferationsphase	spärlich, eng, gerade	niedrig	klein	spindelzellig, dicht	spärlich (Epithel + Stroma)
Mittlere Proliferationsphase	vermehrt, leicht geschlängelt	hochzylindrisch	länglich, chromatinreich	aufgelockert (Ödem)	vermehrt
Späte Proliferationsphase	stärker geschlängelt	mehrreihig	groß	wieder dicht, Stromazellen rel. groß	zahlreich in Epithel und Stroma
Sekretionsphase 1 (Tag nach Ovulation)	wie späte Prol.-Phase	wie späte Prol.-Phase	wie späte Prol.-Phase	wie späte Prol.-Phase	wie späte Prol.-Phase
2	Zunahme der Schlängelung	basale Vakuolen in ca. 50 % der Epithelien			
3		basale Vakuolen in allen Drüsenepithelien	abgerundet, bläschenförmig		
4		Epithelien wieder einreihig	Rückkehr der (rundten!) Kerne zur Zellbasis		
5		Glykogenvakuolen lumenwärts	die meisten basal und rund		
6	Lumen erweitert	Glykogensekretion	alle basal und rund		
7	reichlich Glykogen in weitem Lumen	lumennaher Zellrand ausgefranst			
8				deutliches Ödem	
9				beginnende Diff. in prädeziduale und kleine Körnchenzellen, Ödem	
10				Diff. auch unter dem Oberflächenepithel, Granula in Körnchenzellen	spärlich Mitosen der Stromazellen
11				prädezidual im gesamten Kompaktabereich	spärlich Mitosen der Stromazellen
12	beginnender Kollaps			Zweiteilung in Kompakta und Spongiosa	
13	sägeblattf. Kollaps				
14				beginnende Dissoziation im Bereich der Kompakta	

4.2.2 Tumoren und tumorähnliche Veränderungen

4.2.2.1 Lokalisationen

C53	**Cervix uteri**
C53.0	Endozervix
C53.01	Endozervix, innerer Muttermund
C53.02	Endozervix, Zervixschleimhaut
C53.1	Ektozervix
C53.11	Ektozervix, äußerer Muttermund
C53.12	Portioepithel
C53.8	Zervix (mehrere Teilbereiche)
C53.9	Cervix uteri
C54	**Corpus uteri**
C54.0	Isthmus uteri
C54.1	Endometrium
C54.2	Myometrium
C54.3	Fundus uteri
C54.8	Corpus uteri (mehrere Teilbereiche)
C54.9	Corpus uteri

C55	**Uterus**
C55.9	Uterus
C56	**Ovar**
C56.9	Ovar
C57	**weibliche Genitalorgane, andere Bereiche**
C57.0	**Tuba uterina**
C57.1	Ligamentum latum, Mesovar, Parovarialgewebe
C57.2	Ligamentum rotundum
C57.3	Parametrium
C57.4	**Adnexe**
C57.7	Wolff-Gang
C57.8	weibliche Genitalorgane (mehrere Teilbereiche) u.a.
C57.9	weibliche Genitalorgane

4.2.2.2   TNM-Klassifikation

Cervix uteri

Regionäre Lymphknoten: parazervikal (bezogen auf die Cervix uteri), parametran, hypogastrisch (Obturatoria-Lymphknoten, entlang der A. iliaca interna), periarteriell (entlang der A. iliaca externa und A. iliaca communis), sakral

(Karzinome)

TX	Primärtumor kann nicht beurteilt werden	
T0	kein Anhalt für einen Primärtumor	
Tis	Carcinoma in situ	FIGO 0
T1	Tumor auf den Uterus begrenzt	FIGO I
T1a	Tumorinvasion nur mikroskopisch nachweisbar (Tiefe ≤ 5 mm, Breite ≤ 7 mm)	FIGO I A
T1a1	minimale Stromainvasion (wenige Zellagen)	FIGO I A1
T1a2	Tumortiefe ≤ 5 mm + Tumorbreite ≤ 7 mm	FIGO I A2
T1b	Tumor größer als T1a2 (Tiefe > 5 mm und/oder Breite > 7 mm)	FIGO I B
T2	Tumorausbreitung jenseits des Uterus, aber nicht zur Beckenwand oder zum unteren Vaginadrittel	FIGO II
T2a	keine Infiltration der Parametrien	FIGO II A
T2b	Infiltration der Parametrien	FIGO II B
T3	Tumor infiltriert unteres Vaginadrittel oder Beckenwand (oder verursacht Hydronephrose)	FIGO III
T3a	Tumorausbreitung auf das untere Vaginadrittel (nicht Beckenwand)	FIGO III A
T3b	Tumorinfiltration der Beckenwand (oder Ursache einer Hydronephrose)	FIGO III B
T4	Tumor überschreitet kleines Becken oder infiltriert Schleimhaut von Rektum oder Harnblase	FIGO IV A
NX	regionäre Lymphknoten können nicht beurteilt werden	
N0	keine regionären Lymphknotenmetastasen	
N1	regionäre Lymphknotenmetastasen (alle anderen Lymphknotenmetastasen gelten als Fernmetastasen M1)	
M1	Fernmetastasen	FIGO IV B

Corpus uteri

Regionäre Lymphknoten:

parametran, hypogastrisch (Obturatoria-Lymphknoten, entlang der A. iliaca interna), periarteriell (entlang der A. iliaca externa und A. iliaca communis), sakral, paraaortal

(Karzinom, Tumorgrading ist erforderlich)

TX	Primärtumor kann nicht beurteilt werden	
T0	kein Anhalt für einen Primärtumor	
Tis	Carcinoma in situ	FIGO 0
T1	Tumor auf Corpus uteri begrenzt	FIGO I
T1a	Tumor auf Endometrium begrenzt	FIGO I A
T1b	Tumor infiltriert innere Myometriumhälfte	FIGO I B
T1c	Tumorausbreitung in die äußere Myometriumhälfte	FIGO I C
T2	Tumorausbreitung auf die Cervix uteri	FIGO II
T2a	Tumorausbreitung lediglich auf die endozervikalen Drüsen	FIGO II A
T2b	Tumorinfiltration auch des Zervixstromas	FIGO II B
T3 (u./o. N1)	lokale und/oder regionäre Tumorausbreitung (s.u.)	FIGO III
T3a	Tumorausbreitung (direkt oder metastatisch) auf Serosa oder Adnexe oder zytologischer Nachweis von Tumorzellen in Aszites oder Peritonealspülung	FIGO III A
T3b	Tumorausbreitung (direkt oder metastatisch) auf Vagina	FIGO III B
T4	Tumor infiltriert Mukosa von Darm oder Harnblase	FIGO IV A
Grading siehe:	FIGO (1989) Int J Gynecol Obstet 28: 189–193 FIGO (1990); Am J. Obstet. Gynecol 162: 610–611	
NX	regionäre Lymphknoten können nicht beurteilt werden	
N0	keine regionären Lymphknotenmetastasen	
N1	regionäre Lymphknotenmetastasen (pelvin, paraaortal) (alle anderen Lymphknotenmetastasen gelten als Fernmetastasen M1)	FIGO III C
M1	Fernmetastasen	FIGO IV B

4.2.2.3 Tumoren der Tuben

Maligne epitheliale Tumoren

Adenokarzinom
Histologische Wachstumsmuster:

- tubulär
- alveolär
- papillär
- solide

Selten: **primäres klarzelliges Adenokarzinom**

Sonstige Karzinomformen sind extrem selten

II

Maligne mesenchymale und andere Tumoren

- Leiomyosarkom
- Chondrosarkom
- Maligne Lymphome

Metastasen

Häufiger als Primärtumoren; zumeist aus:
- Endometrium- oder
- Ovarialtumoren

4

Benigne epitheliale Tumoren

Wolff-Adenom
Selten; *Lokalisation*: an der Tubenserosa gestielt; ***makroskopisch***: großer solider
bis kleinzystischer Tumor mit derber Kapsel; ***histologisch***: solide Epithelnester
oder Tubuli (maligne Entartung scheint möglich zu sein)

Benigne mesenchymale Tumoren

- Leiomyom (Fibromyom)
- Hämangiom
- Lipom
- Neurogene Tumoren

Sonstige Tumoren

- Adenomatoid-Tumoren (benigne)
- Benigne Teratome (meist intraluminal, gestielt)
- Chorionkarzinom
- Unklassifizierte Tumoren

Zysten

Hydatiden
Lokalisation:
- subserös
- Mesosalpinx
- gestielt der Serosa anhängend

Formen:
- aus Resten der Wolff-Gänge (mesonephroid)
- aus Müller-Epithel (paramesonephroid; Epithel mit zyklischen Veränderungen)

Histologie:
- dünne fibröse Wand mit einreihiger kubisch-zylindrischer Epithelschicht

Parovarialzysten
Aus Resten des Wolff-Ganges

Retentionszysten
Durch Einstülpung der Tubenserosa; ***histologisch***: meist von flachem Mesothel
ausgekleidet, u.U. Metaplasie in sog. Walthard-Nester möglich

Weitere tumorähnliche Veränderungen

- Endometriose
- Trophoblastäre Erkrankungen: Tubargravidität, Blasenmole
- „Adenomatöse" Proliferation
- Salpingitis isthmica nodosa (Adenose)
- Deziduale Umwandlung
- Walthard-Zellnester
- Paratubare Zysten (Fimbrienzyste, Parovarialzyste)

4.2.2.4   Tumoren des Endometrium

Maligne epitheliale Tumoren

Adenokarzinom

Präkanzerosen: (komplexe) Hyperplasie mit Atypien;
Hauptursache: langanhaltende Östrogenstimulstion (bei weitgehendem Fehlen von Progesteron), z.B. bei
- exogener Östrogenzufuhr
- vermehrter ovarielle Produktion bei:
  - Follikelpersistenz
  - Thekazellhyperplasien/-tumoren
  - Granulosazelltumoren
  - Stromahyperplasien
  - Hiluszellhyperplasien
  - Stein-Leventhal-Syndrom
  - hypophysärer Störung der LH-Sekretion (Unterdrückung der Ovulation, Follikelpersistenz)
- vermehrter Speicherung im Fettgewebe bei Adipositas
- unvollständigem Abbau in der Leber (z.B. bei Leberzirrhose)
Frühkarzinom: fokal/multizentrisch in „adenomatöser" Hyperplasie, auf Endometrium begrenzt

Hinweise auf *Stromainvasion*:
- Drüsenneubildung mit kribriformer oder kleinalveolärer Struktur und atypischen (Kernatypien) Zellen mit eosinophilem Zytoplasma
- flächenhaft ausgedehnte Plattenepithelmetaplasie und papilläre Drüsenstrukturen
- desmoplastische Reaktion des umgebenden Stromas

Histologische Formen

Glandulär (Grad I)	tubuloglanduläre Strukturen aus (mehrreihigen) endometrioiden Epithelien; charakteristisch sind prominente Nukleoli in bläschenförmigen Kernen, reichlich Mitosen
Glandulär/solide (Grad II)	oft scharf gegeneinander abgesetzte, glanduläre und solide Abschnitte, z.T. klein-alveoläre Proliferate

(Fortsetzung s. nächste Seite)

II

| Solide (Grad III) | oft Pseudorosettenstellung der Kerne in soliden Zellnestern |
| Sekretorisches Adeno-karzinom | selten; sezernierendes Drüsenepithel |

4

Adenokankroid	reifes papilläres Adenokarzinom mit reifer Plattenepithelmetaplasie
Adenosquamöses Karzinom	glandulär-solides Adenokarzinom mit unreifer Plattenepithelmetaplasie bzw. maligner plattenepithelialer Komponente
Mukoepidermoides Karzinom	schleimbildende Drüsen, kleinalveoläre Strukturen und z.T. monozelluläre Schleimbildung, Plattenepithelien mit Einzelzellverhornung und Hornperlenbildung (beide Komponenten maligne); Tumor hat schlechte Prognose und ist oft mit intraduktalem Mammakarzinom kombiniert
Klarzelliges Karzinom (früher: mesonephroides Adenokarzinom)	erst im hohen Alter; Tumorzellen mit klarem Zytoplasma, solide oder als Drüsen, dann u.U. ähnlich wie Arias-Stella-Phänomen
Papilläres Karzinom	ebenfalls erst im hohen Alter; lange, schmale verzweigte Papillen, Epithelbedeckung wie bei serös-papillären Ovarialkarzinomen
Primäres Plattenepithel-karzinom	
Undifferenziertes Karzinom	

Metastasierung (in abnehmender Häufigkeit):
- lymphogen
- Peritoneum
- Parametrien
- Leber
- pelvines Weichgewebe
- Harnblase
- Rektum
- Vagina
- Darm
- Pleura
- Ovar
- Magen
- Pankreas

(*trophoblastär*: **Chorionkarzinom**)

Maligne mesenchymale Tumoren (fixierte Differenzierungspotenz)

Endometriales Stromasarkom
Histologie: zellreiches Stroma mit Mitosen (> 9/ HPF), Drüsen spärlich;
Formen:

- homologer Typ: Zellen isomorph in uniformen oder plexiformen Wachstumsmustern
- polymorpher Typ: Zellen polymorph mit unterschiedlicher Größe, Form und Chromatinreichtum der Kerne, variierende Kern-Plasma-Relation

Prognose schlecht durch frühe Metastasierung (vor allem in Peritoneum, Leber und Lunge);
DD:

- „pseudosarkomatöse Proliferation" des Endometriumstromas bei Gestagentherapie (geringere Mitosezahl)
- gutartige noduläre Stromatumoren (exophytisch, nur vereinzelt Mitosen)
- endolymphatische Stromatose

„Endolymphatische Stromatose", Stromaendometriose
Fast immer vom Myometrium ausgehend; die Tumorzellen (Morphologie und wahrscheinlich auch Herkunft gleichen denen vom uniformen Typ des endometrialen Stromasarkoms) breiten sich vorwiegend in präformierten Lymphspalten aus; Mitosen < 9/ HPF; bessere Prognose als das endometriale Stromasarkom

(**Leiomyosarkom** – ebenfalls vom Myometrium ausgehend s.u.)

Weitere mesenchymale und andere Tumoren

- Angiosarkom
- Hämangioendotheliom
- Maligne Lymphome

Maligne (mesodermale) Mischtumoren

Pluripotentes Müller-Epithel	**maligner Müller-Mischtumor**: sarkomatöse (meist schlecht differenzierte) Anteile: Knorpel, Knochen, Muskulatur, Fettzellen, Ganglienzellen und karzinomatöse Anteile; schlechte Prognose
	Sarcoma botryoides: ähnlich wie maligner Müller-Mischtumor, meist jedoch mit unreiferen Zellelementen; tritt im Kindesalter auf
Mesenchymal differenziertes Müller-Epithel	**maligner mesenchymaler Mischtumor**: mehrere sarkomatöse Komponenten (Chondro-, Rhabdo-, Osteosarkom etc.)
Epithelial differenziertes Müller-Epithel	**maligner epithelialer Mischtumor**: adeno-squamös u.a. (s.o.)

(Fortsetzung s. nächste Seite)

II

4

Epithelien und Stromazellen mit fixierter Potenz	**Karzinofibrom:** maligne epitheliale und benigne (neoplastische) mesenchymale Komponente
	Adenosarkom: benigne epitheliale und maligne mesenchymale Komponente
	Karzinosarkom: maligne epitheliale und mesenchymale Komponente
	malignes papilläres Zystadenofibrom: wie Karzinofibrom; Abstammung aus Zystadenofibrom ist noch ersichtlich

Metastasen

Aus Portio, Zervix, Ovarien, Tuben;
seltener: Mamma, Niere, Magen-Darm-Trakt oder lymphatische/myeloische Infiltrate

Benigne epitheliale Tumoren

(selten)

Papilläres Zystadenofibrom
Morphologie: papillär aufgefaltetes fibroblastenhaltiges Endometriumstroma, bedeckt von kubisch-zylindrischem, oft schleimbildendem Epithel – endozervikale Metaplasie (DD: Stromasarkom)

Benigne mesenchymale Tumoren und Mischtumoren

- Leiomyom (Fibromyom), oft sekundär aus dem Myometrium
- Nodulärer Stromatumor
- Hämangiom
- Lymphangiom
- Teratom (selten)

Diffuse und polypöse Hyperplasien/Neoplasien

Glandulär-zystische Hyperplasie (einfache Hyperplasie)
Ursache: kontinuierliche Östrogenspiegel (ohne Ausgleich durch Progesteronsekretion); *makroskopisch:* unregelmäßige diffuse und polypöse Schleimhautverdickung; *histologisch:* Dreischichtung des Endometrium aufgehoben; Drüsen und Stroma gleichermaßen proliferiert und mit proliferativer Aktivität; Epithel mehrreihig oder -schichtig, z.T. mit „hellen Zellen", vereinzelt Plattenepithelknötchen; Stromazellen ohne Differenzierungszeichen, keine Spiralarterien; *mögliche Verläufe:* Abbruchblutung, sekretorische Umwandlung, regressive Hyperplasie (hoch aufgebautes, aber ruhendes Endometrium), zystische Atrophie (Stroma atrophiert, Epithel flach); Übergang in:

Adenomatöse Hyperplasie (komplexe Hyperplasie)

Ursache: anhaltender erhöhter Östrogenspiegel; **histologisch**: glanduläre Proliferation ohne gleichwertige Stromaproliferation: Drüsen ligen dicht bei einander
und sind nur durch spärlich Stroma getrennt, z.T. liegen die Drüsen dos à dos;
je nach Auftreten bzw. Stärke der Epithel- und architekturellen Atypien (z.B.
kleinalveoläre Wachstumsformen) können die Hyperplasien in Grad 1–3 unterteilt
werden; andere Autoren unterscheiden schärfer zwischen Hyperplasien mit und
ohne Atypien und teilen die Läsionen somit in:

- einfache/komplexe Hyperplasien ohne Atypien und
- einfache/komplexe Hyperplasien mit Atypien ein,

wobei Atypien (die noch weiter graduiert werden können) häufiger bei komplexen
Hyperplasien auftreten.

Verlauf: bei Absinken des Östrogenspiegels reversibel, wenn bereits Atypien
aufgetreten sind, kann sich jedoch auch ein Adenokarzinom entwickeln

	regrediert	unverändert	Übergang in Adeno-Ca.
Einfache Hyperplasie	80 %	19 %	1 %
Komplexe Hyperplasie	80 %	17 %	1 %
Einfache atypische Hyperplasie	69 %	23 %	8 %
Komplexe atypische Hyperplasie	57 %	14 %	29 %

Tabelle nach Kurman u. Norris (1989) in R.J. Kurman (Hrsg,) „Blaustein's
Pathology of the Female Genital Tract"

Sonderformen der Hyperplasien:

- umschriebene Hyperplasie: fokale Überstimulation des Endometrium
  aufgrund Östrogenrezeptordefekt in der Umgebung?
- Basalishyperplasie: **histologisch**: zystisch erweiterte Basalisdrüsen „schieben"
  regelhaft proliferiertes Endometrium „vor sich her"

Von beiden Formen möglicher Übergang in:

Polypen der Korpusschleimhaut

Ursache: fokale hormonelle Stimulation; **morphologische Formen** entsprechend
den diffusen Formen der Hyperplasie; diagnostisch wertvoll ist der Faserreichtum
der Polypen (van Gieson-Färbung)

Stromahyperplasie

Fokal als sog. „Stromalome", die (seltenen echten) diffusen Formen können
Vorstadien zu Endometriumsarkomen darstellen

Metaplasie

II

Epitheliale Metaplasien	▪ Plattenepithel (am häufigsten)
	▪ endozervikal
	▪ Flimmerzellen
Mesenchymale Metaplasien	▪ myogen
	▪ neurogen
	▪ chondrogen
	▪ osteogen

4

Tumorähnliche Veränderungen

Trophoblastische Erkrankungen:
▪ synzytiale „Endometritis"
▪ Blasenmole
▪ invasive Blasenmole (Chorioadenoma destruens)

4.2.2.5   Tumoren des Myometrium

Maligne Tumoren

Leiomyosarkom
Am häufigsten bei Frauen im 6. Lebensjahrzehnt; Häufigkeit: ca. 50mal seltener als Uteruskarzinome; *Entstehung*: auf dem Boden eines Leiomyoms und „de novo"; mögliche *makroskopische* Unterschiede zum Leiomyom: Verfärbung durch Nekrosen und Hämorrhagien sowie Konsistenzverminderung durch erhöhten Zell- und verminderten Fasergehalt (nicht obligat); *mikroskopisch*: wenig differenzierte Leiomyosarkome enthalten meist kürzere Spindelzellen mit wenig Myofibrillen, größerer Kernpolymorphie und u.U. bizarren Riesenzellen, höher differenzierte Tumoren sind nur aufgrund der Mitosezahl von Leiomyomen zu unterscheiden: > 5 Mitosen in 10 HPF (high power fields – 40fache Objektivvergrößerung); in Leiomyomen entstehen die Sarkome oft im Zentrum als sog. „Sarcoma in situ"; *Metastasierung* vorwiegend hämatogen in die Lunge und per continuitatem in die Umgebung; Fünfjahresüberlebensrate ca. 50%.

Endolymphatische Stromatose
Synonym: Stromaendometriose; entsteht primär im Myometrium; *histologisch*: Zellen wie die eines unimorphen endometriellen Stromasarkoms in Lymphgefäßen; bei Gestagenapplikation meist deziduale Umwandlung der Zellen; Prognose etwas günstiger als die des Stromasarkoms

Grenzfälle zwischen Leiomyom und Leiomyosarkom
Histologisch benigne Tumoren mit biologisch aggressivem Verhalten:
„intravenöse Leiomyomatose"
Knoten aus glatter Muskulatur in Venen des Ligamentum latum, u.U. bis zur V. cava
„metastasierendes Leiomyom"
lymphogene und hämatogene Metastasierung, z.B. in die Lunge; trotzdem gute Prognose

Benige Tumoren

Leiomyom/Uterus myomatosus
ca. 40 % aller Frauen über 50 Jahre haben Leiomyome des Uterus, *Altersgipfel* im
4. und 5. Lebensjahrzehnt, bei Kindern extrem selten; möglicherweise wird die
Entstehung durch hormonelle Einflüsse (Östrogen) begünstigt; Leiomyome sind
monoklonalen Ursprungs;
Lokalisation:

■ subserös

■ intramural

■ submukös

Histologie: wirbelförmig angeordnete Muskelbündel mit spindeligen oder stab-
förmigen Kernen, dazwischen kollagenes Bindegewebe; um Nekrosen und hyaline
Areale können bizarre Kerne als Zeichen der Degeneration auftreten; Kernpolymorphie und Zellreichtum finden sich auch nach Gestagentherapie; *degenerative
Veränderungen* bestehen in myxomatöser und hyaliner Umwandlung, Hämorrhagien und Hämolysen, anämischen und hämorrhagischen Nekrosen, pseudo-
zystischer Degeneration u.a.; *allgemeine Komplikationen*: Blutungsanämie
Sonderformen:

■ Adenoleiomyom (Leiomyom mit endometriellen Schleimhautinseln)

■ Angiomyom

■ Lipomyom

■ klarzelliges Myoblastenmyom; *histologisch*: Zellen abgerundet mit hellem
  Zytoplasma (epitheloid); Rezidivneigung, potentiell maligne

Seltene benigne Tumoren

■ Adenomatoidtumor (möglicherweise von mesothelialen Strukturen ausgehend;
  subserös gelegen; *histologisch*: enge bis rundliche Spalträume von endothel-
  ähnlichen Zellen ausgekleidet und von Muskelfasern umgeben)

■ Solides Angiom

■ Lymphangiom

■ Hämangiom

■ Hämangioperizytom

■ Neurofibrom

■ Lipom

Tumorähnliche Veränderungen

Adenomyose (Endometriosis genitalis interna)
Morphologie: endometrielle Schleimhautinseln in der Muskulatur, die von einer
deutlichen Muskelschicht von der Basalis der Oberflächenschleimhaut getrennt
sind (bzw. im mittleren und äußeren Myometriumdrittel liegen); *Ursache*: hormonell bedingtes Tiefenwachstum der Oberflächenschleimhaut? *Komplikationen*:
selten glandulär-zystische Hyperplasie oder sogar Karzinom

4.2.2.6   Tumoren der Endo- und Ektozervix

II

Maligne epitheliale Tumoren und Präkanzerosen

- Dysplasien/Carcinoma in situ vom Plattenepitheltyp (CIN)
- Dysplasien/Carcinoma in situ vom Reservezelltyp (CIN)
- Mikrokarzinom

CIN: cervikale intraepitheliale Neoplasie

4

Begünstigende Faktoren:
- früher und häufiger Geschlechtsverkehr
- häufiger Partnerwechsel
- mangelnde Hygiene
- lang anhaltende chronische Entzündung (auslösende Ursachen u.a. Verschiebung des hormonellen Gleichgewichts, z.B. durch Ovulationshemmer)

Dysplasiegrade:
die Zellen sind entweder vom Plattenepithel- oder vom Reservezelltyp des Zylinderepithels

CIN I (leichte Dysplasie)	atypische Zellen (Hyperchromasie der Kerne – Aneuploidie, Kernvergrößerung mit Verschiebung der Kern-Plasma-Relation, Kernpolymorphie, vermehrte, u.U. atypische Mitosen) im unteren Drittel der Epithelschicht
CIN II (mittelgradige Dysplasie)	atypische Zellen im unteren und mittleren Drittel der Epithelschicht, Zunahme der nukleären Atypien
CIN III (schwere Dysplasie)	atypische Zellen auch im oberen Drittel (u.U. bis zur Oberfläche), es sind aber noch präexistente Strukturen und Zellen erkennbar → fließender Übergang in ein
(Carcinoma in situ)	mit Aufhebung der Schichtung, die Oberfläche ist (auf einem begrenzten Areal) vollständig von atypischen Tumorzellen bedeckt
Mikrokarzinom	Infiltration von wenigen Zellagen (ohne Möglichkeit der Metastasierung), beim Reservezelltyp meist in plumpen Zapfen → später u.U. Übergang in ein nichtverhornendes Plattenepithelkarzinom, beim Plattenepitheltyp eher netzig („Spray-Typ") → u.U. Übergang in ein (verhornendes oder nicht verhornendes Plattenepithelkarzinom)

Sonderform: „koilozytäre" Dysplasie: Epitheldysplasie vom Plattenepitheltyp mit Nachweis von Koilozyten entsprechend einer HPV-Infektion (HPV können z.T. auch in Carcinomata in situ nachgewiesen werden)

Prognose der CIN:

■ Häufigkeit des Übergangs einer Dysplasie in ein Carcinoma in situ (CIS)/invasives Karzinom	je nach Autor 2–70 %
■ Latenzzeit zwischen leichter Dysplasie und CIS	ca. 7 Jahre
■ Latenzzeit zwischen mittlerer Dysplasie und CIS	ca. 3–5 Jahre
■ Latenzzeit zwischen schwerer Dysplasie und CIS	ca. 1 Jahr
■ Häufigkeit der Regression einer leichten Dysplasie	20–60 %
■ Häufigkeit einer Regression einer schweren Dysplasie	17–30 %
■ Häufigkeit des Übergangs eines CIS in ein invasives Karzinom	mindestens 60 %
■ Latenz zwischen CIS und invasivem Karzinom	7–10 Jahre

Invasives Plattenepithelkarzinom
Formen/Prognose:

■ verhornendes Plattenpithelkarzinom	Überlebensrate ca. 42 %
■ großzelliges nichtverhornendes Ca.	Überlebensrate ca. 68 %
■ kleinzelliges nichtverhornednes Ca.	Überlebensrate ca. 20 %

Besonderheiten:
Zervixstumpfkarzinom (bei ca. 3 % der Patientinnen mit suprazervikaler Uterus-resektion)
Zervixkarzinom bei Gravidität (Häufigkeit ca. 1 : 6000 Schwangerschaften)

Adenokarzinom der Zervixschleimhaut
Begünstigende Faktoren: exogener Gestageneinfluß; *Häufigkeit* ist u.a. durch die Anwendung gestagenbetonter Hormonpräparate (Ovulationshemmer) in den letzten Jahren von 5–8 % auf das Doppelte gestiegen; *Vorstadien*: „Adenocarci-noma in situ" auf dem Boden einer „atypischen adenomatösen Hyperplasie";
Fünfjahresüberlebensrate ca. 56 %, frühe lymphogene Metastasierung;
Formen:
■ (gut differenziertes) Adenokarzinom vom Zervixtyp: am häufigsten; im Gegensatz zu Endometriumkarzinomen Alzianblau- und CEA-positiv
■ (wenig differenziertes) Adenokarzinom: kleinalveolär; gehäuft nach exogener Gestagenzufuhr
■ klarzelliges Adenokarzinom: *Morphologie* wie in Ovar oder Vagina; abstam-mend vom Müller-Epithel (in der Tiefe gelegene Gangreste)

Mukoepidermoides Karzinom

II

4

| Zytodiagnostik des Portiokarzinoms |

Beurteilungskriterien [nach Dallenbach-Hellweg (1984) in Remmele (Hrsg.) „Pathologie"]

	Dysplasie	*CIS*	*Verhornendes Plattenepithel-Ca.*	*Nicht-verhornendes Karzinom*
Untergrund	klar	klar	klar oder wenig Eiweiß	Eiweiß-präzipitate
(Zahl atypischer Zellen	< 500	500–1000	unterschiedlich	> 1000)
Anordnung atyp. Zellen	isoliert oder in Reihen	isoliert oder Synzytium	meist isoliert	isoliert und Synzytium
Form atyp. Zellen	groß, polymorph	klein, uniform	groß, polymorph	groß, uniform
Kern-Plasma-Relation	leicht verschoben	stark verschoben	leicht verschoben	stark verschoben
Chromatingerüst	feingranuliert, hyperchromatisch	grobgranuliert, hyperchromatisch	grobgranuliert, oft opak	grobgranuliert, hyperchromatisch
Makronukleoli			selten, monströs	zahlreich, klein

Von der deutschen Gesellschaft für Zytologie empfohlene Klassifizierung zytologischer Befunde:

Gruppe	*Zytologische Diagnose*	*Empfohlene Maßnahme*
I	regelrechtes Zellbild	
II	leichte entzündliche, metaplastische, regenerative oder degenerative Veränderungen	(evtl. Kontrolle nach Therapie)
III	unklares Zellbild bedingt durch ▪ schwere entzündliche oder degenerative Veränderungen ▪ schwere regressiv veränderte Zellen, die möglicherweise von einer Präkanzerose oder einem Karzinom stammen ▪ Endometriumzellen nach der Menopause	kurzfristige Abstrichkontrolle nach empfohlener Therapie Abrasio
III d	leichte oder mäßige Dysplasie	Kontrolle innerhalb 3 Mon.

(Fortsetzung s. nächste Seite)

IV a	schwere Dysplasie/Carcinoma in situ	therapeutische Konisation (oder Hysterektomie)
IV b	CIS, V.a. invasives Wachstum	histologische Klärung durch Konisation und Abrasio
V	invasives Karzinom	histologische Klärung durch Konisation und Abrasio oder Portio-PE (bei makroskopisch sichtbarem Tumor)
Ø	technisch unbrauchbares Präparat	Wiederholung innerhalb 14 Tagen

II

Maligne mesenchymale und andere maligne Tumoren

4

Selten
- Leiomyosarkom
- Endozervikales Stromasarkom
- Maligne mesodermale Mischtumoren
- Sarcoma botryoides (im Kindesalter vorkommende Variante des Müller-Mischtumors bzw. entsprechend einem embryonalen Rhabdomyosarkom)
- Maligne Lymphome

Metastasen

Selten von:
- Mammakarzinom
- Magenkarzinom

Benigne epitheliale Tumoren und tumorähnliche Veränderungen

Papillome	selten (durch DNS-Papilloma-Viren: HPV)
Zystopapilläres Adenofibrom	ausschließlich in der Postmenopause (histologisch wie die entsprechenden Tumoren in Ovar und Endometrium)
Entzündliche Erosion	Oberflächendefekt ohne Ektopie; Vorkommen meist in der Postmenopause
(Entzündliche) glandulär-papilläre Ektopie	Ausstülpung hyperplastischer Endozervixschleimhaut auf die Portiooberfläche; *histologisch*: akute oder chronische Entzündungsinfiltrate, je nach Hormonlage ektozervikale Portioepithelregenerate (Östrogene) oder endozervikale Basalzellhyperplasie/-regenerate mit anschließender Plattenepithelmetaplasie (Gestagene)
Endometriose	

II

4

Hyperplasien und Polypen

Zystische Hyperplasie
Nur geringe Epithelproliferation, Drüsen zystisch erweitert; Ausdehnung des Drüsenepithels auf die Portio (glanduläre Ektopie) mit anschließender Plattenepithelmetaplasie; zystisch erweiterte Drüsen können u.U. als sog. Ovula Nabothii erkennbar werden

Mikroglanduläre Hyperplasie („adenomatöse Hyperplasie")
Unter Einfluß exogener Gestagene; Basalzellhyperplasie und Proliferation kleinalveolärer (mikroglandulärer) Strukturen aus meist unreifen Epithelien (bei – äußerst selten auftretenden – Atypien kann die Läsion als Präkanzerose angesehen werden)

Zervixpolypen
Stellen umschriebene Schleimhauthyperplasien dar; *histologisch*:
- epithelial: papilläre oder glanduläre Polypen
- Stroma: fibröse, angiomatöse, granulierende, Deziduapolypen; im Kindes- und Jugendalter selten zellreiche juvenile Polypen (DD: Sarcoma botryoides)

Benigne mesenchymale Tumoren

- Leiomyom
selten:
- Hämangiom (kapillär und kavernös)
- Gangliom
- Neurofibrom

4.2.3   Entzündungen

4.2.3.1   Tuben

Die Salpingitis stellt die wichtigste Erkrankung der Tuben dar

Unspezifische Salpingitis

Wichtigste Erreger:
- Staphylokokken
- Streptokokken
- E. coli
- Proteus
- Gonokokken (jetzt selten geworden)

Histologisch:
- akut: Ödem und granulozytäres Infiltrat in der gesamten Wandschicht (meist muskulär betont), Epithelzerstörung und fibrinöses Exsudat → Verklebung der Schleimhautfalten (vor allem bei Gonorrhö)
- chronisch: neben wenigen Granulozyten lymphoplasmazelluläres Infitrat und unregelmäßige Fibrosierung, zumeist reaktive Schleimhauthyperplasie (bis zum Bild der sog. chronischen Salpingitis pseudofollicularis); Komplikationen: Pyosalpinx, Tuboovarialabszeß, Hydrosalpinx; Rezidive; Pelveoperitonitis, Douglas-Empyem, Infertilität, Tubargravidität

II

Salpingitis tuberculosa
Häufigste Manifestationsform der weiblichen Genitaltuberkulose; meist durch hämatogene Infektion einer Lungentuberkulose, seltener lymphogen bei Magen-Darm-Trakt-, Mesenteriallymphknoten- oder Peritonealtuberkulose oder per continuitatem
Formen:
- Perisalpingitis tuberculosa
- Endosalpingitis tuberculosa
- Kombinationsformen

4

histologisch: häufig nur wenige Epitheloidzellgranulome, hervorstechendes Merkmal ist zumeist nur die (unspezifische) Epithelproliferation, andere Areale zeigen zerstörtes Tubenepithel, in der Tubenlichtung findet sich oft käsig-nekrozisches Material, das verkreiden und verkalken kann
Komplikationen:
- aszendierende und deszendierende Ausbreitung
- Pelveoperitonitis tuberculosa
- „tuberkulöser Konglomerattumor"
- Fistelbildung (Darm, Harnblase)
- Sterilität
- Tubargravidität
- hämatogene Streuung

Seltene granulomatöse Formen:
- Sarkoidose
- M. Crohn (fortgeleitet)
- Schistosomiasis
- Lues
- Aktinomykose
- Infektion mit Enterobius vermicularis
- Fremdkörpergranulom (nach Salpingographie)

Salpingitis isthmica nodosa
Mögliche *Ursachen*: Entzündungsfolge, Adenomyose der Tube (umschriebene Muskelhyperplasien um drüsenähnliche Abschnürungen); *Morphologie*: die Pars isthmica der Tube ist knotenförmig aufgetrieben durch o.g. „adenomyotische" Veränderungen; *Komplikationen*: Sterilität, Tubargravidität

4.2.3.2   Endometrium

Akute unspezifische Endometritis
Bei:
- intrauterinem Abort (am häufigsten; Nachweis von Dezidua oder Plazenta)
- Fremdkörpern (Pessaren, Tamponstreifen)
- nekrotischen Gewebsteilen (Polypen, Myome)

Histologisch: dichte leukozytäre Infiltrate im Stroma, im Drüsenepithel und in den Lumina

Chronische unspezifische Endometritis

Ursachen wie bei akuter Entzündung; *histologisch*: diffuse oder fokale Entzündungsinfiltrate aus Lymphozyten und *Plasmazellen* in Stroma und Drüsenepithel (Diagnose durch Nachweis von Plasmazellen oder Zerstörung der Drüsenepithelien – weniger anatomische, sondern mehr funktionelle Störungen!)

Sonderformen:

- chronische Fremdkörpergranulome, z.B. auf Talkum, *Morphologie*: meist Fremdkörperriesenzellen
- Ichthyosis uteri im senilen Endometrium; Defekte durch metaplastisches Plattenepithel überkleidet
- Pyometra/Hydrometra bei Abflußbehinderungen des entzündlichen Sekrets durch den Zervikalkanal

Spezifische Endometritis

Endometritis tuberculosa

Selten; deszendierend bei Salpingitis tuberculosa, seltener hämatogen oder aszendierend; *histologisch*: Epitheloidzellgranulome (mit Langhans-Riesenzellen) im Endometrium, seltener ausgedehnte käsige Nekrosen; weiterhin unspezifisches chronisches Entzündungsinfiltrat

Sarkoidose

Tube meist nicht befallen (differentialdiagnostisch bedeutsames Kriterium gegenüber Tuberkulose)

Weitere seltene Entzündungsformen

- Infektion mit Mykoplasmen (ähnlich wie Tuberkulose)
- Endometritis gonorrhoica (plasmazellreiches Entzündungsinfiltrat)
- Toxoplasmose (Ursache für habituellen Abort?)
- Endometritis durch:
  - Cryptococcus glabratus
  - Blastomyces dermatitidis
  - Schistosoma haematobium
  - Pneumokokken
  - Herpes-, Zytomegalieviren
  - Candida albicans
  - Kokzidien
  - Aktinomyzeten
- Malakoplakie

4.2.3.3   Myometrium

Myometritis

Fast nur als Endomyometritis bei postabortaler oder puerperaler Infektion, seltener durch Gonokokken; *Morphologie*: granulozytäre bei akuter bzw. lymphoplasmazelluläre Infiltrate bei chronischer Entzündung

4.2.3.4   Endo- und Ektozervix

Unspezifische Endo- uns Ektozervizitis

Mögliche *Ursachen*:

Bakterien	gramnegative Diplokokken, Gonokokken, (meist akute Entzündungen)
	Streptokokken, Staphylokokken, Enterokokken (meist chronische Entzündungen)
Viren	Herpesviren (Risiko der malignen Transformation), HPV
Andere Erreger	Trichomonas, Candida albicans
Fremdkörper	Tamponreste, Pessare

Spezifische Entzündungen

■ Tuberkulose (deszendierend über tuberkulöse Salpingitis und Endometritis)
■ Lues

Weitere seltene Entzündungsformen

■ Granuloma inguinale
■ Diphtherie
■ Aktinomykose
■ Parasiteninfektionen

4.2.4   Degenerative Veränderungen, Dystrophien und Stoffwechselstörungen

4.2.4.1   Endometrium

Endometriumveränderungen bei IUP (Intrauterinpessar)

■ Umschriebene Dezidualisierung
■ Drucknekrosen
■ Perifokale Endometritis
■ Perifokale starre Sekretion der oberen Endometriumschicht bei progesteronbeladenen Pessaren

Komplikation: Keimaszension (u.a. Aktinomykose)

4.2.5   Kreislaufstörungen

4.2.5.1   Endometrium

Ödem	durch: ■ hormonelle Dysfunktion (fokale Überstimulation durch Östrogen) ■ mechanisch bedingt (u.U. bilden sich auch Lymphzysten aus) ■ (physiologisch in mittlerer Proliferations- und Sekretionsphase)
Stauungshyperämie	Ursachen wie Ödem
Apoplexia uteri	flächenhafte Blutung in die obere Endometrium-schicht bei Stauung, aber auch Arteriosklerose und Herz-Kreislauf-Erkrankungen
Hämatometra	blutgefülltes Cavum durch Verschluß des Zervikal-kanals
Hyperämie	bei Menstruation, Entzündungen
Blutungsstörungen	Blutzufuhr hormonell gesteuert; Störungen am deutlichsten im Endometrium

4.2.6   Fehlbildungen

4.2.6.1   Uterus

Uterus bicornis	zwei Uteruslumina durch unvollständige Fusion der Müller-Gänge
Uterus didelphys	sagittales Septum durch Uterus und Vagina bei Fusion ohne Rückbildung der Septen
Uterus septus/subseptus/arcuatus	Septum hat sich nur unvollständig zurück-gebildet
Uterus bicornis unicollis	deformierter Uterus und rudimentäres Uterus-„Horn" bei Atresie eines der beiden Müller-Gänge
Rokitansky-Küster-Hauser-Syndrom	anstelle des Uterus zwei Muskelstränge (bei Atresie beider Müller-Gänge), meist mit anderen Entwicklungsstörungen kombiniert
Atresie von Zervix/Vagina	

4.2.7   Sonstige Veränderungen

4.2.7.1 Tuben

II

Stieldrehung	bei Hydro- oder Pyosalpinx, Parovarialzyste, Ovarialtumor u.a. → hämorrhagische Infarzierung
Tubenprolaps	nach vaginaler Hysterektomie
Tubenligatur	zur Sterilisation; in ca. 1 % kommt es zur spontanen Reanastomosierung

(Sonstige Veränderungen – Endometrium siehe nächste Seite)

4

4.2.7.2   Endometrium

Endogene Funktionsstörung

	Drüsen	Epithel	Stroma	Ursache
Atrophie	fehlen weitgehend	flach	dicht, kleine Zellen	fehlende Ovarialfunktion (funktionell oder anatomisch) druckbedingt (z.B. Myome)
Stille Ovulation	fehlen weitgehend	flach	dicht, kleine Zellen	Endometrium verhält sich „refraktär" auf normale Ovarialfunktion
Fibröse Atrophie	fehlen weitgehend	flach	kleine Zellen, fibosiert	langfristige exogene Gestagenzufuhr
Ruhendes Endometrium	etwas mehr als bei Atrophie	einreihig, kubisch bis zylindrisch	dicht, spindelzellig, keine Mitosen	nicht ausreichende Ovarialfunktion (z.B. Follikelinsuffizienz)
Unterwertige Proliferation	wie frühe Proliferationsphase	wie frühe Proliferationsphase	wie frühe Proliferationsphase	bei Persistenz eines insuffizienten Follikels, d.h. verringerte Östrogenstimulation (Diagnose nur in 2. Zyklushälfte möglich)
Unregelmäßige Proliferation	unterschiedlich weit, verschieden dicht (u.U. Übergang in glandulär-zystische Hyperplasie)	hochproliferiert, Mitosen häufig, Plattenepithelmetaplasie bei exogener Östrogenzufuhr	fokal ödematös, spindelzellig, Mitosen	länger anhaltende Follikelpersistenz (mit anhaltender Östrogenstimulation), exogene Östrogenzufuhr
Glandulär-zystische Hyperplasie (einfache Hyperplasie)	vermehrt, zystisch erweitert, durch Stroma getrennt („Schweizer-Käse-Muster") (u.U. Übergang in „adenomatöse" H.)	hochproliferiert (mehrreihig bis mehrschichtig), häufig Mitosen; eingestreut „hellere Zellen", u.U. Plattenepithelknötchen	häufig Mitosen, Zellen groß und zytoplasmaarm, keine Spiralarterien	langfristige Follikelpersistenz wiederholte anovulatorische Zyklen exogene Östrogenzufuhr seltener: Stromahyperplasie des Ovars östrogenbildende Ovarialtumoren
Unterwertige Sekretion mit koordinierter Reifungsverzögerung	entsprechend einem früheren Zeitpunkt der Sekretionsphase	entsprechend einem früheren Zeitpunkt der Sekretionsphase	entsprechend einem früheren Zeitpunkt der Sekretionsphase	(Diagnose nur bei genauer Kenntnis des Zyklustages möglich) Corpus-luteum-Insuffizienz durch

(Fortsetzung s. nächste Seite)

II

4

Unterwertige Sekretion mit dissoziierter Reifungsverzögerung	buntes Nebeneinander von zyklusgerechten und unterentwickelten Drüsen		fleckig ödematös	zentrale oder ovarielle Störung (nicht regelhaft entwickeltes oder zu früh abgebrochenes Corpus luteum → Gestagenmangel) relativer Gestagenmagel (relative C.-l.-Insuff.) bei hohen endogenen Östrogenspiegeln
Verzögerter Abstoßung	besonders bei intra- oder extrauterinem Abort Arias-Stella-Phänomen: Drüsen geschlängelt, „aufgefaltet"	Arias-Stella-Phänomen: hyperchromatische Kerne in hellem Zytoplasma		Corpus-luteum-Persistenz bei: ■ Corpus luteum graviditatis ■ Corpus-luteum-Zyste oder zentrale Störung → verlangsamter Progesteronabfall
Sekretorische Hypertrophie	sekretorische Umwandlung, seltener auch Arias-Stella-Phänomen		deziduaähnlich, fokale Abbruchblutungen	klimakterische Corpus-luteum-Insuffizienz mit überschießender Progesteron- oder Hypophysengonadotropinproduktion progesteronproduzierende Ovarialtumoren
Starre Sekretion (aus starrer Proliferation)	spärlich, eng		prädezidual/dezidual umgewandelt	lang anhaltende exogene Gestagenzufuhr (fokal bzw. oberflächlich auch bei progesteronbeladenen IUP)
Abortive Sekretion	gerade verlaufend	niedriges Epithel	spindelzellig, fleckig ödematös, u.U. hämorrhagische Nekrosen	Kombinationspräparate (mit Überwiegen des Gestagens) – morphologischen Veränderungen bleiben über den gesamten Zyklus konstant
Verzögerte Sekretion (bei Sequentialpräparaten)	hochproliferiert (u.U. auch unregelmäßige Proliferation)	noch am Zyklusende basale Vakuolen im Epithel	charakteristische Gitterfaser- und Gefäßveränderungen	Sequentialpräparate mit anfänglich hoher Östrogenstimulation
Noduläre Stromahyperplasie („Stromalome")	klein, eng, weit auseinandergedrängt		große Kerne, spärlich Zytoplasma (DD: Endometriumsarkom)	hormonelle (androgene?) Stimulation seltener nach Kombinationspräparaten

4.3   Vulva und Vagina

4.3.1   Tumoren und tumorähnliche Veränderungen

4.3.1.1   Lokalisationen

C51	**Vulva**
C51.0	Labia majora (mit Bartholini-Drüsen)
C51.1	Labia minora
C51.2	Klitoris
C51.8	Vulva (mehrere Teilbereiche)
C51.9	Vulva (mit Mons pubis, Fourchette, Haut der Vulva) (NOS)

C52	**Vagina**
C52.9	Vagina
C52.91	Vagina, oberes Drittel
C52.92	Vagina, vorderes Scheidengewölbe
C52.93	Vagina, hinteres Scheidengewölbe
C52.94	Vagina, mittleres Drittel
C52.95	Vagina, äußeres (= unteres) Drittel
C52.96	Hymenalsaum

4.3.1.2   TNM-Klassifikation

Vulva

Regionäre Lymphknoten: femoral, inguinal

(Karzinom)

TX	Primärtumor kann nicht beurteilt werden	
T0	kein Anhalt für einen Primärtumor	
Tis	Carcinoma in situ	
T1	Tumor $\leq$ 2 cm, beschränkt auf Vulva oder Perineum	FIGO I
T2	Tumor > 2 cm, beschränkt auf Vulva oder Perineum	FIGO II
T3	Tumor infiltriert Urethrawand oder untere Urethraschleimhaut, Vagina oder Anus	FIGO III
T4	Tumor infiltriert Knochen oder Schleimhaut von Rektum, Harnblase oder oberer Urethra	FIGO IV
NX	regionäre Lymphknoten können nicht beurteilt werden	
N0	keine regionären Lymphknotenmetastasen	
N1	unilaterale regionäre Lymphknotenmetastasen	
N2	bilaterale regionäre Lymphknotenmetastasen (alle anderen Lymphknotenmetastasen gelten als Fernmetastasen M1)	

Vagina

Regionäre Lymphknoten:
- obere zwei Drittel der Vagina: pelvin
- unteres Drittel der Vagina: inguinal

(Karzinome)

TX	Primärtumor kann nicht beurteilt werden	
T0	kein Anhalt für einen Primärtumor	
Tis	Carcinoma in situ	FIGO 0
T1	Tumor ist auf die Vaginalwand begrenzt	FIGO 1
T2	Tumor infiltriert paravaginales Gewebe, aber nicht Beckenwand	FIGO II
T3	Tumor infiltriert Beckenwand	FIGO III
T4	Tumor überschreitet kleines Becken oder infiltriert Schleimhaut von Rektum oder Harnblase	FIGO IV A
NX	regionäre Lymphknoten können nicht beurteilt werden	
N0	keine regionären Lymphknotenmetastasen	
N1 (oben)	regionäre Lymphknotenmetastasen (pelvin)	FIGO III
N1 (unten)	unilaterale regionäre Lymphknotenmetastasen (inguinal)	FIGO IV A
N2 (unten)	bilaterale regionäre Lymphknotenmetastasen (inguinal) (alle anderen Lymphknotenmetastasen gelten als Fernmetastasen M1)	FIGO IV B
M1	Fernmetastasen	FIGO IV B

4.3.1.3 Vulvatumoren

Maligne epitheliale Tumoren

Plattenepithelkarzinom (epidermoides Karzinom)
Zumeist gut differenziert; undifferenzierte Karzinome entstammen meist dem Klitorisbereich; Prognose insgesamt schlecht
Sonderform: **verruköses Karzinom** (selten) zumeist auf dem Boden eines Condyloma acuminatum

Adenokarzinom
(sehr selten; DD: Hidradenom)

Basalzellkarzinom
(selten)

Karzinome der Bartholini-Drüse:
Plattenepithelkarzinome oder adenoide Karzinome

„Dystrophien" und präkanzeröse Veränderungen

II

Unter Dystrophien werden verschiedene Veränderungen zusammengefaßt, die früher (und z.T. jetzt auch noch) als Leukoplakie, Kraurose, Skleroderma, Neurodermitis u.a. bezeichnet wurden; jetzt erfolgt die Einteilung unabhängig von der vermuteten Ätiologie nach dem Grad der Epithelproliferation bzw. -degeneration in:

- hyperplastische
- atrophische und
- gemischte *Dystrophien*

Ohne nukleäre Atypien sind diese Dystrophieformen nicht als Präkanzerosen anzusehen.

4

Je nach Grad der nukleären Atypien (und Architekturveränderungen) werden

- leichte (**VIN I**)
- mittelgradige (**VIN II**) und
- schwere *Dysplasien* bzw. bei Schichtungsverlust das **Carcinoma in situ** (**VIN III**)

unterschieden. VIN bedeutet hier analog der Zervixdysplasien *v*uläre *i*ntraepitheliale *N*eoplasie. Dysplasien treten am häufigsten bei hyperplastischen Dystrophien auf

(Hyperplastische Dystrophie; frühere Bezeichnung: *Leukoplakie*
Atrophische Dystrophie; weiterhin gebräuchliche Bezeichnung: **Lichen sclerosus et atrophicus**; frühere Bezeichnung: *Craurosis vulvae*; *histologisch*: zusätzlich zu der Epithelatrophie mit Papillenschwund findet sich eine Faserdegeneration mit bandförmig angeordnetem zellarmen hyalinen Stroma und darunterliegendem chronischen Entzündungsinfiltrat; die Melanozyten sind vermindert)

Extramammärer Morbus Paget

Histogenese: analog dem M. Paget der Mamma wahrscheinlich aus multipotenten Basalzellen des ursprünglichen Milchleistenepithels; *histologisch*: große PAS-positive Zellen, vorwiegend in basalen Epidermisschichten und Epithelpapillen (keine Melaninbildung, auch Muzikarmin- und CEA-positiv); eine maligne Transformation der Paget-Zellen selbst ist selten (im Gegensatz zum überwiegenden Teil des mammären M. Paget ist er auch nicht immer mit einem tiefergelegenen Karzinom assoziiert), es kommen jedoch in ca. 30 % Hautkarzinome und in ca. 14 % Mammakarzinome sowie weitere Tumoren vor. Der M. Paget neigt zu Rezidiven, er ist in dieser Lokalisation als intraepitheliale Neoplasie mit potentiell invasivem Wachstum anzusehen

Maligne mesenchymale Tumoren (sehr selten)

- Embryonales Rhabdomyosarkom
- Rhabdomyosarkom vom adulten Typ
- Leiomyosarkom
- Neurofibrosarkom
- Angiosarkom

Metastasen

(sehr selten)

Benigne epitheliale Tumoren

Papilläres Hidradenom
Histogenese: wahrscheinlich nicht von Schweißdrüsen, sondern von akzessorischem Mammagewebe abstammend (Reste der bis zur Vulva reichenden Milchleiste); *histologisch*: papilläre Proliferate, von ein- bis zweireihiger Zellschicht bedeckt, kaum Mitosen; Ähnlichkeit mit intraduktalem Papillom der Mamma

Klarzelliges Hidradenom
Histogenese: von Schweißdrüsen abstammend; *histologisch*: solide Stränge klarer Zellen

Syringom
Histogenese: Ausführungsgänge der Schweißdrüsen; *histologisch*: fokale kleinzystisch erweiterte Gangproliferate mit kubischem ein- bis mehrreihigem Epithel, typische kommaförmige Struktur der Gänge (kommt häufig in Bartholini-Drüsen vor)

Plattenepithelpapillom (epidermoides Papillom)
Histologisch: plumpe Papillen (ohne doppelte Verzahnung) mit nur spärlich Bindegewebe, relativ häufig Mitosen des Plattenepithels, mäßige Kernpolymorphie (sorgfältige Suche nach möglichen Epithelinvasionen!)

Pleomorphes Adenom
Fast nur in Bartholini-Drüsen, entspricht *histologisch* dem Parotis-Typ, kann aber in sehr seltenen Fällen auch metastasieren

Benigne mesenchymale Tumoren

- Fibrom (einschließlich gestieltes Fibroma pendulans)
- Hämangiom
- Angiokeratom (mit Endothel ausgekleidete kapilläre Hohlräume werden von Plattenepithelproliferaten umgeben)
- Hämangioperizytom (selten)
- Leiomyom
- Granularzelltumor
- Neurofibrom
- Lipom
- Lymphangiom
- Myxom

Sonstige Tumoren und tumorähnliche Veränderungen

- Ganglioneurom
- Nävi (einschließlich Lentigo simplex)
- Leukoplakie, Craurosis vulvae u.a.: s. unter: „Dystrophien und präkanzeröse Veränderungen"
- Malignes Melanom (bis zu 9 % aller malignen Vulvatumoren)

Weitere tumorähnliche Veränderungen:
- Endometriose
- Condyloma acuminatum
- Seborrhoische Keratose; *histologisch*: Akanthose, Hyperkeratose, je nach Typ auch Papillomatose
- Keratoakanthom; das schnelles Wachstum ist u.U. das einzige Kriterium zur Unterscheidung von einem Plattenepithelkarzinom; das Keratoakanthom ist gutartig und bildet sich z.T. spontan zurück; häufig sind nur Kutisschichten (oder oberflächliche Subkutis) betroffen

Zysten

Bartholoni-Zysten	durch Verschluß des Ausführungsganges bzw. nach Abszeß; *histologisch*: Plattenepithelauskleidung mit Übergang in ein- bis mehrreihiges Zylinderepithel
Epidermoidzysten	durch dysontogenetische oder traumatische Verlagerung von Epithel in tiefere Schichten
Talgdrüsenretentions-zysten	*histologisch*: wie Epidermoidzysten von mehr-schichtigem Plattenepithel ausgekleidet, jedoch ohne Hornlamellen
Gartner-Gangzysten	*Lokalisation*: lateral des Hymenalsaumes, der Klitoris, der kleinen Schamlippen oder der Urethra; *histologisch*: von einschichtigem kubischen Epithel ausgekleidet
Schleimzysten	wahrscheinlich dysontogenetische Zysten des Urogenitalsinus; *histologisch*: von einreihigem Zylinderepithel ausgekleidet
Peritonealzysten	entsprechen Hydrozele des D. spermaticus; *Lokalisation*: große Schamlippen

4.3.1.4   Vagina

Maligne epitheliale Tumoren und präinvasive Vorstadien

Dysplasien und **Carcinomata in situ**
Meist vom Plattenepithel-, seltener vom Reservezelltyp

Plattenepithelkarzinom

Adenokarzinom
Hohe Inzidenz nach Stilböstrol-Behandlung der Mutter während der Gravidität; die Tumoren entstehen bei Mädchen/Frauen zwischen 10 und 20 Jahren; *Unterformen*:
- Klarzelladenokarzinom (mesonephroid); am häufigsten
- Zylinderzelltyp
- endometrioides Adenokarzinom

Maligne mesenchymale Tumoren

Sarcoma botryoides
Tumor ausschließlich des Kindesalters; *makroskopisch*: typische traubenförmige
Anordnung von polypösen Gewebswucherungen (z.T. gallertig); *mikroskopisch*:
zahlreiche spindelige kleine Tumorzellen unter meist intakter Oberfläche, dazwischen ödematös aufgelockertes Stroma, seltener kommen reifere mesenchymale
Differenzierungen (Querstreifung, Knorpel, Knochen etc.) vor; das Stromaödem
kann über den Zellreichtum hinwegtäuschen und auch die Atypien weniger
deutlich werden lassen (→ Fehldiagnose eines benignen Vaginalpolypen)
In der Gravidität können gutartige ähnlich aussehende **„Pseudosarcomata
botryoides"** auftreten

Weitere seltene Sarkome u.a. Tumoren des Erwachsenenalters:
- Fibrosarkom
- Leiomyosarkom
- Stromasarkom
- Angioblastisches Endotheliom
- Neurofibrosarkom
- Malignes Melanom

Metastasen

Kontinuitätsausbreitung von Karzinomen aus:
- Portio
- Vulva
- Harnblase
- Urethra
- Rektum

Lymphogen/hämatogen aus:
- Uterus
- Ovar
- Nieren

Benigne epitheliale Tumoren und tumorähnliche Veränderungen

- Polypen der Vaginalschleimhaut; wahrscheinlich hormonell induzierte Stroma-
  hyperplasien mit regelhafter Epithelbedeckung (DD: Sarcoma botryoides)
- Plattenepithelpapillom
- Spitze Kondylome
- Adenome/Adenosen; auf dem Boden von Müller- oder Gartner-Gangresten

Benigne mesenchymale Tumoren

- Fibrom
- Fibromyom
- Hämangiom
- Myxom
- Lipom
- Rhabdomyom (selten)

II

- Gutartige Mischtumoren
- Granularzelltumor
- Neurofibrom/Neurofibromatose
- Neuroepitheliom
- Neuroblastom/Phäochromoblastom (selten)

4

Zysten

Lokalisation:

unteres Drittel, vorne	Müller-Epithelzysten paraurethrale Zysten Vestibularzysten
unteres Drittel, hinten	Vestibularzysten
oberes Drittel	Müller-Epithelzysten (einschließlich Endometriosezysten), meist hinten
seitlich	Gartner-Gang-Zysten
überall	traumatische Epithelzysten

Angeborene Zysten
- Müller-Epithelzysten (paramesonephroide Zysten); *histologisch*: Zyste ausgekleidet durch hochzylindrisches, z.T. auch abgeflachtes schleimbildendes Epithel, seltener fokal Flimmerepithelien oder metaplastisches Plattenepithel *Sonderform*: Endometriosezysten
- Gartner-Gangzyste (mesonephroide Zysten); *Morphologie*: Zystenauskleidung durch einreihiges kubisches Epithel mit „perlschnurartig aufgereiht" erscheinenden Kernen, deutliche Basalmembran
- Zysten aus paraurethralen Gangresten und Vestibulärdrüsen

Traumatische Epithelzysten
Epidermoidzysten („echte" teratogene Epidermoidzysten sind extrem selten)

Sonstige tumorähnliche Veränderungen

- Fornixgranulationen
- Endometriose
- Mesonephrogene Ganghyperplasie
- Deziduale Umwandlung

4.3.2 Entzündungen

4.3.2.1 Vulva

II

Unspezifische Vulvitis und Bartholinitis

Ursachen:

- Bakterien: Staphylokokken, Streptokokken, Gonokoken, E. coli (Infektion durch Kontamination von außen oder kanalikulär deszendierend); *Komplikationen*: Bartholini-Abszeß → u.U. Bartholini-Zyste; *Sonderform*: **Ulcus molle** durch Haemophilus ducreyi (multiple aphthöse Läsionen)
- Chemikalien u.a.

Spezifische bakterielle Vulvitis

4

Lues

Lues I (Primäraffekt)	nach 10–90 Tagen: Ulcus durum (selten auch multipel); *Histologie*: Angiitis der kleinen Gefäße, plasmazellreiches Granulationsgewebe, Akanthose des angrenzenden Epithels, anschließende oder begleitende Lymphadenitis
Lues II	Condylomata lata: plateauartige (konfluierende) Erhebungen; *Histologie*: oberflächliche Nekrosen mit basalem plasmazellreichen Granulationsgewebe (Spirochäten nachweisbar)
Lues III	Gummen (selten)

Granuloma inguinale
Morphologie: als Primäraffekt u.U. weiche papulöse (ulzeröse) Läsion aus Granulationsgewebe und reichlich Makrophagen mit schaumigem Zytoplasma und sog. Donovan-Körperchen; im umgebenden Epithel u.U. pseudokarzinomatöse Hyperplasie; *Erreger*: Calymmatabacterium granulomatis

Tuberkulose
Sehr selten

Virusbedingte Vulvitis

Herpes simplex genitalis

Condyloma acuminata
Durch Papovaviren bedingt; *mikroskopisch*: doppelt verzahnte papilläre Epithelhyperplasien mit „feinzottiger" Oberfläche, häufig Parakeratosen, Koilozytose der oberflächennahen Epithelien (perinukleäre Aufhellung um pyknotischen Kern, der z.T. basophile Einschlüsse enthält); *Komplikationen*: erhöhtes Risiko für maligne Transformation

Molluscum contagiosum
Durch DNA-Viren bedingt; *mikroskopisch*: „kragenknopfförmig" in die Tiefe reichende Akanthose, intrazytoplasmatische virale Einschlußkörper

Lymphogranuloma inguinale (venereum)
Schnell die Lymphknoten betreffende Entzündung mit Schwellung und Abszedierung, granulierende Entzündung; *Erreger*: Chlamydia lymphogranulomatosis

II

Mykosen

Soor-Mykose
Häufig, zumeist mit Soorkolpitis;
begünstigende Faktoren:
- Diabetes mellitus
- M. Addison
- Hyperthyreoidismus
- Schwangerschaft
- hormonelle Kontrazeption
- Kindes- und hohes Lebensalter

4

Parasitär bedingte Vulvitis

Selten, bei Kindern u.U. Schmierinfektion mit **Oxyuren**

4.3.2.2   Vagina

Unspezifische Kolpitis

Mögliche *Ursachen*:

Bakterien	Streptokokken, Staphylokokken, Gonokokken, Neisseria catarrhalis, Haemophilus vaginalis, E. coli
Protozoen	Trichomonas vaginalis (am häufigsten), Entamoeba histolytica (selten)
Pilze	Candida albicans (Soor, sehr häufig, besonders in der Schwangerschaft und bei Diabetes mellitus – erhöhter epithelialer Glykogengehalt?), Leptothrix vaginalis
Viren	Herpes simplex genitalis, seltener Chlamydien
Chemikalien	Kaliumpermanganat, Quecksilberchlorid u.a. (insgesamt selten)

Begünstigende Faktoren:
- Schädigung der Döderleinflora
- herabgesetzte Östrogenproduktion
- erhöhter pH-Wert
- vermehrter Glykogengehalt

Spezifische Kolpitis

Selten:
- Lues (I und III)
- Tuberkulose

Sonderformen

- Traumatische Kolpitis; meist durch Fremdkörper
- Colpitis emphysematosa; *Morphologie*: zahlreiche subepidermale (gasgefüllte) Bläschen, *histologisch* meist von lympho-, fibro-, histiozytärem Infiltrat umgeben, z.T. auch Fremdkörperriesenzellen; *Ätiologie* unklar; tritt häufig in der Gravidität auf und bildet sich spontan zurück

II

4.3.3   Degenerative Veränderungen, Dystrophien und Stoffwechselstörungen

4.3.3.1   Vulva

4

Hypopigmentierung

- Vitiligo: herdförmiger Verlust von Melanozyten
- Albinismus: generalisierte fehlende Melaninbildung
- Leukoderma: postinfektiöser Pigmentierungsverlust

4.3.4   Kreislaufstörungen

4.3.4.1   Vulva

- Varicosis vulvae mit Thromboseneigung
- Vulvaödem

4.3.4.2   Vagina

- Hyperämie (während Gravidität)
- Varikosis (selten)

4.3.5   Fehlbildungen

4.3.5.1   Vulva

Hypoplasie

Durch mangelhafte Steroidbildung

Hyperplasie

Sonderform: Hyperplasie der Klitoris bei **Hermaphroditismus**

4.4   Plazenta und Embryo/Fetus

4.4.1   Anatomie

4.4.1.1   Plazenta

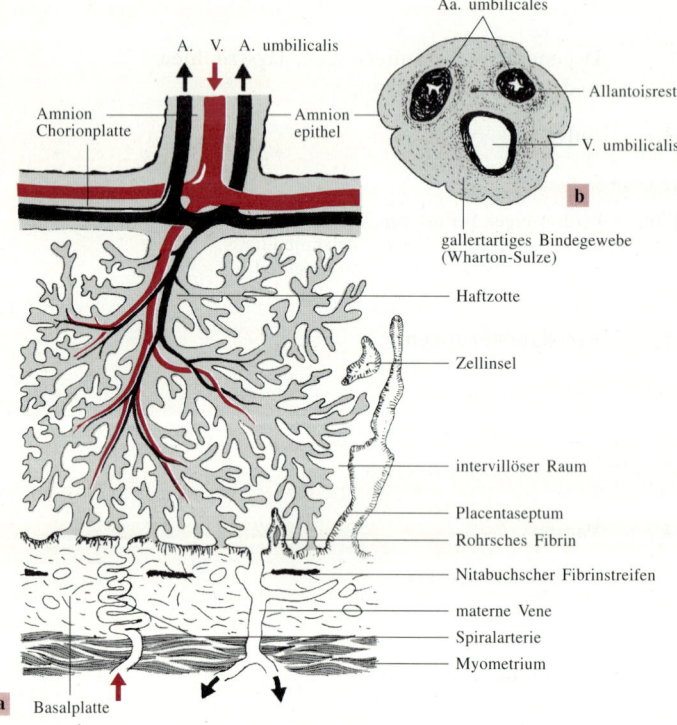

Abb. II-4-4. a Aufbau der Plazenta. **b** Querschnitt durch die Nabelschnur. Fortsetzung **c** bis **f** auf der folgenden Seite

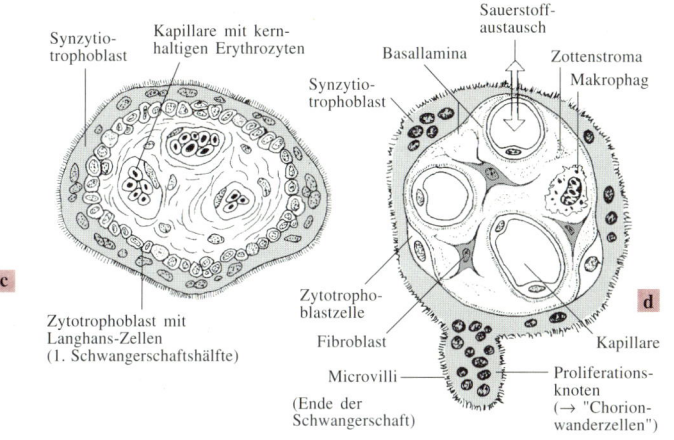

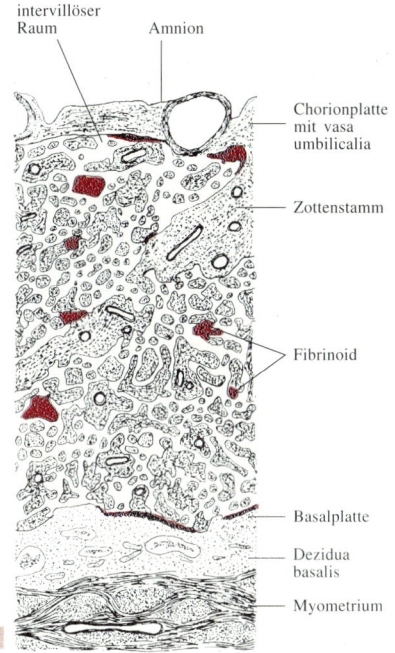

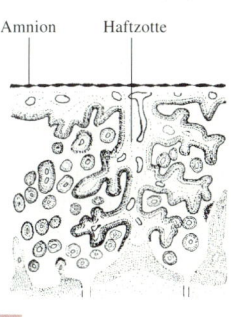

Abb. II-4-4. (Fortsetzung).
c Aufbau einer Plazentazotte
in der ersten Schwanger-
schaftshälfte. d Plazentazotte
gegen Ende der Schwanger-
schaft. e Histologischer
Aufbau von Plazenta und
angrenzendem Uterus.
f Detaildarstellung der
Chorionplatte

Plazentagewichte

SSW	g
6	15
7	22
8	29
9	37
10	45
11	54
12	60
13	75
14	87
15–16	60–100
17–18	65–135
19–20	80–160
21–22	100–215
23–24	115–230
25–26	130–255
27–28	155–325
29–31	220–380
32–34	255–425
35–37	295–490
38–42	345–620 (400–550)

Zottenbaum der reifen Plazenta (bei der Geburt)

Truncus 1. Grades (Truncus, Zottenstamm)	1–2 mm
Truncus 2. Grades (Ramus, Zottenstamm)	500 µm – 1 mm
Truncus 3. Grades (Ramulus, peripherer Zottenstamm, Zottenast)	150–500 µm
Ramus (Zwischenstück, Zottenzweig)	60–150 µm
Endzotte (Endzotte, Endzotte)	40–80 µm

4.4.1.2   Fetus

Fetale Längen- und Gewichtsmaße (Mittelwerte)

SSW	SSL (cm)	SFL (cm)	Gewicht (g)	SSW	SSL (cm)	SFL (cm)	Gewicht (g)
15	10,5	14,4	77	22	18,5	27,0	380
16	10,8	15,5	81	23	19,5	29,0	490
17	12,2	17,0	113	24	20,5	30,0	567
18	12,7	18,6	149	25	20,8	31,0	620
19	14,2	20,0	179	26	21,5	33,0	710
20	15,6	23,0	255	27	22,1	33,5	875
21	17,0	25,5	321				

II

4

Zeittafel der pränatalen Entwicklung des Menschen

1.–6. Woche

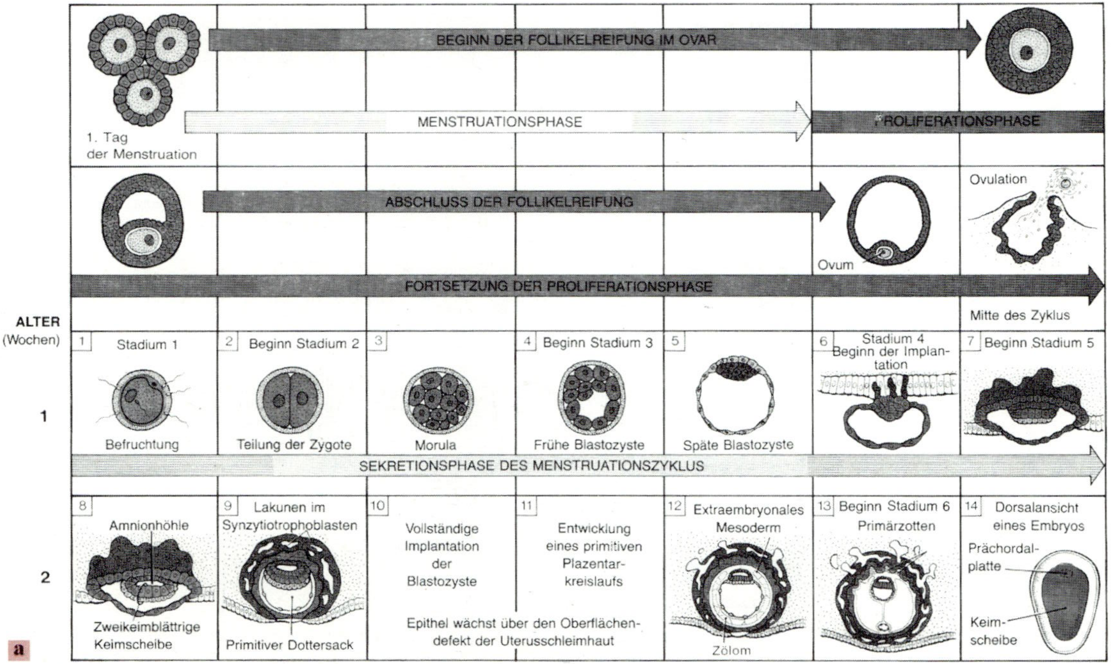

ALTER (Wochen)							

BEGINN DER FOLLIKELREIFUNG IM OVAR

MENSTRUATIONSPHASE

PROLIFERATIONSPHASE

Ovulation

Mitte des Zyklus

1. Tag der Menstruation

ABSCHLUSS DER FOLLIKELREIFUNG

FORTSETZUNG DER PROLIFERATIONSPHASE

Ovum

SEKRETIONSPHASE DES MENSTRUATIONSZYKLUS

1

1 Stadium 1	2 Beginn Stadium 2	3	4 Beginn Stadium 3	5	6 Stadium 4 Beginn der Implantation	7 Beginn Stadium 5
Befruchtung	Teilung der Zygote	Morula	Frühe Blastozyste	Späte Blastozyste		

2

8 Amnionhöhle	9 Lakunen im Synzytiotrophoblasten	10 Vollständige Implantation der Blastozyste	11 Entwicklung eines primitiven Plazentarkreislaufs	12 Extraembryonales Mesoderm	13 Beginn Stadium 6 Primärzotten	14 Dorsalansicht eines Embryos
Zweikeimblättrige Keimscheibe	Primitiver Dottersack	Epithel wächst über den Oberflächendefekt der Uterusschleimhaut		Zölom		Prächordalplatte / Keimscheibe

a

Abb. II-4-5. a-d Stadien der Embryonal- und Fetalentwicklung. (Aus: Moore, 1993)

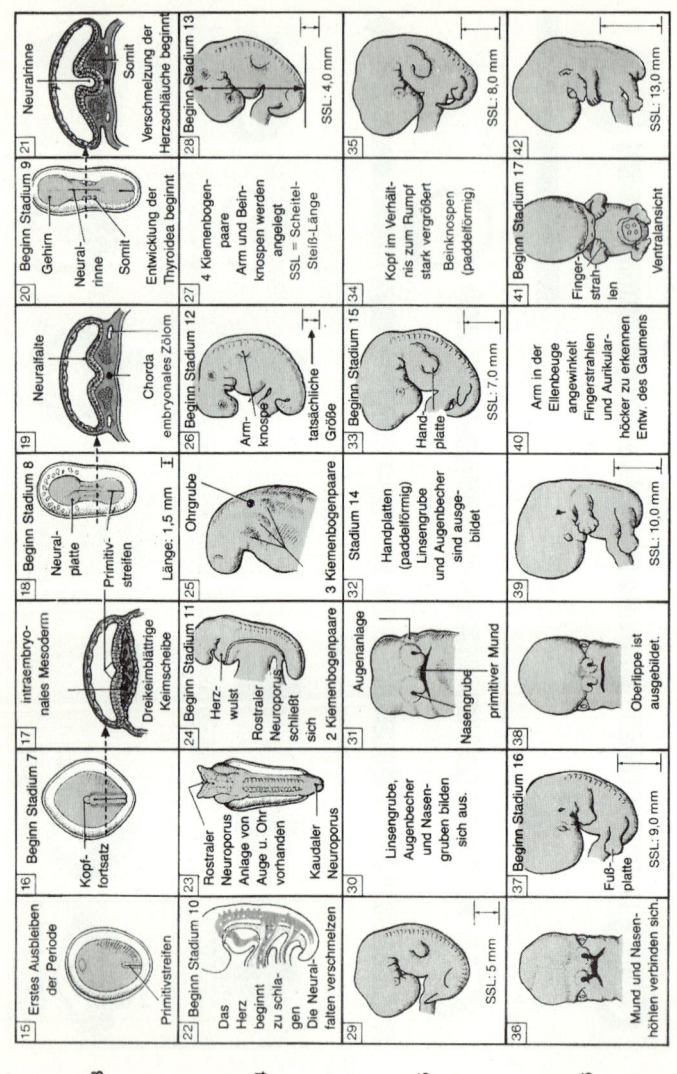

Zeittafel der pränatalen Entwicklung des Menschen
7.–38. Woche

ALTER (Wochen)				

7

43 — SSL: 16,0 mm

44 Beginn Stadium 18 — Entstehung der Augenlider

45 — Die Nasenspitze wird sichtbar Zehenstrahlen treten auf Beginn der Ossifikation SSL: 17,0 mm

46 — Zottenverlust Bildung des Chorion laeve

47 Geschlechtshöcker — Kloakenmembran, Analmembran ♀ oder ♂

48 Beginn Stadium 19 — Rumpf verlängert sich und richtet sich auf

49 — SSL: 18 mm

8

50 — Obere Extremität ist länger und in der Ellenbeuge angewinkelt Finger deutlich zu erkennen

51 — Analmembran perforiert Kloakenmembran degeneriert Testes und Ovarien sind zu erkennen

52 Beginn Stadium 21

53 Stadium 21 — Das äußere Genitale ist noch nicht geschlechtsspezifisch differenziert, aber deutlich zu erkennen

54 Beginn Stadium 22 — Geschlechtshöcker, Urethralrinne, Anus ♀ oder ♂

55 — Alle wesentlichen äußeren und inneren Organe sind angelegt

56 — Stadium 23 SSL: 30 mm

9

57 — Beginn der Fetalperiode

58

59

60 — Phallus, Geschlechtsfalte, Geschlechtswülste, Perineum ♀ — Charakteristika des ♀ Genitales erkennbar, aber noch mit ♂ zu verwechseln

61 — Die Geschlechtsfalten verbinden sich Die Urethralrinne reicht in den Phallus hinein

62 — Phallus, Geschlechtsfalte, Geschlechtswülste, Perineum ♂

63 — SSL: 50 mm

10

64 — Gesicht erhält menschliches Profil beginnende Kinnbildung

65 — Das Gesicht bekommt menschliche Züge

66

67 — Klitoris, Labium minus, Sinus urogenitalis, Labium majus ♀

68 — Das Genitale zeigt ♀ bzw. ♂ Charakteristika, ist aber noch nicht vollständig ausgebildet

69 — Glans penis, Urethralrinne, Skrotum ♂

70 — SSL: 61 mm

Kritische Phasen der Entwicklung
(Besonders empfindliche Perioden – rot)

4.4.1.3   Mehrlingsschwangerschaften

Plazenta bei **Mehrlingsschwangerschaft**; mögliche Konstellationen:

dizygot	dichorial	diamnial	zusammen
monozygot	dichorial	diamnial	25–30 %
monozygot	monochorial	diamnial	70–75 %
monozygot	monochorial	monoamnial	1 %

Komplikation: fetofetales Transfusionssyndrom durch unterschiedliche Gefäß-
anastomosen

4.4.2   Tumoren und tumorähnliche Veränderungen

4.4.2.1   Lokalisationen

C58	**Plazenta**
C58.9	Plazenta, fetale Membranen

Eine TNM-Klassifikation für Plazentatumoren gibt es (noch) nicht

4.4.2.2   Plazentatumoren

Trophoblastzellgeschwülste

Blasenmole	(totale oder partielle) traubenförmige Blasenbildung der Zotten; Zotten mit zystischen Hohlräumen, trophoblastäre girlanden-, knospen- und band-förmige Proliferate mit Kernpolymorphie; *Komplikation*: Entwicklung eines Chorionkarzinoms bei 2–5 %
Invasive Blasenmole (Chorionadenoma destruens)	Infiltration molig degenerierten Gewebes in Myometrium und/oder Blutgefäße; *Komplikation*: Metastasen bei ca. 1/3 der Patientinnen
Chorionkarzinom	am häufigsten auf dem Boden einer Blasenmole (meist in weniger als 2 Jahren); atypische Prolife-ration von Zyto- und Synzytiotrophoblast ohne Zottengewebe, weiterhin Kernpolymorphie, Riesenzellen, multiple Gefäßeinbrüche, Tumor-thromben → Tumoremboli (in Lunge), Nekrosen, Blutungen; relativ gutes Ansprechen auf Chemo-therapie

II

DD: **Chorionepitheliose**: gutartige choriale Invasion in das Myometrium ohne Zerstörung der Muskulatur und ohne Gefäßeinbrüche (z.B. bei Plazentabildungsstörungen mit Chorionepithelhyperplasie)

Gefäßüberschußbildungen der Plazenta

Chorangiom	Hamartoblastom; Tumor solitär oder multipel; *Formen*: ■ endotheliomatös ■ kapillär ■ kavernös ■ angiofibromatös (→ Fibrom)
Chorangiose	diffuse Gefäßüberschußbildung in den Zotten mit englumigen Kapillaren und Endothelsprossen; Zotten größer als Stammzotten; keine Stoffwechselmembranen
Chorangiomatose	diffuse Gefäßüberschußbildung in den Zotten mit weitgestellten Kapillaren; Zotten größer als Zwischenstücke; wenig Stoffwechselmembranen
Angiomatose	diffuse Gefäßüberschußbildung in den Zotten als dilatierte Sinusoide; plumpe Terminalzotten; viele Stoffwechselmembranen

Metastasen

■ Bei *mütterlichem* Tumorleiden:
  malignes Melanom, Mamma-, Pankreas-, Magen-, Nierenzell-, Ovarialkarzinom, Sarkome u.a.
■ Bei *kindlichem* Tumorleiden:
  metastasierendes Neuroblastom, konnatale Leukämieformen

Tumorähnliche Veränderungen

Plazentazysten:
■ choriale Deckplatte
■ intervillös (intraplazentar, u.U. in Septen)
■ intravillös (Transformation von Stammzotten, DD: Blasenmole)

4.4.2.3   Nabelschnurtumoren

Selten:
■ Angiom
■ Myxom
■ Teratom

4.4.3   Entzündungen

4.4.3.1   Plazenta

II

Verschiedene Entzündungsformen

Amnioninfektion

Morphologie:	je nach Schweregrad und Dauer: mütterliche granulo-zytäre Infiltrate zwischen Amnion und Chorion (*Choriondeciduitis, Amnionitis*) sowie im subchorialen Fibrin → Übergreifen auf Eihaut und Deckplatte (*choriale Plazentitis*) → u.U. fetale Granulozyten in Allantois-gefäßwänden (*sektorförmige Deckplattenvaskulitis*) → granulozytäre Infiltration der Nabelschnur: Vene → Arterie → Sulze (*Omphalovaskulitis, Funikulitis*)
Mögliche Ursachen:	aszendierende Infektion durch:

4

■ E.coli,
■ Aerobacter
■ Klebsiellen
■ Pseudomonas
■ Staphylokokken
■ Streptokokken
seltener:
■ Listeria monozytogenes
■ Toxoplasma gondii
■ Candida albicans
■ Aspergillus
■ Mykoplasmen
■ Viren

Thrombangiitis intervillosa

Morphologie:	fokal leukozytenreiche intervillöse Thromben, frische Epithelnekrosen
Mögliche Ursachen:	hämatogene Infektion infolge mütterlicher Erregeraussaat, z.B. bei

■ Listeria monocytogenes
■ Mycobacterium tuberculosis
■ Salmonellen
■ Vibrio fetus
■ Malariaplasmodien u.a.

Perivillositis

Morphologie:	fokale Epithelnekrosen mit (mütterlich) granulo- und monozytär durchsetztem inter- und perivillösem Fibrin; Stromafibrose

Villositis

Morphologie:	Gefäßwand- und Stromanekrosen, Stromazellproliferation (in Frühgravidität), zellreiches Exsudat (spät), u.U. intra- und perivillöse Granulombildung mit trophoblastären und histiozytären Riesenzellen
Mögliche Ursachen:	hämatogene Infektion bei fetaler Erregerstreuung (nach dia- oder transplazentarem Erregerübertritt ins fetale Blut), z.B. bei ■ Windpocken ■ Pocken und Vacciniaviren ■ Toxoplasmose u.a.

Spezielle Beispiele bei intrauteriner fetaler Allgemeininfektion

Listeriose	disseminierte Mikroabszesse, abszedierende (intervillöse) Thrombangiitis und Villositis, u.U. Granulombildung; *Komplikation*: Listerienembolien, aszendierende phlegmonöse Chorioamnionitis
Toxoplasmose	diaplazentarer Erregerübertritt; diskrete, unscharf begrenzte, monozytäre und plasmazelluläre Stromainfiltrate; Nachweis von Terminalkolonien (im Amnionstroma)
Lues connata	diaplazentarer Übertritt nach 3. Schwangerschaftsmonat; große, blasse Plazenta; obliterierende Endangiitis und Perivaskulitis, plasmazellreiches und monozytenhaltiges Stromainfiltrat, u.U. Mikroabszesse, Zottenreifungsarretierung, Chorangiomatose
Röteln	(nicht obligate Plazentainfektion) Einzel- und Gruppenzellnekrosen, Endothelzellschwellung und -nekrose; Nachweis eosinophiler Einschlußkörperchen; chronisch: Endangiitis, Zottenfibrose
Herpes simplex	aszendierend, seltener hämatogen; nekrotisierende choriale Plazentitis
Zytomegalie	Eulenaugenzellen in Stromazellen, plasmazelluläres Infiltrat

4.4.4   Kreislaufstörungen

4.4.4.1   Plazenta

Durchblutungsstörungen der Plazenta: akute oder chronische Störung des arteriellen Blutzustroms bzw. des venösen Abflusses im mütterlichen und/oder fetalen Kreislauf
Einteilung [nach Vogel (1984) in: Remmele (Hrsg.) „Pathologie"]

Maternoplazentare Durchblutungsstörungen

Massiver Plazentainfarkt	*Ursachen*: durch Unterbrechung der mütterlichen Blutzufuhr; *Morphologie*: akut: teils hämorrhagische Nekrose → chronischer weißer Infarkt mit Fibrinabscheidungen, darin nekrotische Zotten
Kotyledoinfarkt	*Ursachen*: arterielle Minderversorgung einer fetomaternen Einheit; *Morphologie*: s.o., jedoch häufiger Vorstadien ohne Nekrosen
Gitterinfarkt	*Ursachen*: hypoxisch/toxisch; *Morphologie*: Zottenkomplexe von inter- und perivillösem Fibrin umschlossen
Intervillöser Thrombus/ Hämorrhagien	*Ursachen*: Basalplatten-, Zottenruptur, Stase bei fehlerhafter Zottenverzweigung; *Morphologie*: zottenfreier Raum zunächst mit Erythrozyten, Leukozyten und Fibrin, später Homogenisierung
Retroplazentares Hämatom	*Ursachen*: Wandschädigung der Spiralarterien? Abflußhindernis? → ist oft Ursache für vorzeitige Plazentalösung

Fetoplazentare Durchblutungsstörungen

Zottenstromablutung	*Ursachen*: bei Hypoxie; *Morphologie*: frische Blutungen oder Siderose
Zottenstromafibrose	*Ursachen*: fetale Gefäßverschlüsse, intervillöse Minderdurchblutung; oft Folge einer Endangiopathia obliterans der Stammzottengefäße
Fetaler Gefäßthrombus	*Ursachen*: asphyktischer Schock, Thrombvaskulitis u.a.; *Morphologie*: frühzeitige Organisation und Rekanalisation (thrombotische Endangiopathie)
Endangiopathia obliterans	

4.4.4.2   Nabelschnur

Hämatome

- Selten prä- oder intrapartal bei gedeckter Gefäßruptur
- Postpartal häufig kleine Blutungen (belanglos)

4.4.5   Fehlbildungen

4.4.5.1   Plazenta und Embryo

II

Abort

Ursachen:

Genetisch bedingt (endogen)	▪ Trisomie > 50 %
	▪ 45 X0-Monosomie > 15 %
	▪ Triploidie 20 %
	▪ Tetraploidie 5–10 %
	▪ genetische Mosaike < 5 %
	▪ Strukturanomalien < 5 %
Peristatisch ausgelöst (exogen)	▪ Lageanomalien des Uterus
	▪ uterine Fehlbildungen, Tumoren, Verschlußinsuffizienz
	▪ Hypovitaminosen
	▪ Diabetes mellitus
	▪ Hypo-/Hyperthyreose
	▪ Infektionen (u.a. viral)
	▪ Teratogene
	▪ immunologische Faktoren (AB0-Unverträglichkeit u.a.)
	▪ psychische Faktoren
Weiterhin:	▪ habitueller Abort: drei oder mehr aufeinanderfolgende spontane Fehlgeburten
	▪ Frühstabort: ca. 50 % der befruchteten Eier gehen vor der Implantation zugrunde
	▪ indizierter Abort
	▪ krimineller Abort

4

II

4

Plazentabildungsstörungen

Struktur	Abortivei	Windmole	Embryonalmole	Partialmole	Blasenmole	Choriangiosis pl.
Zottenstadium	Sekundärzotten	Sek.-/Tertiärzott.	Tertiärzotten	Sek.-/Tertiärzott.	Sek.-/Tertiärzott.	Tertiärzotten
Zottenform	plump	überw. plump	ungleich, plump	z.T. sehr plump	plump, bläschenf.	plump
Chorionepithel	Epithelhypoplasie	Ep.-Hypo-/Dysplasie	Epitheldysplasie	Epithelhyperplasie	Ep.-Hyper-/Anaplasie	zweischicht.Epithel
Stroma	grobmaschig retikulär, hydropisch und mukoid degeneriert	embryonal retikulär, teils hydropisch, mukoid, fibrös degeneriert	retikulär, teils hydropisch oder mukoid, häufig fibrös	grobmaschig retikulär, häufig hydropisch und molig degeneriert	zentrovillös zystische Hohlräume, molige Degeneration, Bindgewebe schmal	embryonal retikulär, u.U. verminderter Zellgehalt
Gefäße						
– Deckplatte	fehlen	fehlen	dünnwandige Allantoisgefäß-ausläufer	fehlen/einzelne	fehlen/einzelne	z.T. Fehlen, z.T. Hypoplasie
– Zotten	fehlen	fehlen/selten Endothelschläuche	wenig Kapillaren	fehlen/in wenigen Zotten einzelne Kapillaren	einzelne Kapillaren subepithelial	Gefäßhyperplasie
Intervillosum	perivillöses Fibrin, Blutungen, Thrombose	fokale fibrinöse Obturation, Blutungen (bis zur „Blutmole")	großherdige Blutungen und Thrombose (bis zur „Hämatommole")	meist synzytiale Trophoblastinseln	Chorionepithelverbände mit Synzytium und Zytotrophoblast	
Embryo	fehlt	fehlt	Embr.-Knötchen autolytischer Embryonalrest E. mit Mißbildungen	fehlt/Embryonalanlage in unterschiedlichen Entwicklungsstadien	fehlt/Amorphus	Embryo vorhanden, Mißbildungen?

„normales" Chorionepithel: zweilagig: außen Synzytiotrophoblast, untere Schicht Zytotrophoblast
Epithelhypoplasie: regellos einschichtig, z.T. ein- und zweischichtig, teils kernfreier Trophoblastmantel
Epitheldysplasie: inter- und intravillöse Epithelknospen, intravillöse Epithelinvaginationen, intervillöse Trophoblastinseln
Epithelhyperplasie: u.U. girlandenartige Epithelproliferation, Epithelknospen, endovillöser Trophoblast
Epithelanaplasie: trophoblastäre Proliferate mit polymorphen Kernen, Vakuolen im Synzytium

II

4

Retentionszeichen beim Abort

	1 Woche	2 – 6 Wochen	> 6 Wochen (missed abortion)
Zottenstroma	geringe Kondensation der Grundsubstanz	starke Kondensation der Grundsubstanz, Faserverquellung, hydropische Degeneration	mukoide oder hyaline Umwandlung
Bindegewebszellen		Zellvermehrung	Zellauflösung, -abnahme
Gefäße		Endothelabschilferung, Lumeneinengung, Wandsklerose	vollständiger Endothelverlust, Verschluß d. Lichtung
Chorionepithel	geringe Proliferation	reichlich synzytiale Knospen, Kernpyknose, Schwund des Zytotrophoblasten	totaler Epithelverlust, perivillöse Fibrinablagerung, fibrinöse Obturation

Aborte mit Chromosomenaberration

Triploidie	Windmole/ Partialmole; *Morphologie*: unregelmäßige plumpe Zotten, hydropische oder (partiell) molige Degeneration, hyperplastisches Chorionepithel mit Invaginaten und endovillösen Mikrozysten
Tetraploidie	Abortivei/Windmole; *Morphologie*: flaches, hypoplastisches Chorionepithel
Trisomie A, F	Abortivei/Windmole; *Morphologie*: hypoplastisches Chorionepithel, hydropische/ mukoide Degeneration
Trisomie E	Windmole, seltener Embryonalmole; *Morphologie*: mit Anlage von Dottersack und Amnion; wechselnde Zottendurchmesser, z.T. plump, hydropisch; Epitheldysplasie, Fehlen von Allantoisgefäßen und Zottenkapillaren, intervillöses Fibrin
Trisomie D, G	Embryonalmole; *Morphologie*: und/oder mißgebildeter Embryo; zweischichtiges Epithel, schlanke, sklerosierte Zotten; keine oder wenig Allantoisgefäße und Zottenkapillaren
X0-Monosomie	Embryonalmole; *Morphologie*: häufig mit rudimentärer Embryonalanlage; Nebeneinander von schlanken, fibrosierten und plumpen, ödematösen Zotten; Allantois- und Zottengefäßhypoplasie; Epitheldysplasie mit „Girlanden", großflächige Blutungen und Thromben (Breus-Hämatommole)
Mosaike	verschiedene Formen; *Morphologie*: meist fortgeschrittenere Entwicklungsstadien und stärkere regressive Veränderungen

Peristatisch bedingter Abort
Morphologie: Entwicklungsarrest im Tertiärzottenstadium, Allantoisgefäße meist vorhanden, u.U. hypoplastisch; Chorionepithel abgeflacht, häufig mit umschriebenen Zelluntergängen und reichlich intervillösem Fibrin

Mögliche Endometriumveränderungen nach Abort
Frühveränderungen:
- granulozytär durchsetzte Nekrosen
- Arias-Stella-Phänomen
- verzögerte Endometriumabstoßung
Spätveränderungen:
- Plazentapolyp (Trophoblastanteile in Dezidua und Fibringerinnsel)
- Deziduaknötchen
- fokale Wandveränderungen in Spiralarterien
- sog. Umstellungshyperplasie des Endometrium (neben Deziduaresten glanduläre Hyperplasie)

4.4.5.2 Fetus

Abort

Frühfetaler Abort
Spontane oder exogen induzierte Ausstoßung der Frucht zwischen 15. und 20. Schwangerschaftswoche (SSW)
Mögliche *Ursachen* oder *begünstigende Faktoren*:
- Plazentabildungsstörungen: selten; Partial-, Blasenmole, Chorangiosis placentae
- Zottenreifungsstörungen: Persistenz embryonaler Zottenstrukturen oder Zottenreifungsarretierung mit zellreichem, u.U. auch fibrosiertem Stroma
- Durchblutungsstörungen: intervillöse Hämatome, Thromben, Fibrin mit Zottennekrosen; fibrinreiche Thromben der Placenta fetalis, Zottenstromablutungen
- Entzündungen → Mesenchym- und Epithelnekrosen („Trophoblasterosionen"), Stromafibrose; u.U. leukozytäre Exsudation

Fetaler Abort
Fruchtausstoßung zwischen 20. und 27. SSW, regelmäßig mit einem Feten
Mögliche *Ursachen* oder *begünstigende Faktoren*:
- Infektionen; aszendierend vom Amniontyp; hämatogen: Listeriose, Toxoplasmose, Röteln, Zytomegalievirusinfektion
- Mißbildungen (schweren Grades); heutzutage – offenbar durch die frühe Pränataldiagnostik – seltener
- Plazentaveränderungen, z.B. Zottenreifungsstörungen, Endoangiopathia obliterans, retro-, intraplazentare Hämorrhagie/Hämatome, vorzeitige Plazentalösung, falscher Sitz der Plazenta, Placenta circumvallata
- Blutgruppenunverträglichkeit, am häufigsten Rh-Inkompatibilität
- Zwillingsschwangerschaft
- Idiopathisch

4.4.5.3   Plazenta

II

| Wachstumsstörungen und Formveränderungen |

Variationen im Nabelschnuransatz (in abnehmender Häufigkeit):
- zentral oder etwas exzentrisch (ortholog)
- stark exzentrisch
- extrem exzentrisch
- marginal
- velamentös
- Insertio furcata (Nabelschnurspaltung mit Gefäßteilung oberhalb der Deckplatte)

4

Formanomalien der Plazenta

Ohne erhöhtes fetales Risiko	■ Nieren-, Herz-, Semmelform ■ Placenta bi- bis multilobulata ■ Placenta fenestrata
Mit geringem fetalen Risiko	■ Placenta bi-, tripartita ■ Nebenplazenta (Gefahr von Gefäßkompressionen, -abknickungen) ■ Placenta extrachorialis (marginata/circumvallata)
Mit erhöhtem fetalen Risiko	■ Placenta membranacea (< 5 mm Höhe, meist nur partiell ausgeprägt) ■ Gürtelplazenta (selten, ringförmige Plazenta)

Veränderungen der chorialen Deckplatte
- Varianten im Allantoisgefäßverlauf
- Fetale Aneurysmen/Varizen
- Pseudozysten und Hämatome (subamnial)
- Fibrinplaques (subchorial)

| Implantationsschäden im engeren Sinne |

- Placenta accreta: basale Zotten herdförmig oder total unmittelbar am Myometrium (Decidua basalis fehlt fast völlig)
- Placenta increta: Trophoblastderivate und Zotten im Myometrium
- Placenta percreta: Zotten bis in die Serosa

Plazentasitz *am falschen Ort*:
- tiefsitzend: Plazenta kann bis an den inneren Muttermund reichen
- Placenta praevia (vorausgehend); je nachdem, welcher Teil und wieviel „vorausgeht": marginalis, partialis, totalis, centralis, cervicalis
- Zervixplazenta; DD: primäre Zervixgravidität

| Entwicklungsstörungen der Allantoisgefäße |

- Solitäre Nabelschnurarterie
- Fetales Aneurysma
- Fetale Varizen

Zottenreifungsstörungen

Herdförmig oder diffus ausgeprägte Störung der Verzweigung und der Struktur der Zotten (mit qualitativer, quantitativer und/oder zeitlicher Abweichung von der orthologen Zottenentwicklung); *Formen*:

■ Zottenreifungsarretierung der peripheren Trunci und Rami; *Morphologie*: plumpe Zotten, unregelmäßige Epithelausbildung, vermindert Kapillaren, weitgehendes Fehlen von Stoffwechselmembranen (*I. Trimenon*):
  – mit Persistenz embryonaler Stromastrukturen und flachem, z.T. kernfreiem Epithel
  – mit retikulärem Stroma und großkernigem Epithel
  – mit zellreichem fibroblastenhaltigen Stroma und vermehrt epithelialen Proliferationsknospen
■ Chorangiomatosis placentae; *Morphologie*: Zotten wie bei Reifungsstörung, aber überschießendes Gefäßwachstum ohne entsprechende Stoffwechsel-membrandifferenzierung (*I. – II. Trimenon*)
■ Zottenreifungsretardierung am Übergang Rami/Endzotten; *Morphologie*: ungenügende Zottenverschmälerung, verminderter Kapillargehalt, groß-kerniges Epithel (*II. Trimenon*)
■ Dissoziierte Zottenreifungsstörung; *Morphologie*: regelhafte Verzweigung, aber Persistenz retikulären Stromas, fortgeschrittene Kapillarentwicklung in den Zotten (*II. – III. Trimenon*)
  – mit Prävalenz der Reife; Übergang zur Zottenfrühreife
  – mit Prävalenz der Unreife; Übergang zur Zottenreifungsretardierung
■ Zottenfrühreife: vorzeitige Ausbildung und Gefäßausstattung der Endzotten
■ Angiomatosis placentae; *Morphologie*: plumpe Zotten, vermehrt sinusoidal ausgeweitete Kapillaren und (im Gegensatz zur Chorionangiomatose) vermehrte Stoffwechselmembranentwicklung (*III. Trimenon*)

4.4.5.4   Nabelschnur

■ Achordie; selten, bei Aborten und Totgeburten mit multiplen Mißbildungen
■ Nabelschnur (normal: 50–70 cm lang, 1–1,5 cm breit):
  – zu kurz: < 32 cm
  – zu lang: > 100 cm, erhöhtes Risiko für Nabelschnurvorfall, -umschlingung, -knotenbildung (echte Knoten)
  – zu breit, durch Ödem
  – zu dünn (thin cord syndrome); mangelnde Ausbildung der Wharton-Sulze, Gefäße können u.U. frei liegen
■ Pseudozysten: umschriebene Degeneration der Wharton-Sulze
■ Falsche Knoten: vermehrte Gefäßwindung
■ Echte Zysten: Reste des D. omphaloentericus oder des Allantoisgangs
■ Verkalkungen: unklare Genese

4.4.6   Sonstige Veränderungen

4.4.6.1   Plazenta

II

Plazentainsuffizienz

Mißverhältnis zwischen Anforderung und Angebot an plazentaren Austausch-
möglichkeiten bei unzureichendem Kompensationsvermögen

Morphologische Beurteilungskriterien [nach Vogel (1984) in Remmele (Hrsg.)
„Pathologie"]

4

„**Normbefund**" (Befunde ohne Krankheitswert)
- Norm-, Übergewicht und Zottenreife
- Norm-, Übergewicht und kleinherdig/oder geringgradig ausgeprägte
  Zottenunreife
- Norm-, Übergewicht und multiple Mikrofibrinablagerungen bei Zottenreife
- Untergewicht und Zottenreife/oder kleinherdig ausgeprägte Zottenunreife
- zusätzlich akute oder chronische Durchblutungsstörungen (< 10%)
- Formanomalie
- Variation der Nabelschnurinsertion
- Vaskularisationsanomalien der Deckplattengefäße
- Plazentazysten

Latent eingeschränkte Kapazität
- Norm-, Übergewicht und großflächige Zottenunreife/oder Stromafibrose
- Norm-, Übergewicht und mittelgradig ausgeprägte Zottenunreife/oder
  Stromafibrose und perivillöse Mikrofibrinablagerungen/oder mit Endan-
  giopathia obliterans mittlerer Ausdehnung
- Untergewicht und mittelgradig ausgeprägte Zottenunreife/oder Stroma-
  fibrose (ohne Mikrofibrin oder Endangiopathie)

Chronische Plazentainsuffizienz
- chronische Infarktplazenta und großflächige/oder mittelgradig ausgeprägte
  Zottenunreife
- generalisierte perivillöse Mikrofibrinabscheidungen/und großflächige
  Zottenunreife/oder Stromafibrose (häufig mit Endangiopathia obliterans)/
  oder parenchymatöser Plazentitis
- Untergewicht und großflächige Zottenunreife/oder Stromafibrose (teils mit
  Endangiopathia obliterans)
- Untergewicht und multiple chronische Verödungsherde (> 15%) oder
  generalisierte Mikrofibrinabscheidungen

Akute Plazentainsuffizienz
- großherdige akute Durchblutungsstörung, vorzeitige Plazentalösung (> 20%)
- kleinherdige akute Durchblutungsstörung, vorzeitige Plazentalösung
  (5–15%) und großflächige Zottenunreife oder Stromafibrose
- kleinherdige akute Durchblutungsstörung, vorzeitige Plazentalösung
  (5–15%) und mittelgradig ausgeprägte Zottenunreife und Untergewicht/
  oder chronische Durchblutungsstörung und Untergewicht

Variable **Kombinationen** der o.g. Befunde

Ursachen der **akuten Plazentainsuffizienz:**
- Veränderungen der Uteroplazentargefäße
- vorzeitige Plazentalösung
- Behinderung des venösen Abflusses
- intraplazentare Veränderungen:
  - Zottenunreife
  - Plazentaminderwuchs
  - chronische Durchblutungsstörungen und Fibrinabscheidungen
  - Nabelschnurkomplikationen

Ursachen der **chronischen Plazentainsuffizienz:**
- Minderwuchs und Zottenunreife bei fetalen Erkrankungen
- ausgedehnte Durchblutungsstörungen, z.B. bei EPH-Gestose, essentieller Hypertonie, Nikotin-, Drogenabusus, Infektionen
- Mehrlingsschwangerschaften

4.4.6.2 Eihaut

Plattenepithelmetaplasie	an der fetalen Amnionoberfläche, u.U. mit Verhornung, relativ häufig, ohne klinische Bedeutung
Amnion nodosum	knötchenartige Einlagerung amorphen eosinophilen Materials (Zelldetritus, Vernix caseosa, Haare u.a.) in die Eihaut; *Ursache*: chronischer Fruchtwassermangel, z.B. bei Nierenagenesie, Harnwegsmißbildungen, Donator eines fetofetalen Transfusionssyndroms, protrahiertem Abort
Hydramnion	Fruchtwassermenge > 2000 ml bei gestörtem Gleichgewicht zwischen Fruchtwasserproduktion und -resorption meist unklarer Ursache

4.4.6.3 Pathologie der fetoplazentaren Einheit

Wachstumsstörungen

Plazenta bei Frühgeburt (< 38. Woche); *pathogenetisch bedeutsam:*
- Plazentaminderwuchs
- vorzeitige Zottenreife
- Entzündungen vom Amniontyp

Plazenta bei Spätgeburt (> 42. Woche); *häufige Veränderungen:*
- leichtes Übergewicht
- Zottenreifungsretardierung mit Angiomatose
- vermehrte Mikrofibrinabscheidungen
- regressive Chorionepithelveränderungen
- dystrophe Kalkablagerungen

Fetale Hypotrophie

synonym: intrauterine Wachstumsretardierung; Geburtsgewicht < 10. Perzentile
von Standardwachstumskurven; vielfältige fetale und mütterlich bedingte
Ursachen; *Morphologie*: neben allgemeiner Hypotrophie finden sich Hypotro-
phien, -plasien und kompensatorische Veränderungen, vor allem in Nebennieren,
Thymus, Leber, Niere und endokrinem Pankreas. Bei der *neuralen Entwicklung*
scheint der Zeitpunkt des Beginns der intrauterinen Wachstumsretardierung
bedeutsam: je früher, desto eher finden sich numerische Hypoplasie, Migrations-
und Differenzierungshemmungen der Ganglienzellen und Gyrusbildungs-
störungen

Fetale Hypertrophie

Geburtsgewicht > 90. Perzentile; *Ursachen*: u.a. Diabetes mellitus oder Überer-
nährung der Mutter; *Morphologie* des Feten: Adipositas, häufig Splanchnomegalie

Fetale Dystrophie

Sog. Übertragungszeichen; *synonym*: Clifford-Syndrom; Veränderungen an der
Haut und am Unterhautfettgewebe infolge einer Tage bis Wochen anhaltenden
chronischen Hypoxie (sog. subakute Plazentainsuffizienz Gruenewald);
- Stadium I: Flüssigkeitsverlust, „Waschfrauenhände und -füße", keine Vernix
  caseosa
- Stadium II: Grünfärbung von Nägeln, Nabelschnur und Plazentadeckplatte
- Stadium III: gelb-grün-Färbung von Haut und Nägeln, fortgeschrittener
  Flüssigkeitsverlust, allgemeine Gewichtsreduktion

Spezielle Krankheitsbilder der Plazenta-Kind-Einheit

Morbus haemolyticus neonatorum

Fetomaternale Blutgruppenunverträglichkeit (meist Rh-, seltener ABO-System)
infolge Sensibilisierung der Mutter gegen die kindlichen Erythrozyten; Sensibilisierung durch vorangegangene Rh-inkompatible Schwangerschaft und feto-
maternaler Mikrotransfusion; *Plazentamorphologie*: unterschiedlich ausgeprägter
Hydrops, Zottenreifungsstörungen, Chorangiomatose, reichlich Erythroblasten;
fetale Veränderungen: Anämie, Icterus gravis, Hydrops congenitus; *Organbe-
funde*: Splanchnomegalie, Sternzell- und Milzpulpasiderose u.a., in allen Organen
und Geweben extramedulläre Blutbildung

Kyematopathia diabetica

(kyem – die Frucht; Überbegriff für Frucht in allen Reifestadien der Blasto-,
Embryo- und Fetogenese) Erkrankung des Feten bei manifestem und latentem
Diabetes mellitus der Mutter; *Plazentamorphologie*: uneinheitlich, häufig
Zottenreifungsstörung, charakteristisch sind sog. Riesenzotten; bei zusätzlicher
EPH-Gestose auch perivillöse Fibrinabscheidungen; *fetale Morphologie*: Makro-
somie, cushingoider Habitus, Splanchnomegalie, besonders des Inselgewebes des
Pankreas (Makronesie > 105 μm, Polynesie > 18 Inseln/HPF) u.a.; häufig
Nierenvenenthrombosen; *Komplikationen*: erhöhte perinatale Mortalität
(*Todesursachen*: akute Plazentainsuffizienz, Syndrom der hyalinen Membranen,
Mißbildungen, Asphyxie, generelle Blutungsneigung, Infektionen, Kernikterus
u.a.)

EPH-Gestose

E – Ödem, P – Proteinurie, H – Hypertonie (monosymptomatisch oder poly-symptomatisch);

Komplikationen: Eklampsie (Krampfanfälle), Koma; erhöhte perinatale Sterblich-keit, erhöhte Müttersterblichkeit; *Zeitpunkt des Auftretens*: ante, intra oder post partum;

Pathogenese:

■ Pfropfgestose (bei vaskulären oder renalen Erkrankungen)
■ nicht aufgepfropft (transitorisch, essentiell)
■ unklassifizierbar

Morphologie: generalisiert auftretende Gefäß- und Organveränderungen insbe-sondere in Uterus, präplazentarem Gefäßbett und Plazenta (akute Atherosklerose)
→ Durchblutungsstörungen und reaktive Veränderungen der Plazenta

II

4

4.4.6.4   Pathologie des Totgeborenen

Definition: abgestorbene Frucht von mindestens 1000 g

Mögliche *Todesursachen* (in abnehmender Häufigkeit):

■ chronische Plazentainsuffizienz
■ akute Plazentainsuffizienz
■ chronische und akute Plazentainsuffizienz
■ letale Organveränderungen des Feten
■ Allgemeininfektionen
■ letale Mißbildungen
■ Nabelschnurkomplikationen
■ fetale Erythroblastose/Hydrops fetus
■ fetofetales Transfusionssyndrom
■ Geburtstrauma
■ (geburtsunmögliche Lage mit intrapartualem Tod)
■ weitere, z.T. unbekannte Ursachen

Zeichen der intrauterinen Asphyxie bei Totgeborenen und postnatal verstorbenen Neugeborenen

■ Tardieu-Blutungen (hypoxisch bedingte Permeabilitätssteigerung und Vollblutdiapedese)
■ vorzeitige Mekoniumausstoßung
■ korpuskuläre Fruchtwasseraspiration

Schockäquivalente

■ Intravasale Fibringerinnsel in Nabelschnur und Plazenta
■ DIC häufig in Organen von postnatal verstorbenen Neugeborenen nachweisbar
■ Schockorgane mit Parenchymnekrosen selten (beim Lebendgeborenen hyaline Membranen)

II

4

Plazentaveränderungen bei Schock
Ursächlich: Plazentainsuffizienzformen (s.o.);
Folgeveränderungen:
- streifenförmige subchoriale granulozytäre Demarkation („Asphyxieinfiltrate")
- Demarkation in der Basalplatte, wenn Plazenta und Frucht gemeinsam abgestorben sind (Kyematonekrose)
- Retentionszeichen (Zottenveränderungen s.o.)
- u.U. Mekoniumphagozytose im Amnionepithel

Weitere mögliche Schockfolgen
- Vorzeitige Plazentalösung mit retroplazentarem Hämatom (und nachfolgenden Gerinnungsstörungen)
- Eklampsie
- „Dead fetus syndrome" (von Anfang an starke Blutungsneigung infolge Überwiegen der Fibrinolyse)
- Infektiös-toxischer Schock (insbesondere bei septischem Abort oder Puerperalsepsis)
- Fruchtwasserembolie
- Partielle Hypophysennekrose (Sheehan-Syndrom)

Zeichen der Mazeration

Keine Zeichen	Fruchtod während oder unmittelbar vor der Geburt
Grad I	wenige Stunden nach Eintreten des Fruchttodes: Aufweichung und grau-weiße Verfärbung der Haut, Abhebung der Epidermis
Grad II	mehrere Stunden bis wenige Tage: schmutzigfarbene Haut, Epidermis großflächig gelöst, hämolytische Veränderungen der Subkutis
Grad III	mehrere Wochen: schmutzig grau-rote Verfärbung der Haut, rötliche Verfärbung der Subkutis, sanguinolente Flüssigkeit in den Körperhöhlen, Dislokation der Schädelknochen, Autolyse der Organe (Gehirn flüssig)
Sonderformen	• mumifizierter Fetus papyraceus (bei Fruchttod in der frühen Fetalperiode) • Lithopädion (massive Kalkeinlagerung in den Feten)

5 Brustdrüse

5.1   Anatomie

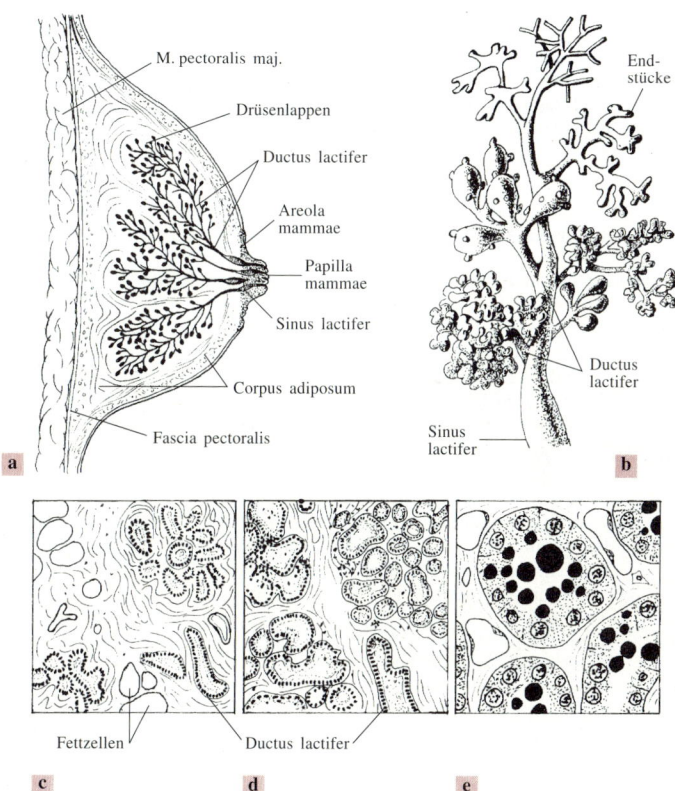

Abb. II-5-1. a Sagittalschnitt durch eine weibliche Brustdrüse. **b** Räumliche Rekonstruktion der Milchgänge. **c** Histologische Darstellung eines „ruhenden" Mammaparenchyms. **d** Histologische Darstellung einer laktierenden Mamma. **e** Detaildarstellung sezernierender Mammaepithelien

5.2 Tumoren und tumorähnliche Veränderungen

5.2.1 Lokalisationen

C50	**Brust** (Brusthaut = C44.5)
C50.0	Mamille
C50.1	Drüsenkörper, Mamma zentral
C50.2	Drüsenkörper, Mamma oberer innerer Quadrant
C50.3	Drüsenkörper, Mamma unterer innerer Quadrant
C50.4	Drüsenkörper, Mamma oberer äußerer Quadrant
C50.5	Drüsenkörper, Mamma unterer äußerer Quadrant
C50.6	Drüsenkörper, Mamma axillärer Ausläufer
C50.8	Brust (mehrere Teilbereiche)
C50.9	Brust

5.2.2 TNM-Klassifikation

Regionäre Lymphknoten: ipsilaterale axilläre (interpektoral [Rotter-] und entlang der V. axillaris) Lymphknoten;
- Level I: untere Axilla (lateral des M. pectoralis minor)
- Level II: mittlere Axilla (subpectoral)
- Level III: apikale Axilla (medial des M. pectoralis minor; einschließlich der sub-/infraklavikulären Lymphknoten)

und periarterielle (entlang der A. mammaria interna) Lymphknoten

(Karzinome)

TX	Primärtumor kann nicht beurteilt werden
T0	kein Primärtumor
Tis	Carcinoma in situ: DCIS (intraduktales Karzinom) oder CLIS (Carcinoma lobulare in situ) oder M. Paget der Mamille ohne nachweisbaren Tumor
T1	Tumorgröße $\leq$ 2 cm
T1a	Tumorgröße $\leq$ 0,5 cm
T1b	Tumorgröße > 0,5–1 cm
T1c	Tumorgröße > 1–2 cm
T2	Tumorgröße > 2–5 cm
T3	Tumorgröße > 5 cm
T4	Tumor infiltriert Brustwand oder Haut
T4a	Tumor infiltriert Brustwand (Pektoralismuskulatur zählt nicht zur Brustwand)
pT4b	Tumor infiltriert Haut (einschließlich Satellitenmetastasen)
pT4c	Tumor infiltriert Brustwand *und* Haut
T4d	sog. inflammatorisches Karzinom (entspricht histologisch meist Lymphgefäßkarzinose der Haut mit oder ohne nachweisbarem Primärtumor)
pNX	regionäre Lymphknoten können nicht beurteilt werden

(Fortsetzung s. nächste Seite)

pN0	keine regionären Lymphknotenmetastasen
pN1	Metastasen in beweglichen ipsilateralen axillären Lymphknoten
pN1a	axilläre Lymphknotenmetastasen $\leq$ 0,2 cm (Mikrometastasen)
pN1b	axilläre Lymphknotenmetastasen, davon mindestens eine $>$ 0,2 cm
pN1b i	Metastasen in 1–3 Lymphknoten (Metastasengröße $>$ 0,2 – $<$ 2 cm)
pN1b ii	Metastasen in $>$ 4 Lymphknoten (Metastasengröße $>$ 0,2 – $<$ 2 cm)
pN1b iii	Ausdehnung über Lymphknotenkapsel hinaus (Metastasengröße $<$ 2 cm)
pN1b iv	Metastasengröße $\geq$ 2 cm
pN2	Metastasen in fixierten (untereinander oder an anderen Strukturen) ipsilateralen axillären Lymphknoten
pN3	Lymphknotenmetastasen entlang der A. mammaria interna (alle anderen Lymphknotenmetastasen gelten als Fernmetastasen M1)

II

5

5.2.3   Tumoren der weiblichen Brustdrüse

Invasive Mammakarzinome

Okkultes Mammakarzinom
Tumor manifestiert sich zuerst durch Lymphknotenmetastasen (in ca. 1/3 dieser Fälle kann kein Primärtumor in der Mamma gefunden werden)

Dystope Karzinome
In Mamma accessoria bzw. aberrata

Invasives duktales Mammakarzinom (NOS: not otherwise specified; einschließlich der früher unterschiedenen Form *„szirrhös"*: mit ausgeprägter Fibrose um ca. 2 Zellagen breite Tumorstränge)
Sonderformen:
■ mit prädominierender intraduktaler Komponente (mehr als 50 %; in großen und mittleren Gängen lokalisiert)
■ mit medullären Anteilen

Invasives lobuläres Mammakarzinom
Makroskopisch: in einigen Fällen nicht von „normalem" Gewebe zu unterscheiden, jedoch als Verhärtungen zu tasten; *mikroskopisch*: kleinzelliges zellreiches Infiltrationsmuster in Form von:
■ „indian file pattern": kleine Zellen im „Gänsemarsch" bzw. „Indianergang" aufgereiht
■ „target like pattern": Tumorzellen umschließen in einlagigen Ringen präexistente Gang- und Gefäßstrukturen (schießscheibenähnlich)
Die Tumorzellen, insbesondere die pleomorpheren Varianten weisen oft PAS-positive Zytoplasmavakuolen auf

Invasives Mammakarzinom mit spezieller Differenzierung

Muzinöses Karzinom	intensive intra- und/oder extrazelluläre Schleimbildung; in reiner Form oder in Kombination mit invasivem duktalen Karzinom; **Siegelringzellkarzinom**: meist als Variante eines invasiven lobulären Karzinoms, seltener duktaler Herkunft, z.T. Beziehung zu Karzinoidtumoren
Medulläres Karzinom	*Typ I*: mit lymphoidem Stroma; scharf begrenzt, keine glandulären oder intraduktalen Elemente, uniforme große Zellen; beste Prognose: Zehnjahresüberlebensrate 84 % *Typ II*: atypisches medulläres Karzinom mit lymphoidem Stroma; unvollständige Kapsel, überwiegend medulläre Komponente (> 75 %; Tumorzellkomplexe mindestens 6 Zellagen breit), weniger lymphoide Infiltrate, vereinzelt intraduktale Anteile; Zehnjahresüberlebensrate 74 % *Typ III*: medulläre Tumorkomponenten in invasiven duktalen Tumoren; medullärer Anteil < 75 %; wenig lymphozytäre Infiltrate; Zehnjahresüberlebensrate 63 %
Papilläres Karzinom	umschriebene, langsam wachsende Karzinome in zentralen und subareolären Gängen (DD: Papillom)
Intrazystisches Karzinom	Variante des papillären Karzinoms mit Ausbildung bzw. Entstehung in einer Zyste
Tubuläres Karzinom	meist kleiner hochdifferenzierter Tumor aus (ausschließlich) tubulären Strukturelementen mit umgebender Fibrose/Elastose (DD: radiäre Narbe, mikroglanduläre Adenose)
Adenoid-zystisches Karzinom	Morphologie wie entsprechende Tumoren der Speicheldrüsen; das „intraluminale" PAS-positive Material entspricht Basalmembranbestandteilen
Karzinom vom Basalzelltyp	entspricht der soliden Variante des adenoid-zystischen Karzinoms

Karzinome mit sekretorischer Aktivität
- Sekretorisches (juveniles) Karzinom: Überwiegend tubuloalveoläres Karzinom mit Sekretion und Retention eines PAS- und Muzikarmin-positiven Sekrets
- Karzinom mit Lipidsekretion: flächenhafte Lipidbildung im Tumor (intrazytoplasmatisch) ohne weitere spezifische morphologische Merkmale (verschiedene Tumortypen möglich); ungünstigere Prognose;
  Sonderformen:
  – histiozytoides Karzinom mit hellen, großen Zellen
  – sebazoides Karzinom aus großen Zellen mit schaumigem Zytoplasma
  – Karzinom mit sog. apokriner Kernextrusion

■ Apokrines (onkozytäres) Karzinom: großzelliges Adenokarzinom aus
  eosinophilen (onkozytären) Tumorzellen (solide, papillär u.a.)

Karzinome mit epithelialen und mesenchymalen Metaplasien
■ Plattenepithelkarzinom
■ Karzinome mit Plattenepithelmetaplasie
■ Karzinome mit Spindelzellmetaplasie (sarkomartig)
■ Karzinome mit mesenchymaler Metaplasie (Knorpel- und Knochengewebe)
■ Adenosquamöses Karzinom
■ Mukoepidermoides Karzinom (u.a. Einzelzellverhornung und Schleimvakuolen)
■ Karzinosarkom

Weitere Formen
■ Karzinome mit Riesenzellbildung
■ Karzinoidtumor der Mamma
■ Hellzellige Karzinome (Klarzellenkarzinome)
■ Mammakarzinom mit chorionkarzinomatöser Differenzierung (Nachweis
  von HCG)

Sog. **inflammatorisches Karzinom:**
Ausgedehnte (kutane) Lymphgefäßkarzinose – ähnelt klinisch durch Ödem und
Rötung einer Entzündung

Morbus Paget der Mamille
Metastatische Zellinfiltration eines (invasiven oder nichtinvasiven duktalen)
Karzinoms der Milchgänge in die Epidermis von Mamille und Areola; Tumorzellen mit breitem hellen Zytoplasma und großen hyperchromatischen Kernen,
prominente Nukleolen

**Tumorantigene und biochemische Tumormarker in metastasierenden
Mammakarzinomen**

[nach Bässler (1984) in Remmele „Pathologie"]

Marker	*Prozent der Tumoren (positiv bzw. erhöht)*
Östrogenrezeptor (im Primärtumor)	~ 70 % (54–85 %)
Östrogenrezeptor (in Mammakarzinommetastasen)	~ 58 % (42–63 %)
Östrogen- und Progesteronrezeptor (im Primärtumor)	20–40 %
Karzinoembryonales Antigen (CEA)	60–80 %
α-Fetoprotein	50 %
β-onkofetales Protein	51–63 %
Ferritin	67–88 %
Dimethylguanosin	50 %
C-reaktives Protein	81–87 %
Humanes Choriongonadotropin (HCG)	5–30 %
Kasein	15–72 %
Laktatdehydrogenase	70–80 %

II

5

Nichtinvasive Mammakarzinome

- Intraduktales Mammakarzinom (s.u.)
- Carcinoma lobulare in situ (s.u.)
- CLIS in Fibroadenom

Epitheliale Präkanzerosen und präinvasive Vorstufen

Präkanzerosen und präinvasive Vorstufen des invasiven duktalen Karzinoms

Atypische duktale Hyperplasie	in peripheren duktulären Gangsegmenten
„Clinging carcinoma"	atypisches einreihiges Epithel in peripheren Ductuli und Lobuli als primäre Kanzerisierung oder als Variante eines von zentral ausgehenden Komedokarzinoms
Intraduktales Karzinom (duktales, nicht invasives Karzinom, duktales Carcinoma in situ)	nimmt seinen Ausgang von zentraleren Gangarealen; *Formen*: ■ solide mit atypischem mehrschichtigem Epithel, ■ oft mit zentraler Nekrose: Komedokarzinom; (meist Grad 3) ■ mikropapillär/papillär (meist Grad 1 oder 2) ■ cribriform (meist Grad 1 oder 2) *therapeutische* Konsequenz: Mastektomie (zumindest bei Grad 3), da häufig versteckte Invasionsherde und selten Metastasen; z.T. M. Paget

Präkanzerosen und präinvasive Vorstufen des invasiven lobulären Karzinoms

Atypische lobuläre Hyperplasie	nicht alle Kriterien [nach Page (1987)] eines CLIS sind erfüllt (s.u.)
CLIS (Carcinoma lobulare in situ)	■ die charakteristischen uniformen Zellen müssen den einzigen Zelltyp darstellen ■ alle Acini eines Lobulus müssen vollständig (ohne Zwischenräume) von den Tumorzellen ausgefüllt sein ■ Vergrößerung und/oder Verformung mindestens der Hälfte der Acini eines Lobulus (pleomorphere CLIS-Zellen häufig PAS-positiv) *therapeutische* Konsequenzen unterschiedlich

(DD zwischen Epitheliose/duktaler Hyperplasie und duktalem Carcinoma in situ s.u.)
Übergangsformen kommen vor

Mastopathia cystica fibrosa/Übergang in präkanzeröse Veränderungen

Mastopathia cystica fibrosa: hormonal induzierte Umbauvorgänge (vor und während der Menopause) mit zystischen Gangerweiterungen, Fibrosen und meist intraduktalen Epithelproliferationen; *Lokalisation*: vorwiegend in den parenchymreichen Zonen, weniger im Bereich der großen Milchgänge

Weitere mögliche morphologische Veränderungen/Mastopathieformen:

Strukturelle Veränderungen	■ Adenose (blunt duct adenosis); *Morphologie*: Lobuli mit erweiterten Alveolen und terminalen Gangsegmenten sowie meist tubulären Sprossungen mit zweireihigem Epithel
Varianten:	■ sklerosierende Adenose; kommt auch isoliert (ohne fibrös-zystische Mastopathie) vor; kein erhöhtes Entartungsrisiko; epithelial/myoepitheliale Proliferate mit Fibrosierungen ■ mikroglanduläre Adenose; *Morphologie*: dichtstehende kleinkalibrige Drüsenformationen meist mit zentralem Sekrettropfen in dichtem Stroma
Zelluläre Veränderungen	■ sog. helle Zellen (Lamprozyten): wasserhelle zytoplasmatische Transformation des Läppchenepithels (offenbar Glykogenspeicherung) ■ lobuläre Sekretion: sekretorische Transformation einzelner oder mehrere Läppchenepithelien ■ apokrine (onkozytäre) Metaplasie
Proliferative Veränderungen	■ Epitheliose; *Morphologie*: intraduktale Zellproliferation mit „buntem Bild", z.T. mit Fibroblasten durchmischt, unscharfe Zellgrenzen; echte Papillen mit Bindegewebsstiel; wenig Mitosen, keine nukleären Atypien ■ Epitheliose mit *Atypien* duktaler Typ: Bild wie bei „normaler" Epitheliose, Mitosen etwas häufiger, Kernunregelmäßigkeiten, hyperchromatische Kerne ■ *atypische* lobuläre Hyperplasie: Epithelproliferate wie beim CLIS (s.o.), jedoch in geringerer Ausprägung
Sonstiges	■ Mikrokalzifikate

[*Veraltete Klassifikation* der Mastopathien (nach Prechtel):

Mastopathie Grad I	fibrös-zystische Veränderungen ohne Epithelproliferation oder Atypien
Mastopathie Grad II	fibrös-zystische Veränderungen mit Epithelproliferation ohne Atypien
Mastopathie Grad III	fibrös-zystische Veränderungen mit Epithelproliferation und Atypien]

Statt dieser Gradeinteilung wird empfohlen, die speziellen o.g. Veränderungen aufzuführen, da mit ihnen ein unterschiedliches Entartungsrisiko verbunden ist; insgesamt ist das Entartungsrisiko je nach Grad um das 1,4–4,0fache erhöht.

II

DD: „Epitheliose"/intraduktales Karzinom

Die Unterscheidung zwischen „einfachen" duktalen Epitheliosen und einem intraduktalen Karzinom ist häufig schwierig; einige Anhaltspunkte sind:

5

Epitheliose	Intraduktales Karzinom
■ „Buntes Bild"	■ starres Wachstumsmuster
	■ u.U. Bildung „romanisch" erscheinender Epithelbögen
	■ u.U. „starres" cribriformes Wachstum
■ Gemischte Zellzusammensetzung (Epithelien, Fibroblasten)	■ nur Epithelproliferate
■ Unscharfe Zellgrenzen	■ Zellmembran/-grenzen meist deutlich erkennbar
■ Wenig/keine nukleären Atypien	■ Kerne eher hyperchromatisch und unregelmäßig
■ Wenig Mitosen	■ etwas häufiger Mitosen
■ Echte Papillen mit Bindegewebsstiel	■ pseudopapilläre Epithelproliferate
■ Myoepithelumkleidung durchgängig nachweisbar	■ Myoepithelumkleidung z.T. unterbrochen
■ Keine Nekrosen (aber Schaumzellen)	■ beim soliden bzw. Komedotyp luminale Nekrosen

---

DD: Papillom/papilläres Karzinom

Papillom	Papilläres Karzinom
■ „Arboreszente", glanduläre Struktur	■ papillär, cribriform, „starres" Zellbild
■ Zwei Epitheltypen	■ einheitlicher Zelltyp (Monotonie)
■ Epithelbedeckung meist zweilagig	■ Epithel zwei- und mehrschichtig
■ Normochromatische Kerne	■ hyperchromatische Kerne
■ Keine oder wenig Mitosen	■ vermehrt Mitosen
■ Apokrine Metaplasie	■ keine apokrine Metaplasie
■ Reichlich Stroma	■ wenig Stroma, Pseudopapillen ohne Stroma
■ Zirkumduktale Fibrose	■ invasives Wachstum
■ Häufig sklerosierende Adenose	■ keine sklerosierende Adenose
	■ u.U. intraduktales Karzinom in der Umgebung

Weitere (nichtzystische) Formen der Mastopathie:

■ Mazoplazie: fokale Induration (*histologisch* mit uncharakteristischem Ödem, Fibrose und z.T. auch tubulären Proliferaten), verbunden mit rezidivierenden prämenstruellen Mastodynien
■ Fibrosis mammae; *synonym*: Mastopathia fibrosa; fokale Fibrosen meist mit Drüsenatrophie in dem betroffenen Areal

Radiäre (strahlige) Narbe

Histologisch: tubuläre Proliferate um zentrale sternförmige Narbe mit starker Elastose; das Epithel der Tubuli ist zwei- oder mehrreihig, oft mit Papillomatose; im Gegensatz zu *tubulären Karzinomen* kommen häufig Mikrokalzifikate vor (in tubulären Karzinomen fast nie), die Tubuli sind vom Fettgewebe durch Bindegewebe getrennt

Solange keine *Infiltration in das Fettgewebe* vorliegt und die Tubuli kein *atypisches Epithel* aufweisen, handelt es sich nicht um ein *Karzinom*

(Übergänge kommen jedoch vor)

Metastasen

■ Metastasen in der Mamma von extramammären Primärtumoren: Karzinom aus Uterus, Magen, Ovarien, Lunge, maligne Melanome
■ Mammakarzinommetastasen (ipsilateral und kontralateral)
■ Maligne Lymphome (M. Hodgkin und Non-Hodgkin-Lymphome); *DD*:
  – sog. benigne lymphoide Hyperplasie („Pseudolymphom")
  – Lymphadenosis benigna cutis Bäfverstedt („Pseudolymphom" der Haut der Areola)
■ Myeloische Systemerkrankungen

Benigne epitheliale Tumoren

■ Adenom (tubulär)
■ Laktierendes Adenom; während der Laktationsperiode aus einem Fibroadenom oder de novo entstanden
■ Adenomyotheliom; *Morphologie*: tubuläre (epitheliale) Formationen mit dazwischenliegenden hellzellig-retikulären Myoepithelproliferaten
■ Pleomorphes Adenom vom Speicheldrüsentyp (sehr selten)
■ Papilläres Adenom (intraduktales Papillom); *Morphologie*: Bindegewebs-papillen von zweireihigem Epithel bedeckt, keine oder wenige Mitosen, z.T. myoepitheliale Proliferate und sklerosierende Adenose, häufig apokrine Metaplasie; zirkumduktale Fibrose (und Entzündung); jedoch „Pseudoin-filtrationen"; DD: papilläres Karzinom (s.o.)
■ Multiple Papillome; hauptsächlich in der Peripherie des Gangsystems
■ Papilläres Zystadenom; *Morphologie*: die Auskleidung von Solitärzysten weist Papillome auf
■ Diffuse intraduktale Papillomatose; selten; alle Gänge weisen Papillome auf; *Ursache*: hormonelle Stimulation bei MEN (multiple endokrine Neoplasien)
■ Onkozytäres Papillom; selten; intrazystisch

Maligne mesenchymale und andere Tumoren

- Malignes Cystosarcoma phylloides (s.u.)
- Fibrosarkom
- Stromasarkom; polymorphzellig, offenbar aus Cystosarcoma phylloides entstanden mit Destruktion/Überwachung der epithelialen Komponente
- Malignes fibröses Histiozytom (selten)
- Hämangiosarkom; starke Invasions-, Rezidiv- und Metastasierungsneigung
- Stewart-Treves-Syndrom: Angiosarkom bei Postmastektomiesyndrom (multinodulär)
- Hämangioperizytom (selten)
- Leiomyosarkom; meist als areoläres Sarkom (auch bei Männern)
- Liposarkom; zumeist auf dem Boden eines Cystosarcoma phylloides entstanden
- Neurogenes Sarkom (selten)
- Rhabdomyosarkom (selten)
- Maligne chondroosteoplastische Mischtumoren; Entstehung de novo oder auf dem Boden von phylloiden Zystosarkomen, seltener Fibroadenomen; es können neben unterschiedlichen mesenchymalen auch epitheliale Anteile vorhanden sein
- Riesenzellsarkom (malignes Osteoklastom); *Morphologie*: zahlreiche (epulis-artige) Riesenzellen, Fibrosen, Osteoid- und Knochenbildung; DD: Karzinom mit osteoklastischen Riesenzellen

Selten:
- Primäre maligne Lymphome

Benigne mesenchymale Tumoren

Fibroadenom
Häufigste gutartige Neoplasie aus quantitativ überwiegendem, meist zellarmem Stromaanteil, z.T. mit mukoider Auflockerung und Epithelkomponente aus meist spaltartig komprimierten Gangstrukturen, zweireihiges Epithel; *Unterformen*:
- – Fibroadenoma intracanaliculare: schmale Epithelspalten
- – Fibroadenoma phylloides: weite Spalten
- – perikanalikulärer Typ: zirkumduktale Stromavermehrung
- – Fibroadenom in Gravidität/Laktation: mit tubuloalveolären Proliferaten
- – Fibroadenom mit sklerosierender Adenose

- **CLIS in Fibroadenom**: in den Spalten uniforme Zellen eines Carcinoma lobulare in situ

Cystosarcoma phylloides (benigne/maligne)

Cystosarcoma phylloides (benigne)	Grundstruktur wie (intrakanaliküläres) Fibroadenom, jedoch mit meist weiten Spalten, zellreicherem, myxoid aufge-lockertem Stroma und (wenig) *Mitosen (0–4/HPF)*, häufig epitheliale und mesenchymale Metaplasie; kapselartige Begrenzung, jedoch mit zungenartigen Ausläufern (→ Rezidive!)

(Fortsetzung s. nächste Seite)

II

Cystosarcoma phylloides, maligne	unscharfe Tumorbegrenzung, Stroma-zellen spindelig und großzellig, aty-pisch, z.T. Metaplasie in Liposarkom, wenig Epithelanteil (Grundstruktur eher wie perikanalikuläres Fibro-adenom), Nekrosen, Blutungen; *Mitosen > 10/HPF*
Grenzfälle: benigne/maligne	Struktur wie benigner Tumor, aber *Mitosezahl 5‑9/HPF (40fache Objektiv-vergrößerung)*
Cystosarcoma phylloides malignum carcinomatodes	malignes Zystosarkom mit maligner Entartung der epithelialen Komponente (Plattenepithelkarzinom)

5

Hamartom
Synonym: Fibroadenolipom; *Morphologie* ähnlich wie Fibroadenom, kapselartig begrenzt, jedoch ist eine mehr lobuläre Gliederung erkennbar, es kommen kleine Zysten vor, im Stroma Fettgewebsinseln

Weitere Tumoren:
- Hämangiom; meist kleine lobuläre Angiome
- Lymphangiom; sehr selten
- Leiomyom; meist als areoläres Leiomyom
- Lipom; meist paramammäre Tumoren der Subkutis
- Neurofibrom; zumeist bei Neurofibromatose Recklinghausen, areolär
- Histiozytom; fibrös und xanthomatös, letztere bei Lipidstoffwechselstörung
- Desmoidtumor/Fibromatose; von Haut, Pectoralisfaszie oder Cooper-Bändern der Brustdrüse ausgehend; lokal-aggressives Wachstum, wenig Mitosen
- Dermatofibroma/-sarcoma protuberans
- Granularzelltumor; selten
- Chondrom; selten
- Osteom; selten
- Benigner Spindelzelltumor; selten; subareolär, aus Histiozyten, Fibroblasten und Myofibroblasten, z.T. glatte Muskulatur

5.2.4   Tumoren von Mamille und Areola mammae

Maligne epitheliale Tumoren

Mamillenkarzinom
Selten; *Formen*:
- Plattenepithelkarzinom
- papilläres Adenokarzinom (meist auf dem Boden eines Adenoms, gute Prognose; Abgrenzung zu Adenomen oft schwierig)
- solides weitgehend undifferenziertes Karzinom

Carcinoma in situ (M. Bowen)

Basalzellkarzinom (selten)

II

Maligne mesenchymale Tumoren

- Leiomyosarkom (Mm. arrectores pilorum, M. areolaris)
- Endotheliale Sarkome (selten)

Metastasen

(Bei Mammakarzinom)

Morbus Paget der Mamille

5

Metastatische Zellinfiltration eines (invasiven oder nichtinvasiven duktalen) Karzinoms der Milchgänge in die Epidermis von Mamille und Areola; Tumorzellen mit breitem hellen Zytoplasma und großen hyperchromatischen Kernen, prominente Nukleolen

Benigne epitheliale Tumoren und tumorähnliche Veränderungen

Papilläres Adenom (entspricht weitgehend dem intraduktalen Papillom der Milchgänge), entweder als
- typisch papillärer Tumor mit unscharfer Begrenzung oder als
- intraduktaler, weitgehend solider Tumor mit meist deutlicherer Begrenzung
Histologie: mehrreihiges Epithel, oft mit apokriner Metaplasie und auch pseudopapillären, bindegewebsfreien Epithelproliferaten
Sonderform: **atypisches Adenom** (mit weitgehend einheitlichem Zellmuster sowie nukleären und architekturellen Atypien)

Syringozystadenom (der Schweißdrüsen)

Weitere tumorähnliche Veränderungen:
- Hyperplasie der Gll. areolares Montgomery
- epidermale Zysten
- Molluscum contagiosum

Benigne mesenchymale Tumoren und tumorähnliche Veränderungen

- Subepitheliales Fibrom
- Fibroepitheliom (fibröser Polyp)
- Hämangiom
- Leiomyom (Mm. arrectores pilorum, M. areolaris)
- Neurofibromatose (Beteiligung der Areole)
- (Lymphocytosis benigna cutis Bäfverstedt)

5.2.5 Tumoren der Mamma virilis

Maligne epitheliale Tumoren

Carcinoma in situ/intraduktales Karzinom; *Formen*:
- solide
- cribriform
- papillär

Invasives Karzinom; *Formen*:
- invasiv duktal
- papillär
- M. Paget
- *selten*: muzinös, adenoid-zystisch, kleinzellig, apokrin

Maligne mesenchymale Tumoren

- Cystosarcoma phylloides
- Selten andere Sarkome

Benigne epitheliale Tumoren

- Papilläres Adenom
- Papillomatose

Benigne mesenchymale Tumoren

- Fibroadenom/Cystosarcoma phylloides
- Hämangiom
- Lipom
- Benigner Spindelzelltumor
- Neurofibrom (bei M. Recklinghausen)

Tumorähnliche Veränderungen: Gynäkomastie

Häufigste Erkrankung der Mamma virilis; uni- oder bilaterale Größenzunahme durch Hyperplasie (und Differenzierung) sowohl der epithelialen als auch der mesenchymalen Brustdrüsenkomponenten;

Formen:
- Gynaecomastia tubularis:
  pseudopapilläre Epithelproliferate; u.U. apokrine und Plattenepithelmetaplasie
- Gynaecomastia lobularis: Ausbildung von (u.U. sezernierenden) Läppchenstrukturen
- Fibrosis mammae virilis: homogene Fibrosierung des Drüsenkörpers

Ursachen:
- vermehrte Sensibilität gegenüber exogener Hormonwirkung
- hypophysär/hypothalamisch (z.B. Prolaktinom)
- absolute oder relative Östrogenvermehrung (z.B. primärer Hypogonadismus, Klinefelter-Syndrom, Orchitis, hormonell aktive Hodentumoren: Chorionkarzinom, Interstitialzelltumor, Leberzirrhose, vermehrte Konversion von Androgenen in Östrogene, Involutionsgynäkomastie: Abnahme der Testoste-

ronproduktion, relative Zunahme von Östradiol und Östron, hormonell aktive Nebennierenrindentumoren)
- physiologische „Neugeborenengynäkomastie"
- Pubertätsgynäkomastie
- Mangelernährung
- Hyperthyreose
- Silvestrini-Corda-Syndrom (Gynäkomastie bei Hodenatrophie und Leberzirrhose durch Anstieg von Östradiol und Östron)
- paraneoplastisch (z.B. bei Bronchialkarzinom – Castillo-Syndrom)
- chronische Hämodialyse
- Lepra (Orchitis)
- Lungentuberkulose
- neurologische Erkrankungen
- medikamentös (Östrogene, Androgene, Kortikoide, Digitalis, Spironolacton, Phenothiazin, Isoniazid, Reserpin, Cimetidin u.a.)
- familiär/hereditär

Pseudogynäkomastie
Vermehrung des subkutanen Fettgewebes

5.2.6   Tumoren in Kindesalter und Adoleszenz

Benigne und maligne Mammatumoren im Kindesalter

- Fibroadenom, häufig schnell wachsend: Riesenfibroadenom
- Cystosarcoma phylloides
- Stroma- und andere Sarkome (selten)
- Karzinome; *Sonderform*: sezernierendes juveniles Karzinom
- neoplastische lymphatische (auch primär) und myeloische Infiltrate

Juvenile Papillomatose

Synonym: juvenile proliferative und zystische Mastopathie; Swiss cheese disease; Altersgipfel: 15–20 Jahre; *Morphologie*: multinoduläre und tumorförmige Mastopathie mit Zysten und papillären (z.T. atypischen) Epithelproliferaten, sklerosierender Adenose und apokriner Metaplasie (sekretorische Aktivität); *Prognose*: erhöhtes Karzinomrisiko bisher nicht zweifelsfrei gesichert

Tumorähnliche Veränderungen: Makromastie

- Juvenile, fibroadenomatöse Makromastie; bei jungen Frauen mit ovariellen Funktionsstörungen
- Lipomatöse Makromastie: Drüsenkörper atrophisch und durch Fettgewebe ersetzt
- Symptomatische Makromastie; bei diffuser (oder tumorförmiger) Infiltration durch maligne Lymphome oder myeloische Neoplasien
- Pubertätsmakromastie
- Graviditätsmakromastie

Weitere seltene Makromastieformen bei:
- M. Cushing
- Dysgerminom
- Akromegalie
- Digitalisapplikation

5.3 Entzündungen (Mastitiden)

5.3.1 Weibliches Brustdrüsenparenchym

Typische Entzündungsformen

Mastitis puerperalis
Kanalikulär von der Mamille auf den Drüsenkörper fortgeleitet; *Erreger*: meist
Staphylococcus aureus haemolyticus (Keimquellen: Nasen-Rachen-Raum von
Pflegepersonal, Kind und Mutter); *Morphologie*: eitrige Entzündung mit Neigung
zu Abszeß- und Fistelbildung, bei subakuter/chronischer Verlaufsform mit
lymphoplasmazellulärem Infiltrat

Non-puerperale eitrige und chronisch fortdauernde Mastitis
Bakterielle, kanalikulär-aszendierende Entzündung; *begünstigende Faktoren*:
Hormontherapie (Östrogene und Gestagene), Hyperprolaktinämie mit Galaktor-
rhö-Amenorrhö-Syndrom, Status post abortum; *morphologisch*: neben Entzündungszeichen meist lobuläre Hyperplasie und Sekretion (mit Sekretretention)

Retentionssyndrom: granulomatöse Mastitis, Galaktostase, -phoritis
Pathogenese: fehlende Abflußmöglichkeit → Sekretretention (**Galaktostase**)
→ Gangerweiterung (morphologisch: Sekretzylinder in erweiterten Gängen)
→ Entzündungsreaktion (durch chemische Veränderung des Sekrets? **Galaktophoritis** bei längerer Dauer u.U. mit Granulationsgewebsbildung und zirkum-
kanalikulärer Plasmazellmastitis) → entzündungsbedingte Zerstörung von
Gangstrukturen → Austritt von Sekret → Entzündungsreaktion in Form von
sog. **Cholesteringranulomen** (Fremdkörperreaktion mit Riesenzellen um
nadelförmige Fettsäurekristalle und/oder Fetttropfen)

Granulomatöse Mastitiden kommen u.U. auch idiopathisch vor (DD: Infektion mit
– atypischen – Mykobakterien)

Spezifische Entzündungen

- Tuberkulose
- Infektion mit atypischen Mykobakterien
- Sarkoidose (M. Boeck; selten)
- Lues
- Aktinomykose
- Möglicherweise Wegener-Granulomatose (?)

II

Mykosen

- Sporotrichose mit luesähnlichen gummösen Granulomen
- Blastomykose (tuberkuloseähnlich)

Parasitäre Entzündungen

- Echinococcus cysticus
- Zystizerkose
- Filariasis
- Bilharziose

5.3.2   Mamille und Areola mammae

5

Thelitis/Areolitis

Ursachen:
- exogene Kontaktinfektion, u.U. auch Tuberkulose und Lues
- fortgeleitete Entzündungen,
  z.B. Mastitis puerperalis (akut),
  Galaktophoritis (chronisch; bei Sekretretention)

Mögliche *Folgen*:
Milchgangfisteln und subareolärer Abszeß

Pathogenese: Sekretretention durch Abflußbehinderungen (Hornpfropf, Narben, Tumoren) → Galaktophoritis → subareolärer Abszeß → Fistelbildung

Virale Entzündungen

Molluscum contagiosum

5.3.3   Männliche Brustdrüse

Selten:
- unspezifisch; fortgeleitet oder nach Verletzungen
- Tuberkulose
- Aktinomykose

5.3.4   Fettgewebe

Nichteitrige, granulomatöse Pannikulitis
Synonym: Lipogranulomatosis circumscripta; in Schüben auftretende noduläre Fettgewebsnekrose mit chronischer granulomatöser, epitheloidzelliger Entzündung; *Ursache*: vaskulär-hypoxische Schäden? ***Morphologie***: Koagulationsnekrose/Nekrobiose des Fettgewebes, umgeben von Epitheloidzellen/spindeligen Fibroblasten (?), Lymphozyten und häufig mehrkernigen Riesenzellen

Fettgewebsnekrosen
Ursachen: u.a. Traumen (in ca. der Hälfte der Fälle, darunter auch Fettgewebsnekrosen als Folgen von Exzisionsbiopsien); *histologisch*: Nekrosen (mit Blutungen oder Blutungsresiduen), später Ölzysten, umgeben von Makrophagenansammlungen (Schaumzellen) und Touton-Riesenzellen, Granulationsgewebe,
später Fibrosen und häufig Verkalkungen

Cholesteringranulome (Lipoidgranulome) – s.o.

II

5.4 Degenerative Veränderungen, Dystrophien und Stoffwechselstörungen

5.4.1 Weibliche (und männliche) Brustdrüse

5

Elastose der Milchgänge (elastic amyloid)	zirkuläre Elastose der Gänge u.a. im Zentrum invasiver duktaler (und lobulärer) Karzinome, in intraduktalen Papillomen, in radiären Narben und nach Bestrahlung
Hämosiderose	lokal nach Blutungen (traumatisch oder bei intra-zystischen papillären Karzinomen); selten diffus bei Siderophilie oder „Transfusionssiderose"
Hämatoidinablagerungen	bei Fettgewebsnekrosen mit Blutungen
Lipomatose	hormonell bedingte Zunahme des Fettgewebes der Brustdrüse, z.B. bei Gynäkomastie oder bei Adipositas
Lipochromphanerose	mehr oder weniger stark ausgeprägte gelbe Lipochromsäume in der Zirkumferenz invasiver (duktaler) Karzinome (Fettzellabbau durch destruierendes Karzinomwachstum?)
Amyloidose	

5.4.2 Mamille und Areola mammae

Hyperpigmentation und **Hyperkeratose**: nach Östrogenbehandlung

5.5   Kreislaufstörungen

II

Nekrosen (einschließlich Mamillengangrän)

Postpartal	bei puerperaler Sepsis
Infektiös	bakterielle Infektionen → partielle oder totale Nekrosen mit nachfolgender Abstoßung – lokales Shwartzman-Sanarelli-Syndrom?
Medikamentös	Ergotamin, Adrenalin, Antikoagulanzien (partielle oder totale Nekrose mit nachfolgender Abstoßung – lokales Shwartzman-Sanarelli-Syndrom?)
Postoperativ	Mamillennekrosen nach Zirkumzision (plastische Mammachirurgie)
Ischämisch	in benignen Mammatumoren (besonders in der Gravidität/Laktation)
Hämorrhagische Infarzierung	nach Thrombose der V. axillaris oder Venen der vorderen Thoraxwand
Apoplexia mammae	hypertensive Massenblutung aus sklerosierten Arterien (selten)
Mondor-Krankheit	Thrombophlebitis obliterans der V. thoracoepigastrica und ihrer Äste

5

5.6   Fehlbildungen

5.6.1   Weibliche (und männliche) Brustdrüse

Defektbildungen

Amastie	Agenesie von Drüsenkörper und Mamille
Athelie	fehlende Anlage der Mamille
Mikrothelie	Hypoplasie der Mamille und Areola
Amazie/Aplasie	nur rudimentäre Brustdrüsenanlage vorhanden
Mikromastie	Hypoplasie des Drüsenkörpers
Anisomastie	ungleiche Brustdrüsen
Poland-Syndrom	genetisch bedingt; Hypoplasie und Hochstand der Mamma, Hypopigmentierung der Areola, Aplasie/Hypoplasie der Rumpf- und Armmuskulatur und des M. pectoralis maior (unilateral)

Überschußbildungen

Polythelia

- ■ – completa: zusätzliche komplette Warzenanlagen mit Mamille und Areola (häufigste Form)
- ■ – mamillaris: akzessorische Mamille innerhalb oder außerhalb des Warzenvorhofs
- ■ – areolaris: Brustwarzenanlage ohne Mamille und Drüsengewebe
- ■ – pilosa: Haarinsel als Äquivalent einer Areola ohne Drüsenrudimente

Polymastia

- ■ – glandularis; *synonym*: Mamma aberrata; dystopes Brustdrüsengewebe ohne Mamille und Areola (am häufigsten in der Axilla, seltener Vulva; dort können auch primäre Tumoren entstehen!)
- ■ – completa; *synonym*: Mamma accessoria; dystope Mikromastie mit Mamille und Areola
- ■ – mamillaris: dystopes Parenchym mit Mamille ohne Areola
- ■ – areolaris: dystopes Parenchym ohne Mamille mit Areola

Hypoplasie

Selten; *Ursachen*:

- ■ primär: **Turner-Syndrom**
- ■ sekundär: *radiogene* Schädigung in der Kindkeit (Bestrahlung von Hämangiomen oder Thoraxtumoren)

5.6.2 Mamille und Areola mammae

Formvarianten

- ■ Mikrothelie: abnorm kleine Mamille
- ■ Mamilla plana: kleine Mamille, gestörter Erektionsmechanismus
- ■ Mamilla fissa: geteilte Anlagen
- ■ Mamilla bifida sive trifida: aus mehreren Lappen bestehende Warze
- ■ Mamilla circumvallata: unterentwickelte Mamille in der Alveolartasche
- ■ Papilla invertita

5.7   Sonstige Veränderungen

5.7.1   Weibliche Brustdrüsenparenchym

Laktationsanomalien

Agalaktie	bei Aplasie und Sheehan-Syndrom
Hypogalaktie	bei Hypoplasien, flächenhaften Fibrosen, psychischen Störungen
Hypergalaktie	synonym: Polygalaktie; durch langdauernde, vermehrte Prolaktinsekretion
Persistenz der Laktation	über 9. Monat post partum
Galaktostase	Entleerungsstörung (Milchretention in erweiterten Gängen)
Galaktozele	lokale Galaktostase mit zystischer Erweiterung, chemischer Veränderung der Milch (Butter-, Käse-, Seifenzysten) und Entzündungsreaktion; *Komplikation*: Fistelbildung
Galaktorrhö	Milchsekretion außerhalb von Gravidität und Puerperium bei Hyperprolaktinämie; meist kombiniert mit Amenorrhö; *Pathogenese*: u.a. Unterbrechung der Dopaminsekretion durch unterschiedliche Ursachen
Galaktorrhö-Syndrome	■ Medikamente (Psychopharmaka, insbesondere Neuroleptika) ■ Kontrazeptiva ■ Hypophysenadenom ■ Chiari-Frommel-Syndrom (postpartale Amenorrhö-Galaktorrhö) ■ Akromegalie ■ Ahumada-del-Castillo-Argonz-Syndrom: Galaktorrhö-Amenorrhö nichtgravider Frauen ■ van-Wyk-Grumbach-Syndrom: Galaktorrhö bei Hypothyreose ■ Zondek-Bromberg-Rozin-Syndrom: Galaktorrhö bei Hyperthyreose ■ paraneoplastisch (Nierenzellkarzinom, Bronchialkarzinom, Chorionkarzinom) ■ mechanisch (lang dauernde, häufige mechanische Reizung), Thoraxoperationen ■ psychische Faktoren

5.7.2   Weibliche (und männliche) Brustdrüse

Fremdkörper in der Mamma

Silikon Paraffin (früher zur kosmetischen Korrektur)	→ Granulome
Elastische Kunststoffprothesen (heutzutage zur kosmetischen Korrektur)	→ Faserkapsel; *Komplikationen*: ■ Kapselschrumpfung ■ Entzündungen Fremdkörperreaktion um ■ Silikon- oder ■ Polyurethanpartikel
Seltene Fremdkörper:	■ Injektion polyvinylpyrrolidon- haltiger Medikamente ■ eingesprießte Haare ■ Pflanzenzellen ■ Nadeln

5.7.3   Kindesalter und Adoleszenz

Postpartale Sekretion und Komplikationen	■ Dyschylien bei sog. Hexenmilch- sekretion ■ Retentionszysten ■ Galactocele infantis ■ Mastitis neonatorum (u.U. mit Abszedierung – selten)
Infantile Makromastie (Hypertrophie)	uni- oder bilaterale Hypertrophien des infantilen Drüsenkörpers durch mammotrope Steroide; *Ursachen*: passagere ovarielle Dysfunktion, Pubertas praecox
Prämature Thelarche	*Ursache*: prämature Östrogenwirkung durch abortive Follikelreifung; ***histo-* *logisch***: tubuläres Proliferations- muster mit Epithelhyperplasien
Makromastie bei Pubertas praecox	hypothalamisch-gonadotrope Stimu- lation (4–6 Jahre)

(Fortsetzung s. nächste Seite)

II

Makromastie bei Pseudopubertas praecox	▪ bei hormonbildenden (Gonadotropin) Tumoren ▪ bei adrenogenitalem Syndrom (AGS) ▪ bei exogener Hormonzufuhr (Salbe, Haarwasser u.a. mit Stilböstrolgehalt)
Physiologische Pubertätsmakromastie	(Mädchen) zunächst einseitig beginnend
Physiologische Pubertätsgynäkomastie	zunächst meist als Anisomastie (kein Tumor!)

5

5.7.4   Fettgewebe

Fettgewebsnekrosen
Ursachen: u.a. Traumen (in ca. der Hälfte der Fälle, darunter auch Fettgewebsnekrosen als Folgen von Exzisionsbiopsien); *histologisch*: Nekrosen (mit Blutungen oder Blutungsresiduen), später Ölzysten, umgeben von Makrophagenansammlungen (Schaumzellen) und Touton-Riesenzellen, Granulationsgewebe, später Fibrosen und häufig Verkalkungen

6 Respirationstrakt

6.1   Nase und Nasennebenhöhlen

6.1.1   Anatomie

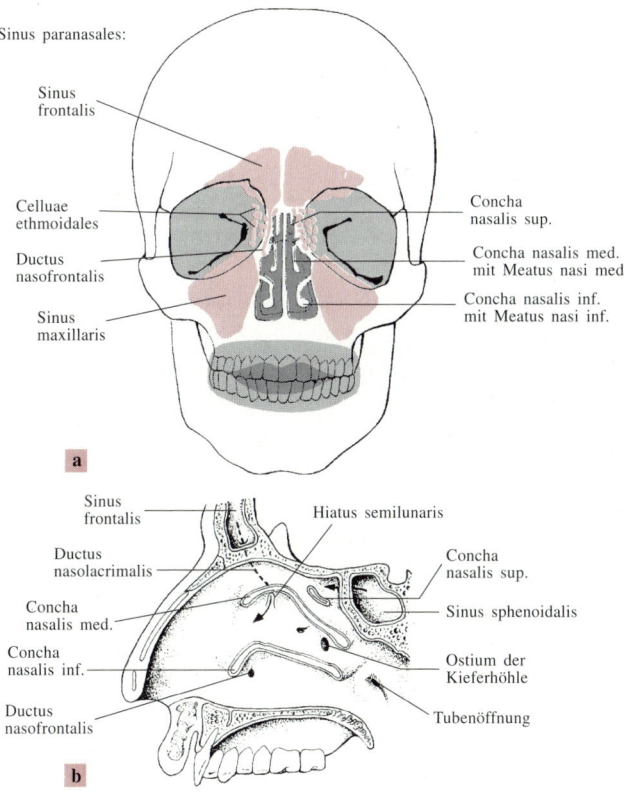

Sinus paranasales:

Sinus frontalis

Celluae ethmoidales

Ductus nasofrontalis

Sinus maxillaris

Concha nasalis sup.

Concha nasalis med. mit Meatus nasi med.

Concha nasalis inf. mit Meatus nasi inf.

a

Sinus frontalis

Ductus nasolacrimalis

Concha nasalis med.

Concha nasalis inf.

Ductus nasofrontalis

Hiatus semilunaris

Concha nasalis sup.

Sinus sphenoidalis

Ostium der Kieferhöhle

Tubenöffnung

b

Abb. II-6-1. a Lage der Nasennebenhöhlen im menschlichen Gesichtsschädel. **b** Sagittalschnitt durch Nase und Nasenrachen. Fortsetzung **c** auf der folgenden Seite

II

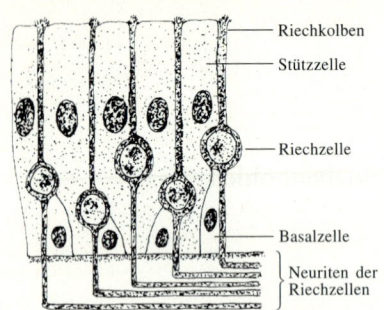

c

Abb. II-6-1. (Fortsetzung) c Halbschematische Darstellung des Riechepithels

6

6.1.2   Tumoren und tumorähnliche Veränderungen

6.1.2.1   Lokalisationen

C30	**Nasenhöhle und Mittelohr**
C30.0	Nasenhöhle (innere Nase)
C30.1	Mittel- und Innenohr (mit Mastoid, Tube und Paukenhöhle)
C31	**Nasennebenhöhlen**
C31.0	Kieferhöhle (Sinus maxillaris)
C31.1	Siebbeinzellen (Sinus ethmoidales)
C31.2	Stirnhöhle (Sinus frontalis)
C31.3	Keilbeinhöhle (Sinus sphenoidalis)
C31.8	Nasennebenhöhlen (mehrere Teilbereiche)
C31.9	Nasennebenhöhle

C39	**andere Lokalisationen im Respirationssystem**
C39.0	Respirationstrakt, oberer
C39.8	Respirationstrakt, andere Lokalisationen
C39.9	Respirationstrakt

6.1.2.2   TNM-Klassifikation

Regionäre Lymphknoten (wie für alle Kopf- und Halstumoren): Halslymphknoten: submental, submandibulär, jugular, dorso-zervikal (oberflächlich), supraklavikulär, prälaryngeal, paratracheal, retropharyngeal, Wange, retroaurikulär, okzipital, um Parotis

Kieferhöhle
(Karzinome)

TX	Primärtumor kann nicht beurteilt werden
T0	kein Anhalt für einen Primärtumor
Tis	Carcinoma in situ
T1	Tumor ist auf die Schleimhaut begrenzt
T2	Tumor infiltriert knöcherne Infrastruktur (kleine Knochenwände) einschließlich des harten Gaumens oder mittleren Nasenganges
T3	Tumor infiltriert Wangenhaut, dorsale Kieferhöhlenwand, Orbitaboden, Sinus ethmoidales
T4	Tumor infiltriert in die Orbita (Orbitainhalt) oder die weitere Umgebung
NX	regionäre Lymphknoten können nicht beurteilt werden
N0	keine regionären Lymphknotenmetastasen
N1	regionäre Lymphknoten: ipsilateral solitär, Metastasengröße $\leq$ 3 cm
N2	regionäre Lymphknotenmetastasen mit folgenden Kriterien:
N2a	regionäre Lymphknoten: ipsilateral solitär, Metastasengröße > 3–6 cm
N2b	regionäre Lymphknoten: ipsilateral multipel, Metastasengröße $\leq$ 6 cm
N2c	regionäre Lymphknoten: bilateral oder kontralateral, Metastasengröße $\leq$ 6 cm
N3	regionäre Lymphknoten: Metastasengröße > 6 cm (alle anderen Lymphknotenmetastasen gelten als Fernmetastasen M1)

Nasopharynx

Unterbezirke:
- Dach und Hinterwand (Übergang harter/weicher Gaumen bis Schädelbasis   [C11.0/1]
- Seitenwand (mit Rosenmüller-Grube)   [C11.2]
- Vorderwand (Rückfläche des weichen Gaumens)   [C11.3]

Anmerkung: Die Grenzzone der Choanalränder einschließlich des hinteren Septumrandes werden zur Nasenhöhle gezählt

(Karzinome)

TX	Primärtumor kann nicht beurteilt werden
T0	kein Anhalt für einen Primärtumor
Tis	Carcinoma in situ
T1	Tumor ist auf einen Unterbezirk begrenzt
T2	Tumorausbreitung über einen Unterbezirk hinaus
T3	Tumor infiltriert Nase oder Oropharynx
T4	Tumor infiltriert Schädelbasis oder Hirnnerven
NX	regionäre Lymphknoten können nicht beurteilt werden
N0	keine regionären Lymphknotenmetastasen
N1	regionäre Lymphknoten: ipsilateral solitär, Metastasengröße $\leq$ 3 cm
N2	regionäre Lymphknotenmetastasen mit folgenden Kriterien:

(Fortsetzung s. nächste Seite)

II

N2a	regionäre Lymphknoten: ipsilateral solitär, Metastasengröße > 3–6 cm
N2b	regionäre Lymphknoten: ipsilateral multipel, Metastasengröße ≤ 6 cm
N2c	regionäre Lymphknoten: bilateral oder kontralateral, Metastasengröße ≤ 6 cm
N3	regionäre Lymphknoten: Metastasengröße > 6 cm (alle anderen Lymphknotenmetastasen gelten als Fernmetastasen M1)

6.1.2.3   Tumoren: Nase und Nasennebenhöhlen

Maligne epitheliale Tumoren

6

Plattenepithelkarzinom	am häufigsten, zumeist verhornend, *Lokalisation*: am häufigsten in der Kieferhöhle
Verruköses (platten-epitheliales) Karzinom	meist nur geringe Atypien, flächenhaftes, aber (lokal) infiltrierendes Wachstum; keine Metastasen (DD: verruköse Hyperplasie oft schwierig abzugrenzen)
Spindelzelliges Karzinom	Variante des Plattenepithelkarzinoms mit sarkomartigem Wachstum (starke Atypien, ulzeriert, polypöses Wachstum)
Schmincke-Tumor, lymphoepitheliales Karzinom	Nasopharynx; offenbar plattenepithelialer Abstammung mit starkem nicht neoplastischen lymphatischen Infiltrat (darin diffus verstreut Tumorzellen)
Transitionalzellkarzinom	Karzinom der Schneider-Membran; besondere Tumorformation des respiratorischen Epithels mit Ähnlichkeit zum Übergangszellkarzinom der Harnblase, oft mit Plattenepithelmetaplasie (oft in geschlossener Form en-bloc-infiltrierend)
Adenokarzinome	selten, z.T. mit Schleimbildung (auch Siegelring-zellbildung möglich), teils papillär (durch Harz-exposition begünstigt?)
Muzinöses Adenokarzinom	
Adenoid-zystisches Karzinom	häufigster, vom Drüsenepithel abstammender Tumor des HNO-Bereiches („Zylindrom"), kribriformes Wachstum, in Zwischenräumen hyalines Material (Basalmembranbestandteile); ausgedehnte Infiltration, jedoch nur selten Fernmetastasen
Mukoepidermoides Karzinom	

Maligne mesenchymale Tumoren (Sarkome)

- Fibrosarkom (selten)
- Myxosarkom (selten)
- Chondrosarkom/Osteosarkom;
  DD: reparatives Riesenzellgranulom („brauner Tumor"), besonders in kleinen Biopsieproben
- Malignes Hämangioperizytom
- Rhabdomyosarkom
- Neurogenes Sarkom; *synonym*: malignes Schwannom
- Malignes Fibroxanthom

Maligne neurogene Tumoren

- Ästhesioneuroepitheliom: von olfaktorischer neuraler Membran abgeleitet, olfaktorischer neurogener Tumor (lobulär od. faszikulär angeordnete neurogene Zellen, bildet u.U. Rosetten und Pseudorosetten)
- Ästhesioneuroblastom: maligner neurogener olfaktorischer Tumor mit starker Pleomorphie

Maligne lymphatische Tumoren

- Immunoblastom; entsprechend „lethal midline granuloma"?
- Burkitt-Lymphom
- extramedulläres Plasmozytom; neben meist erst später erfolgender systemischer Ausbreitung auch benigne solitäre Plasmozytome des Nasenrachenraums, DD: Plasmazellgranulom
- M. Hodgkin

Maligne Tumoren unterschiedlicher Histogenese

Malignes Melanom
Häufigkeit: 2 % aller malignen Tumoren im HNO-Bereich; *Lokalisation*: Vestibulum, Septum, Regio olfactoria; *Morphologie*: häufig spindelzellige Form ohne oder mit wenig Pigment

Metastasen

Fernmetastasierung in Nase oder Nebenhöhlen selten, meist Kontinuitätsausbreitung benachbarter Tumoren

Mesenchymale und andere Tumoren unbestimmter Dignität

- Riesenzelltumor
- Chordom
- Kraniopharyngeom

II

6

Benigne epitheliale Tumoren

Plattenepitheliales Papillom	*synonym*: Fibroepitheliom, DD: papilläre Hyperplasie
Transitional-Papillom	Papillome der Schneider-Membran; exophytische und invertierte Form; DD: infiltrierendes Wachstum/Karzinom
(Einfaches) Adenom	selten
Oxyphiles Adenom	*synonym*: Onkozytom
Pleomorphes Adenom	Mischtumor
Adamantinom	(und weiter den Zahnanlagen zuzuordnende Tumoren)

Benigne mesenchymale Tumoren

- Fibrom; selten; DD: Polypen mit fibrösem Stroma
- Chondrom; als „Höhlenchondrome" Einwachsen in die Nebenhöhlen (aus Resten des knorpeligen Primordialkraniums)
- Osteom, eburnisierte Form; relativ selten, nach Zerstörung des Stiels u.U. als „tote" Osteome" frei in der Höhle liegend
- Ossifizierendes Fibrom; häufiger als Osteom, im Oberkieferbereich DD: fibröse Dysplasie
- Hämangiom
- Angiogranulom; *synonym*: Granuloma teleangiectaticum (Plasmazellgranulom?), DD: Granulationsgewebspolyp
- Myxom, Myxofibrom → u.U. sehr expansives Wachstum mit Einbruch in die Orbita; DD: Polyp mit myxomatösem Stroma
- Hämangioperizytom
- Neurofibrom
- Schwannom; *synonym*: Neurilemmom
- Fibroxanthom; *synonym*: fibrotisches Histiozytom
- Juveniles Nasenrachenfibrom; „Angiofibrom", „Basalfibrinoid"; meist Männer zwischen 10–25 Jahren, geht vom Periost aus; im Nasopharynx gelegen; *Morphologie*: fibromatöses bis myxomatöses, wechselnd zellreiches Stroma, von sinusartigen Gefäßen und Arterienästen durchzogen → Neigung zu regressiven Veränderungen und Rückbildung
- Reparatives Riesenzellgranulom (Hyperplasie), *synonym*: brauner Tumor

Benigne Tumoren unterschiedlicher Histogenese

- Paragangliom (Chemodektom)
- Hypophysenadenom
- Melanotischer neuroektodermaler Tumor; melanotisches Progonom, in Maxilla junger Kinder; Zusammenhang mit Olfaktoriusfasern?
- Menigeom
- Teratom; besonders im Bereich von Os und Sinus frontalis

Tumorähnliche Läsionen

- Epidermale Zysten („echte Cholesteatome")
- Dermoidzysten

Beide kommen besonders im Bereich von Os und Sinus frontalis vor

II

6.1.3 Entzündungen

6.1.3.1 Nase

Unspezifische Rhinitiden

Akute Rhinitis

6

Rhinitis catarrhalis	Zirkulationsstörungen oft mit Virusinfektion
Infektiöser Schnupfen (Koryza)	aufgrund von Virusinfektionen: Rhino-, (Para-)Influenza, Adenoviren u.a.
Als Begleiterscheinung	bei Masern, Grippe, Windpocken, Typhus, Paratyphus
Allergisch-neurovaskulär	„Heuschnupfen" als Pollenallergie, Mehlallergie, Tierhaare, bakterielle Antigene u.a.
Spezielle bakterielle Infektionen	Rhinitis gonorrhoica bei Neugeborenen, diphtherische Rhinitis

Chronische Rhinitis
Definition: wiederholte akute Infekte oder chronische Reizzustände, begünstigt durch Septumdeviation, Tonsillenhyperplasie (Adenoide), chronische Sinusitiden u.a.;
Formen:
- chronische hyperplastische Rhinitis; oft allergische Genese
- Rhinitis sicca anterior; Schleimhaut atrophisch
- Rhinitis chronica simplex; ohne Schleimhautdickenänderung, oft in der Pubertät – hormonelle Einflüsse?
- Rhinitis atrophicans
- Rhinitis atrophicans foetida; *synonym*: Ozäna

Spezifische Rhinitiden

Tuberkulose	als hämatogene Streutuberkulose, → Zerstörung des knorpeligen Septums → „Totenkopfgesicht"
Sarkoidose	→ Vernarbung, Stenosierungen; gleichzeitig oft chronische atrophische Rhinitis
Lues	- **Coryza syphilitica** = konnatal - gummöse Form des Erwachsenen → Zerstörung des Nasenseptums mit Einsinken → Sattelnase

(Fortsetzung s. nächste Seite)

II

Lepra	meist in bakterienarmer tuberkuloider Form
Rhinosklerom	*1. Stadium*: derbe granulierende Entzündung → u.U. Ausbreitung auf Nasenflügel, Trachea u.a. *2. Stadium*: **histologisch**: Mikulicz-Zellen mit bakterienhaltigem schaumigen Zytoplasma (Klebsiella rhinoscleromatis, grampositiv) *3. Stadium*: lappenförmige Wucherungen und Narben
Wegener-Granulomatose	im Endeffekt generalisierte, herdförmig nekrotisierende Angiitis mit Granulombildung; Beginn im oberen Respirationstrakt oder in der Lunge; meist letal aufgrund von pulmonalen Komplikationen oder Niereninsuffizienz (proliferative Glomerulonephritis)
Granuloma gangraenescens	*synonym*: progressives malignes Granulom, „lethal midline granuloma", Osteomyelitis necroticans; wahrscheinlich ein Teil der Fälle (immunoblastische) T-Zell-Lymphome; Infiltration und Destruktion von Gefäßen, Schleimhaut, Knorpel und Knochen des oberen Respirationstrakts

6

6.1.3.2   Nasennebenhöhlen

Sinusitiden

Formen:
- katarrhalisch-serös
- (chronisch-)allergisch: hyaline Verdickung der Basalmembran, vermehrt schleimbildendes Epithel, Eosinophilie
- Empyem

Komplikationen eitriger Sinusitiden:
- Osteomyelitis (Os frontalis, Maxilla)
- subperiostale Abszesse
- Fisteln
- Weichteilphlegmone
- Orbitalphlegmone
- Orbitalabszesse
- epi- und subdurale Abszesse
- Leptomeningitiden
- eitrige Hirnabszesse
- Muko(pyo)zelen
- intrakavitäres Myzetom

6.1.4   Kreislaufstörungen

6.1.4.1   Nase und Nasennebenhöhlen

II

Epistaxis (Nasenbluten)
Häufigste Kreislaufstörung, meist Arrosionsblutung des Locus Kiesselbachi;
Ursachen:
- Trauma
- Polypen
- Tumoren
- Teleangiektasien
- Fieber
- Nierenkrankheiten
- Arteriosklerose
- Hypertonie
- Bluterkrankungen
- Diabetes mellitus
- andere hormonale Störungen
- Menstruation
- M. Rendu-Osler

6

Ödem
Bei enzündlichen Prozessen, meist durch aktive Hyperämie reguliert

Hyperämie, passiv (Kongestion)
V.a. bei Herzinsuffizienz

Anämie
Bei örtlicher Kälteeinwirkung oder vasokonstriktiver Medikation, bei allgemeiner
Anämie

6.1.5   Fehlbildungen

6.1.5.1   Nase und Nasennebenhöhlen

Intranasale Enzephalozele	bei Siebbeindefekten
Arrhinenzephalie	Nn. olfactorii fehlen, Riechhirn u. Nase sind fehlgebildet
Aprosopie	Nase und Riechhirn fehlen
Nasenspalten, -fisteln, -zysten	Fehlentwicklung der Stirn- und Oberkieferfortsätze
Nasoalveolarzysten	
Proboscis	doppel- oder einseitige rüsselartige Deformationen der Nase
Deviatio septi	Deformation des vorderen Septumanteils

(Fortsetzung s. nächste Seite)

II

Pneumatisationshemmung	→ Aplasie oder Hypoplasie
Choanalatresie	oft mit anderen Fehlbildungen (Arrhinenzephalie) assoziiert, meist doppelseitiger Verschluß durch bindegewebig-knöcherne Platten
Atypische Choanalatresie	Verschluß nur bindegewebig, ferner endonasale und anteriore Nasenatresien sowie Synechien
Atresie des Tränen-nasengangs	(normalerweise im 8. Fetalmonat durchgängig)

6.1.6   Sonstige Veränderungen

6.1.6.1   Nase und Nasennebenhöhlen

6

Schäden durch anorganische und organische Stäube

Atrophische chronische Rhinitis durch:
- Chrom, Chromat
- Arsen
- Aluminium

u.U. (ko)kanzerogene Wirkung:
- Arsen
- Chrom
- Nickel
- Kohlenwasserstoffe

Schäden durch Säuren- und Laugendämpfe

→ Schleimhautnekrosen, Plattenepithelmetaplasie u.U. mit Verhornung, u.U. Schädigung des Riechvermögens

Weitere beruflich bedingte Schädigungen

Aerosinusitis
Bei Caissonarbeitern → Schleimhautablösungen und -unterblutungen

6.2   Larynx

6.2.1   Anatomie

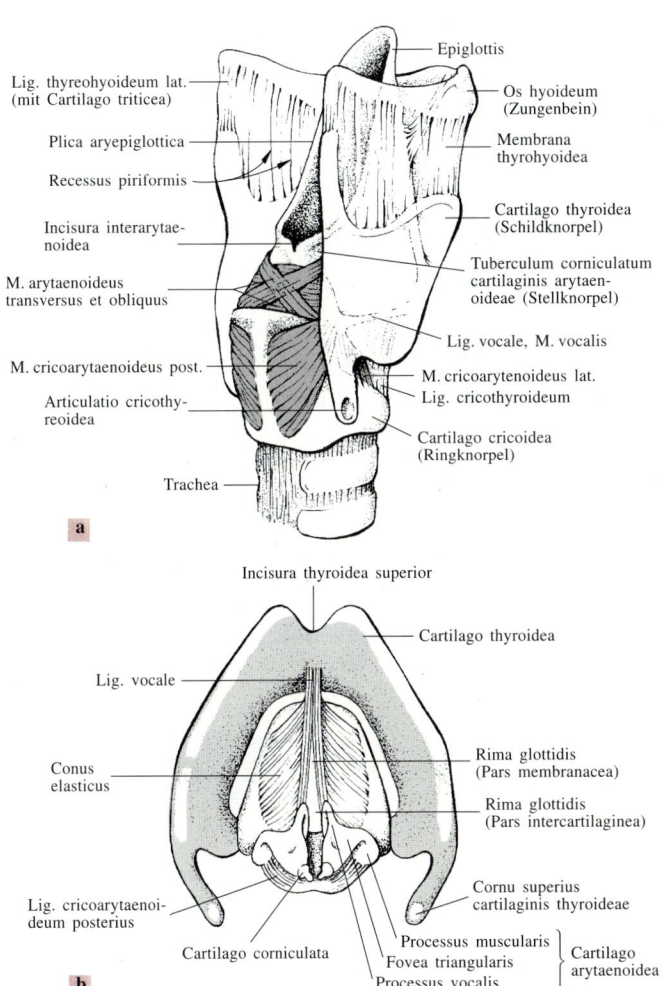

Abb. II-6–2. a Ansicht des Kehlkopfs von dorsolateral. **b** Querschnitt durch den Larynx in Höhe der Stimmbänder. Fortsetzung **c** und **d** auf der folgenden Seite

II

6

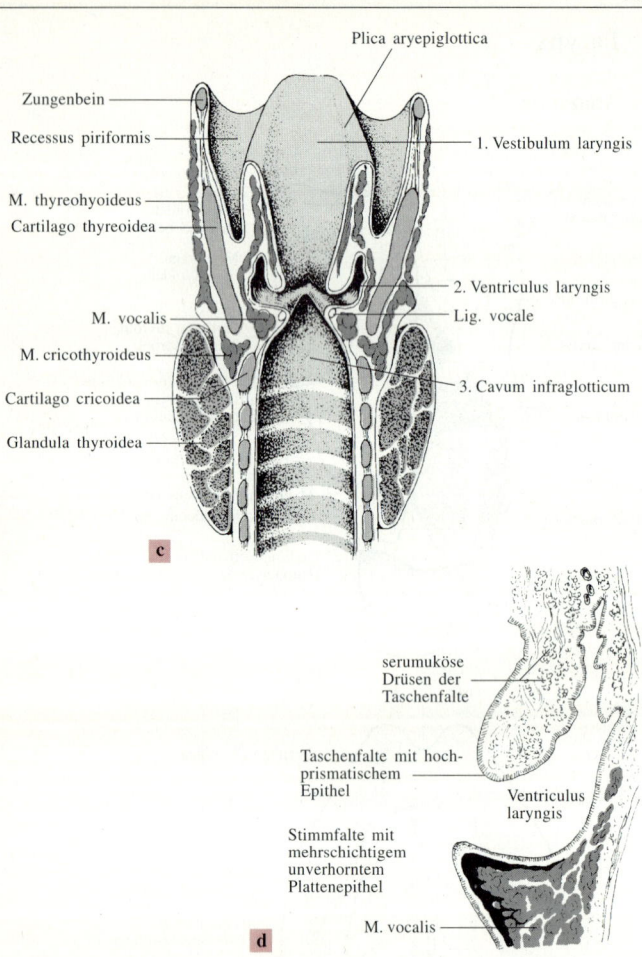

Plica aryepiglottica

Zungenbein

Recessus piriformis

1. Vestibulum laryngis

M. thyreohyoideus

Cartilago thyreoidea

2. Ventriculus laryngis

M. vocalis

Lig. vocale

M. cricothyroideus

Cartilago cricoidea

3. Cavum infraglotticum

Glandula thyroidea

c

serumuköse
Drüsen der
Taschenfalte

Taschenfalte mit hoch-
prismatischem
Epithel

Ventriculus
laryngis

Stimmfalte mit
mehrschichtigem
unverhorntem
Plattenepithel

M. vocalis

d

Abb. II-6–2. (Fortsetzung) **c** Von dorsal aufgeschnittener Larynx. **d** Histologischer Aufbau der Glottis

6.2.2 Tumoren und tumorähnliche Veränderungen

6.2.2.1 Lokalisationen

C32	**Larynx**
C32.0	Glottis, Stimmband, Kommissur
C32.1	Supraglottis, Taschenbänder (linguale Epiglottisfläche = C10.1)
C32.2	Subglottis
C32.3	Larynxknorpel*
C32.8	Larynx (mehrere Teilbereiche)
C32.9	Larynx

* Diese Lokalisationsangabe sollte nicht verwendet werden

6.2.2.2 TNM-Klassifikation

Regionäre Lymphknoten (wie für alle Kopf- und Halstumoren): Halslymphknoten: submental, submandibulär, jugular, dorso-zervikal (oberflächlich), supraklavikulär, prälaryngeal, paratracheal, retropharyngeal, Wange, retroaurikulär, okzipital, um Parotis

Larynx/Supraglotti

Unterbezirke:

suprahyoidale Epiglottis	[C32.1]
aryepiglottische Falte	[C32.1]
Arytänoidgegend	[C32.1]
infrahyoidale Epiglottis	[C32.1]
Taschenfalte	[C32.1]

(Karzinome)

TX	Primärtumor kann nicht beurteilt werden
T0	kein Anhalt für einen Primärtumor
Tis	Carcinoma in situ
T1	Tumor ist auf einen Unterbezirk begrenzt
T2	Tumorausbreitung über einen Unterbezirk (der Supraglottis oder angrenzen den Glottis) hinaus, jedoch ohne Stimmbandfixation ($\cong$ *nur oberflächliche Ausbreitung?*)
T3	Tumor auf Larynx begrenzt mit Stimmbandfixation ($\cong$ *„Tiefeninfiltration"?*) oder Ausbreitung auf den Hypopharynx
T4	Tumorausbreitung jenseits des Larynx, z.B. durch den Schildknorpel hindurch
NX	regionäre Lymphknoten können nicht beurteilt werden
N0	keine regionären Lymphknotenmetastasen
N1	regionäre Lymphknoten: ipsilateral solitär, Metastasengröße ≤ 3 cm
N2	regionäre Lymphknotenmetastasen mit folgenden Kriterien:
N2a	regionäre Lymphknoten: ipsilateral solitär, Metastasengröße $> 3\text{–}6$ cm

(Fortsetzung s. nächste Seite)

N2b	regionäre Lymphknoten: ipsilateral multipel, Metastasengröße ≤ 6 cm
N2c	regionäre Lymphknoten: bilateral oder kontralateral, Metastasengröße ≤ 6 cm
N3	regionäre Lymphknoten: Metastasengröße > 6 cm (alle anderen Lymphknotenmetastasen gelten als Fernmetastasen M1)

Larynx/Glottis
(Karzinome)

TX	Primärtumor kann nicht beurteilt werden
T0	kein Anhalt für einen Primärtumor
Tis	Carcinoma in situ
T1	Tumor ist auf Stimmbänder begrenzt
T1a	Tumor ist auf *ein* Stimmband begrenzt
T1b	Tumorbefall beider Stimmbänder
T2	Tumorausbreitung auf Supra- oder Subglottis, jedoch keine Stimmbandfixation (≅ *„oberflächliche Ausbreitung"?*)
T3	Tumor auf Larynx begrenzt mit Stimmbandfixation (≅ *„Tiefeninfiltration"?*)
T4	Tumorausbreitung jenseits des Larynx, z.B. durch den Schildknorpel hindurch
NX	regionäre Lymphknoten können nicht beurteilt werden
N0	keine regionären Lymphknotenmetastasen
N1	regionäre Lymphknoten: ipsilateral solitär, Metastasengröße ≤ 3 cm
N2	regionäre Lymphknotenmetastasen mit folgenden Kriterien:
N2a	regionäre Lymphknoten: ipsilateral solitär, Metastasengröße > 3-6 cm
N2b	regionäre Lymphknoten: ipsilateral multipel, Metastasengröße ≤ 6 cm
N2c	regionäre Lymphknoten: bilateral oder kontralateral, Metastasengröße ≤ 6 cm
N3	regionäre Lymphknoten: Metastasengröße > 6 cm (alle anderen Lymphknotenmetastasen gelten als Fernmetastasen M1)

Larynx/Subglottis
(Karzinome)

TX	Primärtumor kann nicht beurteilt werden
T0	kein Anhalt für einen Primärtumor
Tis	Carcinoma in situ
T1	Tumor ist auf die Subglottis begrenzt
T2	Tumorausbreitung auf ein oder beide Stimmbänder ohne Fixation (≅ *oberflächliche Ausbreitung?*)
T3	Tumor auf Larynx begrenzt mit Stimmbandfixation (≅ *„Tiefeninfiltration"?*)

(Fortsetzung s. nächste Seite)

II

T4	Tumorausbreitung jenseits des Larynx, z.B. durch den Schild-knorpel hindurch
NX	regionäre Lymphknoten können nicht beurteilt werden
N0	keine regionären Lymphknotenmetastasen
N1	regionäre Lymphknoten: ipsilateral solitär, Metastasengröße ≤ 3 cm
N2	regionäre Lymphknotenmetastasen mit folgenden Kriterien:
N2a	regionäre Lymphknoten: ipsilateral solitär, Metastasengröße $> 3\text{-}6$ cm
N2b	regionäre Lymphknoten: ipsilateral multipel, Metastasengröße ≤ 6 cm
N2c	regionäre Lymphknoten: bilateral oder kontralateral, Metastasen-größe ≤ 6 cm
N3	regionäre Lymphknoten: Metastasengröße > 6 cm (alle anderen Lymphknotenmetastasen gelten als Fernmetastasen M1)

6

6.2.2.3   Larynxtumoren

Maligne epitheliale Tumoren

■ Verruköses Karzinom; relativ geringe Atypien, oft flächenhafte papilläre Ausbreitung mit geringer Infiltration
■ Plattenepithelkarzinom; häufigster Tumor des Kehlkopfs, meistens verhornend, Prognose der inneren Kehlkopfkarzinome im Vergleich zu den subglottischen oder Hypopharynxkarzinomen etwas besser
■ Adenokarzinome
■ Adenoid-zystisches Karzinom; selten
■ Spindelzellkarzinom
■ „Basalzellkarzinom"; sehr selten
■ Karzinoidtumor; selten
■ (Undifferenziertes Karzinom)
■ Metastasen im Kehlkopf; sehr selten

Epitheliale Präkanzerosen und Tumoren unklarer Dignität

■ Pachydermia verrucosa: Plattenepithelhyperplasie mit Tendenz zur papillären Auffaltung mit und ohne Dysplasien (dann fakultative Präkanzerose)
■ (Keratoakanthom:
  plattenepitheliale Proliferate unterhalb der Schleimhautoberfläche ähnlich einem Keratoakanthom)
■ Carcinoma in situ: (meist bowenoides) intraepitheliales Karzinom

Maligne mesenchymale Tumoren: Sarkome

■ Fibrosarkom; meist knotig, hart, geringe Infiltration, späte Metastasierung
■ Rhabdomyosarkom; frühe Metastasierung in Lymphknoten; *Subtypen*: embryonal, alveolär, pleomorph
■ Angiosarkom

- Kaposi-Sarkom
- Chondrosarkom (sehr selten)
- Osteosarkom (sehr selten)

Maligne Mischtumoren

Karzinosarkom
Maligne (platten)epitheliale und mesenchymale Komponente

Weitere (maligne) Tumoren

Malignes Melanom
Wahrscheinlich nur als Metastasen

Lymphome:
- Plasmozytom; selten im Rahmen einer systemischen extramedullären Manifestation, oft auch solitär (benigne), u.U. mit Amyloidablagerung (Amyloidtumor)
- Immunoblastom (selten)
- Lymphatische (und myeloische) Leukämien; oft Infiltrate am Kehlkopfeingang → u.U. Stenosen

Benigne epitheliale Tumoren

- Papillom, bei Erwachsenen; *Morphologie*: papillär aufgefaltetes, verbreitertes Plattenepithel mit verbreitertem bindegewebigen Stroma; beim Auftreten von Dysplasien Übergang in Karzinom möglich
- Papillom(atose) bei Kindern und Jugendlichen; rezidivierend, multipel, offenbar Virusätiologie
- (Gewöhnliches) Adenom; extrem selten
- Oxyphiles Adenom (Onkozytom)
- Pleomorphes Adenom; etwas häufiger

Benigne mesenchymale Tumoren

Fibrom, Myxom	sichere Abgrenzung gegenüber Sängerknötchen und hyperplastischen Polypen oft nicht möglich
Lipom	gelegentlich am Kehlkopfeingang
Neurofibrom (auch bei Neurofibromatose)	meist im Bereich der aryepiglottischen Falte und der Taschenbänder
Schwannom (Neurilemmom)	meist im Bereich der aryepiglottischen Falte und der Taschenbänder
Paragangliom (Chemodektom)	sehr selten
Hämangiom (auch bei M. Rendu-Osler)	meist kapillär, die kavernösen sitzen meist breitbasig auf, z.T. auch gestielt, meist am Stimmband
Chondrom	selten

(Fortsetzung s. nächste Seite)

Osteom	selten, Abgrenzung zu Ossifikation in Fibromen ist oft schwierig
Rhabdomyom	selten
Leiomyom	selten
Granularzelltumor	offenbar den Schwannomen verwandt; große PAS- und S-100-positive rundliche Zellen mit feingranulärem eosinophilen Zytoplasma

Benigne Mischtumoren

Teratom (selten)

Tumorähnliche Veränderungen

„Sängerknötchen"
Umschriebene fibroepitheliale Hyperplasie mit Ödem und Plattenepithel-hyperplasie; oft beidseitig symmetrisch zwischen vorderem und mittlerem Stimmbanddrittel; *Ursache*: chronische Überbeanspruchung (?)

Polypen
Fibroepitheliale Hyperplasien, stärker entwickelt als bei Sängerknötchen, oft multipel; auch an Taschenbändern und Ventriculus Morgagni; gestielt, stärker vaskularisiert; Stroma: ödematös, pseudozystisch oder hyalinisiert

6.2.3   Entzündungen

Unspezifische akute Laryngitis

Virale Infektionen
Mechanisch, chemisch, toxisch ausgelöst; besonders bei Kindern treten häufig stenosierende Schleimhautschwellungen auf → Pseudokrupp

Fibrinös-pseudomembranöse Laryngitis
Kruppöse Laryngitis: Fibrinauflagerungen und Schleimhautnekrosen, *Ursachen*: fortgeleitete Rachendiphtherie, ätzende Gase, heiße Dämpfe

Phlegmonen
Bei Verletzungen, Schleimhautulzera oder aus der Umgebung fortgeleitet; *häufige Erreger*: Streptokoken, Staphylokokken, Pneumokokken u.a. bakterielle Erreger

Abszesse
Meist an der lingualen Fläche der Epiglottis

Perichondritis
Meist nekrotisierende eitrige Entzündung mit Abhebung des Perichondrium vom Knorpel → u.U. Fistelbildung; am häufigsten ist der Arytaenoidknorpel betroffen, weitere Ursache: Aktinomykose

Dekubitalulzera
Drucknekrosen bes. bei marantischen Patienten an der Hinterwand der
Ringknorpelplatte, gelegentlich auch am Epiglottisrand

II

Unspezifische chronische Laryngitis

Hyperplastische Form
Ödem, lymphoplasmazelluläres Schleimhautinfiltrat und meist Plasttenepithel-
hyperplasie (klinisch Leukoplakie) u.U. mit Verhornung; cave: beim Auftreten von
Dysplasien ist ein Übergang in ein Karzinom möglich

Kontaktulkus
Ulzeriertes Granulom an der Spitze des Processus vocalis mit Plattenepithel-
hyperplasie in der Umgebung und häufig Knorpelnekrosen (nur bei Männern?,
Beziehung zu Intubationsgranulom?)

„Sängerknötchen"
Umschriebene fibroepitheliale Hyperplasie mit Ödem und Plattenepithel-
hyperplasie; oft beidseitig symmetrisch zwischen vorderem und mittlerem
Stimmbanddrittel; *Ursache*: chronische Überbeanspruchung (?)

6

Polypen
Fibroepitheliale Hyperplasien, stärker entwickelt als bei Sängerknötchen, oft
multipel; auch an Taschenbändern und Ventriculus Morgagni; gestielt, stärker
vaskularisiert; Stroma: ödematös, pseudozystisch oder hyalinisiert

Laryngitis atrophicans
Selten; Schleimhautstroma chronisch entzündlich infiltriert mit Hyalinisierung,
Plattenepithelmetaplasie mit Erosionen, selten sog. Ozaena laryngis mit borkig-
fötiden Auflagerungen

Spezifische Entzündungen

Tuberkulose
Immer sekundär, kanalikulärer Befall durch Kontakt mit bakterienhaltigem
Sputum → subepitheliale Keimausbreitung und Granulombildung → Nekrosen,
sekundäre Ulzerationen; eine Lymphangitis tuberculosa bewirkt in der Regel ein
chronisches Ödem

Sarkoidose
Sehr selten; sowohl kleinknotige als auch grobknotige Manifestationen kommen
vor

Lues
Heutzutage praktisch bedeutungslos; im Sekundärstadium Condylomata lata; im
Tertiärstadium besonders in der Epiglottis gummöse Infiltrate bis in Perichond-
rium, Muskulatur u.a. Halsweichteile; Ulzerationen

Lepra
Als Spätfolge fast regelmäßiger Befall des Larynx

6.2.4   Kreislaufstörungen

Hyperämie	aktiv-funktionell durch Überanstrengung, passiv bei Herzinsuffizienz oder Drucksteigerung in abführenden Venen
Varizen	selten, als Blutungsquelle sind hauptsächlich Trachealvarizen von Bedeutung
Schleimhautblutungen	bei hämorrhagischer Diathese, plötzlichen Drucksteigerungen (Erbrechen, Husten) oder als sog. Erstickungsblutungen
Larynxödem	gefährlichste Kreislaufstörung (→ Erstickungsgefahr), gilt jedoch nicht für das auf das subglottische Dreieck beschränkte Reinke-Ödem; *Ursachen:* Entzündungen, Herzinsuffizienz, Nierenerkrankungen, allergisch-vasomotorisch (Quincke)

6.2.5   Fehlbildungen

Totaldefekt, Aplasie	nur bei Acardiacus amorphus bekannt
Epiglottisaplasie, -hypoplasie	selten
Spaltbildungen	
Abnormer Tiefstand	sehr selten
Kongenitale Atresien	meist mit anderen Fehlbildungen wie Ösophagusatresie, Ösophagotrachealfisteln, Aplasie der Trachea, Lungen- oder Herzmißbildungen verbunden; oft auch nur hochgradige Stenose mit engem Rest des Ductus pharyngotrachealis
Membranbildungen	kommen häufiger vor; bindegewebiges (meist halbmondförmiges) Diaphragma im Glottisbereich
Laryngozelen	entstehen aus Stimmbandtaschen; DD: Retentionszysten der Schleimdrüsen

II

6

6.2.6   Sonstige Veränderungen

Traumen

Commotio	u.U. sofortiger Schocktod
Contusio	→ submuköse Blutungen
Fraktur	bei Verknöcherung des Schildknorpels → u.U. Erstickung
Intubationstrauma	→ submuköse Blutungen, bei tieferen Verletzungen → u.U. sog. Intubationsgranulom (teleangiektatisches Granulom)
Fremdkörper, Bolustod	auch größere Fremdkörper können den Kehlkopf passieren, sie gelangen in Trachea und Bronchien, wo sie haften bleiben → Ulzera, Ödem → Erstickungstod oder sofort durch Verlegung des Kehlkopfeingangs zu Erstickung oder reflektorischem Herzstillstand führen können (Bolustod)

6.3   Lunge, Bronchien und Trachea

6.3.1   Anatomie und Physiologie

Physiologische Parameter

Totalkapazität	gesamte, bei maximaler Inspiration in der Lunge enthaltene Luft (5–8 l)
Vitalkapazität	gesamtes atembares Luftvolumen (zwischen maximaler Inspiration und Exspiration; 3,5–6 l), setzt sich zusammen aus Ruheatemzugvolumen sowie inspiratorischer und exspiratorischer Reservekapazität
Ruheatemzugvolumen	500–600 ml
Atemminutenvolumen	6–8 l (bei durchschnittlich 14–16 Atemzügen/min)
Residualvolumen	bei maximaler Exspiration in der Lunge verbleibendes Luftvolumen (25–40 % der Totalkapazität, beim Emphysem u.U. > 50 %)
Funktionelle Residualkapazität	Luftvolumen am Ende der ruhigen Ausatmung (entspricht der „elastischen Ruhestellung" des Thorax-Lungen-Systems)

II

6

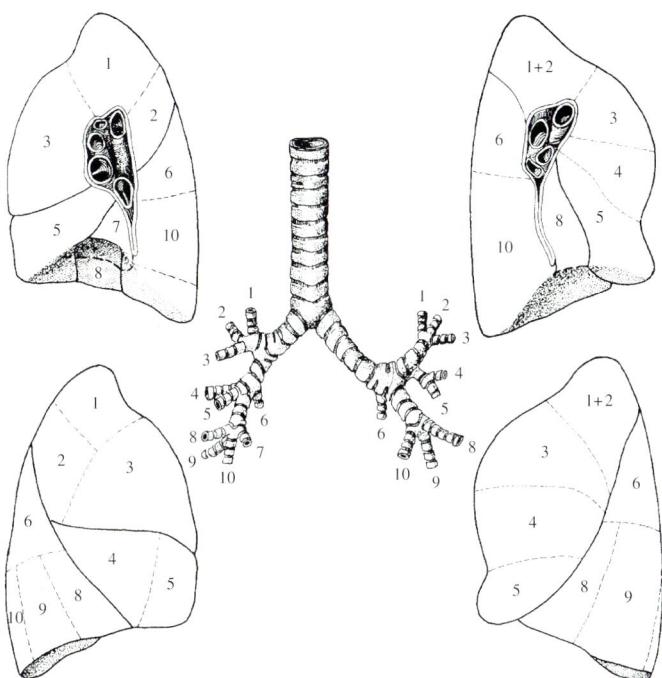

Segmente der re. Lunge	Segmente der li. Lunge
Oberlappen	**Oberlappen**
1 = Apikales Segment	1 = Apikales Segment
2 = Posteriores Segment	2 = Posteriores Segment
3 = Anteriores Segment	3 = Anteriores Segment
Mittellappen	**Pars inferior (lingularis)**
4 = Laterales Segment	4 = Superiores Segment
5 = Mediales Segment	5 = Inferiores Segment
Unterlappen	**Unterlappen**
6 = Apikales Segment	6 = Apikales Segment
7 = Mediobasales Segm.	7 = ——
8 = Anterobasales Segm.	8 = Anterobasales Segm.
9 = Laterobasales Segm.	9 = Laterobasales Segm.
10 = Posterobasales Segm.	10 = Posterobasales Segm.

Abb. II-6-3. Trachea, Haupt- und Segmentbronchien mit zugehörigen Lungensegmenten

II

6

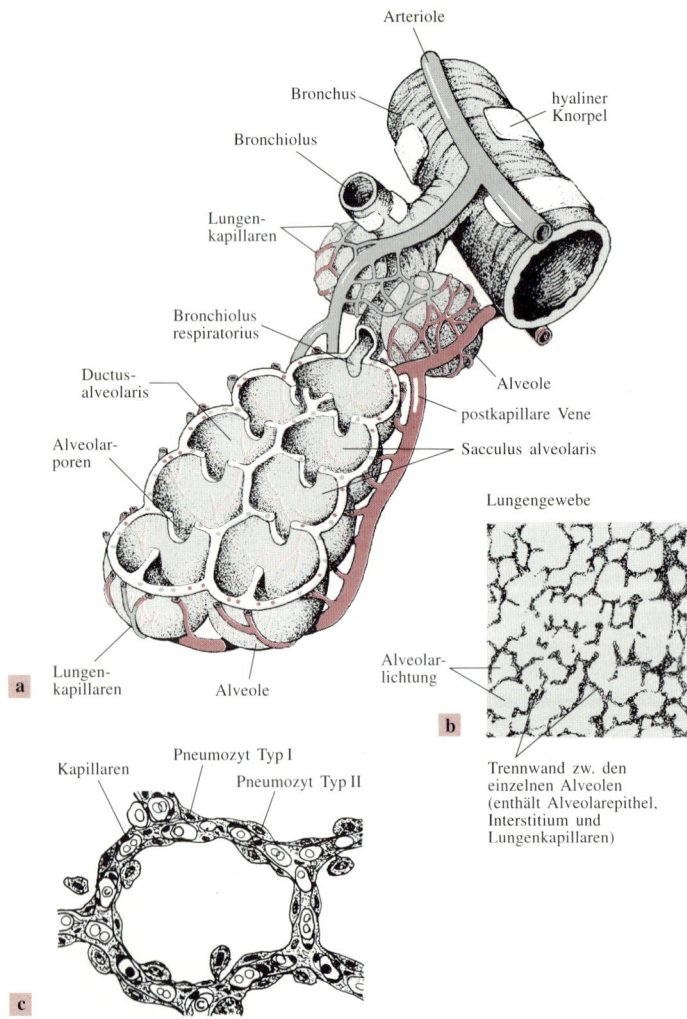

Arteriole

Bronchus

hyaliner
Knorpel

Bronchiolus

Lungen-
kapillaren

Bronchiolus
respiratorius

Ductus-
alveolaris

Alveole

postkapillare Vene

Sacculus alveolaris

Alveolar-
poren

Lungengewebe

Lungen-
kapillaren

Alveole

a

Alveolar-
lichtung

b

Trennwand zw. den
einzelnen Alveolen
(enthält Alveolarepithel,
Interstitium und
Lungenkapillaren)

Kapillaren

Pneumozyt Typ I

Pneumozyt Typ II

c

Abb. II-6-4. a Räumliche Rekonstruktion einer bronchopulmonalen Einheit.
b Histologischer Aufbau des Lungengewebes (Übersichtsvergrößerung).
c Detaildarstellung einer Lungenalveole

6.3.2 Tumoren und tumorähnliche Veränderungen

6.3.2.1 Lokalisationen

II

C33	**Trachea**
C33.9	Trachea
C34	**Bronchien und Lunge**
C34.0	Hauptbronchus
C34.01	Carina
C34.02	Zwischenbronchus
C34.1	Lungenoberlappen (mit Lingula und Oberlappenbronchus)
C34.2	Lungenmittellappen (mit Mittellappenbronchus)
C34.3	Lungenunterlappen (mit Unterlappenbronchus)
C34.8	Lunge (mehrere Teilbereiche)
C34.9	Lunge, Bronchus
C38.4	**Pleura**
C38.41	Pleura parietalis
C38.42	Pleura visceralis

6

6.3.2.2 TNM-Klassifikation

Lungen- und Pleuratumoren
Regionäre Lymphknoten:
intrathorakal, supraklavikulär, obere Skalenuslymphknoten

Lunge/Bronchien
(Karzinome)

TX	■ Primärtumor kann nicht beurteilt werden *oder*
	■ zytologischer Nachweis von Tumorzellen in Sputum oder Bronchiallavage
T0	kein Anhalt für einen Primärtumor
Tis	Carcinoma in situ
T1	■ Tumor ≤ 3 cm ohne Infiltration von Pleura oder Ausbreitung proximal eines Lappenbronchus (Hauptbronchus frei) *oder*
	■ Bronchialkarzinom auf die Bronchuswand begrenzt (auch bei Ausbreitung auf einen Hauptbronchus)
T2	■ Tumor > 3 cm *oder*
	■ Tumorausbreitung auf Hauptbronchus (bis 2 cm Abstand zur Carina) *oder*
	■ Tumor infiltriert viszerale Pleura *oder*
	■ partielle assoziierte Atelektase
T3	■ Tumor infiltriert Brustwand, Zwerchfell, mediastinale Pleura oder parietales Perikard *oder*
	■ Tumorausbreitung auf Hauptbronchus (< 2 cm bis zur Carina, Carina aber selbst frei) *oder*
	■ Atelektase der gesamten Lunge

(Fortsetzung s. nächste Seite)

II

T4	■ Tumor infiltriert Mediastinum, Herz, große Gefäße, Trachea, Ösophagus, Wirbelkörper oder Carina *oder*
	■ sog. maligner Pleuraerguß (nach Möglichkeit Nachweis von Tumorzellen im Pleuraexsudat)
NX	regionäre Lymphknoten können nicht beurteilt werden
N0	keine regionären Lymphknotenmetastasen
N1	regionäre Lymphknoten: Metastasen in ipsilateralen peribronchialen oder hilären Lymphknoten
N2	regionäre Lymphknoten: Metastasen in ipsilateralen mediastinalen oder subcarinalen Lymphknoten
N3	■ regionäre Lymphknoten: Metastasen in kontralateralen mediastinalen oder hilären Lymphknoten *oder*
	■ Metastasen in supraklavikulären oder Skaleuslymphknoten
	(alle anderen Lymphknotenmetastasen gelten als Fernmetastasen M1)

Pleuramesotheliom

6

TX	Primärtumor kann nicht beurteilt werden
T0	kein Anhalt für einen Primärtumor
T1	Tumor auf ipsilaterale Pleura begrenzt
T2	Tumor infiltriert ipsilaterale Lunge, Zwerchfell, Perikard oder endothorakale Faszie
T3	Tumor infiltriert ipsilaterale Brustwandmuskulatur, Rippen, mediastinale Organe/Gewebe
T4	Tumor infiltriert kontralaterale Pleura oder Lunge, Peritoneum, intraabdominale oder zervikale Organe/Gewebe
NX	regionäre Lymphknoten können nicht beurteilt werden
N0	keine regionären Lymphknotenmetastasen
N1	regionäre Lymphknoten: Metastasen in ipsilateralen peribronchialen oder hilären Lymphknoten
N2	regionäre Lymphknoten: Metastasen in ipsilateralen mediastinalen oder subcarinalen Lymphknoten
N3	regionäre Lymphknoten: Metastasen in kontralateralen mediastinalen oder hilären Lymphknoten
	(alle anderen Lymphknotenmetastasen gelten als Fernmetastasen M1)

6.3.2.3   Tumoren der Trachea

Maligne epitheliale Tumoren

■ Adenokarzinom; Karzinome der Trachea insgesamt sehr selten
■ Plattenepithelkarzinom
■ Kleinzelliges Karzinom; sehr selten
■ Adenoid-zystisches Karzinom; kommt von allen Karzinomen am häufigsten vor

II

▪ Fibrosarkom; bevorzugt im jugendlichen Alter; *histologisch*: fibroblastisch oder spindelzellig

Metastasen

Meist Ausbreitungen per continuitatem von:
▪ Ösophagus-
▪ Schilddrüsen- und
▪ Thymuskarzinomen

Benigne epitheliale Tumoren

▪ Adenom; häufigster benigner epithelialer Tumor; z.T. kleinzystisch und als gemischte Tumoren
▪ Papillom/Papillomatose; meist im Zusammenhang mit Kehlkopfpapillomen (Kinder und Jugendliche, rezidivfreudig)

6

Benigne mesenchymale Tumoren

▪ Fibrom (häufigster benigner mesenchymaler Tumor)
▪ Osteom
▪ Chondrom
▪ Hämangiom (besonders bei Kindern)

Tumorähnliche Veränderungen, Heterotopie

Intratracheale Struma
Glatte breitbasige Knoten besonders in den Seitenwänden der Trachea (maligne Entartung kommt vor)

6.3.2.4   Tumoren von Lunge und Bronchien

Maligne epitheliale Tumoren

Carcinoma in situ; Übergang bei ca. 68 % in ein invasives Karzinom mit einer Latenz von 10–15 Jahren

Mikroinvasives Karzinom; Invasionstiefe von wenigen Zellagen (vom Oberflächenepithel oder Epithel der bronchialen Schleimdrüsen ausgehend)

„Bronchialkarzinom"; häufiger in den Oberlappen als Mittel- oder Unterlappen, häufiger zentral (ca. 70 %) als peripher; bei ca. 10 % paraneoplastisches Syndrom, am häufigsten ACTH-Bildung

II

6

Formen:

Plattenepithelkarzinom	Hornbildung und/oder Interzellularbrücken (minimales intrazelluläres Muzin schließt Diagnose nicht aus); *Subtyp*: spindelzellige Variante
kleinzelliges Karzinom	*Subtypen*: ■ lymphozytenähnlich (oat cell type – „Haferkornzelltyp"): häufig Nekrosen, bandförmige Anordnung ■ intermediärer Typ (am häufigsten) ■ Kombinationsform; gut zytostatisch angehbar und strahlensensibel, deswegen häufig keine Operation!
Adenokarzinom	*Subtypen*: ■ (tubulär)-azinär ■ papillär ■ solide schleimbildend ■ (bronchioalveolär)
Sonderform:	bronchioalveoläres Adenokarzinom; *Morphologie*: „Bänder" zylindrischer Tumorzellen, die tapetenartig die Alveolenwände auskleiden, auch papilläre, solide und tubuläre Wachstumsformen; schleimbildende Formen (schnellere Ausbreitung) und nichtschleimbildende (Clara-Zellen)
großzelliges Karzinom	*Subtypen*: ■ adenosquamös ■ undifferenziert (häufiger) ■ Klarzellkarzinom ■ Riesenzellkarzinom
Kombinationsformen	bei genauerer Untersuchung relativ häufig (nur 40 % der Bronchialkarzinome zeigen ein einheitliches histologisches Bild; meist Übergänge in entdifferenzierte Form)

Paraneoplastisches Syndrom
Bei ca. 10 % der Tumoren, am häufigsten werden ACTH, Parathormon (ausschließlich bei Plattenepithelkarzinomen), Serotonin und MSH (nur bei kleinzelligen Karzinomen), daneben auch Kalzitonin und ADH (meist bei kleinzelligen Karzinomen), ferner Wachstumshormon und HCG gebildet; das paraneoplastische Syndrom ist oft mit endokrinen Störungen kombiniert (z.B. Cushing-Syndrom)

II

Karzinoidtumoren:
- „typische" Karzinoide: in bronchialen Schleimdrüsen sowie Schleimhaut in Bronchien (zentrales Karzinoid ca. 90 %) und Bronchiolen (peripheres Karzinoid, etwas pleomorpher); Karzinoidsyndrom am ehesten bei Lebermetastasen; *Morphologie*: mosaikartiger alveolärer und trabekulärer Aufbau, wenig Mitosen, bei zentralem Typ auch Schleimbildung und Plattenepithelmetaplasie möglich;
- „Tumorlet-Typ" des bronchioalveolären Karzinoms, DD: Hyperplasie der Kulschitzky-Zellen, Mikrokarzinoide – beide auf Bronchialschleimhaut begrenzt;
- atypische Karzinoidtumoren: mehr Mitosen und stärkere Pleomorphie, schlechtere Prognose

Bronchialdrüsenkarzinome:
- adenoid-zystisches Karzinom
- mukoepidermoides Karzinom
- Azinuszelltumoren
- selten maligne Transformation von pleomorphen Adenomen oder Onkozytomen

6

Liposarkome	selten subpleurale Liposarkome (mit riesenzelligen Lipoblasten)
Neurofibrosarkom	häufiger bei M. Recklinghausen (in der Lunge u.U. zusätzlich diffuse interstitielle Fibrose, Hyperplasie neurilemmaler Zellen kleiner Nerven, glomusartige Herde in der Wand kleiner Pulmonalarterienäste)
Rhabdomyosarkome	selten; DD: pulmonale Blastome
Primäre (Fibro-) Leiomyosarkome	endobronchial, z.T. auch peribronchial, seltener periphere Entwicklung im Alveolarbereich
Chondrosarkom	sehr selten; Lungenperipherie
Osteosarkom	ganz vereinzelt
Angiosarkome	sehr selten
Kaposi-Sarkom	in letzter Zeit häufiger, bes. bei AIDS
Primäre Sarkome der Pulmonalarterien	von der Intima großer Gefäßstämme ausgehend → Ausbreitung in Peripherie, aber auch bis an Pulmonalklappe möglich
Weiterhin:	- Fibrosarkom - großzellig-alveoläres Sarkom - multiformes polymorphzelliges Sarkom

II

Mesenchymale Tumoren unbestimmter Dignität

Hämangioperizytom

Maligne Tumoren unterschiedlicher Histogenese

Karzinosarkom	meist Kombination von Plattenepithelkarzinom und Fibrosarkom (allgemein: Tumor mit maligner epithelialer und mesenchymaler Komponente)
Pulmonales Blastom	Embryom, embryonales Karzinosarkom, aus unreifen oder primitiven epithelialen (ähnlich Nephroblastomen) und mesenchymalen Komponenten, meist pseudoglanduläre Periode der Lungenentwicklung nachahmend
Malignes Melanom	sehr selten
Maligne Lymphome	auch primär

6

Metastasen

Meist peripher; lymphangische Ausbreitung besonders von Magen- und Mammakarzinomen (aber auch von primären Lungenkarzinomen)

Benigne epitheliale Tumoren

Papillome	bei Papillomatose der tiefen Luftwege (einschließlich Larynx); als solitäre Papillome als Plattenepithel- oder Übergangsepithelformen mit oder ohne Dysplasien
Adenome	von serösen und mukösen bronchialen Schleimdrüsen ausgehend (*Morphologie* wie Speicheldrüsentumoren), meist jedoch monomorphe Adenome (in großen Bronchien), pleomorphe Adenome selten, weiterhin benigne mukoepidermoide Tumoren

Benigne mesenchymale Tumoren

Lipome	selten, von Fettgewebe der Brustwand oder subpleural ausgehend, z.T. auch polypös oder ringartig in Bronchien; histologisch z.T. auch als Fibrolipome
Fibrome	selten; in Bronchuswand oder subpleural
Myxome	Lokalisation wie Fibrome
Neurofibrom (Schwannom)	vorwiegend intrabronchial, häufig gekapselt
Leiomyome	endobronchial und peripher im Lungengewebe

(Fortsetzung s. nächste Seite)

II

Leiomyomatose	periphere Lokalisation, multipel, meist bei Frauen mittleren Alters (in der Vorgeschichte häufig Myomexstirpation des Uterus)
Granularzell-tumor	Abrikossoff-Tumor; gutartiger Tumor offenbar von Schwann-Zellen ausgehend (Tumorzellen S-100-pos. und PAS-pos.), überwiegend endobronchial, kommt auch bei Kindern vor
Chondrom	von Bronchialknorpeln größerer Bronchien ausgehend
Hamarto-chondrom	häufigster mesenchymaler Tumor in der Lunge, offenbar echte Neubildung, keine Hamartie; in der Lungenperipherie lokalisiert, 1–6 (–20) cm groß, besteht aus reifem Knorpel, dazwischen Spalten, von kubischem oder Flimmerepithel ausgekleidet (weitere mögliche Bestandteile: Bindegewebe, glatte Muskulatur, Fettgewebe)
Lymphangio-leiomyomatose	selten, tritt nur bei Frauen auf; *makroskopisch*: Wabenlunge, Lymphknoten mit schwammiger Schnittfläche; *mikroskopisch*: Proliferate glatter Muskulatur und Myozyten in Septen, Pleura, Alveolen, Bronchialwänden, in Venenwänden und um Lymphgefäße; in Lymphknoten Muskelfaserproliferate um Lymphgefäße

6

Benigne Tumoren unterschiedlicher Histogenese

Klarzelltumor („Zucker-Tumor")	peripher, bis mehrere Zentimeter, Zellen mit breitem hellen bis feingranulären Zytoplasma mit reichlich Glykogen, stark vaskularisiertes Stroma
Paragangliom (Chemo-dektom)	solitär (1–2 cm) oder multipel (dann kleiner), DD: Tumor-lets, Karzinoide; Chemodektomen zeigen oft Nähe zu Arterienwänden
Reifes Teratom	

Tumorähnliche Veränderungen

Metaplasie
Als Plattenepithel- oder Übergangsepithelmetaplasie

Hamartome
V.a. Hamartochondrom

Lymphoproliferative Prozesse
„Pseudolymphome", lymphoide Form der interstitiellen Pneumonie, lymphomatoide Granulomatose

Eosinophiles Granulom
Isoliert oder als Teil einer Systemerkrankung

„Sklerosierendes Hämangiom"
Morphologie: rundherdige Faserproliferate, fibrosierte Alveolarwände von proliferierendem papillären Epithel ausgekleidet, Schaumzellanhäufungen, Hämosiderinablagerung durch Blutungen, u.U. Verkalkungen

Entzündlicher Pseudotumor
Synonym: Plasmazellgranulom

Tumorähnliche Läsionen bei
- Tuberkulose
- Mykosen
- Amyloidtumoren
- Lymphangioleiomyomatose
- parasitären Erkrankungen
- Gefäßfehlbildungen

6.3.2.5   Tumoren der pulmonalen Gefäße

Angiomatöse Tumoren

Angiosarkome	sehr selten
Kaposi-Sarkom	in letzter Zeit häufiger, bes. bei AIDS
Primäre Sarkome der Pulmonalarterien	von der Intima großer Gefäßstämme ausgehend → Ausbreitung in Peripherie, aber auch bis an Pulmonalklappe möglich
Angeborenes Angiom	pulmonale arteriovenöse Fistel (Varix, Aneurysma); Persistenz kurzer fetaler Anastomosen (z.T. zum Formenkreis des M. Rendu-Osler zugehörend); bei großem Shuntvolumen → Zyanose, Dyspnoe, Trommelschlegelfinger, Erythrozytose; *Komplikationen*: massive Blutungen, bakterielle Endangiitis
Kapilläre Teleangiektasien	Lungenperipherie, auch multipel in der Bronchialschleimhaut
Arteriovenöse Fisteln	erworben, z.B. bei Leberzirrhose oder in Narbenbezirken
Lymphangiom	
Hämangiom	

6.3.2.6   Mesotheltumoren

(Benignes) Mesotheliom

Malignes Mesotheliom; *Formen*:
- epitheliale Form
- fibröse Form (spindelzellig)
- Mischform

6.3.3   Entzündungen

6.3.3.1   Bronchien und Trachea

Akute Tracheobronchitis

- Als bronchiogene Entzündung und als Ausscheidungsbronchitis bei:
  - Virämie (Masern, Varizellen u.a.) und
  - bakteriellen Infektionen, vor allem bei Typhus

Weitere *Ursachen* einer akuten Tracheobronchitis:
- chemische Schädigungen
- bakterielle Infekte, z.B. Pertussis (Keuchhusten): Laryngotracheobronchitis des Kindesalters, durch gramnegatives Stäbchenbakterium *Bordetella pertussis* hervorgerufen; *Symptome und Befunde*: hochvisköser Schleim, spastische Kontraktionen von Glottis und Bronchialmuskulatur, Schleimhautnekrosen;
- Virusinfektionen (Myxoviren; Influenza A und B, Masern u.a.), u.U. *charakteristische Epithelläsionen*:
  - synzytiale Riesenzellen (bei Maserninfektion)
  - intranukleäre Einschlüsse (bei Adenoviren, Herpes simplex, Varizellen, Zytomegalie)
  - intrazytoplasmatische Einschlüsse (bei Masern, Ornithose)

  morphologische Veränderungen bei **Influenza** („echte" Grippe): Epithelnekrosen, fibrinöses Exsudat → „kleieförmige" Beläge; hämorrhagisches Lungenödem, interstitielle Pneumonie; häufig sind bakterielle Superinfektionen
- Mykoplasmeninfektion
- Q-Fieber

Putride Bronchitis: Infektion durch anaerobe Keime; meist bei Bronchiektasen („Dittrich-Pfröpfe" aus Zelldetritus, Fibrin, Leukozyten und Bakterienrasen) und Aspirationspneumonie

Morphologische Formen der akuten Tracheobronchitis
- Bronchitis catarrhalis
- Bronchitis mucopurulenta
- Bronchitis fibrinosa (pseudomembranacea), z.B. bei Diphtherie
- Bronchitis ulcerosa
- Bronchitis necroticans bei Inhalation toxischer Substanzen oder schweren bakteriellen und viralen Infektionen

II

6

Chronische Bronchitis

Definition: vermehrte Schleimsekretion an den meisten Tagen, mindestens aber während 3 Monaten in jedem von 2 aufeinander folgenden Jahren;
Klinische Unterscheidung in:
- nicht obstruktive und
- obstruktive Form (COLD: chronic obstructive lung disease) mit ungünstigem Verlauf

Morphologie: keine direkte Korrelation zwischen Klinik und Morphologie; anfangs häufig Vermehrung von Becherzellen (Hyperkrinie), später oft Atrophie

Morphologische Formen:

chronische katarrhalische Bronchitis	*synonym*: simple chronic bronchitis; Hyper- und Dyskrinie mit viskösem Schleim
chronische intramurale Bronchitis	Entzündungsinfiltrat vorwiegend in der Schleimhaut → Vernarbung → Obliteration kleiner Bronchien
hypertrophische chronische Bronchitis	pseudopolypöse Faltenbildung der Schleimhaut, Ausbildung von Lymphfollikeln (Submukosa) und Fibrosen, später Atrophie
chronische destruktive Bronchitis	in mittleren und kleinen Bronchien lymphoplasmazelluläre Infiltrate, Fibrosen → Wandverdünnung (Bronchiomalazie), exspiratorischer Kollaps, Divertikelbildung; Epithelhyperplasie oft papillär, Metaplasie (und Dysplasie) möglich
Peribronchitis	große und mittlere Bronchien mit umgebenden Fibrosen → Stenose

Sonderformen chronischer Bronchitiden:
- als chronische Komplikationsbronchitis; in vorgeschädigten Lungen (Emphysem, Pneumokoniosen)
- als Begleitbronchitis; bei chronischer Pneumonie, Lungenfibrosen, Pneumokoniosen, Tuberkulose, Karzinomen
- als Stauungsbronchitis; bei chronischer Linksherzinsuffizienz

Spezifische Bronchitiden

Tuberkulose	kanalikuläre (am häufigsten als spezifische Ableitungsbronchitis bei kavernöser Lungentuberkulose), hämatogene oder lymphogene Infektion bzw. von hilären Lymphknoten übergreifend; oder als Bronchitis caseosa: „Deckflächen-Tuberkulose" – verkäsende Endobronchitis
Sarkoidose	Granulome in der Bronchuswand, häufig subepithelial (im Stadium II – III der Sarkoidose)

(Fortsetzung s. nächste Seite)

| Lues (Bronchitis luica) | (heutzutage kaum noch vorhanden) |
| Panchondritis rheumatica | Knorpeldestruktion und granulomatöse Entzündung; Trachealknorpel und Bronchien sind selten betroffen, → ggf. Bronchusstenosen → respiratorische Insuffizienz |

6.3.3.2   Bronchiolen

Bronchiolitiden

Katarrhalisch-eitrige Bronchiolitis	zentrolobuläre kleeblattförmige Entzündungsherde
Riesenzellbronchiolitis	bei bestimmten Virusinfekten (Masern, CMV)
Intramurale Bronchiolitis	
Bronchiolitis nodularis	peribronchiale Lymphfollikel, besonders bei Kindern
Bronchiolitis obliterans	Granulationsgewebsbildung, *Ursachen*: toxische Schäden (z.B. Kampfgas im 1. Weltkrieg), schwere Infektionen
Spastische Bronchiolitis	Asthma; *Morphologie*: im Querschnitt sternförmig aufgefaltete Schleimhaut
Peribronchiolitis	Übergreifen der Entzündung auf benachbarte Alveolarsepten → Fibrosen, desquamative Reaktion in Alveolen; *Vorkommen*: bei Masern, Keuchhusten

6.3.3.3   Lunge

Alveoläre Pneumonien

Lobärpneumonie
Meist Pneumokokkeninfektion; Stadien:

1. Anschoppung: Ödem, Hyperämie

2. Rote Hepatisation: zusätzlich fibrinöses Exsudat → Fibringerinnung → Verfestigung der Lunge (leberähnliche Konsistenz)

3. Graue/graugelbe Hepatisation: Erythrozyten werden abgebaut, Leukozyteneinwanderung

4. Lyse: enzymatische Auflösung des Exsudates → Restitutio ad integrum

Komplikationen:
- Begleitpleuritis
- parapneumonische Empyeme; u.U. ausgedehnte Pleuraverschwartungen
- hämatogene Bakterienstreuung; Pneumokokkenmeningitis, ulzerös-thrombotische Endokarditis, selten Arthritiden, Osteomyelitiden
- intrapulmonale Komplikationen
  - Karnifikation (Organisation des Exsudats anstelle Lyse)
  - Nekrosen
  - Einschmelzungen

Herdpneumonie
(Lobulärpneumonie), meist als **Bronchopneumonie**; *morphologisch*: mehrere verfestigte Herde im Lungenparenchym, die sich in unterschiedlichen Stadien befinden; Bronchopneumonien stellen eine häufige Todesursache dar; *Komplikationen*: Begleitpleuritis;

Formen der Herdpneumonien:

Pneumokokkenherd-pneumonie	Pneumokokken führen häufiger zu Herd- als zur Lobärpneumonie; fibrinreiches Exsudat in den Alveolen
Staphylokokken-pneumonie	häufig als sekundäre Hospitalinfektion und als (aerogene) Superinfektion einer Virusinfektion, seltener bei Sepsis (z.B. bei Dekubitus, septischen Thrombophlebitiden u.a.); → häufig Abszeß-bildung
Streptokokkenpneumonie	bronchogen-deszendierend (oft zusammen mit Virusinfektion: Masern, Grippe); flüssigkeitsreiches eitriges Exsudat, Pleuraerguß; Neigung zu lymphangisch-septaler Ausbreitung; auch größere Abszesse möglich → Vernarbung, Bronchiektasen
Klebsiellenpneumonie (Friedländer-P.)	selten; *Erreger*: Klebsiella pneumoniae (2–5 μm langes, plumpes, gramnegatives Stäbchen mit Schleimkapsel) – reichlich im pneumonischen Sekret nachweisbar
Legionellose (Legionärskrankheit)	*Erreger*: Legionella pneumoniae (2–4 μm langes, leicht gekrümmtes Stäbchen; mit modifizierter Diterle-Silberimprägnation oder am Gefrierschnitt in Giemsa-Färbung nachweisbar); kleinknotige Pneumonie mit Konfluenzneigung
Pontiac-Fieber	grippeähnliche Infektion mit Legionella pneumoniae ohne Pneumonie
Aspirationspneumonie	Aspiration von Mageninhalt → peptische Nekrosen (besonders im rechten Lungenunterlappen); Besiedlung mit Bakterien des Nasen-Rachen-Raums → gangränöse Entzündung

(Fortsetzung s. nächste Seite)

II

| Anaerobierpneumonien | meist Keimgemisch aus 2–9 verschiedenen anaeroben Eregern (nach Aspiration, bei extrapulmonaler Anaerobierinfektion wie Periodontitis, Sinusitis, Endokarditis u.a.) → eitrig-nekrotisisierende Pneumonien |

Seltene Herdpneumonien

Meningokokkenpneumonie	gramnegative Diplokokken in Leukozyten
Pestpneumonie	durch Yersinia pestis
Milzbrandpneumonie	Bacillus anthracis, hämorrhagische Herdpneumonie
Pneumonie bei Tularämie	u.U. epitheloide Granulome mit zentralen Nekrosen, begleitende nekrotisierende Lymphadenitis
Rotzpneumonie	Übertragung durch infizierte Einhufer (Pferd, Esel, Maultier); Actinobacillus mallei → herdförmige, käsig-bröckelige Infiltrate oder Abszesse
Weitere Herdpneumonien durch:	Haemophilus influenzae Salmonellen E. coli Pseudomonas aeruginosa

6

Chronische alveoläre Pneumonie
Pneumoniereste länger als 6 Wochen nachweisbar → granulierende, fibrotische Exsudatorganisation → Karnifikation

Karnifizierende Pneumonie
(Postpneumonische chronische Pneumonie, „Metapneumonie"): Karnifikationen ganzer Lungenlappen nach Lobärpneumonie, herdförmige Karnifikation nach Herdpneumonie, Pleuraschwarten

Lungenabszeß
Herdförmige abgegrenzte Einschmelzungen des Lungegewebes; bei Lobärpneumonien, Staphylokokken-Herdpneumonien, bakterieller Superinfektion ischämischer Nekrosen; als poststenotische Pneumonie, Fremdkörperpneumonie, multiple Abszesse bei hämatogener Streuung (Sepsis, Pyämie)

Lungengangrän
Jauchiger Zerfall des Lungengewebes durch Bakteriengemisch meist aus anaeroben Keimen (häufig nach Aspiration)

Interstitielle Pneumonie

Ursachen:
- virale Infektionen (diffuse alveolar damage; häufigste Ursache)
- toxische Schädigung
- immunologisch bedingt

Morphologische Einteilung:

■ septale perilobuläre (oder interlobuläre) Pneumonie
■ peribronchiale Pneumonie → obliterative Bronchiolitiden
■ perialveoläre (oder intralobuläre) Pneumonie → wabige Gerüstfibrose

Akute Formen

Mykoplasmenpneumonie	Häufigste Form der atypischen Pneumonien; *Erreger*: Mycoplasma pneumoniae; *Morphologie*: hämorrhagisches Ödem; *Komplikationen*: Otitis, Meningitis, Enzephalitis, Erythema nodosum, Stevens-Johnson-Syndrom, hämolytische Anämie, akute Pankreatitis → Diabetes
Rickettsienpneumonie	Q-Fieber, *Erreger*: Coxiella burneti; *Morphologie*: interstitielle Infiltrate aus Lymphozyten, Plasmazellen und epitheloiden Zellen, alveoläres Ödem
Ornithose-/Psittakose-pneumonie	*Erreger*: Chlamydia ornithosis bzw. psittaci (0,2–0,4 μm, mit Giemsa anfärbbar), häufig in Pleuraergüssen und in der Milz nachweisbar, auch intrazytoplasmatisch in Alveolarepithelien; *Morphologie*: alveoläres Ödem, interstitielle entzündliche Infiltrate, Bronchialepithelien nekrotisch

Viruspneumonien

Orthomyxoviren (Serotyp A, Subtypen A1 u. A2, B, C)	Grippepneumonie; *Formen*: ■ perakut verlaufende primär-hämorrhagische Pneumonie ■ interstitielle Pneumonie ■ sekundär-bakterielle Pneumonie (häufigste Form)
Paramyxoviren	■ Parainfluenza ■ Newcastle disease (einseitige Konjunktivitis, Lymphadenitis, grippeähnliche Entzündung der Luftwege) ■ RS-(respiratory-syncytial-) Viruspneumonie ■ Masernpneumonie ■ Hecht-Riesenzellpneumonie ■ Mumps-Pneumonie
Adenoviruspneumonie	wahrscheinlich häufigste Erreger von Atemwegsinfektionen, 32 Serotypen; *Morphologie*: Nekrosen des Bronchialepithels, ein- bis zweikernige Riesenzellen mit intranukleären Giemsa-positiven Einschlußkörperchen bis 5 μm; → u.U. Bronchiolitis obliterans

(Fortsetzung s. nächste Seite)

II

Pulmonale Zytomegalie	typische „eulenaugenartige" Riesenzellen: intranukleäre Einschlußkörper; häufig bei AIDS
Varizellenpneumonie	▪ Herpesvirus varicellae ▪ (Herpesvirus hominis meist asymptomatisch)
Picornaviren	▪ Rhinoviren ▪ Enteroviren: Polio-, Coxsackie-, ECHO-Viren
Reoviren	
Viren der Pockengruppe	Variola major-Vakzineapplikation
Arboviren	
EBV	

6

Chronische Formen der interstitiellen Pneumonie/Lungenfibrose
Definition: protrahiert verlaufende, im bindegewebigen Lungengerüst ablaufende Entzündungen, die in eine Lungenfibrose auslaufen

Einteilung:

Gewöhnliche (klassische) interstitielle Pneumonie (**UIP**)	„*u*sual *i*nterstitial *p*neumonia"; *Morphologie*: diffuse interstitielle lymphoplasmazelluläre Infiltration, vorwiegend intralobulär, kubische Alveolarepitheltransformation, u.U. hyaline Membranen, u.U. Vermehrung glatter Muskulatur (ausgehend von Gefäßen)
*B*ronchiolitis obliterans mit *i*nterstitieller *P*neumonie (**BIP**)	UIP + Nekrosen des Bronchiolenepithels, fibrinöses Exsudat (Viruspneumonie?)
Riesenzellige interstitielle Pneumonie (**GIP**)	„*g*iant cell *i*nterstitial *p*neumonia"; sehr selten; UIP + bizarre Riesenzellen, auch Asteroidkörperchen (Virusgenese?)
*D*esquamative *i*nterstitielle *P*neumonie (**DIP**)	massive alveoläre Reaktion mit Ansammlung großer mononukleärer Zellen in den Alveolen (meist Makrophagen mit gespeichertem Surfactant)
*L*ymphatische *i*nterstitielle *P*neumonie (**LIP**)	starke interstitielle lymphoretikuläre Infiltration mit reifen Lymphozyten (+ Plasmazellen); Beziehung zu Sjögren-Syndrom?

II

6

Lungenbeteiligung bei rheumatischem Fieber und chronischer Polyarthritis

Rheumatische Pleuritis	serofibrinös → Verwachsungen
Rheumatische Knötchen	septal und subpleural (selten)
Rheumatische Pneumonie	Alveolarzellproliferation, interstitielle Entzündungsinfiltrate, u.U. Aschoff-Geipel-Granulome; meist mit Polyserositis und rheumatischer Karditis kombiniert
Caplan-Läsionen	rundherdige, oft konzentrische Läsion ähnlich einer Silikotuberkulose bei rheumatischen Erkrankungen + Pneumokoniosen
Chronische interstitielle Pneumonie und Fibrose	bedeutsamste rheumatische Lungenerkrankung (ohne typische Granulome) → Fibroblastenproliferate → fibrotische Wabenlunge
Panchondritis rheumatica	häufig mit systemischem Lupus erythematodes und Sjögren-Syndrom kombiniert

Lungenbeteiligung bei sog. Kollagenosen

Sklerodermie (progressive systemische Sklerose)
Wabig-fibrotischer Lungenumbau; Wandschäden kleiner Pulmonalarterien und Arteriolen; Hyperplasie und Dysplasie des Bronchiolar- und Alveolarepithels → Disposition zum bronchioalveolären Karzinom

Lupus erythematodes disseminatus (SLE)
Lungenbeteiligung 30–70 %; *Frühphase*: interstitielle entzündliche Infiltration (u.U. mit histiozytären Infiltraten), fibrinoide Nekrosen von Arteriolen und Kapillaren, desquamative Reaktion, hyaline Membranen, fibrinös-hämorrhagisches Exsudat; *im weiteren Verlauf*: interstitielle Fibrose, u.U. durch karnifizierende alveoläre Pneumonie kompliziert

Dermatomyositis
Lungenbeteiligung seltener , Veränderungen ähnlich wie bei Lupus erythematodes (SLE)

Ankylosierende Spondylitis
Uncharakteristische Lungenveränderungen; → Fibrose, bullöses Emphysem; Disposition zu Aspergillosebefall mit Aspergillomen

(Sjögren-Syndrom
Lymphoide interstitielle Pneumonie – LIP; Übergang in maligne Lymphome?)

Weitere lungentypische Entzündungsformen

Exogen-allergische Alveolitis
Lungenerkrankungen, die durch feinpartikuläres, antigenwirksames, proteinreiches Material meist tierischer oder pflanzlicher Herkunft ausgelöst werden (Hypersensitivitätsreaktion Typ III und IV); *Morphologie*: interstitielle Pneumo-

nie, Bronchiolitis, epitheloide Granulome (sarkoidoseähnlich, etwa ab 3. Woche)
→ Fibrose → Wabenlunge

Spezifische Entzündungen

Tuberkulose

Primärinfektion	alle Tuberkuloseentwicklungen bei noch aktiven Primärinfektionsherden; Befall eines oder mehrerer regionaler Lymphknoten ist obligatorisch; *Morphologie*: typische käsige Nekrose, später Verkalkung
Postprimäre Tuberkulose	kann sich unmittelbar an die Primärtuberkulose anschließen oder auch als Exazerbations – oder Reinfektionstuberkulose beginnen
Progrediente Primärtuberkulose	als Progression des Lungenherdes mit Befall mehrere Lungensegmente oder als progressive Lymphknotentuberkulose als Ausgangspunkt für lymphohämatogene Streuung
Hämatogene Generalisationsformen	Frühstreuung bei floridem Primärkomplex oder Spätstreuung; als akute generalisierte Miliartuberkulose; subakute und chronische Streutuberkulose (überwiegend pulmonal, kanalikuläre Streuung); Tuberkulosepsis: perakute Generalisation bei Anergie des Organismus
Hämatogene Lungentuberkulose	„abortive Miliartuberkulose", die Streuung wird im Lungenkreislauf abgefangen; am häufigsten als Simon-Spitzenherd
Lungenphthise	isolierte Organtuberkulose der Lunge; als Exazerbation, Reinfektion oder Superinfektion; auch hämatogene Streuungsphthisen

Verlauf:

Späte Stadien	isolierte Bronchustuberkulose, entsteht vorwiegend aus hämatogener Infektion
Progressive Lungenphthise:	■ produktive (azinös-nodöse Ansammlung von Tuberkeln) ■ zirrhotische (produktive Tuberkel mit ausgeprägter Vernarbungstendenz) ■ exsudative (akute Alveolitis, gelatinöse Cholesterinausfällung, käsige Pneumonie) ■ kavernöse Phthisen
posttuberkulöse Residuen und Defektzustände	posttuberkulöses respiratorisches Syndrom: insbesondere aufgrund ausgeprägter Narbenbildung (nach Chemotherapie häufiger)

II

Sarkoidose
Generalisierte epitheloidzellige Granulomatose; *Morphologie*: Riesenzellen vom
Langhans-Typ u.U. mit Schaumann-Körperchen (konzentrisch geschichtete intra-
zytoplasmatische Kalkschollen) oder „asteroid bodies" (sternförmige 5–30 µm
große intrazytoplasmatische Einschlüsse – eingestülpte Mikrovilli der Zell-
oberfläche/Mikrotubuli/Mikrofilamente u.a.) → Fibrosierung → hyaline
Verschwielung;
DD:
- Tuberkulose
- exogen-allergische Alveolitis
- Berylliose
- Talkum
- Hartmetallerkrankung
- Pilzbefall
- Vaskulitis
- Tumoren

6

Europäische Pneumomykose

Candidiasis
Synonym: Moniliasis, Soormykose; *Erreger*: Candida albicans (grampositiver, PAS-
positiver, hefeähnlicher Sproßpilz – Hyphen bis 600 µm lang); seltener Candida
tropicalis und pseudotropicalis → Candida-Bronchitis, Candida-Pneumonie

Aspergillose
Exogene Schimmelpilzerkrankung; *Erreger*: Aspergillus fumigatus – bildet Kolo-
nien aus radiär angeordneten septierten Hyphen, die sich im Winkel von 45°
teilen (PAS-positiv, mit Grocott anfärbbar) → Aspergilluspneumonie, Aspergil-
lusbronchitis, allergische bronchopulmonale Aspergillose, Aspergillome (Befall
vorbestehender Hohlräume)

Kryptokokkose

Weitere (europäische) bakterielle Entzündungsformen

Aktinomykose
Keine Pilze, sondern fakultativ grampositive Bakterien: Actinomyces israeli,
häufig Drusenbildung; Infektion durch Keimdeszension aus der Mundhöhle
(schwefelgelbe Infiltrate) oder durch Einbruch in die Lunge bei zervikofazialer
oder abdomineller Aktinomykose

Nocardiose
Ebenfalls keine Pilzerkrankung; Nocardia asteroides und brasiliensis sind
ebenfalls aktinomyzetenähnliche Bakterien, sie bilden jedoch keine Drusen,
→ nekrotisierende Pneumonien

Thermophile Aktinomyzeten bei exogen-allergischer Alveolitis
Thermophile Aktinomyzeten scheinen bei der sog. Farmerlunge eine Rolle zu
spielen; es sind Antikörper gegen Extrakte aus Thermopolyspora polyspora und
Micromonospora vulgaris nachweisbar (Pilze selbst nicht nachweisbar)

Außereuropäische Pneumomykose

Histoplasmose
Amerika; *Erreger*: Histoplasma capsulatum; *Morphologie*: Tuberkulose-ähnliche
Veränderungen (verkäsender Primärkomplex mit reichlich Grocott-positiven
Histoplasmen → Verkalkung); → u.U. progressive kavernisierende Histoplasmose,
u.U. hämatogene Generalisation;
Histoplasmome: solitäre oder multiple geschichtete verkäsende Rundherde;

Kokzidioidomykose
Synonym: Talfieber, San-Joaquin-Fieber; Kalifornien, Mexiko;
Erreger: Coccidioides immitis → multifokale fibrinös-eitrige Herdpneumonie

Nordamerikanische Blastomykose
Erreger: Blastomyces dermatitidis (20–50 µm große Hefezellen), Inhalation
→ Tuberkulose-ähnliche kavernisierende Granulome, weiterhin Pleuritis, Hilus-
lymphknotenbefall; kutane Herdbildungen

Südamerikanische Blastomykose (Parakokzidioidomykose)
Erreger: Paracoccidioidomyces brasiliensis; im Gewebe bis 60 µm große, runde bis
ovale Hefezellen; ebenfalls tuberkulose-ähnliche Veränderungen; → u.U. Lungenfibrose, Ausbreitung auf Mund-Nasen-Bereich (Ulzerationen!), Lymphknoten und
innere Organe möglich

Protozoonosen

Amöbiasis	bei etwa 3 % der Fälle von Amöbenruhr
Pulmonale Toxoplasmose	bei AIDS, Lymphompatienten; klinisch bedeutsam ist der ZNS-Befall
Leishmaniose (pulmonale Kala-Azar)	*Erreger*: Leishmania donovani; in leishmanoider (amastigoter) Form in Makrophagen des Lungeninterstitium
(Pneumozystispneumonie	*Erreger*: Pneumocystis carinii (fragliche Protozoonose); hauptsächlich bei AIDS; *Morphologie*: in der Lunge interstitielles plasmazellreiches Entzündungsinfiltrat; Alveolen mit schaumigem, schwach eosinophilem Inhalt, darin in Giemsa oder Grocott 5–12 µm große Zysten mit 1–8 Innenkörperchen darstellbar)

Helminthosen

Trematoden (Saugwürmer)

Schistosomiasis/Bilharziose (S. haematobium, S. mansoni, S. japonicum)	Eier und Zerkarien gelangen hämatogen in die Lunge → tuberkuloide Granulome, Eosinophilie, pulmonale Arteriitis mit Thrombosen → u .U. Cor pulmonale

(Fortsetzung s. nächste Seite)

II

Paragonimiasis (P. westermani u.a.)	orale Aufnahme der Eier → durch Dünndarm und Zwerchfell in die Lunge → Ablagerung in Bronchien → zystische Erweiterung → Ausreifung zu Würmern
Opistho orchiasis	

Zestoden (Bandwürmer)

Echinokokkose (E. granulosus, E. alveolaris)	Taenia echinococcus: *E. granulosus* (cysticus): meist eine große Zyste mit typischem Wandaufbau (Kutikula, Chitinlamellen, Brutkapseln mit Skolizes), *E. alveolaris*: multiple kleine Zysten

Nematoden (Fadenwürmer)

6

Askariasis (A. lumbricoides)	aus dem Darm hämatogen in die Lunge eingeschleppt; Eosinophilie; → durch verschlucktes Bronchialsekret wieder in den Darm
Strongyloidosis (S. stercoralis)	Larven durch Schleimhaut (und Haut) hämatogen in die Lunge → mit verschlucktem Bronchialsekret in den Darm; u.U. permanentes Asthma, massiver Befall oft letal

Weitere Helminthosen:
- Ankylostomiasis
- Necator-Infektionen
- tropische eosinophile Lungeninfiltrate (Wuchereria bancrofti, Brugia malayi, Dirofilaria immitis); Mikrofilarien in Alveolarkapillaren → granulomatöse Reaktion mit Hämorrhagien, Eosinophilie (auch starke Bluteosinophilie)
- Acariasis (Milbenbefall); vorwiegend Tyroglyphus, in der Lunge nur vereinzelt Eier nachweisbar; pathogenetische Bedeutung unklar

6.3.3.4   Pulmonale Gefäße

Immunvaskulitiden

Primär arteriitische Prozesse sind in der Lunge selten, sie gehören meist zum Formenkreis der Immunvaskulitiden; meist im Rahmen von systemischen Manifestationen
Lungenveränderungen bei:
- Periarteriitis nodosa
- pulmonalen allergischen Granulomen (Beziehung zu Periarteriitis nodosa mit Befall auch von Venen)
- Wegener-Granulomatose
- Goodpasture-Syndrom
- idiopathischer Lungenhämosiderose

■ pulmonaler Histiocytosis X
■ (vaskulär bedingten) eosinophilen Pneumonien

6.3.4   Degenerative Veränderungen, Dystrophien und Stoffwechselstörungen

6.3.4.1   Trachea

Trachealstenosen
■ als Kompressionsstenosen; bei Struma, Mediastinaltumoren, Aortenaneurysma;
■ als intratracheale Stenosen; bei Polypen (subglottisch);
■ als Narbenstenosen; u.a. nach Intubation oder Tracheotomie;
■ als „Säbelscheidentrachea"; bei seitlicher Kompression und altersbedingten Knorpelveränderungen

Tracheo- und Bronchomalazie
Knorpelveränderung durch chronische Kompression (Struma u.a.) oder Knorpelabbau (z.B. chondrolytische Perichondritis), → exspiratorischer Kollaps

Tracheopathia chondroosteoplastica
(Reaktive?) Bildung von Knochen und Knorpel in der Submukosa der Trachea (und seltener der Bronchien, dort allerdings → Stenosen); Schleimhaut mit „reibeisenartigem" Aussehen

Lichtungserweiterung/Ektasie
Diffus oder partiell; meist ist die Pars membranacea betroffen → exspiratorischer Kollaps, asthmaähnliche Erstickungsanfälle; tritt zumeist in höherem Alter auf

6.3.4.2   Bronchien und Bronchiolen

Lichtungserweiterung (Bronchiektasen)

Definition: irreversible Erweiterung mittlerer oder kleiner Bronchien, in der Regel mit entzündlichen Veränderungen der Bronchuswände und des umliegenden Lungengewebes (*Diagnose*: Vergrößerung des Bronchusdurchmessers gegenüber der begleitenden Pulmonalarterie)

Kongenitale Bronchiektasen
Selten, (die meisten kindlichen Formen sind nicht angeboren, sondern frühkindlich erworben);
Mögliche Ursachen:

Hemmungsmißbildungen	bronchiektatische Wabenlunge, kongenitale atelektatische Bronchiektasen, Lungen- und Bronchuszysten
angeborene Wandschwäche	lokal oder diffus → dysplastische bzw. bronchomalazische Bronchiektasen: **Williams-Campbell-Syndrom**

(Fortsetzung s. nächste Seite)

II

Trias nach Kartagener	Bronchiektasie, Situs inversus, chronische Sinusitis
Sekretionsstörungen	z.B. bei **Mukoviszidose**
Zilienfehlbildungen	Syndrom der unbeweglichen Zilien: **Camner-Syndrom**

6

Erworbene Bronchiektasen

Morphologische Formen:

zylindrische Bronchiektasen	am häufigsten; oft nach frühkindlichen Infekten mit nachfolgenden Bronchusstenosen, Ausbildung der Ektasen schon bei Jugendlichen; Komplikationen: „Dittrich-Pfröpfe" (Sekretstagnation) und Entzündungen
sackförmige Bronchiektasen	in mittleren bis kleinen Bronchien, Ausbildung u.U. bis unter die Pleura, diese Form ist häufiger bei Erwachsenen
variköse Bronchiektasen	
spindelförmige Bronchiektasen	

Lokalisierte Bronchiektasen:
- poststenotisch
- atelektatisch durch Narbenzug
- Bronchiolektasien bei fibrosierenden Lungengerüsterkrankungen

Mukoviszidose

Morphologie: eingedicktes Sekret mit Zelldetritus und Bakterienrasen (ähnlich Dittrich-Pfröpfen); muköse Transformation der (kleinzystisch umgewandelten) Drüsen, Gänge dilatiert; chronische destruierende Entzündung in Bronchus- und Bronchiolenwände → Bronchiektasen, Lunge überbläht

Asthmoide Bronchitis, Asthma bronchiale

Definition: anfallsweise Zustände schwerer exspiratorischer Dyspnoe mit Lungenüberblähung; reversible obstruktive Ventilationsstörung
Status asthmaticus: die Symptomatik dauert > 24 h; meist allergische Genese;
Morphologie:
- Dyskrinie (u.U. mit Curschmann-Spiralen)
- Eosinophilie (u.U. mit Charcot-Leyden-Kristallen)
- Basalmembranverdickung

6.3.4.3 Lunge

Atelektase

Definition: alle Zustände stark verminderten oder aufgehobenen Luftgehalts
(**Dystelektase**: Minder- oder Fehlbelüftung mit in der Summe reduziertem
Luftgehalt);
Formen der Atelektasen:

- Obstruktions-(Resorptions-)Atelektase; durch Bronchusverschluß
- Entspannungsatelektase; z.B. bei Pneumothorax
- Kompressionsatelektase; bei Pleuraergüssen, intrathorakalen Tumoren,
  bullösem Emphysem, Zwerchfellhochstand, intraabdominellen Tumoren,
  Thoraxdeformitäten u.a.

Besondere atelektatische Syndrome

Akute Atelektase	bei akutem Lungenversagen/Atemnotsyndrom (ARDS: „adult respiratory distress syndrome")
Akuter Lungenkollaps	kann ca. 1–2 Tage nach Thoraxtrauma, thorakalen od. abdominellen Operationen auftreten; häufig mit begleitendem Fieber; meist einseitig (Obstruktion?, neurale Störung?)
Atemnotsyndrom des Erwachsenen	„Trigger"-Faktoren: Sepsis, Schock, Trauma, akute Hypertension; *Frühphase* mit interstitiellem Ödem und Surfactantschädigung, *später* Fibrinexsudat → hyaline Membranen, Zellproliferation, Mikrothromben, *Spätfolge*: u.U. interstitielle Lungenfibrose
Atemnotsyndrom des Neu- und Frühgeborenen	*Ursache*: Surfactantmangel/-schädigung, z.B. nach Aspiration; *Morphologie*: überblähte respiratorische und terminale Bronchiolen, Ödem, erweiterte Lymphbahnen, hyaline Membranen; → u.U. irreversibler fibrotischer wabiger Lungenumbau
Chronische Atelektasen	häufig Übergang in irreversible Form der atelektatischen Induration mit interstitieller Fibrose und „elastischer Zirrhose", seltener ist eine Reexpansion der Atelektase möglich

Lungenemphysem

Definition: (durchschnittlich) erhöhter Luftgehalt der intrapulmonalen Räume
(Erhöhung der funktionellen Residualkapazität und des Residualvolumens), als

- akuter Zustand (Volumen pulmonum auctum bei erhöhter funktioneller
  Beanspruchung und akuter Überblähung) und
- chronisch

II

6

Chronisches Lungenemphysem:
irreversible Dilatation der Lufträume jenseits der Bronchioli terminales mit
Zerstörung ihrer Wände; als
- panlobuläres,
- zentrolobuläres
- paraseptales (neben Leitungsbahnen, Pleura) und
- irreguläres Emphysem;
(bullöses Emphysem: Blasen > 1 cm)

Primär-atrophisches (seniles) Emphysem
„Senile Lunge"; „Erschlaffung" der Gerüststrukturen, „welke Alterslunge"
→ Gefügedilatation mit mindergegliederter Gang- und Alveolenstruktur → „leerer
Lobulus"

Sekundäre Emphyseme

Bronchostenotisches (obstruktives) Emphysem	chronische poststenotische Überblähung des Lungengewebes (z.B. bei Bronchiolitis obliterans) → Ventilmechanismus → u.U. bullöses Emphysem
Destruktiv-bronchio-litische Emphysemform	durch Ausbreitung einer chronischen bronchiti-schen Entzündung auf terminale und respirato-rische Bronchiolen → Wandschwäche → Ektasie → zentrolobuläres Emphysem (bronchiolo-ektatisches Emphysem)
Narbenemphysem	als Folge örtlicher narbiger Strukturstörungen; Übergänge zu Lungenfibrosen („emphysematische Gerüstsklerose"); meist irreguläres Emphysem; *Formen:* - perinodulärer Typ: Traktionsemphysem; „Emphysemmantel" um Narbe; - Überdehnungsemphysem durch chronische „kompensatorische" Überdehnung; - paraseptales Mantelemphysem subpleural bei Pleurafibrosen und -schwarten
Bullöses Emphysem	Hohlräume > 1 cm; meist als bronchostenotische Riesenblasen oder als Narbenemphysem

Proteinablagerungen

Lungenamyloidose	selten, Ablagerung von Amyloid mit umgebender Riesenzellreaktion, häufig Verkalkung und Verknöcherung
Tracheobronchiale Amyloidose	Stenose
Noduläre Amyloidose	auf Lunge, u.U. auch Kehlkopf begrenzt

(Fortsetzung s. nächste Seite)

Diffuse alveolär-septale Amyloidose	im Rahmen einer generalisierten Amyloidose
Corpora amylacea	rundliche zellfreie eosinophile Körperchen, konzentrisch geschichtet, bestehen hauptsächlich aus Glykoprotein (Ätiologie unklar; nach Lungenödem?)
Alveolarproteinose	Alveolen mit amorphem eosinophilen PAS-positiven Material gefüllt, lipidhaltig (Surfactantmaterial?, toxische Ätiologie?)

Verkalkung

Dystrophische Verkalkung	häufigster Verkalkungstyp, z.B. bei Tuberkulose, auch nach Varizellenpneumonie
Metastatische Lungenkalzinose	bei Hyperkalzämie, Hyperparathyreoidismus, Nephropathien; granuläre Kalkablagerung, besonders an kapillären Basalmembranen
Pulmonale Mikrolithiasis	selten, beginnt oft in Kindheit, Ätiologie unklar; Ablagerung von 0,1–0,3 mm großen Kalkkörnchen in den Alveolen → u.U. kardiorespiratorische Insuffizienz mit letalem Ausgang (mit 50–60 Jahren)
Lungenverknöcherung	unregelmäßige, bis 2 mm große Verknöcherungsherde in den Alveolarräumen, fast ausschließlich bei Patienten mit Mitralstenose (Organisation eines inveterierten Lungenödems? fibrinöses Exsudat bei rheumatischen Pneumonien?)

Verfettung

Exogene Fettspeicherung	durch Inhalation oder Aspiration in die Lunge gelangter Fettstoffe → Phagozytose durch Alveolarmakrophagen und Alveolarzellen (Pneumozyten Typ II)
Endogene Fettspeicherung	Fette offenbar aus Surfactantmaterial; erhöhte Surfactantproduktion bei zahlreichen Reizzuständen, desquamativen Reaktionen u.a.
Exogene Lipidpneumonie	Aufnahme mineralischer, pflanzlicher und tierischer Öle → freie Öltropfen mit umgebender Entzündungsreaktion (Lipidpneumonie)

(Fortsetzung s. nächste Seite)

II

Ölgranulome	Paraffingranulome nach Einbruch von Ölplomben (in Pleura; veraltete Therapieform); nach Bronchographie mit ölhaltigen Kontrastmitteln (Jodipin) und Inhalation ölhaltiger Nasentropfen
Poststenotische Schaumzellpneumonie	*häufigste Form der Lungenverfettung*, meist distal eines stenosierenden Bronchialtumors; Fettstoffe offenbar aus retiniertem Surfactantmaterial
Idiopathische Cholesterinpneumonie	oft lobär auftretend; intraalveolär und später auch interstitielle Schaumzellaggregate mit sudanophilem, doppelbrechenden Material; häufig Riesenzellen vom Touton- und Fremd-körpertyp, auch Cholesterinkristalle; → Lungenfibrose; → häufig bakterielle Super-infektion

6

Lungenbeteiligung bei angeborenen Stoffwechselstörung

Lipidosen	Mitbeteiligung bei M. Gaucher, M. Niemann-Pick
Glykogen- u. Poly-saccharidspeicherung	Typ 2 der Gierke-Erkrankung (häufig vor allem Bronchien/Bronchialwände betroffen)
Zystinspeicherung (selten)	Zystinose, M. Lignac-Fanconi; in der Lunge kristalline Ablagerungen

Pneumokoniosen und sonstige Berufsschädigungen

Definition (Pneumokoniosen): zu Fibrosierung führende Lungenerkrankungen, die durch in die Lunge gelangte, kleinste anorganische oder organische partikuläre Fremdstoffe ausgelöst werden;
der *Verdacht auf das Vorliegen einer Berufserkrankung ist meldepflichtig*, dies gilt auch für Obduktionsbefunde

Reine Silikose (Nr. 4101, 8. BeKV)
Frühstadium: zellreiche fibroblastäre Granulome, meist konzentrisch geschichtet;
Spätstadium: rundliche zellarme hyaline Schwielen, außen mit Staubgranu-lationssaum (dort u.U. noch doppelbrechende Quarzstäube nachweisbar); durchschnittlich 2 mm große Knötchen;
Komplikationen: zusätzliche entzündliche Prozesse, insbesondere Tuberkulose (→ **Silikotuberkulose**); Hilussilikose, Emphyseme (bronchostenotisch-bullös, fokal-perinodulär, komplementär, Traktionsemphysem), Bronchiektasen, chronische Bronchitis, chronische obstruktive Lungenerkrankung (COLD);
besondere Formen: Steinhauerlunge (langsame Entwicklung, ausgedehnte Schwielenbildung); Schleifersilikose (starke Begleitreaktion durch Eisenstaub)

Klassifikation (alt)

Stadium I (leicht)	vereinzelt locker stehende kleine Knötchen ohne Konfluenz
Stadium II (mittelschwer)	dichtere Knötchenanordnung, Konfluenzen (3–6 mm) besonders in den Mittelgeschossen
Stadium III (schwer)	dichtstehende Knötchen

Internationale Klassifikation

Knötchengröße	p = pinhead (bis 1,5 mm) m = micronodular (bis 3 mm) n = nodular (bis 10 mm)
Knötchendichte	1 = vereinzelte 2 = zahlreiche Knötchen 3 = dichtstehende Herde
Größere Knoten	A = Knoten bis 5 cm B = Herde bis zu etwa 1/3 der Fläche der rechten Lunge C = Schwielen größer als B
Zusatzbezeichnungen	▪ Emphysem (emph) ▪ Pleuraveränderungen (pl) ▪ Hilussilikose (hil)

Die Angaben erfolgen für beide Lungen getrennt

Akute Silikose:
Bei massiver Staubexposition (Mineure, Sandstrahler, Quarzmüller, Putzmittelindustrie) → diffuse Hyalinisierung, rascher Verlauf, hohe Letalität

Mischstaubpneumokoniosen
Morphologie: größere Knötchen (2–4 µm) als bei reiner Silikose; kleiner hyaliner Kern mit breiter umgebender Staubgranulation

Formen:

Anthrakosilikose	häufigste Form, bei Kohlenbergleuten; Schwielenbildung und Schwielenerweichung → Expektoration „wie chinesische Tusche"
Porzellinersilikose	keramische Industrie; Quarz (15–30 %) mit Feldspat und Kaolin → großschwielige Induration, insbesondere von Oberlappen und Lymphknoten; häufig Tuberkulose
exogene Siderosilikosen	eisenhaltige Mischstaubkomponente → schwärzliche, rötliche oder ockergelbe Schnittfläche (z.B. Mansfelder Staublunge, Ockerlunge, Pneumokoniosen aus Erzbergbau)

(Fortsetzung s. nächste Seite)

II

Graphitstaublunge	tiefschwarze Lunge
Kieselgurlunge	Fibrose offenbar durch Kristobalit, entsteht beim Mahlen und Brennen von Kieselgur; z.T. Gurkörperchen (Reste von Diatomeen?), die Asbestosekörperchen ähneln
Zement	vereinzelt Vorkommen von Silikosen

Silikotuberkulose (Nr. 4102, 8. BeKV)
Silikose in Verbindung mit aktiver Tuberkulose: silikotisches Schwielengewebe (und Kohlenstaubablagerungen) mit zentraler Nekrose

Asbestosen (Nr. 4103, 8. BeKV)
Asbest: magnesium- u. z.T. auch eisenhaltiges Mineral; größere Nadeln bis 100 μm rufen chronische Entzündungsreaktion und Fibrose hervor, kürzere werden phagozytiert; im Gewebe liegen sie als nackte doppelbrechende Nadeln oder von einer Eiseneiweißhülle umgeben (positive Berliner-Blau-Reaktion!) vor. Es bilden sich fleckig-netzförmige Fibrosen aus; weitere Veränderungen: Bronchiektasen, Emphysem, Pleuraplaques (auch nach langfristiger Aufnahme geringer Mengen, z.B. bei Heimwerkern); mögliche Komplikationen: Bronchialkarzinom (4101), Pleura – und Peritonealmesotheliom (4105)

Talkose
Hydriertes Magnesiumsilikat mit Beimischung von Eisen, Aluminium u.a.
→ Fremdkörperreaktion mit riesenzellhaltigen Granulomen (mit doppelbrechendem Talkum) → netzförmige Fibrosen oder Schwielen, Pleurafibrose

6

Anorganische mineralische Pneumokoniosen

Anthrakose
Reiner Kohlenstaub ist apathogen; Ablagerung in Septen, Lymphknoten und Bronchialwänden; Fibrosen durch zusätzliche entzündliche Prozesse oder Silikatbeimischung (Anthrakosilikose)

Siderose
Aufnahme von Eisenoxidstäuben, bei Schweißern und Schleifern; bei Beimischung von Quarz → Siderosilikose

Berylliose (Nr. 1110, 8. BeKV)
Akut: Berylliumpneumonie mit fokalem hämorrhagischem, fibrinösen Exsudat und lymphoplasmazellulärem alveolärem und interstitiellem Infiltrat, vereinzelt auch Riesenzellen; *chronisch*: histiozytäre Granulome + Riesenzellen + muschelförmige Partikel, fibrinoide Nekrosen → Fibrosen, großblasiges Emphysem

Aluminose (BK Nr. 4106)
Aufnahme von metallischem Aluminium → zellarme hyalin-schwielige Fibrosen → häufig Emphysem

Korundschmelzerlunge
Ähnlich wie Aluminose

Hartmetallunge (BK Nr. 4107)
Wahrscheinlich durch Kobalt, kobalthaltige Antigene und/oder Wolfram ausgelöst;
peribronchiolovasale Fibrose, desquamative und interstitielle Pneumonie, Hyper-
und Metaplasie des Bronchialepithels

II

Chromlunge (BK Nr. 1103)
Chromhaltige Stäube oder Dämpfe → entzündliche Reizung von Auge, Nase,
Bronchien, Lunge (Pneumonie → Fibrosierung, Schwielenbildung; nach langer
Exposition u.U. Bronchialkarzinome)

Thomasschlackenpneumonie (BK Nr. 4108)
Bronchitiden, Pneumonien (chemisch ausgelöste Reizung begünstigt bakterielle
Infektionen)

Weitere Pneumokoniosen:
- Titanlunge
- Stannose
- Barytose
- Glasfaserlunge

6

Erkrankungen durch organische Stäube

- Farmer-(Drescher-)Lunge (BK Nr. 4201); durch verschimmeltes Heu oder
  Getreide hervorgerufen; → teils diffuse, teils granulomatöse interstitielle
  Pneumonie → u.U. Lungenfibrose
- Byssinose (BK Nr. 4202); bei Baumwollbearbeitung; → obstruktiv-entzünd-
  liche Atemwegsreaktionen, „Montagsfieber", → u.U. fleckige Lungenfibrose
- Bagassose; faserige Zuckerrohrrückstände
- Suberose; Korkstaublunge
- Ahornrindenschälerkrankheit; Herstellung von Ahornsirup in New England
- Sequoiose
- Malzarbeiterlunge
- Käsewäscherlunge
- Paprikaspalterlunge
- Hypophysenschnupferlunge
- Vogelhalterlunge

Allergisierende Stoffe (BK Nr. 4301)
Allgemein „durch allergisierende Stoffe verursachte, schwerwiegende obstruktive
Atemwegserkrankungen"

Chemisch-toxisch wirkende Stoffe (BK Nr. 4302)
Allgemein „durch chemisch-irritativ oder toxisch wirkende Stoffe verursachte
schwerwiegende obstruktive Atemwegserkrankung"

6.3.4.4   Pulmonale Gefäße

Altersveränderungen

Wenig ausgeprägte Arteriosklerose, mäßige Ektasie, Intimafibrose der Arterien
vom muskulären Typ

II

6

Pulmonale Hypertonie

Morphologische Veränderungen:

in großen Pulmonalarterien	Atherome, Mediafibrosen
elastische Pulmonalarterienäste	kleine atheromatöse Polster ohne Ulzerationen, Hypertrophie von glatten Muskelfasern, Einlagerung von sauren Mukopolysacchariden
Arterien vom muskulären Typ (100–1000 µm)	*Grad 1*: Mediahypertrophie *Grad 2*: zusätzlich zelluläre Intimaproliferation (Ausbildung einer subintimalen Längsmuskulatur), beginnende Fibrose, Elastose *Grad 3*: zusätzliche Intimafibrose *Grad 4–6*: zusätzlich dilatative Läsionen und/oder fibrinoide Nekrosen oder nekrotisierende Arteriitis
Arteriolen	Ausbildung einer regelrechten Media durch Hypertrophie und Hyperplasie der Muskelfasern

Primäre pulmonale Hypertonie
Synonym: primäre Pulmonalsklerose, M. Ayerza; sehr selten (einige dieser sog. primären Formen scheinen möglicherweise durch Appetitzügler bedingt zu sein)

Sekundäre pulmonale Hypertonie

(Prä)kapillär	durch:
	■ restriktive Perfusionsstörungen (Reduktion des Lungengefäßbettes: Operationen, Lungenfibrosen, einige Emphysemformen, narbige Parenchymerkrankungen) ■ obstruktive Perfusionsstörungen (Lungenembolien, entzündliche Gefäßerkrankungen) ■ hypervolämische Perfusionsstörungen („Volumenhochdruck" bei Links-rechts-Shunt u.a.) ■ ventilatorisch ausgelöste Perfusionsstörungen bei alveolärer Hypoxie → Vasokonstriktion (auch bei Pickwick-Syndrom)
Venös postkapillär	durch:
	■ kongestive pulmonale Hypertonie, z.B. bei Mitralstenosen, Linksherzinsuffizienz (postmyokarditisch oder bei dekompensierter arterieller Hypertonie) ■ seltener Aortenvitien ■ selten venöse Verschlußkrankheit (veno-occlusive disease) der Pulmonalvenen unklarer Ätiologie (Infektionen?)

Folgen:

akutes Cor pulmonale	starke Dilatation der rechten Herzkammer
subakute Form	z.B. bei protrahiert verlaufenden Lungenembolien mit Dilatation, nicht mehr frischen Muskelfaserschädigungen/-untergängen und beginnender Hypertrophie
chronisches Cor pulmonale	Rechtsherzhypertrophie aufgrund einer Erkrankung der Lungen einschließlich ihrer Gefäße

6.3.5 Kreislaufstörungen

6.3.5.1 Lunge

Anämie

Makroskopisch: graue Eigenfarbe der Lunge, anthrakotische Zeichnung;
Vorkommen: bei
- Blutkrankheiten
- chronischem Blutverlust
- reduzierter Durchblutung (Rechts-links-Shunt)
- Gewebsabbau mit Kapillarverlust (Emphysem)
- Überblähung der Lunge mit Kapillarkompression,
- Kompressionsatelektase
(dagegen im Schock, auch bei „Verbluten", meist blutreich in Folge der Zentralisation)

Hyperämie

Makroskopisch: Lunge dunkelrot, feucht, schwer;
Vorkommen: bei
- hypostatischer Hyperämie (Agonie)
- Links-rechts-Shunt
- Plethora
- roter Anschoppungsphase der Lobärpneumonie
- Kapillarlähmung (toxisch, neural u.a.)

Lungenblutungen

Ursachen:
- traumatisch, auch durch Barotraumen (z.B. Explosionen)
- Gefäßarrosionen (Tumor, Kavernen-, Abszeßblutung)
- Blutaspiration
- angioneurotische Blutungen bei zentral ausgelöstem Tod oder Erstickungsvorgängen (Blutungen punktförmig bis kleinfleckig, selten größer)

II

6

Stauungslunge

Bei Linksherzinsuffizienz (kardiale Stauung); *Morphologie*:
- akut: (intraalveoläres) Ödem
- nach einigen Tagen: „Herzfehlerzellen": hämosiderinspeichernde Alveolarmakrophagen
- chronisch: Induration (Gerüstfibrose), Pulmonalarteriensklerose

Lungenödem

Ursachen:
- Linksherzinsuffizienz
- erniedrigter interstitieller Druck bei mangelnder Surfactantaktivität
- Kapillarmembranschädigung (z.B. toxisch)
- Lymphabflußstörungen (z.B. Tumoren), meist mit Pleuraerguß
- Überwässerungsödem bei forcierter Infusionstherapie (Ursache Schocklunge?)
- Ödem bei zentraler Regulationsstörung (Schädel-Hirn-Trauma, Hirntumoren, Hirndrucksteigerung)
- urämisches Ödem,
- Lungenödem bei Heroinüberdosierung
- akutes Höhenödem

Embolie

Thrombembolie	Thrombenquelle meist Becken- und Beinvenen, bei Venenkatheterisierung auch Hals- und Armvenen; erhöhte Thrombembolierate bei oralen Kontrazeptiva
Fettembolie	meist traumatisch bedingt (Frakturen, Quetschungen des subkutanen Fettgewebes), ab 10 g klinisch Fettemboliesyndrom mit vorwiegend zerebralen Störungen
Luftembolie	bei Eintritt von Luft in das Venensystem (z.B. Operationen im Halsbereich, artefizielle Aborte) oder nach Lungenzerreißungen, z.B. durch Druckstoßwellen bei Explosionen
Fruchtwasserembolie	Einpressung von Fruchtwasser während oder nach der Geburt in Uterusvenen → u.U. akuter Schocktod (Nachweis von Fruchtwasserbestandteilen wie Lanugohaare, Talg, Plattenepithelien in Lungenkapillaren)
Zellembolie	Tumorzellen, Megakaryozyten, besonders im Schock, hämatopoetische Knochenmarkzellen, Leber-, Gehirnzellen nach schweren Traumen
Fremdkörperembolie	häufig aus intravenösen Injektionen (Glassplitter aus Ampullen, Kristalle, Gaze, Drogenbeimischungen wie Talkum, Stärke bei süchtigen Fixern) → granulomatöse Fremdkörperreaktion

Lungeninfarkt

Embolie mit Infarkt: meist als hämorrhagischer Infarkt (vor allem bei gleich-
zeitiger Lungenstauung) bei Verschluß eines Pulmonalarterienastes; (anämische
Infarkte sind häufig durch Infarktnekrosen vorgetäuscht); *Komplikationen*:
Infarktpneumonien, Infarktkavernen

6.3.6   Fehlbildungen

6.3.6.1   Bronchien und Trachea

„Unterentwicklung"
- Als doppel- (selten) oder einseitige komplette Agenesie oder (häufiger)
  als
- rudimentäre Bronchusbildung ohne oder mit fleischartiger Masse
  fehlgebildeten Lungengewebes (Schweregrade I-III nach Schneider)

Akzessorische Bronchien, Nebenlungen
Von zweiten, meist tiefer vom Vorderdarm entspringenden Anlagen ausgehend;
sie können die Bildung von Lungengewebe induzieren (→ intraabdominelle oder
intrathorakale Nebenlungen)

Lungensequestration (intralobär)
„Nebenlunge" in der Lunge, meist dorsobasal gelegen; häufig direkte
Blutversorgung aus der Aorta

Trachealdivertikel
Entstehen aus blind endenden Bronchialknospen (meist rechtsseitig)

Flimmerepithelzysten
Paratracheal oder mediastinal aus Abspaltungen/Verlagerungen von respirato-
rischem Epithel; intrapulmonal als Bronchuszysten

Tracheal- und Bronchialatresie
Meist nur kurze Abschnitte betroffen; bei Bronchusatresie kollaterale Belüftung
möglich; distal der Atresie häufig Ektasie mit Schleimstauung

II

6

6.3.7   Sonstige Veränderungen

6.3.7.1   Lunge

II

Lungeninsuffizienz

Partialinsuffizienz	O_2-Druck erniedrigt, CO_2-Druck normal, bei alveolärer Hyperventilation auch u.U. erniedrigt
Globalinsuffizienz	O_2-Druck stark erniedrigt, CO_2-Druck erhöht
Restriktive Ventilations-störung	Verminderung der Vitalkapazität, insbesondere der inspiratorischen Reserve
Restriktive Ventilations-störung	Widerstandserhöhung in den Luftwegen
Perfusionsstörungen	belüftete Areale werden nicht ausreichend durchblutet (Totraumbelüftung)
Diffusions-, Transfer-störungen	
(Ventilatorische) Verteilungsstörungen	alle Störungen der gegenseitigen Anpassung von Belüftung und Durchblutung (→ Minderung des Gasaustauscheffekts)

6

7 Herz und Gefäße

7.1 Anatomie

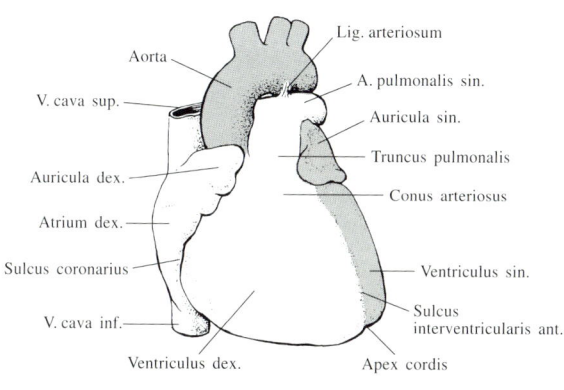

a

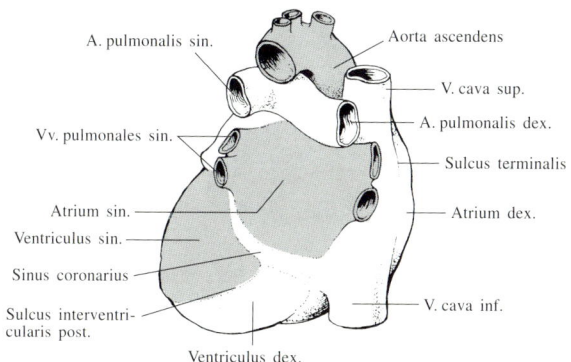

b

Abb. II-7-1. a Ansicht des Herzens mit großen Gefäßabgängen von ventral.
b Ansicht des Herzens mit großen Gefäßabgängen von dorsal. Fortsetzung **c** und **d**
auf der folgenden Seite

II

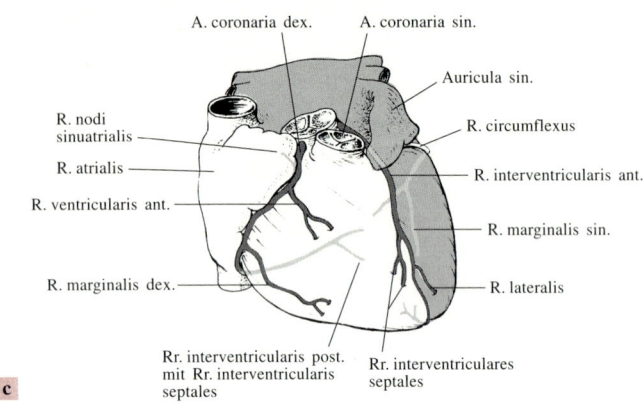

A. coronaria dex.   A. coronaria sin.

Auricula sin.

R. nodi
sinuatrialis

R. circumflexus

R. atrialis

R. interventricularis ant.

R. ventricularis ant.

R. marginalis sin.

R. marginalis dex.

R. lateralis

c

Rr. interventricularis post.
mit Rr. interventricularis
septales

Rr. interventriculares
septales

7

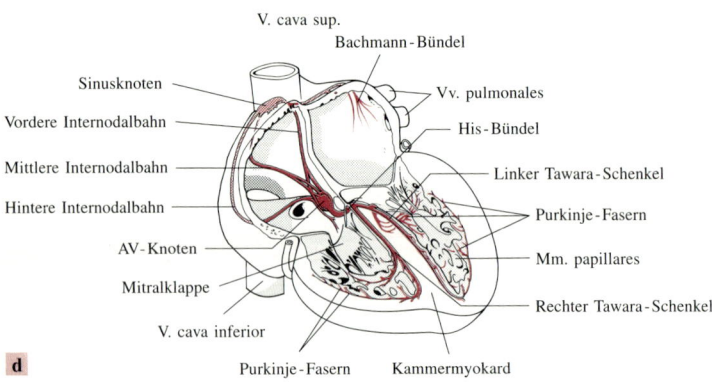

V. cava sup.

Bachmann-Bündel

Sinusknoten

Vv. pulmonales

Vordere Internodalbahn

His-Bündel

Mittlere Internodalbahn

Linker Tawara-Schenkel

Hintere Internodalbahn

Purkinje-Fasern

AV-Knoten

Mm. papillares

Mitralklappe

Rechter Tawara-Schenkel

V. cava inferior

d

Purkinje-Fasern   Kammermyokard

Abb. II-7-1. (Fortsetzung) **c** Herz mit Koronararterien und Aufsicht auf die
Taschenklappen von ventral. **d** Halbschematische Darstellung des aufgeschnittenen
Herzens mit Reizleitungssystem (Zeichnung von J.-H. Hoffmann)

II

7

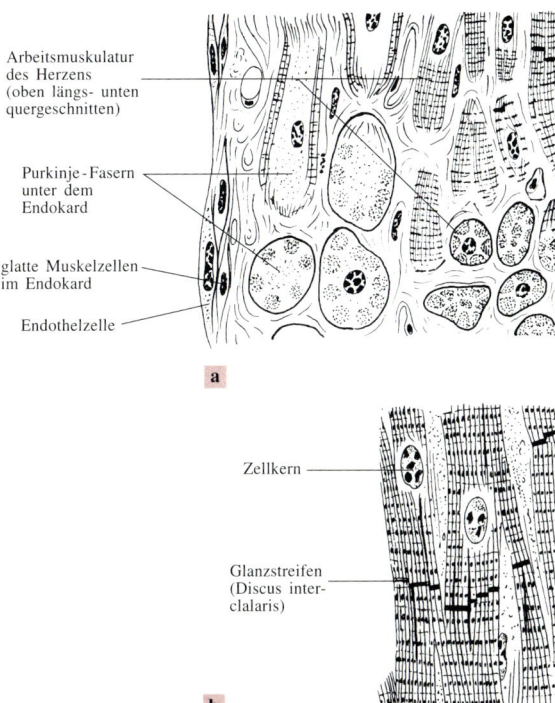

Arbeitsmuskulatur
des Herzens
(oben längs- unten
quergeschnitten)

Purkinje-Fasern
unter dem
Endokard

glatte Muskelzellen
im Endokard

Endothelzelle

a

Zellkern

Glanzstreifen
(Discus inter-
clalaris)

b

Abb. II-7-2. a Histologischer Aufbau der Herzmuskulatur, links im Bild Purkinje-
Zellen des Reizleitungssystems. **b** Detaildarstellung der Arbeitsmuskulatur des
Herzens

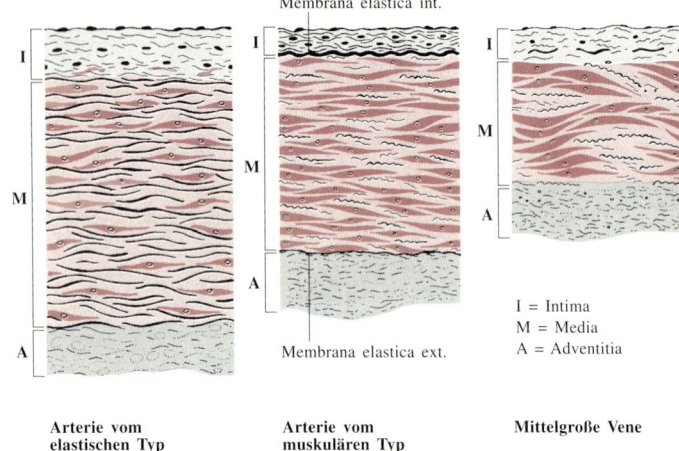

Abb. II-7–3. Histologischer Aufbau verschiedener Gefäßtypen

7.2   Tumoren und tumorähnliche Veränderungen

7.2.1   Lokalisationen

C38	**Herz, Mediastinum und Pleura**
C38.0	**Herz**
C38.1	Mediastinum, vorderes
C38.2	Mediastinum, hinteres
C38.3	Mediastinum
C38.4	Pleura
C38.41	Pleura parietalis
C38.42	Pleura visceralis
C38.8	Herz, Mediastinum, Pleura (mehrere Teilbereiche)

C49	**Weichgewebe (mit Gefäßen, Muskeln, Sehnengewebe, Fettgewebe)**
C49.0	Weichgewebe, Kopf und Hals (außer Orbitagewebe und Nasenknorpel)
C49.01	Kopfschwarte
C49.02	Schläfe (Weichgewebe)
C49.03	Stirn (Weichgewebe)
C49.04	Mittelgesicht (Weichgewebe)
C49.05	Kinn (Weichgewebe)
C49.06	Hals und Nacken (Weichgewebe)
C49.07	supraklavikuläre Region (Weichteile)

(Fortsetzung s. nächste Seite)

C49.1	Weichgewebe, obere Extremität mit Schulter
C49.11	Schulter (Weichgewebe)
C49.12	Oberarm (Weichgewebe)
C49.13	Ellenbogen (Weichgewebe)
C49.14	Ellenbeuge (Weichgewebe)
C49.15	Unterarm (Weichgewebe)
C49.16	Handgelenk (Weichgewebe)
C49.17	Mittelhand (Weichgewebe)
C49.18	Finger (Weichgewebe)
C49.2	Weichgewebe, untere Extremität mit Hüfte
C49.21	Hüfte (Weichgewebe)
C49.22	Oberschenkel (Weichgewebe)
C49.23	Knie (Weichgewebe)
C49.24	Kniekehle (Weichgewebe)
C49.25	Unterschenkel (Weichgewebe)
C49.26	Sprunggelenk (Weichgewebe)
C49.27	Fuß (Weichgewebe)
C49.28	Zehen (Weichgewebe)
C49.3	Weichgewebe, Thorax
C49.31	**Aorta thoracalis**
C49.32	**Vena cava superior**
C49.33	Axilla (Weichgewebe)
C49.37	**Gefäße, Thoraxbereich**
C49.38	**Ductus thoracicus**
C49.4	Weichgewebe, Abdomen
C49.41	**Aorta abdominalis**
C49.42	**Vena cava inferior, Vena cava**
C49.43	**Arterien, Abdomen**
C49.44	**Venen, Bauchraum**
C49.45	Nabel (Bindegewebe)
C49.5	Weichgewebe, Becken
C49.51	**Arterien, Iliakal-**
C49.52	**Venen, Iliakal-**
C49.54	Leistengegend (Weichgewebe)
C49.55	Perineum (Weichgewebe)
C49.56	Gesäß (Weichgewebe)
C49.57	Steißregion (Weichgewebe)
C49.6	Weichgewebe, Stamm
C49.61	Rücken (Weichgewebe)
C49.62	Flanke (Weichgewebe)
C49.63	Stamm (Weichgewebe)
C49.8	Weichgewebe (mehrere Teilbereiche)
C49.9	Weichgewebe
C49.94	**Arterien**
C49.95	**Venen**
C49.98	**lymphatisches Gewebe, Lymphgefäße (NOS)**

| **C69.64** | **Gefäße, Orbita** |

7.2.2   TNM-Klassifikation

Tumoren der Knochen und der Weichteile (einschließlich Gefäße)

Regionäre Lymphknoten entsprechend der Lage des Primärtumors (bei Operationspräparaten → klinische Angabe)

Die Klassifikation gilt für folgende Tumoren:

- alveoläres Weichteilsarkom   [9581/3]
- Angiosarkom   [9120/3]
- epitheloides Sarkom   [8804/3]
- extraskelettales Chondrosarkom   [9220/3]
- extraskelettales Osteoarkom   [9180/3]
- Fibrosarkom (> Grad 1)   [8810/3]
- Leiomyosarkom   [8890/3]
- Liposarkom   [8850/3]
- malignes fibröses Histiosarkom   [8830/3]
- malignes Hämangioperizytom   [9150/3]
- malignes Mesenchymom   [8990/3]
- malignes Schwannom   [9560/3]
- Rhabdomyosarkom   [8900/3]
- Synovialsarkom   [9040/3]
- Sarkom   [8800/3]

aber nicht für:

Kaposi-Sarkom, Dermatofibrosarcoma protuberans, Fibrosarkom Grad 1 (Desmoidtumor), Sarkome von Dura mater, Gehirn, parenchymatösen oder Hohlorganen

TX	Primärtumor kann nicht beurteilt werden
T0	kein Anhalt für einen Primärtumor
T1	Tumorgröße ≤ 5 cm
T2	Tumorgröße > 5 cm
NX	regionäre Lymphknoten können nicht beurteilt werden
N0	keine regionären Lymphknotenmetastasen
N1	regionäre Lymphknotenmetastasen
	(alle anderen Lymphknotenmetastasen gelten als Fernmetastasen M1)
G1	gut differenziert
G2	mäßig differenziert
G3	schlecht differenziert
G4	undifferenziert

7.2.3   Herztumoren (pankardial)

Maligne pankardiale Tumoren

- Embryonales Teratom

Pankardiale Tumoren mit fraglicher Dignität

- Hämangioendotheliom

Benigne pankardiale Tumoren

- Hämangiom
- Lymphangiom
- Hamartom
- Lipom
- Fibrom
- Adultes Teratom

7.2.4   Herztumoren (Endokard und Myokard)

Maligne endomyokardiale Tumoren

- Kaposi-Sarkom
- Rhabdomyosarkom
- Leiomyosarkom
- Fibrosarkom
- Malignes fibröses Histiozytom
- Malignes Mesenchymom
- Anitschkow-Zell-Sarkom
- Osteogenes Sarkom
- Liposarkom
- Malignes Melanom
- Bronchuskarzinom
- Mammakarzinom

Tumoren mit fraglicher Dignität

- Hämangioperizytom

Metastasen

- Maligne Lymphome

Benigne endomyokardiale Tumoren

- Myxom, *synonym*: Fibromyxom, Endokardiom, Angiofibrom, Polyp
  (die Tumoren weisen z.T. eine extramedulläre Blutbildung auf)
- Rhabdomyom (Alkoholfixierung wegen Glykogennachweis!)
- Mesotheliom des AV-Knotens
- Papilläres Fibrom (Fibroelastom)
- Hämangiom
- Granularzelltumor
- Ganglioneurom

Tumorähnliche Veränderungen: Heterotopien

- Bronchogene Zysten
- Enterogene Zysten
- Thymusgewebe, Thymome
- Schilddrüsengewebe

7.2.5   Perikardtumoren

Maligne perikardiale Tumoren	■ Mesotheliom
Benigne perikardiale Tumoren	■ Neurofibrom
	■ Neurilemmom (Schwannom)
	■ Leiomyom

7.2.6   Tumoren der Blutgefäße

Maligne Tumoren

- Leiomyosarkom (in der Wand präexistenter Gefäße)
- Fibrosarkom (in der Wand präexistenter Gefäße)
- Myxo-, Rhabdomyosarkom (in der Wand präexistenter Gefäße)
- Selten auch malignes fibröses Histiozytom (in der Wand präexistenter Gefäße)
- Malignes Hämangioendotheliom (Angiosarkom); *Histologie:* unregelmäßig anastomosierende Gefäße, ein- oder mehrschichtiges atypisches, oft unreifes Endothel, bei höherem Malignitätsgrad auch papilläre Proliferate; bevorzugte *Lokalisation:* Mamma, Milz, Lunge, Schilddrüse, Skelettmuskulatur, selten Knochen oder Haut; erhöhtes Vorkommen bei Thorotrast- oder PVC-Anreicherung in der Leber
- Angioendotheliomatosis proliferans systematisata; systemisches intravaskuläres Wachstum von malignen Hämangiendotheliomen
- Sklerosierendes epitheloides Angiosarkom der Lunge; entspricht wahrscheinlich dem intravaskulären bronchioloalveolären Lungentumor
- Angioplastisches Retikulosarkom; *Morphologie* ähnlich wie malignes Hämangioendotheliom; Vorkommen besonders bei älteren Menschen in Gesicht oder behaartem Kopf; der Tumor ist relativ oberflächlich lokalisiert, er wächst lokal stark infiltrierend, selten metastasierend
- Malignes Hämangioperizytom; fließender Übergang zwischen benignen und malignen Formen (für Malignität spricht u.U. eine höhere Mitoserate und Dyskaryosen); die meisten Hämangioperizytome sind gutartig, es sollten jedoch alle als potentiell maligne angesehen werden (DD: Synovialsarkom, Mesotheliom, malignes Fibroxanthom)

Benigne Tumoren

Leiomyom (in der Wand präexistenter Gefäße)

Benignes Hämangioendotheliom
Solide, aus typischen Endothelzellen, z.T. Bildung von Kapillaren

II

Intravaskuläres Hämangioendotheliom Masson
In ektatischen Venen: Endothelpapillen (DD: malignes Hämangioendotheliom)

Kapilläres (juveniles) Hämangiom
Aus schmalen kapillären Gefäßen mit einschichtigem Endothel

Kasabach-Merritt-Syndrom
Ausgedehnte kapilläre Hämangiome mit Mikrothromben und sekundärer
thrombozytopenischer Purpura (Säuglinge, Kleinkinder)

Kavernöses Hämangiom
Kavernöse vaskuläre Strukturen mit einschichtigem Endothel

Naevus flammeus
Kongenitales kavernöses Hämangiom in Kopf- und Halsregion sowie Rumpf und
Extremitäten

7

Venöses Hämangiom
Aus unregelmäßig angeordneten, meist großen venösen Gefäßen, u.U. mit
isolierten glatten Muskelzellen, Binde- u. Fettgewebe

Razemöses (zirsoides) Hämangiom
Aus geschlängelten, dickwandigen venösen und arteriellen Gefäßen
(Mißbildung?); *Lokalisation*: Gehirn, Rückenmark, Hirnhäute

Intramuskuläres Hämangiom
Unscharf begrenzte, kapilläre, kavernöse oder razemöse Gefäßneubildung, die die
Muskulatur infiltriert (u.U. auch perineural, der Tumor ist meist zellreich mit
Mitosen; DD: maligner Tumor!)

Benignes Hämangioperizytom
Tumor aus runden, ovalen oder spindeligen Zellen („Perizyten"), die von
Retikulumfasern umgeben sind (wichtigstes diagnostisches Kriterium gegenüber
fibrösem Histiozytom, Leiomyom u.a. → Gomorri-Färbung!); die Tumorzellen
umgeben meist unregelmäßige Gefäßspalten, die von normalem Endothel
ausgekleidet sind

Benigne angiomatöse Tumoren

„Hämangiom" vom Granulationsgewebetyp
Synonym: teleangiektatisches Granulom, im Gegensatz zu Granulationsgewebs-
polypen lobulierter Aufbau

Seltenere dermatologische Angiome
- Multilokuläre Hämangiomatose des Säuglingsalters
- Progressive multiple Angiome Darier
- Tardive („senile") Angiome
- Gemmangiom Orsos

Glomustumor (Glomangiom)
Aus azidophilen, rundlichen epitheloiden Zellen, isomorph, große ovale Kerne
(Abstammung von neuromyoarterillen Glomera?) mit engem Bezug zu Gefäßen,
dazwischen glatte Muskelzellen – Hoyer-Grosser-Organe. Man unterscheidet
folgende *Subtypen*:

Angiomatöser Typ I	dickwandige Gefäße mit Bindegewebe und glatter Muskulatur (Angiomyome der WHO-Nomenklatur)
Angiomatöser Typ II	aus kapillären Gefäßen
Epitheloider Typ	bandartig angeordnete epitheloide Zellen; häufig schleimige, fibröse oder hyaline Degeneration (1/4 der Tumoren besitzen keine Kapsel und infiltrieren in die Umgebung)
Neuromatöser Typ	mit Wucherungen von Schwann-Zellen ähnlich wie Narbenneurom

Multiple Glomustumoren
Selten; disseminierte, meist nicht gekapselte Tumoren aus epitheloiden Zellen,
man unterscheidet familiäre und nichtfamiliäre Formen

Angiomyom (vaskuläres Leiomyom)
Gut begrenzt, aus dickwandigen geschlängelten Gefäßen und Bündeln gut
differenzierter glatter Muskulatur

Benigne Tumoren mit angiomatöser Komponente oder fraglich angiomatöser Natur

Mesenchymom, Angiolipom, Angiomyolipom
Hamartom; Mischtumor prinzipiell aus allen mesenchymalen Gewebssorten, meist
mit angiomatösem Anteil; bevorzugte *Lokalisation*: Haut und Niere, im Knochen:
sekundäre aneurysmatische Knochenzysten

Sklerosierendes Hämangiom
(Dermatofibrom laut WHO), möglicherweise stellt das sklerosierende Hämangiom
der Lunge eine eigenständige Krankheit dar

Juveniles Angiofibrom
Lokalisation: Nasen-Rachen-Raum; junge Männer oder Jugendliche sind haupt-
sächlich betroffen; *histologisch* finden sich ektatische Gefäße mit normaler
Endothelauskleidung sowie fibroblastenhaltiges Zwischengewebe mit glatten
Muskelzellen und elastischen Fasern, der Tumor wächst lokal infiltrierend

Angiokeratom

Systemische Hämangiomatosen

Multizentrische oder diffuse Hämangiomatose mit Befall eines oder mehrerer
Organe oder Gewebe (Fehlbildung)

II

7

M. Osler-Weber-Rendu
Autosomal-dominant verebt, teleangiektatische Angiomatose (Arterien,Venen, Kapillaren) in Leber, Gastro-Intestinaltrakt, Milz, Lungen, Haut u.a. (z.T. mit primärer Thrombozythämie)

CRST
Rendu-Osler- + Thieberge-Weissenbach- + Raynaud-Syndrom

M. Bean
Hämangiomatosis cutanea et intestinalis (blue rubber bleb nevi syndrome)

M. Mafucci-Kast
Kongenitale mesodermale Dysplasie mit multiplen Chondromen und Hämangiomen (→ häufig Angio-, Fibro- und Chondrosarkome)

M. de Bailey
Kongenitale Glomangiomatose (besonders der Haut), z.T. kombiniert mit Neurofibromatose, Hippel-Lindau-Syndrom, Lipomatose, Pigmentstörungen u.a.

M. Ullmann
Kavernöse Angiome in Haut, Schleimhäuten, viszeralen Organen (Lunge!) u. Gehirn, generalisierte mesodermale Dysplasie

M. Louis-Bar
Symmetrische nävoide kapilläre Teleangiektasien (besonders in Haut und Konjunktiven) + zerebelläre Störungen (Ataxie); oft kombiniert mit Pigmentstörungen, seltener mit malignen Lymphomen; bei ca. 50 % der Fälle ist die Erkrankung autosomal-rezessiv vererbt

M. Hippel-Lindau
Kongenitale hereditäre Angiome in Kleinhirn, Rückenmark und Retina, meist kombiniert mit Zysten in Niere, Pankreas u.a., seltener mit renalem Adenokarzinom

M. Sturge-Weber
Naevus flammeus im Bereich des Trigeminus + meningeales Angiom (u.U. auch in der Chorioidea)

M. Bonnet-Dechaume-Blanc, M. de Wyburn-Mason
Kongenitales AV-Angiom von Retina, N. opticus und Mittelhirn, Teleangiektasien und Angiome der Haut (inkonstant halbseitig)

M. van Bogaert-Divry
Rezessiv vererbte Angiomatose von Haut und Retina (seltener auch in ZNS und Leptomeningen), progrediente Hirndegeneration + andere ZNS-Defekte

M. Cobb
Meist AV-Angiome in Arachnoidea und korrespondierendem Hautareal

M. Klippel-Trenaunay-Weber
Kongenitale Angiome der Haut der (meist unteren) Extremiäten, primäre Varizen, Hypertrophie von Weichteilen und Knochen → nervale und trophische Störungen

470 Tumoren und tumorähnliche Veränderungen

Hämangiomatose mit/ohne kongenitale AV-Fistel
Regionale oder diffuse Proliferation von dünnwandigen Gefäßen oder Kapillaren
mit oder ohne AV-Fisteln, u.U. mit Hyperplasie des Fett- und/oder Knochengewebes

Posteolysierende Hämangiomatose (Gorham-Syndrom)
Erworbene (kavernöse) Hämangiomatose des Skeletts (Jugendliche oder junge
Erwachsene)

7.2.7   Tumoren der Lymphgefäße

Maligne Tumoren

Malignes Lymphangioendotheliom (Lymphangiosarkom)
Irreguläre Lymphgefäße, ein- oder mehrschichtiges atypisches Endothel; kommt
besonders häufig bei chronischem Lymphstau vor (z.B. Stewart-Treves-Syndrom)

Maligne Tumoren fraglich angiomatöser Natur

Kaposi-Sarkom
(Potentiell) maligner Tumor aus irregulären Gefäßen, umgeben von spindeligen
Zellen mit dunklen prominenten Kernen (ähnlich Leiomyoblasten, Ursprung:
multipotente Adventitiazelle?), die Tumoren bestehen meist aus einer angiomatös-
kapillären und einer mesenchymal-spindelzelligen Komponente; die Tumoren
treten gehäuft bei AIDS auf

Malignes Angioreninom
Alveoläres Weichteilsarkom (aus epitheloid modifizierten glatten Muskelzellen der
Gefäßwand?, z.B. juxtaglomerulärer Apparat der Niere) mit Reninbildung

Benigne Tumoren

Lymphangiom
Aus unterschiedlich großen Lymphgefäßen mit regelhaftem Endothel
(Fehlbildung?)
- Kapilläres Lymphangiom
- Kavernöses Lymphangiom (u.U. mit endotheliomartigen Endothelproliferaten,
  häufig regressive Veränderungen)
- Zystisches Lymphangiom (Hygrom)

Lymphangiomyom
Histologie: Bündel glatter Muskelzellen um kavernöse oder spaltförmige
Lymphgefäße; *Vorkommen* meist bei Frauen in der Umgebung des Ductus
thoracicus („Lymphangioperizytom"), u.U. auch bei tuberöser Sklerose

Systemische Lymphangiomatose
Deformierte Körperregion durch exzessives Wachstum von Lymphgefäßen,
tritt bei Kindern auf (Fehlbildung)

7.3   Entzündungen

7.3.1   Endokard

II

Anatomische Formen

- Valvuläre Endokarditis
- Parietale Endokarditis
- Chordale Endokarditis

Infektiöse Endokarditis (Endokarditis ulceropolyposa)

Verursachende Erreger (in abnehmender Häufigkeit):	■ Streptokokken (und Enterokokken) ■ Staphylokokken ■ gramnegative Keime ■ andere seltene Erreger (Pilze, Rickettsien, Chlamydien, L-Form der Bakterien)
Vorkommen:	vor allem bei Infektionen von: ■ Zahn-Mund-Kieferbereich ■ Tonsillen ■ Urogenitaltrakt ■ Verdauungstrakt ■ Gallenwegen ■ Lungen
Kardiale Komplikationen:	■ Perikarditis ■ Myokardabszesse und kleine Infarkte ■ Embolien (Herz, Hirn, Nieren, Milz) ■ Aneurysmen
Extrakardiale Komplikationen:	*Niere*: ■ Nierenabszesse und -infarkte ■ Löhlein-Herdnephritis (Mikrothromben, nicht -embolien!), ■ diffuse proliferative Glomerulonephritis *Haut*: ■ Osler-Knötchen *neurologisch*: ■ Meningitis ■ mykotische Aneurysmen *hämatologisch*: ■ normochrome Anämie, ■ u.U. Thrombozytopenie ■ Kryoglobuline
häufige Todesursachen:	■ kongestives Herzversagen (ca. 80 %) ■ embolische Myokardinfarkte ■ sonstige Thrombembolien ■ Ruptur mykotischer Aneurysmen ■ Arrhythmien ■ Sepsis u.a.

7

II

Nichtinfektiöse Endokarditiden

Nichtbakterielle (nichtinfektiöse) thrombotische Endokarditis (NBTE)
Synonym: verruköse Endokarditis; *Vorkommen*: bei Marasmus (insbesondere metastasierenden Tumoren), thrombembolischem Leiden, Tuberkulose, Nierenerkrankungen mit Urämie (im Rahmen einer DIC?)

Atypische Endokarditis verrucosa Libman-Sacks

7.3.2   Myokard (Myokarditis)

Definition der Myokarditis: eindeutiger Entzündungsprozeß im Interstitium des Myokards

Bakterielle Myokarditis

7

Morphologie: im Myokard finden sich disseminierte Mikroabszesse, Bakterien sind meist mit Gram- oder Giemsafärbung zentral nachweisbar; z.T. finden sich auch bakteriell infizierte Thromben in kleineren Gefäßen, umgeben von degenerierten oder nekrotischen Myozyten; in späterem Stadium anstelle des granulozytären Infiltrates Lymphozyten, Plasmazellen und Makrophagen; die Prognose ist schlecht; *makroskopisch* sind die Ventrikel dilatiert und „mürbe"; *verursachende Keime*: Staphylokkokken (aureus), Pneumokokken, Meningokokken, Streptokokken, häufig als „Begleitmyokarditis" bei Endokarditis

Virusmyokarditis

Morphologie: fokale Herzmuskelnekrosen, uncharakteristisches interstitielles Infiltrat, vorwiegend aus Lymphozyten und Monozyten, kaum Granulozyten, später interstitielle Fibrosen, histologisch ist meist keine sichere Diagnose möglich → Virusnachweis serologisch, aus entnommenem Gewebe, vital u.U. im Stuhl; *häufige Erreger*: Coxsackie B (am häufigsten), ECHO-, Influenza-, Poliomyelitis-, Röteln-, Masern-, Psittakoseviren, EBV; *klinischer Verlauf*: → u.U. Übergang in kongestive Kardiomyopathie

Rickettsien-Myokarditis

Bei Fleckfieber, Rocky-Mountains-Fieber, Q-Fieber, (selten Tsutsugamushi-Erkrankung); *Morphologie*: granulozytäre, monozytäre oder plasmazelluläre interstitielle Entzündung; Erreger intramyozytoplasmatisch 0,5–3 μm kokkobazillär oder ovoid, mit Macchiavello-Färbung nachweisbar

Pilz-Myokarditis

Candida-Sepsis
Fleckförmig im Myokard zahlreiche Mikroabszesse mit zentralen Pseudohyphen aus radiär angeordneten Pilzen (PAS-positiv, in Giemsa-Färbung dunkelblau), oft umgeben von hämorrhagischem Randsaum

Andere Pilzinfektionen wie Aspergillose, Torulose, Histoplasmose u.a. gehen nur selten mit einer Myokarditis einher

Granulomatöse Pilz-Myokarditis
Bei Kryptokokkose, Kokzidioidomykose, Histoplasmose, DD: Sarkoidose, selten
Tuberkulose

II

Protozoenmyokarditis

Chagas-Myokarditis
Erreger: Trypanosoma cruzi, im Organismus in die vermehrungsfähige Leishma-
nienform transformiert, er ist prinzipiell in allen Organen anzutreffen, häufig
entsteht auch eine tödlich verlaufende Meningitis
akut: in Muskelzellen sind Leishmanien in sog. Pseudozysten nachweisbar, nach
Ruptur der Zellmembran erfolgt eine meist lymphoplasmazelluläre diffuse interstitielle Entzündungsreaktion mit wenig Granulozyten; die Myozyten sind z.T.
auch atrophisch
chronisch: charakteristisch ist der Schwund der parasympathischen Ganglienzellen ebenso wie in Ösophagus und Darm; das Herz ist dilatiert und hypertrophiert
(> 500 g), oft bilden sich parietale Thromben; histologisch sieht man wenige
ältere Entzündungsherde, vorwiegend jedoch Fibrosen, dazwischen Nekroseareale
und Hypertrophiebezirke; um die Koronargefäße liegt meist ein reichliches
lymphatisches Infiltrat

Afrikanische Trypanosomiasis

Malaria

Toxoplasmose

7

Metazoenmyokarditis

- Echinococcus granulosus
- Filarien (Onchocerca)
- Trichinen

Infektiös-toxische Myokarditis

Diphtherie
Das Exotoxin des Corynebacterium diphtheriae ist hochgradig kardiotoxisch,
Spätfolgen u.U. kongestives Herzversagen; *Morphologie:* Herzmuskelfasern (unter
Einbeziehung des Reizleitungssystems) nekrotisch, verfettet, vakuolisiert; unch-
arakteristische Entzündungsreaktion um Nekrosen, Spätfolgen sind ausgedehnte
Fibrosen (postmyokarditische Herzvernarbung)

Spezifische Myokarditis

Tuberkulöse Myokarditis
Disseminierte Epitheloidzellgranulome, z.T. verkäsend; sehr selten

Lues
- konnatale primäre syphilitische Myokarditis
  Neugeborenes: diffuse interstitielle lymphoplasmazelluläre Entzündung;
  sehr selten

■ syphilitische kardiovaskuläre Infektion der Tertiärperiode
(mit Pneumonia alba und syphilitischer Hepatitis → Feuersteinleber);
Erwachsener: Gummen im Myokard, evtl. mit mehrkernigen Riesenzellen;
sehr selten

II

Sarkoidose
Morphologie: in Myokard, u.U. mit Beteiligung des Reizleitungssystems und der
Klappen, Epitheloidzellgranulome mit Lymphozytenwall (wenig Plasmazellen) und
mehrkernigen Riesenzellen, u.U. mit Schaumann- oder Asteroidkörperchen; ältere
Granulome sind hyalin fibrosiert und häufig zu Schwielen konfluiert, in der
Umgebung finden sich oft mehrkernige myozytäre Riesenzellen (dies ergibt ein
ähnliches Bild wie bei einer Riesenzellmyokarditis); *Schaumann-Körperchen*:
muschelförmige Verkalkung im Zytoplasma; *Asteroidkörperchen*: sternförmige
eosinophile Eiweißpräzipitate

Hypersensitivitätsmyokarditis

Morphologie: in Myokard, subendokardial, perivaskulär, vaskulär und perikardial
diffuses entzündliches Infiltrat mit zahlreichen eosinophilen Granulozyten (keine
Nekrosen), u.U. auch myozytäre Riesenzellen; häufig mit toxischer Hepatitis
kombiniert; *Ursachen*: häufig Medikamente

7

Idiopathische Myokarditis

Fiedler-Myokarditis
Schlaffe Dilatation der Ventrikel, meistens Perikarderguß, tritt meist isoliert auf
(selten auch mit Enzephalitis, Thyreoiditis, Wegener-Granulomatose, Thymomen)
→ oft akutes tödliches kongestives Herzversagen, (20.–50. Lebensjahr)

Diffuser Typ der idiopathischen Myokarditis
Diffuse oder fleckförmige uncharakteristische Entzündung, auch mit eosinophilen
Granulozyten; die Myozyten sind degeneriert oder auch nekrotisch (Diagnose als
idiopathisch nur nach Ausschluß anderer Ursachen, wie z.B. Virusinfekte,
Hypersensitivitätsreaktion)

Granulomatöser Typ der idiopathischen Myokarditis
Fleckförmige oder konfluierte Herzmuskelzellnekrosen mit uncharakteristischem,
riesenzellhaltigen Entzündungsinfiltrat (Riesenzellen wahrscheinlich myogen)

Riesenzellmyokarditis
Uncharakteristische Myokarditis mit zahlreichen mehrkernigen Riesenzellen,
wahrscheinlich myogenen Ursprungs; DD: Riesenzellen bei Mykosen, Sarkoidose,
Panarteriitis, rheumatischer Myokarditis

Rheumatische Herzerkrankung (RHE)

Akut: Herzventrikel dilatiert (links > rechts), fibrinöse Perikarditis, McCallum-
Fleck: fleckförmiger Fibrinbelag des linken Vorhofendokards; an Mitral- und/oder
Aortenklappe am Schließungsrand 1–3 mm große, perlschnurartig angereihte
rosa-graue Verrucae; *histologisch*: im ganzen Herzen, besonders im linken Vorhof,
Aschoff-Knötchen (< 1 mm): im Fibrinstadium eosinophile Faserdegeneration
(ähnlich fibrinoiden Nekrosen), dazwischen saure basophile Mukopolysaccharide,

danach Granulomstadium mit Aschoff- u. Anitschkow-Zellen (mit Anitschkow-Kernen) → Organisation in zitronenförmige kleine Narben;
chronisch: die Klappen sind *makroskopisch* verdickt, verkürzt, retrahiert, kalzifiziert und vaskularisiert, die Kommissuren verschmolzen; **histologisch**: neben „normalem" Kollagen auch differente Kollagenfasertypen (oft hyalinisiert, fragmentiert, z.T. verkalkt), organisierte Verrucae
Komplikationen: rheumatische Klappenfehler: Mitralstenose > kombiniertes Mitralvitium > kombiniertes Aortenvitium > Mitralinsuffizienz > Aortenstenose > relative Trikuspidalinsuffizienz, Trikuspidalstenose nur im Zusammenhang mit Mitralstenose

Karditiden und sekundäre Kardiomyopathien bei rheumatoider Arthritis u.a. Kollagenosen

Rheumatoide Arthritis
Herzbefunde: fibrosierende Perikarditis, lymphoplasmazelluläre Myokarditis, fokale fibrinoide Nekrosen, umgeben von länglichen palisadenförmigen histiozytären oder fibrozytären Zellen und mehrkernigen Riesenzellen mit äußerer Fibrosezone, häufig sekundäre Amyloidose, u.U. entzündliche Infiltrate um die Koronararterien

Morbus Bechterew (Spondylarthritis ankylopoetica)

Mesaortitis bei **M. Reiter** (unspez. Urethritis, Polyarthritis, Konjunktivitis)

Panarteriitis nodosa

Sklerodermie

Dermatomyositis (Polymyositis)

Lupus erythematodes (SLE)
– SLE mit Endokarditis Libman-Sacks

7.3.3   Perikard (Perikarditis)

Unspezifische bakterielle Perikarditis

v.a. Staphylokokken, Streptokokken, Pneumokokken, E. coli, Haemophilus influenzae, gramnegative Keime

Tuberkulöse Perikarditis

- Stadium I: trockenes Stadium: fibrinöse Perikarditis
- Stadium II: feuchtes Stadium: serofibrinöse Perikarditis
- Stadium III: absorptives/konstriktives Stadium → u.U. Verkalkung

Virusperikarditis

Coxsackie A + B (am häufigsten), andere Enteroviren: Poliomyelitis, ECHO, weitere Viren: Rhinoviren, Enzephalomyokarditisviren, Gelbfieberviren, Influenza A + B, Mumpsviren, Röteln-, Masern-, Tollwutviren, Herpes-, Pockenviren, EBV, Hepatitisviren

Weitere Perikarditisformen

- Mykotische Perikarditiden
- Perikarditis bei Protozoonosen
- Idiopathische Perikarditis
- Perikarditis bei Kollagenosen (häufig bei systemischem Lupus erythematodes und Sklerodermie: fibrinös oder serofibrinös)
- Rheumatische Perikarditis (serofibrinöse oder fibrinöse Perikarditis)
- Urämische Perikarditis (fibrinös oder hämorrhagisch)
- Perikarditis bei Stoffwechselstörungen (M. Addison, Myxödem, Diabetes mellitus)
- Perikarditis bei Myokardinfarkt (Perikarditis epistenocardica)
- Perikarditis bei Dressler-Syndrom
- Perikarditis bei Postperikardiotomiesyndrom
- Perikarditis bei Tumorinfiltration des Perikards
- Perikarditis bei Morbus Whipple (Pankarditis, PAS-positive Einschlüsse in Makrophagen)
- Perikarditis nach traumatischen Verletzungen, Röntgenbestrahlung u.a.

7.3.4 Große und mittlere Koronararterien

- Panarteriitis nodosa; *Morphologie*: fibrinoide Gefäßwandwandnekrosen, Thromben → kleine Myokardinfarkte
- Thrombarteriitis obliterans
- Riesenzellarteriitis
- Wegener-Granulomatose
- Arteriitis luica
- Eitrige Arteriitiden (meist durch septische Mikroembolie)
- Takayasu-Arteriitis (in 25 % sind die Koronarien mitbefallen, DD: Riesenzellarteriitis)
- Kawasaki-Syndrom; mukokutanes Lymphknotensyndrom; *klinisch*: Fieber, Erythem, Gelenkschmerzen, Lymphknotenschwellung und häufig Herzerkrankungen; *Morphologie*: Koronariitis mit starker Intimaproliferation, oft fibrinoide Nekrosen → Aneurysmen, Thromben → kleine Infarkte

7.3.5 Kleine Koronararterien

- Panarteriitis nodosa
- Systemischer Lupus erythematodes (SLE)
- Rheumatisches Fieber
- Rheumatoide Arthritis
- Sklerodermie
- M.Whipple

7.3.6   Gefäße (allgemein)

Virale Angiitiden

Grippe-, Masernvirus (Purpura cerebri), Arbo-, Dengueviren (hämorrhagisches
Fieber), Immunkomplexangiitis nach Hepatitis B (Polyarteriitis nodosa),
systemische Angiitis nach intrauteriner Rötelninfektion (→ Stenosen der
A. renalis, A. pulmonalis, Aorta ascendens)

II

Angiitiden bei Rickettsien- und Chlamydieninfektion

u.U. Erregernachweis mit Giemsa in Gefäßendothelien und in Zellen des retikulohistiozytären Systems; Endothelschäden → Nekrosen und Thromben in kleinen
Haut- und Organgefäßen

Bakterielle Angiitiden

Folgende Schädigungsweisen sind möglich:
- unspezisches Übergreifen einer bakteriellen Entzündung auf Gefäße
- septisch-embolisch
- durch Endotoxine Endothelschäden, z.B. bei Pest und Milzbrand
- allergische Schädigung, z.B. bei Poststreptokokken-Nephritis

7

Spezifische Angiitiden

Mycobacterium leprae
Lymphogene und hämatogene Ausbreitung → Befall von mittleren und kleineren
Gefäßen einschließlich Kapillaren (u. auch Vasa vasorum): Granulombildung

Mycobacterium tuberculosis
Zunächst Periarteriitis mit Wanddestruktion, bei größeren Gefäßen → Aneurysmenbildung → u.U. Massenblutung, später Endarteriitis

Treponema pallidum
Gefäßbefall ist in allen drei Stadien charakteristisch; zumeist sind kleine Gefäße
(Venolen, Lymphgefäße, Vasa vasorum) betroffen; in den Stadien I + II weisen die
Gefäßwände uncharakteristische lympho-plasmazelluläre Infiltrate auf;
besondere Gefäßveränderungen bei Lues:

Lues Stadium III	Gummen mit zentralen narbig umgebauten Venen
Periarteriitis syphilitica Baumgarten	lymphoplasmazelluläre Infiltrate und miliare Gummen in Adventitia von Koronarien und Hirnbasisarterien
Arteriitis gummosa Darier	Übergreifen der Entzündung auf innere Wandschichten
Endarteriitis syphilitica Heubner	obliterierende Intimaproliferation, besonders in Zerebralarterien
Mesaortitis luica, Aortitis syphilitica	

II

Parasitäre Angiitiden

Schistosomiasis
Würmer und Eier in kleinen Pfortaderästen, in Lungenarteriolen und Vasa vasorum → u.u. in der Umgebung Fremdkörpergranulome → portale und pulmonale Hypertension, Hämaturie, Anämie

Filariasis
Lymphangiitis und starke Perilymphangiitis, nach obliterierender Intimaproliferation → Elephantiasis

Onchozerkiasis
Ähnlich wie Filariasis

Angiitiden aufgrund physikalischer und chemischer Schäden

Besondere Form:
Perniosis
Abnorme Hautreaktion auf Kälte, besonders ausgeprägt an Unterschenkeln und Knöcheln; *histologische Veränderungen*: Ödem, Thrombose und Intimaproliferation kleiner Gefäße sowie lymphogranulozytäre Perivaskulitis

7

Angiitiden unbekannter Ätiologie

Polyarteriitis nodosa (Kussmaul-Maier)
Es handelt sich hierbei um eine Immunkomplexangiitis; hervorstechendes *morphologisches Kennzeichen* sind fibrinoide Gefäßwandnekrosen; die Veränderungen treten segmental auf, sie befinden sich in der Regel in unterschiedlichen Stadien; die Venen sind unbeteiligt, ebenso die Pulmonalarterien, allenfalls kann es zu einer unspezifischen Begleitphlebitis kommen
assoziierte Erkrankungen: eine Panarteriitis nodosa tritt oft bei oder nach Hepatitis B, akuter Otitis media, Streptokokkeninfekten, Enteritiden, Endokarditiden, Kollagenosen, Riesenzellarteriitis, Drogenabusus, Haarzell-Leukämie u.a. auf

Polyarteriitis nodosa bei Kindern
Betroffen sind meist Jungen < 1 Jahr, in 90 % Beteiligung der Koronararterien (**Kawasaki-Syndrom**)

Churg-Strauss-Angiitis
Synonym: allergische Angiitis mit Granulomatose; die Veränderungen entsprechen denen einer Panarteriitis nodosa, darüber hinaus kommt es zur Granulombildung; im Gegensatz zur Panarteriitis nodosa sind alle Gefäße (einschließlich Venen, Venolen und Pulmonalarterien) betroffen; es besteht eine Blut- und Gewebseosinophilie sowie ein Asthma bronchiale

„Overlap"-Syndrome (der systemischen nekrotisierenden Vaskulitis)
Angiitiden, die weder eindeutig einer Panarteriitis nodosa noch einer Churg-Strauss-Angiitis zuzuordnen sind

Cogan-Syndrom
Nichtsyphilitische interstitielle Keratitis, Ausfälle des N. statoacusticus (Sonderform einer Panarteriitis nodosa oder Wegener-Granulomatose?)

Hypersensitivitäts-Vaskulitis
Synonym: Gougerot-Ruiter-Syndrom; leukozytoklastische Angiitis vorwiegend von
Venolen (auch Kapillaren und Arteriolen), besonders der Haut, Immunkomplex-
ablagerung in der Gefäßwand

II

Ursachen:

Serumkrankheit und ähnliche Reaktionen	Arzneimittelallergie: Penicillin, Sulfonamide, Phenylbutazon, Aspirin, Zytostatika
virale und bakterielle Infekte	Herpes, Varizellen, bakterielle Endokarditis, Staphylokokken, Streptokokken
Autoaggressionskrankheiten	chronische aktive Hepatitis, primäre biliäre Zirrhose, Retroperitonealfibrose, Colitis ulcerosa, Goodpasture-Syndrom
Kollagenosen	systemischer Lupus erythematodes, rheumatoide Arthritis, seltener: Dermatomyositis, Sklerodermie, rheumatisches Fieber
Purpura Schoenlein-Hennoch	
weitere Ursachen:	▪ essentielle Kryoglobulinämie ▪ maligne Lymphome ▪ Vaskulitis Ruiter bzw. Gougerot-Ruiter-Syndrom ▪ Moschcowitz-Syndrom

7

Granulomatöse Angiitiden

Wegener-Granulomatose
Nekrotisierende granulomatöse Angiitis aller Organe, besonders der oberen
Luftwege + Glomerulonephritis
Differentialdiagnose: letales Midline-Syndrom, lymphomatoide Granulomatose,
Goodpasture-Syndrom

Nekrotisierende Sarkoidgranulomatose
Noduläre Erkrankung von Lungen und regionalen Lymphknoten, Epitheloidzellgranulome mit zentralen Nekrosen, oft spontan ausheilender Zufallsbefund

Letales Midline-Syndrom (McBride-Steward)
progrediente ulzerös-granulomatöse Entzündung (*malignes Non-Hodgkin-
Lymphom!*)

Isolierte granulomatöse Angiitis des ZNS

„Lymphomatoide Granulomatose"
Neoplasma mit assoziierter Hypersensitivitätsreaktion? *Morphologie*:
angiotrope destruierende atypische lymphozytäre und plasmazytoide Infiltrate
→ z.T. Übergang in Non-Hodgkin-Lymphom

II

Riesenzellarteriitiden

■ Arteriitis temporalis Horton; systemische riesenzellige Arteriitis, oft in Kombination mit Polymyalgia rheumatica, z.T. auch Panarteriitis nodosa, Phlebitis migrans und Endaortitis mit Aneurysma dissecans; die Riesenzellen sind myogenen und histiozytären Ursprungs und enthalten z.T. Elastika-Fragmente

■ Takayusa-Arteriitis; *Synonym*: Martorell-Fabre-Syndrom, stenosierende riesenzellige Entzündung der Arterien vom elastischen Typ und ihrer Abgänge; meist sind junge Menschen betroffen; *histologisch* findet sich eien gleichmäßig stenosierende Intimafibrose. Je nach Lokalisation der Arteriitis unterscheidet man 4 Subtypen:

Typ I:	Arcus aortae + Abzweigungen
Typ II:	Aorta descendens und abdominalis + Abzweigungen
Typ III:	Typ I + II
Typ IV:	jeder Typ + A. pulmonalis

Weitere Angiitiden

7

Mukokutanes Lymphknotensyndrom (Kawasaki-Syndrom)
Akute fieberhafte Erkrankung bei Kindern mit Exanthem, Angiitis und Schwellung der Halslymphknoten (*histologisch*: Panarteriitis nodosa einschließlich Koronarien)

Thrombangiitis obliterans von Winniwater-Bürger
Segmentale multilokuläre Angiitis mittlerer und kleiner Arterien und Venen der Extremitäten mit Thrombose und obliterierender Intimasklerose (Haut- und Muskelbiopsien sind im akuten Stadium kontraindiziert)

M. Behçet

Paraneoplastische Angiitiden

■ Polyarteriitis nodosa bei Haarzell-Leukämie
■ Granulomatöse Angiitis des ZNS bei M. Hodgkin
■ Hypersensitivitätsangiitis bei malignen Lymphomen (M. Hodgkin, Non-Hodgkin-Lymphomen, vor allem CLL)
■ Trousseau-Syndrom (Thrombophlebitis und Angiitis bei Karzinom)

Thrombophlebitis-Syndrome

Phlebitis saltans (migrans)
Rekurrierende multifokale segmentale Entzündung kleiner bis mittlerer, vorwiegend subkutaner Venen, u.U. bei Thrombangiitis obliterans, M.Behçet, systemischem Lupus erythematodes (SLE), Karzinom (Trousseau-Syndrom)

Endophlebitis obliterans Mondor
Schmerzhafte obliterierende Endophlebitis der V. thoracoepigastrica und deren Äste

Eales-Syndrom
Glaskörperblutung bei Phlebitis retinae (jüngere Menschen)

Lian-Singuier-Welti-Syndrom
Hiatushernie + essentielle Thromboseneigung der Extremitäten

Hughes-Stovin-Syndrom
Multiple Aneurysmen größerer und kleinerer Lungenarterienästen + rezidivierende polytope Thrombophlebitiden einschließlich der Hirnsinus

II

Sonstige Angiitiden

Transplantationsangiitis (akut und chronisch, nach frühestens 2 Monaten
→ Jahren)

Degos-Delort-Tricot-Syndrom

Hypokomplementämische Vaskulitis bei:
- Erythema nodosum
- Erythema elevatum diutinum
- Granuloma anulare
- Necrobiosis lipoidica
- anderen vaskulär betonten Dermatitiden

Kortisonentzugssyndrom

7

7.4 Degenerative Veränderungen, Dystrophien und Stoffwechselstörungen

7.4.1 Herz

Stoffwechselstörungen der Herzmuskelzelle

Intravitale trübe Schwellung	Herzmuskelzellen „verbreitert", Zytoplasma feingranuliert (wahrscheinlich aufgrund von Mitochondrienschwellungen)
Hydropische Degeneration	Myofibrillen auseinandergedrängt, dazwischen infolge des Wassereinstroms helle Spalten erkennbar
Vakuoläre Degeneration	Vakuolenbildung oft in Kernnähe, häufig in hypoxisch geschädigter Infarktumgebung
Nekrose	als **Koagulationsnekrose** (homogenes eosinophiles Nekroseareal, Strukturschatten der Zellen noch erkennbar), umgebende vitale Reaktion (granulozytär oder bereits Organisation)
	als **Myozytolyse/Sarkolyse** (koagulativ: denaturierte Zytoplasmabestandteile werden von Makrophagen abgeräumt, kolliquativ: Bild einer vakuolären Degeneration), Sarkolemmschläuche bleiben erhalten und kollabieren

(Fortsetzung s. nächste Seite)

II

Atrophie	*makroskopisch*: das Herz ist dunkelbraun, häufig Gallertatrophie des Fettgewebes, die Koronarien sind geschlängelt; *histologisch*: Herzmuskelfasern kleiner, in Kardiomyozyten Lipofuszinablagerungen, Zytoplasma basophiler; *Vorkommen*: z.B. bei Tumorkachexie
Basophile Degeneration	*synonym*: mukoide Degeneration, kardiales Kolloid; Zytoplasma homogen oder schollig, blaß-basophil, PAS-positiv (wie Corpora amylacea oder Lafora-Körperchen; unlösliches Produkt des Glykogenstoffwechsels); häufiger bei Myxödem und Anoxie
Herzmuskelverfettung	*makroskopisch*: Tigerfellzeichnung (Fettablagerung im Bereich der venösen Kapillarschenkel), *mikroskopisch*: feintropfige Fetteinlagerung zwischen den Myofibrillen; bei Hypoxie, toxisch, Sepsis
Lipomatosis (Adipositas) cordis	strangförmige oder lipomartige Fettgewebseinlagerung, vor allem in der Ausflußbahn des rechten Herzventrikels (Inaktivitätsatrophie?) oder im linken Herzventrikel in oder um Narbengewebe (Metaplasie?)
Dystrophe Verkalkung	basophile Kalkschollen; häufig in Fibrosen oder anderweitig vorgeschädigtem Gewebe (Infarktnekrosen)
Metastatische Verkalkung	zunächst körnige basophile zytoplasmatische Kalziumsalzkristalle, bei Ausdehnung → sekundärer Untergang von Herzmuskelzellen → Fibrosen

7

Weitere degenerative Veränderungen

Herzinsuffizienz
Definition: klinisches Syndrom mit eingeschränkter Leistungsfähigkeit des Herzens; *makroskopisch*: Erweiterung eines oder beider Ventrikel, u.U. mit Hypertrophie; *mikroskopisch*: sog. Gefügedilatation

Hypertrophie
Definition: > 50 g als geschlechts- und körpergrößebezogenes Normalgewicht (> 600 g „Cor bovinum") bei konzentrischer Form ohne, bei exzentrischer mit Dilatation der Ventrikel, *mikroskopisch*: verlängerte und verdickte Herzmuskelzellen (> 25 µm) und vergrößerte Zellkerne mit Pleomorphie und Polyploidie (cave: normalerweise sind 60–70 % der Herzmuskelzellen tetraploid!)

Dilatation
Makroskopisch: „romanische Bögen" der Herzventrikel, die Anzahl der Muskelfaserschichten scheint verringert, *mikroskopisch*: Gefügeverschiebung („Lücken" zwischen Herzmuskelzellen, in die sich andere Herzmuskelzellen schieben)

II

Hypertonische Herzerkrankung (arterielle Hypertonie)
Ventrikelhypertrophie (bei systemischer Hypertonie links), häufig Koronararteriensklerose; die pathologisch-anatomische Diagnose ist nur per exclusionem möglich (DD: Klappenfehler u.a.)

Cor pulmonale
WHO-Definition: Hypertrophie des rechten Herzventrikels als Folge einer pulmonalen arteriellen Hypertension (> 20 mm Hg) bei primärer pulmonaler Ursache; *Morphologie*: der rechte Herzventrikel ist (konzentrisch) hypertrophiert, u.U. besteht eine relative Klappeninsuffizienz mit Vorhofdilatation, Ektasie und Arteriosklerose der Pulmonalarterien sowie Mediahypertrophie der muskulären Pulmonalarterien

Primäre Kardiomyopathien

Primäre kongestive Kardiomyopathie (CCM)
Kardiomegalie durch Dilatation aller Herzhöhlen, *Morphologie*: myokardiale und u.U. endokardiale Fibrosen, das Myokard ist „weich", die Herzmuskelfasern sind unregelmäßig angeordnet; *Ursache*: idiopathisch, klinische Diagnose!

7

Primäre hypertrophische Kardiomyopathie (HCM)
Hypertrophie meist von linkem Herzventrikel, Septum und Ausstrombahn (Konusstenose); *mikroskopisch*: irreguläre bizarre Anordnung der Muskelfasern mit Wirbelbildung, meist vermehrt Glykogen in Herzmuskelzellen; Ätiologie unklar, (obstruktive/nichtobstruktive Form)

Polani-Moynahan-Syndrom
Primäre (obstruktive) Kardiomyopathie + multiple Lentigines

Primäre obliterative Kardiomyopathie (OCM)
Morphologie: Lumeneinengung durch Endokardfibrosen und Thromben, bei Klappenbefall → Insuffizienz; Subformen: Endomyokardfibrose (EMF) und Endocarditis parietalis fibroplastica (EPF, s.u.)
■ **(tropische) Endomyokardfibrose (EMF)**
  Relativ häufige Erkrankung in Äquatorialafrika letztlich unbekannter Ätiologie; sie beruht wahrscheinlich auf einer Organisation parietaler Thromben; *Morphologie*: Endokardverdickung links > rechts: man unterscheidet drei Stadien: 1) Hyalinisierung und fokale Verkalkungen, 2) fibröse Gewebsumwandlung, 3) Granulationsgewebe mit eosinophilen Granulozyten, fibröse Septen im Myokard.
■ **Endocarditis parietalis fibroplastica (Löffler) (EPF)**
  Obliterative Kardiomyopathie mit Blut- und Gewebseosinophilie; polyätiologische Genese (u.a. allergisch und paraneoplastisch); auch hier unterscheidet man drei Stadien: 1) Nekrosestadium: interstitielle Eosinophilie, Herzmuskelzellnekrosen, Arteriitis, 2) Thromben, 3) Fibrose (wie bei EMF)

II

7

■ **Kongenitale histiozytoide Kardiomyopathie**
Synonym: infantile xanthomatöse Kardiomyopathie; sehr selten, sie tritt im
Kindesalter auf; *Morphologie*: die Herzventrikel sind hypertrophiert, fleckför-
mige Ansammlung von 20–40 µm großen Zellen mit schaumigem Zytoplasma
(„Arachnozyten": mißgebildete Purkinje-Fasern?) und histochemischem
Nachweis von Cholinesterase

Sekundäre Kardiomyopathien (sekundäre CM) bei metabolischen Störungen	
CM bei Hyperthyreose	uncharakteristische exzentrische Hypertrophie, fokale Fibrosen oder kleine Nekrosen, u.U. Herzmuskelzellverfettung (selten)
CM bei Hypothyreose	Dilatation, u.U. Arteriosklerose (Hypercholesterinämie bei Myxödem), u.U. myokardiale Mukoproteineinlagerungen
CM bei Nebennierenrindeninsuffizienz	braune Atrophie (M.Addison)
CM bei Phäochromozytom	uncharakteristische Veränderungen: exzentrische Hypertrophie, fokale Nekrosen, Myozytolysen, Glykogenvermehrung in Herzmuskelzellen, u.U. auch entzündliche Veränderungen (offenbar durch vermehrte Katecholaminausschüttung bedingt)
CM bei Akromegalie	interstitielle Fibrose vom perizellulären Typ: jede Herzmuskelzelle ist von Kollagenfasern umgeben

Sekundäre Kardiomyopathien (sekundäre CM) bei Speicherkrankheiten	
CM bei Glykogenose Typ II (Pompe)	α-1,4-Glukosidase-Mangel; *Morphologie*: Kardiomegalie, reichlich (normales) Glykogen in Herzmuskelzellen (bei Formalinfixierung pflanzenzellähnlich)
CM bei Glykogenose Typ III u. IV	Debranching- bzw. Branching-Enzym-Mangel; abnormes Glykogen in Herzmuskelzellen (in HE-Färbung basophil)
CM bei Niemann-Pick-Lipidose	im Interstitium sog. Schaumzellen (Sphingomyelin- und Cholesterinspeicherung)
CM bei Hand-Schüller-Christian-Lipidose	u.U. Granulome aus eosinophilen Granulozyten, Lymphozyten und Riesenzellen (Cholesterin- und Neutralfettspeicherung)
CM bei Sandhoff-Lipidose	in Herzmuskelzellen sudanophile Einschlüsse (G_{M2}-Gangliosidspeicherung)

(Fortsetzung s. nächste Seite)

CM bei Fabry-Anderson-Erkrankung	synonym: Angiokeratoma corporis diffusum universale (lysosomaler Galaktosidase-Mangel, Ablagerung von Trihexosylamid); Kardiomegalie, doppeltbrechendes Glykolipid in Herzmuskelzellen u.a.
CM bei Tay-Sachs-Erkrankung	
CM bei M. Gaucher	

Sekundäre Kardiomyopathien (sekundäre CM) bei Eisenstoffwechselstörungen

CM bei primärer Hämochromatose	Hämosiderinablagerung um Herzmuskelzellkerne, Zytoplasma z.T. vakuolisiert oder hydropisch, häufig interstitielle Fibrose, einzelne Nekrosen
CM bei Transfusionssiderose	Eisenablagerung, v.a. subendokardial und in Makrophagen

Weitere sekundäre Kardiomyopathien (sekundäre CM)

CM bei Oxalose	polarisationsoptisch 25 μm große, gelbliche Kristalle in radiär gestreiften Rosetten in Herzmuskelzellen, Interstitium und Gefäßen, z.T. mit entzündlicher Reaktion; Ursache bei primärer Form: Enzymdefekt, sekundär z.B. nach Äthylenglykolvergiftung
CM bei Mukoviszidose	unspezifische Veränderungen infolge der anderen Organmanifestationen
CM bei Amyloidose	*primär generalisiert*; idiopathisch (Herzbefall in 90% der Fälle) oder bei Plasmozytom (Herzbefall 15%); Ablagerung von AL (Amyloid L); infiltrative CM: *makroskopisch*: streifen-oder knötchenförmige weißliche Ablagerungen; *mikroskopisch*: Amyloid in Interstitium und Gefäßen
	sekundär generalisiert; bei chronischen Entzündungen, Tumoren; hauptsächlich Ablagerung in Gefäßen und Nieren (AA: Amyloid A); *Morphologie*: kongorotpositive (polarisationsoptisch apfelgrüne) hyaline Ablagerung in Gefäßwänden
	organbezogen (senil); a) atrial (häufiger): streifenförmige Amyloidablagerung besonders in den Herzohren, b) ventrikulär (selten): interstitielle Ablagerung
	bei familiärer amyloider Neuropathie

(Fortsetzung s. nächste Seite)

II

CM bei Hyperkaliämie	uncharaktristische Veränderungen; *klinisch*: Bradykardie, ventrikuläre Fibrillationen, EKG-Veränderungen; > 10 mval/l sind tödlich
CM bei Leukämien	leukämische Herzinfiltration bei ca. 37 % aller akuten Leukämien
CM bei heredofamiliären neuromuskulären Erkrankungen	Hypertrophie, herdförmige Fibrosen, Verfettung, parietale Thromben
Postpartale Kardiomyopathie (ppCM)	selten, häufiger bei schwarzen Frauen; Ödem, Herzgewicht > 400 g, Fibrose, geringe lymphozytäre Entzündung, schmale Herzmuskelzellen mit bizarren Kernen und Kaliberisprüngen

7

Sekundäre Kardiomyopathien (sekundäre CM) bei Mangelerkrankungen

CM bei Unterernährung	braune Atrophie, häufig Perikarderguß (100–500 ml); Vorkommen: auch bei Kwashiorkor
CM bei Beri-Beri	„nasse Form" mit kardialem Ödem, ventrikulärer Dilatation, u.U. mit Hypertrophie, *mikroskopisch*: evtl. basophile Degeneration; Vitamin-B_1-Mangel (Oxidation von Milchsäure und Bernsteinsäure gestört)
CM bei Hypokaliämie	Dilatation, schlaffes Myokard; *mikroskopisch*: Zytoplasmaschwellung, interstitielles Ödem, kleinherdige Nekrosen und Entzündung

Toxisch bedingte sekundäre Kardiomyopathien (sekundäre CM)

Alkoholkardiomyopathie	wie primäre kongestive CM; $> 1{,}5$–2 g Äthylalkohol/kg KG/Tag über Jahre
Anthrazyklin-Kardiomyopathie (Adriamyzin-CM)	„Adriazellen": degenerativ veränderte Herzmuskelzellen mit degenerativ veränderten Fibrillen und u.U. Zytoplasmavakuolen; Ödem, Fibrose, murale Thromben
Cyclophosphamid-Kardiomyopathie	hämorrhagische Nekrosen, Mikrothromben, Fibrin in Interstitium (und Herzmuskelzellen?)
Katecholamin-Kardiomyopathie	(auch bei Phäochromozytom); uncharakteristische Veränderungen mit fokalen ischämischen Myozytolysen und Entzündungsreaktion → Narben
Emetin-Kardiomyopathie	selten, u.U. interstitielle Infiltration durch histiozytäre (Anitschkowzell-ähnliche) Zellen

(Fortsetzung s. nächste Seite)

II

Kobalt-Kardiomyopathie	hydropische Schwellung und Verfettung der Herzmuskelzellen, Nekrosen → Narben
Lithium-Kardiomyopathie	selten, uncharakteristische Entzündung: mit Lymphozyten, Plasmazellen, Makrophagen und „Anitschkow-Zellen" → myokarditische Fibrose
Phenothiazin-Kardiomyopathie	u.U. subendokardiale Herzmuskelzelluntergänge und Ablagerung von sauren Mukopolysacchariden in Reizleitungsregionen; klinisch schwere Rhythmusstörungen durch AV-Schenkel-Block
CM durch Schlangengifte	neurotoxische und hämolysierende Wirkung, Kapillarschädigung
CM durch Kohlenmonoxid	subendokardiale Nekrosen in linkem Herzventrikel und Papillarmuskel
CM durch aromatische Nitro- und Amino-verbindungen	subendokardiale Nekrosen in linkem Herzventrikel und Papillarmuskel; Methämoglobinbildung
CM durch halogenierte Kohlenwasserstoffe	
CM durch metallische und nichtmetallische Elemente und Verbindungen	Antimon, Arsen, Barium, Kadmium, Cäsium, Blei, Quecksilber, Phosphor

7

Altersveränderungen, Greisenalter

Mitralringverkalkung und -degeneration

Weitere degenerative Herzklappenveränderungen

Verfestigung (nicht Vermehrung) **des Bindegewebes**
„Polypathie":
■ Koronarerkrankungen
■ Myokardhypertrophie
■ pathologische Mitral- und Aortenklappenveränderungen
■ degenerative Myokardveränderungen
■ Amyloidose

7.4.2   Endokard (Herzklappen)

Altersveränderungen der Klappen

Aortenklappe
■ senile Klappensklerose und Fenestration
■ Verkalkung → Aortenklappenstenose (angeblich meist ohne klinische Bedeutung)

II

- Verkalkung bei Ostitis deformans Paget
- Kommissurenverschmelzungen (auch schon in jüngerem Alter)

Mitralklappe
- Klappenfibrose und Lipiddepots
- Verkalkung → u.U. Mitralstenose, -insuffizienz, Embolien, sekundäre Endokarditiden, AV- Block u.a.
- Verkalkung mit Rytand-Lipsitch-Syndrom (Schenkelblock durch Einbeziehung des His-Bündels)

Trikuspidalklappe
- Klappenprolaps
- kleine Ulzerationen bei pulmonaler Hypertension

Pulmonalklappe
- Fenestrierung
- fibröse Verdickung bei pulmonaler Hypertension

Einlagerungen bei Speicherkrankheiten

7

- Mukopolysaccharidosen (Typ I u. II)
- G_{M2}-Gangliosidose (Sandhoff)
- Hyperlipoproteinämie Typ II

Endokardfibrosen

Primäre konnatale Fibroelastose des Endokards (EFE)
Synonym: Endokardsklerose, endomyokardiale Fibroelastose; *Ursachen*: u.a.
Virusinfekte, kongenitale Muskeldefekte
- dilatierte Form
- kontrahierte Form; synonym: hypoplastisches Linksherzsyndrom
- isolierte Form
- kombinierte Form (mit weiteren Herzmißbildungen, z.B. Aortenatresie, Mitralstenose u.a.)

Sekundäre reaktive Fibrosen des Wandendokards
Flächenhafte Fibrose bei Druckanstieg und Turbulenzen („Aortisation" durch Elastose); *Vorkommen*: über subendokardialen Infarkten, parietalen Thromben, Jet-Läsionen, Mitralklappenprolaps, -prothese; *Komplikationen*: Valvuloide, Friktionsläsionen

Sekundäre reaktive Fibrosen des Klappenendokards
Als Stretch-Läsionen bei syphilitischer oder idiopathischer Aortenringdilatation, bei M. Bechterew, hypertoner Herzerkrankung, nach Endokarditis

Endokardiale fibröse Plaques bei metastasierendem Karzinoid

Weitere pathologische Herzklappenveränderungen

Aortenklappe
- Aortenstenose
- Aorteninsuffizienz (auch bei M. Bechterew und Kollagenosen: Verziehung der Aortenwurzel durch irreguläre Fibrose)

Mitralklappe

■ Mitralinsuffizienz (nach Endokarditiden, ischämischer Herzerkrankung, Marfan-Syndrom u.a.)

■ Mitralstenose

■ Mitralklappenprolapssyndrom (MKPS; *synonym*: u.a Barlow-Syndrom; bei Papillarmuskelinfarkt, Hyperthyreoidismus, Bindegewebserkrankungen: Marfan-Syndrom, Ehlers-Danlos-Syndrom, Osteogenesis imperfecta u.a.)

Trikuspidalklappe

■ Trikuspidalstenose (sehr selten, hauptsächlich Folge einer rheumatischen Endokarditis; im Zusammenhang mit Mitralstenose)

■ Trikuspidalinsuffizienz

Pulmonalklappe

■ Pulmonalstenose (meist kongenital)

■ Pulmonalinsuffizienz

7.4.3   Perikard

Erworbene Pseudozysten

Hydroperikard
Bei Rechtsherzinsuffizienz und Hypalbuminämie (Leberzirrhose, nephrotischem Syndrom, Hungerzuständen)

Hämoperikard (Hämatoperikard)
Bei Herz- oder intraperikardialer Gefäßruptur, Perikardkarzinose, hämorrhagischer Diathese, hämorrhagischer Perikarditis (Urämie, Pericarditis tuberculosa)

Chyloperikard
Bei Obstruktion oder traumatischer Eröffnung des Ductus thoracicus

Cholesterinreicher Perikarderguß („Cholesterinperikarditis")
u.U. bei Hyperthyreose, Hypothyreose, Arteriosklerose, Tuberkulose

Pneumoperikard

Sehnenflecke (Macula tendineae sive lactea)
Epikard, mechanische Irritation?

7.4.4   Große und mittlere Koronararterien

Verkalkungen

Koronararteriensklerose (im Rahmen einer allgemeinen Arteriosklerose)

Idiopathische Arterienverkalkung
Morphologie: Intimafibrose mit Einlagerung von sauren Mukopolysacchariden, Eisen und Kalzium; die Erkrankung ist sehr selten, der Tod tritt meist früh durch ischämische Herzveränderungen ein

II

Erworbene Aneurysmen

Aneurysma dissecans
Meist als fortgeleitetes Aneurysma dissecans der Aorta, selten isoliert in den
Koronarien (Schwangerschaft, Marfan-Syndrom)

7.4.5   Kleine Koronararterien

Veränderungen bei Stoffwechselstörungen

Amyloidose

Angiopathie bei Diabetes mellitus
Morphologie: u.U. Endothelproliferate und PAS-positives Material zwischen
Herzmuskelzellen

„Hereditäre Medianekrosen" bei:
■ Friedreich-Ataxie
■ progredienter .Muskeldystrophie
■ Marfan-Syndrom u.a.
Morphologie: fokale Muskelzelluntergänge in der Media kleiner Arterien

7

Intramyokardiale Mikroarteriopathie („small vessel disease")
Klinische Bedeutung nicht ganz klar, sie führt bei alten Menschen wahrscheinlich
zu Herzinsuffizienz und Rhythmusstörungen

Arteriosklerose der extramuralen Herzkranzarterien

Stadium I	Lipidfleck
Stadium II	gelatinöse Läsion, (seltener in Koronararterien)
Stadium III	fibröse Plaque
Stadium IV	Atherome
(Stadium V	Komplikationen: Ulzera, Atheromemboli, Thromben, Kalzinose u.a.)

7.4.6   Arterien

Angeborene Stoffwechselerkrankung

Homozystinurie
Thrombo-embolische Komplikationen (arteriell, venös), besonders in Nieren-,
Karotis- und Zerebralarterien

Mukopolysaccharidosen
Speicherzellen in Intima und Media, Fragmentation der Kollagenfasern, Lumen-
verlegung, vorzeitige Atheromatose

Hyperlipoproteinämien
→ Atherosklerose

Morbus Fabry
Synonym: Angiokeratoma corporis diffusum;
X-chromosomale Vererbung, Mangel an α-Galaktosidase, Speicherung von
Ceramidtrihexid; *Morphologie*: geschlängelte und ektatische Organarterien

Kollagenstoffwechselstörungen
- Ehlers-Danlos-Syndrom (Typ I – VII); besonders beim Typ IV ist die Synthese
  von Typ-III-Kollagen stark vermindert oder fehlt ganz. Es kommt zur ·
  Aneurysmenbildung in Aorta und größeren Arterien → u.U. Gefäßrupturen
  → u.a. Hautblutungen (weiterhin können ähnliche Symptome wie bei
  Kupfermangel – Menkes-Syndrom auftreten)
- Marfan-Syndrom; Defekt in der Kollagenfasersynthese → das Verhältnis
  Typ-I-:Typ-III-Kollagen ist von 60:40 auf 30:70 verschoben. Es kann in der
  Aorta (und in einigen anderen großen Arterien) zur Bildung eines Aneurysma
  fusiforme oder von Aneurysmata dissecantia kommen, selten sind Lungen-
  oder andere Organarterien betroffen
- Menkes-Syndrom (Kinky-hair-Syndrom); Kupferresorptionsstörung mit
  Verminderung der Kollagen- und Elastinsynthese über Verminderung der
  Lysyloxidase → geschlängelte, teils ektatische, teils stenotische Arterien

Pseudoxanthoma elasticum Darier
Erbliche systemische Elastorrhexis. Es kommt zu Fragmentation, Verdickung und
Knäuelung der elastischen Fasern → knotige Stenosen der Intima und Media
→ u.U. Aneurysmen

Erworbene Stoffwechselerkrankungen

Degenerative Lipoidose
Häufig; kommt auch schon bei Säuglingen und Kleinkindern vor. Sie stellt vermutlich eine unspezifische Reaktion auf Intimaschäden dar; die Veränderungen
sind reversibel, können sich aber auch zu einer Atherosklerose weiterentwickeln

Eiweißreiches Ödem
Durch metabolisch, toxisch oder entzündlich bedingte Permeabilitätsstörungen
der Intima bedingt; die Veränderungen sind reversibel, können aber bei Chro-
nizität zur Sklerose führen

Fibrinoide Verquellung
Die Verquellungsherde bestehen aus depolymerisierten Kollagenen, degenerierten
Zwischensubstanzen, Fibrin, Serumeiweißen, (Zelltrümmer). Sie kommt haupt-
sächlich vor bei:
- rheumatischer Erkrankung
- Immunkomplexerkrankung
- primären nekrotisierenden Arteriitiden
- Hypertonie, maligner Nephrosklerose

II

7

II

Hyaline Degeneration
Die Degenerationsherde bestehen aus einem heterogenen Eiweißgemisch mit reichlich Glykoproteiden. Die hyaline Degeneration kommt hauptsächlich vor bei:
- hypertoner Angiopathie
- diabetischer Angiopathie
- Atherosklerose
- physiologischen Involutionsvorgängen (Milz, Hoden, Ovar, Uterus)

Amyloidose

Kongophile Angiopathie (Paramyloidose)
Ursache nicht erkennbar, die Patienten sind meist > 60 Jahre, deswegen auch „Altersamyloid" genannt, die Ablagerungen sind argyrophil

Elastose
Fragmentation und scholliger Zerfall der elastischen Fasern, weiterhin kommt es zur plattenförmigen Substanzaggregation (mit Elastika-Färbung darstellbar). Vorkommen bei:
- M. Darier
- Involutionsvorgängen in Uterus und Ovar
- stenosierender Elastose der Mesenterialarterien bei Ileum-Karzinoid

7

Zystische mukoide Degeneration

Es kommt zur Bildung von Pseudozysten in der Adventitia mit schleimigem Inhalt. Männer sind 8 mal häufiger betroffen als Frauen, das Durchschnittsalter beträgt 36 Jahre; bevorzugte *Lokalisation* ist die A. poplitea, seltener auch Becken- oder Armarterien

Kalzinosen, dystrophische Verkalkungen

Sekundäre dystrophische Verkalkungen
Bei Dysplasien (als Fehlbildungen), Angiomatosen u.a.

Verkalkung bei intrauteriner Rubeoleninfektion
Auf dem Boden von Intimanekrosen und intimalen Thromben, prinzipiell können alle Arterien betroffen sein

Kalzinosen, dyskrasische Verkalkungen

Dyskrasische (metastatische) Verkalkungen; besonders kleine Organarterien sind betroffen (Lunge, Niere, Magen). Vorkommen bei:
- Hyperparathyreoidismus
- D-Hypervitaminose
- osteoklastischen Knochenmetastasen
- Ostitis deformans Paget (auch Extremitätenarterien betroffen)
- idiopathischen Hyperkalzämien (z.B. Lightwood-Payne- u. Fanconu-Schlesinger-Syndrom), es sind vor allem große Systemarterien und Lungenarterien betroffen

II

Weitere Kalzinosen

Mediakalzinose Mönckeberg
Oft ringförmig (Gänsegurgelarterien); Vorkommen u.a. bei Hyperkalzämien, Ostitis deformans Paget, Altersinvolution von Uterus und Ovar

Idiopathische intrazerebrale Gefäßverkalkung Fahr
Nichtatherosklerotische Kalk- (u.Pseudokalk-) Ablagerung in intrazerebralen Gefäßen (Arteriolen, Kapillaren, Venolen) ohne Hyperkalzämie

Infantile Arteriosklerose
U.U. durch Dysplasie (Fehlbildung) des primitiven bindegewebigen Anteils der Arterien bedingt; weiterhin bestehen exzentrische Linksherzhypertrophie, sekundäre Lungenstauung, häufig Herzfehler, Zystennieren, Hydramnion und Hydrops congenitus; die Veränderungen machen sich zumeist im Säuglingsalter bemerkbar

Weitere komplexe degenerative Gefäßerkrankungen

Idiopathische zystische Medianekrose
Synonym: Gsell-Erdheim-Syndrom; *Morphologie*: Mukoidseen (Pseudozysten) in der Media elastischer Arterien (besonders der Aorta), es kommt zu Medianekrosen und zur Aneurysmenbildung (insbesondere zum Aneurysma dissecans)

7

Morbus Nishimoto-Takeuchi-Kudo
Multiple progressive arterielle Stenosen der Hirnbasisarterien sowie kapilläre zerebrale Teleangiektasien (meist sind Kinder < 10 Jahren betroffen)

Gefäßerkrankungen bei Diabetes mellitus

Makroangiopathie: Atherosklerose → Myokardinfarkt, Apoplexie, Claudicatio intermittens (→ Gangrän), Nephropathie (→ Hypertonus); Endangiitis obliterans kleinerer Arterien
Mikroangiopathie: PAS-positive Verdickung und Lamellierung der Basalmembran von Kapillaren, Arteriolen, Venolen und Lymphgefäßen, Intimaproliferation in Arteriolen (Gehirn), kapilläre Aneurysmen (Gehirn, Retina), Glomerulopathie mit Sonderform noduläre Sklerose (Kimmelstiel-Wilson), diabetische Neuropathie
Folgen der Mikroangiopathie:
■ diffuse oder noduläre Glomerulosklerose → Niereninsuffizienz
■ Retinopathie → Erblindung
■ zerebrale Endarteriitis → Degeneration der Ganglienzellen
■ periphere Dystrophie → Gangrän
Differentialdiagnose der diabetischen Glomerulopathie: Hypertonus, Lupus erythematodes disseminatus, venöse Stase, Altersveränderungen

Arteriosklerose

Anfänglich zugrundeliegender Mechanismus: unspezifische Intimaproliferation; *Vorkommen* bei:
■ mechanischer Belastung
■ Alter
■ Mönckeberg-Mediasklerose, -kalzinose

II

- hypertonisch bedingter Sklerose
- adaptiver Intimafibrose (u.a. infolge verminderten Blutflusses, z.B. bei Schrumpfniere)
- diabetischer Angiopathie
- Werner-Syndrom (genetischer Defekt u.a. mit Gefäßsklerose)
- M. Hurler (genetischer Defekt u.a. mit Gefäßsklerose)

Atherosklerose

Risikofaktoren	Alter, Geschlecht, Hypertonie, Diabetes mellitus, Adipositas/ Hyperlipidämie, Bewegungsmangel, Rauchen, örtliche hämodynamische Faktoren
Vermutete Ursachen	intimale Mikrothromben, lipogene Degeneration, immunologische Hypothese (HLA 8), myogene (mutagene, da monoklonale) Proliferation, Seneszenz-Hypothese, Endotheldefekt, Chlamydieninfektion
Morphologische Stadien	1) gelatinöse Läsion, 2) (progedienter) Lipidfleck, (DD: juveniler Lipidfleck) 3) fibromuskuläre Verdickung, fibröse Plaque, 4) Atherom (→ Komplikationen s.u.)
Atheromkomplikationen	dystrophe Verkalkung, Ulzeration, Thrombose, Blutung aus Vasa privata, Stenosen, Aneurysmen, Embolien

7

Sonderformen der Atherosklerose; Kombination mit entzündlichen Veränderungen
- Leriche-Syndrom (Beginn der Atherosklerose in den Aa. iliacae communes, weitere Ausbreitung bis zu den Ostien der Aa. renales, später Thrombose)
- Orthner-Syndrom (Atherosklerose des Abgangsbereichs der A. mesenterica superior aus dem Truncus coeliacus)
- Endarteriitis obliterans
- Riesenzellarteriitis
- Aortitis luica

Änderung der Lichtungsweite (Arterielle Erweiterungen)

Aneurysmen
Ursachen:

Angeborene Fehlbildungen	solitär oder multipel (Bonnet-Dechaune-Blanc-Syndrom) ohne andere Mißbildungen oder zusammen mit anderen Mißbildungen (z.B. Nierenzysten)
Angeborene Stoffwechselstörungen	Ehlers-Danlos-Syndrom Typ IV (Sack-Barabas-Syndrom), Marfan-Syndrom, Pseudoxanthoma elasticum Darier
Erworbene Stoffwechselstörungen/ degenerative Veränderungen	idiopathische zystische Medianekrose (Gsell-Erdheim), Atherosklerose, Arrosion (Tumor, Fremdkörper, Abszeß, Verkäsung)

(Fortsetzung s. nächste Seite)

Entzündungen	Lues, Periarteriitis nodosa, andere Arteriitiden, mykotisch (bei Sepsis od. embolisch)
Traumen	innere u. äußere Unfallverletzungen, hämodynamischer Streß (poststenotisch, arteriovenöser Shunt), iatrogen (Katheter, Angiographie, Gefäßchirurgie)

II

Morphologie:
Aneurysma sacciforme, fusiforme, dissecans, serpens, cirsoideum, arterio-venosum, verum, spurium
Lokalisation:
- Sinus Valsalvae (Marfan-Syndrom, Lues, bakterielle Endokarditis)
- Aorta thoracica; Aorta ascendens: Medianekrose bei Lues
- Aorta abdominalis (Atherosklerose, mykotische Aneurysmen, Salmonellose, iatrogen-traumatisch)
- extrakraniale Karotiden, besonders A. carotis communis und interna
- A. lienalis, Aa. renales (Atherosklerose, nichtluetische Entzündung, Panarteriitis nodosa u.a.)
- Aa. pulmonales (kongenital, Entzündung u.a.)
- untere Extremitätenarterien, v.a. A. poplitea (Arteriosklerose)
- A. femoralis (iatrogen-traumatisch)
- A. axillaris, A. subclavia, A. ulnaris (selten)

7

Weitere Gefäßektasien

Arterio-venöse Fisteln
Ursachen:
kongenital: systemisch, regional, lokal (Angioma racemosum, arteriovenöses Aneurysma), erworben: Trauma, Entzündungen, Arrosion (z.B. Tumor), iatrogen (nach Punktionen, Organbiopsien, Shunt-Operationen)

Klippel-Trenaunay-, Parkes-Weber-Syndrom
Hämangiektatische Hypertrophie: regional ausgedehnte kongenitale AV-Fisteln mit Deformation der unteren Extremitäten

Arterielle und kapilläre Angiektasen
Bei Kollateralen, M. Nishimoto-Takeuchi-Kudo (zerebrale Teleangiektasien), teleangiektatischem Granulom

Arterielle Verengungen

Anzapf- (Steal-) Syndrome
Vertebralis-, Subklavia-, Mesenterialarterien-, viszerales Anzapfsyndrom u.a.

Raynaud-Syndrom
Anfallsweise auftretende arterielle Ischämie der Hände oder Füße
- primäres Raynaud-Syndrom: funktionelle vasospastische Erkrankung; DD: Kollagenosen, Kryoglobulinämie, chronische Vibrationstraumen sowie Pernio, Livedo reticularis, Akrozyanose, Erythromelalgie
- sekundäres Raynaud-Syndrom

Ursachen:

Trauma	Preßlufthammer, Kettensäge, Hypothenar-Hammer-Syndrom (Daumenballen wird als Hammer benutzt), Klavierspielen, Schreibmaschineschreiben; Sudeck-Atrophie, posttraumatische segmentale Arteriospasmen
Neurogen	Halsrippen-, Skalenus-Syndrom, periphere Nervenerkrankungen (Neuritis u.a.), Syringomyelie, Thevenard-Syndrom
arterielle Okklusionen	Arterio-/Arteriolosklerose, Martorell-Syndrom (I), Thrombangiitis obliterans, Arteriitis nodosa, Hypersensitivitätsangiitis, Embolie (Nicolau-Syndrom), Thrombose (Leriche-Syndrom), Takayasu-Syndrom, Pseudookklusionssyndrom
Intoxikationen	Blei, Thallium, Arsen, Ergotismus, PVC-Syndrom, Zytostatika (Bleomycin/Vinblastin)
Kollagenosen	Sklerodermie, Thiberge-Weissenbach-Syndrom, systemischer Erythematodes, chronische Polyarthritis (pcP), selten: Dermatomyositis, Arthritis psoriatica, Sjögren-Syndrom
Sonstige Ursachen	Kryoglobuline (selten: Kälteagglutinine), Thrombozytosen, Karzinome, Glomustumor (Barre-Masson-Syndrom), CREST-, Curtius (II)-, Ainhum-, Delius-, Herxheimer-, Mitchell-Syndrom, Lepra

7.4.7   Venen

Änderung der Lichtungsweite (Venen)

Phlebektasie	diffuse Erweiterung einer Vene
Varikosis	knotige Erweiterung einer Vene
Varikozele (testis)	Phlebektasie des Plexus pampiniformis
„Hämorrhoiden"	Varikosis des Plexus haemorrhoidalis (ext.u./od.int.)
„Besenreiser"	intradermale Venektasien
Retikuläre Varizen	geschlängelte subkutane Varizen
Stammvarizen	Erweiterung der Vv. saphenae und deren Äste 1. und 2. Ordnung

Corona phlebectatica van der Moolen
„Kölbchenvenen" kranzförmig um das Fußgelenk als erstes erkennbares Stadium der *chronischen venösen Insuffizienz* (Stadium II: Hyper- und Depigmentierung der Haut, Stadium III: Ulcus cruris)

Ulcus cruris (venosum)
DD: Ischämie durch Angiopathie oder Angiitis, Martorell-Syndrom, neurotrophe
Störungen, Kälteschäden, Trauma, Infektion, Neoplasmen, Dermatitis, Ulcus
cruris bei hämolytischen Anämien (z.B. kongenitaler Mikrosphärozytose)

II

Sklerotische Veränderungen der Venen (Phlebosklerose)

Als Phlebosklerosen werden nur die Sklerosen bezeichnet, die nicht Folge einer
Thrombophlebitis sind; betroffen sind vor allem Beinarterien sowie Transplantate
und Shunts

7.4.8   Lymphgefäße

Änderung der Lichtungsweite

Lymphangiektasen
Ursachen: primär oder sekundär bei Vernarbung nach Lymphangitis, Parasiten-
befall (Wuchereria bancrofti und malayi), Lymphangiosis carcinomatosa,
Tumorkompression, ausgedehnter Lymphknotenresektion, Radiatio

Stewart-Treves-Syndrom
Sekundäres Lymphangiosarkom bei Elephantiasis eines Arms nach Ablatio
mammae, Lymphnodulektomie und Radiatio

7

7.5   Kreislaufstörungen

7.5.1   Endokard (Herzklappen)

Parietales Endokard	**subendokardiale Blutungen** (agonal, bei Hirnschäden, Infektionen und Intoxikationen, z.B. Digitalis)
Klappenendokard	**Klappenhämatome** (vor allem bei Feten und Neugeborenen)

7.5.2   Myokard

Ischämische Herzerkrankung (IHE)

Mögliche Ursachen:
- kompletter Koronarverschluß
- koronare Minderdurchblutung bei Stenosen, Spasmen, Blutdruckabfall u.a.
- verlängerte Transitstrecke zwischen Kapillare und Herzmuskelzelle, z.B. bei
  Amyloidose
- verminderter Sauerstoffgehalt des Blutes (verschiedene Ursachen)
- erhöhter Sauerstoffbedarf der Herzmuskulatur, z.B. bei Thyreotoxikose,
  Blutdruckerhöhung u.a.

Formen:
Angina pectoris
Morphologisches Korrelat: kleine, disseminierte, vollständige oder elektive Parenchymnekrosen (Myozytolysen)
Plötzlicher Herztod bei IHE
Definition in Deutschland: Tod innerhalb von Sekunden oder Minuten (nach kardialer Ischämiesymptomatik), in USA: Tod innerhalb von 24 h; *Ursachen:* Koronararteriensklerose mit einer Stenose von >75 %, Aortenstenose, hypertrophe obstruktive Kardiomyopathie, Mitralklappenprolaps-Syndrom, Hypertrophie bei Hypertonie, Koronarspasmen?

Ischämische Kardiomyopathie
Definition: chronische Linksherzinsuffizienz mit Dyspnoe und Leistungsabfall aufgrund einer Koronararteriensklerose, „Altersherz"

Myokardinfarkt

Lokalisationen:

Subendokardialer Infarkt	Infarkt nimmt weniger als die innere lumennahe Hälfte ein, oft fleckförmig; *Ursache:* häufig stenosierende Koronararteriensklerose, selten Thromben (ca. 6 % der Infarkte)
Transmuraler Infarkt	zusammenhängende Nekrose durch die gesamte Wanddicke (bis auf die luminalen 4-8 Muskelzellagen); *Ursache:* häufig Thromben (94 % der Infarkte)

Anteriorinfarkt	R. interventrivularis anterior (RIVA) oder Hauptstamm der A. coronaria sinistra
Lateralinfarkt	R. circumflexus sinister, R. diagonalis oder R. marginalis
Posteriorinfarkt	A. coronaria dextra oder R. circumflexus sinister
Septalinfarkt	R. interventricularis anterior (RIVA) oder Rr. septales anteriores

Altersbestimmung:
makroskopisch

15 h	Myokard blaß, ödematös
36 h	lehmgelbe Nekrose mit hämorrhagischem Randsaum
3–4 Tage	Nekrose mit gummiartiger Konsistenz, hämorrhagischer Randsaum
1 Woche	Schrumpfung der Nekrose (Nekrose wird „abgeräumt")
3 Wochen	Verschmälerung des Myokards (Nekrose wird „abgeräumt")
3–6 Wochen	Granulationsgewebsbildung → Myokard rotbraun
6–8 Wochen	Vernarbung: weißlich, sehnig-glänzend

mikroskopisch

< 5 h	„waving" der Muskelfasern, die Querstreifen liegen weiter auseinander, keine Anfärbung mit den Tetrazoliumsalzen Nitro-BT (→ Eigenfarbe anstelle von Blau-Rot); *klinisch*: Herzmuskel-Enzymbestimmung, EKG
5 – 72 h	eosinophile Koagulationsnekrose, ganulozytäre Demarkation
> 3 d	Makrophagen, (auch Lymphozyten und Plasmazellen), Fibroblasten; dies Infiltrat ist noch Monate nach dem Infarktereignis nachweisbar, Organisationsgeschwindigkeit ca. 0,1 mm/d
> 9 d	kontinuierliche Faserzunahme

Komplikationen:
- Herzruptur (intern, extern)
- Papillarmuskelabriß
- selten Sehnenfädenruptur,
- Ventrikelaneurysmen mit Ausbildung parietaler Thromben → Embolie, selten Kalzifikation,
- Rhythmusstörungen (häufige Todesursache!)
- Herzinsuffizienz (Stauungsinsuffizienz, kardiogener Schock)
- Lungenembolie bei Stauungsinsuffizienz und Beinvenenthrombose
- Pericarditis epistenocardica (Herzbeutelverwachsungen über Infarktgebiet)
- Postmyokardinfarktsyndrom (Dressler-Syndrom; 10 d – 2 Jahre nach Infarkt, Autoimmunreaktion auf Herzmuskelnekrose? Häufigkeit 1–4 %)

Myokardinfarkt bei jüngeren Patienten
Die Ursachen sind morphologisch meist nicht erkennbar: Spasmen oder aufgelöste Thromben, seltener (morphologisch faßbar) singulärer Verschluß einer Koronararterie, Arteriosklerose multipler Koronararterien (bei 19 % 2-Gefäß-Stenosen, bei 15 % 3-Gefäß-Stenosen), aggressive Koronararteriensklerose bei Hypertonus und/oder Hypercholesterinämie; *Risikofaktoren*: wahrscheinlich Rauchen, bei Frauen: Rauchen + Ovulationshemmer

7.5.3 Kleine Koronararterien

Mikroembolien
U.a. bei herzchirurgischen Eingriffen möglich → kleine fokale Myokardnekrosen (→ low output)

Thromben
Bei Schock, thrombotisch-thrombozytopenischer Purpura Moschkowitz, Gasser-Syndrom u.a.; *Morphologie*: hyaline Mikrothromben (Fibrin- und Plättchenthromben) und fokale kleine Nekrosen

7.5.4   Gefäße (allgemein)

Schock

II

Ursachen:

Kardiogen	Myokardinfarkt + Komplikationen, Myokarditis (Diphtherie, Coxsackie-B-Virus, Rheuma, Sarkoidose, Chagas), mechanisch (stumpfes Trauma, Ruptur, Papillarmuskelabriß, Thrombus, Myxom, Klappenfehler), nach kardiochirurgischen Operationen, Rhythmusstörungen (Tachy-, Bradykardie)
Intrathorakale Hindernisse	Lungenembolie, Lungenkollaps (Spannungspneumothorax, Pleuraergüsse), akute Herzkompression (Perikarderguß), Herzluxation, Mediastinalemphysem, Aneurysma dissecans, Zwerchfellhernien
Gefäßinsuffizienz	Sepsis (bei Endotoxinbildnern bei Peritonitis, Verbrennung, Urogenitalinfektionen, Endokarditis, Pyodermien, Immunopathien), toxisch (Staphylokokken, Ektotoxine bei Vaginaltampons), Vergiftung: Barbiturate, Anästhetika, Ganglienblocker, Antihypertensiva), Anaphylaxie, anaphylaktoide Reaktion (nach kolloidalen Plasmaexpandern), neurogen (Hirntrauma, Meningoenzephalitis, intrakranielle Blutung, Rückenmarkverletzung)
Intravasaler Volumenmangel	innere oder äußere Blutungen, Exsikkose, starke Diurese, Erbrechen, Diarrhö, Exsudate (Verbrennung, Cholera), akute Ödem- od. Ergußbildung
Symptomatischer Schock	bei primärem Lungenödem, Aspiration, Ertrinken, Hypothermie, Hyperthermie, endokriner Entgleisung (Addison-Krise, hypothyreotischem Koma, Thyreotoxikose, Parathyreotoxikose, diabetischem Koma, Phäochromozytom)

7

Allgemeine Morphologie:
- früh (nach wenigen Minuten): Mikrothromben,
- mittlere Phase (1–24 h): eiweißreiche Extravasate, hypoxische Organschäden,
- spät (> 1 d): beginnende Organisation der Extravasate

„Schockorgane":

Nieren	Mikrothromben besonders in Glomerulusschlingen, Hauptstücke weitlumig, intratubuläre Eiweißzylinder (Chromoproteine), Schwellung der Tubulusepithelien, u.U. Zellnekrosen, später: Epithelregenerate, Fibrosen, Rundzellinfiltrate (nach Ischämie)

(Fortsetzung s. nächste Seite)

II

Lungen	früh: interstitielles Ödem mit erweiterten Lymph-gefäßen, mittlere Phase: Endothel- und Alveolar-epithelnekrosen, Mikrothromben, fibrinöses Exsu-dat in Lymphgefäßen und Alveolarraum → hyaline Membranen, spät: bindegewebige Proliferation → Lungenfibrose, Zellregenerate
Leber	akute venöse Hyperämie, Einzel- oder Gruppen-zellnekrosen (zentroazinär), relativ selten Mikro-thromben, auch in Pfortaderästen; Kupffer-Zellen geschwollen
Herz	nach protrahiertem Schock: Kernpyknose, Einzel-faser- u. Gruppennekrosen → u.U. Infarkte, selten: schockbedingte nichtbakterielle Endokarditis
Magen-Darm-Trakt	u.U. hypoxische Schäden der Mukosa, Ödem, Petechien, hämorrhagische Erosionen, Ulzera, Mikrothromben → selten Mallory-Weiss-Syndrom

Embolie

7

Thrombembolie
Ursprung:
- arteriell: meist aus linkem Herzventrikel oder Aorta,
- venös: aus Venen des kleinen Beckens, V. femoralis, tiefen Wadenvenen, rechtem Herzvorhof

Embolienachweis: zum Embolus passende Lücke in korrespondierendem Thrombus, Embolus mit grauem, *frei im Lumen* liegenden Kopf (Abrißstelle) und dunkelrotem Schwanzteil (Gerinnungsapparat des Thrombus oder Embolus), Embolus reitet auf Gefäßgabel, Embolus ist aufgeknäuelt, identischer Erreger-nachweis in Thrombus und Embolus oder Umgebung

Fettembolie
(cave: Fettembolie nach Reanimationsversuch ist nicht als vital anzusehen)
Ursachen:
- Trauma: Trauma mit Fraktur der Röhrenknochen oder ausgedehnten Weichteilverletzungen
- nicht traumatisch: Hyperlipidämien (alimentär, therapeutisch), Alkoholismus, erhöhte Lipase-Ausschüttung, Vergiftung durch Phosphor, Pilze, Seifenabort

Nachweis: Sudanfärbung an 20–30 μm dickem Gefrierschnitt (Kapillaren sollen intakt bleiben), → wurstförmige Gefäßausgüsse, feintropfiger Fettnachweis spricht lediglich für eine Lipidämie oder eine (postmortale) Hitzeeinwirkung

Venöse Luftembolie
100–150 ml Luft im venösen System sind tödlich, bei schlechtem Allgemeinzu-stand bereits 40 ml; besteht ein Verdacht auf eine venöse Luftembolie sollte das Herz bei der Sektion unter Wasser geöffnet werden → aufsteigende Luftblasen, Schaum

Arterielle Luftembolie

Arterielle Luftembolien können nach Verletzungen von Arterien oder nach
Lungenverletzungen auftreten; die Veränderungen sind unspezifisch, sie bestehen
in peripheren Organschäden: trophische Störungen der Gefäße bis hin zu
Gefäßnekrosen, sowie Schädigung des umgebenden Gewebes; Fibrinausfällung,
Mikrothromben, besonders in Myokard und Gehirn

Besondere Embolieformen

Fruchtwasserembolie	Nachweis von Mekonium, Lanugohaaren, Platten-epithelien, Schleim oder Vernix caseosa in Lungengefäßen → Thromben → disseminierte intravasale Gerinnung (DIC) (Fruchtwasserbestandteile im Sediment des Vena-cava-Blutes nachweisbar – oberhalb der Leukozytenschicht)
Embolie körpereigenen Gewebes	nach Unfällen (Gewebsfetzen), Atheromemboli (Cholesterinkristalle in Gefäßlichtungen), septische Emboli, Tumorgewebe, anthrakotische Massen bei schwerer Silikoanthrakose mit Arrosion von Lungenvenen; (Leberzellen können postmortal durch Fäulnisgase „verschleppt" werden)
Parasitäre Emboli	Askariden, Filarien, Echinokokken, Schistosoma
Emboli aus Fremd-material	Stoffasern von Tupfern, Kunststoffpartikel von Kathetern oder Prothesen, pharmazeutische Trägersubstanzen, bei Drogensüchtigen: Talkum, Stärkepartikel, Pflanzenfasern → granulomatöse Reaktion
Nicolau-Syndrom	versehentliche intraarterielle Injektion von Depot-Penicillin mit Ischämien im Versorgungsbereich der entsprechenden Arterie
Selektive Embolisation	therapeutische Embolisation von Angiomen, AV-Fisteln oder Tumoren; als Emboliematerial können Muskelstückchen, Aponeurosen, Silikon-partikel, Metallkügelchen, Metallspiralen u.a. verwandt werden
Dekompressionskrankheit	(Taucherkrankheit)

7.5.5   Arterien

Thrombose

Nygaard-Brown-Syndrom

Multiple arterielle (und venöse) Thromben meist bei erhöhter Koagulabilität des
Blutes

Traumatisch bedingte Thrombosen

A. iliaca	Motorrollerlenker-Syndrom,
A.carotis (interna)	stumpfes Trauma, Zug- oder Scherkräfte; → Thrombosen im Halsbereich der Pars temporalis, sphenoidalis oder intrakranial (Gutachterliche Beurteilung wird erschwert bei vorbestehender Atherosklerose!),
A. axillaris, A. brachialis	Krückenträger,
Handarterien	Preßlufthammer u.a.

7.5.6   Venen

Thrombose

Thrombus	intravasales, intravitales Blutgerinnsel durch fibrinöse und/oder thrombozytäre Gerinnung, Ursachen: Alteration der Gefäßwand, der Blutströmung oder der Blutzusammensetzung
Cruor	postmortale Gerinnung
Speckhautgerinnsel	postmortale Blutabscheidung (weiße und rote Anteile getrennt)
Kugelthrombus	im strömenden Blut enstandene Gerinnsel (kugelförmig) ohne Wandhaftung

Lokalisationen:
Hirnvenen-(sinus-)thrombose
Ursachen: lokale Entzündung (HNO-Bereich, Meningitis), intrakranielle Druckerhöhung (Tumor)

Netzhautvenenthrombose
Oft begleitend bei Arteriitis temporalis oder Atherosklerose

Vena-cava-superior-Syndrom
Relativ selten; durch Thromben verursacht (Subklaviakatheter), häufiger bei Tumoren und Aortenaneurysmen
Vena-cava-inferior-Syndrom
Häufig durch Thromben verursacht (akute ähnliche Symptomatik bei Schwangeren in Rückenlage infolge Abklemmung der Venen durch graviden Uterus)
Vena-renalis-Thrombose
Bei Säuglingen durch Dehydratation, bakterielle Infekte, Pyelonephritis, renale Tubulopathie, Geburtstrauma, Fortleitung einer Vena-cava-Thrombose, Nabelvenenkatheter, mütterlicher Diabetes mellitus; *Folge:* hämorrhagischer Niereninfarkt

Akute Portalvenenthrombose
Ursachen: Entzündung oder Tumor der Gallenwege, des Pankreas oder des
Magen-Darm-Trakts, Peritonitis, Infektionen (Typhus), chirurgisch Operationen,
Nabelvenenkatheter
Folgen: Milzstauung, bei Fortleitung in intrahepatische Äste → Zahn-Infarkt oder
sogar Budd-Chiari-Syndrom, bei Fortleitung in Mesenterialäste → hämorrhagi-
scher Dünndarminfarkt
Chronische Portalvenenthrombose
Meist in Kombination mit Leberzirrhose; *Folgen*: portale Hypertension,
hämorrhagischer Aszites
Mortensen-Syndrom
Pfortaderthrombose, intrakraniale venöse Thromben, Thrombozythämie,
hämorrhagische Diathese

Thrombose posthepatischer Venenäste
Hauptursache des Budd-Chiari-Syndroms (*Ursachen*: Polyzythämie, Phlebitis,
Tumorkompression)
Venookklusives Syndrom der Leber
Thrombose intrahepatischer Lebervenenäste nach Ovulationshemmern,
Knochenmarktransplantation oder zytostatischer Therapie bei Leukose (durch
hyperergische Endophlebitis bedingt?)

Lungenvenenthrombose
Sekundär nach Entzündungen, Tumorkompression oder -gefäßeinbruch,
Thrombembolie
Venookklusives Syndrom der Lunge
Thrombose und stenosierende Intimasklerose aller Venenäste einschließlich
Bronchialvenen (selten auch Granulomatose); *Folge*: pulmonale Hypertonie

Thrombose der oberen Extremität
Lokalisation: Skalenuslücke, Axilla; es kommt relativ schnell zu Ausbildung von
Kollateralen
Paget-von-Schroetter-Syndrom
Thrombose der Axillarvene (funktionelle Endstrecke) bei jungen (muskulösen)
Männern nach starker Belastung; es besteht zumeist gleichzeitig eine ungenü-
gender Fibrinolyse

Thrombose der unteren Extremität
Oberflächlich: meist mit Entzündungszeichen der V. saphena,
tiefe Form: nur Stauung, keine Entzündungszeichen; Gefahr einer Lungenembolie!
Martorell-Syndrom (II)
Akute schmerzhafte Thrombose der muskulären Beinvenen mit Ekchymosen und
reaktivem Arteriolenspasmus
Corpora-cavernosa-Thrombose
Selten, → Priapismus

7.6   Fehlbildungen und Normvarianten

7.6.1   Herz

Vitien mit Links-rechts-Shunt

Offener Ductus arteriosus Botalli
Folgen: globale Herzinsuffizienz; *Komplikation*: infektiöse Endokarditis

Vorhofseptumdefekte

Kompletter Vorhof-septumdefekt	„Cor triloculare biventriculosum"; selten
„Klassischer" Vorhof-septumdefekt	Ostium-secundum-Defekt, Fossa-ovalis-Defekt; ca. 67 % aller Vorhofseptumdefekte
Sinus-venosus-Defekt	hoher Vorhofseptumdefekt mit abnormer Lungenvenendrainage in die V. cava, 5–10 % aller Vorhofseptumdefekte
Ostium-primum-Defekt	tiefsitzender Vorhofseptumdefekt oberhalb der Atrioventrikularebene; ausgebliebene Fusion von Septum primum und Endokardkissen, häufig kombiniert mit Trikuspidal- und Mitralvitien
Persistierender Atrioventrikularkanal	tiefsitzender Septumdefekt mit Übergang in hochsitzenden Kammerseptumdefekt, häufig mit Klappenvitien kombiniert
Schlitzförmige Öffnung des Foramen ovale	die Öffnung ist meist nur sondierbar, der Defekt ist sehr häufig (10–25 %) und in der Regel ohne Krankheitswert; allerdings kann es zu paradoxen Embolien bei Druckerhöhung im rechten Vorhof kommen

Ventrikelseptumdefekte

M. Roger	kleiner unkomplizierter Ventrikelseptumdefekt
Komplette Agenesie des Septums	„Cor triloculare biatriatum", „single ventricle"; selten
Membranöser Ventrikelseptumdefekt	Defekt unter Aortanulus bzw. Crista supra-ventricularis; 80 % aller Ventrikelseptumdefekte, (Verletzungsgefahr der His-Bündel bei Operationen)
Supracristaler Ventrikelseptumdefekt	Pulmonalklappenring und Aortenklappenring sind randbildend; 10 % aller Ventrikelseptum-defekte

(Fortsetzung s. nächste Seite)

| Muskuläre(r) Ventrikel-septumdefekt(e) | die Defekte sind allseits von Muskulatur umge-ben, häufig multipel |
| Totale Lungenvenentrans-position | Fehleinmündung aller Lungenvenen in rechten Vorhof, V. cava (superior) oder Sinus coronarius (1 % aller angeborenen Herzfehler), Überleben nur bei Rechts-links-Shunt (Vorhofseptumdefekt) → Mischzyanose |

Vitien mit Rechts-links-Shunt

Fallot-Tetralogie
Hochsitzender Ventrikelseptumdefekt, Stenose der pulmonalen Ausflußbahn, dextroponierte Aorta (meist auf Ventrikelseptumdefekt „reitend"), Hypertrophie des rechten Herzventrikels

Fallot-Trilogie (Morgagni-Syndrom)
Pulmonalstenose, Vorhofseptumdefekt oder offenes Foramen ovale, Hypertrophie des rechten Herzventrikels → Rechts-links-Shunt, Mischblutzyanose

Pseudotruncus arteriosus aortalis
A. pulmonalis atretisch, Aorta „reitet" auf Ventrikelseptumdefekt, das Blut gelangt über einen Ductus arteriosus apertus und/oder die Bronchialarterien in die Lunge

Pseudotruncus arteriosus pulmonalis
Aorta atretisch, A. pulmonalis „reitet" auf Ventrikelseptumdefekt, das Blut gelangt über den Ductus arteriosus apertus in die Aorta descendens; meist entspringt eine Kranzarterie aus dem Pseudotruncus pulmonalis

Trikuspidalatresie

| Typ I | Fehlen der Trikuspidalklappe, Hypoplasie des rechten Herz-ventrikels, Vorhofseptumdefekt oder offenes Foramen ovale, keine Transposition der großen Gefäße |
| Typ II | Fehlen der Trikuspidalklappe, Hypoplasie des rechten Herz-ventrikels, Vorhofseptumdefekt oder offenes Foramen ovale, Transposition der großen Gefäße |

Transposition der großen Arterien

| Korrigierte Transposition | die Ventrikel sind ebenfalls „vertauscht"; Blutfluß im Prinzip „normal" |
| Unkorrigierte Transposition | Aorta entspringt aus venösem rechten Ventrikel, A. pulmo-nalis aus arteriellem linken; nur bei gleichzeitigem Shunt ist diese Transpositionsform überlebensfähig bzw. eine frühzei-tige Notfalloperation nötig (bei Sektion auf Koronarabgänge achten!) |

Truncus arteriosus communis persistens
Über hochsitzendem Ventrikelseptumdefekt entspringt ein gemeinsamer Truncus arteriosus; Ursache: ausgebliebene Septierung des primitiven Truncus arteriosus (fehlendes Septum aortopulmonale)

II

Vitien ohne Shuntbildung

Isolierte kongenitale Pulmonalstenose mit intakten Septa

Valvuläre Pulmonalstenose	Einengung der pulmonalen Ausstrombahn auf Höhe der Klappenebene durch ein kuppelförmiges Diaphragma mit kleinem Loch; häufigste Form der Pulmonalstenose, insgesamt ca. 7 % aller angeborenen Herzfehler
Infundibuläre Pulmonalstenose	Einengung in Höhe des Infundibulum durch verdickte Muskelwülste oder perforierte fibröse Membran; häufig bei Fallot-Tetralogie
Supravalvuläre Pulmonalstenose	sanduhrförmige Einengung der A. pulmonalis oberhalb der Klappen

Isolierte kongenitale Aortenstenose

7

Valvuläre Aortenstenose	kuppelförmiges perforiertes Diaphragma anstelle der Klappen oder unikommisurale Klappe mit elliptischem exzentrischen Schlitz; häufigste Form der Aortenstenose, macht ca. 5,2 % aller angeborenen Herzfehler aus
Supravalvuläre Aortenstenose	Aorta ascendens insgesamt hypoplastisch mit sanduhrförmiger oder membranöser Einengung, diese Form tritt oft familiär, z.T. mit Gesichtsmißbildungen (Elfengesicht) und Hypokalzämie auf (insgesamt selten)
Subvalvuläre Aortenstenose	sog. Ringleistenstenose mit fibröser Leiste quer zur Ausstrombahn, an Mitralsegel ansetzend; (die muskuläre Form, die sog. Konusstenose, zählt zu den Kardiomyopathien, sie kommt selten kongenital vor)

Sonstige Vitien

Ebstein-Anomalie
Verlagerung eines oder mehrerer Trikuspidalklappensegel nach kaudal in den rechten Herzventrikel → großer Herzvorhof, kleiner Ventrikel; häufig besteht gleichzeitig eine Klappenstenose oder -insuffizienz, in einigen Fällen zusätzlich ein Vorhofseptumdefekt, ein WPW-Syndrom o.a.

Kongenitale Mitralstenose
Morphologie:
- Fusion der Klappensegel, Verdickung der Klappen und Sehnenfäden, die Sehnenfäden sind meist verkürzt
- oder: „Fallschirmklappe" (Sehnenfäden beider Segel inserieren an einem Papillarmuskel)

Kongenitale Mitralatresie
Grübchenförmige Vertiefung am Vorhofboden, der linke Ventrikel ist
hypoplastisch

Hypoplastisches (hypotrophes) Linksherzsyndrom
Hypoplastischer linker Herzventrikel, Aortenatresie, Mitralatresie oder -stenose,
in „klassischer" Form mit Ductus arteriosus apertus; häufig besteht zusätzlich
eine endokardielle Fibroelastose

Ventrikel mit doppeltem Auslaß
Beide Arterien entspringen entweder dem rechten (häufigere Form) oder linken
Herzventrikel + Ventrikelseptumdefekt

Ventrikel mit doppeltem Einlaß
Beide Vorhöfe münden in gemeinsamen Ventrikel, der andere ist oft nur
rudimentär angelegt

Lageanomalien des Herzens

Dextrokardie
Lage des Herzens in der rechten Thoraxhälfte

Ectopia cordis
Das Herz liegt hierbei an der Oberfläche der Brustwand (bei angeborenem
Brustwanddefekt)

Weitere Fehlbildungen

Kongenitaler Herzblock
Atrionodale oder nodoventrikuläre Diskontinuität

7.6.2   Endokard (Herzklappen)

Entwicklungsstörung von Endokard, Sehnenfäden oder Papillarmuskeln

- Fibröse Vorhofstränge (falsche Sehnenfäden)
- Chiari-Netzwerk (Regio der Crista terminalis)
- Falsche Sehnenfäden des Ventrikels
- Chorda muscularis (hyperplastischer Papillarmuskel mit direktem Ansatz an
  der Klappe, Sehnenfadenhypoplasie)

Klappenvarianten (Normvarianten)

Trikuspidalklappe	septales Segel kann als Normvariante fehlen
Aortenklappe	unterschiedliche Größe der Taschen bikuspidal viertaschig
Mitralklappe	Formvarianten von (hinterem) Segel und Chordae tendineae Muskelbündel in Sehnenfäden
Pulmonalklappe	zwei- oder viertaschig (selten)

<table>
<tr><td>

Mögliche systemische Auswirkungen von kongenitalen Herzfehlbildungen

Thromben/Thrombembolien, Hirnabszesse, ischämische Nierenveränderungen, ischämische Myokardveränderungen, infektiöse Endokarditis, pulmonale Gefäßveränderungen mit weiteren pulmonalen Komplikationen (Atelektase, obstruktives Emphysem)

</td></tr>
</table>

II

7.6.3   Perikard

■ Perikarddefekte
■ Agenesie
■ Konnatalen Zysten (zölomal)
■ Konnatalen Zysten (lymphangiomatös)
■ Zystische Heterotopie (bronchial)
■ Zystische Heterotopie (teratoid)
■ Konnatale Divertikel

7.6.4   Koronararterien

7

Koronararterienabgang aus A. pulmonalis

Abgang der rechten Koronararterie aus A. pulmonalis

Bland-White-Garland-Syndrom
Abgang der linken Koronararterie aus A. pulmonalis, Kardiomegalie, ischämische Herzveränderungen

Abgang beider Koronararterien aus A. pulmonalis
Tod meist unittelbar nach der Geburt

Weitere Fehlbildungen

Singuläres Ostium
Beide Koronararterien entspringen aus einem Ostium

Singuläre Koronararterie

Kongenitale Aneurysmen
Ihnen liegt meist ein Mediadefekt zugrunde, sie sind sehr selten; (Aneurysmen der Koronararterien sind meist erworben)

Arterioluminale, arteriovenöse Fisteln

Typ I	Kombination mit Pulmonal- oder Aortenatresie; der Blutfluß verläuft unter Umgehung der Atresie über sinusoidale Gefäße in die Koronararterie
Typ II	Kombination mit Pulmonal- oder Aortenatresie + Septumdefekt
Typ III	ohne weitere Mißbildungen, selten

7.6.5　　Arterien

II

Fehlbildungen des Aortenbogens

- Aortenisthmusstenose
- Doppelter Aortenbogen
- Rechtsseitiger Aortenbogen
- Fehlender Aortenbogen
- Abgang der A. subclavia dextra aus der Aorta descendens → Dysphagia lusoria
- Stenosen der Aorta ascendens

Ektasie der Arterien

Megadolichoarterien
Synonym: Aneurysma serpens, cirsoideum;
Komplikationen: „kinked carotid syndrome", Pseudokoarktation
betroffene Arterien: Truncus brachiocephalicus, A. subclavia, A. carotis interna und ihre Äste, A carotis communis, A. iliaca externa und interna, A. femoralis, A. poplitea, Aorta, vertebrobasiläre Arterien u. a.

7

Sekundäre Megadolichoarterien
Bei Akromegalie, Ehlers-Danlos-, Hutchinson-Gildford-, Grotton-Werner- u. „Kinky-hair"-(Menkes-)Syndrom

Arterielle Fehlbildungen der einzelnen Organe

Gehirn	▪ Hypoplasie der A. carotis interna ▪ Hypoplasie der A. basilaris ▪ Hypoplasie oder Agenesie einer A. vertebralis ▪ Formvarianten des Circulus arteriosus Willisii
Lunge	▪ Hypoplasie der Lungenarterien (einschließlich Macleod-Syndrom) (klinisch-röntgenologisch: partielle einseitige Bronchiolenobstruktion ohne Vorerkrankung, oft mit segmentaler Hypoplasie der Nieren kombiniert) ▪ Fehlbildung des Truncus arteriosus pulmonalis (kombiniert mit anderen Herzfehlbildungen)
Niere	akzessorische Nierenarterien, Polarterien (meist von Aorta, selten von A. iliaca communis oder anderen abgehend → u. U. Hydronephrose, segmentale Hypoplasie, Subinfarkt → Hypertonus
Darm	angeborene Stenosen des Truncus coeliacus durch diaphragmales Lig. arcuatum medianum → klinisch: Claudicatio intestinalis

Fibromuskuläre Dysplasien

Röntgenologische Merkmale: fokale, tubuläre und multifokale (perlschnurartige) Stenosen

Fibromuskuläre Dysplasie Typ A	Fibrodysplasie der Intima
Fibromuskuläre Dysplasie Typ B1	Fibrodysplasie der Media → falsches Aneurysma → u.U. Ruptur
Fibromuskuläre Dysplasie Typ B2	Fibrodysplasie der Media, perlschnurartig
Fibromuskuläre Dysplasie Typ C	Fibrodysplasie der Subadventitia

7.6.6 Venen

V. cava inferior

- Linksseitige V. cava inferior
- Doppelte V. cava inferior
- Transposition der V. cava inferior: partiell oder komplett (mit Situs inversus der Bauchorgane)
- Infra- oder suprarenale Atresien → Kollateralen über V.azygos und hemiazygos

V. portae

- Atresie, Aplasie der vorderen Pfortader → Kompression des Gallengangs
- Persistenz von ösophagogastrischen Verbindungen → direkte Entleerung in Lungenvenen
- Persistenz von Verbindungen zu den Nierenvenen (über Milz- oder Nebennierenvenen)
- Persistenz von Verbindungen zu Ovarialvenen

Ductus venosus Arantii

- Aplasie (selten)
- Ductus venosus Arantii apertus: Verbindung über Nabelvene zu Venae epigastricae, meist auch Atrophie von intrahepatischen Pfortaderästen und Leber
- M. Cruveilhier-Baumgarten: Verbindung über Nabelvene zu Venae epigastricae, meist auch Atrophie von intrahepatischen Pfortaderästen und Leber + kongenitale Leberzirrhose
- Cruveilhier-Baumgarten-Syndrom, Caput medusae: Rekanalisation der Venenäste bei erworbener Leberzirrhose

Extremitätenvenen

- V. saphena magna (Lageanomalien)
- Aplasie einzelner Venen
- Fehlen einiger oder aller Venenklappen
- Strikturen durch kongenitale fibröse Septen (besonders V. poplitea, tiefe Beinvenen, V. iliaca communis, V. cava inferior)

II

- Konnatale venöse Aneurysmen; selten, V. cava superior, Vv. jugulares, u.U. begleitend bei Megadolicho-Arterien
- Konnatale Varizen (untere Extremitäten)
- Hamartome (Angiome) → AV-Fisteln; lokalisierte Phlebektasien
- Phakomatosen (lokalisierte Phlebektasien)
- van Lohuizen-Syndrom: generalisierte Phlebektasie, *klinisch*: starke Cutis marmorata, u.U. Kombination mit Sturge-Weber-Syndrom
- Majocchi-Syndrom (u.a. Teleangiektasien)
- Rothmund-Syndrom (u.a. Teleangiektasien)
- Wener-Syndrom (u.a. Teleangiektasien)
- Osler-Syndrom (u.a. Teleangiektasien)
- Thomsen-Syndrom (u.a. Teleangiektasien)
- Mibelli-Angiokeratom-Syndrom (u.a. Teleangiektasien)
- Louis-Bar-Syndrom (u.a. Teleangiektasien)

7.6.7   Lymphgefäße

Ektasien

7

- Aneurysmatische oder zystische Ektasien des Ductus lymphaticus (mesenterial, retroperitoneal u.a.)
- Kongenitale Lymphangiektasen der Lungen
- Primäre Lymphangiektase des Darmes
- Lymphangiektasen der Haut (Syndrom der zystischen Hygrome); Große Zysten vor allem an Hals und Achselhöhlen, u.U. auch Zysten in Mediastinum und Bauchraum

Systemische Ödemformen

- Familiäres Lymphödem Typ Nonne-Milroy; kongenital, besonders an den unteren Extremitäten
- Familiäres Lymphödem Typ Meige; nichtkongenital, besonders an den unteren Extremitäten
- Nichtfamiliäres kongenitales Lymphödem; allein oder Kombination mit anderen Mißbildungen
- Bonnevie-Ullrich-Syndrom; nichtfamiliäres kongenitales Lymphödem + Pterygium colli
- Primäres Lymphödem; nichtkongenital, nichtfamiliär (Beine > Genitale > Arme > Gesicht > Finger)

Sekundäre, meist lokalisierte Lymphödeme

Sekundäres nichtentzündliches Lymphödem
Ursachen: Trauma (nach Kompression, Ligatur, Radiatio u.a.)

Sekundäres entzündliches Lymphödem
Ursachen: bakteriell, parasitär

7.7   Sonstige Veränderungen

7.7.1   Herz

Traumatische Veränderungen

Herztraumen infolge stumpfer Gewalt

Commotio cordis („Herz-erschütterung")	bei stumpfem Thoraxtrauma
Contusio cordis (Herzprellung)	Infarktsymptomatik, u.U. nach forcierter Herzmassage
Laceratio cordis (Herzzereißung)	→ u.U. Herzbeuteltamponade, Shunts
Myokardinfarkt nach Koronar-arterientrauma	meist bei Vorschädigung → Thrombosen, Risse, Spasmen, (Schock)

Herztraumen infolge penetrierender Herzverletzungen
durch Rippenfrakturenden, Geschoßprojektile, Splitter, Messerstiche u.a.

Fremdkörper im Herzen
z.B. Granatsplitter, Nadeln, Messerspitzen, Steckschüsse → u.U. Fremdkörper-embolien

Iatrogene Veränderungen

Herzschäden nach koronar-chirurgischen Eingriffen (bei IHE)
- z.B. Vineberg-Methode: A. mammaria-Implantation (heutzutage selten)
- Aorto-koronarer Bypass
- Aneurymektomie, Infarktektomie
- Septumrupturverschluß
- Mitralklappenersatz bei Mitralinsuffizienz
- transluminale Koronardilatation
- transluminale Thrombolyse

Mögliche Folgen eines chirurgischen Herzklappenersatzes
- Thrombosen
- Embolien
- Infektionen
- Dehiszensen
- Hämolyse
- Prothesendefekte
- Verkalkungen
- Fibrosen → Schrumpfung
- „Steinherz": tetanische Kontraktur
- hämorrhagische Zirkumferenznekrose
- fokale Myokardnekrosen
- Herzwandaneurysmen
- intramyokardiale Embolien

- Verletzung des Reizleitungssystems
- Dressler-Syndrom: Postmyokardinfarkt-/Postperikardiotomiesyndrom

Mögliche Folgen der Schrittmacherimplantation
- Infektion
- Perforation
- Dislokation
- Thrombosen
- Embolien
- Kabelschleifen
- Kabelbruch

Mögliche Folgen der Patchbefestigung
- Separation
- Dehiszenz
- Erosion
- Faltenbildung → Stenose
- Thromben
- Pseudointimabildung
- Infektion
- Hämolyse

Mögliche Folgen von Herzkatheterisierung, Koronarangiographie oder zentralen Venenkathetern
- Perforation
- Hämoperikard
- Ablösung von Thromben → Emboli
- Ablösung von Klappenkalk
- Kontrastmittelextravasate
- reaktive Thrombose
- Koronararteriendissektion
- Infektion → Sepsis

Mögliche Folgen exthrathorakaler Herzmassage
- myokardiale Kontusion
- Leberrupturen
- Milzrupturen
- Venenabriß
- mediastinale Blutungen
- gastroösophageale Lazeration
- Fett- u. Knochenmarkembolien

Mögliche Folgen einer Herztransplantation
- Abstoßung
- Nekrosen
- Lymphostase
- Erregungsleitungsstörungen
- Sekundärveränderungen am Kranzarteriensystem
- Infektionen: Pneumonie, Meningitis u.a.

Postmortale Veränderungen

Autolyse
Nach 5 h sind die Herzmuskelzellen glykogenfrei, die Kernwand zeigt eine
Hyperchromatose, die Kardiomyozyten weisen eine sog. trübe Schwellung auf,
die Fasern beginnen zu fragmentieren

II

7.7.2 Arterien

Arterielle Hypertonie

WHO-Einteilung

Stadium I	Hochdruck ohne objektive Organläsion
Stadium II	Hochdruck mit Linksherzhypertrophie und/oder Verengung der Netzhautarterien und/oder Proteinurie und/oder erhöhtem Plasmakreatinin, *morphologisch*: Arteriolosklerose, -hyalinose (PAS- u. Sudan-positive Anfärbung der Gefäßwände)
Stadium III	Hochdruck mit klinischen Folgen: Linksherzinsuffizienz, Hirnblutung, hypertonische Enzephalopathie, retinale Blutungen, retinale Exsudate mit oder ohne Papillenödem

7

Essentielle Hypertonie
Risikofaktoren: hereditäre Faktoren, Adipositas, Kochsalzaufnahme, Umwelteinflüsse (hohe Bevölkerungsdichte, enge Wohnverhältnisse, Lärm), Diabetes mellitus, Dysfunktion folgender Systeme: Renin-Angiotensin-, Kallikrein-Kinin-,
Prostaglandin-, sympathisch-adrenerges System

Sekundäre Hypertonie

Renovaskuläre Hypertonie	durch: fibromuskuläre Dysplasie, aberrierende Nierenarterien, Arteriosklerose, Arteriitis, mechanische Gefäßobstruktion (Thromben, Emboli, Tumoren, Ligaturen)
Renoparenchymale Hypertonie	durch: Zystennieren, Hydronephrose, Pyelonephritis, Glomerulonephritis, diabetische Nephropathie, Amyloidose, Eklampsie/Präeklampsie, Renin-produzierende Tumoren
Endokrine Hypertonie	durch: Hyperthyreose, Phäochromozytom u.a. chromaffine Tumoren, primären Aldosteronismus (Conn-Syndrom), M. Cushing, Cushing-Syndrom, Cortisongabe, Östrogen (Ovulationshemmer), adrenogenitales Syndrom (C-11-oder C-17-Hydroxylase-Mangel), Akromegalie, Hyperkalzämie
Kardiovaskuläre Hypertonie	durch: Aortosklerose, Aortenisthmusstenose, arteriovenöse Fisteln, Ductus arteriosus Botalli apertus, Aortenklappeninsuffizienz, hyperkinetisches Herzsyndrom, totalen AV-Block
Alkoholische Hypertonie	

„Maligne" Hypertonieformen

Primäre maligne Hypertonie

Ohne vorbestehende Hypertonie → Gefäßwandschaden, mikroangiopathische Hämolyse

Sekundäre maligne Hypertonie

Bei vorbestehendem Hypertonus → Gefäßwandschäden, nur geringe makroangiopathische Hämolyse

Morphologie der malignen Hypertonien:

Arteriolonekrose, fibrinreiches Exsudat in Gefäßwänden: eosinophil, PAS-positiv (aber meist Sudan-negativ); bei primärer Form häufig Mikrothromben, später chronische Entzündungsreaktion mit lymphohistiozytärem Infiltrat; Niere: Granularatrophie

Differentialdiagnose der Arteriolonekrose:

toxisch: Äthylenglykol, Xylit-Infusion, Eklampsie,

Infektionen: besonders Pneumokokkenmeningitis (Arteriolonekrose in Meningen und Gehirn)

Martorell-Syndrom

Dystrophische Hautveränderungen über Schienbeinen (symmetrisch) mit ischämischen Ulzera (schmerzhaft), hochgradige Hypertonie (Ulcus cruris hypertonicum, *DD*: Ulcus cruris venosum)

8.1 Anatomie und physiologische Varianten

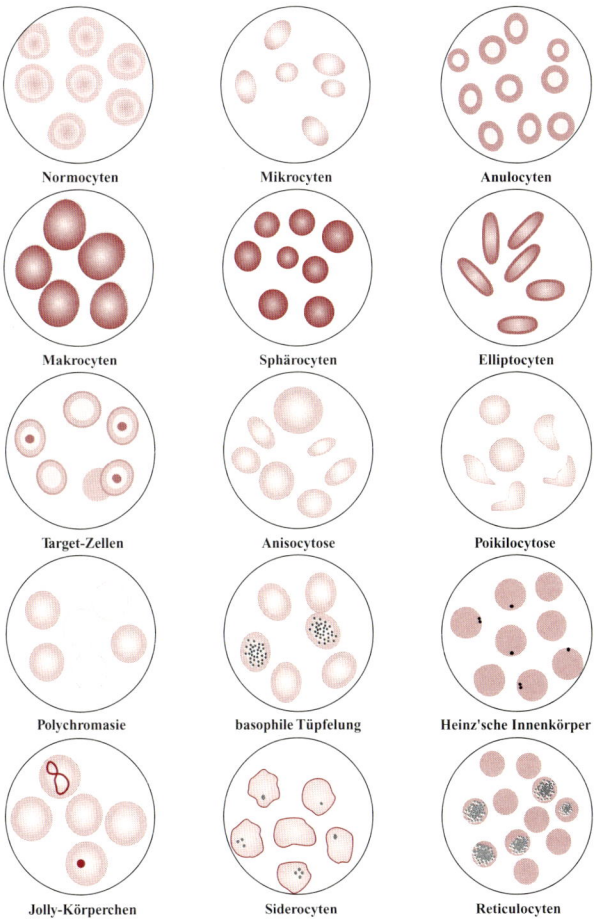

8

Abb. II-8-1. Darstellung normaler und pathologischer Erythrozytenformen

II

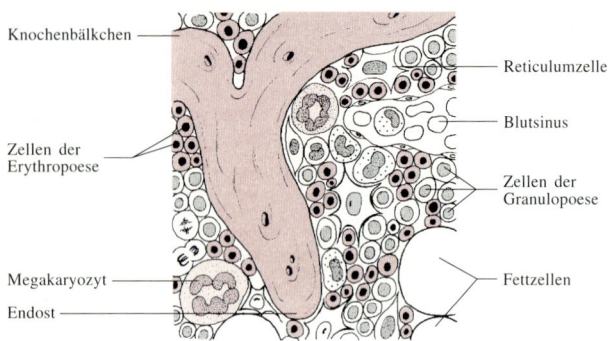

Knochenbälkchen

Reticulumzelle

Blutsinus

Zellen der
Erythropoese

Zellen der
Granulopoese

Megakaryozyt

Fettzellen

Endost

Abb. II-8-2. Histologischer Aufbau des blutbildenden Knochenmarks

8.1.1   Physiologische Varianten: Erythrozyten

8

Genetisch determinierte Hämoglobinvarianten

Gower Typ I (e'2e2)	in den ersten 3 Monaten der Embryonalzeit
Gower Typ II (a2e2)	in den ersten 3 Monaten der Embryonalzeit
Portland (e'2g2)	in den ersten 3 Monaten der Embryonalzeit
HbF (a2g2)	fetales Hb (und bei Neugeborenen)
HbA1 (a2b2)	20 % des Neugeborenen-Hb, 97 % des Erwachsenen-Hb
HbA2 (a2d2)	0,5 % des Neugeborenen-Hb, 2,5 % des Erwachsenen-Hb

Erworbene Hb-Varianten

HbAIa, Ib, Ic
(Hb Ic beim Diabetiker erhöht)

Erythrozytenabbau

Intravasale Hämolyse
10–20 % der physiologischen Erythrozytendestruktion

Phagozytose durch das RHS (retikulohistiozytäres System)
80 - 90 % der physiologischen Erythrozytendestruktion erfolgt durch die Makrophagen des Knochenmarks, pathologischerweise auch in Leber und Milz; ein geringerer Prozentsatz wird durch zirkulierende Monozyten und Granulozyten beseitigt

Mechanismen des Erythrozytenabbaus:
- Erythrozyten-Fragmentation
- Erythrophagozytose
- osmotische Hämolyse
- komplementinduzierte Hämolyse: Komplex C5-C9 heftet sich an Lipide der Erythrozytenmembran → porenförmige Membrandefekte
- Hämoglobindenaturierung bei Heinz-Körper-Anämien

8.2 Tumoren und tumorähnliche Veränderungen (Erhöhung der Zellzahl, myeloproliferative Erkrankungen)

II

8.2.1 Tumorlokalisationen

C42	*hämatopoetisches und retikuloendotheliales System*
C42.0	Blut
C42.1	Knochenmark
C42.2	Milz
C42.3	retikuloendotheliales System
C42.4	hämatopoetisches System

TNM-Klassifikation

Zur Zeit gibt es (noch) keine TNM-Klassifikation für myeloische Tumoren oder Leukämien; zur Klassifikation von Lymphomen s. Kap. 10

8.2.2 Erythrozyten

8

Erhöhung der Erythrozytenzahl neoplastischer und nichtneoplastischer Genese

Erythrozytose
Synonyme: Polyglobulie, sekundäre Polyzythämie, benigne reversible absolute Erythrozytenvermehrung (durch Erythropoetin u.a.), bei Höhenaufenthalt, kardiovaskulären Erkrankungen (chronischem Lungenemphysem, Pickwick-Syndrom (+ Ruhelagenhypoxie), Rechts-links-Shunt-Vitien)

Erythrozytose bei Hämoglobinstörungen
Besonders Hämoglobinopathien mit hoher Sauerstoffaffinität: angeborene und erworbene Methämoglobinämien, Carboxyhämoglobinämien (Raucherpolyglobulie), Hyperthyreose, Kobalt, Nierenerkrankungen, bestimmten Tumoren, familiärer (selten nichtfamiliärer) Erythrozytose

Neugeborenen-Erythrozytose
Bei Plazentainsuffizienz mit pränataler Hypoxämie (Unreife, Übertragung, Schwangerschaftstoxikose, Placenta praevia), diaplazentarer Transfusion, Diabetes mellitus der Mutter, Beckwith-Syndrom, konnateler Nebennierenrindenhyperplasie, Thyreotoxikose, Trisomie, familiärer Erythrozytose

Pseudoerythrozytose Typ I + II
Streßerythrozytose (erhöhtes venöses Hämatokrit bei normaler Erythrozytenmasse ohne erkennbare Ursache, u.U. bei Durchfall u.ä.)
- *Typ I*: Gesamt-Erythrozyten-Volumen erhöht (Normvariante)
- *Typ II*: Plasmavolumen erniedrigt
- *Typ Gasböck*: zusätzlich Hypertonie

Polycythaemia vera rubra
Synonyme: M. Vaquez-Osler, splenomegale Polyzythämie, myelopathische
Polyzythämie (Weber), Erythrocytosis megalosplenica (Senator), kryptogene
Polyzythämie (Cabot);
myeloproliferative Erkrankung meist (nicht obligat) aller drei Reihen mit
Betonung der Erythropoese (+ meist starker Vermehrung der Megakaryozyten),
Übergang in andere myeloproliferative und andere Neoplasien möglich;
klassische Knochenmarkveränderungen: Vermehrung aller drei Reihen mit Polymorphie und Heterotopie, Vermehrung der Megakaryozyten (40/mm^2), Hyperplasie der Sinusoide, Verminderung der Eisenspeicher, Fibrose in unterschied-
lichem Ausmaß

M. di Guglielmo
Akute Erythrämie (wird von der WHO unter akute Leukämie und verwandte
Erkrankungen eingeordnet)

Di-Guglielmo-Syndrom
Umfaßt alle malignen Neoplasien der Erythropoese mit oder ohne Ausschwemmung unreifer atypischer Erythroblasten in das periphere Blut

M. Heilmeyer-Schöner
Chronische Erythrämie (wird von der WHO unter chronische myeloische
Leukämien und andere myeloproliferative Erkrankungen eingeordnet)

Erythroleukämie
(WHO unter: akute Leukämie und verwandte Erkrankungen), akuter/subakuter
Verlauf, Beteiligung von Erythro- und Leukozytopoese

Panmyelose, erythroleukomegakaryozytäre Myelose
Akut (WHO: akute Leukämie und verwandte Erkrankungen); chronisch (WHO:
chronische myeloische Leukämien und andere myeloproliferative Erkrankungen)
mit Beteiligung aller drei Zellsysteme

8.2.3   Erythroblasten

Kongenitale dyserythropoetische Anämien (CDA) mit Markhyperplasie

Allgemeine morphologische Merkmale: Markhyperplasie mit Hyperplasie der
Erythropoese und Formanomalien der Erythroblasten, Siderose, sekundäre
Hämochromatose, ineffektive Erythropoese
Differentialdiagnose: primäre Formen der Dyserythropoese bei megaloblastären
Anämien, Thalassämien, erworbene oder angeborenen sideroblastischen Anä-
mien, Erythroleukämie, sekundäre Formen der Dyserythropoese bei aplastischen
Anämien, Myelofibrose, Eisenmangel-, Infektanämien, Leukämien, paroxysmalen
nächtlichen Hämoglobinurien

Typ I	makrozytär, Riesenkerne, Kernbrücken
Typ II	mikrozytär, brötchenartige Lagerung von Doppelkernen, HEMPAS-Test positiv (hereditary multinuclearity with a positive acidified serum test), u.U. Kombination mit Willebrand-Syndrom oder Dubin-Johnson-Syndrom
Typ III	normo- bis makrozytär, Gigantoblasten

8.2.4   Granulozyten

Neutrophilie

II

Leukozytose: Gesamtzahl der weißen Blutzellen > 12000/µl
Neutrophilie: Gesamtzahl der neutrophilen Granulozyten > 8000/µl
bei:
- Streß
- anstrengender Körpertätigkeit
- Emotionen
- bakteriellen Infektionen
- viralen Infektionen
- rickettsialen Infektionen
- parasitären Infektionen
- Dermatitiden
- Pankreatitis
- rheumatischen Erkrankungen
- malignen Tumoren
- Intoxikationen
- Eklampsie
- diabetischer Azidose
- thyreotoxischer Krise
- akuter Gicht
- inneren Blutungen
- familiär-hereditären Syndromen

8

Differentialdiagnose: akute oder chronische myeloische Leukämien (**histologisch**: unreife Vorstufen: Myelozyten, Promyelozyten, u.U. auch Myeloblasten, meist keine toxischen Granulationen oder Döhle-Körperchen, alkalischer-Phosphatase-Index erniedrigt – bei reaktiver Neutrophilie erhöht)

Sweet-Syndrom
Nodulopustuläre Dermatose + Fieber, (Granulozyten bis 14000/µl)

Hereditäre Neutrophilie
Mit Hepatosplenomegalie, Erweiterung der Diploe, erhöhter alkalischer Serum- und Leukozytenphosphatase, erhöhtem Vitamin-B_{12}-Serumspiegel, Gaucher-artigen Histiozyten

Eosinophilie

Eosinophilie: über 500/µl; mögliche *Ursachen*:
- Erholungsphase infektbedingter Neutrophilien
- Asthma bronchiale
- Heuschnupfen
- andere IgE-vermittelten Hypersensitivitätsreaktionen
- Scharlach
- Pemphigus vulgaris
- Dermatitis herpetiformis Duhring
- gewebsinvasive Parasitosen

II

- tumorbedingte Eosinophilie (M. Hodgkin, M. Kimura: subkutane angio-blastisch-lymphoide Hyperplasie, allgemein bei Tumornekrosen)
- Endocarditis parietalis fibroplastica Löffler
- flüchtiges eosinophiles Lungeninfiltraten Typ Löffler (*Vorkommen*: Mittel-europa, Spätsommer; Larvenwanderung von Ascaris lumbricoides? oder Visceral-larva-migrans-Syndrom?)
- PIE-Syndrom (pulmonale Infiltration mit Eosinophilie; chronisch-rezidivie-rend, u.U. mit Begleitperikarditis, bei Brucellose, viralen oder bakteriellen Pneumonien, Kokzidioidomykose, Tuberkulose, Bronchiektasen, parasitären Erkrankungen, M. Hodgkin – kausal oder koinzident?)
- tropische Eosinophilie (Hypersensitivitätsreaktion auf Parasiten?)
- familiäre Eosinophilie (parasitär, hereditär, bei (maligner) Histiozytose, bei familiär phagozytärer Retikulose)
- idiopathische Eosinophilie

Basophilie

Basophilie: > 100/µl; mögliche *Ursachen*:
- Hypothyreose
- Hypersensitivitätsreaktionen

8

8.2.5   Granulozyten und Monozyten

Chronische myeloische Leukämie (CML)

Extramedulläre leukämische Infiltrate und leukämisches Blutbild; mögliche *morphologische* Veränderungen: Pseudo-Pelger-Zellen, phagozytäre Retikulum-zellen im Knochenmark mit vermindertem Hämosideringehalt (und u.U. Charcot-Leyden-Kristalle), meerblaue Histiozyten (Giemsa-Färbung), Pseudo-Gaucher-Zellen; diagnostisch bedeutsam: Chlorazetatesterasereaktion!; alkalische Leukozytenphosphatase vermindert; Philadelphia-Chromosom (bei ca. 90 %; 22q → 9 Translokation)

Unterformen:

Chronische Basophilenleukämie	*DD*: Gewebsmastzelleukämie
Chronische Eosinophilenleukämie	*DD*: Löffler-Syndrom, Endocarditis parietalis fibroplastica, akute Eosinophilenleukämie mit positiver Chlorazetatesterasereaktion, Blastenleukämie mit reifzelliger Eosinophilie
Infantile oder juvenile Form der CML	meist im 1.-2. Lebensjahr; *Morphologie*: weitgehende Ausreifung der Granulozyten, ineffektive Erythropoese mit Erythroblasten im Blut, fetales Hämoglobin in Erythrozyten

(Fortsetzung s. nächste Seite)

Sog. kongenitale Leukämie	sehr selten, möglicherweise Form der infantilen Leukämie
Chronische Neutrophilenleukämie (Typ Emile Weil)	weitgehend ausgereifte neutrophile Granulozyten ohne Vermehrung von Eosino- oder Basophilen, kein Philadelphia-Chromosom, in der Milz unreifzellige myeloische Infiltrate
Chronische megakaryozytär-granulozytäre Myelose (CMGM)	
Chronische granulozytäre Leukämie (CGL)	

Chronische myelomonozytäre Leukämie (CMML)

Vermehrung granulozytärer und monozytärer Zellform mit Atypien (in Granulozyten z.B. Peroxidasedefekt Typ IV)
Koinzidenz von CML und lymphoproliferativen Systemerkrankungen bei:
- Lymphombildung bei (lymphoidem) Blastenschub der CML
- biphasischer gemischt-lymphomyeloischer Proliferation

Akute myeloische Leukämie (AML)

Zytochemische *Einteilung* nach vorhandener oder fehlender PAS-, POX- oder NAE-Reaktion:

PAS (Perjodsäure-Schiff-Reaktion)	Glykogen, Mukopolysaccharide
POX (Peroxidase)	in neutrophilen Primärgranula und, geringer ausgeprägt, in Monozyten (Eosinophile und Basophile besitzen durch Zyanid nicht hemmbare Peroxidase: EPOX)
NAE (Naphthylazetatesterase)	in monozytärer Reihe (Plasmazellen und Megakaryozyten), geringer ausgeprägt in Granulopoese und Erythropoese

PAS-Typ	granuläre (nicht diffuse) PAS-Positivität bei POX- und NAE-Negativität: **ALL** (leukämische Lymphoblasten),
Undifferenzierter Typ	alles negativ: **AUL** oder glykogennegative **ALL**
Esterase-Typ	PAS-negativ, NAE > 50 % positiv, POX > 25 % schwach positiv: **AMOL**
Peroxidase-Esterase-Typ	alles mehr oder weniger positiv

(Fortsetzung s. nächste Seite)

Peroxidase Typ 3	POX-Positivität > 65 %, PAS diffus positiv, NAE < 25 % positiv: **Promyelozytenleukämie**
Peroxidase Typ 1, 2	POX-Positivität < 65 %, PAS negativ: **Myeloblasten-leukämie, Promyelozytenleukämie**

FAB-Einteilung
(FAB = French-American-British-Cooperative Group)

(M0	akute myeloische Leukämie mit minimaler myeloischer Differen-zierung)
M1	gering differenzierte **Myeloblastenleukämie** (ohne Reifung), wenig POX, wenig Auer-Stäbchen
M2	Übergang **Myeloblasten-Promyelozytenleukämie** (mit Zellreifung), etwas mehr POX, Auer-Stäbchen und azurophile Granula
M3	großzellige **Promyelozytenleukämie**
M4	biphasische Blastenpopulation – myelomonozytäre Differenzierung (**AMML**: akute myelomonozytäre Leukämie)
M5	akute Monozytenleukämie (**AMOL**)
M6	Erythroleukämien, häufig Übergang in M2 oder M4
M7	akute megakaryoblastäre Leukämie

Histogenetische Einteilung:

Myeloblastenleukämie	undifferenzierte blastäre Zellen mit schwach positiver granulärer POX-Reaktion < 10 %, wenig Auer-Stäbchen (POX-positive kondensierte Primär-granula)
Promyelozytenleukämie	*Typ II*: entspricht weitgehend „normalen" Promye-lozyten ~ 22 μm mit azurophilen Granula *Typ I*: kleinere Zellen, weniger Granula (PAS- und POX- positive Schollen)
Akute myelomonozy-täre Leukämie (Typ Naegeli)	myeloische Zellen: POX- und Chlorazetatesterase-positiv + monozytäre Zellen: NAE positiv, durch Natriumfluorid hemmbar; teilweise Übergang in CML; häufig begleitende Markfibrose
Akute Erythroleukämie (Typ Di Guglielmo)	kann als *Subtyp einer AMML* angesehen werden, neben myelomonozytären Proliferaten treten atypische Erythroblasten auf (PAS-positiv)
Akute Monozytenleuk-ämie (Typ Schilling)	relativ selten, im Gegensatz zu AMML „reine" Proliferation monozytärer Zellen
Akute Megakaryo-blastenleukämie	atypische neoplastische Proliferation von Mega-karyoblasten (oft nur durch immunhistologische Färbung von anderen Blasten unterscheidbar), häufig begleitende Markfibrose

(Fortsetzung s. nächste Seite)

Akute Eosinophilen-leukämie mit chlorazetatesterasepositiver Eosinophilie	ähnlich der AMML mit Proliferation neoplastischer eosinophiler chlorazetatesterasepositiver Promyelozyten (Chlorazetatesterase sonst nur in Neutrophilen positiv)

II

Osteomyelofibrose

Proliferation aller drei hämatopoetischen Reihen, fortschreitende Markfibrose, Knochenneubildung (Osteosklerose), extramedulläre Blutbildung → Hepatosplenomegalie, Hypersplenismus

8.2.6 Monozyten

Monozytose

Erwachsene: > 500/µl
Kindesalter: > 750/µl
erste Lebenswochen: > 1200/µl

Vorkommen: insbesondere bei entzündlich-granulomatösen Erkrankungen, z.B. bei:

- Tuberkulose
- M. Boeck
- Bruzellose
- M. Crohn
- Kala-Azar (viszeraler Leishmaniose)
- Trypanosomiasis
- Typhus abdominalis
- rickettsialen Infekten
- Colitis ulcerosa
- „Autoimmunerkrankungen"
- M. Hodgkin
- M. Gaucher
- subakuter Endokarditis (Streptokokkus viridans, mit histiozytären Zellen im Blut „Zellrestphagozytose")
- leukopenischer infektiöser Monozytose
- medikamenteninduzierter Neutropenie mit Monozytose

8.2.7 Mastzellen

Mastzellretikulose

Hautmanifestation: **Urticaria pigmentosa** (gilt bei primärer Manifestation als benigne) und systemische Infiltrate, besonders des Knochenmarks (angloamerikanisch: systemische Mastozytose);
bei *malignen Verlaufsformen* Übergang in (myeloische oder myelomonozytäre) Leukämien

8

8.2.8   Lymphozyten (leukämische Neoplasien)

II

Haarzelleukämie

Neoplastische Proliferation von B-Lymphozyten mit typischer haarartiger Ausfransung des Zytoplasmas, Zellen besitzen tartratresistente saure Phosphatase, Splenomegalie (ohne Lymphknotenvergrößerung), früh einsetzende Markfibrose

Akute lymphatische Leukämie (ALL)

L1	kleiner Blastentyp, gleichförmig strukturierte Kerne, wenig prominente Nukleolen
L2	größere Blasten mit unregelmäßigen Kernen
L3	große Blasten mit basophilem Zytoplasma, u.U. Vakuolen, prominente Nukleolen in ovalen Kernen

(Weitere lymphatische Neoplasien: s. Kapitel 9)

8.2.9   Thrombozyten

Erworbene Thrombozytosen/ Thrombozythämien unterschiedlicher Genese

8

Mögliche Ursachen:
- neoplastisch (selten)
- reaktiv nach Blutungen, postoperativ, nach DIC, Thrombose, nach Splenektomie (Umverteilung)
- akute und chronische Entzündung (Colitis ulcerosa, rheumatoide Arthritis, bakterielle Entzündungen, M. Hodgkin)
- paraneoplastisch
- bei Eisenmangel
- medikamenteninduziert (z.B. Cortison)
- nach Alkoholentzug und Vitamin B_{12}- und Folsäuresubstitution

8.2.10   Erythrozyten, Granulozyten und Thrombozyten (Panmyelopathie)

Erworbene Panmyelopathien mit hyperzellulärem Mark

- Reaktive Knochenmarkshyperplasie (bei peripherer Zelldestruktion, z.B. durch Hypersplenismus oder autoantikörperbedingter Immunpanzytopenie)
- Megaloblastäre Anämien (u.a. bei Vitamin B_{12}- oder Folsäuremangel)
- Hämoblastosen mit Knochenmarksinfiltration
- Regenerationsphasen bei hypozellulären Panzytopenien
- „Präleukämien"

II

Myelodysplastische Syndrome

Synonyme: idiopathische refraktäre sideroblastische Anämie (präleukämisch), erworbene primäre (idiopathische) sideroblastische Anämie, Anaemia refrectoria sideroblastica, primary acquired refractory sideroblastic anemia, idiopathic ineffective erythropoiesis

FAB-(French-American-British-)Einteilung

	Myeloblasten im Knochenmark (%)	Ringsideroblasten
Refraktäre Anämie (RA)	< 5	±
Refraktäre Anämie mit Ringsideroblasten (RARS)	< 5	> 15 %
Refraktäre Anämie mit Blastenexzess (RAEB)	5–20	±
RAEB mit Blasten in Transformation	20–30	±
CMML (s.o.)	± 20, z.T. mit monozytärer Differenzierung	±

8

8.3   Verminderung der Zellzahl

8.3.1   Erythrozyten (Anämie)

Definition: quantitative Verminderung oder qualitative Störung des (altersgemäßen) Gesamthämoglobinbestandes mit zumindest passagerer Gewebshypoxie

Blutungsanämie

Akute Blutungsanämie
Äußerer oder innerer Blutverlust (erhöhter Zellverlust)
Chronische Blutungsanämie
Äußerer oder innerer Blutverlust (erhöhter Zellverlust)
Astronautenanämie
Aufgrund von Markhypoplasie und/oder verstärkter Hämolyse durch hyperbare hyperoxische Atmosphäre (?) → oxidative Zellschädigung (?)

Allgemeine Merkmale hämolytischer Anämien

Verstärkte Hämolyse (verkürzte Erythrozytenlebensdauer) + Kompensationsunfähigkeit des Knochenmarks
Formen:
1) **korpuskuläre hämolytische Anämien**: Die Ursache ist in den Erythrozyten selbst begründet (Formanomalien, Stoffwechseldefekte u.a.)
2) **extrakorpuskuläre hämolytische Anämien**: Destruktion normaler Erythrozyten (die Ursache liegt nicht bei den Erythrozyten)

II

Weitere hereditäre korpuskuläre hämolytische Anämien

Hereditäre Sphärozytose
Synonyme: Kugelzellenanämie, kongenitaler (familiärer) hämolytischer Ikterus; es handelt sich um einen Membrandefekt der Erythrozyten, weitere Veränderungen bestehen in Splenomegalie, Skelettanomalien (Turmschädel, Bürstenschädel, Zahnanomalien, Fingermißbildung u.a.), u.U. kommt es auch zu einer tumor-artigen extramedullären Blutbildung oder zu einer Cholelithiasis

Hereditäre Elliptozytose (Ovalozytose)
Mangel eines Strukturproteins des Zytoskeletts

Hereditäre Stomatozytose
- bei veränderter Lipidzusammensetzung der Erythrozytenmembran
- mit thermischer Instabilität der Erythrozyten und defekter Spektrin-Tetramerisation
- mit abnormer induzierbarer Kationenpermeabilität

Hereditäre korpuskuläre hämolytische Anämien: Thalassämien

Ursache: Synthesehemmung der α- oder β-Kette des Hämoglobins → Überwiegen der β-, γ- oder δ-Kette (es werden also keine abnormen Hämoglobinketten gebildet, aber in abnormer Menge und in ungewöhnlichem Lebensalter), haupt-sächliches Vorkommen in Mittelmeerländern

8

α-Thalassämien
Ursache sind Gendeletionen; je nach Anzahl und Ausmaß treten folgende Schweregrade auf:
1) „silent carrier state"
2) leichte Anämie, „α-Thalassemia trait"
3) HbH-Krankheit
4) Hydrops fetalis

Hb-Bart-Hydrops-fetalis-Syndrom, α-Thalassämie
Schwerste Form aller Thalassämien; in der Fetalzeit wird Hb Barts (γ-4-Tetramer) gebildet, das eine hohe Sauerstoffaffinität aufweist, d.h. wenig Sauerstoff an die Organzellen abgibt; es kommt zum Hydrops fetalis → Tod in utero infolge Hypoxie und Herzversagen

β-Thalassämien
Die β-Hb-mRNA ist instabiler als normal → statt β-Ketten werden vermehrt γ-Ketten gebildet, weiterhin persistiert die Synthese von HbF über die Neugebo-renenperiode hinaus

β-Thalassaemia maior (Cooley-Anämie)	*Morphologie und klinische Befunde*: Target-Zellen, Leptozyten, Kokardenzellen (auch (Ring-)Sidero-blasten), Bürstenschädel, Splenomegalie, Choleli-thiasis, tumorförmige extramedulläre Blutbildungs-herde, Organsiderosen → endokrine Störungen, mongoloides Aussehen

(Fortsetzung s. nächste Seite)

II

β-Thalassaemia intermedia	phänotypische Ausprägung einer milden homozygoten β-Thalassämie, einer schweren Form der heterozygoten β-Thalassämie oder einer doppelt-heterozygoten Formen der δ-β/β-Thalassämie
β-Thalassaemia minor	*synonym:* Rietti-Greppi-Micheli-Syndrom; heterozygote Form der β-Thalassämie, „thalassemia trait"
β-Thalassaemia minima	leichte bzw. asymptomatische Form der Thalassaemia minor
Hämoglobin-H-Krankheit (HbH-Thalassämie)	beim Erwachsenen Bildung von (instabilen) β-4-Tetrameren (HbH), → Heinz-Innenkörper

Kombination von Thalassämie und Hämoglobinopathie
HbS/β-Thalassämie (Sichelzellenthalassämie), HbC/β-Thalassämie, HbE/β-Thalassämie

Hereditäre Persistenz von HbF
Fortdauer der HbF-Synthese bis in das Erwachsenenalter aufgrund einer Störung im γ-δ-β-Komplex, es kommen heterozygote und homozygote Formen vor

Hereditäre korpuskuläre hämolytische Anämien: Hämoglobinopathien

8

Hämoglobinopathien sind genetisch bedingte Synthesestörungen des Hämoglobins, bzw. dessen Globinanteils → es werden (im Gegensatz zu den Thalassämien) *strukturell abnorme* Hb-Varianten gebildet. Von den Hämoglobinopathien sind die Porphyrien zu unterscheiden, bei denen eine Synthesestörung der Hb-Vorläufer vorliegt.

Hb-Varianten: Sichelzellensyndrome
Formen: SS, SC, SD-Punjab, SO-Arab, S/β-Thalassämie, (Anlage SA); (s.u.)

Sichelzellanämie (Drepanozytose), HbS-Krankheit
Diagnostik: chemische Hb-Analyse, Sichelungsphänomen: Nach Desoxygenierung (z.B. in einem luftdicht versiegelten Blutstropfen auf einem Deckglas) nehmen auch zuvor unauffälligen Erythrozyten Sichelzellenform an (auch bei HbC Georgetown und HbS Memphis)
Pathogenese der Sichelung: intrazelluläre HbS-Polymerisation bei Absinken der Sauerstoffspannung → „Sichelfasern", durch die dadurch auftretende Formstarre → Stase der Erythrozyten → u.U. Mikroinfarkte, Hämolyse durch Formstarre u. Heinz-Innenkörper
Organfolgen: Autosplenektomie durch Fibrose (Infarkte), Siderose, Gandy-Gymna-Körperchen; Hepatomegalie und Fibrose; Cholelithiasis; u.U. Darminfarkte oder ischämische Kolitis; Siderose in Knochenmark, Lymphknoten und Niere; Herzhypertrophie (Blutvolumen erhöht); Pneumonie (Zinkmangel?, verminderte Granulozytenaktivität?), Mikrothromben → Cor pulmonale; Osteolysen, Periostitis („Hand-Fuß-Syndrom"), Wirbelkörperkompression (Fischmaulbild), aseptische Knochennekrosen (Femurkopf) → eitrige Osteomyelitis, Gelenkdeformationen; Ulcera cruris; Niereninfarkte, Papillennekrose, Uratnephropathie, Glomerula mit

mesangialer Proliferation; Priapismus; ZNS-Komplikationen (Rückenmark-
infarkte); Glaskörperblutungen → Retinitis proliferans

II **Sichelzellanlage ("trait")**; unter Normalbedingungen keine Krankheitszeichen
Sichelzellensyndrome:
- ■ HbC-Krankheit
- ■ HbD-Krankheit
- ■ HbE-Krankheit
- ■ HbM-Krankheit
- ■ Hb Zürich-Krankheit (instabile Hämoglobinopathie)

Doppelt heterozygote Hämoglobinopathien
- ■ Sichelzell-HbC-Krankheit (HbS/HbC-Krankheit)
- ■ HbS/HbD-Krankheit
- ■ HbS/HbLepore-Krankheit
- ■ HbS/HbOArab-Krankheit
- ■ HbS/HPFH-Krankheit
- ■ HbS-/Thalassämie

Weitere Hämoglobinopathien/Hb-Varianten	
Instabile Hämoglobine	kongenitale Heinz-Körper-Anämie, weiterhin bei ca. 64 verschiedenen Syndromen (s.u.)
Abnorme O_2-Affinität	hohe Affinität: familiäre Erythrozytose, ca. 24 Varianten, niedrige Affinität: Hb-Kansas, Hb-Beth-Israel → familiäre Zyanose
M-Hämoglobine	M-Hämoglobine führen ebenfalls zu familiärer Zyanose, es gibt hiervon 5 Varianten
Thalassämiephänotyp	Lepore-Hämoglobine: β-Thalassämie-Phänotyp; Kettenendenmutanten, z.B. Hb-Constant-Spring: α-Thalassämie-Phänotyp

Hämolytische Heinz-Körper-Anämien durch instabile Hämoglobine
Instabile Hämoglobine sind hierbei strukturelle Varianten des HbA mit Präzipi-
tationstendenz → Heinz-Innenkörper → Hämolyse, man kennt ca. 64 Varianten,
sie bestehen in unterschiedlichen substituierten oder vermehrten Aminosäuren
bzw. Defekten in den Polypeptidketten des Globinmoleküls; in der Milz kann es
zur "Enukleation" der Heinz-Innenkörper kommen

Hereditäre korpuskuläre hämolytische Anämien durch Enzymopathien

Hinweise zur Diagnostik
1) Ausschluß von hereditärer Sphärozytose und Hämoglobinopathien;
2) Indikation: angeborene nichtsphärozytische hämolytische Anämien, voll-
kompensierte hämolyische Prozesse (Proerythrozytose, Ahaptoglobinämie),
akut auftretende hämolytische Krisen bei Gesunden;
3) frühestens 6 Wochen nach Transfusionsbehandlung;

(Fortsetzung s. nächste Seite)

4) 8 ml Blut + 2 ml ACD-Stabilisator in gut verschlossenem Kunststoffröhrchen am besten in eisgefülltem Thermogefäß (nicht Trockeneis!) per Eilboten zur Untersuchung;
5) bei jedem positiven Befund Kontrolluntersuchung, ggf. auch Untersuchung von Familienangehörigen

II

Formen:

Defekte im Pentosephosphatzyklus
- Glukose-6-P-Dehydrogenase-Mangel
- Glutathionreduktasemangel

Defekte in der Glykolyse
- Pyruvatkinasemangel
- Hexokinasemangel
- Glukosephosphatisomerasemangel
- Phosphofruktokinasemangel
- Triosephosphatisomerasemangel
- Glyzeraldehyd-3-phosphatdehydrogenase-Mangel
- Phosphoglyzeratkinasemangel
- 2,3-Diphosphoglyzeratmutase-Mangel

G-6-PD-Mangel

Häufigste *erbliche Anomalie* neben Diabetes mellitus, man kennt ca. 150 Strukturvarianten, je nach Untergruppe (A- oder B-) unterscheidet man: Favismus, Primaqui-Hämolyse, neonataler Ikterus, hereditäre nichtsphärozytische hämolytische Anämie (Splenektomie hierbei kontraindiziert); z.T. *medikamentös induziert* durch:

8

- Primaquin
- Acetanilid
- Methylenblau
- Nalidixinsäure
- Naphthalin
- Nitridazol
- Nitrofurantoin
- Phenylhydrazin
- Pamaquin
- Pentaquin
- Sulfanilamid
- Sulfacetamid
- Sulfapyridin
- Sulfa-methoxazol
- Thiazolsulfon
- Toluidinblau
- Trinitrotuluol

Kontraindizierte Medikamente bei nichtsphärozytischer hämolytischer Anämie:
- Acetylsalicylsäure
- Ascorbinsäure
- Chloramphenicol
- Isoniazid

- Phenylbutazon
- Chinin
- einige Sulfonamide u.a.

Enzymdefekte mit Heinz-Körper-Anämien
Betroffene Enzyme: Glukose-6-phosphatdehydrogenase, Glutathionsynthetase, Glutamylzysteinsynthetase, u.U. auch 6-Phosphoglukonatdehydrogenase

Hereditäre korpuskuläre hämolytische Anämien bei erythropoetischen Porphyrien

Porphyrien: angeborene oder erworbene Stoffwechselstörungen, bei denen Porphyrine oder Porphyrinvorstufen exzessiv gebildet werden; der Stoffwechseldefekt ist in Leberzellen, Erythroblasten oder Erythrozyten lokalisiert → hepatische bzw. erythropoetische Porphyrien

Kongenitale erythropoetische Uroporphyrie Günther
Morphologie und klinisches Bild: Kern- und -membran-Fluoreszenz der Erythroblasten (Porphyroblasten), Ausscheidung von Porphyrinen in Harn und Stuhl, Fotodermatose, Erythrodontie, hämolytische Anämie + Howell-Jolly-Körperchen

Erythrohepatische (-poetische) Protoporphyrie
Morphologie und klinisches Bild: Zytoplasmafluoreszenz in Erythroblasten und -zyten (nicht Kernen), Ausscheidung von Porphyrinen nur im Stuhl, Fotodermatose (ohne Pigmentierung), Cholezystolithiasis (Pigmentsteine), Porphyinablagerung in der Leber, Fibrose, kaum hämolytische Anämie

Hereditäre korpuskuläre hämolytische Anämien bei unbekannten Defekten

Hereditäre megaloblastoide hämolytisch Anämie

Erworbene korpuskuläre hämolytische Anämien

Paroxysmale nächtliche Hämoglobinurie (PNH)
Hämoglobinämie, -urie und Hämosiderinurie, vorwiegend nachts auftretend; es handelt sich um eine primäre klonale Stammzellerkrankung des Knochenmarks, Erythrozyten mit vermehrter Komplement-C3-Konvertase → Erythrozytolyse; weiterhin kommt es zu Venenthrombosen und Hämosiderinnephrose

Hereditäre extrakorpuskuläre hämolytische Anämien

Hereditäre Akanthose (der Erythrozyten)
Bei Abetalipoproteinämie

Familiäre erythrophagozytische Lymphohistiozytose
Diffuse lymphohistiozytäre Infiltrate in vielen Organen + Erythrophagozytose; die Ursache ist unbekannt, der Verlauf meist tödlich; weiterhin Blutfettveränderung

Erworbene extrakorpuskuläre hämolytische Anämie; immunologische Ursachen

Morbus haemolyticus neonatorum
Mütterliche Isoantikörper (IgG, plazentagängig) gegen fetale Erythrozyten (meist Rh-Faktor) → Hämolyse, je nach Schweregrad: Neugeborenenanämie, Icterus gravis neonatorum, Hydrops congenitus

Transfusionszwischenfälle
Durch Isoantikörper bedingt

Idiopathische und symptomatische Wärmeautoantikörperanämie
Durch inkomplette Autoantikörper vom Wärmetyp und Wärmehämolysine;
Bindung der Antikörper bei Körpertemperatur an die Erythrozytenantigene
→ Hämolyse (intravasal)

Kälteagglutininkrankheit
Durch Autoantikörper vom Kälteagglutinintyp; reversible Antikörperbindung
+ Hämolyse bei Kälte ($< 25°$ C) → Akrozyanose; *Formen:* idiopathisch-chronisch,
symptomatisch-chronisch, symptomatisch-akut passager postinfektiös

Kältehämoglobinurie
Synonym: autoimmunhämolytische Anämie durch Donath-Landsteiner-Hämo-
lysine: Kälteautoantikörper vom Donath-Landsteiner-Typ; irreversible, wärme-
stabile Antikörperbindung $< 20°$ C, Hämolyse bei Wärme; *Formen:* chronisch-
syphilitisch, chronisch-nichtsyphilitisch, akut passager nichtsyphilitisch

Chemisch-allergisch bedingte immunhämolytische Anämie
z.B. durch bestimmte Arzneimittel induziert oder nach Genuß des bedingt
eßbaren Pilzes Paxillus involutus (Kahler Krempling)

Symptomatische Formen immunhämolytischer Anämien
Mögliche *Ursachen:*

Neoplasien des „Immunsystems"/ lymphatischen Systems	■ lymphatische Leukämie ■ M. Hodgkin ■ Non-Hodgkin-Lymphomen ■ Plasmozytom ■ Makroglobulinämie
Nichtneoplastische Immunsystemerkrankungen	■ systemischer Lupus erythematodes (SLE) ■ Antikörpermangelsyndrom ■ Colitis ulcerosa ■ chronische Polyarthritis ■ Sklerodermie ■ Vaskulitiden
Chronische Stimulation des Immunsytems, z.B. durch chronische Infekte	vor allem: ■ Tuberkulose ■ Lues
Tumoren	z.B. Karzinome von ■ Ovar ■ Prostata ■ Mamma ■ Kolon

(Fortsetzung s. nächste Seite)

II

8

Pharmaka	■ Methyldopa
	■ Cephalotin
	■ Penicillin
	■ Stibophen
	■ Chinidin
	■ Chlorpropamid

Toxische und infektiöse hämolytische Anämien

Chemische Noxen	Schwermetalle, Industriegifte, tierische und pflanz-liche Gifte
Medikamente	Azetanilid, 2-Amino-5-sulfanylthiazol, Anilin, Arsengas (Arsenhydrid), Bienengift, Blei, Chlor-amphenicol, Diaphenylsulfon, Furazolidin, Furme-thonol, Insektengift, Kaliumchlorat, Kupfersalze, N-azetylsulfanilamid, Natriumchlorat, Naphthalin, Neoarsphenamin, Nitronebol, Nitrofurantoin, Nitrofurazon, Pentaquin-Phosphat, Phenacetin, Phenothiazin, Phenylhydrazin, Primaquin, Quino-zid, Resorcin, Salicylazosulfapyridin, (hyperbarer) Sauerstoff, Schlangengift, Sulfapyridin, Sulfo-methoxypyridazin, Sulfanilamid, Zinkäthylen-bisdithiokarbamat
Infektionen	Haemophilus influenzae, Salmonellen, Myco-bacterium tuberculosis, Bartonella bacilliformis, Clostridium Welchii, Protozoen u.a.

Traumatische hämolytische Anämien

■ Herzklappenplastik (bis hin zur „blauen Niere" – schwere Siderose, diese Veränderung kann auch bei anderen, mechanisch bedingten hämolytischen Anämien gefunden werden)
■ Herzklappenvitien
■ Sport- und Marschhämoglobinurie
■ Anämie bei Verbrennungen; komplexe Ursachen: direkte Hämolyse durch Hitzeschädigung der Erythrozyten, ausgedehnte Gefäßthrombose in ver-brannten Gewebsarealen (mikroangiopathisch-hämolytische Anämie) u.a.

Erworbene extrakorpuskuläre hämolytische Anämie unterschiedlicher Ätiologie

Mikroangiopathisch-hämolytische Anämien
bei thrombotischer thrombozytopenischer Purpura Moschcowitz, Purpura fulminans, Panarteriitis nodosa, Riesenzellenarteriitis, disseminiertem Lupus erythematodes, hämolytisch-urämischem Syndrom, maligner Hypertonie (Nephrosklerose), Nierenrindennekrose, akuter Glomerulonephritis, metastasie-renden Karzinomen, großen oder multiplen Gefäßtumoren (Chorangiom, malignem Hämangioendotheliom, systemischer Angioendotheliomatose),

Mitomycintherapie (selten Schizozyten nach Operationen), selten kongenitale mikroangiopathisch-hämolytische Anämie

Weiterhin bei:

- Gravidität
- Aborten
- Eklampsie
- chronischen Infekten
- Tumoren u.a.

II

Hämolytische Anämie mit unklarer Pathogenese

Zieve-Syndrom
Chronischer Alkoholismus + Leberschaden, Hypertriglyzeridämie, verkürzte Erythrozytenlebensdauer (Schaumzellen im Knochenmark)

Anämien aufgrund von Hämoglobinsynthesestörungen

Eisenmangelanämie bei:

- eisenarmer Ernährung,
- gestörter Eisenresorption (Achlorhydrie, Magenresektion, Zöliakie, Pika (habituelle Aufnahme von ungewöhnlichen und unnatürlichen Stoffen – Erde [Geophagie], Stärke [Amylophagie], Eis [Pagophagie] bei Kindern und best. Völkern)
- gastrointestinalen Blutungen (Hämorrhoiden, Salizylateinnahme, peptischen Ulzera, Hiatushernien, Divertikulose, Tumoren, Colitis ulcerosa, Hakenwurmbefall, Milchallergie bei Kindern, Meckel-Divertikel)
- Menometrorrhagien
- Blutspenden
- Hämoglobinurie
- Haemorrhagia factitia (psychopathologisch bedingter Blutentzug aus dem eigenen Körper)
- iatrogenem Blutentzug (täglich 3–4 ml $\cong$ 1,5–2 mg Eisen kann zu negativer Eisenbilanz führen)
- idiopathischer Lungensiderose
- Goodpasture-Syndrom
- hereditärer hämorrhagischer Teleangiektasie
- Blutgerinnungsstöungen
- „idiopathischer" hypochromer Anämie
- erhöhtem Eisenbadarf in der Schwangerschaft

Assoziierte Syndrome: Plummer-Vinson-Syndrom, Paterson-Kelly-Syndrom

8

Anämien bei chronischen Krankheiten

z.B. bei Infektionskrankheiten, entzündlichen Erkrankungen, z.B. Polyarthritis, Tumoren u.a.

II

Renale (nephrogene) Anämie
Die Anämie kann hierbei folgende Ursachen haben: Hämolyse („Urämietoxine"?),
Erythropoietinmangel, chronischer Blutverlust, Eisenresorptions- und -speicher-
störungen, Folsäuremangel (bei chronischer Dialyse), medikamentöse Erythro-
zyten- und Knochenmarkschäden (Phenacetin, Chloramphenicol), renale Infekte

Anämien bei endokrinen Störungen
Bei Hypophyseninsuffizienz, Hypothyreose (hierbei auch makrozytäre Anämie
oder Folsäuremangel möglich), Hyperthyreose, M. Addison
Androgene → Stimulation der Blutbildung, Östrogene → Hemmung der
Blutbildung

8.3.2   Erythroblasten

Erythroblastopenien

- Typ Owren (akut, relativ häufig)
- Typ Gasser (akut)
- Typ Prindull-Tillmann-Schröter (akut)
- Typ Richet-Alagille-Fournier (akut)
- Typ Sears-George-Gold (akut)
- Typ Diamond-Blackfan (chronisch)
- Chronische Erythroblastopenie des Erwachsenenalters

8

Megaloblastäre Anämien bei Vitamin-B_{12}-Mangel

Allgemeine Merkmale: verminderte Zellproliferation + Störung der Erythroblastenmorphologie (zu groß, unreifes Chromatin, „junger Kern in altem Zytoplasma"); *Ursache*: DNA-Synthese-Störungen

Genuine perniziöse Anämie (M. Biermer-Addison)
Atrophie der Magenschleimhaut; mögliche Ursachen: genetische Faktoren (hereditäre Form), immunologische Faktoren, chronische atrophische Gastritiden
anderer Genese, z.B. Crohn-Gastritis

Genuine perniziöse Anämie, infantile Form
Selten; *Ursachen*: kongenitaler Mangel an Transkobalmin II, kongenitaler Defekt
der Intrinsic-Factor-Sekretion, vorverlegter Erwachsenentyp, Najman-Imerslund-
Gräsbeck-Syndrom (s.u.)

Najman-Imerslund-Gräsbeck-Syndrom
Kongenitale selektive Malabsorption von Vitamin B_{12} mit Proteinurie

Symptomatische perniziöse Anämie („Non-Addisonian megaloblastic anemias")
Bei Magenresektion oder Gastrektomie, Fischbandwurmbefall im oberen Dünn-
darm, abnormer Dünndarmflora, Malabsorption von Vitamin B_{12}, bestimmten
Medikamenten (Paraaminosalicylsäure, Neomycin, Colchicin, evtl. auch orale
Kontrazeptiva)

Megaloblastäre Anämie bei Folsäuremangel

Megaloblastäre Schwangerschaftsanämie
Medikamentöse megaloblastäre Anämie durch Folsäureantagonisten:
- Methotrexat
- Aminopterin
- Pyrimethamin
- Triamteren
- Trimethoprim
- Pentamidin

Medikamentöse megaloblastäre Anämie durch Störung der Folsäureabsorption oder -utilisation:
- Diphenylhydantoin
- Primidon
- Barbiturate
- orale Kontrazeptiva
- Antibiotika: Cycloserin, Tetrazykline u.a.
- Glutethimid
- Lachgas (Frischoperierte!)

II

Megaloblastäre Anämien ohne Vitamin-B-12- oder Folsäuremangel

Medikamentöse Behandlung mit Antimetaboliten:
- Fluorouracil
- Fluorodesoxyuridin
- Hydroxyurea
- Cytosinarabinosid
- Azauridin → Pyrimidinsynthese
- Mercaptopurin
- Azathioprin
- Thioguanin → Purinsynthese

8

Orotazidurie Typ I
Mangel an Orotidyldekarboxylase und Orotidylpyrophosphorylase (Pyrimidin-stoffwechsel: Orotsäure → Uridin-5-phosphat)

Orotazidurie Typ II
Mangel an Orotidyldekarboxylase (Pyrimidinstoffwechsel: Orotsäure → Uridin-5-phosphat)

Lesch-Nyhan-Syndrom
Mangel an Hypoxanthin-Guanin-Phosphoryltransferase

Makromegalozytäre Anämien bei Kupfermangel
Alimentär bedingt (bei Kupferintoxikation → akute Hämolyse)

Sideroblastische (sideroachrestische) Anämien

Allgemeine Merkmale: Eisenverwertungsstörung für Hb-Synthese, exzessive Eisenspeicherung in Erythroblasten (→ Ringsideroblasten) und RHS (sekundäre Hämochromatose), ineffektive Erythropoese

Formen: pyridoxinempfindlich (Ansprechen auf Pyridoxingaben)/pyridoxin-
unempfindlich
Differentialdiagnose: Erythrämie

II

Hereditäre sideroblastische Anämie
Synonyme: Anaemia hypochromica sideroachrestica hereditaria, kongenitale
sideroblastische Anämie,

Sekundäre sideroblastische Anämien; z.B.:
- Bleianämie
- medikamentös-toxisch bedingte sideroblastische Anämien
- sideroblastische Anämie bei Tumoren
- sideroblastische Anämie bei Autoimmunkrankhieten u.a.

Thiaminempfindliche sideroblastische Anämie

Syndrom der refraktären sideroblastischen Anämie mit Vakuolisierung der
Erythroblasten und exokriner Pankreasdysfunktion (bei Kleinkindern und
Neugeborenen)

(**„Idiopathische refraktäre sideroblastische Anämie (präleukämisch)"** –
siehe myelodysplastische Syndrome, S. 527)

8

8.3.3   Granulozyten

Neutropenie, Agranulozytose (Einteilung der Neutropenien)

Neutropenie	Verminderung der Gesamtzahl neutrophiler Granulo-zyten < 2500/µl; bei < 500/µl: hohes Infektionsrisiko
Agranulozytose	weitgehendes Fehlen von Granulozyten

Neutropenie Typ I
Granulopoetische Proliferationshemmung → Knochenmarkhypoplasie/-aplasie

Neutropenie Typ Ia
Durch obligat wirksame chemische oder physikalische Schädigung, z.B. nach
ionisierenden Strahlen oder Zytostatika (2 – 4 Wochen Latenz)

Neutropenie Typ Ib
Wirkung aufgrund Idiosynkrasie; *dosisabhängig*, reversibel, z.B.:
- Analgetika (Paracetamol)
- Antibiotika (Carbenicillin, Chloramphenicol, Griseofulvin, Isoniazid,
  Novobiocin, Oxofenarsin, Pheneticillin, PAS, Ristozetin, Thiazetazon)
- Antikonvulsiva (Diphenylhydantoin, Trimethadion)
- Antihistaminika
- Antiphlogistika (Phenylbutazon)
- Antiarrhythmika (Dioxid, Procainamid)
- Sedativa
- Sulfonamide (Sulfanilamid, Sulfisoxazol, Sulfathiazol)
- Thyreostatika (Carbimazol, Methimazol, Thiamazol, Thiouracilabkömmlinge)
- sonstige: Dinitrophenol, Penicillamin, Phenothiazin, Imipramin, Levodopa

Neutropenie Typ Ic
Erworbene Hypersensitivität, *dosisunabhängig*, Verlauf: akut oder chronisch, reversibel oder irreversibel (z.b. nach Chloramphenicol und Goldsalzen), u.U. „leukämische Transformation" (nach Phenylbutazon, Chloramphenicol, Benzol) möglich; z.b.:

- Analgetika (Antipyrin, Cinchophen)
- Antibiotika (Ampicillin, Chloramphenicol, Fumagillin, Isoniazid, Metronidazol, Nitrofurantoin, Oxophenarsin, Penicillin)
- Antiphlogistika (Goldsalze, Phenylbutazon)
- Antiarrhythmika (Dioxid, Procainamid, Chinidin, Methyldopa, Propranolol)
- Diuretika (Acetazolamid – Diamox, Chlortalidon, Chlorothiazid, Hydrochlorothiazid, Quecksilberabkömmlinge)
- Antidiabetika (Chlorprobamid)
- Sulfonamide (Sulfadimethoxid, Sulfaguanidin, Sulfamethoxydiazin, Sulfamethoxypyridazin, Sulfanilamid, Sulfisoxazol)
- Thyreostatika (Carbimazol, Propylthiourazil)
- sonstige: Benzol, Dinitrophenol, Penicillamin

Neutropenie Typ II
Ineffektive Proliferation → Knochenmarkhyperplasie, fakultative Linksverschiebung, vermehrter intramedullärer Granulozytenabbau
bei Vitamin-B_{12}-Mangel, Alkoholismus und Medikamenten, die die Absorption (Diphenylhydantoin) oder Utilisation (Methotrexat) von Folsäure hemmen, weiterhin Pyrimethamin – Daraprim (Antimalariamittel), Chloramphenicol (Antibiotika) u.a.

Neutropenie Typ III
Gesteigerte periphere Destruktion oder Utilisation → Knochenmarkhyperplasie, bei entzündlichen Grunderkrankungen, Endotoxinwirkung, Hypersplenismus u.a.

Medikamenteninduzierte Typ-III-Neutropenie (Schultz)
Durch Leukozytenagglutinine (Medikamente als Haptene verbinden sich mit Strukturen auf Leukozytenoberfläche zu Antigenen) → Granulozytendestruktion; dosisabhängig; *Verlauf*: akuter Einsatz, sekundär häufig reaktionslose (infektiöse) Entzündungen (Tonsillitis, Oropharyngitis, Pneumonien, Enterokolitiden), Hämorrhagien, Nekrosen; z.b. bei:

- Analgetika, Antiphlogistika (Aminopyrin – Pyramidon, Dipyron, Metamizol, Goldsalze, Phenylbutazon)
- Antibiotika (Cefalotin, PAS, Penicillin, Streptomycin)
- β-Blocker (Propranolol)
- Diuretika (Quecksilberabkömmlinge)
- Antidiabetikum (Chloropropamid)
- Sulfonamide (Sulfasalazin)
- Thyreostatika (Thiouracilabkömmlinge)
- sonstige: Phenothiazin – Chlorpromazin

Neutropenie Typ III, neonatale Isoimmunneutropenie
Ausgelöst ebenfalls durch (plazentagängige) Leukozytenagglutinine – mütterliche Antikörper gegen kindliche Leukozytenantigene (bei Multipara)

II

Neutropenie Typ III bei Lupus erythematodes

Durch konstitutionelle Anomalien des Komplementsystems (?) verkürzte Lebensdauer der Granulozyten, *Morphologie*: LE-Zellen (Granulozyten mit phagozytiertem homogenen Kernmaterial, in Pappenheim-Färbung: rötlich), Tart-Zellen (meist Monozyten mit phagozytiertem Kernmaterial, in Pappenheim-Färbung: bläulich)

Idiopathische Immunneutropenie Typ III

u.a. auch **Felty-Syndrom** (rheumatische Arthritis + Splenomegalie; Neutropenie in diesem Fall durch Leukozytenagglutinine und Hypersplenie bedingt)

Neutropenie Typ III bei Hypersplenismus

u.a. auch bei *Splenomegalie* infolge Leberzirrhose; Neutropenie auch durch hepatopathiebedingte Proliferationsstörung bedingt; häufig auch Monozytose

Infektbedingte Neutropenie Typ III

z.B. bei

8

- Gelbfieber
- Influenza
- Poliomyelitis
- Pappataci-Fieber
- Windpocken
- Masern
- Röteln
- Psittakose
- Denguefieber
- Rickettsiosen
- Mononukleose
- Brucellose
- Dysenterie
- Typhus
- Paratyphus
- Malaria
- viszeraler Leishmaniose
- Hepatitis; *Morphologie*: besonders häufig Leukozyten mit toxischen Granulationen und Doehle-Körperchen

Neutropenie Typ IV

Kombination von I, II und III, am meisten medikamentös bedingt

Neutropenie Typ V

Pseudoneutropenie infolge Shift (zum Marginalpool) oder Vergrößerung des Reservepools → normaler Konchenmarkbefund; tierexperimentell nach Plasmaexpandern, Histaminwirkung

Hereditäre Neutropenien

Kongenitale retikuläre Dysgenesie und Aleukozytose

Kongenitale Lymphopenie, Thymusaplasie, Immunglobulindefekte, Schäden des retikulohistiozytären Zellsystems, u.U. auch zelluläre Immundefekte, Knorpelhypoplasie; *Morphologie*: im Knochenmark weitgehend Fehlen von myeloischen Vorstufen

II

8

Neutropenie und konstitutionelle Defekte
Ähnlichkeiten zu Fanconi-Anämie, z.T. Kombination mit Achondroplasie, Knorpelhypoplasien, geistiger Retardierung, Dyskeratosis congenita, Hypoglobulinämie (meist IgG), Monozytose

Infantile Agranulozytose Kostmann
Reifungsstörung der Granulopoese mit Lappungsanomalien, hyperplastisches Knochenmark (grobgranulierte Promyelozyten); peripher: Agranulozytose (der neutrophilen Granulozyten) Eosinophile, Monozyten und Lymphozyten vermehrt, Hypergammaglobulinämie → häufig letale Infektionen

Chronische familiäre Neutropenie Hitzig-Levine
Wie infantile Form, tritt aber später auf (Erstsymptome häufig Entzündungen der Mundschleimhaut), *Morphologie*: Reifungsstörung auf Höhe der neutrophilen Myelozyten

Benigne familiäre Neutropenie Huber-Gänsslen
Nur relativ geringe Verminderung der Granulozyten, im Erwachsenenalter gesteigerte Infektneigung, Mundschleimhautulzerationen, *Morphologie*: Knochenmark normal

Zyklische Neutropenie
Zyklische Verminderung des Proliferationspools (ca. alle 25 Tage für 3 – 4 Tage), klinische Symptome: Fieber, Infekte

Exokrine Pankreasinsuffizienz und Granulozytopenie
Gedeihstörungen, Steatorrhöe, Atrophie der Drüsenazini des Pankreas, u.U. Kombination mit geringgradigem Diabetes mellitus, verzögerter geistiger Entwicklung, Minderwuchs, epiphysärer Dysplasie, metaphysärer Dysostose, M. Hirschsprung

Chronisch benigne Neutropenie des Kindesalters Fanconi
Offenbar gesteigerte periphere Destruktion mit Erschöpfung des Reifungspools des Knochenmarks → im Säuglingsalter gesteigerte Infektanfälligkeir, Impetigo u.a., nach ca. 1 Jahr Rückbildungstendenz

Myelokathexis
Kindesalter; *Morphologie*: granulopoetische Hyperplasie des Knochenmarks mit hypersegmentierten Granulozyten mit verkürzter Lebensdauer (abnorm dünne Chromatinbrücken)

Eosinopenie

Bei Streß, exogener oder endogener Kortikosteroidwirkung, Infektionen (Normalwert 40–200–440 Eosinophile/µl)

Good-Syndrom
Eosinopenie bei Spindelzellthymom mit Defizienz aller Immunglobulinklassen, Lymphopenie und Lymphknotenhypoplasie

Basopenie

Bei Streß, akuten Hypersensitivitätsreaktionen (möglicherweise durch Degranulierung vorgetäuscht), (Normalwert 15–100 Basophile/µl)

8.3.4   Monozyten

Monozytopenie

Nach Injektion von Endotoxinen oder opsonierten (antikörperbeladenen)
Erythrozyten, durch Glukokortikosteroide

8.3.5   Thrombozyten (Thrombozytopenie)

Kongenitale Thrombozytopenien

Fanconi-Syndrom
Selten, autosomal-rezessiv; Thrombozytopenie + Mißbildungen (Radiusaplasie,
Hyperpigmentation, Minderwuchs, Hirn- und Nierenanomalien)

Amegakaryozytäre Thrombozytopenie mit Radiusaplasie
Selten, autosomal-rezessiv; Thrombozytopenie + bilaterale Radiusaplasie
(u.U. auch kardiale Mißbildungen)

Konnatale Infektionen: Röteln, CMV → passagere neonatale megakaryozytäre
Hypoplasie + Herzmißbildungen

Kongenitale Thrombozytopenien durch ineffektive Plättchenproduktion
Allgemeine Kennzeichen: vermehrte megakaryozytäre Zellmasse im Knochenmark
+ erniedrigter peripherer Plättchenumsatz; *Formen:*

- May-Hegglin-Anomalie; selten, autosomal-dominant; Riesenplättchen im
  peripheren Blut, Granulozyten mit Einschlußkörperchen (Doehle-Körperchen)
- Wiskott-Aldrich-Syndrom; X-chromosomal-rezessiv, selten; Mikrothrombozy-
  topenie, (therapierefraktäres) Ekzem, erhöhte Infektanfälligkeit (Immundefekt
  mit B- und T- Zell-Funktionsstörung)
- Autosomal-dominante Thrombozytopenie; selten; Vermehrung unreifer Mega-
  karyozyten, u.U. mit Nephritis, Taubheit, Riesenplättchen und abnormer
  Plättchenfunktion kombiniert
- Mediterrane Makrothrombozytopenie (ohne klinische Relevanz)
- Chediak-Higashi-Syndrom; autosomal-rezessiv; Pseudoalbinismus, erhöhte
  Infektanfälligkeit, Hepatosplenomegalie, Lymphadenopathie, Photophobie,
  Nystagmus, Thrombozytopenie (verminderte „dense granules"), Disposition zu
  lymphoretikulären Systemerkrankungen

Bildungsstörungen verschiedener Genese

Megakaryozytäre Hypoplasie
Ursachen: isolierte Einschränkung der Megakaryozytopoese, z.B. durch Thiazid-
diuretika, Östrogene, Steroide, Alkohol; Schädigung des gesamten Knochenmarks,
z.B. durch Medikamente, Chemikalien und Toxine, Bestrahlung, Infektionen,
aplastische Anämie

Verdrängung der Knochenmarkssubstanz bei:

- metastasierenden Tumoren
- hämatologischen Systemerkrankungen
- Osteomyelofibrose

- systemischer Histiozytose
- Speicherkrankheiten

Zyklische Thrombozytopenie

Zyklische Schwankungen der Plättchenzahl im Rhythmus von 20–40 Tagen, meist bei Frauen

Ineffektive Thrombozytopoese

Erhöhte Megakaryozytenmasse bei vermindertem peripheren Plättchenumsatz bei:
- Vitamin-B_{12}- und Folsäuremangel
- Di-Guglielmo-Syndrom
- paroxysmaler nokturner Hämoglobinurie
- „Präleukämie"

Erworbene Thrombozytopenie wegen peripherer Umsatzsteigerung

Thrombotisch-thrombozytopenische-Purpura (TTP)

Synonym: Moschcowitz-Syndrom; akutes Krankheitsbild mit thrombozytopenischer Purpura, neurologischen Ausfällen, mikroangiopathischer hämolytischer Anämie, Nierenfunktionsstörungen und Fieber (oft nach Infekten oder immunologischen Erkrankungen); *Morphologie*: Ablagerung von hyalinem Material in terminalen Arteriolen und Kapillaren

Hämolytisch-urämisches Syndrom (HUS)

Synonym: Gasser-Syndrom; akutes Krankheitsbild meist bei Kindern < 8 Jahren mit mikroangiopathischer hämolytischer Anämie, thrombozytopenischer Purpura und oligurischem Nierenversagen, bei Erwachsenen meist in Schwangerschaft oder nach Nierentransplantation; *Morphologie*: Ablagerung von hyalinem Material (Thromben) nur in Nierengefäßen (Glomeruluskapillaren und Nierenarteriolen)

Disseminierte intravaskuläre Gerinnung (DIC); *Ursachen*:

Gerinnungsstimulation durch Kontaktaktivierung	z.B. bei massiver Thrombose, Lungenembolie, Aortenaneurysma, Riesenhämangiom (Kasabach-Merritt-Syndrom)
Generalisierte Kontaktaktivierung durch Endothelschaden	z.B. bei Schock (kardiogen, hämorrhagisch, hypovolämisch, septisch), Anoxie, Azidose, Hitzschlag, Virusinfekten, Bildung von Antigen-Antikörper-Komplexen (Fehltransfusion, Transplantatabstoßung)
Lokalisierbare Einschwemmung von Gewebsthromboplastin	z.B. bei Verbrennung, vorzeitiger Plazentalösung, intrauterinem Fruchttod
Generalisierte Einschwemmung von Gewebsthromboplastin	z.B. bei Polytrauma, Tumorzerfall (Prostata, Pankreas, Lunge), Miliartuberkulose, Sepsis mit gramnegativen und grampositiven Bakterien, Promyelozytenleukämie, Lymphomen
Regulationsdefekte	z.B. bei chronischen Lebererkrankungen

(Fortsetzung s. nächste Seite)

II

Atypische Proteolyse von Gerinnungsproteasen, Fibrinogen	z.B. bei Fruchtwasserembolie, akuter Pankreatitis, myeloischer Leukämie, Schlangengiften

Thrombozytopenie durch Adhäsion an Oberflächen; *Ursachen*:

Autoimmunerkrankungen	SLE, rheumatoide Arthritis, Polyarthritis
Kontakt mit künstlichen Oberflächen	Gefäßprothesen, Hämodialysen, extrakorporale Zirkulation, Hämoperfusionssysteme

Alloimmunthrombozytopenien

Alloimmunthrombozytopenien nach Plättchentransfusion
Ausbildung von Antikörpern gegen HLA-, AB0- oder plättchenspezifische Merkmale

Posttransfusionelle Purpura (PTP)
Synonym: Purpura Shulman, nach Transfusion von Plättchenantigen A1- (PLA1-) positivem Blut in PLA1-negativen Empfänger → schwere (passagere) Thrombozytopenie

8

Neonatale Alloimmunthrombozytopenie
Transplazentare Übertragung von Alloantikörpern (meist gegen PLA1) der Mutter (Konstellation: Kind PLA1-pos., Mutter PLA1-neg.)

Medikamenteninduzierte Thrombozytopenie
Unterschiedliche immunologische Mechanismen; Cefalotin, Trimethoprim-Sulfamethoxazol, Chinidin, Methyldopa, Heparin, Gold

Para- und postinfektiöse Thrombozytopenie

Bildungs- oder Umsatzstörung während oder nach **Virusinfekten**; bei neonatalen Röteln, CMV-Infektion, Denguefieber, Masern-, Rötelnimpfung, Varizellen, Vacciniaviren, Influenza, Paramyxoviren, Mumps, Mononukleose (selten → DIC)

Malariainduzierte Thrombozytopenie
Wahrscheinlich durch zirkulierende Immunkomplexe bedingt

Weitere Ursachen einer Thrombozytopenie

Umverteilungsstörungen	Thrombozytopenie bei **Splenomegalie**; mehr als 30 % der Plättchen können in der Milz „gespeichert" sein
Blutverlust	
Massentransfusion	bei Massentransfusion von Erythrozyten → „Verdünnungseffekt" bei den Thrombozyten

8.3.6   Erythrozyten, Granulozyten und Thrombozyten (Panmyelopathie)

II

Panzytopenie

Synonyme: aplastisches Syndrom, Panmyelophthise,
*allgemeine **morpholpgische*** Merkmale: Verminderung der Knochenmarkszellen aller drei Reihen → Verminderung aller drei Blutzellreihen im peripheren Blut, (weitere Ursachen einer Panzytopenie können Hypersplenismus, Umverteilungsstörungen u.a. sein)
Folgen: hypoxische Organverfettung, Schleimhautnekrosen (neutropenische Kolitis), hämorrhagische Diathese, u.U. Polyneuropathie
Ursachen: paroxysmale nächtliche Hämoglobinurie, Therapiefolge bei Knochenmarkstransplantation: u.U. graft versus host disease (GVHD), interstitielle Pneumonien (CMV, Pneumocystis carinii)

Aplastische Anämie
Im angloamerikanischen Sprachgebrauch z.T. synonym mit hypozellulärer Panmyelopathie verwandt, der Begriff ist unscharf definiert, da einige aplastische Anämien bekannter Ursache (durch Tumoren, Stoffwechselanomalien etc. bedingt), die Myelofibrose und hyperzelluläre Formen herausgenommen werden.

Angeborene Panmyelopathie mit hypozellulärem Mark:

8

- Hereditäre aplastische Anämie mit multiplen Mißbildungen (Fanconi-Syndrom)
- Aplastische Anämie bei triphalangealem (dreigliedrigem) Daumen
- Aplastische Anämie im Rahmen anderer seltener Mißbildungssyndrome
- Aplastische Anämie bei zystischer Pankreasfibrose
- Shwachman-Diamond-Syndrom: Pankreasinsuffizienz + Neutropenie, bei ca. 33 % auch Panzytopenie
- Aplastische Anämie bei Down-Syndrom

Erworbene Panmyelopathie mit hypozellulärem Mark

Primäre (idiopathische) Panmyelopathie
Sekundäre (symptomatische) Panmyelopathie
Eine sekundäre Panmyelopathie folgt obligat (dosisabhängig) nach ionisierender Strahlung einschließlich Thorotrast, Zytostatika, Chloramphenicol, Phenylbutazon, Gold- und Arsenpräparaten, Mephenytoin, Tolbutamid, Colchicin, Daunorubicin, Adriamycin, bestimmten Antibiotika, Benzol u.a.
eine sekundäre Panmyelopathie folgt fakultativ (dosisunabhängig) nach Chloramphenicol, verschiedenen Antikonvulsiva, Antimalariamitteln, Thyreostatika, Antidiabetika, Analgetika, Sedativa, Tranquilizern, Insektiziden, viralen und bakteriellen Infekten, Schilddrüsenerkrankungen., Schwangerschaften (febriler Abort), diffuser Fasziitis

Weitere Medikamente, die eine hypozelluläre Panmyelopathie bedingen können

Antibiotika	Chloramphenicol, Sulfonamide, Tetrazykline, Penicilline, Streptomycin, Amphotericin B
Antimalariamittel	Quinacrin, Chloroquin, Pyrimethamin
Antimykotika	Griseofulvin
Antirheumatika, Analgetika	Phenylbutazon, Oxyphenbutazon, Gold, Indomethacin, Allopurinol, Colchicin, Phenacetin, Penicillamin, Acetylsalicylsäure, Salicylamid, Carbamazepin
Antikonvulsiva	Hydantoine, Trimethadion, Ethosuximid, Carbamazepin, Phenazemid
Sedativa, Psychopharmaka	Phenothiazine, Meprobamat, Chlordiazepoxid, Methyprylon, Promazin, Chlorpromazin, Mepazin, Lithium
Thyreostatika	Kaliumperchlorat, Carbimazol, Methimazol, Thiouracil
Antidiabetika	Chlorpropamid, Carbutamid, Tolbutamid
Antihistaminika	Tripelenamin
Sonstige	Azetazolamid, Dinitrophenol, Thiocyanat, Chlorothiazid, Methyldopa, Metazolamid, Cimetidin, Metolazon, Wismut, Quecksilber, kolloidales Silber, Thoriumdioxid

Andere exogene Ursachen einer hypozellulären Panmyelopathie

Virusinfekte	akute Virushepatitis (besonders Non-A-non-B), Mono- od. Bizytopenie bei Zytomegalievirusinfektion, Dengue-Fieber, Herpes simplex, Masern, Rubeolen, Varizellen, infektiöse Mononukleose, Influenza A, AIDS
Insektizide	DDT (Chlorophenothan), Parathion, Chlordane, Pentachlorophenol, Hexachlorcyclohexan
Organische Lösungsmittel	Benzol, Tetrachlorkohlenstoff, Toluol, Klebstoffe
Verschiedene Substanzen	Trinitrotoluol, Haarfärbemittel

Sonstige Ursachen einer Panmyelopathie (lokal und generalisiert)
- Lokale Knochenmarkathrophie nach Strahlentherapie (ab 20 Gy, irreversibel, gelbes Fettmark mit scharfer Grenze zum nicht bestrahlten Knochenmark)
- Markhypoplasie im hohen Lebensalter
- Hungeranämie (bei Eiweiß-, Eisen-, Folsäure- und/oder Vitamin-B_{12}-Mangel → u.U. auch sideroblastische Anämie, Gallertmark – Knochenmarkfettzellen

sind metabolisch aktive Zellen mit hämopoetischen Aufgaben, sie dienen nicht
der Deckung des Energiebedarfs)
▪ Verdrängungspanmyelophthise; bei Knochenmarksinfiltration durch Hämoblastosen, Knochenmetastasen u.a.

II

8.4 Degenerative Veränderungen, Dystrophien und Stoffwechselstörungen

8.4.1 Erythrozyten

Gestörte Erythrozytenmorphologie

Mikrozyten	< 82 µm^3
Makrozyten	> 92 µm^3
Megalozyten	> 150 µm^3; *Vorkommen* bei megaloblastärer Anämien, sideroblastischer Anämie, Polycythaemia rubra vera und fetal; die Erythrozyten sind meist oval und hyperchromatisch
Anisozytose	stark wechselnde Erythrozytengröße meist bei Anämien
Akanthozyten	Erythrozyten mit unregelmäßig großen und konfigurierten Zellfortsätzen (stachelförmig); *Vorkommen* bei Abetalipoproteinämie, Malabsorption, alkoholischem Leberschäden u.a.
Dakryozyten	tropfen-, tränenförmige Erythrozyten; *Vorkommen* bei Thalssämien, Myelofibrosen, Panmyelopathie u.a.
Drepanozyten	sichelförmige oder irregulär stachelförmige Erythrozyten mit polymerisiertem Hämoglobin S; *Vorkommen* bei Sichelzellen-Syndrom, Hämoglobinopathie C-Harlem und Memphis/S
Echinozyten	stachelförmige Erythrozyten mit kurzem gleichförmigen Fortsätzen; *Vorkommen* bei Urämie, Pyruvatkinasemangel u.a.
Elliptozyten (Ovalozyten)	elliptische, ovale Erythrozyten mit randständigem Hämoglobin; *Vorkommen* bei hereditärer Elliptozytose, Eisenmangel, Thalassämien u.a.
Schistozyten (Schizozyten, Fragmentozyten)	kleine, bizarre, z.T. dreieckige Erythrozyten; *Vorkommen* vor allem bei traumatischen hämolytischen Anämien, Sonderform der Poikilozyten
Keratozyten	Erythrozyten mit einem oder mehreren spitzen Fortsätzen („spur cells", „burr cells"); *Vorkommen* bei mikroangiopathischen hämolytische Anämien u.a.

8

(Fortsetzung s. nächste Seite)

Knizozyten	trikonkave Erythrozyten; *Vorkommen* artefiziell oder bei Anämien: hereditäre Sphärozytose u.a.
Kodozyten	Schießscheiben-, Target-Zellen mit zentraler Hämoglobinablagerung statt zentraler Aufhellung; *Vorkommen* bei Thalssämien, Hämgloninopathien, Eisenmangelanämien u.a.
Leptozyten	dünne hypochrome Erythrozyten mit normalem Durchmesser und verminderten MCV (mittlerem korpuskulären Volumen); *Vorkommen* bei Thalassämien, Eisenmangelanämien u.a.
Poikilozyten	mißgestaltete Erythrozyten (keulen-, birnen-, halbmondförmig); *Vorkommen* bei verschiedenen Anämieformen
Sphärozyten	kugelförmige Erythrozyten meist von unterschiedlicher Größe (Makro-, Mikrosphärozyten); *Vorkommen* bei hereditärer Sphärozytose und anderen hämolytischen Anämien
Stomatozyten	Erythrozyten mit strich-(„mund"-)förmiger zentraler Aufhellung (einseitig eingestülpte Kugel); *Vorkommen* bei hereditärer Stomatozytose, Lebererkrankungen u.a.
Torozyten	Erythrozyten mit verdicktem äußeren Rand (Trocknungsartefakt)

Veränderte Anfärbbarkeit

- Hypochromasie
- Hyperchromasie
- Anisochromasie: unterschiedlicher Farbstoffgehalt der Erythrozyten (unterschiedlich starke Anfärbbarkeit mit Eosin)
- Polychromasie: verstärkte Anfärbbarkeit mit Methylenblau oder anderen basischen Farbstoffen → schmutzig grau-rote Erythrozyten

Zytoplasmaveränderungen

Howell-Jolly-Körper	bis 3 Mikrometer große Kernreste in Erythrozyten (Feulgen-positiv); *Vorkommen* bei Splenektomie, Milzaplasie
Carbot-Ringe	ring- oder schleifenförmige Gebilde in Erythrozyten (Kernmembranreste?)
Heinz-Körper	0,5–2 µm große, meist solitäre, blaue bis purpurfarbene Einschlüsse (Supravitalfarbstoffe: Brillantkresylblau u.a.); *Vorkommen* bei Hämoglobinopathien, Thalassämien, enzymopathischen hämolyischen Anämien
Ringsideroblasten	bei „sideroblastischer Anämie"

Abnorme Erythroblastenmorphologie

Megaloblasten	bei megaloblastischer Anämie
Riesenerythroblasten	bei bestimmten Formen der Erythroblastopenie
Doppelkernige Erythroblasten	bei kongenitaler dyserythropoetischer Anämie
Gigantoblasten	vielkernige Erythroblasten; bei kongenitaler dyserythropoietischer Anämie
Vakuolisierte Erythroblasten	bei Chloramphenicolschaden, akutem Alkoholismus, Marasmus, Kwashiorkor, Erythroleukämie (anderen Leukämieformen), Phenylalanin- und Riboflavinmangel, hyperosmolarem und hyperglykämischem Koma

II

8.4.2   Granulozyten

Erworbene Granulozytenanomalien

Toxische Granulationen	bei schweren Infektionskrankheiten, Bakteriämie, Coma uraemicum und hepaticum; weitere mögliche morphologische Veränderung: Vakuolisierung des Zytoplasmas
Döhle-Körperchen	basophile Zytoplasmaeinschlüsse in Neutrophilen, bei Scharlach u.a. Infektionskrankheiten, Verbrennungen, Schwangerschaft, Cyclophosphamidtherapie
Makropolyzyten (Übersegmentierung)	bei Vitamin-B_{12}- oder Folsäurehypovitaminose, Osteomyelofibrose, Antimetabolite wie Mercaptopurin, Methotrexat, Hydroxyharnstoff, Cytarabin
Tetraploide Granulozyten	bei „leukämoider Neutrophilie"
Intravasale Karyolyse in Neutrophilen	bei septisch-bakteriämischen Zuständen, bakterieller Endokarditis, Kachexie

8

8.5   „Fehlbildungen"

8.5.1   Granulozyten

„Fehlbildungen", meist mit Funktionsstörungen

Progressive septische Granulomatose
Synonyme: fatal granulomatosis of childhood, chronic granulomatous disease –
CGD; genetisch bedingter Funktionsdefekt von Neutrophilen, Monozyten und
Makrophagen

Laktoferrindefizienz der Neutrophilen
Offenbar autosomal-rezessiv (Laktoferrin in Sekundärgranula hat bakteriosta-
tischen Effekt) → infantile Infektletalität; *Morphologie*: abnorme Kernsegmen-
tierung, alkalische Phosphatase herabgesetzt

Genetisch bedingter Myeloperoxidasedefekt
Gering erhöhte Infektanfälligkeit, wird hauptsächlich labortechnisch
diagnostiziert, *DD*: leukämieassoziierter Myeloperoxidasedefekt

Genetisch bedingter Eosinophilenperoxidasedefekt
Autosomal-rezessiv, Neigung zu allergisch-asthmoiden Beschwerden

M. Steinbrinck-Chediak-Higashi
Autosomal-rezessiv; Granulationsanomalie → Infekte, weiterhin terminale
Lymphadenopathie, Splenomegalie; Tod meist im Kindesalter

May-Hegglin-Anomalie
Autosomal-dominant; *Morphologie*: basophile, schlierenartige Zytoplasma-Ein-
schlußkörperchen in Blutzellen, einschließlich Megakaryozyten → hämorrhagische Diathese, u.U. Rumpel-Leede-Phänomen

Alder-Reilly-Anomalie
Autosomal-dominant, in Verbindung mit M. Hurler, M. Hunter, M. Maroteaux-
Lamy, M. Sanfilippo; *Morphologie*: grobe, kommaförmige Granula (auch in
Lymphozyten: Gasser-Zellen und im Knochenmark: Buhot-Zellen)

Pelger-Huet-Syndrom
Hereditäre Störung der Kernsegmentation reifer Granulozyten: 2 kugelrunde
Segmente, fraglicher Krankheitswert

(Pseudo-Pelger-Huet-Anomalie
Erworben, reversibel; bei Myxödem, medikamenteninduziert, CLL, CML und
„präleukämisch")

Erbliche konstitutionelle Hochsegmentierung der Neutrophilenkerne
Autosomal-dominant; *Morphologie*: vier oder mehr Kernsegmente, vermehrt
„drumsticks"; ohne Krankheitswert; DD: erworbene Formen bei Vitamin-B_{12}-
Hypovitaminose, rheumatischer Arthritis, ankylosierender Spondylitis

8.5.2   Thrombozyten

Membrandefekte

Thrombasthenie Glanzmann
Autosomal-rezessiv, häufigste angeborene Thrombozytenfehlbildung; *Ursache*:
Mangel an Glykoprotein IIb und IIIa → Thrombozytenaggregation gestört

Bernard-Soulier-Syndrom („giant platelet syndrome")
Autosomal-rezessiv, selten, *Ursache*: Mangel an Glykoprotein I → Plättchen-
adhäsion an subendotheliale Strukturen nicht möglich, *morphologisch*: Makrothrombozytopenie

Pseudo-Willebrand-Syndrom
Autosomal-dominant, selten; *Ursache*: gesteigerte Affinität der Thrombozyten zu
Faktor VIII → erniedrigte Plasmawerte für Faktor VIII; gesteigerte Plättchenaggregation durch erniedrigte Ristocetinkonzentrationen → mäßige hämorrhagische Diathese

Plättchenfaktor-3-Mangel
Isolierter Mangel an Plättchenfaktor 3, sehr selten; *Ursache*: vermutlich defiziente
Faktor-V-Bindung an Plättchenmembran

II

Intrazelluläre Defekte

„Storage pool disease"
Autosomal-dominant, selten; *Ursache*: Mangel an „dense granules", Verminderung
von gespeichertem ADP und 5-Hydroxytryptamin → gestörte ADP-induzierte
Plättchenaggregation → milde hämorrhagische Diathese

Hermansky-Pudlak-Syndrom
Autosomal-rezessiv, sehr selten; okulokutaner Albinismus, zeroidspeichernde
Makrophagen im Knochenmark, Plättchendefekt wie bei Storage-Pool-Disease

Chediak-Higashi-Syndrom
u.a. Plättchendefekt wie bei storage pool disease

Angeborene Thrombozytopenie mit Radiusaplasie
u.a. Plättchendefekt wie bei storage pool disease

8

Wiskott-Aldrich-Syndrom
u.a. Plättchendefekt wie bei storage pool disease

„Grey platelet syndrome"
Autosomal-dominant, selten; Mangel an α-Granula → Ekchymosen, Schleimhautblutungen bei verlängerter Blutungszeit; die eigentliche Plättchenfunktion ist
kaum gestört

Kombinierte Defekte: Mangel an „dense granules" und α-Granula

Aspirinähnliche Defekte

Angeborene Funktionsstörung der Zyklooxygenase
Funktioneller Defekt ohne morphologische Veränderung der Zellorganellen
→ mäßige hämorrhagische Diathese

Angeborene Funktionsstörung der Thromboxansynthetase
Funktioneller Defekt ohne morphologische Veränderung der Zellorganellen
→ mäßige hämorrhagische Diathese

8.5.3   Gerinnungssystem

Kongenitale Gerinnungsstörungen

Hämophilie A
Faktor-VIII-Mangel (FVIII C) mit Funktionsdefekt, X-chromosomal rezessiv vererbt; die klinische Ausprägung zeigt unterschiedliche Schweregrade. Es bilden
sich schon nach geringfügigen Verletzungen (meist nach einer gewissen Latenz-
zeit) Hämatome bes. in Gelenken und Muskeln sowie hämorrhagische Pseudozysten (über Periost) → Nervenkompression, Makrohämaturie u.a.

Hämophilie B
Synonyme: Faktor-IX-Mangel (FIX), Christmas disease; X-chromosomale, rezessive Vererbung; man unterscheidet die Varianten B- und B+, BM, BR. Die klinischen und morphologischen Veränderungen ähneln denen der Hämophilie A

Willebrand-Syndrom (vWS)
Synonyme: Willebrand-Jürgens-Syndrom, Angiohämophilie. Man unterscheidet
Typ I, IIa, IIb, III (autosomal-dominant) und Typ IIc (autosomal-rezessiv). Es
liegt ein Mangel oder Defekt des Willebrand-Faktors (FVIII vW) mit vaskulärem
Defekt, selten Antikörper gegen FVIII vW (erworben) vor. Es resultiert meist nur
eine milde Blutungsneigung. Kombination mit anderen Erkrankungen, z.B.
mesenchymale Dysplasien, hämorrhagische Teleangiektasien (M.Osler), Angio-
dysplasien, Skelettanomalien (Ehlers-Danlos-Syndrom, Marfan-Syndrom),
Mitralklappenprolaps, zusätzlicher FXII-Mangel

Pseudo-Willebrand-Syndrom
Plättchemembrandefekt, „platelet type"; autosomal-dominante Vererbung; es liegt
eine mäßige hämorhhagische Diathese vor

Faktor-I (Fibrinogen)-Mangel
→ Hypo- (autosomal-rezessiv, heterozygot) oder Afibrinogenämie (autosomal-
rezessiv, homozygot) bzw. Dysfibrinogenämie (atypisches Fibrin, autosomal-
dominant); es kommt zu Hauthämatomen, Schleimhautblutungen, Menorrhagien,
u.U. zerebralen Blutungen bei homozygoter Form; heterozygote Formen sind oft
asymptomatisch

Faktor-XIII (fibrinstabilisierender Faktor)-Mangel
Autosomal-rezessiv; *klinisches Bild*: bei Homozygoten Blutungen meist mit
3–4 Tagen Latenz nach Trauma (Gelenke, Muskulatur), intrakranielle Blutungen,
habituelle Aborte

Faktor-II (Prothrombin)-Mangel
Autosomal-rezessiv, es resultieren Hypo- und Dysprothrombinämie, Heterozygote
sind meist asymptomatisch

Faktor-X (Stuart-Prower)-Mangel
Autosomal-rezessive Vererbung, Heterozygote meist asymptomatisch

Faktor-VII (Prokonvertin)-Mangel
Autosomal-rezessiv, unterschiedliche Schweregrade auch bei Homozygoten
(korreliert nicht mit erniedrigter Faktorenaktivität), u.U. lebensbedrohliche
Blutungen in den ersten Lebensjahren

Faktor-V (Proakzelerin)-Mangel
Autosomal-rezessiv mit starker Penetranz; es resultiert eine mäßige hämorrhagische Diathese bei Homozygoten. Diese Fehlbildung ist u.U. mit Mißbildungen von Nieren, Kreislaufsystem und Skelett kombiniert

II

Faktor-XI (Plasma-Thromboplastin-Antecedent)-Mangel
Synonyme: Hämophilie C; autosomal-rezessiv, offenbar handelt es sich um ein Gen mit hoher Mutationsrate

Faktor-XII (Hageman-Faktor)-Mangel
Autosomal-rezessiv; vereinzelt wurden Todesfälle durch Thrombembolien und Myokardinfarkte beschrieben, zumeist zeigen sich nur laborchemische Veränderungen

Präkallikrein-(Fletcher-Faktor)-Mangel
Autosomal-rezessive Vererbung; es resultieren lediglich laborchemische Veränderungen

Mangel an hochmolekularem Kininogen (Williams-Faktor)
Synonyme: Fitzgerald-Faktor, Fleaujac-Faktor; autosomal-rezessive Vererbung, es resultieren lediglich laborchemische Veränderungen

Mangel an Inhibitoren des Gerinnungs- und Fibrinolysesystems

Antithrombin-III-Mangel, kongenital
Autosomal-dominant vererbt; Antithrombin III ist der wichtigste Serinproteaseinhibitor. Bei dessen Fehlen resultieren häufig Thromboembolien (bei 85 % der Patienten bis zum 50. Lebensjahr)

8

Protein-C-Mangel, kongenital
Protein C ist ein Inhibitor der Faktoren V u. VIII, es ist Vitamin-K-abhängig, es stimuliert die Fibrinolyse. Der Protein-C-Mangel kann autosomal-dominant vererbt werden. Es kommt bei 50 % aller Patienten zu Thrombosen vor dem 30. Lebensjahr

Kongenitaler Alpha-2-Makroglobulin-Mangel
Zufallsbefund bei 2 Familien, symptomlos

Kongenitaler Alpha-2-Antiplasmin-Mangel
Autosomal-rezessiv vererbt. Bei Homozygoten resultiert eine Blutungsneigung wie bei Hämophilie nur weniger ausgeprägt

8.6   Sonstige Veränderungen und Funktionsstörungen

8.6.1   Erythrozyten

Ineffektive Erythropoese (skipped division)

Unter massiver Stimulation wird eine Zellteilung übersprungen → Makroretikulozyten gelangen ins Blut

8.6.2   Granulozyten

II

Motilitätsstörungen

Lazy-leukocyte-Syndrom
Endogener Migrationsdefekt (Störung auf Ebene der mikrofilamentären
Membranproteine?) → rezidivierende Infekte (z.b. rezidivierende Gingivitis)

Granulozytärer Aktindefekt
Gestörte Polymerisation von monomeren Aktinfilamenten → rezidivierende
Infekte

Job-Syndrom
Neutrophilendefekt mit ausschließlicher Störung der gezielten Chemotaxis
→ tiefgelegene kutane Staphylokokkenabszesse

Defekte Chemotaxis bei Hyperimmunglobulinämie E
Ähnlich wie Job-Syndrom; → Hautmykosen (Trichophyton rubrum), Candidiasis,
Besserung bei allergenfreier Diät

Sonstige Stoffwechselstörungen:
- Diabetes mellitus (insbesondere bei Hyperosmolarität)
- Äthanolbelastung
- Kortikosteroideinfluß

8

8.6.3   Thrombozyten

Medikamenteninduzierte Funktionsstörungen

- Acetylsalizylsäure
- Nichtsteroidale Antiphlogistika (Indomethacin, Phenylbutazon)
- Sulfinpyrazon
- Dipyridamol
- Dextrane
- Penicilline und Cephalosporine
- α- und β-Rezeptoren-blockierende Substanzen
- Membranstabilisatoren (Lokalanästhetika, Antiarrhythmika, Antihistaminika,
  trizyklische Antidepressiva)

Funktionsstörungen bei Organ- und Systemerkrankungen

- Chronische Niereninsuffizienz
- Dys-, Paraproteinämien
- Myeloproliferative Syndrome
- Präleukämie-Syndrome und akute Leukosen

Erworbene Gerinnungsstörungen, Inhibition einzelner Faktoren (meist immunologisch bedingt)

Inhibitoren gegen Faktor VIII
Mögliche *Ursachen*: Isoimmunisierung post partum, allergische Reaktionen, z.B. auf Penizillin, systemischer Lupus erythematodes, rheumatoide Arthritis, M. Crohn, Colitis ulcerosa

Inhibitoren gegen Faktor IX
Vorkommen post partum und bei Kollagenosen

Inhibitoren gegen Faktor VIII:vW
Vorkommen bei systemischem Lupus erythematodes, malignen Lymphomen, Paraproteinämien, Diabetes mellitus

Inhibitoren gegen Faktor V
Vorkommen nach Therapie mit Aminoglykosiden, Infekten, chirurgischen Eingriffen

Inhibitoren gegen Faktor XI
Vorkommen fast ausschließlich bei Frauen mit systemischem Lupus erythematodes

Inhibitoren gegen Faktor XII
Mit FXI-Inhibitor bei M. Waldenström

Inhibitoren gegen Faktor XIII
Vorkommen u.a. bei medikamenteninduziertem Lupus erythematodes und Isoniazid-Medikation

Inhibitoren gegen Fibrinogen
Antikörperbildung gegen Fibrinogen bei multitransfundierten Patienten mit kongenitaler Afibrinogenämie

Weitere erworbene Gerinnungsstörungen

Faktor-X-Mangel bei Amyloidose
Isolierter Faktor-X-Mangel durch Adsorption an Amyloid?

Faktor-XI-Mangel bei nephrotischem Syndrom
Durch renalen Verlust?

Hemmkörper bei systemischem Lupus erythematodes (SLE)
→ Inhibition der Interaktion von Prothrombinaktivatorkomplexen (FXa, FV, Phospholipid, Kalzium) und Prothrombin

Vitamin-K-Mangel
z.B. bei Cholestase, entzündlichen Darmerkrankungen, exokriner Pankreasinsuffizienz, Antibiotika, Mangelernährung, bei Säuglingen, die ausschließlich mit Muttermilch gestillt werden

Vitamin-K-Antagonisten (Kumarine)
→ Blutungskomplikationen (sowie als weitere Komplikationen: Nierensteine, Tumoren, Ulzera, Polypen im Magen-Darm-Trakt), weiterhin „Kumarinnekrosen": Hautnekrosen bzw. subkutane Fettgewebsnekrosen in Mamma, Gesäß und Oberschenkeln (vorwiegend bei Frauen)

II

Defekte bei Lebererkrankungen
Bei akuter und chronischer Hepatitis, Leberzirrhose u.a. kommt es zu einer
Erniedrigung aller Gerinnungsfaktoren bis auf den FVIII C. Eine disseminierte
Gerinnungsaktivierung (DIC: disseminated intravascular coagulation) erfolgt bei
Untergang von Leberzellen, durch Endotoxine aus dem Darm oder durch
thromboplastisches Material im Aszites

Defekte bei chronischer Niereninsuffizienz
Die Urämie führt zu einer gestörten Plättchenfunktion (cave: Gabe von Heparin
und Plättchenaggregationshemmer bei Dialyse); umgekehrt kann eine renale
Blutungsneigung durch Immunvaskulitiden, Glomerulonephritiden und schwere
Hypertonie bedingt sein.

Stauffer-Syndrom
Kombination von erhöhter alkalischer Phosphatase + erniedrigten Prothrombin-
komplex-Faktoren + Dysproteinämie + nicht-metastasierendem Nierenkarzinom

Defekte bei Dys- und Paraproteinämie
Plättchenfunktion und plasmatische Gerinnung sind gleichermaßen beeinträchtigt
($\rightarrow$ „Coating" der Plättchenoberfläche)

Defekte bei myeloproliferativen Syndromen
Aufgrund schwankender Plättchenzahlen und Funktionsdefekten der Thrombo-
zyten kommt es zu Hämorrhagien und Thrombosen (besonders arteriell),
Ekchymosen, Epistaxis, gastrointestinalen Blutungen u.a.

8

Defekte bei „Präleukämiesyndrom" und akuten Leukämien
Durch krankheits- oder therapiebedingte Thrombozytopenie und/oder ineffekti-
ver Thrombopoese resultiert eine thrombozytopenische Purpura. Bei Therapie der
Promyelozytenleukämie kommt es durch Freisetzug thromboplastischen Materials
aus Leukosezellen häufig zu einer disseminierten Gerinnungsaktivierung (DIC)

Gerinnungsstörungen bei malignen Tumoren
Eine disseminierte intravasale Gerinnung (DIC) oder Thrombosen als paraneoplastisches Syndrom kommen vor allem bei Pankreaskarzinomen und Prostata-
karzinomen vor; weitere Blutungsursachen sind Blutung aus Tumorgewebe sowie
Metastasierung in Knochenmark und Leber

Disseminierte intravaskuläre Gerinnung (DIC)
Durch verschiedene Ursachen, vor allem im Schock (Endothelschäden?) kann es
zu einer Aktivierung der intravasalen Gerinnung kommen $\rightarrow$ Verbrauch von
Gerinnungsfaktoren/Thrombozyten, Fibrinablagerung in der Mikrozirkula-
tion $\rightarrow$ sekundäre reparative Fibrinolyseaktivierung; durch (thrombosebedingte)
Mikroinfarkte und Hämorrhagien kommt es zu thrombozytopenischer Purpura,
mikroangiopathischer hämolytischer Anämie und/oder Organausfällen.

Primäre Hyperfibrinolyse
Nach operativen Eingriffen an Lunge, Uterus, Prostata und bei Prostatatumoren
(auch ohne operativen Eingriff)

Mangel an Inhibitoren des Gerinnungs- und Fibrinolysesystems

Antithrombin-III-Mangel, erworben
Ursachen: verminderte oder fehlende Synthese bei Leberparenchymschaden,
Katabolie, Asparaginasetherapie, Umsatzsteigerung von Gerinnungs-, bzw. Fibri-
nolysefaktoren, z.B. bei disseminierter intravasler Gerinnung (DIC), Proteinver-
luste durch Haut (z.B. bei Verbrennung), Niere (z.B. bei nephrotischem Syndrom),
Gastrointestinaltrakt (Eiweißverlustenteropathie)

Protein-C-Mangel, erworben
Bei Therapie mit oralen Antikoagulanzien, chronischen Lebererkrankungen,
Cholestase, disseminierter intravasaler Gerinnung (DIC), Frühgeborenen,
L-Asparaginase-Therapie; es kommt u.U. zu Hautnekrosen

8.6.4 Blut und Gefäße

**Purpurale Blutungen bei Vaskulopathien, Vasopathien und Angiitiden
(angeboren oder erworben)**

Gefäßbedingte Blutungsursachen, kongenital

Isolierte Vasopathien	▪ Purpura simplex ▪ hereditäre hämorrhagische Teleangiektasie
Bindegewebserkrankungen/ Mißbildungen	▪ Riesenhämangiom ▪ subarachnoidale Aneurysmen ▪ Marfan-Syndrom ▪ Ehlers-Danlos-Syndrom ▪ Pseudoxanthoma elasticum ▪ Osteogenesis imperfecta
Stoffwechselerkrankungen	▪ Homozystinurie ▪ Albinismus

Gefäßbedingte Blutungsursachen, erworben
Ursachen:
▪ senile Purpura
▪ allergische Purpura Schoenlein-Henoch
▪ Cushing-Syndrom
▪ Kortikosteroidlangzeitbehandlung
▪ Diabetes mellitus
▪ perniziöse Anämie
▪ Dys- und Paraproteinämie
▪ Amyloidose
▪ parainfektiöse Purpura
▪ Purpura fulminans
▪ medikamenteninduzierte Vaskulitis
▪ DNA-Überempfindlichkeits-Purpura
▪ autoerythrozytäre Sensibilisierung

9 Lymphatisches Gewebe

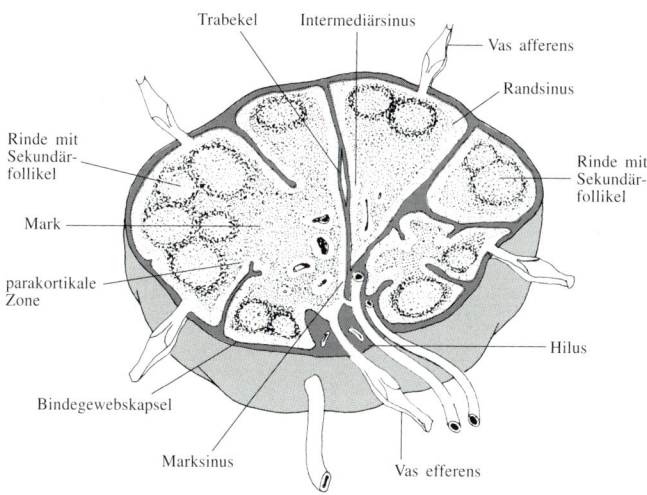

9.1 Lymphknoten

9.1.1 Anatomie

Abb. II-9-1. Aufsicht auf einen längs halbierten Lymphknoten

Retikulumzellen:

- dendritische (Keimzentrum),
- interdigitierende (T-Zone),
- histiozytische (aktivierte Makrophagen des mononukleären Phagozytensystems; z.B. Kupffer-Zellen),
- fibroblastische (mesenchymalen Ursprungs?)

9.1.2   Tumoren und tumorähnliche Veränderungen

9.1.2.1   Tumorlokalisationen

II

C77	**Lymphknoten**
C77.0	**Lymphknoten, Kopf und Hals**
C77.01	Ln. occipitales (retroauriculares), Ln. mastoidei
C77.02	Ln. parotidei, Ln. faciales
C77.03	Ln. submandibulares, Ln. submentales
C77.04	Ln. cervicales anteriores
C77.05	Ln. cervicales laterales superficiales
C77.06	Ln. cervicales laterales profundi
C77.07	Ln. supraclaviculares
C77.08	Ln. retropharyngeales
C77.09	Lymphknoten, Kopf und Hals
C77.1	**Lymphknoten, (intra)thorakal**
C77.11	Ln. parasternales
C77.12	Ln. paratracheales
C77.13	Ln. pericardiales
C77.14	Ln. tracheobronchiales sup. et inf.
C77.15	Lymphknoten, mediastinal
C77.16	Ln. paravertebrales
C77.17	Ln. intercostales
C77.18	Lymphknoten an A. mammaria interna
C77.19	Lymphknoten, (intra)thorakal
C77.2	**Lymphknoten, intraabdominal**
C77.21	Ln. coeliaci
C77.22	Lymphknoten, perigastrisch
C77.23	Lymphknoten, peripankreatisch
C77.24	Ln. splenici (lienales)
C77.25	Ln. hepatici
C77.26	Ln. mesenterici, Ln. mesocolici
C77.27	Ln. ileocolici
C77.28	Ln. paraaortales abdominales
C77.29	Ln. lumbales, Ln. retroperitoneales
C77.3	**Lymphknoten, axillär und obere Extremitäten**
C77.31	Ln. cubitales
C77.32	Ln. brachiales
C77.33	Ln. pectorales
C77.34	Ln. subscapulares
C77.35	Ln. axillares
C77.36	Ln. subclaviculares et infraclaviculares
C77.4	**Lymphknoten, inguinal und untere Extremitäten**
C77.41	Ln. inguinales (femorales) superficiales
C77.42	Ln. inguinales profundi
C77.43	Ln. popliteales
C77.48	Lymphknoten, andere inguinale (z.B. Cloquet, Rosenmüller)

(Fortsetzung s. nächste Seite)

C77.5	**Lymphknoten, Becken**
C77.51	Ln. iliaci interni (hypogastrici)
C77.52	Ln. iliaci externi
C77.53	Ln. iliaci communes
C77.54	Ln. paravaginales, Ln. parauterini
C77.55	Ln. paravesiculares, Ln. pararectales
C77.58	Lymphknoten, andere im Becken
C77.8	**Lymphknoten mehrerer Regionen**
C77.9	**Lymphknoten**

II

9.1.2.2 TNM-Klassifikation

M. Hodgkin/Non-Hodgkin-Lymphome
(modifizierte Ann-Arbor-Klassifikation, ausgedehnt auch auf Non-Hodgkin-Lymphome)

Stadium I	Befall 1 Lymphknotenregion
Stadium I E	Befall 1 extralymphatischen Organs oder Bezirks
Stadium II	Befall > 1 Lymphknotenregionen auf einer Zwerchfellseite
Stadium II E	Befall 1 extralymphatischen Organs/Bezirks* + regionäre (und evtl. weitere) Lymphknoten auf einer Zwerchfellseite
Stadium III	Lymphknotenregionen auf beiden Seiten des Zwerchfells
Stadium III E	zusätzlicher Befall von 1 extralymphatischen Organ/Bezirk
Stadium III S	Befall der Milz
Stadium III E + S	zusätzlicher Befall von 1 extralymphatischen Organ/Bezirk und der Milz
Stadium IV	diffuser Befall extralymphatischer Organe (± regionäre Lymphknoten) oder Befall von 1 extralymphatischen Organ/Bezirk + entfernte, nichtregionäre Lymphknoten
(klinisch A	ohne Symptome: Gewichtsverlust, Fieber, Nachtschweiß)
(klinisch B	mit Symptomen: Gewichtsverlust, Fieber, Nachtschweiß)

9

* Lymphatische Gewebe sind:
Lymphknoten, Milz, Thymus, Waldeyer-Rachenring, Appendix, Peyer-Plaques

Bei histopathologischer Untersuchung soll der Befall oder Nichtbefall der untersuchten Gewebe zusätzlich angegeben werden; dazu können folgende Kurzbezeichnungen verwandt werden: die „üblichen" ICD-O-Abkürzungen (ICD-O) oder die Initialen der Ann-Arbor-Klassifikation (AAK); der Befall wird in der entsprechenden Ruprik mit „+" oder „–" angegeben

II

Organ	ICD-O	AAK
Lymphknoten	LYM	N
Knochenmark	MAR	M
Knochen	OSS	O
Leber	HEP	H
Lunge	PUL	L
Pleura	PLE	P
Peritoneum	PER	
Nebennieren	ADR	
Haut	SKI	D
Gehirn	BRA	
andere Organe	OTH	

9

9.1.2.3   Lymphatische Tumoren

Maligne Lymphome

Morbus Hodgkin (Lymphogranulomatose)
Klassifikation („klassisch")

Lymphozytenreiche Form	*synonym*: Paragranulom (nodulär, diffus); ***Morphologie***: Sternberg-Reed-Zellen des L&H-Typs (gering entwickeltes Zytoplasma, lobulierte Kerne mit kleinen bis mittelgroßen Nukleolen, B-Immunoblast-Abkömmlinge?), kaum Eosinophilie
Nodulär-sklerosierende Form	ca. 40 % aller Hodgkin-Fälle; Sternberg-Reed-Zellen als sog. Lakunenzellen (Artefakt der Paraffineinbettung), breite Kollagenfaserbündel mit charakteristischer Doppelbrechung
Mischtyp	33 %–45 % aller Hodgkin-Fälle, bunte Mischung verschiedener Zellelemente, Narben, Nekrosen, typische Sternberg-Reed-Zellen: spiegelbildlich gegenüberliegende helle Kerne mit großen Nukleolen, einkernige Hodgkin-Zellen
Interfollikulärer Typ	meist Sonderform des Mischtyps (seltener nodulärsklerosierend), der sich meistens in der T-Zone entwickelt; hierbei jedoch noch prominente Keimzentren
Epitheloidzellreiche Lymphogranulomatose	Sonderform des Mischzelltyps mit großflächigen Epitheloidzellinfiltraten; im Gegensatz zum epitheloidzelligen Lymphom (Lennert-Lymphom) sind aber immer noch Sternberg-Reed- und Hodgkin-Zellen nachweisbar

(Fortsetzung s. nächste Seite)

Lymphozytenarme Form	1–10 % aller Hodgkin-Fälle, diffuse Fibrose (ohne charakteristische Kollagenbündel wie nodulär-sklerosierender Typ) oder retikuläre Form (große polymorphe Hodgkin-ähnliche Zellen), selten typische Sternberg-Reed-Zellen; bei 15 % Hepato-splenomegalie und Knochenmarkinfiltration ohne periphere Lymphadenopathie

Lennert-Lymphom (lymphoepitheloides Lymphom)
Morphologie: Lymphknotenstruktur durch (meist kleinherdiges) Epitheloidzell-infiltrat zerstört, Epitheloidzellen mit Polymorphie und Mitosen, (selten)

Non-Hodgkin-Lymphome
Niedriger Malignitätsgrad

Chronische lymphatische Leukämie (T-CLL)	lymphozytische T-Zell-Leukämie
Mycosis fungoides	kutanes T-Zell-Lymphom, organspezifisches primär extranodales NHL, Lymphknoten und Organe werden erst spät befallen
Sézary-Syndrom	kutanes T-Zell-Lymphom; *klinisches Bild*: Erythro-dermie, Lymphknotenschwellung, leukämische Ausschwemmung von T-Lymphozyten mit „ceribri-formen" Kernen (Lutzner-Zellen)
T-Zonen-Lymphom (pleomorphes T-Zell-Lym.)	Lymphom aus mittelgroßen pleomorphen T-Lympho-zyten, das sich primär in der T-Zone des Lymph-knotens entwickelt
Pinkus-Lymphom	T-Zell-Lymphom mit multilobulierten Kernen, bevorzugte extranodale Manifestation (Haut, Subkutis, Knochen, Gonaden, ZNS)
Lymphozytisches Lymphom Inter-mediärtyp	sog. Mantelzonenlymphom, nimmt wahrscheinlich von Zellen der perifollikukären Mantelzone seinen Ursprung
Zentrozytisches Lymphom	Neoplasie aus zentrozytenartigen Zellen (es ist wei-terhin unklar, ob die Neoplasie wirklich von Zentro-zyten ausgeht); rasche Progredienz; kleinzellige und großzellige Variante
Zentroblastisches/ zentrozytisches Lymphom (cb-cc-Lymphom)	follikuläre (Brill-Symmers), diffuse und follikulär-diffuse Form, häufigste Keimzentrumneoplasie, relativ gute Prognose, besonders beim follikulären Typ
Sklerosierendes Keimzentrumzell-Lymphom	Keimzentrumzelltumoren mit ausgedehnter Sklerosierungstendenz (Bennett-Typ), häufig in retroperitonealen Lymphknoten

(Fortsetzung s. nächste Seite)

II

Siegelringzell-Lymphom	ca. 1 % aller NHL, meist follikuläre cb-cc-Lymphome, die siegelringzellähnliche Transformationen aufweisen: 1) eosinophil, PAS-positive Körperchen ähnlich Russell-Körperchen (meist IgM) 2) PAS-negative Vakuolen (unklarer Genese) 3) eosinophil, PAS-negativ, jedoch Ig-haltig
LP-Immunozytom (lymphozytisch/ lymphoplasmozytoid)	lymphozytisches Lymphom mit sekretorischer Immunglobulinbildung (z.T. neben Membran-Ig auch zytoplasmatisches); *Subtypen*: lymphoplasmozytisch, lymphoplasmozytoid, polymorph)
Plasmozytom (plasmozytisches Lymphom)	nach der Kiel-Klassifikation enthalten die primären (extramedullären) Plasmozytome des Lymphknotens nur differenzierte Plasmazellen des Marschalko-Typs (sehr selten)
Chronische lymphatische Leukämie (B-CLL)	lymphozytische Lymphome
Prolymphozyten-leukämie	lymphozytische Lymphome, unreife Variante der B-CLL
Haarzellenleukämie	lymphozytische Lymphome, offenbar Varianten von B-Lymphozyten mit typischen fransenartigen Zytoplasmaausläufern (Ausstrichpräparate), häufig Milzinfiltration mit Splenomegalie
MALT-Lymphome	„mucosa associated lymphatic tissue" (Magen u.a.), Übergang in andere NHL möglich, meist B-Zellen

9

Monoklonale Gammopathien bei NHL	meist IgM-Gammopathie (am häufigsten bei Immunozytom – M. Waldenström), seltener bei Keimzentrumstumoren oder immunoblastischen Lymphomen; selten sind IgG-, IgA- oder IgD-Gammopathien bei NHL (diese sind häufiger bei multiplen Myelomen)
„heavy chain diseases"	Synthese von unvollständigen schweren Ketten (H-Ketten), die mit γ-, α- und μ-Ketten verwandt sind (Paraproteine), meist liegt ein lymphoplasmozytisches Immunozytom zugrunde
■ α-heavy chain disease (mediterranes Lymphom)	gekoppelt mit hoher Inzidenz intestinaler Lymphome (Zottenatrophie und dichtes plasmozytisches Infiltrat der L. propria als „Prälymphom"?)
■ μ-heavy chain disease	selten, morphologisch meist Immunozytom

Hoher Malignitätsgrad

Lymphoblastische Lymphome und ALL	enge Beziehung zwischen Tumorform und leukämischer Ausbreitung (T-ALL meist Thymustumor, B-ALL meist abdominelle Lymphome, common-ALL (Antigen = CALLA) primär leukämisch, 0-ALL weder T-, B- noch CALL-Antigene), jedoch tDT-positiv wie alle lymphoblastischen Lymphome
T-lymphoblastische Lymphome (convoluted cell type)	T-Lymphome, deren Zellen gyriforme (convoluted) Kerne aufweisen (+ paranukleäre saure Phosphatase besitzen), wahrscheinlich von Prothymozyten ausgehend; meist Thymustumor und leukämische Ausbreitung (T-ALL), hohe Mitoserate, Kernpyknose (Apoptose?)
Zentroblastisches Lymphom	monomorphe Form oder polymorphe Variante mit Immunoblasten und anaplastischen Zentrozyten
Burkitt-Lymphom	afrikanischer Typ fast immer EBV-positiv, außerafrikanischer Typ nur in einem Teil der Fälle; *Morphologie*: dicht gelegene mittelgroße lymphoide Zellen, dazwischen histiozytäre Zellen: „Sternhimmelbild" (Kerntrümmerphagozytose), hohe Mitoserate
B-lymphoblastische Lymphome, Non-Burkitt-Typ	B-lymphoblastische Lymphome ohne Kohäsivität der Tumorzellen oder „Sternhimmelbild", selten
Malignes immunoblastisches Lymphom	meist B-Zell-Abstammung (nur in 5–10 % T-Zell-Immunoblastome); große lymphoide Zellen, Kerne mit hellem Karyoplasma und meist zentral gelegenen prominenten Nukleolen; häufig Mitosen
Unklassifiziertes lymphoblastisches Lymphom	morphologische und immunhistologische „Ausschlußdiagnose" (Marker negativ), Differentialdiagnose: u.a AML, Myelosarkom, Neuroblastom, alveoläres Rhabdomyosarkom, Ewing-Sarkom, kleinzelliges Bronchialkarzinom)

R.E.A.L-Klassifikation (vereinfacht)
(*R*evised *E*uropean *A*merican *L*ymphoma)

Hauptunterschiede zur Kiel-Klassifikation:
- in der Entität „großzellige B-Zell-Lymphome" sind „zentroblastische" und „immunoblastische Lymphome" integriert
- in einer weiteren Kategorie „periphere T-Zell-Lymphome (ohne nähere Angaben)" wurden mehrere T-Zell-Untergruppen zusammengefaßt
- extranodale Lymphome und Hodgkin-Lymphome wurden in die Klassifikation aufgenommen

B-Zell-Neoplasien

Vorläufer-B-Zell-Neoplasien	Vorläufer-B-Leukämien Vorläufer-B-Lymphome
Periphere B-Zell-Neoplasien	chronische lymphatische Leukämie (B-CLL) Prolymphozyten-Leukämie kleinzelliges lymphozytisches Lymphom
	immunozytisches Lymphome (Immunozytom) lymphoplasmozytoides Lymphom
	Mantelzell-Lymphom
	Follikelzentrumslymphom/Keimzentrumslymphom, follikulär
	Marginalzonenlymphom vom B-Zell-Typ – extranodal (MALT-Typ; MALT: mucosa associated lymphoid tissue) – nodal
	Haarzell-Leukämie
	plasmozytisches Lymphom (Plasmozytom) einschließlich multiples Myelom
	diffuses großzelliges B-Zell-Lymphom
	Burkitt-Lymphom
	(hochmalignes B-Zell-Lymphom, Burkitt-like)

T-Zell-Neoplasien

Vorläufer-T-Zell-Neoplasien	Vorläufer-T-lymphoblastische Leukämie Vorläufer-T-lymphoblastisches Lymphom
Periphere T-Zell- und NK-Zell-Neoplasien (NK: natural killer cells)	chronische lymphatische Leukämie (T-CLL) Prolymphozyten-Leukämie
	großgranuläre lymphatische Leukämie (LGL – large granular lymphocytic leukaemia)
	Mycosis fungoides Sézary-Syndrom
	peripheres T-Zell-Lymphom (unspezifiziert)
	angioimmunoblastisches T-Zell-Lymphom (AILD)
	angiozentrisches Lymphom
	intestinales T-Zell-Lymphom
	adultes T-Zell-Lymphom (ATL) adulte T-Zell-Leukämie (ATL)

(Fortsetzung s. nächste Seite)

anaplastisches großzelliges Lymphom (ALCL – ana-
plastic large cell lymphoma); CD30+, T-Zell- und
Null-Zell-Typen

II

Hodgkin-Lymphome

| Klassische Fomen | nodulär-sklerosierend gemischtzellig lymphozytenarm lymphozytenreich (vorläufig) |
| Neu als eigenständige Form | lymphozytenprädominant |

Maligne Neoplasien des histioretikulären Systems

Maligne Histiozytose
Systemische Proliferation unterschiedlich differenzierter histiozytenähnlicher
Zellen mit zytologischen Kriterien einer malignen Neoplasie

Histiozytisches Lymphom
Mehr oder weniger lokalisierte Proliferation (nodal oder extranodal) gering
differenzierter Zellen mit immun- und enzymhistochemischen Merkmalen von
Histiozyten (saure Phosphatase, unspezifische Esterase, Lysozym, α_1-Anti-Trypsin
und -chymotrypsin)

9

Histiocytosis X (eosinophiles Granulom)
Zellproliferation mit ähnlichen Merkmalen wie Langerhans-Zellen der Epidermis
und interdigitierenden Retikulumzellen des Lymphknotens; *Formen*:

Akut-disseminiert	Letterer-Siwe
Chronisch-disseminiert	Hand-Schüller-Christian
Chronisch-organbeschränkt	eosinophiles Granulom des Knochens (selten andere Organe)

Histiozytäre Proliferationen unklarer Genese

Infektassoziiertes hämophagozytisches Syndrom
Wahrscheinlich nichtneoplastische infektassoziierte (EBV, CMV) Proliferation
differenzierter histiozytärer Zellen mit ausgeprägter Hämophagozytose

Generalisierte Mastozytose

1) **systemische Mastozytose**, immer mit Hautbefall (**Urticaria pigmentosa**),
   gute Prognose;
2) **maligne Mastozytos**e: ohne primären Hautbefall, dafür häufiger Befall von
   Leber, Milz, Lymphknoten; schlechte Prognose (bei beiden Knochenmark-
   befall);

Differentialdiagnose:

■ reaktive Mastozytosen (meist keine Urticaria pigmentosa, maligne Mastozytosen meist mit unreiferen Mastzellen, z.T. ohne Granula)
■ Mikrofilariasis
■ dermatopathische Lymphadenopathie
■ Lymphknotenreaktion im Abflußgebiet von Karzinomen

9.1.3   Entzündungen

„Unspezifische" Lymphadenitis

Follikuläre lymphatische Hyperplasie
Differentialdiagnose:

■ Hyperimmunreaktion mit floriden Keimzentren
■ Plasmazellvariante der angiofollikulären Lymphknotenhyperplasie
■ AIDS
■ Piringer-Lymphadenitis
■ malignes Lymphom (interfollikulärer M. Hodgkin, follikuläre Non-Hodgkin-
  Lymphome)
■ „giant follicle hyperplasia": extreme follikuläre lymphatische Hyperplasie
  unklarer Genese, besonders in zervikalen (submandibulär, Parotis) Lymph-
  knoten bei jüngeren Erwachsenen
■ Follikelhyperplasie bei luischer Lymphadenitis (meist mit Plasmozytose,
  Perilymphadenitis und kleinherdiger Epitheloidzellreaktion)
■ Follikelhyperplasie bei rheumatoider Arthritis (bes. bei Felty- und Still-
  Syndrom: rheumatoide Arthritis, Splenomegalie, Leukopenie)

Angiofollikuläre Lymphknotenhyperplasie
Synonym: „benignes Lymphom", Castleman-Krankheit (AFLH); *Formen*:

■ hyalin-vaskulärer Typ (Castleman-Lymphom)
■ Plasmazelltyp

Vorkommen: Mediastinum, Halsregion (Hamartom?), Assoziation mit Kaposi-
Sarkom;
Differentialdiagnose: malignes Lymphom, AILD, follikuläre Hyperplasie anderer
Genese

Hyperplasie der T-Knötchen („Tertiärknötchen")

Dermatopathische Lymphadenitis (lipomelanotische Retikulozytose)
Bei chronischen (juckenden) Dermatitiden und kutanen Lymphomen;
Morphologie: Vermehrung der interdigitierenden Retikulumzellen

Lymphozytenreiche parakortikale Hyperplasie (Vermehrung der Lymphozyten in
der T-Zone) bei:

■ unspezifischen Entzündungen
■ Toxoplasmose
■ Kikuchi-Lymphadenitis
■ in der Umgebung maligner Lymphome oder myeloproliferativer Erkrankungen

Bunte Pulpahyperplasie
Morphologie: diffuse und noduläre Hyperplasie der T-Zone mit eingestreuten aktivierten Zellen, vor allem Immunoblasten; bei:
- viralen Lymphadenitiden
- Toxoplasmose
- retikulär-abszedierender Lymphadenitis
- Reaktion auf bestimmte Medikamente, vor allem Hydantoin
Differentialdiagnose: M. Hodgkin, NHL

II

Fremdkörperreaktion

Lymphangiographie	Hohlräume im Paraffinschnitt von Fremdkörper-riesenzellen und Makrophagen mit schaumigem Zytoplasma umgeben
Pneumatosis cystoides	adulte Form! – Gasbildung im Intestinaltrakt
Lipogranulombildung	Resorption von Lipiden unterschiedlicher Herkunft
Lipogranulomatöses Pseudosarkoid	in Gallenwegs-Lymphknoten Ansammlungen von Lipophagen, Gallepigmentablagerungen und Epitheloidzellherden
Idiopathischer Lipogranulomatose	in Lymphknoten (paraaortal) und Milz meist mit granulomatöser Leberreaktion
M. Whipple	ähnlich wie Lymphangiographie, aber PAS-positive Makrophagen; u.U. auch nur kleinherdige Epitheloidzellreaktion
Malakoplakie	Hansemann-Zellen: PAS-positive, diastaseresistente, voluminöse Makrophagen; im voll entwickelten Stadium mit basophilen, Kossa-positiven rundlichen Einschlüssen (Michaelis-Gutmann-Körperchen); atypische Reaktion auf koliforme Bakterien
Polyvinylpyrrolidon (PVP)	resorptionsverzögernder Zusatz bei Analgetika- und Hormonpräparaten, früher bei Plasmaexpandern; *Reaktionsformen*: 1. Sinusmakrophagen mit PVP (schaumig bis braun-pigmentierte Korpuskel, z.T. Kongorot-pos.); 2. Epitheloidzellgranulome u.U. mit Nekrosen
Silikon-Lymphadeno-pathie	histiozytäre und gigantozelluläre Fremdkörperreaktion; vakuoläre Einschlüsse eines weitgehend farblosen, mikrogranulären Materials, z.T. Asteroidkörperchen-ähnliche Strukturen (bei Mammaplastiken, Arthroplastiken, Abrieb aus Dialyseschläuchen)

9

II

Sinushistiozytose

Sinushistiozytose (reif)
Vermehrung großer aktivierter Makrophagen in den Sinuslichtungen, unspezifische Reaktion

Unreife Sinushistiozytose
In Sinus kleine bis mittelgroße Zellen, die offenbar transformierte B-Lymphozyten darstellen, z.T. in Mitose, daneben einige blastäre Lymphozyten und neutrophile Granulozyten; z.B. bei:
- Piringer-Lymphadenitis
- infektiöser Mononukleose
- Melkersson-Rosenthal-Syndrom
- Yersinia-enterocolitica-Infektion
- Brucella-Lymphadenitis
- AIDS
- u.U. auch Kikuchi-Lymphadenitis

Sinushistiozytose mit Lymphadenopathie: Rosai-Dorfman-Syndrom
Monströse Vergrößerung, insbesondere zervikaler Lymphknoten, mäßiges Fieber, BSG-Erhöhung, neutrophile Granulozytose und polyklonale Hypergammaglobulinämie; *histologisch*: hämophagozytische Sinushistiozytose

Epitheloidzellige und granulomatöse Lymphknotenreaktion

9

Kleinherdige Epitheloidzellreaktion
Vorkommen bei:
- Lymphknotentoxoplasmose
- infektiöser Mononukleose
- Lues I und II
- Sarkoidose
- Tuberkulose
- M. Whipple
- Brucellose
- viszeraler Leishmaniose
- Histoplasmose
- Melkersson-Rosenthal-Syndrom
- angioimmunoblastischer Lymphadenopathie (AILD)
- als lymphogranulomatöses Pseudosarkoid in Gallenwegslymphknoten
- M. Hodgkin (Paragranulom, Mischtyp)
- lymphoepitheloidem Lymphom (Lennert-Lymphom)
- LP-Immunozytom
- immunoblastischem Lymphom u.a.

Großherdige Epitheloidzellreaktion u.a. epitheloidzellig-granulomatöse oder tuberkuloide Lymphknotenveränderungen
Vorkommen bei:
- Sarkoidose
- Tuberkulose
- Infektion mit atypischen Mykobakterien
- BCG-Impfung

- Lepra (tuberkuloide Form)
- Lues III
- Brucellose
- viszeraler Leishmaniose
- Histoplasmose
- Tularämie
- Infektion mit Yersinia pseudotuberculosis
- Katzenkratzkrankheit
- Lymphogranuloma inguinale
- Mykosen
- M. Whipple
- Melkersson-Rosenthal-Syndrom
- M. Crohn
- Wegener-Granulomatose
- infantiler chronisch-septischer Granulomatose
- PVP-Lymphadenopathie
- Berylliose
- lipogranulomatösem Pseudosarkoid der Gallenwegslymphknoten
- „Sarkoid like lesions" in Lymphknoten im Abflußgebiet eines Karzinomen
- M. Hodgkin

Großflächige Epitheloidzellreaktion
- Bei epitheloidzellreicher Lymphogranulomatose

Histiozytäre und epitheloidzellige Reaktion (gestörte Granulombildung) bei:
- mykobakterieller Histiozytose (z.B. MAI: Mycobacterium avium intracellulare)
- (lepromatöser) Lepra

Mischformen granulomatöser Lymphknotenreaktion: retikulär-abszedierende Lymphadenitis
Morphologie: retikulozytär begrenzte Abszesse, bunte Pulpahyperplasie, follikuläre Hyperplasie, Perilymphadenitis; bei:
- Yersiniose
- Katzenkratzkrankheit
- Lymphogranuloma inguinale
- Tularämie
- mischinfizierter Tuberkulose oder atypischer Mykobakteriose
- Pilzinfektionen (Blastomykose, Kokzidioidomykose)
- Listeriose
- seltenen Infektionen, bes. tierischen Infektionskrankheiten, die nur selten beim Menschen Veränderungen auslösen: Actinobacillus mallei, Pasteurella septica, Corynebacterium ovis; Melioidosis

Lymphknotenreaktion mit Gewebseosinophilie

bei:
- Filariasis
- Schistosomiasis
- Nematodeninfektion (Toxocariasis)
- angiommunoblastischer Lymphadenopathie
- PVP-Lymphadenopathie

II

- Hydantoinschaden
- dermatopathischer Lymphadenitis
- angiolymphoider Hyperplasie mit Gewebseosinophilie (Kimura-Krankheit)
- nekrotisierender eosinophiler Granulomatose
- eosinophiler abszedierender Lymphadenitis der Leistenregion
- Histiocytosis X
- malignen Lymphomen (M. Hodgkin, T-Zonen-Lymphom, T-lymphoblastische Neoplasien)
- Lymphknotenmetastasen, insbesondere Schmincke-Tumor

9

Weitere Entzündungsformen

Akute eitrige Lymphadenitis
Am häufigsten im Abflußgebiet eitriger Streptokokkenentzündungen der Haut;
Morphologie: Granulozyten in Sinus; später follikuläre Hyperplasie

Kikuchi-Lymphadenitis
Synonym: histiozytäre nekrotisierende Lymphadenitis ohne granulozytäre Infiltration; evtl. atypische Reaktion auf virale oder bakterielle Infekte;
Morphologie: in T-Zone Ansammlung plasmazytoider T-Zellen mit Apoptosen und Koagulationsnekrosen, von Histiozyten umgeben

Akute mesenteriale Lymphadenitis
- Unspezifische mesenteriale Lymphadenitis; häufig nach Racheninfektionen, möglicherweise durch Adenoviren hervorgerufen; *Vorkommen*: bei Kindern und Jugendlichen; *klinisches Bild* wie eine akuten Appendizitis; *Morphologie*: Lymphozytose der Sinus, diffuse lymphatische Hyperplasie, bunte Pulpahyperplasie
- Enterale Yersiniosen; Y. pseudotuberculosis und enterocolitica (häufiger), gramnegative Stäbchen; *klinisches Bild*: u.U. Arthritis, Erythema nodosum, kardiale Symptome; *Morphologie*: Y. pseudotuberculosis: retikulär-abszedierende Lymphadenitis; Y. enterocolitica: unreife Sinushistiozytose, kleinherdige Epitheloidzellreaktion, Sinuslymphozytose

Lymphknotenreaktion bei Salmonellosen
Morphologie: Typhusknötchen in Lymphknoten: Ansammlungen monozytoider Zellen, von Granulozyten durchsetzt → u.U. Nekrosen, Sinushistiozytose, Makrophagen mit Lympho- und Erythrophagozytose, Plasmozytose

Piringer-Lymphadenitis
Entzündung mit kleinherdiger Epitheloidzellreaktion und unreifer Sinushistiozytose

Differentialdiagnose:

Toxoplasmose	Piringer-Lymphadenitis bei postnataler Toxoplasmose (T. gondii): kleinherdige Epitheloidzellreaktion im Bereich der Rinde und der hyperplastischen Keimzentren, unreife Sinushistiozytose, bunte Pulpahyperplasie, Perilymphadenitis

(Fortsetzung s. nächste Seite)

Infektiöse Mononukleose	Epitheloidzellansammlungen (in ca. 50 %) meist nicht in Keimzentren, stärker ausgeprägte bunte Pulpahyperplasie, häufig Nekrosen
Viszerale Leishmaniose	Epitheloidzellansammlungen, z.T. wie Piringer-Lymphadenitis, z.T. vom tuberkulösen Typ; vermehrt Histiozyten, in denen (diagnostisch!) 3–4 µm große, rundlich-ovoide, PAS-negative Erreger nachzuweisen sind
Histoplasmose	H. capsulatum; Epitheloidzellansammlungen, z.T. wie Piringer-Lymphadenitis, z.T. vom tuberkulösen Typ; Erregernachweis manchmal in geringer Zahl in Makrophagen möglich (PAS-positive Einschlüsse, HE oder Giemsa: ovale Kerne + heller Hof)
Brucellose	meist Epitheloidzellgranulome vom tuberkuloiden Typ, selten Bild einer Piringer-Lymphadenitis
Melkersson-Rosenthal-Syndrom	*Vorkommen*: Kieferwinkel-Lymphknoten; follikuläre lymphatische Hyperplasie, unreife Sinushistiozytose, Epitheloidzellreaktion – kleinherdig, aber auch tuberkuloid – im Gegenatz zur Sarkoidose in den Keimzentren (Sarkoidose: T-Zone)

Lymphknotenveränderungen bei Viruserkrankungen

Die meisten Viruserkrankungen zeigen das Bild wie bei einer infektiösen Mononukleose (s.o.); z.B.:
- Herpesinfektion,
- CMV-Infektion
- Röteln (auch postvakzinal),
- Masern (Warthin-Finkeldey-Zellen nur in Inkubationsphase);

Differentialdiagnose: Toxoplasmose, Listeriose, Hyperimmunreaktion (Hydantoin, Phenylbutazon, Aminosalicylsäurederivate

Granulomatöse Lymphadenitiden

Tuberkulöse Lymphadenitis	Epitheloidzellgranulome meist mit zentralen, „verkäsenden" Nekrosen, meist kein Erregernachweis möglich (*cave*: bei Schnellschnittuntersuchungen, insbesondere bei Einfrieren mit flüssigem Stickstoff Infektionsgefahr!), *Differentialdiagnose* s.o. („Epitheloidzellreaktionen", S. 570 f.)
MOTT (Mycobacterium other than tuberculosis)	*Vorkommen*: bei Kindern (2–8 Jahre), Halsbereich (häufig unilateral, Kieferwinkel); *Erreger*: M. scrofulaceum, M. avium intracellulare (PAS-positiv!), *Morphologie*: teils Tuberkulose-Typ, teils retikulär-abszedierend, teils „unspezifisch"

(Fortsetzung s. nächste Seite)

II

Mykobakterielle Histiozytose	bei Immundefekten, besonders AIDS: atypische Mykobakteriose (meist MAI: Mycobacterium avium intracellulare), *Morphologie*: Histiozytenansammlungen mit zahlreichen intrazytoplamatischen Mykobakterien (PAS- und Ziehl-Nielsen positiv)
Nach BCG-Impfung	Impfung mit vermehrungsfähigen, avirulenten Mutanten der bovinen Mykobakterien, selten (klinisch) manifeste Lymphadenopathie mit mäßiger Vermehrung bakterienhaltiger Histiozyten, später Tuberkulombildung möglich
BCG-Histiozytose	bei BCG-Impfung von Kindern mit angeborenen Immundefekten, Bild wie bei mykobakterieller Histiozytose
Sarkoidose (Morbus Boeck)	in nahezu 100 % Befall der mediastinalen Lymphknoten, Ätiologie unklar; *Morphologie*: Epitheloidzellgranulome, beginnend in der T-Zone → Sklerosierung, u.U. Riesenzellen mit Asteroid- oder Schaumann-Körperchen; *Differentialdiagnose*: u.a. chronische Berylliose, Stengel-Wolbach-Sklerose
Sarkoidähnliche Reaktion bei malignen Tumoren	bei Mamma-, Magen-, Kolonkarzinomen u.a.; die Lymphknoten sind selbst tumorfrei, sie sind im Abflußgebiet der Tumoren gelegen
Tuberkuloide Reaktion bei malignen Tumoren	granulomatöse, kleinherdige und/oder ausgedehnt nekrotisierende Entzündungsreaktion in tumorbefallenen Lymphknoten bei Seminomen, M. Hodgkin, NHL, Schmincke-Tumoren
Angioimmuno-blastische Lymphadenopathie	*synonym*: Lymphogranulomatosis X; *Vorkommen*: bei älteren Menschen; *klinisches Bild*: generalisierte Lymphadenopathie, Fieber, Anämie, Dysproteinämie, *Morphologie*: Venolenproliferation, Epitheloidzellaggregate; u.U. auch Milz, Leber, Knochenmark u.a. befallen („Prälymphom"?, T-Zell-Lymphom?), Übergang in B- und T-Zell-Lymphome, auch M. Hodgkin möglich; infektiöse Komplikationen häufig; *Differentialdiagnose*:

9

- Hypersensitivitätsreaktion
- infektiöse Mononukleose
- AIDS
- M.Hodgkin
- T-Zell-Lymphome
- Lennert-Lymphom (lymphoepitheloides Lymphom)
- immunoblastisches Lymphom

9.1.4 Immunpathologie

II

Isolierte T-Zell-Defekte

Morphologie: Lymphozytendepletion in der Parakortikalzone, z.B.:
Wiskott-Aldrich-Syndrom
Vermehrt Plasmazellen, z.T. atypisch, → u.U. maligne Lymphomentwicklung
(NHL, meist B-immunoblastisch)
Di-George-Syndrom

Isolierte B-Zell-Defekte

Infantile Agammaglobulinämie (Bruton)
Fehlen von Keimzentren und Plasmazellen

Kombinierte Immundefektsyndrome

Schweizerische Form
Autosomal-rezessiv, Defekt der lymphoiden Stammzelle?; *Morphologie*: kleine
Lymphknoten aus retikulären und fibroblastenähnlichen Zellen

Maligne Lymphome bei Immundefektsyndromen

Ataxia teleangiectatica	→ M. Hodgkin (lymphozytenarm) und Non-Hodgkin-Lymphome
Chediak-Higashi-Syndrom	→ in Terminalphase atypische lymphohistiozytäre Proliferation (T-Zell-Neoplasien?, T-Zonen-Lymphom?)

9

Erworbene Immundefekte

X-linked recessive lymphoproliferative syndrome
Genetisch bedingte atypische Reaktion auf EBV-Infektionen, morphologisches
Spektrum von unlimitierter B-Zell-Proliferation (einschließlich B-Zell-Lymphomen) bis hin zu aproliferativen Formen: aplastische Anämie, erworbene
Agammaglobulinämie

AIDS

1. Stadium	asymptomatische Lymphadenopathie: Hyperplasie der B- und T-Zone, vermehrt Immunoblasten und Plasmazellen, erinnert an infektiöse Mononukleose
2. Stadium	diffuse polymorphe (und polyklonale) B-Zell-Hyperplasie, aber „ausgebrannte" Keimzentren, ähnelt angioimmunoblastischer Lymphadenopathie
3. Stadium	lymphozytäre Depletion, meist mit Plasmozytose; histiozytäre Zellen mit Erythrophagozytose

9.1.5   Degenerative Veränderungen, Dystrophien und Stoffwechselstörungen

II

Altersveränderungen

Lipomatöse Atrophie (besonders axillär und kubital)

Pigmentierung

Siderose	im Abflußgebiet lokaler Hämorrhagien, bei hämolytischer Anämie, bei Siderophilie
Gallepigment	portale Lymphknoten
Melanin	in hautregionären, besonders inguinalen Lymphknoten; ansonsten im Abflußgebiet pigmentierter Hauttumoren (DD: Mikrometastase malignes Melanom), bei dermatopathischer Lymphadenopathie, abdominal bei Melanosis coli
Zeroid	(„seeblaue Histiozyten" – Giemsa), mögliche *Ursachen*:

9

- Störung der Fettresorption: Sprue, Pankreatitis (mesenterial), lipogranulomatösen Reaktionen (hepatobiliär)
- erhöhter Lipidanfall durch erhöhten Blutzellumsatz: CML Polycythaemia vera, thrombozytopenische Purpura
- angeborene und erworbene Hyperlipidämien
- chronisch-septische Granulomatose des Kindesalters (Granulozyten-defekt → käsig-tuberkuloide Granulome + zeroidspeichernde Makrophagen)
- lipochrome Histiozytose
- Syndrom der meerblauen Histiozyten
- adulte Form des M. Niemann-Pick
- Lezithin-Cholesterin-Acyltransferase-Mangel
- Hamazaki-Wesenberg-Körperchen: länglich-ovale 3–10 μm große Zeroidpartikel in Sinus oder Makrophagen unklarer Genese

Polyvinyl-pyrrolidon	Nachweis mit alkalischer Kongorotfärbung oder Weigert-Elastikafärbung

Proteinablagerung

Hyalin	bei abgelaufenen entzündlichen Vorgängen, Sarkoidose, nodulär-sklerosierendem Typ des M. Hodgkin
Amyloidose	bei generalisierter Form und lokal bei Lymphominfiltration (Immunozytom, primäres Plasmozytom des Lymphknotens); selten: isolierte Amyloidose des Lymphknotens (Amyloidtumor), selten Lymphknotenamyloidose bei angioimmunoblastischer Lymphadenopathie

(Fortsetzung s. nächste Seite)

II

Tamm-Horsfall-Protein	in pararenalen Lymphknoten: hochmolekulares, PAS-pos. Glykoprotein (wird normalerweise in bestimmten renalen Tubulusabschnitten produziert)

Speicherkrankheiten (s. Kapitel I „Allgemeine Pathologie")

9.1.6 Kreislaufstörungen

Stauungslymphknoten
Ödematöse Schwellung und Hyperämie (bei Rechtsherzinsuffizienz)

Lymphkoteninfarkt
„Spontaninfarkt", *klinisch*: relativ plötzliche Lymphknotenschwellung + Fieber; *histologisch*: ischämische Koagulationsnekrose (mit erhaltenem Fasergerüst), später histiozytenreiches Granulationsgewebe; *Ursache*: Verschlüsse der arteriellen Hilusgefäße (Thromben, Panarteriitis nodosa); *Differentialdiagnose*:
- infektiöse Mononukleose und andere Virusinfekte (Pocken, Varizellen)
- Toxoplasmose
- Hydantoinlymphadenopathie
- Kikuchi-Lymphadenitis
- SLE
- bakterielle Infekte (z.B. gangränöse Appendizitis)
- hämorrhagische Nekrosen bei Milzbrand, Diphtherie, Scharlach
- Wegener-Granulomatose
- lymphomatoide Granulomatose
- Tumormetastasen (z.B. kleinzelliges Bronchialkarzinom., maligne Melanome)
- malignes Lymphom (cb-cc)
- Histiocytosis X des Lymphknotens
- käsige Nekrosen (Tuberkulose u.a.)

9

Vaskuläre Sinustransformation
Umwandlung der Sinus in anastomosierende kapillarähnliche Blutgefäße mit umgebender Sklerose, z.B. nach Vena-cava-Verschluß oder radikaler Mastektomie; *Differentialdiagnose*: Kaposi-Sarkom

9.1.7 Fehlbildungen

Benigne Lymphknoteneinschlüsse

Speicheldrüsengewebe	besonders zervikal, selten → pleomorphes Adenom
Schilddrüsenfollikel	besonders zervikal, keine papillären Strukturen oder Psammomkörperchen
Brustdrüsengewebe	besonders axillär, Brustdrüsenparenchym zum Teil glandulär-hyperplastisch

(Fortsetzung s. nächste Seite)

II

Nävuszellnester	besonders axillär, zervikal; Glomuszellnester?, selten blaue Nävi
Endometriose	besonders pelvin, paraaortal; bei Gravidität deziduale Stromareaktion möglich
Endosalpingiose	besonders pelvin, paraaortal

9.2   Milz

9.2.1   Anatomie

9

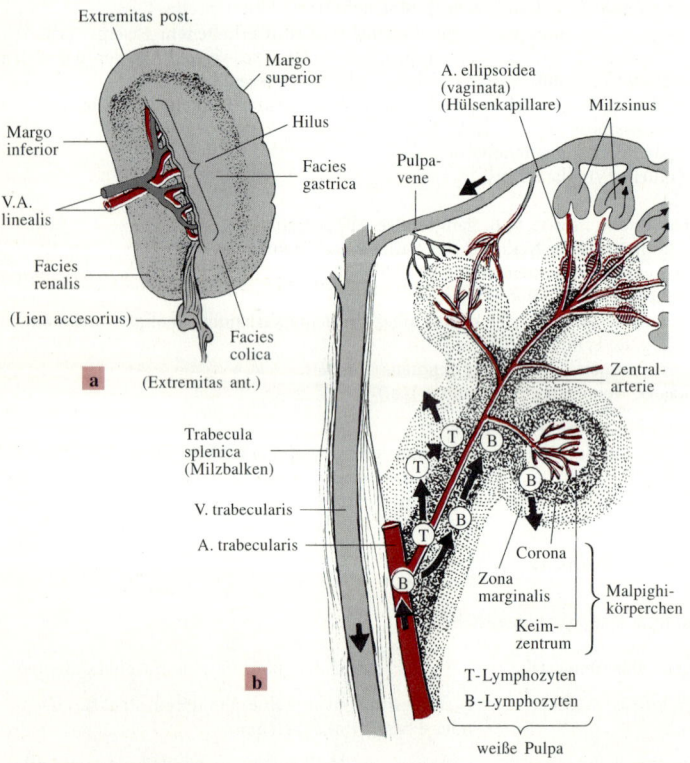

Abb. II-9–2. a Ansicht der Milz. **b** Halbschematische Darstellung der Strömungsverhältnisse in der Milz mit Beziehung zum lymphatischen Gewebe. Fortsetzung **c** auf der folgenden Seite

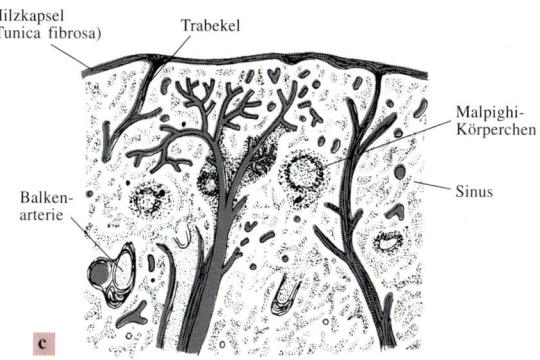

Abb. II-9–2. (Fortsetzung) **c** Histologischer Aufbau der Milz

9.2.2 Tumoren und tumorähnliche Veränderungen

9.2.2.1 Tumorlokalisationen

C42	**hämatopoetisches und retikuloendotheliales System**
C42.0	Blut
C42.1	Knochenmark
C42.2	**Milz**
C42.3	retikuloendotheliales System
C42.4	hämatopoetisches System

9.2.2.2 TNM-Klassifikation

M. Hodgkin/Non-Hodgkin-Lymphome
(modifizierte Ann-Arbor-Klassifikation, ausgedehnt auch auf Non-Hodgkin-Lymphome)

Stadium I	Befall 1 Lymphknotenregion
Stadium I E	Befall 1 extralymphatischen Organs oder Bezirks
Stadium II	Befall > 1 Lymphknotenregionen auf einer Zwerchfellseite
Stadium II E	Befall 1 extralymphatischen Organs/Bezirks* + regionäre (und evtl. weitere) Lymphknoten auf einer Zwerchfellseite
Stadium III	Lymphknotenregionen auf beiden Seiten des Zwerchfells
Stadium III E	zusätzlicher Befall von 1 extralymphatischen Organ/Bezirk
Stadium III S	Befall der Milz
Stadium III E + S	zusätzlicher Befall von 1 extralymphatischen Organ/Bezirk und der Milz

(Fortsetzung s. nächste Seite)

Stadium IV	diffuser Befall extralymphatischer Organe ($\pm$ regionäre Lymphknoten) oder Befall von 1 extralymphatischen Organ/Bezirk + entfernte, nichtregionäre Lymphknoten
(klinisch A	ohne Symptome: Gewichtsverlust, Fieber, Nachtschweiß)
(klinisch B	mit Symptomen: Gewichtsverlust, Fieber, Nachtschweiß)

* Lymphatische Gewebe sind:
Lymphknoten, Milz, Thymus, Waldeyer-Rachenring, Appendix, Peyer-Plaques

Bei histopathologischer Untersuchung soll der Befall oder Nichtbefall der untersuchten Gewebe zusätzlich angegeben werden; dazu können folgende Kurzbezeichnungen verwandt werden: die „üblichen" ICD-O-Abkürzungen (ICD-O) oder die Initialen der Ann-Arbor-Klassifikation (AAK); der Befall wird in der entsprechenden Ruprik mit „+" oder „–" angegeben

Organ	ICD-O	AAK
Lymphknoten	LYM	N
Knochenmark	MAR	M
Knochen	OSS	O
Leber	HEP	H
Lunge	PUL	L
Pleura	PLE	P
Peritoneum	PER	
Nebennieren	ADR	
Haut	SKI	D
Gehirn	BRA	
andere Organe	OTH	

9.2.2.3   Milztumoren

Maligne myeloproliferative Neoplasien/Leukämien

Akute myeloische Leukämie
Diffuse, monotone Infiltration vor allem der roten Pulpa durch myeloblastenartige Zellen („Paramyeloblasten")

Chronische myeloische Leukämie
Starke Splenomegalie, diffuse Infiltration vorwiegend durch Promyelo- und Myelozyten, auch Zellen der beiden anderen Blutreihen, anämische Infarkte

Monozytäre (myelomonozytäre) Leukämie
Diffuse Infiltration besonders der roten Pulpa mit mononukleären Zellen mit rundlich bis nierenförmigen, häufig gekerbten Kernen

Maligne Mastozytose
Starke Splenomegalie, Tumorzellinfiltrate häufig in Trabekeln und Kapsel
(cave: Tumorzellen haben häufig unreife Granula, die sich in der Giemsa-Färbung
nicht darstellen), Zellen häufig positiv mit NASD-Chlorazetatesterase

Polycythaemia vera rubra
Splenomegalie, starke Blutfülle der Sinus und Pulpastränge

Thrombozythämie
Meist starke Splenomegalie, vor allem die Pulpastränge sind mit Thrombozyten
„vollgestopft", kleine Gruppen atypischer Megakaryozyten (keine Zellen der
Granulo- oder Erythropoese!)

Osteomyelosklerose
Starke Splenomegalie (bis 5 kg), in roter Pulpa auch atypische Megakaryozyten

Erythroleukämie (Di-Guglielmo-Syndrom)
Mäßige bis starke Splenomegalie, atypische Erythroblasten

Non-Hodgkin-Lymphome von niedrigem Malignitätsgrad	
T-CLL	DD: andere T-Zell-Lymphome
Mycosis fungoides	DD: Sézary-Syndrom
T-Zonen-Lymphom	
B-CLL	DD: Immunozytom, Prolymphozyten-leukämie
Prolymphozytenleukämie	DD: B-CLL, Haarzellenleukämie
Haarzellenleukämie	DD: Prolymphozytenleukämie
LP-Immunozytom	(lymphoplasmozytisches/lympho-plasmozytoides malignes Lymphom) DD: B-CLL
LP-Immunozytom, splenomegaler Typ	DD: B-CLL
Zentrozytisches malignes Lymphom	
Zentroblastisch-zentrozytisches Lymphom	DD: reaktive follikuläre lymphatische Hyperplasie

Non-Hodgkin-Lymphome von hohem Malignitätsgrad	

Differentialdiagnose:

Zentroblastisches Lymphom	DD: immunoblastisches Lymphom
Immunoblastisches Lymphom	DD: echtes Retikulosarkom, Lymphogranu-lomatosis X, maligne Histiozytose

(Fortsetzung s. nächste Seite)

II

9

Epitheloidzellige Lympho-granulomatose	*synonym*: Lennert-Lymphom; DD: Morbus Hodgkin (Lymphogranulomatose), Lymphogranulomatosis X
Lymphogranulomatosis X	*synonym*: angioimmunoblastische Lymphadenopathie; *klinisch*: Fieber, generalisierte Lymphadenopathie, Hepato-splenomegalie, häufig polyklonale Hyper-gammaglobulinämie, Coombs-positive hämolytische Anämie; DD: epitheloidzellige Lymphogranulomatose
Morbus Hodgkin (Lympho-granulomatose)	*cave*: granulomatöse Epitheloidzellreaktio-nen in nicht Lymphom-befallener Milz kommen als unspezifische Begleitreaktion vor und gelten eher als prognostisch günstiges Zeichen

Retikulohistiozytäre Neoplasien

Histiozytosis X

Letterer-Siwe-Krankheit	akut; Säuglinge und Kleinkindern in den drei ersten Lebensjahren; Splenomegalie; DD: histiozytäres Retikulosarkom, maligne Histiozytose
Hand-Schüller-Christian-Krankheit	chronisch; bei älteren Kindern und Jugendlichen; Splenomegalie; (Tumorzellen mit hohem intrazytoplasmatischen Chole-streinkristallgehalt)
Eosinophiles Granulom des Knochens	Milzbeteiligung fraglich

Maligne Histiozytose
Bei chronischem Verlauf häufig starke Splenomegalie; Diagnose: Nachweis von malignen histiozytären Zellen (immunhistologischer Nachweis von Lysozym, α_1-Antitrypsin; bei Anaplasie sind die Tumorzellen z.T. negativ)

Malignes fibröses Histiozytom
sehr selten

Retikulose unklarer Ätiologie und Dignität

Familiäre hämophagozytierende Retikulose, **M. Farquhar** (Hyperplasie?, Neopla-sie?), Graft-versus-host-Reaktion auf mütterliche immunkompetente Zellen?; starke Splenomegalie, DD: Letterer-Siwe-Erkrankung, foudroyante Virusinfektio-nen (z.B. Coxsackie-Infekte)

Weitere maligne Tumoren

Hämangiosarkom
Splenomegalie, oft papilläre Endothelproliferate mit Erythrophagozytose, u.U.
extramedulläre Blutbildung

II

Metastasen

- Mammakarzinomen
- Bronchialkarzinomen
- Malignen Melanomen

Benige Tumoren

Hämangiom	meist solitär, vom kapillären Typ
Angiomatose der Milz	klinische Befunde wie bei Kasabach-Merritt-Syndrom (Hämangiom + Thrombozytopenie)
Lymphangiom	meist solitär, großzystisch, selten Lymphangiomatose
Lipom	sehr selten

Tumorähnliche Veränderungen

Parasitäre Zysten:
- Echinokokkuszyste (häufigste parasitäre Zyste der Milz)

9

Nichtparasitäre Zysten

Falsche Zysten	nicht epithelisiert, von Bindegewebe und z.T. endothelähnlicher Zellschicht ausgekleidet; z.B. verflüssigte Hämatome, Abszesse, Infarkte, Epithel-zysten mit destruiertem Epithel
Echte Milzysten	seltene, bei Jugendlichen und jungen Erwachsenen vorkommende Zysten unklarer Genese; von flachem einreihigen Epithel ausgekleidet, u.U. mit verhornenden Plattenepithelkomplexen
Schleimbildende Epithelzysten	sehr selten, bei Ruptur Pseudomyxoma peritonei
Mesotheliale Zysten	in Milzkapsel oder oberflächennahem Milz-parenchym, von Mesothel ausgekleidet

Peliosis der Milz
Meist mit Peliosis hepatis vergesellschaftet, von Endothel ausgekleidete zystische Hohlräume, offenbar Milzsinus; tritt oft nach zytostatischer Therapie bei malig-nen hämatologischen Erkrankungen auf

Hamartome: Splenom
Unscharf begrenzte Knoten aus dilatierten sinusartigen Hohlräumen, aber mit
pulpastrangartigen Strukturen und u.U. extramedullärer Blutbildung

9.2.3   Entzündungen

Unspezifische Formen

Akute Perisplenitis
Bei akuten Entzündungen, insbesondere bei Septikopyämie; umschrieben über
Infarkten

Chronische Perisplenitis
Weiße knorpelartige Verdickungen (Fibrose) bei chronischer Splenomegalie
(generalisiert: „Zuckergußmilz"), seltener bei Polyserositis, Asbestose

Verwachsungen
Residuen einer akuten Perisplenitis oder bei chronischen Perisplenitiden

Splenitis bei Allgemeininfektionen
Hyperämie, zerfließliche Konsistenz; *Histologie*: Vermehrung phagozytoseaktiver
Zellen, u.U. mit Zell- und Bakterientrümmern, in roter Pulpa Monozyten und
Granulozyten

Bakterielle Entzündung

Typhus, Paratyphus
Morphologie: Hyperämie und starke Monozytenvermehrung (weniger Granulozyten), u.U. Nekrosen der roten Pulpa

Diphtherie
Histologie: meist keine floriden Keimzentren, sondern häufig Follikelnekrosen mit
dendritischen Retikulumzellen (epitheloidzellähnliches Aussehen), fleckförmige
Hyperämie („Pulpablutungen")

Milzbrand (Anthrax)
Erreger: Bacillus anthracis; *Morphologie*: dunkelrot-schwärzliche Herde
(„gangränös", „Milzbrand") = hämorrhagische Nekrosen, häufig Makrophagen
mit Erythrophagozytose

Infektionen durch Eitererreger
Morphologie: hauptsächlich Vermehrung von Granulozyten in der roten Pulpa, bei
Staphylokokkensepsis u.U. auch Milzabszesse und Pulpanekrosen

Milzabszesse
Am häufigsten bei:
- bakterieller Endokarditis
- nichtpenetrierenden Milztraumen
- Hämoglobinopathien

Chronische septikämische Erkrankungen
Am häufigsten bei:
- subakuter bakterieller Endokarditis
- chronischer Meningokokkensepsis

II

Morphologie: Aktivierung der roten und weißen Pulpa mit vermehrt Plasmazellen, Immunoblasten und Granulopoesevorstufen, u.U. blande oder infizierte Infarkte → Mikroabszesse

Viruserkrankungen

Infektiöse Mononukleose	EBV-Infektion; *Morphologie*: Splenomegalie, Infiltration von Sinus, Trabekeln und Kapselfasern durch „Pfeiffer-Zellen" („Virozyten" = stimulierte T-, z.T. auch B-Lymphozyten, obwohl Infektion B-Lymphozyten betrifft) → Schwächung des Gewebegerüstes → Gefahr der Milzruptur
Masern	meist Atrophie der (thymusabhängigen) periarteriellen Lymphscheiden; Riesenzellen (Warthin-Finkeldey-Zellen) nur im Prodromalstadium
Varizellen	granulomartige Ansammlungen von dendritischen Retikulumzellen und Makrophagen in den Follikelzentren
Marburg-Virus-Erkrankung	ähnliche Veränderungen wie bei Varizellen

9

Protozooenerkrankungen

Malaria, akut	geringe Splenomegalie, Hyperämie, *Histologie*: parasitenhaltige Makrophagen in Pulpasträngen
Malaria, chronisch	starke Splenomegalie, brüchige Konsistenz → Rupturgefahr; *Morphologie*: graubraune Schnittfläche (Malariapigment), Vermehrung von Pulpastrangmakrophagen mit braun-schwarzem Malariapigment (+ Hämosiderin) und Erythrophagie
Kala-Azar (viszerale Leishmaniose)	Splenomegalie; *Histologie*: Vermehrung parasitenhaltiger Makrophagen in der roten Pulpa (Pulpasträngen), u.U. kleinere anämische Infarkte, chronische Perisplenitis
Trypanosomiasis	(afrikanische und amerikanische Form = Chagas); mäßige Splenomegalie, *Histologie*: in roter Pulpa vermehrt Makrophagen und Plasmazellen

Metazoenbefall

II

Filariose	tuberkuloide Granulome in Pulpasträngen, u.U. intakte Mikrofilarien in Sinus
Echinokokkose	Echinokokkenzyten in der Milz (u.U. kann fast das gesamte Milzparenchym verdrängt sein), Perisplenitis
Schistosomiasis	Splenomegalie durch portale Hypertension
Askaridiasis	selten Larven in der Milz
Strongyloidiasis	selten Larven in der Milz
Ankylostomiasis	selten Larven in der Milz
Pentastomiasis	selten Larven in der Milz

Granulomatöse Entzündungen

Tuberkulose
Häufigste Form der entzündlich bedingten Granulome (bei Landouzy-Sepsis keine Granulome!), Granulome bis zu 3 mm, nach Abheilung häufig Verkalkungen

Mykobakterielle Histiozytose
Atypische Mykobakterien und BCG-Histiozytose, bis 5 mm große, helle Areale aus Makrophagen mit schaumigem Zytoplasma (auch diffus), in Giemsa-Färbung blaue Stäbchen, Ziehl-Neelsen positiv

9

Lues

Konnatal	Splenomegalie, in roter Pulpa Makrophagen mit Erythrozytentrümmern, Hämosiderin und Spirochäten, Plasmazellvermehrung, Endophlebitis, u.U. portale Stauung bei Leberbeteiligung
Erworben	Sekundärstadium: follikuläre lymphatische Hyperplasie, Plasmozytose; Tertiärstadium: granulomatöse Herde – Gummen
Lepromatöse Form	Splenomegalie, zahlreiche nicht verkäsende Epitheloidzellgranulome mit reichlich säurefesten Stäbchen (wäre für Tuberkulose ungewöhnlich)

Sonstige granulomatöse Entzündungen

Brucellose	kleine Epitheloidzellgranulome, Endophlebitis; chronisch: konfluierende verkäsende Nekrosen mit Verkalkungen
Yersiniose	kleinherdige Epitheloidzellgranulome
Tularämie	kleinherdige Epitheloidzellgranulome

(Fortsetzung s. nächste Seite)

Listeriose, Granulomatosis infantiseptica	intrauterine Infektion mit Listeria monocytogenes (meist letal), miliare Granulome aus Makrophagen mit grampositiven plumpen Stäbchen
Mykosen	Milz bei generalisierten Mykosen mitbetroffen, meist Epitheloidzellgranulome mit zentraler Nekrose
Histoplasmose	Splenomegalie, (konfluierende) Epitheloidzellgranulome mit käseartigen Nekrosen und Nachweis von Histoplas- men, später ausgedehnte Verkalkungen
Infantile disseminierte Histoplasmose	rapider Verlauf, zahlreiche, diffus verteilte Makrophagen mit Histoplasmen, ausgedehnte Nekrosen
Filariose	Granulome bis zu einigen Zentimetern Durchmesser mit Mikrofilarien → Sklerosierung
Familiäre infantil- septische Granulo- matose	Bakteriolysedefekt von neutrophilen Granulozyten und Monozyten → auch bei banalen Infekten Granulome mit zentralen Nekrosen (z.T. fibrinoid und mit Kerntrüm- mern), radiär angeordneten epitheloiden Zellen, dazwischen Lymphozyten und Plasmazellen

Granulomatöse Reaktionen bei anderen Erkrankungen

Maligne Lymphome	Epitheloidzellgranulome in tumorfreier Milz
Sarkoidose	Milz in 20–50 % mitbetroffen, kleine Gruppen kon- fluierender nicht verkäsender Epitheloidzellgranulome (u.U. fibrilläre Nekrosen), Hyalinisierung, u.U. Schau- mann- und Asteroidkörperchen (= Vimentin-Filamente) → Hypersplenismus
Wegener-Granulo- matose	bis 5 mm große Granulome in weißer Pulpa mit Einbeziehung des Milzarterienastes (granulomatöse Vaskulitis)
Nekrotisierende Granulome unbe- kannter Ätiologie	große Epitheloidzellgranulome in der roten Pulpa, z.T. mit fibrinoiden Nekrosen und Konfluenz, wahr- scheinlich infektiös bedingt
Immunmangel- syndrom (IgA-, IgM-Mangel)	zahlreiche kleine Granulome im Bereich der Hülsen- kapillaren
Lymphomatoide Granulomatose	Arterien und Venen werden von Granulomen aus Lym- phozyten, Plasmazellen und atypischen mononukleären Zellen destruiert → anämische Infarkte

Fremdkörpergranulome

Berylliose	Fremdkörpergranulome überwiegend aus Epitheloidzellen
Silikose	„Quarzgranulome" mit starker Sklerosierungstendenz
Lipogranulome	bis zu 60 % der Autopsie-Milzen, kleine Granulome aus Makrophagen und Fremdkörperriesenzellen mit Fettvakuolen (unbekannte Ätiologie, z.T. Mineralölablagerungen, u.U. bei intravenöser Applikation von Fettemulsionen, nach Lymphographie)
Hämodialyse	bei 10 % kleine Epitheloidzellgranulome in der Marginalzone (z.T. Fremdkörperreaktion auf Silikon – von Schläuchen freigesetzt); Splenektomie wegen hämolytischer Anämie oder Panhämozytopenie

Sog. Kollagenosen

Rheumatoide Arthritis	geringe Splenomegalie, Hyperplasie der Lymphfollikel mit aktiven Keimzentren, keine weiteren typischen Veränderungen
Systemischer Lupus erythematodes	zwiebelschalenartige periarterielle Fibrose, follikuläre lymphatische Hyperplasie, chronische Perisplenitis, u.U. kleine fibrinoide Nekrosen, u.U. erhöhter Gehalt an Plasmazellen und -vorstufen
Morbus Felty	rheumatoide Arthritis + Splenomegalie + Granulozytopenie; Hyperplasie der Keimzentren, chronische Perisplenitis, Vermehrung von Plasmazellen und Immunoblasten

9.2.4   Immunpathologie

Primäre Immundefekte

B-Zell-Defekte	■ infantile Agammaglobulinämie; *Morphologie*: rudimentäre Malpighi-Körperchen ohne Keimzentren, rote Pulpa ohne Plasmazellen
T-Zell-Defekte	■ Di-George-Syndrom; *Morphologie*: fehlende periarterioläre Lymphscheiden
Kombinierte B- und T-Zell-Defekte	■ Agammaglobulinämie (Schweizer Typ); lymphopenische Form der Agammaglobulinämie; *Morphologie*: Fehlen der periarteriolären Lymphscheiden und der Malpighi-Körperchen, nur noch rote Pulpa vorhanden (hyperämische erweiterte Sinus) ■ Wiskott-Aldrich-Syndrom; zunächst nur T-Zell-System betroffen, dann auch Verminderung der B-Zell-Areale

II

Sekundäre Immundefekte

Z.B. bei:
- chronischer Niereninsuffizienz
- hochdosierter Kortikosteroidtherapie
- zytostatischer Therapie

AIDS
Morphologie: Atrophie der T- und auch der B-Zone einschließlich Marginalzone, relatives Überwiegen der Plasmazellen

9.2.5 Degenerative Veränderungen, Dystrophien und Stoffwechselstörungen

Regressive Veränderungen

Follikelfibrin	PAS-positive hyaline, fibrinhaltige Ablagerungen im Follikelzentrum, häufig bei:
	■ schweren Allgemeininfektionen
	■ ischämischen Nekrosen
	■ Tumorkachexie
Epitheloide Keimzentren	Keimzentren bestehen fast ausschließlich aus dendritischen Retikulumzellen,
	■ z.B. nach Kortisontherapie
Hyaline Degeneration	oft mit Lipoidose der A. lienalis kombiniert

9

Stoffwechselstörungen/Pigmentablagerungen

Primäre Amyloidose
Geringe Milzbeteiligung, Amyloid in der Wand oder in der Umgebung kleiner Arterien und Arteriolen

Sekundäre Amyloidose
Milz hauptsächlich betroffen, fokale (→ Sagomilz, weiße Pulpa) oder diffuse (→ Schinkenmilz, rote Pulpa) Amyloidablagerung an Retikulumfasern und Arteriolen

Hämosiderose
Bei jedem hämolytischen Prozeß (chronische hämolytische Anämie, perniziöse Anämie, Bluttransfusionen, Hämodialyse), *Lokalisation*: in Umgebung von Infarkten oder Blutungen

Gandy-Gamna-Körperchen
Periarteriell, wenige Millimeter große Körperchen (Knötchen) aus kollagenem Bindegewebe, Eisenpigment und Kalk; *Vorkommen*: bei Milzkreislaufstörungen (hämolytischer Anämie, Sichelzellenanämie, Leberzirrhose, Milzvenenthrombose)

Malariapigment
Morphologie: schwarze Granula in Pulpastrang-Makrophagen

Anthrakotisches Pigment
Morphologie: schwarzes Pigment in Makrophagen der periarteriellen Lymph-scheiden (hämatogen aus der Lunge)

Thorotrastose
Makroskopisch: kleine goldgelbe Stippchen, *mikroskopisch*: diffuse, später fokale Ablagerung in Makrophagen, besonders in periarteriellen Lymphscheiden
→ Fibrose

Speicherkrankheiten

Primäre Lipoidosen

Morbus Gaucher	β-Glukozerebrosidase-Mangel → Ablagerung von Zerebrosiden im Makrophagensystem → Splenomegalie; *Morphologie*: Gaucher-Zellen: 20–80 µm, z.T. mehrkernig mit PAS-positivem, Eisen-positivem Material
Morbus Niemann-Pick	lysosomaler Sphingomyelinasemangel → Sphingo-myelinablagerung besonders in Makrophagen der roten Pulpa → Splenomegalie; *Morphologie*: Schaumzellen, einkernig, 20–50 µm, mit PAS-nega-tivem, Eisen-negativem, u.U. Ziehl-Neelsen-positi-vem Material
Syndrom der meer-blauen Histiozyten	selten primär: autosomal-rezessiv vererbt, mittlere Splenomegalie; *Morphologie*: Zeroidspeicherung in Makrophagen: 20–60 µm, in Giemsa-Färbung mit tiefblau/grünblauen Granula (Ziehl-Neelsen-positiv)

Sekundäre Zeroidspeicherung
Morphologie wie bei Syndrom der meerblauen Histiozyten; Vorkommen bei:
- M. Gaucher
- M. Niemann-Pick
- M. Batten (neuronale Zeroidlipofuszinose)
- Zeroidspeicherkrankheit
- Hyperlipoproteinämien
- M. Werlhof (idiopathische thrombozytopenische Purpura)
- Sichelzellenanämie
- Thalassaemia major
- Leberzirrhose
- Malabsorptionssyndromen (Vitamin-E-Mangel?, Mukoviszidose, M. Whipple, Sprue, chronischer Pankreatitis, M. Crohn)
- chronischer myeloischer Leukämie

Atrophie

Milzatrophie (ohne Funktionseinschränkung)
Ursachen:
- hohes Alter (Milzgewicht bis auf 20 g vermindert)
- Inanition (Hunger, starke Anämie, Kachexie)
- Stenose der Milzarterien
- u.U. auch bei chronischer kardialer Stauung

Pathologische Milzatrophie (Atrophie mit Funktionseinschränkung)
Vorkommen bei:
- Colitis ulcerosa
- Malabsorptionssyndromen
- Dermatitis herpetiformis
- Thyreotoxikose
- Thorotrastose
- nach Milzbestrahlung

9.2.6 Kreislaufstörungen

Altersveränderungen der A. lienalis

Morphologie: Hyalinose und Lipoidose der Trabekeläste der A. lienalis
(kein Krankheitswert)

Aneurysmen

Angeboren	selten, meist in Kombination mit Hirnbasisarterienaneurysmen
Erworben	• arteriell bei Arteriosklerose
	• venös bei portaler Hypertension (Leberzirrhose)
	• intraliale variköse Erweiterung der V. lienalis mit Phlebolithen

Phlebosklerose

Bei Drucksteigerung in V. lienalis oder Pfortader

Hyperämie

Aktive Hyperämie
Bei akuten, meist generalisierten Infektionen

Passive Hyperämie

| Kardiale Stauungsmilz | bei chronischer Stauung im großen Kreislauf → Abflußbehinderung sowohl in V. portae und über Anastomosen in V. cava als auch über Lymphgefäße |

(Fortsetzung s. nächste Seite)

II

Portale Stauungsmilz	nur Abflußbehinderung in V. portae, Anastomosen zur V. cava und Lymphgefäße sind frei; *Morphologie*: Kapselhyalinose (Zuckergußmilz), häufig Gandy-Gamna-Knötchen, Hyperplasie der roten Pulpa
Milzvenenthrombose	ähnliche Veränderungen wie bei portaler Stauungsmilz, *Ursachen*: fortgeleitete Thromben aus V. portae oder intralienalen Milzvenen, Stieldrehung bei Wandermilz, entzündliche oder tumoröse Prozesse in der Umgebung, Splenomegalie bei lympho- oder myeloproliferativen Erkrankungen
Morbus Banti	idiopathische portale Hypertension (zumeist jedoch unerkannte stenosierende Veränderungen in Milzvene oder V. portae)
Vinylchloridkrankheit	neben anderen Organveränderungen portale Hypertension bei Leberfibrose, Splenomegalie mit Fibrose der roten und weißen Pulpa, Thrombozytopenie

Milzinfarkt

9

Bei:
- Embolien (z.B. bei Endokarditis)
- Arteriosklerose und Aneurysmenbildung
- Thrombosen (besonders bei CML und Osteomyelosklerose)
- Sichelzellenanämie
- Speicherkrankheiten (besonders M. Gaucher)

Anämie (generalisiert)

Kollapsmilz bei Verblutung und akuten Schockzuständen, u.U. mit sog. Pulpablutungen (umschriebene Hyperämien); *mikroskopisch*: u.U. Nekrose der Malpighi-Körperchen, Megakaryozyten, u.U. Hämopoeseinseln

9.2.7   Fehlbildungen

Agenesie	*synonym*: Asplenie, Alienie – sehr selten, meist mit anderen Mißbildungen kombiniert, z.B. Ivemark-Syndrom (Kombination mit kardiovaskulären Mißbildungen) → häufig letales OPSI-Syndrom (s.u.)
Nebenmilzen	■ Lien succenturiatus bei Versorgung aus A. lienalis ■ Lien accessorius bei Versorgung aus anderen Arterien, DD: Splenosis
Lien lobatus	abnorme Milzlappung – selten

(Fortsetzung s. nächste Seite)

Polyspleniesyndrom	Lien lobatus + andere Mißbildungen der Brust- und Bauchorgane, z.B.: ■ Situs invertus ■ Gallengangsatresie ■ Kartagener-Syndrom: chron. Bronchitis, Bronchiektasen, Situs inversus
Ektopie	Verlagerung der Milz in Pleurahöhle (bei Zwerchfelldefekten) oder in Nabelbruchsack
Intraabdominelle Verlagerung, Lien mobilis	„Wandermilz" bei Aszites, intraabdominellen Tumoren, seltener Gravidität
Splenogonadale Fusion	Strang aus Milz- und Bindegewebe verbindet Milz und (mesonephrogene Strukturen der) Gonaden; bzw. Heterotopie von Milzgewebe an Gonaden – sehr selten (immer linksseitig)
Splenohepatische Fusion	
Splenorenale Fusion	

9.2.8 Sonstige Veränderungen und Funktionsstörungen

Die Milz bei nichtneoplastischen Störungen der Erythropoese, insbesondere bei Anämien

Panmyelophthise
Hämosiderose aufgrund der verminderten Reutilisation des Eisens, allgemeine Abwehrschwäche → Milzbeteiligung vor allem bei Tuberkulose, Mykosen

Perniziöse Anämie und andere **megaloblastäre Anämien**
Makrophagen mit Erythrophagozytose und Hämosiderinspeicherung, Erythropoesezellen in den Sinus

Eisenmangelanämie
Meist keine pathologischen Veränderungen, evtl. Hyperplasie der roten Pulpa aufgrund der u.U. gesteigerten Hämolyse

Infektanämie
Siderose aufgrund des gesteigerten Erythrozytenabbaus

Tumoranämie
Siderose aufgrund des gesteigerten Erythrozytenabbaus

„Idiopathische sideroblastische Anämie"
Splenomegalie, meist durch gleichzeitig bestehende Leberzirrhose bedingt, hämosiderinspeichernde Makrophagen (Pulpastränge), einzelne Siderozyten und Erythroblastennester in Sinus

Symptomatische sideroblastische Anämie
Bei Leukämien, malignen Lymphomen, Karzinomen, chronischen entzündlichen Erkrankungen (Morphologie wie bei idiopathischer Form)

Korpuskuläre hämolytische Anämien
Morphologie: Splenomegalie; die Pulpastränge sind prall mit Erythrozyten gefüllt
(die Sinus oft „leer" mit Erythrozytenschatten „-ghosts"), die Pulpastrangma-
krophagen zeigen häufig Erythrozytophagien, es finden sich mehrer Gandy-
Gamna-Körperchen, das lymphatische Gewebe ist hypoplastisch, mäßige
Hämosiderose; *Vorkommen* bei:
- hereditärer Sphärozytose
- hereditärer Elliptozytose
- autoimmunhämolytischer Anämie mit Sphärozytose

Drepanozytose (Sichelzellenanämie)
Sichelzellen „verstopfen" Pulpastränge und Sinus → anämische Infarkte, starke
Hämosiderose, „Pulpablutungen", Gandy-Gamna-Körperchen; zunächst Spleno-
megalie, dann Narbenfelder und Schrumpfung („Autosplenektomie")

Thalassaemia major
Morphologie: Splenomegalie mit starker Hyperplasie der roten Pulpa, Pulpa-
strangmakrophagen mit Erythrophagie und Siderose, z.T. als PAS-positive
Schaumzellen, extramedulläre Blutbildung, Gandy-Gamna-Körperchen

Enzymopathische hämolytische Anämien
Hämolytische Anämien mit (nicht deformierbarer) Innenkörperbildung;
Morphologie: in die Sinuswand „eingeklemmte" Erythrozyten, Hyperplasie der
roten Pulpa mit Makrophagenvermehrung → Hypersplenismus; *Vorkommen* bei:
- Glukose-6-Phosphatdehydrogenase-Mangel
- Glutathionreduktasemangel

Immunhämolytische Anämien

Morbus haemolyticus neonatorum	starke extramedulläre Blutbildung, hyperämische rote Pulpa, Hämosiderose der Makrophagen
Autoantikörper vom Kältetyp	sofortige intravasale oder hepatische Erythrozyten-destruktion ohne besondere Milzveränderungen
Autoantikörper vom Wärmetyp	Sequestration der Erythrozyten in der Milz, Hyperplasie der roten Pupla mir Erythrophagozy-tose und Hämosiderose, geringe extramedulläre Blutbildung
Chemisch-allergisch induzierte Antikörper	oft arzneimittelinduziert, morphologische Verände-rungen entsprechend denen bei Wärmetyp-Anti-körpern (s.o.)

Traumatische hämolytische Anämien
Morphologie: Fragmentozytenabbau in der Milz → Hyperplasie der roten Pulpa
mit Erythrophagozytose und Hämosiderose; *Vorkommen* bei:
- bei Herzvitien
- Implantation von Herzklappenprothesen
- Makro- und Mikroangiopathien

Anämien bei Urämie
Multifaktorielle Genese; bei Hämolyse: Hyperplasie der roten Pulpa mit
Erythrophagozytose und Hämosiderose

Chronische Hämodialyse
Anämie immunologischer Genese?, wiederholte Antigenstimulation?; *Morphologie*: Atrophie der Lymphfollikel, prominente Hülsenkapillaren, vermehrt Mastzellen, u.U. silikonhaltige Granulome, Hämosiderose

Milzveränderungen bei nichtneoplastischen Störungen der Granulo- und Thrombozytopoese	
Granulozytopenie	mögliche Ursachen: Hypersplenie oder symptomatische Autoimmungranulozytopenie bei sog. Kollagenosen (M. Felty)
Chediak-Higashi-Steinbrinck-Syndrom	Granulozytenanomalie mit Splenomegalie, Hyperplasie der roten Pulpa mit Erythro- und Leukozytophagie; Riesenlysosomen in Granulozyten (besonders den baso- und eosinophilen)
Morbus Werlhof, ITP	idiopathische thrombozytopenische Purpura; in der Milz Sequestration/Abbau immungeschädigter Thrombozyten, u.U. auch Produktion von Antithrombozytenantikörpern; *Morphologie*: Hyperplasie der Lymphfollikel, Verbreiterung der Marginalzone (nicht mehr nach Kortisontherapie!)

Extramedulläre Blutbildung in der Milz

Vorkommen bei:
- Hypersplenismus
- Anämien
- chronischen Infekten
- Leukämien
- Osteomyelosklerose
- Polycythaemia vera rubra
- malignen Lymphomen
- Metastasen in Knochen und Milz

Morphologie:

Granulozytopoese	diffus, besonders neutrophile Promyelozyten und Myelozyten (Peroxidase- und NASD-Chlorazetatesterase-Nachweis)
Erythropoese	kleine Nester aus Makro- und Normoblasten
Thrombopoese	Megakaryozyten meist intrasinuös

Hypersplenismus

Definition: Hämozytopenien bei vergrößerter Milz (unterschiedlicher Ätiologie), die nach Splenektomie geheilt oder gebessert werden können

Hyposplenismus

Definition: Unterfunktion mit normaler oder vergrößerter Milz; *Ursachen*:
- Sichelzellenanämie
- Thrombozythämie
- Sarkoidose
- Amyloidose

Auswirkungen der Splenektomie

Verminderte Infektresistenz: OPSI-Syndrom (overwhelming postsplenectomy infection), häufig Sepsis; *hämatologische Folgen* der Splenektomie:

Erythrozyten:	■ Howell-Jolly-Körper-haltige Erythrozyten (DNS) ■ z.T. Siderozytose ■ Heinz-Körper ■ Leptozyten ■ Target-Zellen ■ osmotische Resistenz erhöht
Leukozyten:	Leukozytose bei Neutropenie (absolute Lymphozytose und/oder Monozytose)
Thrombozyten:	passagere Thrombozytose

Milzruptur

Ruptur bei gesunder Milz
nach stumpfem Bauchtrauma; *mehrzeitige bzw. verzögerte Ruptur* entspricht wahrscheinlich nur einer verzögerten Diagnose, sog. Spontanrupturen sind wahrscheinlich auch auf Traumen oder Vorschädigungen zurückzuführen

Ruptur bei erkrankter Milz
Disposition bei:
- Splenomegalie
- perisplenitischen Verwachsungen
- portaler Stauung
- Milzvenenthrombose
- Milzinfarkten
- Amyloidose
- (Pseudo-)Zysten
- Tumoren
- akuten Leukämien
- Infektionen:
  - infektiöse Mononukleose
  - Typhus abdominalis
  - Brucellose

– Leishmaniose (Kala-Azar)
– Malaria
(selten bei:
- Sarkoidose
- Virushepatitis
- Zeroidspeicherung
- Marfan-Syndrom
- Peliosis splenis)

Milzruptur unter Geburt bei:
- M. haemolyticus neonatorum
- konnataler Lues

Komplikationen:
Splenosis: Autotransplantation von Milzgewebe nach Milzruptur → zahlreiche meist mehrere Millimeter große Knötchen aus Milzgewebe, der Peritonealserosa aufsitzend (Dünndarm, Omentum majus); DD: Nebenmilz (einzeln, größer, immer linksseitig im dorsalen Mesogastrium)

II

9.3   Thymus

9.3.1   Anatomie

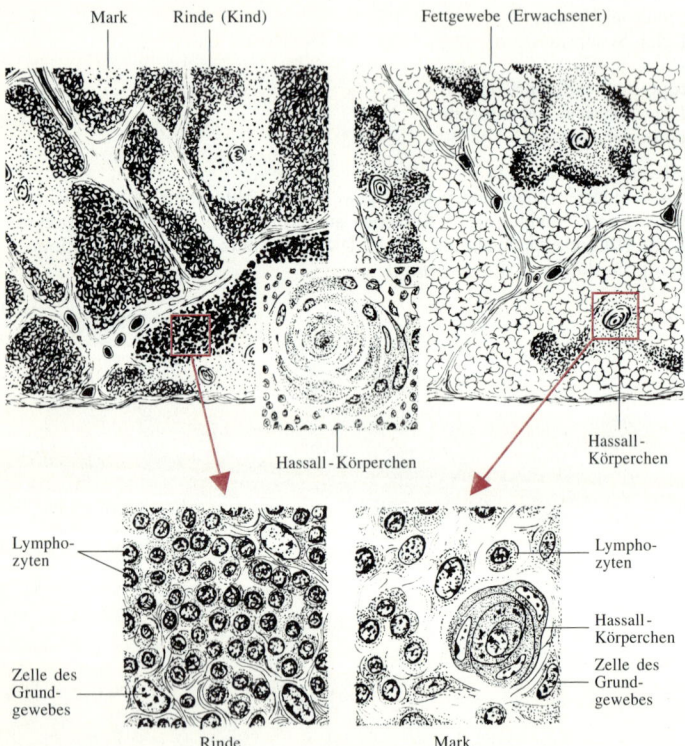

Mark   Rinde (Kind)   Fettgewebe (Erwachsener)

Hassall-Körperchen

Hassall-
Körperchen

Lympho-
zyten

Lympho-
zyten

Hassall-
Körperchen

Zelle des
Grund-
gewebes

Zelle des
Grund-
gewebes

Rinde   Mark

Abb. II-9-3. Thymusgewebe des Kindes (links) und des Erwachsenen (rechts);
Detailvergrößerung jeweils in den kleineren unteren Bildern

9.3.2   Tumoren und tumorähnliche Veränderungen

9.3.2.1   Tumorlokalisationen

C37	**Thymus**
C37.9	Thymus

9.3.2.2 TNM-Klassifikation

M. Hodgkin/Non-Hodgkin-Lymphome
(modifizierte Ann-Arbor-Klassifikation, ausgedehnt auch auf Non-Hodgkin-Lymphome)

Stadium I	Befall 1 Lymphknotenregion
Stadium I E	Befall 1 extralymphatischen Organs oder Bezirks
Stadium II	Befall > 1 Lymphknotenregionen auf einer Zwerchfellseite
Stadium II E	Befall 1 extralymphatischen Organs/Bezirks* + regionäre (und evtl. weitere) Lymphknoten auf einer Zwerchfellseite
Stadium III	Lymphknotenregionen auf beiden Seiten des Zwerchfells
Stadium III E	zusätzlicher Befall von 1 extralymphatischen Organ/Bezirk
Stadium III S	Befall der Milz
Stadium III E + S	zusätzlicher Befall von 1 extralymphatischen Organ/Bezirk und der Milz
Stadium IV	diffuser Befall extralymphatischer Organe (± regionäre Lymphknoten) oder Befall von 1 extralymphatischen Organ/Bezirk + entfernte, nichtregionäre Lymphknoten
(klinisch A	ohne Symptome: Gewichtsverlust, Fieber, Nachtschweiß)
(klinisch B	mit Symptomen: Gewichtsverlust, Fieber, Nachtschweiß)

* Lymphatische Gewebe sind:
Lymphknoten, Milz, Thymus, Waldeyer-Rachenring, Appendix, Peyer-Plaques

Bei histopathologischer Untersuchung soll der Befall oder Nichtbefall der untersuchten Gewebe zusätzlich angegeben werden; dazu können folgende Kurzbezeichnungen verwandt werden: die „üblichen" ICD-O-Abkürzungen (ICD-O) oder die Initialen der Ann-Arbor-Klassifikation (AAK); der Befall wird in der entsprechenden Ruprik mit „+" oder „–" angegeben

Organ	ICD-O	AAK
Lymphknoten	LYM	N
Knochenmark	MAR	M
Knochen	OSS	O
Leber	HEP	H
Lunge	PUL	L
Pleura	PLE	P
Peritoneum	PER	
Nebennieren	ADR	
Haut	SKI	D
Gehirn	BRA	
andere Organe	OTH	

9.3.2.3   Thymustumoren

Epitheliale Thymustumoren	
Thymome, gutartig	*synonym*: „true thymoma", „circumscribed thymoma"; *Formen*: ■ großzellig/epitheloid ■ spindelzellig
Thymome, maligne (Category I nach Levine & Rosai)	ohne zytologische Kriterien der Malignität, lokal aggressiv (prognostisch bedeutsam ist der **makroskopische intraoperative Nachweis** einer parathymischen Ausbreitung), regionäre Lymphknotenmetastasen kommen vor
Thymuskarzinome (Category II)	selten, hochmaligne, extrathorakal metastasierend; *Differenzierungen*: ■ epidermoid ■ lymphoepithelial (wie Schmincke-Tumoren) ■ sarkomatoid ■ basaloid ■ mukoepidermoid

Thymuskarzinoide
„Neurokristopathie", häufig maligne (auch bei primär kapselbegrenztem Wachstum), *klinische Einteilung* (zunehmende Mortalitätsrate):
■ asymptomatische Karzinoide
■ lokale Symptomatik (Schmerzen, Herzrhythmusstörungen, obere Einflußstauung)
■ systemische endokrine Manifestation (MEN 1/2),
■ symptomatisch als paraneoplatische Endokrinopathie (meist ektopes ACTH-Syndrom – schlechteste Prognose)

Mesenchymale Thymustumoren

Thymolipome
Machen ca. 2–9 % aller Thymustumoren aus; sie können mit
■ aplastischer Anämie,
■ Hypogammaglobulinämie und
■ Hyperthyreose
assoziiert sein

„Myoide Thymussarkome", „Thymoblastome"
Aus ortsständigem Mesenchym hervorgegangene Tumoren, extrem selten

Histiozytäre Mediastinaltumoren

Wenige Einzelkasuistiken; *Charakteristika*: die Tumorzellen phagozytieren Erythrozyten und Ig und exprimieren Ia-ähnliche-Antigene und C3, zytoplasmatisch Nachweis von α_1-Antitrypsin, α-Naphthylazetatesterase und alkalischer Phosphatase

Maligne Lymphome

T-lymphoblastische Lymphome
Zumeist mit Prothymozyten-Charakteristika:
- Komplementrezeptoren
- T-Zell-Antigene
- tDT (terminale Desoxynukleotidtransferase)
- Schafserythrozytenrezeptoren
- fleckförmig saure Phosphatase
Seltener Charakteristika von Präthymozyten oder reifen Thymozyten

Thymushyperplasie

Numerische Hyperplasie
Gewichts- und Organvergrößerung unklarer Genese und Bedeutung; selten

Lymphofollikuläre Hyperplasie
Thymische Keimzentrumsreaktion; Infiltration des Marks mit B-Lymphozyten, Plasmazellen, Makrophagen und Mastzellen; häufig bei **Myasthenia gravis**, ferner bei:
- M. Basedow
- Thyreoidits Hashimoto
- Systemischem Lupus erythematodes
- progressiver Sklerodermie
- rheumatoider Arthritis
- Sjögren-Syndrom
- entzündlichen Lebererkrankungen
- Leberzirrhose
- Colitis ulcerosa
- M. Behçet
- autoimmunhämolytischen Anämien
- M. Addison
- Akromegalie

9.3.3 Immunpathologie

Defektimmunopathien

- Schwere kombinierte Immundefekte (Stammzelldefekte):
  - retikuläre Dysgenesie
  - Agammaglobulinämie Schweizer Typ
  - ADA-(Adenosindeaminase)-Mangel u.a.
- Thymushypoplasie Di George
- PNP-(Purinnukleosidphosphorylase)-Mangel
- Immundefekt mit Ataxia teleangiectatica
- Immundefekt mit Thymom
- X-chromosomal gebundene Agammaglobulinämie
- Transcobalamin-II-Defekt
- Selektiver IgA-Defekt

II

- Selektiver Defekt einer anderen Ig-Klasse oder -Subklasse
- Sekretor-Stück-Defekt/Mangel (IgA)
- Ig-Defekt mit erhöhtem IgM
- Ig-Defekt mit IgM-Produktion und ohne γ- und α-Ketten produzierende Zellen
- Transitorische Hypogammaglobulinämie des Kindesalters
- Antikörpermangel mit Normo- oder Hypergammaglobulinämie
- κ-Ketten-Defekt
- Wiskott-Aldrich-Syndrom
- Verschiedene Immundefekte:
  - vorwiegender Immunglobulindefekt
  - vorwiegender T-Zell-Defekt

Assoziation mit hereditären metabolischen Defekten (inborn errors of metabolism), lymphoproliferativen Syndromen und Autoimmunkrankheiten häufig

9.3.4 Degenerative Veränderungen, Dystrophien und Stoffwechselstörungen

Involution

Physiologische (Alters-)Involution
Morphologie: Zunahme des interstitiellen Fettgewebes, eine lymphopoetische Restaktivität bleibt bis ins hohe Alter erhalten

9

Streßinvolution
Vorkommen: akzidentell, akut, chronisch (z.B. bei Hunger); Akzeleration des physiologischen Involutionsprozesses (s.o.); im Gegensatz zu defektimmunopathischen Thymusdysplasien Nachweis von Hassall-Körperchen

9.3.5 Fehlbildungen

Ektopische/akzessorische Thymusdrüsen
Häufig im lateralen Halsdreieck

Zystische „Organdegeneration"
Persistierende Gangrudimente → Epithelzysten; *Vorkommen*: häufig bei ektopen Thymusdrüsen im lateralen Halsdreieck

Intrathymische Epithelkörperchen
Nebenschilddrüsengewebe im Thymus, (ektopes/akzessorisches Thymusgewebe auch in Schilddrüse und Nebenschilddrüse möglich)

10 Haut

10.1   Anatomie

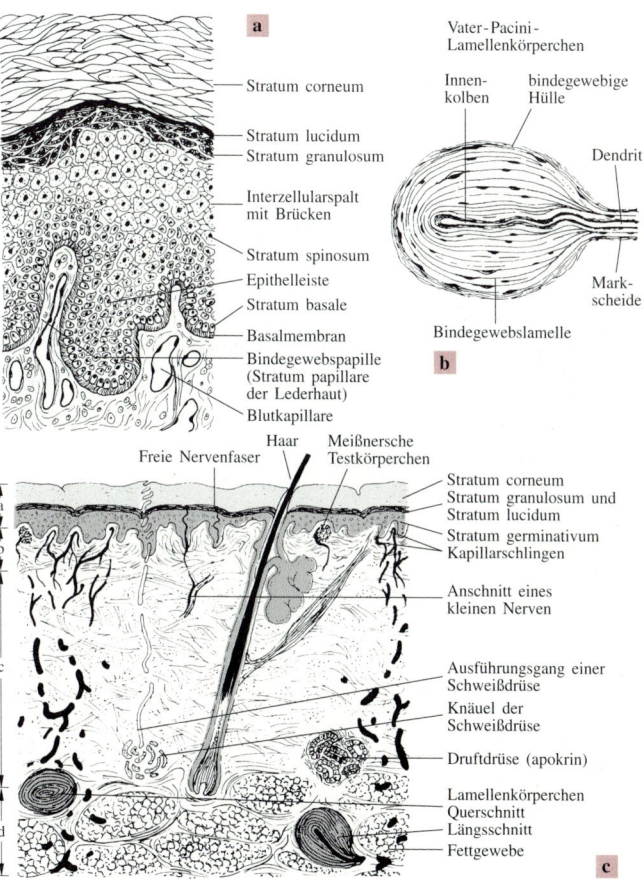

Abb. II-10–1. a Aufbau der Epidermis mit angrenzendem Stratum papillare der Dermis. **b** Vater-Pacini-Lamellenkörperchen (Mechanorezeptoren für Druck und wahrscheinlich auch Vibration). **c** Haut und Hautanhangsgebilde mit angrenzendem Subkutangewebe. a = Epidermis; b = Corium; c = Stratum reticulare; d = Unterhautfettgewebe. Fortsetzung **d** auf der folgenden Seite

II

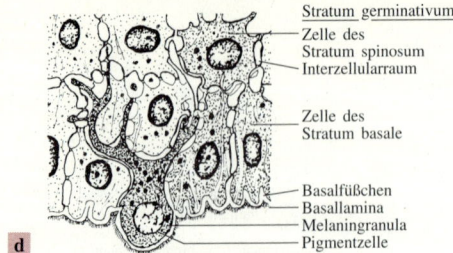

Stratum germinativum
Zelle des
Stratum spinosum
Interzellularraum

Zelle des
Stratum basale

Basalfüßchen
Basallamina
Melaningranula
Pigmentzelle

d

Abb. II-10–1. (Fortsetzung) **d** Detaildarstellung der basalen Zellschichten der Epidermis (Stratum germinativum)

10.2 Tumoren und tumorähnliche Veränderungen

10.2.1 Tumorlokalisationen

C44	**Haut (ohne Labia majora, Vulva, Penis, Skrotum)**
C44.0	**Lippenhaut**
C44.01	Oberlippe, äußere Haut
C44.02	Unterlippe, äußere Haut
C44.03	Mundwinkel, Außenseite (Innenseite = C00.6)
C44.1	**Augenlid**
C44.11	Oberlid
C44.12	Unterlid
C44.13	Augenwinkel, innerer
C44.14	Augenwinkel, äußerer
C44.15	Meibom-Drüse
C44.2	**Ohr, äußeres**
C44.21	Ohrmuschel
C44.22	Gehörgang, äußerer
C44.3	**Gesichtshaut, andere Teile**
C44.31	Nase (Nasenschleimhaut = C30.0)
C44.32	Wange (Wangenschleimhaut = C06.0)
C44.33	Stirn, Augenbrauen
C44.34	Schläfe
C44.35	Kinn
C44.36	Kieferwinkel
C44.4	**Haut, behaarter Kopf und Hals**
C44.41	Kopf, behaart
C44.42	Nacken
C44.43	Hals
C44.44	supraklavikuläre Region

(Fortsetzung s. nächste Seite)

C44.5	**Haut, Stamm**
C44.51	Brustwand, vordere und seitliche (Haut)
C44.52	Bauchhaut (mit Nabel)
C44.53	Rückenhaut
C44.54	Gesäßhaut
C44.55	Analrand (perianale Haut)
C44.56	Leistenbeuge
C44.57	Genitokruralbeuge
C44.58	Damm (Perineum)
C44.6	**Haut von Arm und Schulter**
C44.61	Schulter (Haut)
C44.62	Axilla (Haut)
C44.63	Oberarm (Haut)
C44.64	Ellenbogen, Ellenbeuge (Haut)
C44.65	Unterarm (Haut)
C44.66	Handrücken (Haut)
C44.67	Handinnenfläche (Haut)
C44.68	Finger (Haut)
C44.69	Subungualgegend (Hand)
C44.7	**Haut von Bein und Hüfte**
C44.71	Hüfte (Haut)
C44.72	Oberschenkel (Haut)
C44.73	Knie, Kniekehle (Haut)
C44.74	Unterschenkel (Haut)
C44.75	Fußrücken (Haut)
C44.76	Fußsohle (Haut)
C44.77	Ferse (Haut)
C44.78	Zehen (Haut)
C44.79	Subungualgegend (Fuß)
C44.8	**Haut (mehrere Regionen)**
C44.9	**Haut**

10.2.2 TNM-Klassifikation

Anatomische Bezirke:

Lippen (ohne Lippenrot)	[C44.0]
Augenlid*	[C44.1]
Äußeres Ohr	[C44.2]
Andere Partien der Gesichtshaut	[C44.3]
Kopf und Hals	[C44.4]
Stamm (einschließlich Analrand und perianale Haut)	[C44.5]
Arm und Schulter	[C44.6]
Bein und Hüfte	[C44.7]
Vulva*	[C51.0]
Penis*	[C60.9]
Skrotum	[C63.2]

*Die Klassifikation gilt nur für Melanome; Karzinome dieser Regionen werden gesondert klassifiziert.

II

Regionäre Lymphknoten entsprechend der Lage des Primärtumors (bei Operationspräparaten → klinische Angabe)
[Ausführliche Darstellung s. UICC: TNM-Atlas (1993), S. 164 f.]

Karzinome

TX	Primärtumor kann nicht beurteilt werden
T0	kein Anhalt für einen Primärtumor
Tis	Carcinoma in situ
T1	Tumorgröße $\leq$ 2 cm
T2	Tumorgröße > 2–5 cm
T3	Tumorgröße > 5 cm
T4	Tumor infiltriert extradermale Strukturen (Knorpel, Muskeln, Knochen u.a.)
NX	regionäre Lymphknoten können nicht beurteilt werden
N0	keine regionären Lymphknotenmetastasen
N1	regionäre Lymphknotenmetastasen (alle anderen Lymphknotenmetastasen gelten als Fernmetastasen M1)

Malignes Melanom

pTX	Primärtumor kann nicht beurteilt werden	
pT0	kein Primärtumor	
pTis	Melanoma in situ (atypische Melano-zytenhyperplasie, schwere Melano-zytendysplasie)	Clark-Level I (kein infiltrierendes Wachstum)
pT1	Tumordicke $\leq$ 0,75 mm *und* ———	Clark-Level II (Infiltration des Stratum papillare)
pT2*	Tumordicke > 0,75–1,5 mm oder ——	Clark-Level III (Ausdehnung bis zur Grenze Stratum papillare/reticulare)
pT3*	Tumordicke > 1,5–4 mm oder ———	Clark-Level IV (Infiltration des Stratum reticulare)
pT3a	Tumordicke > 1,5–3 mm	
pT3b	Tumordicke > 3–4 mm	
pT4*	Tumordicke > 4 mm oder ————— Satellitenknoten $\leq$ 2 cm Entfernung	oder Clark-Level V (Infiltration der Subkutis)
pT4a	Tumordicke > 4 mm oder ———	Clark-Level V (Infiltration der Subkutis)
pT4b	Satellit(en) $\leq$ 2 cm vom Primärtumor entfernt	
NX	regionäre Lymphknoten können nicht beurteilt werden	
N0	keine regionären Lymphknotenmetastasen	
N1	regionäre Lymphknoten: Metastasengröße $\leq$ 3 cm	

(Fortsetzung s. nächste Seite)

N2	regionäre Lymphknoten: Metastasengröße > 3 cm oder „In-transit-Metastase(n)": Metastasen in *Haut oder Subkutis (keine Lymphknotenmetastasen!)* > 2 cm vom Primärtumor entfernt, aber nicht jenseits der regionären Lymphknoten
N2a	regionäre Lymphknoten: Metastasengröße > 3 cm
N2b	„In-transit-Metastase(n)"
N2c	regionäre Lymphknoten: Metastasengröße > 3 cm *und* „In-transit-Metastase(n)" (alle anderen Lymphknotenmetastasen gelten als Fernmetastasen M1)
MX	Das Vorliegen von Fernmetastasen kann nicht beurteilt werden
M0	keine Fernmetastasen
M1	Fernmetastasen
M1a	Befall von Haut, Subkutis oder Lymphknoten jenseits der regionären Lymphknoten
M1b	viszerale Metastasen

* Bei Diskrepanz zwischen Tumordickenstadium und Clark-Level erfolgt die Eingruppierung in das höhere (ungünstigere) Stadium

10.2.3   Tumoren: Epidermis

Malignes Melanom

Formen:

- Lentigo maligna (LM); *Morphologie*: atypische Melanozyten mit Kernhyperchromasie und Pleomorphie in basaler Epidermis und Follikeln ohne Infiltration, bandförmiges lymphozytäres Entzündungsinfiltrat
- Lentigo-maligna-Melanom (LMM); *Morphologie*: kleinere Knoten, atypische Melanozytenansammlungen auch in der Dermis
- Superfiziell spreitendes Melanom (SSM); *Morphologie*: in früher Phase atypische Melanozyten (einzeln oder in Gruppen) in allen Epidermisschichten (horizontales Wachstum), in späterer Phase rasche vertikale Ausbreitung in die Dermis
- Noduläres Melanom (NM); *Morphologie*: glatter blauschwarzer Knoten, atypische Melanozyten, epitheloid oder spindelzellig, ausgedehnt destruierendes Wachstum (keine „Ausreifung" in tieferen Schichten)
- Akrolentiginöses Melanom (ALM): sub- und paraungual, palmoplantar
- Schleimhautmelanome
- Unklassifizierbare maligne Melanome
- Melanom-Metastasen
- Hereditäres malignes Melanom

Maligne/„semimaligne" und präkanzeröse epidermale Läsionen

II

Basaliom (basozelluläres Karzinom)
Wächst lokal destruierend, bildet keine Metastasen; *Formen*:
makroskopisch:
- noduläres Basaliom
- noduloulzeratives Basaliom
- Ulcus terebrans
- zikatrisierendes (vernarbendes) Basaliom
- sklerodermiformes Basaliom
- pagetoides Basaliom
mikroskopisch:
- solide
- zystisch
- karatotisch
- oberflächlich
- adenoid
- szirrhös (fibrosierend)

Pinkus-Tumor
„Prämalignes" Fibroepitheliom; offenbar Basaliom-Variante mit überwiegender
Stromakomponente

Metatypisches Basaliom
Übergangsform zwischen Basaliom und spinozellulärem Karzinom

Morbus Bowen/Carcinoma in situ
Plattenepithelatypien ohne infiltrierendes Wachstum, wird als obligate

10

Präkanzerose angesehen

Spinozelluläres Karzinom
Plattenepithelkarzinom; *Sonderform*: verruköses Karzinom (minimale Zellatypien)

Benigne Epidermistumoren

Verruca seborrhoica (senilis)
Morphologie: meist rein exophytisches Wachstum mit Papillomatose,
Akanthose (Zellen vom basalen Typ) und Hyperkeratose mit Pseudohornzysten;
Sonderformen:
- adenoider Typ (netzige Zellverbände)
- Melanoakanthom (starke Pigmentierung)
- basosquamöses Akanthom (sog. irritierte Verruca seborrhoica mit wirbeligen,
  z.T. spinozellulären Verbänden)

Keratoakanthom
Klinisch: kurze Entstehungszeit; *Morphologie*: regelmäßige Architektur, meist mit
zentralem Hornkrater, mikroskopisch nicht von einem (gut differenzierten)
spinozellulären Karzinom zu unterscheiden; spontane Rückbildung möglich, keine
Metastasen

Bowenoide Papulose (Genitalien und Analregion)
Multiple kleinere bowenoide Herde im Anogenitalbereich jüngerer Patienten;
morphologisch nicht von M. Bowen zu unterscheiden

Virusinduzierte Epitheliome

- Verruca vulgaris; *Morphologie*: Papillomatose, Akanthose, Epithelvakuolisierung und -einschlüsse, Hyperkeratose mit Parakeratosekegel
- Verruca plantaris (Epithelvakuolisierung)
- Verruca plana juvenilis (flache Papeln)
- Condyloma acuminatum (Papillomatose, Akanthose)
- Riesenkondylome Typ Buschke-Löwenstein
- Epidermodysplasia verruciformis (HPV Typ 5, multiple plane Warzen)
- Molluscum contagiosum; *Morphologie*: Epidermishyperplasie mit zur Oberfläche hin zunehmender Abrundung und Basophilie der Keratinozyten

Nävoide Fehlbildungen

Epidermal, melanozytisch
(Vermehrung normaler epidermaler Melanozyten)

Café-au-lait-Fleck	hellbraun, scharf begrenzt; multiples Vorkommen häufig bei M. Recklinghausen
Naevus spilus	großflächig, gesprenkelt; häufig Riesenmelanosomen
Lentigo simplex	Hyperpigmentierung und Verlängerung der Retezapfen; Lentiginosen u.a. bei Peutz-Jeghers-Syndrom

Dermal, melanozytisch

Naevus coeruleus	Pigmentbildende Melanozyten im Korium (u.U. mit Nävuszellen)
Mongolenfleck	Kreuzbein; Melanozyten im mittleren Korium
Naevus Ota	einseitig im Bereich des N. trigeminus I u. II
Naevus Ito	Schulter und Brust

Nävuszellnävi
(Nävuszellen sind zur Pigmentierung befähigte Zellen neuroektodermaler Herkunft)

Naevus naevocellularis	*Formen*: junktionaler Nävuszellnävus dermaler Nävuszellnävus Compound-Typ
Ballonzellnävus	Nävuszellen groß, blaß (blasig)
Halo-Nävus	depigmentiertes Areal um Nävus offenbar als Immunreaktion (Entzündungsinfiltrat!)

(Fortsetzung s. nächste Seite)

Neurokutane Melanose	kongenitale, behaarte Riesenpigmentnävi (schlechte Prognose, da häufig maligne Melanome)
Neuroider Nävuszell-nävus	Zellen erinnern z.T. an Schwann-Zellen
Spindelzellnävus/ Epitheloidzellnävus	Spitz-Tumor; neben spindeligen und epitheloiden Zellen häufig mehrkernige Riesenzellen; Pleomorphie und Mitosen
BK-Nävus-Syndrom	multiple dysplastische Nävi → häufig maligne Melanome
Syndrom der dysplastischen Nävi	entspricht BK-Syndrom, jedoch spontanes Auftreten

Organoid: epithelial

Naevus verrucosus	*Formen*: papillomatös, keratotisch u.a.
Naevus sebaceus	Vermehrung von Talgdrüsenläppchen u.a. Strukturen → gehäuft Basaliome und Plattenepithelkarzinome
Schweißdrüsennävi	umschriebene Vermehrung ekkriner Schweißdrüsen
Haarnävi	umschriebene Vermehrung normaler oder Kräuselhaarfollikel

Organoid: Bindegewebe

Lumbosakraler Bindegewebsnävus	pflastersteinartige Bindegewebsvermehrung
Naevus elasticus	umschriebene Vermehrung von Elastika
Naevus lipomatosus	Fettgewebsläppchen reichen ins obere Korium

Organoid: Blutgefäße

Naevus flammeus	„Storchenbiß", keine Rückbildungstendenz
Phakomatosen mit Gefäßnävi	Sturge-Weber-Syndrom, Hippel-Lindau-Syndrom u.a.
Naevus araneus	Spider-nevus (keine Fehlbildung, arterielle Neubildung u.a. bei Leberkrankheiten)
Naevus anaemicus	Kapillaren fehlen weitgehend

Umschriebene Hyperpigmentierungen

■ Epheliden (Sommersprossen); erhöhte DOPA-Aktivität der Melanozyten

■ Lentigo simplex (Leberfleck); Melanozyten vermehrt, Keratinozyten hyperpigmentiert
■ Lentigo senilis (Altersfleck); flache Verruca seborrhoica
■ Melanosis naeviformis (Becker-Nävus); verlängerte hyperpigmentierte Retezapfen ohne Nävuszellen, landkartenartig im Schulterbereich
■ Melasma (Chloasma); Epidermis hyperpigmentiert, hormonell bedingt?
■ Peutz-Jeghers-Syndrom; periorale Pigmentflecken + intestinale Polypose
■ Photomelanosen; Melanophagen im oberen Korium (postinflammatorische Hyperpigmentierung)
■ Diffuse generalisierte Melanosen, z.B. bei M. Addison oder anderen Stoffwechselkrankheiten

II

Zysten

■ Epidermale Zysten
■ Milien
■ Trichilemmale Zyste
■ Steatocystoma multiplex (Talgdrüsenzyste)
■ Hidrokystome

10.2.4 Tumoren der Hautadnexe

Maligne Adnextumoren

■ Schweißdrüsenkarzinom (ekkrin, apokrin: extramammärer M. Paget, „malignes Klarzellenhidradenom")
■ Adenoid-zystisches Karzinom
■ Talgdrüsenkarzinom

10

Benigne Adnextumoren und tumorähnliche Veränderungen

Haarfollikel	■ Trichoadenom
	■ Trichofollikulom
	■ Trichilemmom
	■ Pilomatrixom (Malherbe)
Talgdrüse	■ senile Talgdrüsenhyperplasie
	■ Talgdrüsenadenom
	■ Steatocystoma multiplex
Ekkrine Schweißdrüsen	■ ekkrines Hidrokystom
	■ ekkrines Porom
	■ Schweißdrüsenmischtumor
	■ Syringom
	■ Klarzellenhidradenom
	■ ekkrines Spiradenom
Apokrine Schweiß-drüsen	■ apokrines Hidrokystom
	■ Syringocystadenoma papilliferum
	■ Hidradenoma papilliferum

10.2.5   Tumoren: Dermis und Subkutis

II

Maligne Tumoren

- Dermatofibrosarcoma protuberans
- Fibrosarkom
- Fibromyxosarkom
- Malignes fibröses Histiozytom
- Liposarkom
- Leiomyosarkom
- Rhabdomyosarkom
- Angiosarkom; *Morphologie*: von atypischen Endothelien ausgekleidete, blutgefüllte Hohlräume und solide spindelzellige Areale; *Sonderformen*:
  - malignes endovaskuläres papilläres Hämangioendotheliom der Haut
  - Lymphangiosarkom (einschließlich Stewart-Treves-Syndrom)
  - Hämangioperizytom
  - Kaposi-Sarkom (multizentrische, systemische Angiosarkomatose)

Metastasen

(Maligne) histiozytäre Erkrankungen der Haut

- Maligne Histiozytose
- Hautmanifestationen einer Monozytenleukämie
- Histiocytosis X

Maligne Hautlymphome, niedriger Malignitätsgrad

10

T-Zell-Typ
- Mycosis fungoides; *Morphologie* des Frühstadiums: lichenoides und/oder perivaskuläres lymphozytäres Infiltrat mit atypischen Lymphozyten, Infiltration der Epidermis, z.T. in kleinen Nestern („Pautrier-Abszesse") und mit sog. „Halo-Zellen": Lymphozyten mit hellem Hof
- Pagetoide Retikulose (Morbus Woringer-Kolopp; offenbar Variante der Mycosis fungoides)
- Sézary-Syndrom (leukämische Form der Mycosis fungoides)

B-Zell-Typ
Offenbar seltener

Weitere maligne Hautlymphome

- Non-Hodgkin-Lymphome von hohem Malignitätsgrad
- M. Hodgkin (Lymphogranulomatose Paltauf-Sternberg)

Sog. „Pseudolymphome"

- Lymphadenosis benigna cutis (Bäfverstedt)
- „Lymphocytic infiltration" (Jessner-Kanof)
- Lymphomatoide Papulose

ferner:
- Arzneireaktionen
- Aktinisches Retikuloid
- Rundzellenerythematose (REM-Syndrom)
- Angiolymphoide Hyperplasie mit Eosinophilie

II

Mastozytosen der Haut

- Isoliertes Mastozytom
- Makulopapulöse Form
- Urticaria pigmentosa
- Diffuse (erythrodermatische) Mastozytose
- Systemische Mastozytose(n)
- Maligne Mastozytose

Benigne Tumoren

- (Fibröses) Histiozytom/Dermatofibrom
- Xanthom/Xanthelasma
- Juveniles Xanthogranulom
- Hämangiome
- Granuloma teleangiectaticum (Granuloma pyogenicum)
- Glomustumor/Glomangiom
- Leiomyom
- Neurofibrom
- Granularzelltumor
- Lipom
- Hibernom (aus „braunem" plurivakuolärem Fettgewebe)

10

Paraneoplastische Syndrome der Haut

- Acanthosis nigricans
- Paraneoplastische Akrokeratose
- Erythema gyratum repens
- Akquirierte Hypertrichosen

u.U. auch:
- Akquirierte Ichthyosen
- Mucinosis follicularis
- Dermatomyositis
- Thrombophlebitis saltans
- Nekrotisierendes migratorisches Erythem

10.3   Entzündungen und Dermatosen

Allgemeine Begriffe

Primäreffloreszenzen

Makel (Fleck, Macula)	umschriebene Farbveränderung im Hautniveau, z.B. Erythem, Purpura, braune und weiße Flecke
Quaddel (Urtica)	flüchtige, juckende, beetartige Erhabenheit der Haut
Bläschen/Blase (Vesicula/Bulla)	mit Flüssigkeit gefüllte Hohlräume in der Haut (intra- oder subepidermal); z.B. mit Spongiose, Akantholyse, ballonierender Degeneration, Basalzelldegeneration, epidermalen Nekrolysen oder Strukturdefekten an Halbdesmosomen oder Verankerungsfibrillen
Pustel (Pustula)	eitergefüllter Hohlraum
Papel (Papula), Knötchen (Nodulus), Knoten (Nodus)	feste Erhabenheit durch umschriebene Vermehrung ortsständigen Gewebes (Epidermis, Bindegewebe) oder Ansamlung von Fremdzellen (Entzündungen, Tumorzellen)
Zyste (Cysta)	von Epithel ausgekleideter Hohlraum, zumeist bei Retention von Schweiß, Talg oder Hornmaterial

Sekundäreffloreszenzen

Erosion (Erosio)	Verlust des Oberflächenepithels (Abheilung ohne Narbe)
Kruste (Crusta)	eingetrocknetes Sekret (serös, eitrig, hämorrhagisch)
Schuppe (Squama)	lockere Auflagerung vermehrter Hornlamellen
Keratose (Keratoma)	festhaftende, nicht abschilfernde verdickte Hornschicht (als Proliferations- oder Retentionshyperkeratose und Ortho- oder Parakeratose)
Geschwür (Ulkus)	in die Dermis oder tiefer reichender Defekt in vorgeschädigter Haut
Wunde (Vulnus)	Defekte in normaler Haut
Hautriß (Rhagade, Fissur)	Einriß durch Dehnung krankhaft veränderter Haut
Schorf (Nekrose)	als Mumifikation (trocken) oder Gangrän (feucht)
Narbe (Cicatrix)	Gewebeersatz nach tiefreichendem Substanzverlust

Weitere Begriffe

Akanthose	Verdickung der Epidermis (mit oder ohne Hyperkeratose)
Hyperkeratose	relativ verdickte, meist kompakte Hornschicht (Orthohyperkeratose)
Parakeratose	inkomplette bzw. abnorme Verhornung mit Erhaltenbleiben der Zellkerne im Stratum corneum
Hyperparakeratose	Parakeratose mit gleichzeitiger Verdickung des Stratum corneum
Dyskeratose	vorzeitige abnorme Einzelzellverhornung
Spongiose	schwammartige Auflockerung der Epidermis durch ein interzelluläres Ödem
Akantholyse	Verlust der Kohärenz im Stratum spinosum mit Verschwinden der desmosomalen Zellverbindungen und Abrundung der einzelnen Keratinozyten
Ballonierende Degeneration	Schwellung der Keratinozyten durch ein intrazelluläres Ödem (meist mit nachfolgender Akantholyse)
Pigmentinkontinenz	Melaninspeicherung im oberen Korium in Makrophagen (Melanophagen), meist nach Schädigung der Basalzellschicht

Dermatitis (Ekzem)

■ Akute toxische Kontaktdermatitis
■ Allergische Kontaktdermatitis
■ Atopische Dermatitis
■ Neurodermitis circumscripta
  (Lichen simplex chronicus)
■ Seborrhoisches Ekzem
■ Stauungsekzem u.a.

Blasenbildende Dermatosen

■ Pemphigus-Erkrankungen (Pemphigus vulgaris, Pemphigus vegetans, Pemphigus erythematosus, Pemphigus foliaceus): chronisch rezidivierende akantholytische Blasenbildung bei Antikörpern gegen epidermale Interzellularsubstanzen
■ Bullöses Pemphigoid: subepidermale Blasenbildung bei Antikörpern gegen Basalmembranantigene
■ Dermatitis herpetiformis Duhring; *Morphologie*: Mikroabszesse aus neutrophilen und eosinophilen Granulozyten in dermalen Papillen (symmetrische, gruppierte, juckende Bläschen)
■ Vernarbendes Schleimhautpemphigoid
■ Herpes gestationis

II

- Gemischte bullöse Erkrankungen; Merkmale von bullösem Pemphigoid und Dermatitis herpetiformis Duhring (Kindesalter)
- Erythema exsudativum multiforme
- Toxische epidermale Nekrolyse
- Urtikaria: multiple juckende Quaddeln durch temporär gesteigerte Gefäß-permeabilität im Korium
- Quincke-Ödem: Ödem in subkutanem Weichgewebe (angioneurotisches Ödem); lebensbedrohlich bei Beteiligung der oberen Luftwege

Arzneiinduzierte entzündliche Dermatosen

Besonders nach Penizillinen, Sulfonamiden, oralen Antidiabetika, Analgetika und Barbituraten; *Hautreaktionen*: Makula, Urtika, makulopapulös, vesikobullös, lichenoid, fixes Arzneiexanthem, Erythema nodosum, Erythema exsudativum multiforme u.a.

Erythematosquamöse und papulöse Dermatosen

Psoriasis vulgaris
Morphologie: pathologisch gesteigerte Epidermisproliferation (epidermale Hyperplasie), Störung der Keratinisation (Para- und Hyperkeratose), epidermale Munro-Abszesse, Ödem der Papillen, lymphohistiozytäres Infiltrat im Korium, Kapillarvermehrung

Lichen ruber planus
Chronische, entzündliche, juckende Dermatose mit polygonalen Papeln (häufig sind die Schleimhäute mitbetroffen); *Morphologie*: Orthohyperkeratose, säge-zahnartige Akanthose, Verbreiterung des Stratum granulosum, Liquefaktions-nekrosen der Basalzellschicht und homogen eosinophile „colloid bodies", dermoepidermale Vakuolenbildung, „lichenoides" Infiltrat im oberen Korium

10

Granulomatöse Entzündungen der Haut unbekannter Ätiologie

Sarkoidose

Granuloma anulare
Morphologie: Kollagendegeneration im Korium mit Ablagerung von muzinösem, basophilem Material, palisadenartig umgeben von Histiozyten

Necrobiosis lipoidica
Häufig bei Diabetes mellitus, *Morphologie*: Kollagendegeneration bis in die Subkutis mit Ablagerung von Lipiden, umgeben von Histiozyten; häufig Mikro-angiopathie

Unspezifische bakterielle Entzündungen der Haut

- Impetigo contagiosa
- Erysipel
- Follikulitis
- Hidradenitis suppurativa
- Ekthyma
- Erysipeloid (Rotlauf)

- Anthrax (Milzbrand)
- Ulcus molle
- Gonokokkensepsis
- Meningokokkensepsis

Häufige Erreger: Staphylococcus aureus und β-hämolysierende Streptokokken

Spezifische Entzündungen der Haut

- Tuberkulose der Haut
- Lepra
- Syphilis

Viruserkrankungen der Haut

- Herpes simplex
- Herpes zoster
- Virusakanthome
- Molluscum contagiosum

Begleitexanthem bei:
- Masern
- Röteln
- infektiöser Mononukleose
- Zytomegalie u.a. Virusinfekten

Hautmykosen

Dermatophytosen
- Tinea capitis
- Mikrosporie
- Tinea barbae
- Tinea corporis
- Tinea manum
- Tinea pedum

Dermatomykosen durch Hefepilze
- Kandidosen (Soor)
- Pityriasis versicolor

Tiefe (dermale) Mykosen
- Granuloma trichophyticum
- Candida-Granulom
- Sporotrichose

Systemmykosen
- Kryptokokkose
- Blastomykose
- Histoplasmose
- Kokzidioidomykose
- Candida-Sepsis

II

10

II

Entzündliche Gefäßerkrankungen der Haut

- Vasculitis allergica
- Septische Vaskulitis
- Pityriasis lichenoides et varioliformis acuta
- Erythema elevatum et diutinum
- Periarteriitis nodosa cutanea benigna
- Livedo racemosa (reticularis)
- Erythema nodosum
- Thrombophlebitis (oberflächlich)

Entzündliche Bindegewebserkrankungen der Haut

- Lupus erythematodes chronicus discoides (DLE)
- Systemischer Lupus erythematodes (SLE)
- Pseudolupus erythematodes
- Sklerodermie
  - zirkumskripte Sklerodermie
  - systemische Sklerodermie
- Dermatomyositis
- „Mixed connective tissue disease"
- Lichen sclerosus et atrophicus
- Akrodermatitis chronica atrophicans Herxheimer

Entzündungen der Hautanhangsgebilde

10

- Follikulitis
- Hidradenitis suppurativa
- Onychomykose
- Acne vulgaris

10.4 Degenerative Veränderungen, Dystrophien und Stoffwechselstörungen

Erworbene Ichthyosen

Ursachen:
- Medikamente
- Alter
- paraneoplastisch (M. Hodgkin, Mycosis fungoides, viszerale Karzinome)

Hypopigmentierungen

- Albinismus
- Piebaldismus (partieller Albinismus)
- Hypomelanotische Flecke bei tuberöser Sklerose
- Vitiligo (erworbene, meist progrediente, landkartenartige Depigmentierung)
- Chemisch induzierte Depigmentierung

Altersveränderungen

■ Aktinische Elastose
■ Lentigo senilis
■ Verruca seborrhoica
■ „Senile" Angiome
■ Zirkumskripte Talgdrüsenhyperplasien u.a.
■ **Aktinische Keratose:** Hyperkeratose, *epitheliale Zellatypien (Dysplasie)*
  → u.U. Plattenepithelkarzinom

10.5   Fehlbildungen

Hereditäre Keratosen

■ Ichthyosis vulgaris
■ X-chromosomal-rezessive Ichthyosis
■ Ichthyosis congenita
■ Erythrodermia ichthyosiformis congenitalis bullosa
■ Palmoplantare Keratosen
■ Dyskeratosis follicularis (M. Darier)

Hereditäre Epidermolysen

Epidermolytisch	Epidermolysis bullosa hereditaria simplex (mehrere Typen) Dystrophia bullosa hereditaria (Typ maculosa)
Junktional	Epidermolysis bullosa atrophicans generalisata gravis Epidermolysis bullosa atrophicans generalisata mitis Epidermolysis bullosa progressiva sive neurotrophica Epidermolysis bullosa atrophicans localisata
Dermolytisch	Epidermolysis bullosa dystrophica albopapuloidea Epidermolysis bullosa dystrophica inversa

Sonstige Genodermatosen

■ Neurofibromatosis generalisata Recklinghausen
■ Teleangiectasia hereditaria haemorrhagica Rendu-Osler
■ M. Pringle
■ Pseudoxanthoma elasticum
■ Ehlers-Danlos-Syndrom
■ Pemphigus benignus chronicus familiaris Hailey-Hailey
■ Angiokeratoma corporis diffusum Fabry
■ Progerien u.a.

11 Skelettsystem und Weichgewebe

11.1   Anatomie

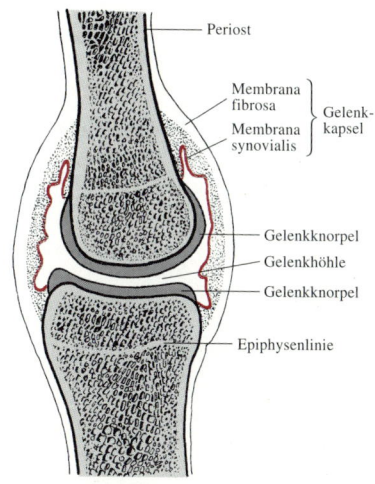

Periost

Membrana fibrosa

Membrana synovialis

Gelenk-kapsel

Gelenkknorpel

Gelenkhöhle

Gelenkknorpel

Epiphysenlinie

a

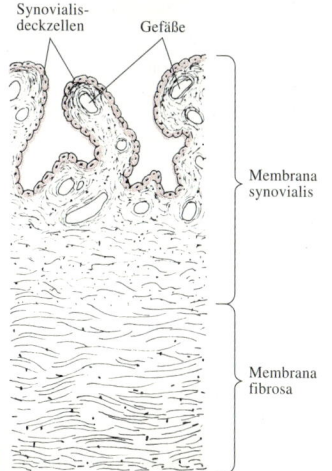

Synovialis-deckzellen

Gefäße

Membrana synovialis

Membrana fibrosa

b

Abb. II-11–1. a Gelenkaufbau. **b** Histologischer Aufbau der Gelenkkapsel

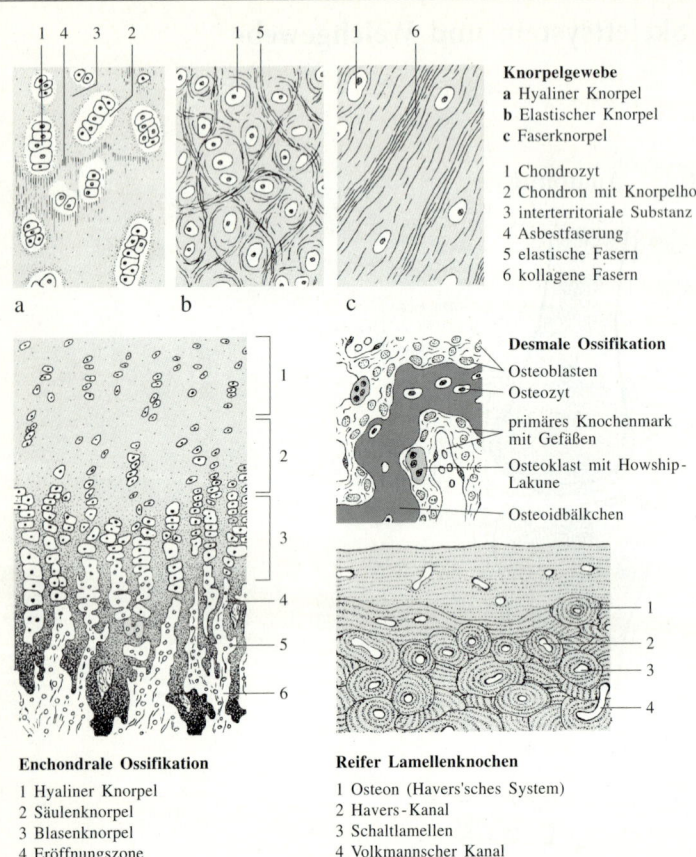

Knorpelgewebe
a Hyaliner Knorpel
b Elastischer Knorpel
c Faserknorpel

1 Chondrozyt
2 Chondron mit Knorpelhof
3 interterritoriale Substanz
4 Asbestfaserung
5 elastische Fasern
6 kollagene Fasern

Desmale Ossifikation

Osteoblasten
Osteozyt
primäres Knochenmark mit Gefäßen
Osteoklast mit Howship-Lakune
Osteoidbälkchen

Enchondrale Ossifikation

1 Hyaliner Knorpel
2 Säulenknorpel
3 Blasenknorpel
4 Eröffnungszone
5 Knochenbälkchen
6 primäres Knochenmark

Reifer Lamellenknochen

1 Osteon (Havers'sches System)
2 Havers-Kanal
3 Schaltlamellen
4 Volkmannscher Kanal

Abb. II-11–2. Verschiedene Typen des Knorpel- und Knochengewebes

11.2 Tumoren und tumorähnliche Veränderungen

11.2.1 Tumorlokalisationen

II

C40	**Knochen, Gelenke und Gelenkknorpel der Extremitäten**
C40.0	**lange Knochen und Gelenke der oberen Extremitäten**
C40.01	Skapula
C40.02	Humerus
C40.03	Radius
C40.04	Ulna
C40.05	Schultergelenk
C40.06	Ellenbogengelenk
C40.07	Radioulnargelenk
C40.08	Akromioklavikulargelenk
C40.1	**kurze Knochen und Gelenke der oberen Extremitäten**
C40.11	Carpalia
C40.12	Metacarpalia
C40.13	Phalangen und Gelenke
C40.14	Handgelenke
C40.15	Daumengrundgelenke
C40.16	Fingergrundgelenke
C40.17	Finger, Mittel- und Endgelenke
C40.2	**lange Knochen und Gelenke der unteren Extremitäten**
C40.21	Femur
C40.22	Tibia
C40.23	Fibula
C40.24	Tibiofibulargelenk
C40.25	Kniegelenk
C40.26	Meniskus, medial
C40.27	Meniskus, lateral
C40.3	**kurze Knochen und Gelenke der unteren Extremitäten**
C40.31	Calcaneus
C40.32	Tarsus (andere Tarsalia)
C40.33	Metatarsalia (Metatarsus)
C40.34	Zehenphalangen
C40.35	Patella
C40.36	Sprunggelenke
C40.37	Fußwurzelgelenke, andere
C40.38	Tarsometatarsalgelenke
C40.39	Zehengelenke
C41	**Knochen, Gelenke und Gelenkknorpel anderer Lokalisationen**
C41.0	**Knochen, Kopf**
C41.01	Knochen, Hirnschädel
C41.02	Schädelbasis
C41.03	Knochen, Gesichtsschädel
C41.04	Nasenbein
C41.05	Maxilla

11

(Fortsetzung s. nächste Seite)

C41.06	Jochbein (Os zygomaticum)
C41.07	Siebbein (Os ethmoidale)
C41.08	Keilbein (Os sphenoidale)
C41.09	Zungenbein (Os hyoidale)
C41.1	Mandibula
C41.11	Kiefergelenk
C41.2	**Wirbelsäule (Kreuzbein = C41.44, Steißbein = C41.45)**
C41.21	Halswirbel
C41.22	Brustwirbel
C41.23	Lendenwirbel
C41.24	Halswirbelsäule, Diskus
C41.25	Brustwirbelsäule, Diskus
C41.26	Lendenwirbelsäule, Diskus
C41.3	**Thoraxskelett**
C41.31	Rippen, knöcherner Anteil
C41.32	Rippenknorpel
C41.33	Sternum
C41.34	Klavikula
C41.35	Kostovertebralgelenk
C41.36	Sternokostalgelenk
C41.37	Sternoklavikulargelenk
C41.4	**Becken, Kreuz- und Steißbein und Gelenke**
C41.41	Os ilium
C41.42	Os pubis
C41.43	Os ischii
C41.44	Os sacrum (Kreuzbein)
C41.45	Os coccygis (Steißbein)
C41.46	Hüftgelenk, Acetabulum
C41.47	Iliosakralgelenk
C41.48	Symphysis pubica
C41.8	**Knochen, Gelenke und Gelenkknorpel (mehrere Teilbereiche) u.a.**
C41.9	**Knochen, Gelenke und Gelenkknorpel**

| C49.92 | Sehnen, Bänder, Faszien, Aponeurosen |
| C49.93 | Schleimbeutel, Gelenkkapseln, Sehnenscheiden |

C49	**Weichgewebe (mit Gefäßen, Muskeln, Sehnengewebe, Fettgewebe)**
C49.0	**Weichgewebe, Kopf und Hals (außer Orbitagewebe und Nasen-knorpel)**
C49.01	Kopfschwarte
C49.02	Schläfe (Weichgewebe)
C49.03	Stirn (Weichgewebe)
C49.04	Mittelgesicht (Weichgewebe)
C49.05	Kinn (Weichgewebe)
C49.06	Hals und Nacken (Weichgewebe)
C49.07	supraklavikuläre Region (Weichteile)

(Fortsetzung s. nächste Seite)

C49.1	**Weichgewebe, obere Extremität mit Schulter**
C49.11	Schulter (Weichgewebe)
C49.12	Oberarm (Weichgewebe)
C49.13	Ellenbogen (Weichgewebe)
C49.14	Ellenbeuge (Weichgewebe)
C49.15	Unterarm (Weichgewebe)
C49.16	Handgelenk (Weichgewebe)
C49.17	Mittelhand (Weichgewebe)
C49.18	Finger (Weichgewebe)
C49.2	**Weichgewebe, untere Extremität mit Hüfte**
C49.21	Hüfte (Weichgewebe)
C49.22	Oberschenkel (Weichgewebe)
C49.23	Knie (Weichgewebe)
C49.24	Kniekehle (Weichgewebe)
C49.25	Unterschenkel (Weichgewebe)
C49.26	Sprunggelenk (Weichgewebe)
C49.27	Fuß (Weichgewebe)
C49.28	Zehen (Weichgewebe)
C49.3	**Weichgewebe, Thorax**
C49.31	Aorta thoracalis
C49.32	Vena cava superior
C49.33	Axilla (Weichgewebe)
C49.34	Diaphragma
C49.36	Muskeln, Thoraxbereich
C49.37	Gefäße, Thoraxbereich
C49.38	Ductus thoracicus
C49.4	**Weichgewebe, Abdomen**
C49.41	Aorta abdominalis
C49.42	Vena cava inferior, Vena cava
C49.43	Arterien, Abdomen
C49.44	Venen, Bauchraum
C49.45	Nabel (Bindegewebe)
C49.46	Muskeln, Bauchdecke
C49.5	**Weichgewebe, Becken**
C49.51	Arterien, Iliakal-
C49.52	Venen, Iliakal-
C49.54	Leistengegend (Weichgewebe)
C49.55	Perineum (Weichgewebe)
C49.56	Gesäß (Weichgewebe)
C49.57	Steißregion (Weichgewebe)
C49.58	Musculus glutaeus maximus
C49.6	**Weichgewebe, Stamm**
C49.61	Rücken (Weichgewebe)
C49.62	Flanke (Weichgewebe)
C49.63	Stamm (Weichgewebe)
C49.8	**Weichgewebe (mehrere Teilbereiche)**
C49.9	**Weichgewebe**
C49.91	**Bindegewebe**

(Fortsetzung s. nächste Seite)

II

C49.92	Sehnen, Bänder, Faszien, Aponeurosen
C49.93	Schleimbeutel, Gelenkkapseln, Sehnenscheiden
C49.94	Arterien
C49.95	Venen
C49.96	Muskeln
C49.97	Fettgewebe
C49.98	lymphatisches Gewebe, Lymphgefäße

11.2.2 TNM-Klassifikation

Tumoren der Knochen und der Weichteile

Regionäre Lymphknoten entsprechend der Lage des Primärtumors (bei Operationspräparaten → klinische Angabe)

Knochen
Die Klassifikation gilt für alle primären Knochentumoren außer:
- malignen Lymphomen
- multiplen Myelomen
- juxtakortikalen Osteosarkomen
- juxtakortikalen Chondrosarkomen

11

TX	Primärtumor kann nicht beurteilt werden
T0	kein Anhalt für einen Primärtumor
T1	Tumor überschreitet Kortikalis nicht
T2	Tumorausbreitung jenseits der Kortikalis
NX	regionäre Lymphknoten können nicht beurteilt werden
N0	keine regionären Lymphknotenmetastasen
N1	regionäre Lymphknotenmetastasen
	(alle anderen Lymphknotenmetastasen gelten als Fernmetastasen M1)
G1	gut differenziert
G2	mäßig differenziert
G3	schlecht differenziert
G4	undifferenziert

Weichgewebstumoren

TX	Primärtumor kann nicht beurteilt werden
T0	kein Anhalt für einen Primärtumor
T1	Tumorgröße ≤ 5 cm
T2	Tumorgröße > 5 cm
NX	regionäre Lymphknoten können nicht beurteilt werden
N0	keine regionären Lymphknotenmetastasen
N1	regionäre Lymphknotenmetastasen
	(alle anderen Lymphknotenmetastasen gelten als Fernmetastasen M1)
G1	gut differenziert
G2	mäßig differenziert

(Fortsetzung s. nächste Seite)

G3	schlecht differenziert
G4	undifferenziert

Weichteilsarkome des Kindesalters

Anatomische Regionen (Angaben erforderlich):

Augenhöhle	ORB
Kopf und Hals	HEA
Extremitäten	LIM
Brustkorb (einschließlich Brustwand, Zwerchfell und Eingeweide)	THO
Bauch (einschließlich Bauchwand und Eingeweide)	ABD
Becken (einschließlich Beckenwand, Genitaltrakt und Eingeweide)	PEL
Andere Regionen	OTH

Regionäre Lymphknoten:

Kopf und Hals	zervikal, supraklavikulär
Brustkorb	intrathorakal, supraklavikulär
Bauch- u. Beckenregion	intraabdominal, ilioinguinal
Obere Extremität	ipsilaterale epitrochleare und axilläre Lymphknoten
Untere Extremität	ipsilaterale popliteale und inguinale Lymphknoten
Andere Regionen	zugehörige regionäre Lymphknoten

TX	Primärtumor kann nicht beurteilt werden
T0	kein Anhalt für einen Primärtumor
pT1	Tumor auf Ausgangsorgan/-gewebe begrenzt, Resektionsränder frei
pT2	Tumorausbreitung jenseits des Ausgangsorgans/-gewebes, Resektionsränder frei
pT3	Residualtumor bei Tumorausbreitung jenseits des Ausgangsorgans/-gewebes
pT3a	mikroskopischer Resttumor
pT3b	makroskopischer Resttumor oder makroskopisch inkomplette Exzision
pT3c	bei chirurgischer Exploration Tumor nicht reseziert
pNX	regionäre Lymphknoten können nicht beurteilt werden
pN0	keine regionären Lymphknotenmetastasen
pN1	regionäre Lymphknotenmetastasen
pN1a	regionäre Lymphknotenmetastasen vollständig entfernt
pN1b	regionäre Lymphknotenmetastasen unvollständig entfernt (alle anderen Lymphknotenmetastasen gelten als Fernmetastasen M1)

11.2.3   Knochentumoren

II

Maligne osteogene Tumoren

- Zentrales Osteosarkom
- Multizentrisches Osteosarkom
- Teleangiektatisches Osteosarkom
- Periossales Osteosarkom
- Parossales Osteosarkom

Maligne chondrogene Tumoren

- Chondrosarkom (primär oder sekundär)
- Dedifferenziertes Chondrosarkom
- Klarzell-Chondrosarkom
- Mesenchymales Chondrosarkom
- Juxtakortikales Chondrosarkom

Maligne fibrogene u.a. mesenchymale Tumoren

- Fibrosarkom
- Malignes fibröses Histiozytom
- Malignes Hämangioperizytom
- Angiosarkom (Hämangioendotheliom)
- Liposarkom
- Leiomyosarkom

Maligne Knochentumoren des Markraumgewebes

- Ewing-Sarkom
- Primäres malignes Lymphom
- Plasmozytom

11

Weitere seltene maligne Knochentumoren

- Chordom (Tumor des Chordagewebes)
- Adamantinom der langen Röhrenknochen

Metastasen

Osteoblastische Metastasen	- Prostatakarzinome - Mammakarzinome (zumindest einige) - Magenkarzinome
Osteolytische Metastasen	- Nierenkarzinome (→ stimulierte Osteoklasten) - Mammakarzinome (einige)

Benigne chondrogene Tumoren

- Osteochondrom (solitär)
- Multiple Osteochondrome
- Chondrom (solitär)
- Multiple Chondrome
- Chondroblastom
- Chondromyxoidfibrom

Benigne osteogene Tumoren

- Osteom
- Osteoidosteom
- Osteoblastom

Benigne fibrogene u.a. mesenchymale Tumoren

- Desmoplastisches Fibrom
- Ossifizierendes Fibrom
- Myxom
- Hämangiom
- Lymphangiom
- Hämangioperizytom
- Benignes fibrosierendes Histiozytom
- Lipom

Neurogene Tumoren

- Neurinom
- Neurogenes Sarkom

Knochentumoren unbekannten Ursprungs

- Riesenzelltumor (benigne und maligne Formen)

Tumorähnliche Veränderungen

- Solitäre Knochenzyste
- Aneurysmatische Knochenzyste
- Fibröser metaphysärer Defekt
- Intraossäres Ganglion
- Fibröse Dysplasie
- Zentrales Riesenzellgranulom
- „Brauner Tumor" bei primärem Hyperparathyreoidismus
- Idiopathische lokalisierte Osteolyse
- sog. Myositis ossificans
- Histiocytosis X (eosinophiles Granulom)

Differentialdiagnose der Knochentumoren

II

Tumor	Alter (Jahre)	Loka-lisation	Riesen-zellen	Zell-gehalt	Grundsubstanz
Riesenzell-tumor	> 20	Epi-physen	+++ (groß)	+++	u.U. Osteoid
Osteosar-kom	5–25	Meta-physen	(+)	+++	Osteoid, Knochen
Chondro-blastom	20–30	Epi-physen	+ (sehr große)	+	Knorpel
Fibröse Dysplasie	10–60	poly-/monost.	(+)	±	Knochen, Binde-gewebe
Solitäre Knochen-zyste	< 20	Meta-physen	±	–/±	Bindegewebsmem-bran um Zyste, u.U. Osteoid
Aneurysma-tische Kno-chenzyste	< 20	Metaphy-sen, Wir-belsäule	+++	±	Faserstroma mit blutgefüllten Hohl-räumen, Osteoid
Fibröser metaphy-särer Defekt	< 20	untere Extre-mität	±	++	wirbelartig ange-ordnete längliche Bindegewebszellen – Fasergewebe
Riesenzell-granulom	10–50	Unter-kiefer	+ (in Gruppen)	+	Knochen, septen-förmig
Metastasen		v.a. Wir-belsäule, Becken	(je nach Tumor u.U. viele)	++	reaktive Knochen-bildung (randlich)
Brauner Tumor	10–80	Meta-/Dia-physen	+ (mittel-groß, in Gruppen)	+	Faserknochen
Osteoido-steom		Dia-physen	++	++	Osteoid, Faser-knochen
Osteo-blastom		Wirbel-säule	+++	+++	Osteoid, Faser-knochen
Chondro-sarkom	> 20	Stamm-skelett	(+)	+	Knorpel

11

11.2.4 Gelenktumoren

Maligne Tumoren

Synoviales Sarkom
Morphologie: bimorphischer Charakter mit sarkomähnlichen und drüsenähnlichen Gewebsstrukturen
Sonderformen (monophasische Varianten):
■ Epitheloidzellsarkom
■ Klarzellsarkom
■ Chordoides Sarkom

Synoviales Chondrosarkom

Metastasen

■ Leukämische Infiltrate
■ Bronchialkarzinom
■ Mammakarzinom

Benigne Tumoren

■ Lipom
■ Fibrom
■ Hämangiom
■ Lymphangiom

Tumorähnliche Veränderungen

Pigmentierte villonoduläre Synovitis/Bursitis/Tendosynovitis
– generalisiert oder
– lokalisiert (artikulär oder extraartikulär)
Morphologie: zottige synoviale Hyperplasie, Schaumzellen, hämosiderinpigment-haltige Makrophagen, spindelförmige fibroblastenähnliche Zellen, mehrkernige Riesenzellen, z.T. in knotiger Anordnung

Chondromatose
Morphologie: chondroide Metaplasie des Gelenkkapselgewebes, z.T. mit gestielten Knorpelproliferaten, u.U. zelluläre Atypien und Mitosen, jedoch offenbar ohne maligne Transformation

11.2.5 Tumoren der Sehnen und Sehnengleitgewebe

Maligne Tumoren

Maligner Riesenzelltumor der Sehnenscheiden
Lokalisation: hauptsächlich an der Hand; *morphologisch* Ähnlichkeit einerseits mit lokalisierter pigmentierter villonodulärer Synovitis, andererseits mit Klar-zellsarkom und malignem fibrösen Histiozytom – infiltrierendes Wachstum, atypische Histiozyten, Riesenzellen mit polymorphen Zellkernen

Klarzellsarkom

Melanotischer Typ („Melanom der Weichteile")	■ runde oder spindelförmige Zellen mit feingranuliertem, schwach anfärbbarem, oft vakuolisiertem Zytoplasma und prominenten Nukleolen ■ runde, uniforme Kerne ■ große Nukleolen
Synovialer Typ	■ runde oder spindelförmige Zellen mit feingranuliertem, schwach anfärbbarem, oft vakuolisiertem Zytoplasma und prominenten Nukleolen ■ irreguläre Kerne ■ pseudoglanduläre Strukturen ■ mehrkernige Riesenzellen

Synoviales Sarkom

Fibrosarkom

Benigne Tumoren

Fibrom

Tumorähnliche Veränderungen

■ Chondromatose
■ Ganglien (zystische Hohlräume mit mukoidem Material – Hyaluronsäure –, umgeben von kollagenen Fasern und z.T. (Myo-)Fibroblasten, Wandauskleidung z.T. ebenfalls mukoid degeneriert → fortschreitende Tendenz; *Sonderformen*: periostale Ganglien, intraossäre Ganglien)
■ Pigmentierte villonoduläre Synovitis
■ Fibromatose der Palmaraponeurose (M. Dupuytren)
■ Fibromatose der Plantaraponeurose (M. Ledderhose)
■ Dorsale Fingerknöchelpolster
■ Juveniles Aponeurosenfibrom (proliferierendes fibromatöses Gewebe mit osteoklastenähnlichen Riesenzellen, Chondrozyten und Verkalkungen)

11.2.6   Tumoren der Bursen (Schleimbeutel)

MaligneTumoren

■ Synoviales Sarkom

Tumorähnliche Veränderungen

■ Pigmentierte villonoduläre Synovitis
■ Chondromatose

11.2.7   Faszientumoren

Tumorähnliche Veränderungen

Noduläre Fasziitis
Synonyme: subkutane pseudosarkomatöse Fibromatose, proliferative noduläre
Fasziitis u.a.; *morphologisch* zellreiche und zellarme Areale mit kollagenen
Fasern, im Unterschied zum Fibrosarkom meist zentrale Kollagenisierung

Faszien-Desmoid
Synonyme: Desmoidtumor, aggressive Fibromatose; *morphologisch* ähnlich
hyperplastischem Narbengewebe mit reichlich kollagenen Fasern, Infiltration in
Muskulatur und Fettgewebe, aber keine Metastasierung

Elastofibrom

11.2.8   Weichgewebstumoren

Maligne Tumoren

Die TNM-Klassifikation gilt für folgende Tumoren:
- Alveoläres Weichteilsarkom   [9581/3]
- Angiosarkom   [9120/3]
- Epitheloides Sarkom   [8804/3]
- Extraskelettales Chondrosarkom   [9220/3]
- Extraskelettales Osteosarkom   [9180/3]
- Fibrosarkom (> Grad 1)   [8810/3]
- Leiomyosarkom   [8890/3]
- Liposarkom   [8850/3]
- Malignes fibröses Histiosarkom   [8830/3]
- Malignes Hämangioperizytom   [9150/3]
- Malignes Mesenchymom   [8990/3]
- Malignes Schwannom   [9560/3]
- Rhabdomyosarkom   [8900/3]
- Synovialsarkom   [9040/3]
- Sarkom   [8800/3]

aber nicht für:
Kaposi-Sarkom, Dermatofibrosarcoma protuberans, Fibrosarkom Grad 1
(Desmoidtumor), Sarkome von Dura mater, Gehirn, parenchymatösen oder
Hohlorganen

11.3   Entzündungen

II

11.3.1   Knochen

Unspezifische endogene Osteomyelitis

Akute unspezifische Osteomyelitis (*häufigste Erreger*: Staphylokokken und Strep-
tokokken, im Säuglingsalter auch Pneumokokken); *Sonderform*: hämatogene
Osteomyelitis als septische Metastase eines andernorts lokalisierten infektiösen
Herdes)

Sonderformen der hämatogenen Osteomyelitis:
- Plamazelluläre Osteomyelitis
- Brodie-Abszess (chronische Osteomyelitis in der Metaphyse langer Röhren-
  knochen)
- Sklerosierende, nicht eitrige Osteomyelitis Garré (häufig am Unterkiefer)
- Sekundär chronische Osteomyelitis
- Osteomyelitis durch spezielle Erreger
  - Brucellose (→ Spondylitis)
  - Salmonellosen (→ Periostitis)
  - Frambösie (→ Osteolysen in Tibia, Radius, Ulna durch Gummen)
  - Malleus (→ „Knochenrotz"; Osteolysen an Finger und Zehen)
  - Tularämie (extrem seltene Knochenbeteiligung)
  - Lepra
  - Aktinomykose
  - Viren (→ Osteomyelitis variolosa)
  - Pilze (Sporotrichose)
  - Parasiten (Echinokokkose; am häufigsten in Becken und Wirbelsäule)

Spezifische Osteomyelitis

Syphilis des Knochens:
- Lues connata; Unterformen:
  - fetale Syphilis (Störung in Knorpel-Knochen-Bildung)
  - Spätform (Störung in langen Röhrenknochen und Schädel
    „Säbelscheidentibia")
- Erworbene Lues
Weitere Erkrankungen:
- Knochentuberkulose
- Spondylitis tuberculosa
- Skelettsarkoidose (Morbus Boeck)
- Osteodystrophia deformans Paget (M. Paget); in seltenen Fällen kann es zur
  Entstehung eines Paget-Syndroms kommen

11.3.2   Gelenke

Infektiöse Arthritiden

Spezifische Arthritiden:
- Arthritis tuberculosa
- Spondylitis tuberculosa
- Arthritis luica
Weiterhin:
- Unspezifische bakterielle Arthritis (meist Staphylokokken, auch Gonokokken)
- Arthritiden durch Pilze (meist durch hämatogene Streuung)
- Arthritiden durch Viren

„Begleitarthritiden"

Arthritis bei rheumatischem Fieber
Morphologie: im akuten Stadium Ödem und granulozytäre Infiltration, später perivaskuläre lymphozytäre Infiltrate, fibrinoide Granulome mit zentraler Nekrose (Aufbau wie bei subkutanen Rheumaknoten)

Arthritiden bei Infektionskrankheiten
Morphologie: uncharakteristische „sterile" Entzündung; bei:
- Adenovireninfektion
- Arbovireninfektion
- Coxsackie-Viren
- Zytomegalie
- Hepatitis B
- Herpes simplex
- Mumps
- Pocken (Infektion und Impfung)
- Röteln (Infektion und Impfung)
- Windpocken
- Scharlach
- Erysipel
- Pneumonie
- Tuberkulose
- Gonorrhö
- Typhus
- Leptospirose
- Lues
- Fleckfieber
- Hakenwurminfektion
- Amöbiasis
- Yersinia-enterocolitica-Infektion u.a.

Enteropathische Arthritiden
bei:
- Colitis ulcerosa
- M. Crohn
- M. Whipple
- intestinalen Anastomosen

II

Arthritiden unbekannter Ätiologie

Chronische Polyarthritis
Synonym: rheumatoide Arthritis; *Diagnose*: hauptsächlich klinisch u.a. durch
Nachweis des Rheumafaktors; *Morphologie*: villöse Hyperplasie der Synovialmembran, einzelne fibrinoide Nekrosen in der Synovialmembran (wie Rheumaknoten: zentrale fibrinoide Nekrose, umgeben von einem palisadenförmigen Wall
aus Bindegewebszellen), Synovialoberfläche, z.T. nekrotisch und fibrinbedeckt,
dichtes lymphoplasmazelluläres Infiltrat, großzellige Fibroblastenherde, Hämosi-
derinpigmentablagerungen in Makrophagen (durch Blutungen); Pannusinfiltration
des Knorpels und u.U. auch des Knochenmarkraums; zahlreiche Manifestationen
auch außerhalb der Gelenke bzw. des Bewegungsapparats
- *Sonderformen*:
- Felty-Syndrom (Splenomegalie, Neutropenie)
- Sjögren-Syndrom (Keratoconjunctivitis sicca, Xerostomie)
- Caplan-Syndrom (intrapulmonale Rheumaknoten, Staubexposition)
- M. Still des Erwachsenen (systemische Manifestationen)

Weitere Arthritiden unbekannter Ätiologie:
- Juvenile chronische Arthritis
- Arthritis psoriatica
- Spondylitis ankylosans (M. Strümpell-Bechterew-Marie)
- M. Reiter (Arthritis, Urethritis, Konjunktivitis)

Arthritiden bei systemischen Krankheiten

- Lupus erythematodes disseminatus
- Progressive systemische Sklerose (Sklerodermie)
- Panarteriitis nodosa
- Dermatomyositis
- Polymyositis
- Rezidivierende Polychondritis
- Sarkoidose
- Anaphylaktoide Purpura (Schoenlein-Henoch)
- M. Behçet

Kristall-Arthritiden

- Gicht (Gichttophi: büschelförmig angeordnete Kristalle – Mononatriumurate –
  mit starker Doppelbrechung in amorpher Matrix, umgeben von Fibroblasten,
  Riesenzellen und sog. Rundzellen)
- Kalziumpyrophosphat-Arthropathie (Chondrokalzinose, basophile Kalkablage-
  rungen – Kalziumpyrophosphate – mit schwacher Doppelbrechung)
- Hydroxylapatit-Synovitis
- Oxalose

11

11.3.3   Sehnen und Sehnengleitgewebe

Infektiöse Tendosynovitiden

- Unspezifische bakterielle Tendosynovitis
- Tendosynovitis tuberculosa
- Begleittendosynovitiden bei Infektionskrankheiten

Tendosynovitiden unbekannter Ätiologie

Tendosynovitis bei chronischer Polyarthritis
Morphologie: zottige Umwandlung des Sehnengleitgewebes, lymphoplasmazelluläre Infiltrate, u.U. Rheumaknötchen

Kristalltendosynovitiden

- Gicht
- Kalziumpyrophosphat-Tendosynovitis
- Hydroxylapatit-Tendosynovitis

11.3.4   Bursen (Schleimbeutel)

Infektiöse Bursitiden

- Unspezifische bakterielle Bursitis (z.B. nach Hautläsionen oder Follikulitiden,
  häufig Staphylokokken)
- Bursitis tuberculosa

Bursitiden unbekannter Ätiologie

- Bursitis bei chronischer Polyarthritis
- Baker-Zyste (durch Wandzerstörung oder idiopathisch besteht eine Verbindung
  zwischen Kniegelenkhöhle und Bursa gastrocnemiosemimembranosa, durch
  die Synovia aus dem Kniegelenk in die Bursa gelangt und zu einer zystischen
  Erweiterung führen kann → Wadenschwellung bis 15 cm; die Wand der Zyste
  besteht aus synovialen Deckzellen häufig mit mehrkernigen Riesenzellen und
  fibrösem Gewebe oder aus fibrinbedecktem Granulationsgewebe)

Kristall-Bursitiden

Gicht
Gichttophi in der Wand der Bursen

11.3.5   Faszien

Eosinophile Fasziitis
Klinische Symptome: sklerodermieähnliche Hautinduration, Hypergammaglobu-
linämie, Bluteosinophilie; tritt gehäuft nach schwerer körperlicher Belastung auf,
Ähnlichkeiten mit Sklerodermie, wahrscheinlich auch immunologische Genese;

Morphologie: Fasziengewebe infiltriert von Lymphozyten, eosinophilen Granulozyten und wenigen Neutrophilen; Blutgefäße sind ebenfalls von eosinophilen Granulozyten umgeben, u.U. stenosierende Endothelproliferation

II

11.4   Kreislaufstörungen

11.4.1   Knochen

Aseptische ischämische Knochennekrosen

Ursachen:
- Trauma
- Persistierende dissezierende juvenile Osteonekrosen
- Zustand nach Behandlung angeborener Hüftgelenkluxationen
- Gelenkinfektionen
- Gicht
- Lupus erythematodes
- Cushing-Syndrom
- Steroidtherapie
- M. Crohn
- Leriche-Syndrom
- Tumoren
- Retroperitoneale Fibrose
- Röntgen- und Isotopenbestrahlung
- Blutkrankheiten
- Caissonkrankheit und Tiefseetauchen
- Gefäßleiden
- Idiopathische Formen

11

Weitere Konochennekrosen:
- Osteochondrosis dissecans (gelenknahe Knochennekrose mit Ablösung eines Fragments der Gelenkoberfläche, sog. Gelenkmaus; *Ursachen*: mechanisch, vaskulär, konstitutionell, z.B. bei enchondralen Dysostosen)
- Posttraumatische Knochennekrosen
- Spontane (idiopathische) Knochennekrosen
- Juvenile Osteochondrosen
- Idiopathische Knochennekrosen bei Erwachsenen

Weitere Kreislaufstörungen

- Sudeck-Syndrom (*Synonym*: Sudeck-Kienböck-Knochendystrophie, posttraumatisches und nichttraumatisches algodystrophisches Syndrom) → Knochenatrophie
- Blutungen
- Hyperämie des Knochens (arteriell oder venös) → Längenwachstum, verstärkte Apposition; *Vorkommen*: z.B. bei Osteomyelitis, M. Paget, Metastasen

11.5 Degenerative Veränderungen, Dystrophien und Stoffwechselstörungen

11.5.1 Knochen

II

Störungen des komplexen Kohlenhydratstoffwechsels/Mukopolysaccharidosen

Typ	Eponym	Enzymdefekt	Erbgang
I – H	M. Hurler	α-L-Iduronidase	aut.-rez.
I – S	M. Scheie	α-L-Iduronidase	aut.-rez.
I – H/S	M. Hurler/M. Scheie – Compound	α-L-Iduronidase	aut.-rez.
II	M. Hunter (juvenil, „schwer")	Sulfoiduronatsulfatase	X-chrom.-rez.
	M. Hunter (spät, „leicht")	Sulfoiduronatsulfatase	X-chrom.-rez.
III	M. Sanfilippo A	Heparansulfatsulfamidase	aut.-rez.
	M. Sanfilippo B	N-Azetyl-α-D-Glukosaminidase	aut.-rez.
	M. Sanfilippo C/D	α-Glukosaminidase	aut.-rez.
IV	M. Morquio	N-Acetyl-Galaktosamin-6-Sulfatsulfatase	aut.-rez.
VI	M. Maroteaux-Lamy A/B	N-Acetyl-Galaktosamin-4-Sulfatsulfatase	aut.-rez.
VII	β-Glukuronidase-Mangel (M. Sly-Quinton)	β-Glukuronidase	aut.-rez.

11

Hyperostosen

Hyperostosis frontalis interna
Häufig bei Frauen mit Virilismus, Fettsucht und Diabetes mellitus (Morgagni-Syndrom)

Osteoarthropathia hypertrophicans Marie-Bamberger
Schalenförmige Periostverdickung langer Röhrenknochen bei pulmonalen, kardialen und mediastinalen Erkrankungen

Melorheostose
Streifenförmige periostale Knochenneubildung der unteren Extremitätenknochen

Spezielle Wirbelsäulenerkrankungen

- Morbus Scheuermann
- Skoliose

II

Generalisierte Osteopathien

Mögliche Grunderkrankungen:
- Niereninsuffizienz
- Hämodialyse
- Zustand nach Nierentransplantation
- Osteoporose
- Hyperparathyreoidismus (→ Fibroosteoklasie)
- Rezidivierende Nephrolithiasis
- Pseudohypoparathyreoidismus
- Osteomalazie (→ Osteoidosteose)
- Osteodystrophia deformans Paget

Ursachen einer Osteoporose:
- Genetisch
- Hormonal (Östrogen: postmenopausal, Parathormon, Steroide)
- Mechanisch (Immobilisation, Druck)
- Tumorös (Destruktion, humoral)
- Entzündlich (bakteriell, viral)
- Degenerativ (multifaktoriell, z.B. bei renalen und intestinalen Erkrankungen)

Mögliche Ursachen einer Osteomalazie:

11

Vitamin-D-Mangel	■ Mangelernährung; u.U. auch bei Vegetariern und alten Menschen ■ verminderte Absorption, z.B. bei Gastrektomie, Gallesekretionsstörung, Pankreasinsuffizienz, Sprue-Syndrom, Dünndarmresektion ■ verminderte Vit.-D$_3$-Bildung, z.B. bei verminderter UV-Licht-Exposition
Gestörte Vit.-D-Metabolisierung	■ 25-Hydroxylierung in der Leber (durch Antiepileptika, Leberzirrhose) ■ 1-Hydroxylierung in der Niere bei Niereninsuffizienz
Phosphatstoffwechselstörungen	■ phosphaturische Form (X-chrom.-dom. kongenitaler Phosphatdiabetes, erworbene Formen) ■ phosphaturisch-glukosurisch-aminoazidurische Form, z.B. de-Toni-Debré-Fanconi-Syndrom (kongenitale und erworbene Formen) ■ renale tubuläre Azidose (Lightwood-Butler-Albright-Syndrom) ■ tumorinduziert, bei Knochen- u.a. mesenchymalen Tumoren
Phosphatasemangel	■ Hypophosphatasie (autosomal rezessiv)

Vitamin-D-Intoxikationen
→ Hyperkalzämie, extraossäre Kalzinosen (metabolische Kalzinose)

II

Parathormonabhängige Knochenerkrankungen

Primärer Hyperparathyreoidismus
Am häufigsten durch Nebenschilddrüsenadenom bedingt; *Morphologie*:
- Howship-Lakunen mit Osteoklasten (Resorptionssteigerung)
- Endostfibrose
- Osteoid mit Osteoblasten
- selten typische Osteodystrophia cystica fibrosa

Hypoparathyreoidismus
Häufig bei Entfernung der Nebenschilddrüse bei Thyreoidektomien → Osteoporose

Pseudohypoparathyreoidismus
Endorganresistenz für Parathormon, d.h. Rezeptordefekt in Niere und Skelett

Pseudo-Pseudohypoparathyreoidismus
Ursache: möglicherweise partielle Parathormonresistenz

Renale Osteopathie
Bei eingeschränkter Nierenfunktion; *Pathogenese*:
- sekundärer Hyperparathyreoidismus
- Störung des Vitamin-D-Stoffwechsels
- u.U. Parathormonresistenz des Skeletts

Formen:

Typ I	Fibroosteoklasie
Typ II	Osteoide (Volumen- und/oder Oberflächenosteoide)
Typ III	Fibroosteoklasie und Osteoide
Sonderformen	■ fortgeschrittene Fibroosteoklasie bei sog. tertiärem Hyperparathyreoidismus (Typ IIIc)
	■ frakturierende renale Osteopathie (bei Typ II)
	■ aluminiuminduzierte Osteopathie (Aluminiumhydroxid, Dialysegeräte)

11

Weitere hormonassoziierte Osteopathien

Hormon	*Krankheitsbild*	*Knochenveränderung*
Kalzitonin	medulläres Schilddrüsenkarzinom	u.U. Reduktion des Spongiosaumbaus mit kleinen Osteoklasten
Wachstumshormon	Akromegalie	vermehrte plumpe Spongiosa, periostale Neubildung von primitivem Faserknochen (Akren) mit begleitendem Weichteilödem
Schilddrüsenhormone	Hyperthyreose	Hyperkalzämie Osteomalazie Fibroosteoklasie Osteoporose
	Hypothyreose	Osteoporose

11.5.2   Gelenke: Arthropathien

II

Arthrosis deformans

Mögliche Ursachen:
- Angeborene Deformitäten/Dislokationen
- M. Perthes
- Jugendliche Epiphysenlösung
- Protrusio acetabuli (Hüftkopf) u.a. Dysplasien
- Postinfektiöse Arthrose
- Chronische Polyarthritis
- Posttraumatische Zustände
- Malum coxae senile (Hüftkopf)
- Knochennekrosen (z.B. Hüftkopfnekrosen)
- M. Paget
- Gicht
- Primäre Knochenkrankheiten
- Steroid-Arthropathie
- Alkoholische Arthropathie u.a.

Stadieneinteilung der Arthrose:

Stadium I	tangentiale fissurale Knorpeldefekte, Proteoglykanverlust
Stadium II	tiefe Fissuren bis zur Zone des radiären Knorpels, Brutkapselbildung
Stadium III	tiefe Fissuren bis zur knöchernen Deckplatte
Stadium IV	herdförmiger Knorpelverlust mit Freilegung der knöchernen Deckplatte, Deckplatteneinbrüche → Granulationsgewebe und pilzförmige Faserknorpelregenerate, subkartilaginäre Hyperostose, Pseudozysten → Markraumnarben

11

Sonderformen der Arthrosis deformans

- Heberden-Arthrose (Randexostosen an distalen Interphalangealgelenken der Hand)
- Erosive Arthrose (entzündliche Form der Arthrosis deformans mit schmerzhaften Knoten an den distalen und proximalen Interphalangealgelenken der Hand)
- Chondromalacia (Chondropathia) patellae
- Neuropathische Arthropathie (Charcot-Gelenk, bei kongenitaler Schmerzunempfindlichkeit u.a.)
- Arthropathie bei Osteonekrosen

Arthropathie der Wirbelsäule

- Spondylarthropathia deformans
- Bandscheibenvorfall (Diskushernie; *morphologisch*: degenerativ veränderte Anteile des Anulus fibrosus mit mukoiden Herden und Nekrosen sowie Anteile des Nucleus pulposus)
- Spondylosis deformans

II

Sonderform der Gonarthropathie

Hoffa-Krankheit
Synonym: Liposynovitis infrapatellaris; *morphologisch*: Vergrößerung des infrapatellarischen Fettkörpers mit Fibrosen, Blutungen und Blutungsresiduen.

Arthropathie bei systemischen Krankheiten

- Arthropathie bei Ochronose (Alkaptonurie, Störung des Phenylalanin- und Tyrosinstoffwechsels)
- Arthropathie bei Hämophilie (durch rezidivierte Blutungen)
- Arthropathie bei Hämochromatose
- Arthropathie bei Siderose
- Arthropathie bei Amyloidose
- Arthropathie bei Akromegalie
- Arthropathie bei Hyperparathyreoidismus (durch Knochenveränderungen)
- Arthropathie bei Diabetes mellitus (neuropathische Arthropathie)
- Arthropathie bei multizentrischer Retikulohistiozytose (*synonym*: Lipoiddermatoarthritis)

Periartikuläre Verkalkungen

Periartikuläre Myositis ossificans
Als Folge neurologischer Erkrankungen wie Poliomyelitis, Tabes dorsalis u.a.

11

Calcinosis interstitialis
Häufig dystrophe Verkalkungen bei Dermatomyositis, Polymyositis oder progressiver systemischer Sklerose

Tumoröse Kalzinose
Synonym: M. Teutschländer u.a.; *Morphologie*: Kalkherde umgeben von mononukleären Rundzellen, Riesenzellen und z.T. auch Schaumzellen, später nur noch Fibrosen; Ätiologie unbekannt

11.5.3   Meniskus

Meniskopathien (einschließlich traumatischer Schädigungen)

Formen	*Morphologie*
Spontanlösung (primäre Degeneration)	degenerative Veränderungen: ■ verstärkte Faserzeichnung ■ Quellung der Grundsubstanz mit mukoider und asbestartiger Abwandlung ■ intra- und extrazelluläre Fettablagerung ■ u.U. Mikroganglien und Pseudozysten; reparative Veränderungen: ■ Knorpelzellproliferate (Brutkapseln)
Frischer Unfallriß	meist regressive Veränderungen sowie beginnende reparative (s.u.)
Spätschaden nach Unfallriß	wie primäre Degeneration, zusätzlich Narben
Spätschaden nach „Schlotterknie"	wie primäre Degeneration, zusätzlich häufig entzündliche Veränderungen im Gelenkkapselgewebe
Folgen der Meniskektomie am Kniegelenk	Gonarthrose möglich, jedoch nicht häufig
Meniskusganglien	(unklar, ob primäre Läsion oder Folge einer mukoid-zystischen Degeneration; vorwiegend im lateralen Meniskus)

Reparation von Meniskusrissen

Zeit	*Regressive Veränderungen*	*Reparative Veränderungen*
< 2 Wochen	Regressive Veränderungen überwiegen: ■ Rißränder zerfetzt mit fibrinösen Belägen ■ Zellschäden → Nekrosen ■ u.U. Blutungen	■ fokale Zellproliferation am Rand der Nekrose ■ Fibroblasten in fibrinoidem Belag ■ beginnende Brutkapselbildung ■ beginnende hyaline Umwandlung der umgebenden Knorpelmatrix ■ u.U. kapselnahe Kapillarsprossung

(Fortsetzung s. nächste Seite)

Zeit	Regressive Veränderungen	Reparative Veränderungen
3 Wochen	■ im Rißbereich fibrinoides Material	Reparative Veränderungen überwiegen: ■ Fibroblastenwachstum im Rißbereich ■ noch wenig kollagene Fasern ■ stärkere Brutkapselbildung
4–5 Wochen		■ Rißglättung (Fibroblasten, Fibrozyten) ■ mäßig kollagene Fasern ■ scharfe Trennung von reparativem Gewebe und Meniskus
8 Wochen		■ Rißstelle glatt ■ reichlich kollagene Fasern ■ unscharfe Trennung von reparativem Gewebe und Meniskus

11.5.4 Sehnen und Sehnengleitgewebe

Tendopathien (einschließlich traumatischer Veränderungen)

Tendodegeneration
Morphologie: Lipoidose, Atherome, dystrophe Verkalkungen, ödematöse Verquellung

Traumatische Sehnenruptur
Reaktive Veränderung nach Ruptur:

< 24 h	Nekrose mit Kernverlust, Ödem mit Desintegration der Sehnenfasern, Fragmentation der Fasern Blutungen, Extravasation neutrophiler Granulozyten
1.–2. Tag	Infiltration der Nekrose durch Granulozyten
3.–4. Tag	beginnende Granulationsgewebsbildung, einzelne Lymphozyten, nur noch wenige Granulozyten
1.–2. Woche	weitgehende Organisation der Nekrose durch Granulationsgewebe
> 1 Monat	weitgehende Organisation der Nekrose durch undifferenziertes kollagenes Bindegewebe mit herdförmig sehnenähnlichen Strukturen

Weitere Tendopathien:
- Ruptur pathologisch veränderter Sehnen (z.B. bei Tuberkulose, Lues, Gicht u.a.)
- Insertionstendopathie
- „Tendovaginitis" stenosans (*Morphologie*: verdicktes peritendinöses Gewebe durch Kapillar- und Fibroblastenproliferation, chondroide Metaplasie, neutrophile Granulozyten fehlen)
- Karpaltunnelsyndrom (Kompression des N. medianus im Canalis carpi; *histologisch* meist Fibrosen)
- Sehnenxanthom (bei Hyperlipoproteinämien)
- Amyloidose des Sehnengleitgewebes
- Iatrogene Veränderungen: Sehnen- und Bandersatz durch Kohlenstoffasern

11.5.6 Bursen (Schleimbeutel)

Hygrom der Bursen
Zystische Schwellung der Bursen; *morphologisch* Fibrinexsudat → Granulationsgewebe → narbige Fibrosen

Neubildung von Bursen
Z.B. über Exostosen; *Pathogenese*: initiales lokales Ödem → fibrinoide Nekrosen → Verflüssigung → zystischer Hohlraum → Umwandlung der umgebenden mesenchymalen Zellen in synoviale Zellen

11.6 Fehlbildungen

11.6.1 Knochen

Dysplasie:	generalisierte Defektbildung (Schwerpunktausprägungen, z.B. in Wirbelsäule, langen Röhrenknochen etc., sind möglich)
Dysostose:	lokalisierte Fehlentwicklung eines einzelnen oder mehrerer Skelettabschnitte

Wachstums- und Entwicklungsstörungen von Röhrenknochen oder Wirbelsäule (kongenital)

Achondrogenesis (Typ I und II)
Meist vollständige Hemmung der chondralen und desmalen Ossifikation ohne medulläre Blutbildung; mit dem Leben nicht vereinbar

Tanatophorer Zwergwuchs (tanatophore Dysplasie)
Extreme Einengung des Thoraxraumes, mit dem Leben nicht vereinbar; weiterhin Mißbildungen von Herz und Gehirn; *Sonderform*: tanatophore Dysplasie mit „Kleeblattschädel"

Weitere Formen:

- Achondroplasie
- Chondrodysplasia punctata, dominante und rezessive Form
- Kurzrippen-Polydaktylie-Syndrom Typ I (Saldino-Noonan)
- Kurzrippen-Polydaktylie-Syndrom Typ II (Majewski)
- Campomele Dysplasie
- Mesomele Dysplasie
- Akromesomele Dysplasie u.a.

Wachstums- und Entwicklungsstörungen (im späteren Leben manifest)

- Hypochondroplasie
- Dyschondrosteosis
- Metaphysäre Chondrodysplasien (verschiedene Formen)
- Spondylometaphysäre Dysplasie
- Multiple epiphysäre Dysplasie
- Pseudo-Achondroplasie
- Spondyloepiphysäre Dysplasie (tarda und andere Formen) u.a.

Skelettdysplasien infolge anarchischer Entwicklung der Skelettbestandteile

- Dysplasia epiphysealis hemimelica
- Multiple kartilaginäre Exostosen
- Akrodysplasie mit Exostosen
- Enchondromatose (Ollier)
- Enchondromatose mit Hämangiomen (Maffucci)
- Metachondromatose
- Fibröse Dysplasie (Jaffé-Lichtenstein)
- Fibröse Dysplasie mit Hautpigmentierung und Pubertas praecox (McCune-Albright)
- Cherubismus
- Neurofibromatose

Skelettdysplasien mit Störungen der Knochendichte und des Knochenumbaues

- Osteogenesis imperfecta congenita (rezessiv)
- Osteogenesis imperfecta tarda (dominant)
- Osteopetrosis Albers-Schönberg
- Osteopoikilie
- Juvenile idiopathische Osteoporose
- Osteopetrose (verschiedene Formen)
- Pyknodysostosis
- Osteopathia striata
- Melorheostose
- Diaphysäre Dysplasie (Camurati-Engelmann)
- Kraniodiaphysäre Dysplasie
- Endostale Hyperostose
- Tubuläre Stenose (Kenny-Caffey)
- Pachydermoperiostose
- Sklerostose
- Dysosteosklerose u.a.

II

■ Isolierte Dysplasien des Schädels (Dyszephalien)
■ Kraniomandibulofaziale Dysmorphie-Syndrome
■ Extremitäten-Dysplasien (Dysmelien)
■ Dysplasien des Becken- und Schultergürtels
■ Dysplasien der Wirbelsäule
■ Dysplasien von Rippen und Sternum

11.6.2 Gelenke

■ Gelenkaplasie (selten)
■ Diskoide Menisken

11.7 Sonstiges

11.7.1 Knochen

Methoden

Bearbeitung von unentkalkten Knochenbiopsaten
Begründung: Entkalkung in EDTA dauert u.U. zu lange, Säureentkalkung zerstört u.U. wichtige Strukturen
Fixierung: gepuffertes Paraformaldehyd oder kurzfristig Carnoy-Lösung
Dehydrierung in aufsteigender Alkoholreihe
Einbettung in Methylmetakrylat (in etwa die gleiche Härte wie Knochengewebe)
Schnittpräparate an Spezialmikrotomen

11

11.7.2 Gelenke

Traumatische Veränderungen

Veränderung	*Ursachen*	*Folgen/Komplikationen*
Gelenk-kontusion	stumpfe Gewalteinwirkung	Hydrops, Hämarthros bei Kapselrissen
Gelenk-perforation	direkte Gewalteinwirkung	Hämarthros, eitrige Arthritis
Distorsion	Gelenkkapseldehnung	Hydrops, Hämarthros
Luxation	Verschiebung der Gelenk-enden gegeneinander	Kapseleinrisse, Absprengung von Knochenteilen

12 Seröse Höhlen und Retroperitoneum

12.1 Pleura

12.1.1 Tumoren und tumorähnliche Veränderungen

12.1.1.1 Tumorlokalisationen

C38	**Herz, Mediastinum und Pleura**
C38.1	Mediastinum, vorderes
C38.2	Mediastinum, hinteres
C38.3	Mediastinum
C38.4	**Pleura**
C38.41	Pleura parietalis
C38.42	Pleura visceralis
C38.8	Herz, Mediastinum, Pleura (mehrere Teilbereiche)

12.1.1.2 TNM-Klassifikation

Pleuramesotheliom

Regionäre Lymphknoten: intrathorakal, supraklavikulär, obere Skalenuslymphknoten

TX	Primärtumor kann nicht beurteilt werden
T0	kein Anhalt für einen Primärtumor
T1	Tumor auf ipsilaterale Pleura begrenzt
T2	Tumor infiltriert ipsilaterale Lunge, Zwerchfell, Perikard oder endothorakale Faszie
T3	Tumor infiltriert ipsilaterale Brustwandmuskulatur, Rippen, mediastinale Organe/Gewebe
T4	Tumor infiltriert kontralaterale Pleura oder Lunge, Peritoneum, intraabdominale oder zervikale Organe/Gewebe
NX	regionäre Lymphknoten können nicht beurteilt werden
N0	keine regionären Lymphknotenmetastasen
N1	regionäre Lymphknoten: Metastasen in ipsilateralen peribronchialen oder hilären Lymphknoten
N2	regionäre Lymphknoten: Metastasen in ipsilateralen mediastinalen oder subcarinalen Lymphknoten
N3	regionäre Lymphknoten: Metastasen in kontralateralen mediastinalen oder hilären Lymphknoten (alle anderen Lymphknotenmetastasen gelten als Fernmetastasen M1)

12.1.1.3 Tumoren der Pleura

Pleuramesotheliom

Lokalisiertes Mesotheliom
Makroskopie: derber knolliger, oft gestielter weiß-gelblicher Tumor, bis mehrere Kilogramm schwer; *histologisch* vorwiegend fibröse Formen, selten epitheliale Formen; *gute Prognose*; *Komplikationen*: durch lokale Kompression Ventilationsstörungen, u.U. „Osteoarthropathie hypertrophiante pneumique"

Diffuses Pleuramesotheliom
Makroskopie: diffuse Verdickung der Pleura meist mit hämorrhagischem Erguß; *histologisch* häufig epitheliale (mit Papillenbildung) oder gemischte Form, seltener rein fibrös; *Prognose*: mittlere Überlebenszeit 14 Monate

Metastasen

Durch Tumorausbreitung *per continuitatem und lymphogen* aus:
- Lunge
- Ösophagus
- Schilddrüse und
- Thymus

Ferner treten Pleurametastasen auf bei Karzinomen von:
- Magen
- Kolon
- Pankreas
- Ovarien
- Nebennieren

12.1.2 Entzündungen

Unspezifische Pleuritiden

Als Mitreaktion bei Entzündungen der Nachbarorgane (bes. bei Lobär- und Bronchopneumonie);
Formen:
- fibrinös (Pleuritis sicca)
- serofibrinös
- eitrig (Pleuritis purulenta) → u.U. Pleuraempyem → Pleuritis putrida
- Pleuritis haemorrhagica (bei Tumoren, Tuberkulose)
- (doppelseitige) Pleuritis rheumatica – selten

Spezifische Pleuritiden

Tuberkulöse Pleuritis
Als:
- Pleuritis tuberculosa productiva (sicca)
- Pleuritis tuberculosa exsudativa
- Pleuritis tuberculosa caseosa → u.U. tuberkulöses Pleuraempyem
- Miliartuberkulose der Pleura

Pleuraveränderungen bei rheumatischen Erkrankungen

Rheumatisches Fieber	viszerales Rheuma im Rahmen einer Polyserositis
Chronische Polyarthritis	es können sich rheumatische Knötchen in Lunge und Pleura bilden, dabei häufig seröse Pleuraergüsse und Pleuraverwachsungen

II

12.1.3 Kreislaufstörungen

Blutungen

Tardieu-Flecken
Punktförmige Erstickungsblutungen in pulmonaler Pleura, Herzbeutel und Thymus; auch bei intrauteriner Asphyxie

Paltauf-Blutungen
Größere verwaschene Blutungen beim Ertrinkungstod

Traumatische Kontusionsblutungen
Flächenhaft, führen u.U. zur Abhebung der Pleura visceralis

Stauungsblutungen
Selten, meist lokal bei Tumorbefall der Pleura, verbunden mit hämorrhagischem Pleuraerguß
Sonstige Blutungen:
Bei toxischen Kapillarwandschäden, Sepsis und Gerinnungsstörungen

12.1.4 Degenerative Veränderungen, Dystrophien und Stoffwechselstörungen

12

Pleura-Plaques
Plattenförmige, bis zu 2 cm dicke, knorpelharte weißliche Schwielen (u.U. verkalkt), meist in Pleura costalis und diaphragmatica; bestehen aus zellarmem hyalinisierten Fasergewebe; Assoziation mit (Asbest-)Staubbelastung, obwohl meist keine Stäube in den Plaques nachweisbar sind

12.1.5 Fehlbildungen

Defekte von Herzbeutel und Pleura mediastinalis sinistra	Verlagerung des Herzens in die linke Pleurahöhle
Zwerchfelldefekte	Verlagerung von Bauchorganen in die Pleurahöhle

(Fortsetzung s. nächste Seite)

| Abnorme Faltenbildung | der Pleura parietalis in der rechten oberen Pleurakuppel durch Verlagerung der V. azygos (→ Abtrennung eines Lobus venae azygos im Lungengewebe; Azygosfurche) |
| Zysten | von Mesothel (Pleuradeckepithel) ausgekleidet, entstehen durch Abschnürungen bei der Bildung von Pleura-, Peritoneal- oder Perikardhöhle oder aus Recessus der mediastinalen Pleura (Zwerchfell-Mediastinum-Winkel) |

12.1.6   Sonstige Veränderungen

Pleuraergüsse

Hydrothorax	Transsudat in der Pleurahöhle (spez. Gewicht < 1015); bei: ■ Herzinsuffizienz (Stauung) ■ Hypalbuminämie ■ Störungen des Lymphabflusses (oft Tumoren); Gekammerte Ergüsse bei Pleuraverwachsungen → u.U. Ruptur der Verwachsungsstränge → Blutungen
Hämorrhagischer Erguß	meist als Diapedeseblutung in den Erguß; oft bei ■ Tumoren ■ Lungeninfarkten ■ Tuberkulose
Chylothorax	weißlicher, milchähnlicher Erguß, reich an dispergiertem Fett (mit 2–3 % Eiweiß), bei ■ Stenosen (durch Tumor, Entzündung) oder anderen Läsionen des D. thoracicus oder ■ Thrombose der V. subclavia sinistra
Pseudochylöse Ergüsse	die Trübung ist hierbei durch Cholesterinbeimischung („Cholesterinpleuritis") bedingt; bei alten purulenten oder hämorrhagischen Ergüssen
Meigs-Syndrom	meist rechtsseitige Pleuraergüsse bei (älteren) Frauen mit Ovarialtumoren (Fibromen), Egüsse verschwinden nach operativer Entfernung des Tumors

Pneumothorax

Formen:
- offen/geschlossen
- Spontanpneumothorax
- „therapeutischer" Pneumothorax

Mögliche Folgen:
- Luftresorption
- Spannungspneumothorax
- Mediastinalemphysem
- Hautemphysem
- Hämatopneumothorax
- Pyopneumothorax

Pneumothoraxprobe bei Sektionen: Pleura unter Wasser („Thoraxtasche")
anstechen

12.2 Peritoneum und Retroperitoneum

12.2.1 Tumoren und tumorähnliche Veränderungen

12.2.1.1 Tumorlokalisationen

C48	**Retroperitoneum und Peritoneum**
C48.0	**Retroperitoneum**
C48.01	periadrenales Gewebe
C48.02	perirenales Gewebe
C48.03	peripankreatisches Gewebe
C48.04	retrozökales Gewebe
C48.1	**Peritoneum**
C4 8.11	Peritoneum parietale
C48.12	Peritoneum viscerale
C48.13	Omentum majus
C48.14	Dünndarm-Mesenterium
C48.15	Appendix-Mesenterium
C4 8.16	Mesokolon
C48.17	Douglas-Raum
C48.2	**Peritonealhöhle**
C48. 8	Peritoneum und Retroperitoneum (mehrere Teilbereiche)

12.2.1.2   Tumoren: Peritoneum, Mesenterium und Omentum majus

II

Maligne Tumoren

	Mesent.	Om.maj.	Periton.
Malignes Mesotheliom (s.u.)	+	+	+
Hämangioendotheliom	+		
Malignes Hämangioperizytom	+	+	
Hämangiosarkom		+	
Liposarkom	+	+	
Leiomyosarkom	+	+	
Rhabdomyosarkom	+	+	
Fibrosarkom	+	+	
Polymorphzelliges Sarkom	+		
Maligne Lymphome	+	+	
Malignes fibröses Histiozytom		+	
Myxosarkom		+	
Extraskelettales Osteosarkom		+	
Maligner hepatoblastomähnlicher epithelial-mesenchymaler Mischtumor		+	
Karzinoid		+	
Heterologer Müller-Mischtumor			+
Peritonealkarzinose (einschließlich Peritonitis arenosa und Pseudomyxoma peritonei (s.u.)			+
Metastasen	+	+	

Malignes peritoneales Mesotheliom
Makroskopische Formen:
■ multinoduläres Mesotheliom
■ diffuses Mesotheliom
■ disseminiertes oder multizystisches Mesotheliom (etwas bessere Prognose)
Histologische Formen:
■ epithelialer Typ (tubulopapillär, papillär – u.U. mit Psammomkörpern, tubulär); die Tumorzellen können an Siegelringzellen erinnern oder einen Bürstensaum aufweisen
■ epithelial-sarkomatöser Mischtyp
■ rein sarkomatöser Typ

12

Benigne Tumoren

	Mesent.	Om.maj.	Periton.
Benignes Mesotheliom	+	+	+
Lymphangiom (zystisch, kapillär, kavernös; u.U. mit Chylus)	+	+	
Benignes angiofollikuläres Lymphom (Castleman)	+		
Hämangiom	+	+	
Hämangioperizytom	+	+	
Lipom	+	+	
Leiomyom	+	+	
Leiomyoblastom		+	
Chemodektom	+		
Ganglioneurom	+		
Neurinom		+	
Neurofibrom	+	+	
Fibrom	+	+	
Mesenteriale Fibromatose bei Adenosis coli bzw. Gardner-Syndrom	+		
Fibromatose		+	
Myxom		+	
Chondrom		+	
Solitäres extramedulläres Plasmozytom		+	
Teratom		+	
Leiomyomatosis peritonealis disseminata (s.u.)			+
Noduläre Gliomatose (s.u.)			+

II

Tumorsonderformen

Pseudomyxoma peritonei
Ursache: Ruptur schleimbildender Tumoren in die Bauchhöhle, z.B.:
- Muzinöses Zystadenom/-adenokarzinom des Ovars
- Muzinöses Zystadenom/-adenokarzinom der Appendix
- Schleimbildendes Karzinom des Corpus uteri
- Muzinöses Kolonkarzinom
- Urachuskarzinom
- Gallenwegskarzinom
- u.U. Magenkarzinom
- Mukoide Zysten des D. omphaloentericus

12

Leiomyomatosis peritonealis disseminata
Gutartige Erkrankung; selten, tritt nur bei Frauen auf; *DD*: Peritonealkarzinose, Metastasen eines Leiomyosarkoms

Noduläre Gliomatosis peritonei
Implantate neuroektodermalen Gewebes nach (spontaner oder iatrogener) Ruptur eines reifen Teratoms (mit neuroektodermalen Anteilen); Rezidivneigung

Heterotope Ossifikation des Dünndarm-Mesenteriums
Selten; proliferierende Mesenchymzellen mit irregulärer primitiver Osteoid-
und Knochenbildung

II

Mesenterialzysten

Dysontogenetische Zysten	enterale Zysten, urogenitale Zysten, Dermoidzysten; Mesokolonzysten meist mit seröser, Dünndarm-Mesenteriumzysten mit chylöser Flüssigkeit gefüllt (Chyluszysten ca. 7 % aller Mesenterialzysten)
Traumatische/ erworbene „Zysten"	Pseudozysten; am häufigsten durch Verflüssigung und inkomplette Resorption von Hämatomen
Erregerbedingte Zysten	mykotisch, parasitär, tuberkulös
Zystische Tumoren	Lymphangiome (meist multilokulär), maligne Lymphangioendotheliome

12.2.1.3   Omentum majus

Primäre Tumoren (selten)

- Lipom
- Lymphangiom
- Fibrom
- Leiomyom
- Hämangiom
- Hämangioperizytom
- Chondrom
- Dermoidzyste
- Mesotheliom (benigne, maligne)
- Leiomyosarkom
- Liposarkom
- Teratome (extrem selten, meist vom reifen Typ)

12

Zysten (ein- und mehrkammerig)

- Lymphzysten
- Zystische Lymphangiome
- Dermoidzysten
- Zystische Teratome
- Urogenitale Zysten (Heterotopie)
- Intestinale Zysten (Heterotopie)

Pseudozysten
Nach Traumen oder Infekten bzw. Verflüssigung von Fettgewebsnekrosen
und/oder Hämatomen

Weitere tumorähnliche Veränderungen

- Splenose
- Endometriose
- Deziduaknötchen
- Primäre/sekundäre Omentum-Gravidität

II

12.2.1.4 Retroperitoneum

Maligne Tumoren

- Fibrosarkom
- Malignes fibröses Histiozytom
- Liposarkom
- Leiomyosarkom
- Rhabdomyosarkom
- Malignes Synovialom
- Hämangiosarkom
- Malignes Hämangioperizytom
- Neurinosarkom
- Neuroblastom
- Ganglioneuroblastom
- Malignes Paragangliom (20–30 %)
- Maligne Lymphome
- (Adeno-)Karzinom in Teratom vom reifen Typ
- Maligne Teratome
- Primäres retroperitoneales Seminom
- Endodermaler Sinustumor (Dottersacktumor)
- Papilläres seröses Karzinom
- Malignes Chordom
- Extraskelettales Chondro-/Osteosarkom
- Mesenchymales Chondrosarkom

12

Benigne Tumoren

- Fibrom, Fibromatose
- Lipom, Hämangiolipom
- Leiomyom
- Lymphangiom
- Hämangiom
- Hämangioperizytom
- Granularzelltumor
- Neurofibrom
- Ganglioneurom
- Neurinom
- Benignes Paragangliom (ca. 70 %)
- Castleman-Tumor
- Teratom vom reifen Typ

II

12.2.2   Entzündungen

12.2.2.1   Peritoneum

Erregerbedingte Peritonitis (unspezifisch)

Diffuse bakteriell-eitrige Peritonitis (häufigste Form)

Häufige Erreger (gramnegativ)	E. coli; schlechte Prognose Pseudomonas; schlechte Prognose Proteus; bessere Prognose Meningokokken
Häufige Erreger (grampositiv)	Streptokokken; bessere Prognose Staphylokokken; bessere Prognose Pneumokokken
Seltene Erreger	Gonokokken Campylobacter Cl. perfringens Listerien Pasteurellen (P. multocida bei Leberzirrhose) Serratia; schlechte Prognose Bacteroides; schlechte Prognose Klebsiella; bessere Prognose (Candida albicans; schlechte Prognose u.a.)

12

Ursachen:
■ Perforation eines (infizierten) Hohlorgans in die Bauchhöhle bzw. „Durch-
   wanderungsperitonitis" (z.B. bei Appendizitis, Cholezystitis, Ulcera ventriculi
   et duodeni, malignen Tumoren, Milz-, Leberabszessen, infizierten Urachus-
   zysten, Typhus, Colitis ulcerosa, ischämischer Darmgangrän, Divertikulitis)
■ Aszendierende oder deszendierende Infektionen (z.B. eitrige Salpingitis,
   Pleuraempyem)
■ Hämatogene Infektionen (Kindesalter)
■ Direkte Öffnung der Bauchhöhle (iatrogen, traumatisch)
Exsudatmenge und Schwere des klinischen Bildes korrelieren nicht miteinander
Komplikationen: paralytischer Ileus, Kreislaufschock, Peritonitis adhaesiva
(u.U. → Bridenileus)

„Spontane Peritonitis" bei Leberzirrhose
Meist im Aszites oder Blut nur ein Erregertyp isolierbar (Darmbakterien oder zu
einem geringeren Prozentsatz auch nichtenterische Keime); Infektion unklar
(hämatogen bei Bakteriämie? lymphogen? enterogen? mangelnde „Filterfunktion"
der Leber?). Hohe Letalität

Peritonitis bei Peritonealdialyse bzw. nephrotischem Syndrom
Erreger: meist Hautbakterien (Staph. albus/epidermis, Staph. aureus, Streptokokken), seltener Darmbakterien oder Pilze

Lokale bakteriell-eitrige Peritonitis
Synonym: intraabdominelle Empyeme; *mögliche Ursachen*:
- Appendizitis (rechter Unterbauch)
- Ulcera ventriculi et duodeni (subphrenisch)
- Bauchoperationen
- Traumen
- Übergreifen thorakaler Prozesse

Komplikationen: Übergang in diffuse Peritonitis (→ Pleuritis, Perikarditis), Bildung gastrointestinaler Fisteln, Verwachsungen (→ Brideniileus), toxische Psychosen, Hirnabszesse

Fitz-Hugh-Curtis-Syndrom
Meist rechtsseitige Oberbauchperitonitis, durch Gonokokken hervorgerufen; häufiger bei Frauen durch aszendierende Salpingitis, seltener bei Männern durch lymphogene oder hämatogene Ausbreitung

Chlamydien-Peritonitis
Meist aszendierende Ausbreitung bei Urethral- oder Genitalinfektionen

Aktinomykose

Kotige Peritonitis
Meist nach Dickdarmperforation bei Divertikulitis, Karzinomen, Colitis ulcerosa

Gallige Peritonitis

Abakteriell	durch Wanddefekt der Gallenwege einschließlich ischämischer Wandnekrosen oder Ruptur kleiner Gallengänge; lokale und systemisch-toxische Wirkung eher gering
Bakteriell	bei Wanddefekt der Gallenwege und nachfolgender bakterieller Besiedlung aus dem Duodenum (schlechtere Prognose als abakterielle Form)

Erregerbedingte Peritonitis (spezifisch)

Peritonitis tuberculosa

Hämatogen	von einem Lungenherd ausgehend (häufigste Form)
Lymphogen	von Darm, mesenterialen Lymphknoten oder Niere ausgehend
Per continuitatem	bei tuberkulöser Salpingitis oder Pleuritis

Formen:
- lokal/diffus
- Peritonitis exsudativa, Pleuritis sicca, ulzerös-eitrige Form

Peritonitis luica (extrem selten)

Mykotische Peritonitis

Selten; *Morphologie*: schwere granulierende und granulomatöse, riesenzellhaltige Entzündung (bei fehlendem Nachweis von Pilzen → Paraffinschnitte 24–36 h im Brutschrank inkubieren → u.U. sekundäre Bildung von Blastosporen → Nachweis mit PAS-Färbung); *Erreger*:

- Candida albicans (am häufigsten)
- Coccidioidis immitis
- Histoplasma capsulatum
- Drechslera spicifera
- Rhodotorula rubra
- Candida parapsilosis
- Exophiala jeanselmei
- Fusarium sp.

Parasitäre Peritonitis

Echinokokkose	primäre Infektion oder nach Ruptur einer Zyste der Bauchorgane
Askariasis	Infektion durch Darmwand einschließlich chirurgischer Anastomosen → lokale oder diffuse Peritonitis oft mit miliarem Aspekt (Epitheloidzellgranulome und Abszesse um Wurmbestandteile oder Eier)
Oxyuriasis	Infektion u.U. aszendierend über Tuben → tuberkuloide granulomatöse Peritonitis um Wurmbestandteile oder Eier
Amöben-Peritonitis	(selten)

Nichterregerbedingte Peritonitis

Pankreatogene Peritonitis
Morphologie: autodigestive Fettgewebsnekrosen

Chirurgische (iatrogene) Peritonitis
Granulomatöse Fremdkörperreaktion auf:

Talkumpuder (Handschuhe)	„Malteserkreuze" im polarisierten Licht
Zellulose (Einmalkleidung, Tücher)	doppelbrechend
Bauchtücher/Tupfer	häufig Abszeßbildung

Barium-Peritonitis
Durch Darmperforation bei Röntgenkontrasteinlauf (hohe Letalität)

Peritonitis arenosa
Kalkkörnchen im Peritoneum; *Ursachen*: Peritonealmetastasen oder -implantate psammöser Karzinome (meist Ovarialtumoren), wobei Tumorzellen häufig nicht mehr nachweisbar sind; Residuen einer Peritonitis (dystrophe Verkalkungen)

Cholesterin-Peritonitis
Sehr selten; *Morphologie*: schwefelgelbe Tumoren und Pseudozysten mit Fibrosen, Schaumzellen und Entzündungsinfiltraten bei normalen Serumlipidwerten; Ursachen offenbar vielfältig

II

Periodische Peritonitis
Synonym: familiäre rezidivierende Polyserositis, familiäres Mittelmeerfieber; wahrscheinlich autosomal-rezessiv vererbt; *klinisch*: rezidivierende Attacken einer serofibrinösen Peritonitis, die meist folgenlos abheilt; z.T. gleichzeitig bestehende periretikuläre Amyloidose

Neugeborenen-Peritonitis

Abakteriell	*synonym*: chemische Mekoniumperitonitis; *Ursache*: pränatale (frühestens in der 24. Schwangerschaftswoche) Perforation, meist des Dünndarms bei Mekoniumileus, Darmatresie, Volvulus u.a.; *Morphologie* bei (sub)chronischem Verlauf: lokale oder generalisierte Fibrosen, meist mit Verkalkungen (pathognomonisch: peritoneale *und* skrotale Verkalkung), seltener Pseudozysten
Bakteriell	bzw. kombiniert bakteriell-chemisch; *Ursache*: postnatale Perforation, Keimdurchwanderung z.B. bei nekrotisierender Enterokolitis, Septikopyämie z.B. bei intrauterinen bakteriellen Infekten; *Morphologie*: eitrige Entzündung mit nachfolgender Fibrose

Peritonitis im Kleinkindes- und Kindesalter
Ursachen: Perforationen des Gastrointestinaltrakts (im Kindesalter hauptsächlich bei Appendizitis), Septikopyämie, primäre Peritonitis (im Kleinkindesalter) hauptsächlich durch Pneumokokken bedingt

Entzündlicher fibroider Polyp
Einzelfallbeschreibung; Granulationsgewebspolyp auf der Dünndarmserosa offenbar als überschießende Wundreaktion nach vorausgegangener Operation

12

Sklerosierende Peritonitis

Chronische fibrosierende (sklerosierende) Peritonitis	primär (Ätiologie unklar): ■ diffuse Form; ■ lokalisierte Form: „abdomineller Kokon" (DD: peritoneale Kapselbildung) sekundär (nach Infektionen)
Sklerosierende Peritonitis durch Betablocker	besonders nach längerer Medikation mit Propranolol oder Practolol (nicht mehr im Handel), kann sich u.U. auch erst nach Absetzen des Medikaments entwickeln

Postoperative Bauchfellverwachsungen
Ursache: hauptsächlich Blutungen/Blutgerinnsel; bei Serosadefekten ohne größere Blutungen erfolgt meist eine Restitutio ad integrum, bedingt durch die fibrinolytische Aktivität der Mesothelien; *Komplikation*: Strangulationsileus

12.2.2.2 Mesenterium

Sklerosierende (fibrosierende) Mesenteritis
Synonym: Mesenteritis retrahens Jura; *Morphologie*: plaqueartige Fibroblastenproliferate mit Faserbildung und kaum entzündlicher Reaktion

Mesenteriale Pannikulitis (mesenteriale Lipodystrophie)
Makroskopische Formen:
- diffuse plattenartige Verdickung
- solitärer umschriebener gummiartiger gelbgrauer Knoten
- multiple kleine Knoten

Histologie: Schaumzellansammlungen, lymphohistiozytäre Infiltrate und Fremdkörperriesenzellen, Fettgewebsnekrosen, Fibrose
Beziehung zur Pfeiffer-Weber-Christian-Pannikulitis; in 15 % der Fälle entwickeln sich maligne Lymphome

Pseudotumoröse mesenteriale Pannikulitis bei Lupus erythematodes
Einzelfallbeschreibung; *Morphologie*: lipophage Granulome und Entzündungsinfiltrate, fibrinoide Gefäßwandnekrosen, produktive Endangiitis

12.2.2.3 Omentum majus

Unspezifische Omentitis

Mögliche Ursachen:
- Peritonitis
- Inkarzeration/Torsion
- Postoperativ/posttraumatisch
- Idiopathisch
- Aktinomykose (selten)
- Protozoenerkrankungen (selten)
- Wurmerkrankungen (selten)
- Tryptische Omentitis bei (autodigestiver) Pankreatitis

Spezifische Omentitis

Tuberkulose
Meist durch Kontinuitätsausbreitung (Ileozökalregion o.ä.), selten hämatogen

Sonstige Entzündungsformen

Arteriitis
Bei generalisierten Arteriitiden, z.B. Panarteriitis nodosa

12.2.2.4 Retroperitoneum

Retroperitonealer Abszeß/Phlegmone

II

Mögliche Ursachen:
- Divertikulitis
- Retroperitoneale Appendizitis
- Pankreatitis
- Pankreaskarzinom
- Eitrige Osteomyelitis der Wirbelsäule
- Gallenwegserkrankungen
- Peptische Ulzera
- Eitrige Nephritiden
- Perinephritische Abszesse
- Perforiertes Kolonkarzinom (selten)
- Hämatogen

Tuberkulöser Psoasabszeß

Ursache: meist Kontinuitätsausbreitung einer Wirbelsäulentuberkulose (nach Kompressionsfraktur eines Wirbelkörpers); *mögliche Komplikationen:* Verkalkung, Perforation, Fistelbildung

Retroperitoneale Fibrose (RF)

Gemeinsame *Morphologie:* Bindegewebsproliferation im Retroperitonealraum mit mehr oder weniger deutlicher entzündlicher Zellinfiltration
Ursachen:

Primär (idiopathisch)	*synonym:* Ormond-Krankheit; Ummauerung, nicht Infiltration von Gefäßen und Ureteren; z.T. assoziiert mit mediastinalen und anderen Fibrosen (Riedel-Thyreoiditis, M. Dupuytren u.a.)
Sekundär	- posttraumatisch - radiogen - bei Gefäßaneurysmen - bei benachbarten Entzündungen - durch Medikamente (Methysergide, Kortison u.a.)

12

„Karzinomatös" (keine Fibrose, sondern Karzinose): bei Karzinomen von Prostata, Uterus, Harnblase, Ovarien, Kolon/Rektum, Ureteren; Karzinommetastasen in retroperitonealen Lymphknoten; ähnliches Bild bei malignen Lymphomen

Retroperitoneale Xanthofibrogranulomatose

Wahrscheinlich entzündlich bedingter tumorähnlicher Prozeß mit Einscheidung, z.T. auch Infiltration von Gefäßstrukturen und Organen durch spindelige oder großzellige histiozytäre Proliferate/Aggregate mit schaumigem Zytoplasma und begleitendem lymphoplasmazellulär-granulozytärem Infiltrat; → Fibrose; DD: u.a. Malakoplakie (sehr selten)

II

12.2.3   Kreislaufstörungen

12.2.3.1   Omentum majus

Netzinfarkt
Mögliche *Ursachen*:
- Torsion; primär ohne Netzveränderungen (unipolar) oder sekundär (bipolare Torsion) zwischen Netzansatz und Verwachsung, z.b. bei Tumoren, Narben u.a.
- Inkarzeration von Netzgewebe (hauptsächlich in Bruchpforten)
- Angiitiden
- Thrombosen (z.B. Pfortaderthrombose)
- Hämatologische Störungen (z.b. Polycythaemia vera rubra)
- Primär (idiopathisch)

12.2.4   Degenerative Veränderungen, Dystrophien und Stoffwechselstörungen

12.2.4.1   Peritoneum

Multifokale subperitoneale Sklerose
Morphologie: bandförmige Fibrosen und gummiartige Plaques ohne Darmverwachsungen

Peritoneale und mesenteriale Fibrose bei anderen Erkrankungen
Selten im Rahmen einer retroperitonealen Fibrose; selten bei familiärer Adenomatosis coli bzw. Gardner-Syndrom

12.2.4.2   Omentum majus

12

Varizen
Hauptsächlich bei Leberzirrhose

12.2.4.3   Retroperitoneum

Retroperitoneales Hämatom
Ursachen:
- traumatisch
- Gefäßrupturen (z.B. Aortenaneurysma)
- hämatologische Erkrankungen
- Antikoagulanzientherapie
- Tumoren

Komplikationen:
- lebensbedrohlicher Blutverlust (bis 3 l);
- nach unvollständiger Resorption → Pseudozyste

Retroperitoneales Emphysem (Pneumoretroperitoneum)
Ursachen:
- endoskopische Untersuchungen mit akzidenteller Perforation
- Luftaustritt ohne Perforation

Die Luft wird meist folgenlos resorbiert

II

12.2.5   Fehlbildungen

12.2.5.1   Peritoneum

- Serosazysten (konnatale Fehlbildungen der Urnieren- bzw. Wolff-Gang-Reste; DD: entzündungsbedingte Zysten, zystisch umgewandelte peritoneale Plattenepithelmetaplasie)
- Mesenterialzysten
- Mesenterium commune (Rotatationsanomalie)
- Peritoneale Kapselbildung (DD: „abdomineller Kokon")

12.2.5.2   Omentum majus

- Agenesie/Aplasie (Vorkommen fraglich)
- Hypoplasie (bei Gastroschisis)
- Pathologische Fixierung (bei gastrokolischer Separation, Atresie des Querkolons, Malrotation u.a.)
- Angeborene Netzdefekte (selten)
- Duplikaturen (selten)

12.2.6   Sonstige Veränderungen

12.2.6.1   Peritoneum

12

Aszites (Hydroperitoneum)

Flüssigkeitsansammlung im Bauchraum, meist serös;

Ursachen:

Erhöhte Kapillarpermeabilität	- hypoxisch
	- toxisch, z.B. bei Leberinsuffizienz, Urämie
	- entzündlich, z.B. bei Peritonitis
Erhöhter Pfortaderdruck	- präsinusoidaler Block (Aszitesbildung selten); *extrahepatisch*: Pfortaderthrombose; *intrahepatisch*: konnatale Leberfibrose, Schistosomiasis, Sarkoidose
	- intrasinusoidaler Block, z.B. bei Leberzirrhose

(Fortsetzung s. nächste Seite)

II

| Erniedrigter kolloidosmo-
tischer Druck | ■ postsinusoidaler Block, z.B. bei Rechts-
herzinsuffizienz, konstriktiver Perikardi-
tis, Budd-Chiari-Syndrom

■ verminderte Albuminsynthese, z.B.
bei chronischer Leberzellschädigung |
| Erhöhte Elektrolyt-
und Wasserretention | ■ vor allem bei Leberzirrhose |

Sonderformen des Aszites:
Fetaler (konnataler) Aszites
Mögliche Ursachen:
■ Darmanomalien
■ Portohepatische Anomalien (Pfortaderhypoplasie, Leberzysten)
■ Anomalien der Harnorgane (Urethralstenose, -atresie, Zystennieren)
■ Fehlbildungen der großen Bauchgefäße oder des D. thoracicus u.a.

Meigs-Syndrom
Kombination von:
■ Aszites
■ (rechtsseitigem) Hydrothorax
■ Ovarialfibromen
Pseudo-Meigs-Syndrom: andere Ovarialtumoren (z.B. Karzinome, Metastasen)

Aszites bei Dialysepatienten
Ursache unklar, Häufigkeit 2–13 %, u.U. spontane Rückbildung; selten Aszites erst
nach erfolgter Nierentransplantation

Pankreatogener Aszites
Ursachen:
■ Pankreatitis (akut oder chronisch)
■ Pankreasgangfehlbildung
■ Gangstenosen (angeboren oder erworben)
■ Pankreastraumen
■ Pankreaskarzinom

Aszites bei Myxödem
Selten; oft Besserung bei Therapie mit Schilddrüsenhormonen

Eosinophiler Aszites
Aszites mit über 90 % eosinophilen Granulozyten; bei:
■ hypereosinophilem Syndrom
■ eosinophiler Gastroenteritis
■ chronischer Peritonealdialyse
■ Peritonealkarzinose
■ abdominellen Lymphomen
■ rupturierten Echinokokkuszysten
■ „Angiitis"

12

Hämorrhagischer Aszites
Blutbeimengung zu einem serösen Aszites; bei:
- Tumoren (Mesotheliom, abdominellen Lymphomen, Peritonealkarzinose)
- spezifischen Entzündungen
- hämorrhagischer Diathese

II

Hämaskos
Bluterguß in die Bauchhöhle; mögliche *Ursachen*:
- Bauchtraumen
- Arrosion einer Arterie (z.B. bei Ulcera ventriculi et duodeni, typhösen Ulzera, malignen Tumoren, Aortenaneurysmen, ektoper Gravidität)
- Rupturblutung von Lebertumoren
- (selten Blutung aus intraabdominellen Varizen)

Chylöser Aszites
Übertritt von Lymphe in den Bauchraum; *Ursache*: Wanddefekte der Lymphgefäße und/oder Lymphabflußbehinderungen bei:
- malignen Tumoren (häufigste Ursache)
- Pericarditis constrictiva
- Inkarzeration von Dünndarmschlingen (Leistenhernie)
- nach Bauchoperationen
- Lymphgefäßfehlbildungen

Sonderform: **konnataler chylöser Aszites**; mögliche *Ursachen*:
- Konnatale Defekte der Lymphgefäßentwicklung
- Lymphangitis bei Filariasis oder Schistosomiasis
- Strangulation oder Kompression (z.B. bei Volvulus u.a.)
- Primärer (idiopathischer) chylöser Aszites (kann sich spontan zurückbilden)

Cholaskos (Choleperitoneum)
Ursache: Wanddefekte der Gallenwege:
- Intrahepatisch, z.B. nach Biopsie bei Verschlußikterus
- Gallenblasendefekte (traumatisch, spontan, nach Cholezystektomie bei aberranten Gallengängen)
- Gallengangsruptur

12

Abdominoskrotale Hydrozele
Sanduhrförmige Hydrozele mit unterem Teil im Skrotum und oberem im Bauchraum (seröser Aszites innerhalb einer Spezialstruktur des Peritoneum)

Pneumaskos (Pneumoperitoneum)
Ursachen:
- Perforation eines Hohlorgans (am häufigsten)
- Passageres Pneumoperitoneum nach Bauchoperationen in bis zu 77 %
- Seltener nach anderen (meist gynäkologischen) invasiven Untersuchungen
- nach (Überdruck-)Beatmung retrograde Luftausbreitung in den Lymphwegen → Pneumatosis cystoides

Sonderform: **Pneumoperitoneum im Neugeborenenalter** bei:
- Nekrotisierender Enterokolitis
- Darmatresie
- Volvulus

II

- Mekoniumileus
- Meckel-Divertikel
- M. Hirschsprung
- Beatmung

Komplikationen:

- Spannungspneumoperitoneum (Leber oder Bauchwand als „Ventilklappe")
- interstitielles (auch mediastinales) Emphysem
- Peritonealfibrosen

Bauchhöhlenschwangerschaft

Primär extrem selten, sekundär > 1 : 8000; Gravidität kann erfolgreich ausge-
tragen werden; mütterliche Letalität 4–18 %; Kinder häufig mit Mißbildungen
(Tortikollis, Gesichtsasymmetrie)

Hernien

Definition:

| Echte Hernien: | Verlagerung von Baucheingeweiden in patho-logische *Ausstülpungen* des Peritoneum |
| Falsche Hernien: | Verlagerung von Baucheingeweiden durch peritoneale *Defekte* |

Morphologie:

Bruchsack	von Peritoneum ausgekleidete Hülle
Akzessorische Bruchhülle	Bindegewebe aus der Umgebung
Bruchinhalt	Bauchorgane/-strukturen (Netz, Darmschlingen) und meist seröse Flüssigkeit
Bruchpforte	Durchtrittsstelle durch Bauchwand

12

Äußere Hernien

- Hernia inguinalis lateralis (indirekte Leistenhernie)
- Hernia inguinalis medialis (direkter Leistenhernie)
- Hernia femoralis (Schenkelbruch)
- Hernia umbilicalis (Nabelbruch)
- Hernia funiculi umbilicalis (Nabelschnurbruch)
- Hernia obturatoria
- Hernia ischiadica
- Hernia perinealis

Abdominelle Hernien (bei „Nachgiebigkeit" der Bauchdecken: Hernia lineae albae,
Spieghel-Hernie: am Rande des M. rectus in der Linea semilunaris, Herniae
epigastricae, Herniae lumbales)

Innere Hernien
Hernia diaphragmatica (Zwerchfellhernie)

Bochdalek-Hernie	Trigonum lumbocostale
Morgagni-Hernie	Trigonum sternocostale (rechts)
Larrey-Hernie	Trigonum sternocostale (links)

II

Intraabdominelle innere Hernien
Definition: Verlagerung von Bauchinhalt in pathologisch erweiterte Bauchfell-taschen (Recessus)
- Recessus duodenalis superior (Treitz-Hernie)
- Foramen epiploicum Winslowi
- Parazökal (Short-Hernie, Recessus intersigmoideus u.a.)
- Mesenterialhernie durch Defekt im Mesenterium (z.B. Fehlbildung)

Verlauf und Komplikationen der Hernien:
- Spontanreposition
- Peritonitis
- → mechanischer Ileus (mit Miserere: Koterbrechen)
    Inkarzeration
    → hämorrhagische Infarzierung des Darms (→ Perforation)
    → Kotabszesse/-fisteln

12.2.6.2 Mesenterium

Arterioportale Fisteln
Ursachen:
- operative Eingriffe
- perforierende Traumen
- konnatale Fisteln
Folgen: meist portaler Hochdruck, u.U. tödliche Blutungen

12

12.2.6.3 Omentum majus

Traumatische Veränderungen

- Stumpfe Bauchtraumen (→ Netzrisse, Hämatome, Verwachsungen)
- Scharfe Traumen (→ u.U. Hernienbildung)
- Inkarzeration von Netzgewebe in Hernien

13 Endokrine Organe

13.1 Hypophyse

13.1.1 Anatomie

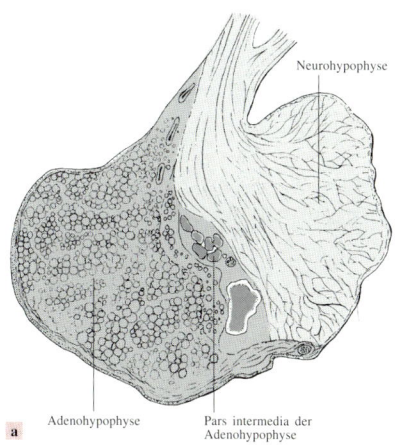

Neurohypophyse

Adenohypophyse

Pars intermedia der
Adenohypophyse

a

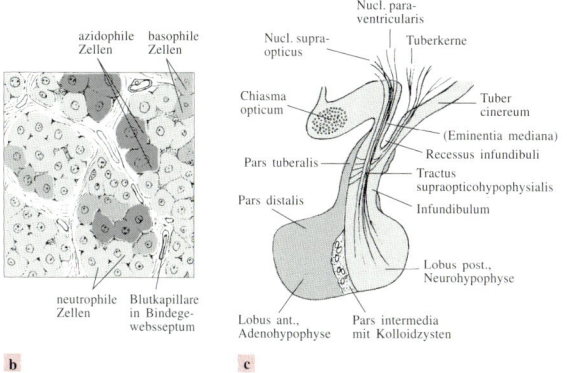

azidophile   basophile
Zellen   Zellen

Nucl. para-
ventricularis

Nucl. supra-
opticus

Tuberkerne

Chiasma
opticum

Tuber
cinereum

(Eminentia mediana)

Pars tuberalis

Recessus infundibuli

Pars distalis

Tractus
supraopticohypophysialis

Infundibulum

Lobus post.,
Neurohypophyse

neutrophile
Zellen

Blutkapillare
in Bindege-
websseptum

Lobus ant.,
Adenohypophyse

Pars intermedia
mit Kolloidzysten

b

c

Abb. II-13–1. a Hypophyse mit Neurohypophyse (rechts) und Adenohypophyse
(links) sowie Pars intermedia. **b** Anatomische Areale der Hypophyse mit Umge-
bungsstrukturen. **c** Histologischer Aufbau der Adenohypophyse

II

13.1.2 Tumoren und tumorähnliche Veränderungen

13.1.2.1 Tumorlokalisationen

C75	**endokrine Drüsen (außer Nebenniere und Schilddrüse)**
C75.1	**Hypophyse**
C75.11	Adenohypophyse
C75.12	Neurohypophyse
C75.13	Sella turcica
C75.2	Ductus craniopharyngealis
C75.3	Glandula pinealis (Zirbeldrüse)
C75.8	endokrine Drüsen, mehrere
C75.9	endokrine Drüsen

13.1.2.2 TNM-Klassifikation

Neuroblastom

Anatomische Regionen (Angaben erforderlich):

Halsbereich	CER
Brustkorb	THO
Bauch	ABD
Becken	PEL
andere Regionen	OTH

bei Dumbbell-Tumoren sollte das Präfix „D-" verwandt werden

Regionäre Lymphknoten:

Halsbereich	zervikal, supraklavikulär
Brustkorb	intrathorakal, supraklavikulär
Bauch- u. Beckenregion	intraabdominal, pelvin (einschließlich Lymphknoten entlang der A. iliaca externa)
andere Regionen	zugehörige regionäre Lymphknoten

13

TX	Primärtumor kann nicht beurteilt werden
T0	kein Anhalt für einen Primärtumor
pT1	Resektionsränder frei
(pT2	entfällt)
pT3	Residualtumor
pT3a	mikroskopischer Resttumor
pT3b	makroskopischer Resttumor oder makroskopisch inkomplette Exzision
pT3c	bei chirurgischer Exploration Tumor nicht reseziert
pT4	multizentrische Tumoren
pNX	regionäre Lymphknoten können nicht beurteilt werden

(Fortsetzung s. nächste Seite)

pN0	keine regionären Lymphknotenmetastasen
pN1	regionäre Lymphknotenmetastasen
pN1a	regionäre Lymphknotenmetastasen vollständig entfernt
pN1b	regionäre Lymphknotenmetastasen unvollständig entfernt
	(alle anderen Lymphknotenmetastasen gelten als Fernmetastasen M1)

II

13.1.2.3   Tumoren der Adenohypophyse

Maligne Tumoren

- Hypophysenkarzinome (sehr selten, Morphologie wie Adenome, im Grunde sind nur Metastasen für die Malignitätsdiagnose beweisend; Plattenepithelkarzinome können malignen Kraniopharyngeomen entsprechen)
- Sarkome (selten; Fibrosarkome, Hämangioendotheliome)

Metastasen

Hauptsächlich Mammakarzinome (ca. 1/5 aller an Mammakarzinom Verstorbenen sollen Hypophysenmetastasen aufweisen)

Benigne Tumoren

Hypophysenadenome

Azidophile Adenome	▪ hochdifferenzierte azidophile STH-Zell-Adenome
	▪ hochdifferenzierte azidophile Prolaktinzelladenome
	▪ undifferenzierte azidophile Adenome
Mukoidzellige Adenome	▪ hochdifferenzierte mukoide ACTH-Zell-Adenome
	▪ hochdifferenzierte mukoide TSH-Zell-Adenome
	▪ hochdifferenzierte mukoide Gonadotropinzelladenome
	▪ undifferenzierte mukoidzellige Adenome
Chromophobe Adenome	▪ großzellige chromophobe Adenome
	▪ kleinzellige chromophobe Adenome
Onkozytäre Adenome	

13

Morphologische Formen:
- medullär
- solid
- pseudopapillär
- alveolär (TSH-Adenom)

Kraniopharyngeome
Plattenepitheliale solide oder zystische Tumoren der Sella-Region; möglicherweise
von Erdheim-Zellen am Hypophysenstiel ausgehend oder metaplastischer Genese

II

Nichtproliferierend	▪ einfache kraniopharyngeomatöse Zyste; *Morphologie*: plattenepitheliale Auskleidung mit zylindrischer Basalzellreihe
Proliferierend	▪ Stachelzelltyp; solide oder zystisch, Schatten- zellen
	▪ Basalzelltyp; *Formen*: zylindromatös, pseudo- adenomatös, ameloblastomatös

Tumorähnliche Veränderungen

Hyperplasie

STH-Zellen	bei chronischer Hypoglykämie oder instabilem juvenilen Diabetes mellitus (diffuse Hyperplasie)
Prolaktinzellen	in der Schwangerschaft, bei Östrogentherapie (diffus oder nodulär)
ACTH-Zellen	bei arterieller Hypertonie (nodulär oder diffus)
TSH-Zellen	bei primärer Hypothyreose (nodulär oder diffus)
Gonadotropinzellen	nach Menopause und Gonadektomie („Kastrations- zellen")
Chromophobe Zellen	

13.1.2.4   Tumoren der Neurohypophyse

Metastasen

13

Häufiger als in der Adenohypophyse → u.U. Diabetes insipidus
▪ Mammakarzinom
▪ Kolonkarzinom
▪ Bronchialkarzinom
▪ Prostatakarzinom

Benigne Tumoren

Granularzelltumor

Tumorähnliche Veränderungen

Hyperplasie
▪ Hyperplasie der „Basophileninvasion"
▪ Hyperplasie der Pituizyten (sog. Priesel-Knötchen)

13.1.3   Entzündungen

13.1.3.1   Hypophyse

II

- Spezifische Hypophysitis (Tuberkulose, Lues)
- Unspezifische Perihypophysitis (aus der Umgebung fortgeleitet)
- Septische Hypophysitis (häufiger Neurohypophyse befallen)
- Lymphozytäre Hypophysitis (wahrscheinlich autoimmun bedingt)

13.1.4   Kreislaufstörungen

13.1.4.1   Hypophyse

Nekrosen

Adenohypophyse	*Ursachen*: ■ Schock (z.B. Sheehan-Syndrom) ■ Diabetes mellitus ■ erhöhter Hirndruck ■ Traumen (Schädel-Hirn-Trauma) u.a. *Morphologie*: Ablösung von Parenchymzellkomplexen von der Basalmembran, Nekrosen erst nach 12 h sichtbar
Neurohypophyse	seltener, Ursachen s. o.

Weitere Kreislaufstörungen:
- Blutungen (z.B. bei Subarachnoidalblutungen)
- Blutstauungen (venös)

13.1.5   Degenerative Veränderungen, Dystrophien und Stoffwechselstörungen

13.1.5.1   Hypophyse

13

Regressive Veränderungen

- Kalkablagerungen (in Follikellichtungen und in Fibrosen)
- Atrophie

Stoffwechselstörungen

- Eisenablagerung (bei Hämochromatose, Hämosiderose)
- Lipidspeicherkrankheiten (bei Hand-Schüller-Christian-Krankheit, nur Neurohypophyse betroffen: Granulome mit Lipideinschlüssen)
- Amyloidose

13.1.6   Fehlbildungen

13.1.6.1   Hypophyse

- Zysten
- Empty-sella-Syndrom
- Aplasien

13.1.7   Sonstige Veränderungen

13.1.7.1   Hypophyse

Traumatische Veränderungen

Bei Schädel-Hirn-Trauma:
- Kapselblutungen
- Zerreißungen (Stiel)
- Hämorrhagien (Stiel)
- Kontusionsherde in der Neurohypophyse
- Ischämische Nekrosen der Adenohypophyse

13.1.7.2   Adenohypophyse

Hypopituitarismus

Panhypopituitarismus
- Simmonds-Krankheit bei Atrophie und Fibrose
- Sheehan-Syndrom nach Nekrosen

Selektiver/partieller Hypopituitarismus

	Ursachen	*Folgen*
Ausfall des STH	▪ Überschuß an Somatostatin ▪ Mangel an Releasing-Hormon, z.B. bei Kraniopharyngeom oder Adenom	Wachstumsdefizit bei Kindern, Splanchnomikrie bei Erwachsenen
Ausfall des ACTH	▪ konnatal ▪ nach Subarachnoidalblutungen ▪ bei intrasellären Tumoren	hypophysärer M. Addison („weißer M. Addison", da MSH-Produktion ebenfalls vermindert)
Ausfall des TSH	▪ familiär ▪ intraselläre Tumoren	sekundäre Hypothyreose

(Fortsetzung s. nächste Seite)

	Ursachen	Folgen
Ausfall der Gonadotropine	■ Kraniopharyngeome ■ Epidermoide ■ Chordome ■ Meningeome ■ M. Hand-Schüller-Christian ■ M. Boeck	eunuchoider Habitus bei Kindern bzw. nach Ausbleiben der Pubertät bei Erwachsenen; Potenzstörungen bei Erwachsenen

Hyperpituitarismus

Akromegalie, Gigantismus	Hyperplasie oder Adenom der STH-Zellen, meist kombiniert mit Hyperprolaktinämie
Hyperprolaktinämie	häufigste hypophysäre Überfunktion, primäre und sekundäre Formen, auch paraneoplastische Bildung von Prolaktin möglich
M. Cushing	ACTH-Zell-Adenom
Nelson-Syndrom	ACTH-Zell-Adenom nach bilateraler Adrenalektomie mit Hyperpigmentierung (MSH)
Hypophysäre Hyperthyreose	TSH-Zell-Adenome (selten) bzw. Hyperplasien
Primäre Überfunktion der Gonadotropine	meist durch gonadotropinproduzierende Hypophysentumoren
Plurihormonale Überfunktionssyndrome	relativ häufig, meist STH und Prolaktin oder TSH, selten STH und ACTH
Sekundärer Hyperpituitarismus	Hyperplasie der entsprechenden Zellsysteme bei Ausfall der nachgeordneten endokrinen Organe; die hyperplastischen Zellen weisen meist ein vergrößertes, vakuolisiertes Zytoplasma auf: ■ Crooke-Russell-Zellen (ACTH) ■ Thyreoidektomiezellen (TSH) ■ Kastrationszellen (Gonadotropine)

13.1.7.3   Neurohypophyse

Hypopituitarismus

Hypophysärer Diabetes insipidus (Ausfall von Vasopressin)

Hyperpituitarismus

Schwarz-Bartter-Syndrom (Übersekretion von Vasopressin unterschiedlichster Ursache)

13.2   Schilddrüse

13.2.1   Anatomie

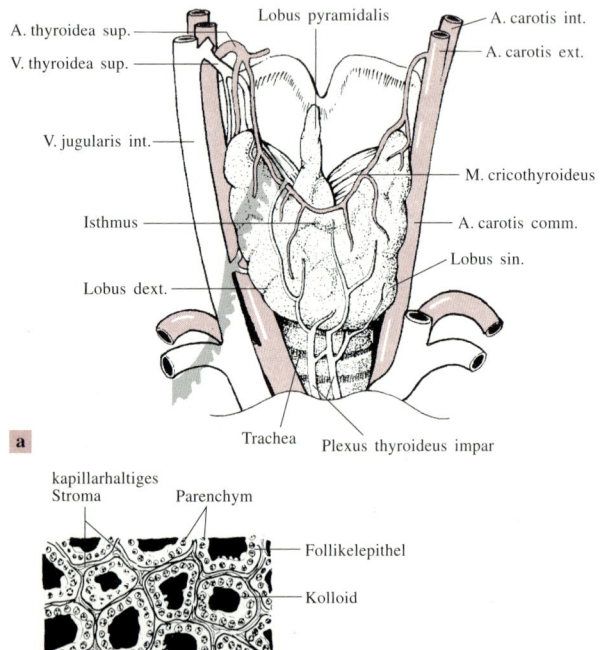

Abb. II-13–2. a Topographie der Schilddrüse mit Gefäßversorgung.
b Histologischer Aufbau der Schilddrüse

13.2.2 Tumoren und tumorähnliche Veränderungen

13.2.2.1 Tumorlokalisationen

II

C73	**Schilddrüse**
C73.9	**Schilddrüse**
C73.91	Schilddrüse, Seitenlappen
C73.92	Schilddrüse, Isthmus
C73.93	Schilddrüse, Lobus pyramidalis
C73.94	Ductus thyreoglossus
C73.95	Schilddrüse, dystop

13.2.2.2 TNM-Klassifikation

Regionäre Lymphknoten: zervikale und obere mediastinale Lymphknoten (Karzinome)

TX	Primärtumor kann nicht beurteilt werden
T0	kein Anhalt für einen Primärtumor
T1	Tumorgröße $\leq$ 1 cm, begrenzt auf Schilddrüse
T2	Tumorgröße > 1–4 cm, begrenzt auf Schilddrüse
T3	Tumorgröße > 4 cm, begrenzt auf Schilddrüse
T4	Tumorausbreitung jenseits der Schilddrüse (jegliche Tumorgröße)
NX	regionäre Lymphknoten können nicht beurteilt werden
N0	keine regionären Lymphknotenmetastasen
N1	regionäre Lymphknotenmetastasen
N1a	Metastasen in ipsilateralen Halslymphknoten
N1b	Metastasen in bilateralen, kontralateralen oder medianen Halslymphknoten
	Metastasen in mediastinalen Lymphknoten
	(alle anderen Lymphknotenmetastasen gelten als Fernmetastasen M1)

13

13.2.2.3 Schilddrüsentumoren

Maligne epitheliale Tumoren

Follikelzellkarzinome

Follikuläres Karzinom	gekapselt oder grob-invasiv; *Diagnose* nur bei eindeutigem Kapselein- oder -durchbruch oder Gefäßeinbruch (Tumorthrombus im Lumen)
Papilläres Karzinom	*Wachstumsformen*:
	■ intrathyreoidal; *Sonderform*: gekapselt
	■ okkult-sklerosierend
	■ extrathyreoidal (überschreitet Schilddrüsen-kapsel)

(Fortsetzung s. nächste Seite)

II

Histologische Typen:
Typ Ia: papilläres Wachstum mit Milchglaskernen
Typ Ib: papilläres Wachstum ohne Milchglaskerne
Typ Ic: Lindsay-Tumor: follikuläres Wachstum mit Milchglaskernen
Typ II: papilläres Wachstum mit soliden Arealen
Typ III: papilläres Wachstum mit mikrofollikulären Strukturen
Typ IV: undifferenziert, u.U. mit epidermoider u.a. Tumormetaplasie

Plattenepithelkarzinom

Undifferenziertes (anaplastisches) Karzinom	▪ Spindelzelltyp ▪ Riesenzelltyp ▪ Kleinzelltyp
Ductus-thyreoglossus-Karzinom	papilläre/follikuläre Differenzierung

C-Zellen-Karzinom (medulläres Karzinom); häufig Amyloidnachweis

Sonstige maligne Tumoren

▪ Sarkome, einschließlich malignes Hämangioendotheliom
▪ Karzinosarkom
▪ Maligne Teratome
▪ Maligne Lymphome

Metastasen

▪ Mammakarzinome
▪ Lungenkarzinome
▪ Nierenzellkarzinome (DD: hellzellige Schilddrüsenkarzinome!)
▪ Melanome
Insgesamt sind Metastasen relativ häufig

13

Benigne Tumoren

▪ Follikuläres Adenom
▪ Endokrin aktives (autonomes) Adenom
▪ „Atypisches Adenom" (Pseudoinfiltration, hohe Zellularität)

Tumorähnliche Veränderungen: Hyperplasie (Struma)

▪ Blande Struma als Manifestation exogenen Jodmangels oder strumigener Substanzen (Jodmangelstruma): Schilddrüsenvergrößerung mit Euthyreose
▪ Struma als Folge kongenitaler Hormonsynthesedefekte, z.B.:
  – Organifikationsdefekt (Unvermögen, Jod in das Thyreoglobulin einzubauen); *Sonderform*: Pendred-Syndrom
  – Jodidtransportdefekt

- Thyreoglobulinsynthesedefekt
- Kupplungsdefekt
- Proteasemangel
- Ðejodasedefekt
▪ Knotenstruma mit Hyperthyreose
▪ Diffuse hyperthyreote Struma (Morbus Basedow)

II

13.2.3   Entzündungen

▪ Eitrige Thyreoiditis (hämatogen, septikopyämisch)
▪ Subakute (nicht eitrige) Thyreoiditis (de Quervain): granulomatöse
  Entzündung mit Destruktion der Follikel
▪ Chronische lymphozytäre Thyreoiditis; *Formen:*
  - fokale lymphozytäre Thyreoiditis
  - Hashimoto-Thyreoiditis (oxyphil, hypertroph – unterschiedliche Antikörper
    gegen Schilddrüsenbestandteile)
  - atrophisch-lymphozytäre Thyreoiditis
▪ Chronische perithyreoidale Thyreoiditis Riedel

Weitere Entzündungsformen:
▪ Tuberkulose
▪ Sarkoidose
▪ „sarcoid-like lesions"
▪ Lues

13.2.4   Degenerative Veränderungen, Dystrophien und Stoffwechselstörungen

▪ Atrophie
▪ Metaplasie (onkozytär: Hürthle-Zellen oder plattenepithelial)
▪ „solid cell nests" (besonders in Ductus-thyreoglossus-Zysten)

13.2.5   Fehlbildungen

13

▪ Agenesie
▪ Mediane Halszysten (Persistenz des D. thyreoglossus)
▪ Aplasie
▪ Dystopie (Halsweichgewebe, Halslymphknoten)

13.3   Nebenschilddrüse

II

13.3.1   Anatomie

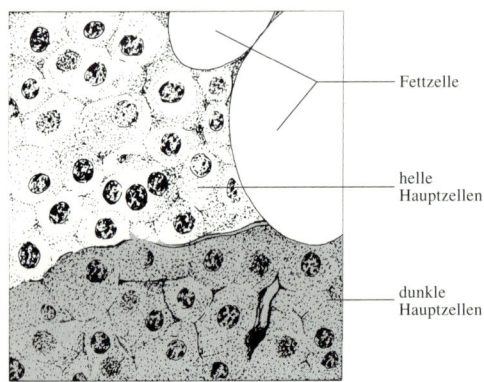

Abb. II-13-3. Histologischer Aufbau der Nebenschilddrüse

13.3.2   Tumoren und tumorähnliche Veränderungen

13.3.2.1   Tumorlokalisationen

C75	endokrine Drüsen (außer Nebenniere und Schilddrüse)
C75.0	**Nebenschilddrüsen** (Epithelkörperchen, Parathyreoidea)

13.3.2.2   Nebenschilddrüsentumoren

13

Maligne Tumoren

Nebenschilddrüsenkarzinom
Selten; *klinische Symptome*: meist Hyperparathyreoidismus; *Morphologie*: solide
Zellverbände mit unregelmäßigen bindegewebigen Septen und fibröser Kapsel;
meist Mitosen; sichere Diagnose nur durch Weichteilinfiltration und Metastasen

Benigne Tumoren

Adenome
Formen:
■ Hauptzelladenome
■ Wasserhelle-Zellen-Adenome
■ Oxyphile Adenome
■ Gemischtzellige Adenome
Morphologie: trabekulär-tubulär bis follikulär

Tumorähnliche Läsionen

- Nebenschilddrüsenhyperplasie
- Nebenschilddrüsenzysten

II

Differentialdiagnose Adenom – Hyperplasie – Karzinom

Hyperplasie	Adenom	Karzinom
Hyperplasie aller Drüsen	solitär	solitär
Nodulär/diffus, wenig Fettgewebe	zarte Kapsel, solider bis trabekulärer Aufbau	Tumorinfiltration in die Umgebung, Gefäßinvasion
Wasserhelle-Zellen und Hauptzellen, fokal mit oxyphiler Metaplasie; zusätzlich große Zellen (bis 40 µm) mit vakuolärem Zytoplasma	Hauptzellen, Wasserhelle-Zellen, oxyphile Hauptzellen	Zellatypien, z.T. polymorph, z.T. uniform; häufig prominente Nukleolen

13.3.3   Sonstige Veränderungen und Funktionsstörungen

Hyperparathyreoidismus

Primärer Hyperparathyreoidismus (pHPT)	*Ursache*: Adenom oder Hyperplasie der Hauptzellen oder Wasserhelle-Zellen, selten Lipoadenom oder Karzinom
Sekundärer Hyperparathyreoidismus (sHPT)	bei chronischer Niereninsuffizienz
Tertiärer Hyperparathyreoidismus (tHPT)	autonome PTH-Sekretion (Adenom) nach lang dauernder Stimulation bei sHPT
Hyperparathyreoidismus bei MEN Typ 1	Hyperplasie der Hauptzellen
Paraneoplastischer Hyperparathyreoidismus	bei Bronchial-, Nieren- und Mammakarzinomen

13

Hypoparathyreoidismus

- Kongenitaler Hypoparathyreoidismus infolge Aplasie oder Hypoplasie (z.B. bei di-George-Syndrom)
- Transitorischer idiopathischer Hypoparathyreoidismus des Neugeborenen
- Idiopathischer Hypoparathyreoidismus des Kindes- und Erwachsenenalters (wahrscheinlich autoimmun, schweres Krankheitsbild)

- Parathyreopriver Hypoparathyreoidismus (z.B. iatrogene Entfernung bei Thyreoidektomie)
- Pseudohypoparathyreoidismus (Albright-Syndrom): Tetanie-Syndrom mit Kleinwuchs, Skelettmißbildungen, metaplastischer Knochenbildung in der retikulären Epidermis, Hypokalzämie, Hyperphosphatämie u.a.
- Pseudo-Pseudohypoparathyreoidismus; klinisch wie Pseudohypoparathyreoidismus, jedoch mit normalen Kalzium- und Phosphatwerten

13.4 Nebenniere

13.4.1 Anatomie

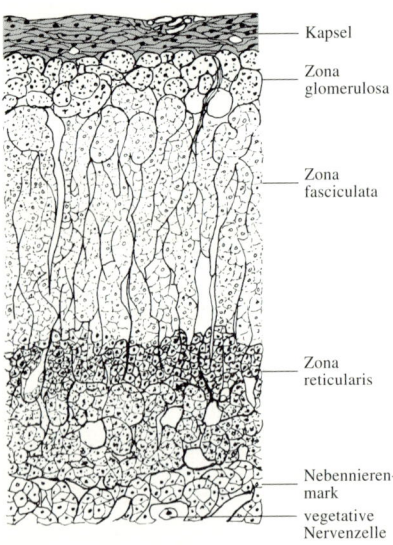

Abb. II-13–4. Histologischer Aufbau der Nebenniere

13.4.2 Tumoren und tumorähnliche Veränderungen

13.4.2.1 Tumorlokalisationen

C74	Nebennieren
C74.0	Nebennierenrinde
C74.1	Nebennierenmark
C74.9	Nebenniere

13.4.2.2 Nebennierenrindentumoren

Maligne epitheliale Tumoren

Nebennierenrindenkarzinom

Meist solitär, groß (u.U. 20 cm); *morphologisch* oft nur schwer von Adenomen zu unterscheiden, eindeutige Diagnose bei Gefäßeinbrüchen (häufig zapfenförmig), Kapselinfiltration fraglich, histologisch meist medulläre Architektur, bandförmige Nekrosen, weite sinusoidale Gefäße, meist deutlich pleomorphe Zellen; Tumoren sind häufig endokrin aktiv, selten werden auch Östrogene produziert (→ Feminisierung)

Maligne mesenchymale Tumoren (Sarkome)

Vorkommen umstritten, meist anaplastische Karzinome

Metastasen

- Bronchialkarzinome
- Mammakarzinome
- Maligne Melanome

Benigne epitheliale Tumoren

Nebennierenrindenadenom

Aldosteron-produzierend (Conn-Syndrom)	solitär oder multipel; meist kleiner als die übrigen, u.U. nur 1 cm; *histologisch*: Zellen vom Spongiosatyp
Kortisol-produzierend (Cushing-Syndrom)	solitär oder multipel; Größe 2–8 cm; *histologisch*: Zellen vom Spongiosa- oder Kompaktatyp, häufig gemischtzellig
Androgen-produzierend	meist solitär; Größe: 2–8 cm; *histologisch*: meist kompaktzellig
Inaktive Adenome	meist solitär; Größe: 1–8 cm; *histologisch*: meist spongiozytär

Benigne mesenchymale Tumoren

- Fibrom
- Hämangiom
- Leiomyom
- Myelolipom (unscharf begrenzte Knoten mit Fettzellen und knochenmark-ähnlichen Zellen)
- Neurinom

Tumorähnliche Veränderungen

- Hyperplasie der Zona fasciculata und Zona reticularis (diffus/nodulär, Abgrenzung zum Adenom schwierig, Größe der Noduli bei Hyperplasie meist < 2 cm)

II

■ Hyperplasie der Zona glomerulosa (nur *histologisch* diagnostizierbar: kontinuierliches subkapsuläres, scharf begrenztes Band von Glomerulosazell-komplexen)
■ Pseudozysten (regressive Abwandlungen von Nekrosen, Hämatomen oder auch Adenomen)
■ Zysten (selten, meist von Resten des Wolff-Ganges ausgehend; häufiger lymphangiomatöse Zysten mit Endothelauskleidung)

13.4.2.3   Nebennierenmark

Maligne neuroendokrine Tumoren (maligne Paragangliome)

Malignes Phäochromozytom
Verläßliches Kriterium: lymphogene oder hämatogene Metastasen
(auch Tumorzellen in Sinusoiden sind nicht malignitätsbeweisend)

Maligne neurale Tumoren

■ Ganglioneuroblastom
■ Neuroblastom

Benigne neuroendokrine Tumoren (benigne Paragangliome)

(Das Nebennierenmark ist ein sympathisches Paraganglion)
Phäochromozytom
Die adrenalen Phäochromozytome bilden im Gegensatz zu den extraadrenalen Adrenalin und Noradrenalin, die extraadrenalen nur Noradrenalin; Phäochro-mozytome kommen „idiopathisch" oder im Rahmen einer MEN (Typ II) vor.
Morphologie: meist gut begrenzte Tumoren, Größe 3–6 cm, graugelblich-grau-rötliche Schnittfläche; Braunfärbung durch Kaliumchromat → bei nachfolgender Giemsa-Färbung färben sich die chromaffinen Granula gelbgrün, *histologisch* meist starke Pleomorphie; Phäochromozytome können auch ACTH und VIP bilden

13

Benigne neurale Tumoren

■ Neurofibrom
■ Ganglioneurom

Weitere Tumoren

■ Benigne und maligne gemischte neuroendokrin-neurale Tumoren (Phäochromozytome mit ganglioneuroblastomatöser Komponente)
■ Melanome
■ Lipome
■ Hämangiome
■ Lymphangiome
■ Fibrosarkome
■ Metastasen

Tumorähnliche Veränderungen

Hyperplasie bei MEN Typ II: ▪ medulläres Schilddrüsenkarzinom
                                    ▪ Nebennierenmarkhyperplasie oder
                                      Phäochromozytom
                                    ▪ Epithelkörperchenhyperplasie

II

13.4.3   Entzündungen

13.4.3.1   Nebennierenrinde (Adrenalitis)

▪ Unspezifische Adrenalitis (lymphozytäre Infiltrate in der tiefen Nierenrinde,
  Bedeutung unklar)
▪ Spezifische Adrenalitis (Tuberkulose nach hämatogener Streuung)
▪ Zytomegalie der Nebennierenrinde
▪ Autoimmunadrenalitis (häufig bei Schilddrüsendysfunktion, Diabetes mellitus,
  perniziöser Anämie; meist nur spärlich lymphoplasmazelluläre Infiltrate)
▪ Beteiligung bei anderen Infektionen (Herpes-Infektion, Listeriose, Toxo-
  plasmose)
▪ Reaktionen der Nebennierenrinde auf Entzündungen (Lipidschwund, Mitosen
  in der Zona reticularis und fasciculata)

13.4.3.2   Nebennierenmark

Isolierte Entzündungen des Nebennierenmarks sind selten, meist handelt es sich
um Ausbreitung von entzündlichen Prozessen der Nebennierenrinde

13.4.4   Kreislaufstörungen

13.4.4.1   Nebennierenrinde

13

▪ Blutstauung
▪ Venenthrombose
▪ Ischämische Nebenniereninfarkte
▪ Nebennierenblutungen im Neugeborenenalter (*mögliche Ursachen*: geburts-
  traumatisch bedingte venöse Abflußbehinderung; Schock → bei schwerer
  doppelseitiger Apoplexie Tod meist in den ersten 3 Lebenstagen)
▪ Nebennierenblutungen im Kindesalter (*Ursachen*: meist Infekte, z.B. Water-
  house-Friderichsen-Syndrom bei Meningokokkensepsis)
▪ Nebennierenblutungen im Erwachsenenalter (Antikoagulanzientherapie, intra-
  vasale Koagulopathie, z.B. bei septischem Abort, postoperativ, „idiopathisch")

13.4.4.2   Nebennierenmark

Die Veränderungen entsprechen denen der Nebennierenrinde

II

13.4.5   Degenerative Veränderungen, Dystrophien und Stoffwechselstörungen

13.4.5.1   Nebennierenrinde

Regressive Veränderungen

- Atrophie
- Fibrosen mit oder ohne Atrophie nach entzündlich (häufig Autoimmun-adrenalitis) oder vaskulär bedingten Nekrosen, Strahlenschäden, schwerer Herzinsuffizienz u.a.
- Verkalkungen bei Nekrosen, Narben, Xanthomatosen (M. Wolman)

Stoffwechselstörungen

- Amyloidose
- Fettige Metamorphosen (*Morphologie*: univakuoläre Zellen wie Fettzellen; *Vorkommen*: bei lokaler Stoffwechselstörung oder systemisch, z.B. M. Wolman)
- Myeloadipöse Metamorphose (Fettzellen mit knochenmarkähnlichen Zellen; lokaler Degenerationsprozeß)
- Hämochromatose (die Nebennierenrinde ist fast immer mitbetroffen; *Morphologie*: Eisenablagerung in der Zona glomerulosa)
- Hyaline Tropfen (durch Plasmainsudation?)
- Hydropische Vakuolisierungen (bei schweren Infekten; *Ursache*: lokale Permeabilitätsstörung?)
- Lipofuszinose (Lipofuszin in der Zona reticularis ist normal)
- Spironolacton-Körperchen (Phospholipidkörperchen bei Spironolacton-Therapie)
- sog. Zytomegalie (zytomegalieähnliche Zellveränderungen in der Perinatal-periode, die nicht im Zusammenhang mit einer Infektion stehen)

13

13.4.5.2   Nebennierenmark

Interstitielle Veränderungen

- Lymphoide oder myeloide Zellverbände
- Lipomatose
- Amyloidose

13.4.6   Fehlbildungen

13.4.6.1   Nebennierenrinde

■ Formvarianten bei Nierenmißbildungen
■ Dystopien
■ Akzessorisches Nebennierenrindengewebe (*mögliche Lokalisationen*: neben
    Niere oder Nebenniere, intra- oder subkapsulär in der Niere, retroperitoneal,
    Genitalregion)
■ Aplasie (sehr selten; *DD*: starke Hypoplasie; *Vorkommen*: meist doppelseitig,
    einseitig zumeist nur bei gleichzeitiger Nierenaplasie)

13.4.6.2   Nebennierenmark

■ Hypoplasie
■ Heterotopie

13.4.7   Sonstige Veränderungen

13.4.7.1   Nebennierenrinde

Unterfunktionszustände (M. Addison)

M. Addison

Primär (adrenal)	■ Tuberkulose u.a. Infektionen
	■ Immunadrenalitis
	■ Blutungen (Waterhouse-Friderichsen-Syndrom)
	■ Metastasen
	■ Stoffwechselstörungen
	■ Adrenoleukodystrophie (beim Kind)
	■ kongenitale adrenale Hypo- und Hyperplasie
	■ kongenitale Lipidhyperplasie
Sekundär (hypothala-misch-hypophysär)	■ M. Simmonds
	■ Sheehan-Syndrom
	■ Hypophysentumoren
	■ Steroidtherapie
	■ Anenzephalie (bei Neugeborenen)
	■ Zyklopie
	■ ACTH-Zell-Aplasie

Überfunktionszustände (Cushing-Syndrom, Conn-Syndrom)

Hyperkortisolismus

M. Cushing (primäres hypophysäres Cushing-Syndrom)	■ mukoides oder undifferenziertes mukoidzelliges Hypophysenadenom ■ ACTH-Zell-Hyperplasie (→ bilaterale diffuse oder noduläre Nebennierenrindenhyperplasie)
Primär adrenales Cushing-Syndrom	■ Nebennierenadenom bzw. selten -adenomatose ■ Nebennierenrindenkarzinom
Ektopisches (paraneoplastisches) ACTH-Syndrom (s.u.)	→ bilaterale diffuse oder noduläre Nebennierenrindenhyperplasie
ACTH-Therapie (langfristig)	→ bilaterale diffuse Nebennierenrindenhyperplasie
Kortisoltherapie (langfristig)	→ bilaterale Nebennierenrinden-atrophie

Bei den adrenal bedingten Veränderungen finden sich in der Hypophyse sog. Crooke-Zellen

Auswirkungen des Hyperkortisolismus auf den Gesamtorganismus:
■ Osteoporose
■ Muskelatrophie (Typ-II-Fasern)
■ Striae rubrae der Haut (Hautatrophie)
■ Arterielle Hypertonie
■ Atrophie des lymphatischen Systems
■ Verminderung/Schwund der eosinophilen Granulozyten
■ Hämorrhagische Diathese
■ Erhöhtes Infektionsrisiko
■ Pankreatitis, u.U. Diabetes mellitus

Ektopisches paraneoplastisches ACTH-Syndrom
ACTH-bildender Tumor außerhalb der Nebenniere, z.B.
■ Bronchialkarzinom
■ Thymuskarzinome
■ Inselzelladenome und -karzinome
■ Karzinoide (bronchial u.a.)
■ Medulläre Schilddrüsenkarzinome
■ Phäochromozytome

Hyperaldosteronismus

Primärer Hyperaldosteronismus (niedrige Reninspiegel)	■ Nebennierenrindenadenom/e (Conn-Syndrom) ■ Nebennierenrindenkarzinom ■ Hyperplasie der Nebennierenrinde (Zona glomerulosa, meist nodulär)

(Fortsetzung s. nächste Seite)

Sekundärer Hyperaldosteronismus (erhöhte Reninspiegel)	▪ nephrotisches Syndrom ▪ Leberzirrhose ▪ idiopathische Ödeme ▪ Herzinsuffizienz ▪ maligne Hypertonie ▪ Bartter-Syndrom

Adrenogenitales Syndrom

Formen	▪ hereditäres kongenitales adrenogenitales Syndrom ▪ erworbenes adrenogenitales Syndrom mit Nebennierenrindenhyperplasie ▪ erworbenes adrenogenitales Syndrom mit Nebennierenrindentumor (Adenom, Karzinom)
Mögliche betroffene Enzyme	21-Hydroxylase (→ Nebennierenrindenhyperplasie) 11-β-Hydroxylase (→ Nebennierenrindenhyperplasie) 3-β-Dehydrogenase (→ Nebennierenrindenhyperplasie) 17-Hydroxylase (→ Nebennierenrindenhyperplasie) 20,22-Desmolase (→ Nebennierenrindenhyperplasie) 18-Hydroxylase (∅ Nebennierenrindenhyperplasie) 18-Dehydrogenase (∅ Nebennierenrindenhyperplasie) 17,20-Desmolase (∅ Nebennierenrindenhyperplasie) 17-Reduktase (∅ Nebennierenrindenhyperplasie)
Fakultative Veränderungen	▪ Nebennierenrindenhyperplasie ▪ Salzverlust ▪ progrediente Virilisierung ▪ Hypertension ▪ intersexuelles Genitale bei Mädchen oder Jungen ▪ Hypogonadismus

Traumatische Nebennierenveränderungen

Blutungen meist bei stumpfen Traumen

13.5   Paraganglien

13.5.1   Anatomie

Sympathisch (paraaortal, viszeral)	■ Truncus sympathicus mit Nerven- geflechten: Zuckerkandl-Organ
	■ viszeral: Harnblase, Duodenum u.a.
Parasympathisch (branchiomer, intravagal)	■ aus Kiemenbogenarchitektur hervor- gehend (Chemorezeptoren für O_2-Abfall und pH-Steigerung): P. caroticum P. tympanicum jugulare P. supraaortale P. aortopulmonale u.a.
	■ entlang von Vagusästen: P. (intra)vagale u.a.

Histologie:
■ Hauptzellen als Bestandteile des diffusen neuroendokrinen Zellsystems mit Sekretgranula (Typ-I-Zellen)
■ Sustentakularzellen ohne Sekretgranula (Typ-II-Zellen)

13.5.2   Tumoren und tumorähnliche Veränderungen

13.5.2.1   Tumorlokalisationen

C75.4	Glomus caroticum
C75.5	Paraganglien (außer Glomus caroticum)
C75.51	Glomus paraaorticum (Paraganglion aorticum abdominale, Zuckerkandl-Organ)
C75.52	Glomus coccygeum
C75.53	Glomus jugulare
C75.8	endokrine Drüsen, mehrere
C75.9	endokrine Drüsen

13.5.2.2   Tumoren der Paraganglien

Paragangliome

II

WHO-Klassifikation	alte Nomenklatur	Morphologie
Sympathische Paragangliome (aortikosympathische P.)	chromaffine Paragangliome (extraadrenale Phäochromozytome)	wie Phäochromozytome
Parasympathische P. (branchiomere, intravagale Paragangliome)	nichtchromaffine P. (Chemodektome)	■ lobuläres Zellballenmuster mit dünnem Kollagen- und Retikulinfaser- und Kapillarnetz ■ argyrophile Zellen mit katecholaminhaltigen Granula ■ helle, PAS-negative Zellen

13.5.3   Degenerative Veränderungen, Dystrophien und Stoffwechselstörungen

Reaktive Veränderungen

Hyperplasie der Paraganglia carotica bei chronischer Hypoxie (Bewohner in großer Höhe, bei Lungenemphysem u.a.)

13

13.6   Diffuses endokrines Zellsystem und endokrine Drüsen

II

13.6.1   Anatomie

13.6.1.1   Endokrines Zellsystem

Zell-Art	Sekretionsprodukt	Lokalisation
A	Glukagon	Pankreas
B	Insulin	Pankreas
C	Calcitonin	Schilddrüse
D	Somatostatin	Pankreas, Magen, Dünn- u. Dickdarm
D_1	Peptide (?)	Pankreas, Magen, Dünn- u. Dickdarm
EC	5-Hydroxytryptamin, Substanz P u.a.	Magen, Dünn- u. Dickdarm (evtl. Pankreas)
ECL	Histamin, 5-Hydroxytryptamin (?)	Magenfundus
G	Gastrin	Magenantrum, Dünndarm
I	Cholezystokinin-Pankreozymin	Dünndarm
K	gastrisch inhibierendes Peptid	Dünndarm
L(EG)	Glyzentin	Dünn- und Dickdarm
M	Motilin	Dünndarm
N	Neurotensin	Dünndarm (evtl. Magenantrum)
P	Peptide (Bombesin?)	Magen, Dünn- u. Dickdarm (evtl. Pankreas)
PP	pankreatisches Polypeptid	Pankreas, (Magen, Dünn- u. Dickdarm)
S	Sekretin	Dünndarm
X	unbekanntes Peptid	Magen

13

13.6.2   Tumoren und tumorähnliche Veränderungen

13.6.2.1   Tumorlokalisationen

C75.8	endokrine Drüsen, mehrere
C75.9	endokrine Drüsen

13.6.2.2 Tumoren des endokrinen Zellsystems

Karzinoide

WHO-Klassifikation:
- Karzinoide
  - enterochromaffine Karzinoide
  - G-Zell-Karzinoide
  - andere Karzinoide
- Mukokarzinoide
- Gemischtes Karzinoid-Adenokarzinom
- Tumorartige Veränderungen (Mikrokarzinoidose)

Histologische Typen (nach Soga):

Typ A	lobulär-solide
Typ B	trabekulär
Typ C	tubulär, pseudoglandulär
Typ D	niedrig differenziert trabekulär, medullär, faszikulär
Typ E	gemischt

Lokalisationen:
- Respirationstrakt (potentiell maligne, oft atypisch)
- Thymus (rezidivfreudig, u.U. ACTH-Produktion)
- Ösophagus (selten)
- Magen (Antrum)
- Duodenum (meist G-Zellen)
- Jejunum, Ileum, Meckel-Divertikel
- Appendix (häufig auch Mukokarzinoid/Becherzellkarzinoid)
- Kolon, Rektum
- Pankreas, Gallenwege (selten)
- Urogenitalorgane (in reiner Form bei Hodentumoren, als Bestandteil eines Teratoms in Ovarien)
- Haut (Merkel-Zell-Tumor; Metastasierungspotential!)

13.6.2.3 Endokrine Organe

Multiple endokrine Neoplasie (MEN)

MEN Typ 1	*synonym*: Wermer-Syndrom
	■ Hyperplasie der Hauptzellen der Nebenschilddrüsen
	■ Mikroadenome des Pankreas
	■ Adenome oder Hyperplasie der Adenohypophyse
	■ u.U. Karzinoide in Bronchien oder Gastrointestinaltrakt
MEN Typ 2	■ C-Zell-Hyperplasie der Schilddrüse oder medulläres Karzinom
	■ Phäochromozytom oder Nebennierenmarkhyperplasie

(Fortsetzung s. nächste Seite)

II

MEN Typ 2A	▪ C-Zell-Hyperplasie der Schilddrüse oder medulläres Karzinom
	▪ Phäochromozytom oder Nebennierenmarkhyperplasie
	▪ Nebenschilddrüsenhyperplasie
MEN Typ 2B	▪ C-Zell-Hyperplasie der Schilddrüse oder medulläres Karzinom
	▪ Phäochromozytom oder Nebennierenmarkhyperplasie
	Peripheres Nervensystem:
	▪ Neurome von Mundschleimhaut und Zunge (obligat)
	▪ myelinisierte Nerven der Kornea (obligat)
	▪ u.U. Ganglioneuromatose
	▪ marfanoider Habitus
MEN Typ 3	▪ Nebenschilddrüsenadenom
	▪ papilläres Schilddrüsenkarzinom

Seltene Mischform:
Überschneidung von MEN 1 und 2 mit Phäochromozytom, endokrinem Pankreastumor und Hippel-Lindau-Erkrankung

Paraneoplastische endokrine Syndrome

Tumor	*mögliche Hormonproduktion*
Bronchusadenom	ACTH, ADH, Oxytozin, Neurophysin, HGH
Bronchialkarzinom (plattenepithelial)	ADH, Oxytozin, Neurophysin, HCG, TSH, PTH, Prostaglandine
Adenokarzinom des Bronchus	HCG,
Kleinzelliges Bronchialkarzinom	ACTH, β-MSH, LPH, CRF, ADH, Oxytozin, Neurophysin, PRL, Kalzitonin
Anaplastisches großzelliges Bronchial-karzinom	HPL
Thymom	ACTH, β-MSH, LPH
Mammakarzinom	ACTH, Gastrin, VIP, TSH?
Karzinome des Magen-Darm-Trakts	ACTH, ADH, Oxytozin, Neurophysin, HCG, HGH, PTH, Prostaglandine
Hepatozelluläre Karzinome	ACTH, HCG, Gastrin, VIP, PTH, Prostaglandine, Kalzitonine
Adenokarzinom des Pankreas	ADH, Oxytozin, Neurophysin, Gastrin, VIP, PTH, Prostaglandine
Speicheldrüsenkarzinome	ACTH, PTH, Prostaglandine
Hellzelliges Nierenzellkarzinom	HCG, PRL, PTH, Prostaglandine

13

(Fortsetzung s. nächste Seite)

Tumor	mögliche Hormonproduktion
Retroperitoneale Tumoren	Gastrin, VIP
Zerebelläres Hämangioblastom	Erythropoetin
Kleinzelliges Prostatakarzinom	ACTH
Kleinzelliges Portiokarzinom	ACTH
Fibroleiomyom des Corpus uteri	Erythropoetin
Ovarialkarzinome	HCG, PTH, Prostaglandine
Melanom	ACTH
Hämangioperizytom	Gastrin, VIP
Maligne Lymphome	PTH, Prostaglandine
Medulläres Schilddrüsenkarzinom	ACTH, Kalzitonin
Endokrine Pankreastumoren	ACTH, ADH, Oxytozin, Neurophysin, CRF, β-MSH, LPH, HCG, Gastrin, VIP, Kalzitonin
Nebennierenrindenkarzinom	Gastrin, VIP
Phäochromozytom	ACTH, HCG
Neuroblastom	ACTH, Gastrin, VIP
Karzinoide des Magen-Darm-Trakts	HCG (und gewebsentsprechende Peptide)

II

13.6.3 Degenerative Veränderungen, Dystrophien und Stoffwechselstörungen

13.6.3.1 Diffuses endokrines Zellsystem

Reaktive Veränderungen

13

Ulcus duodeni	z.T. antrale G-Zell-Hyperplasie mit Hypergastrinämie
Chronische Gastritis Typ A	antrale G-Zell-Hyperplasie mit Hypergastrinämie
Magenkarzinom	antrale G-Zell-Hyperplasie mit Hypergastrinämie
Billroth-II-Operation	evtl. G-Zell-Hyperplasie mit Hypergastrinämie in Antrumrest
Zöliakie	Vermehrung der S- und EC-Zellen
Colon irritabile	erhöhte Zahl von EC-Zellen
Colitis ulcerosa	verminderte Zahl von EC-Zellen
Primärer Hyperparathyreoidismus	antrale G-Zell-Hyperplasie
Akromegalie	antrale G-Zell-Hyperplasie

13.7 Pankreas, endokriner Teil

13.7.1 Anatomie

Zelltyp	Hormon	Lokalisation in der Insel
A	Glukagon	peripher (bis 25 %)
B	Insulin	zentral (70 %), im dorsalen Pankreas-kopf 25 %
D	Somatostatin	parazentral (bis 10 %)
PP	pankreatisches Polypeptid	peripher (2 %), im dorsalen Pankreas-kopf (70 %)

13.7.2 Tumoren und tumorähnliche Veränderungen

13.7.2.1 Tumorlokalisationen

C25	**Pankreas**
C25.0	Pankreaskopf
C25.1	Pankreaskörper
C25.2	Pankreasschwanz
C25.4	**Langerhans-Inseln**
C25.7	Pankreas, andere Teile
C25.8	Pankreas (mehrere Teilbereiche)
C25.9	Pankreas

13.7.2.2 TNM-Klassifikation

Regionäre Lymphknoten:

■ gesamtes Pankreas: um Pankreaskopf und -körper, pankreatikoduodenal, am D. choledochus, proximale mesenteriale Lymphknoten
■ nur Tumoren des Pankreaskopfes: Lymphknoten um Truncus coeliacus, pylorisch
■ nur Tumoren in Körper u. Schwanz: Lymphknoten um Pankreasschwanz u. am Milzhilus

(Karzinome)

TX	Primärtumor kann nicht beurteilt werden
T0	kein Anhalt für einen Primärtumor
T1	Tumor auf das Pankreas begrenzt
T1a	Tumor ≤ 2 cm, auf das Pankreas begrenzt
T1b	Tumor > 2 cm, auf das Pankreas begrenzt

(Fortsetzung s. nächste Seite)

T2	Tumorausbreitung auf Duodenum, Gallengang oder peripankreatisches Gewebe
T3	Tumorausbreitung auf Magen, Milz, Kolon oder benachbarte große Gefäße
NX	regionäre Lymphknoten können nicht beurteilt werden
N0	keine regionären Lymphknotenmetastasen
N1	regionäre Lymphknotenmetastasen (alle anderen Lymphknotenmetastasen gelten als Fernmetastasen M1)

II

13.7.2.3 Tumoren der endokrinen Pankreas

WHO-Klassifikation

- Inselzelltumoren (Adenom oder Karzinom: sichere Malignitätskriterien sind Metastasen oder direkte Invasion in angrenzende Organe)
- Tumoren des diffusen endokrinen Systems
- Niedrig differenzierte endokrine Karzinome

Klassifikation nach vorwiegend produziertem Hormon

(Benigne oder maligne, Malignitätskriterien s.o.)
- Insulinom
- Gastrinom
- Vipom
- Somatostatinom
- Glukagonom
- Kortikotrophinom
- PPom
- Serotoninom
- Kalzitoninom

Tumorartige Läsionen

- Hyperplasie
- Ektopes Pankreasgewebe

13

13.7.3   Degenerative Veränderungen, Dystrophien
und Stoffwechselstörungen

II

Diabetes mellitus

Typ I (insulinabhängig)	▪ Nebeneinander von normalen, hypertrophischen und atrophischen Inseln (im Anfangsstadium) ▪ Gesamtzahl der Inseln vermindert, z.T. fibrosiert ▪ u.U. lymphozytäre Infiltrate
Typ II (nicht insulin-abhängig)	▪ meist unauffälliger Befund ▪ u.U. Inselamyloidose

Nesidioblastose bei persistierender neonataler Hypoglykämie mit Hyperinsulinismus
Ursache unbekannt

Inselhyperplasie bei Anti-D-Erythroblastose und Alpha-Thalassämie
Pathogenese unbekannt

13.7.4   Fehlbildungen

▪ Aplasie
▪ Isolierte Aplasie einzelner Zelltypen (fraglich)

13

14 Sinnesorgane

14.1 Auge

14.1.1 Anatomie

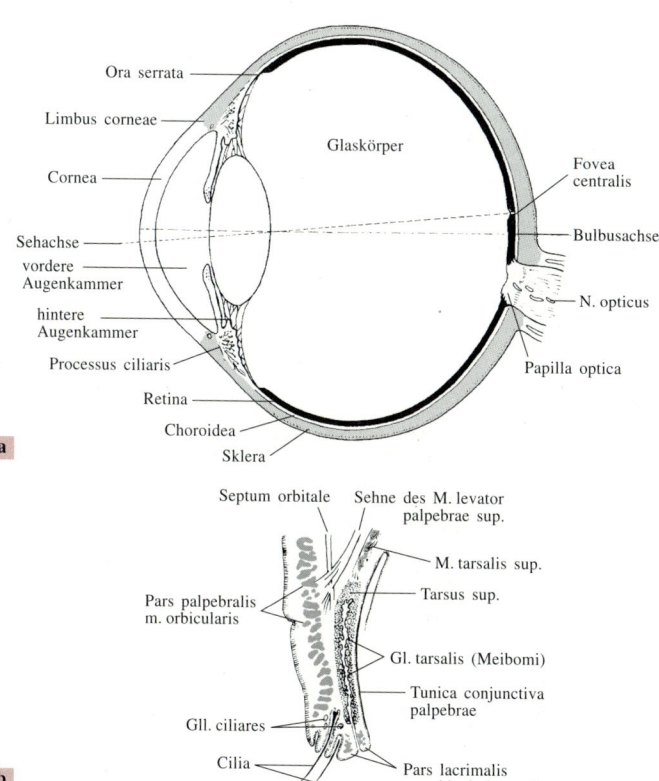

Abb. II-14–1. a Sagittalschnitt durch das Auge. **b** Aufbau des Oberlids. Fortsetzung **c** auf der folgenden Seite

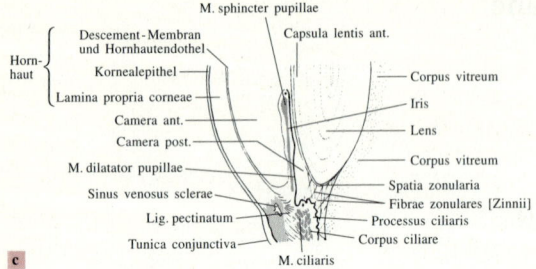

Abb. II-14-1. (Fortsetzung) **c** Vordere und hintere Augenkammer, Augenlinse

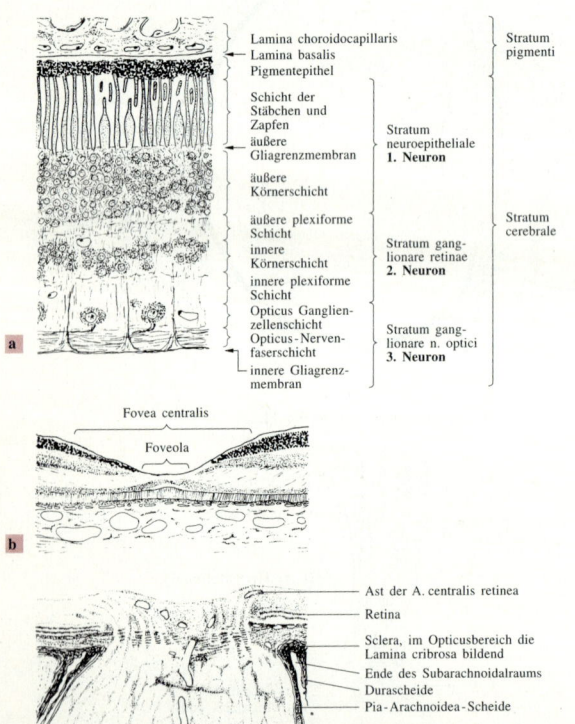

Abb. II-14-2. a Aufbau der Retina. **b** Retina im Bereich der Fovea centralis (Macula lutea: gelber Fleck, Zentrum der Sehachse). **c** Retina im Bereich des Discus nervi optici (blinder Fleck)

14.1.2   Tumoren und tumorähnliche Veränderungen

14.1.2.1   Tumorlokalisationen

C69	**Auge und Adnexe**
C69.0	Konjunktiva
C69.01	Konjunktiva, Lid
C69.02	Konjunktiva, Fornix
C69.03	Konjunktiva, Bulbus
C69.1	Kornea, Limbus corneae
C69.2	Retina (mit Sehnervpapille)
C69.3	Chorioidea
C69.4	Bulbus oculi
C69.41	Sklera
C69.42	Iris
C69.43	Ziliarkörper
C69.44	Uvealtrakt
C69.45	Linse
C69.5	**Tränendrüse, Tränengang**
C69.51	Papilla lacrimalis
C69.52	Tränen-Nasen-Gang
C69.53	Tränensack
C69.6	**Orbita**
C69.61	Capsula bulbi
C69.62	Corpus adiposum orbitae
C69.63	Muskelgewebe, Orbita
C69.64	Gefäße, Orbita
C69.65	Lymphgewebe, Orbita (Spatium circumbulbare)
C69.66	retrobulbäres Gewebe
C69.8	Auge (mehrere Teilbereiche) (Augenlid = C.44.1)
C69.9	**Auge**

C44.1	**Augenlid**
C44.11	Oberlid
C44.12	Unterlid
C44.13	Augenwinkel, innerer
C44.14	Augenwinkel, äußerer
C44.15	Meibom-Drüse

14.1.2.2   TNM-Klassifikation

Regionäre Lymphknoten: präaurikulär, submandibulär, zervikal

Augenlidrand [C44.1]
(Karzinome: Basalzell-, Plattenepithel-, Talgdrüsenkarzinom)

TX	Primärtumor kann nicht beurteilt werden
T0	kein Anhalt für einen Primärtumor
Tis	Carcinoma in situ
T1	Tumorgröße $\leq$ 5 mm
T2	Tumorgröße > 5–10 mm
T3	Tumorgröße > 10 mm
T4	Tumor infiltriert Nachbarstrukturen
NX	regionäre Lymphknoten können nicht beurteilt werden
N0	keine regionären Lymphknotenmetastasen
N1	regionäre Lymphknotenmetastasen
	(alle anderen Lymphknotenmetastasen gelten als Fernmetastasen M1)

Restliches **Augenlid** [C44.1] (nicht Tumoren am Lidrand, s.o.)
(Karzinome)

TX	Primärtumor kann nicht beurteilt werden
T0	kein Anhalt für einen Primärtumor
Tis	Carcinoma in situ
T1	Tumor jeder Größe ohne Infiltration des Tarsus
T2	Tumor infiltriert Tarsus
T3	Tumorausbreitung auf die gesamte Augenliddicke
T4	Tumor infiltriert Nachbarstrukturen
NX	regionäre Lymphknoten können nicht beurteilt werden
N0	keine regionären Lymphknotenmetastasen
N1	regionäre Lymphknotenmetastasen
	(alle anderen Lymphknotenmetastasen gelten als Fernmetastasen M1)

Augenlid [C44.1]
(Malignes Melanom)
(die Klassifikation entspricht dem malignen Melanom der Haut)

pTX	Primärtumor kann nicht beurteilt werden	
pT0	kein Primärtumor	
pTis	Melanoma in situ (atypische Melanozytenhyperplasie, schwere Melanozytendysplasie)	Clark-Level I (kein infiltrierendes Wachstum)
pT1	Tumordicke ≤ 0,75 mm *und* ──	Clark-Level II (Infiltration des Stratum papillare)
pT2*	Tumordicke < 0,75–1,5 mm oder ─	Clark-Level III (Ausdehnung bis zur Grenze Stratum papillare/ reticulare)
pT3*	Tumordicke > 1,5–4 mm oder ──	Clark-Level IV (Infiltration des Stratum reticulare)
pT3a	Tumordicke > 1,5–3 mm	
pT3b	Tumordicke > 3–4 mm	
pT4*	Tumordicke > 4 mm oder oder Satellitenknoten ≤ 2 cm Entfernung	Clark-Level V (Infiltration der Subkutis)
pT4a	Tumordicke > 4 mm oder ──	Clark-Level V (Infiltration der Subkutis)
pT4b	Satellit(en) ≤ 2 cm vom Primärtumor entfernt	
NX	regionäre Lymphknoten können nicht beurteilt werden	
N0	keine regionären Lymphknotenmetastasen	
N1	regionäre Lymphknoten: Metastasengröße ≤ 3 cm	
N2	regionäre Lymphknoten: Metastasengröße > 3 cm oder „In-transit-Metastase(n)“: Metastasen in *Haut oder Subkutis (keine Lymphknotenmetastasen!)* > 2 cm vom Primärtumor entfernt, aber nicht jenseits der regionären Lymphknoten	
N2a	regionäre Lymphknoten: Metastasengröße > 3 cm	
N2b	„In-transit-Metastase(n)“	
N2c	regionäre Lymphknoten: Metastasengröße > 3 cm *und* „In-transit-Metastase(n)“ (alle anderen Lymphknotenmetastasen gelten als Fernmetastasen M1)	
MX	Das Vorliegen von Fernmetastasen kann nicht beurteilt werden	
M0	keine Fernmetastasen	
M1	Fernmetastasen	
M1a	Befall von Haut, Subkutis oder Lymphknoten jenseits der regionären Lymphknoten	
M1b	viszerale Metastasen	

---

*Bei Diskrepanz zwischen Tumordicke und Clark-Level richtet sich die Klassifikation nach dem ungünstigeren Befund

Konjunktiva [C69.0]
(Karzinome, z.B. Mukoepidermoid-, Plattenepithelkarzinom)

II

TX	Primärtumor kann nicht beurteilt werden
T0	kein Anhalt für einen Primärtumor
Tis	Carcinoma in situ
T1	Tumorgröße $\leq$ 5 mm
T2	Tumorgröße > 5 (ohne Infiltration von Nachbarstrukturen)
T3	Tumor infiltriert Nachbarstrukturen (außer Orbita)
T4	Tumor infiltriert Orbita
NX	regionäre Lymphknoten können nicht beurteilt werden
N0	keine regionären Lymphknotenmetastasen
N1	regionäre Lymphknotenmetastasen
	(alle anderen Lymphknotenmetastasen gelten als Fernmetastasen M1)

Bulbus konjunktiva* [C69.0]
(Malignes Melanom)

pTX	Primärtumor kann nicht beurteilt werden
pT0	kein Anhalt für einen Primärtumor
pT1	Tumor(en) auf 1 Quadranten beschränkt und $\leq$ 2 mm
pT2	Tumor(en) in > 1 Quadranten und $\leq$ 2 mm
pT3	Tumor(en) > 2 mm
pT4	Tumor infiltriert Augenlid, Hornhaut oder Orbita
NX	regionäre Lymphknoten können nicht beurteilt werden
N0	keine regionären Lymphknotenmetastasen
N1	regionäre Lymphknotenmetastasen
	(alle anderen Lymphknotenmetastasen gelten als Fernmetastasen M1)

* Die Melanome des Fornix der Konjunktiva, der Lidkonjunktiva oder der Karunkel entsprechen von vornherein einem pT3-Stadium, bei Infiltration von Augenlid, Hornhaut oder Orbita pT4

Uvea/Iris
(Malignes Melanom)

14

TX	Primärtumor kann nicht beurteilt werden
T0	kein Anhalt für einen Primärtumor
T1	Tumor auf Iris begrenzt
T2	Tumor auf 1 Quadranten beschränkt und infiltriert vorderen Kammerwinkel
T3	Tumor in > 1 Quadranten und infiltriert vorderen Kammerwinkel
T4	Tumor mit extraokulärer Ausbreitung
NX	regionäre Lymphknoten können nicht beurteilt werden
N0	keine regionären Lymphknotenmetastasen
N1	regionäre Lymphknotenmetastasen
	(alle anderen Lymphknotenmetastasen gelten als Fernmetastasen M1)

Uvea/Ziliarkörper
(Malignes Melanom)

TX	Primärtumor kann nicht beurteilt werden	
T0	kein Anhalt für einen Primärtumor	
T1	Tumor auf Ziliarkörper begrenzt	
T2	Tumor infiltriert vordere Augenkammer oder Iris	
T3	Tumor infiltriert Chorioidea	
T4	Tumor mit extraokulärer Ausbreitung	
NX	regionäre Lymphknoten können nicht beurteilt werden	
N0	keine regionären Lymphknotenmetastasen	
N1	regionäre Lymphknotenmetastasen	
	(alle anderen Lymphknotenmetastasen gelten als Fernmetastasen M1)	

II

Uvea/Chorioidea
(Malignes Melanom)

TX	Primärtumor kann nicht beurteilt werden
T0	kein Anhalt für einen Primärtumor
T1	Tumor $\leq$ 10 mm und $\leq$ 3 mm erhaben*
T1a	Tumor $\leq$ 7 mm und $\leq$ 2 mm erhaben*
T1b	Tumor > 7–10 mm und/oder > 2–3 mm erhaben*
T2	Tumor > 10–15 mm und/oder > 3–5 mm erhaben*
T3	Tumor > 15 mm und/oder > 5 mm erhaben
T4	Tumor mit extraokulärer Ausbreitung
NX	regionäre Lymphknoten können nicht beurteilt werden
N0	keine regionären Lymphknotenmetastasen
N1	regionäre Lymphknotenmetastasen
	(alle anderen Lymphknotenmetastasen gelten als Fernmetastasen M1)

* Würden Ausdehnung und Erhabenheit zu unterschiedlichen Kategorisierungen führen,
gilt das höhere T-Stadium

Retina [C69.2]
(Retinoblastom)

pTX	Primärtumor kann nicht beurteilt werden
pT0	kein Anhalt für einen Primärtumor
pT1	Tumorausdehnung $\leq$ 25 % der Retina
pT2	Tumor > 25–50 % der Retina
pT3	Tumor > 50 % der Retina oder Infiltration intraokulär jenseits der Retina
pT3a	Tumor > 50 % der Retina oder Tumorzellen im Glaskörper
pT3b	Tumorinfiltration des N. opticus bis zur Lamina cribrosa
pT3c	Tumor infiltriert vordere Kammer, Uvea oder Sklera
pT4	Tumor mit extraokulärer Ausbreitung
pT4a	Tumorinfiltration des N. opticus jenseits der Lamina cribrosa, Resektionsrand frei

14

(Fortsetzung s. nächste Seite)

pT4b	Tumor im Resektionsrand nachweisbar oder sonstige extraokuläre Ausbreitung
NX	regionäre Lymphknoten können nicht beurteilt werden
N0	keine regionären Lymphknotenmetastasen
N1	regionäre Lymphknotenmetastasen (alle anderen Lymphknotenmetastasen gelten als Fernmetastasen M1)

Orbita [C69.6]
(Sarkom; Weichteile und Knochen; Angabe des histologischen Typs ist erforderlich)

TX	Primärtumor kann nicht beurteilt werden
T0	kein Anhalt für einen Primärtumor
T1	Tumorgröße $\leq$ 15 mm
T2	Tumorgröße $>$ 15 mm
T3	Tumor infiltriert diffus Orbitalgewebe oder knöcherne Orbitawand
T4	Tumorausbreitung jenseits der Orbita (Nebenhöhle, Schädelhöhle)
NX	regionäre Lymphknoten können nicht beurteilt werden
N0	keine regionären Lymphknotenmetastasen
N1	regionäre Lymphknotenmetastasen (alle anderen Lymphknotenmetastasen gelten als Fernmetastasen M1)

Tränendrüsen [C69.5]
(Karzinome)

TX	Primärtumor kann nicht beurteilt werden
T0	kein Anhalt für einen Primärtumor
T1	Tumor auf Tränendrüse begrenzt, Tumorgröße $\leq$ 2,5 cm
T2	Tumor infiltriert Periost der Fossa glandulae lacrimalis, Tumorgröße $\leq$ 2,5 cm
T3	Tumorgröße $>$ 2,5–5 cm
T3a	Tumor auf Tränendrüse begrenzt
T3b	Tumor infiltriert Periost der Fossa glandulae lacrimalis
T4	Tumorgröße $>$ 5 cm
T4a	Tumor infiltriert orbitales Weichgewebe, Bulbus oder N. opticus, aber nicht Knochen
T4b	Tumor infiltriert orbitales Weichgewebe, Bulbus oder N. opticus mit Knocheninfiltration
NX	regionäre Lymphknoten können nicht beurteilt werden
N0	keine regionären Lymphknotenmetastasen
N1	regionäre Lymphknotenmetastasen (alle anderen Lymphknotenmetastasen gelten als Fernmetastasen M1)

14.1.2.3   Tumoren der Gefäßhaut (Tunica vasculosa, Uvea)

Maligne Tumoren

- Malignes Melanom der Uvea (häufigster maligner Tumor; *Formen*: spindel-zellig – Typ A und Typ B, epitheloidzellig, gemischtzellig, sonstige Formen); *prognostische Faktoren*:
  - *zytologische Klassifikation*: spindelzellig Typ A > spindelzellig Typ B > gemischtzellig > epitheloidzellig (schlechteste Prognose)
  - Tumordurchmesser (< 6 PD [Papillendurchmesser] haben relativ günstige Prognose)
  - Eindringtiefe
  - Mitoserate
- Medulloepitheliom (embryonaler Tumor des nichtpigmentierten Ziliarepithels)
- Adenokarzinom des pigmentierten und nichtpigmentierten Ziliarepithels)
- Sarkome
- Malignes Neurilemmom (Schwannom)
- Myeloische Leukämien
- Lymphatische Leukämien
- Metastasen

Benigne Tumoren

- Neurilemmom (Schwannom)
- Neurofibrom
- Melanozytärer Nävus (häufigster Tumor bzw. tumorähnliche Veränderung)
- Leiomyom
- Adenom des pigmentierten und nichtpigmentierten Ziliarepithels
- Hämangiom
- Osteom

Tumorähnliche Veränderungen

- Pseudoadenomatöse Hyperplasie des nichtpigmentierten Ziliarepithels
- Xanthogranulom

14.1.2.4   Netzhauttumoren (Retina), Pigmentepithel

Selten pigmentierte und amelanotische Tumoren der Retina, vergleichbar den Ependymomen

14.1.2.5   Netzhauttumoren (Retina), sensorische Retina

Maligne Tumoren

Retinoblastom

II

- Hamartome bei Phakomatosen (Angiomatosis retinae Hippel)
- Gliöse Hamartome bei Neurofibromatose und tuberöser Hirnsklerose

14.1.2.6   Sehnervtumoren (N. opticus)

- Gliome (retrobulbär)
- Meningeome (retrobulbär)
- Metastasen
- Melanozytom (benignes Hamartom aus Nävuszellen)

14.1.2.7   Tumoren der Anhangsorgane: Augenhöhle (Orbita) und Orbitainhalt

Maligne Tumoren

- Angiosarkom
- Hämangioendotheliom (potentiell maligne)
- Rhabdomyosarkom (häufigster maligner Tumor im Kindesalter)
- Leiomyosarkom
- Fibrosarkom
- Liposarkom
- Chondrosarkom
- Osteosarkom
- Hämangioperizytom (potentiell maligne)
- Maligne Lymphome
- Malignes Melanom

Benigne Tumoren

- Hämangiom
- Lymphangiom
- Leiomyom
- Histiozytom
- Lipom
- Schwannom
- Neurofibrom
- Meningeom

Tumorähnliche Veränderungen

Intravaskuläre papilläre endotheliale Hyperplasie

14

14.1.2.8 Tumoren der Anhangsorgane: Augenlider (Palpebrae) und Tränenapparat (Apparatus lacrimalis)

II

- Basaliom und andere Hauttumoren
- Talgdrüsenkarzinom (häufiger in Meibom- als in Zeiss-Drüsen)

14.1.2.9 Tumoren der Anhangsorgane: Bindehaut (Konjunktiva)

- Papillom
- Carcinoma in situ
- Stachelzellenkarzinom
- Maligne Lymphome

14.1.3 Entzündungen

14.1.3.1 Auge (Ophthalmitis)

Definition:

Endophthalmitis	Entzündung der Innenräume des Auges:
	■ Glaskörper
	■ Hinterkammer
	■ Vorderkammer und
	■ angrenzende Strukturen
Panophthalmitis	Entzündung zusätzlich von:
	■ Bulbuswand und
	■ evtl. anderen Teilen der Orbita

Erregerbedingte Ophthalmitis

Bakterien	Tuberkulose, Lues, Lepra
Viren	Zoster ophthalmicus, Zytomegalie (insbesondere bei AIDS)
Pilze	Candidiasis, Histoplasmose, Kokzidioidomykose, Kryptokokkose
Protozoen	Toxoplasmose
Würmer	Toxocariasis, Onchozerkose

14

Morphologie: häufig granulomatös

Sonstige Ophthalmitiden	

II

Exogene Fremdkörper	▪ nach perforierenden Verletzungen
Reaktion auf autologe intraokulare Gewebe	▪ Phakogene Ophthalmie als Reaktion auf verschlepptes Linsenprotein (nach Traumen einschließlich Operationen)
	▪ Endophthalmitis haemogranulomatosa (Blutkoagel im Glaskörper)
	▪ Cholesteringranulom (Cholesterinkristalle aus subretinaler Blutung bei M. Coats)
	▪ sympathische Ophthalmie (uveales Melanin? retinale Antigene?)
Immunologische Prozesse (ätiologisch unklar; die Uvea übt die Funktion eines Lymphknotens aus)	▪ Immunreaktionen vom Soforttyp (Heuschnupfenkonjunktivitis u.a.)
	▪ Immunreaktionen vom verzögerten Typ (kontaktallergische Conjunctivitis phlyktaenulosa, chronische Transplantatkrankheit u.a.)
	▪ M. Boeck (Sarkoidose)
	▪ Vogt-Koyanagi-Harada-Syndrom
	▪ M. Still
	▪ Sklero-Uveitis bei chronischer Polyarthritis

14.1.3.2 Hornhaut (Kornea) (Keratitis)

14

Keratitis dendritica (oberflächlich)	▪ Herpes simplex
	▪ Zoster ophthalmicus
Keratitis superficialis punctata	▪ UV-Strahlen (Keratitis photoelectrica)
	▪ nach Schweißarbeiten
	▪ Lepra
Keratitis marginalis	▪ Autoimmunkrankheiten u.a.
Trachom	▪ Chlamydien
Keratoconjunctivitis epidemica	▪ Adenovirus Typ 8
Keratitis disciforme (interstitiell)	▪ Herpes simplex (tiefe Form)
	▪ Zoster ophthalmicus
Weitere interstitielle Keratitiden	▪ Lues
	▪ Tuberkulose
	▪ Lepra
	▪ Cogan-Syndrom
Ulzeröse Keratitiden	▪ Ulcus marginalis
	▪ Ringulkus
	▪ Ulcus rodens (Mooren)

(Fortsetzung s. nächste Seite)

- Ringabszeß
- Ulcus serpens (zentrale Lokalisation)
- Pseudomonas-Ulkus
- Mykotische Ulzera

II

14.1.3.3   Lederhaut (Sklera)

- Episkleritis
- Skleritis (bei chronischer Polyarthritis, systemischem Lupus erythematodes, Vaskulitiden, M. Behçet, M. Reiter, M. Crohn u.a.)

14.1.3.4   Gefäßhaut (Tunica vasculosa, Uvea)

Unspezifische Uveitis

Erregerbedingt	- Tuberkulose, Lues - als septischer Streuherd - Viren: Herpes simplex, Mumps u.a.
Nichterregerbedingt	- Uveitis anterior beim Behçet-Syndrom (Hypopyon-Iritis) - Uveitis posterior beim Behçet-Syndrom - chronische Polyarthritis - M. Bechterew - M. Still - M. Reiter - Nahrungsmittel-, Pollenallergie - mechanisch

Granulomatöse Uveitis

Erregerbedingt	- Tuberkulose, Lepra, Lues - Viren der Zoster-Gruppe - Pilzerkrankungen - parasitäre Infektionen
Nichterregerbedingt	- immunologisch (phakogene Ophthalmie, sympathische Ophthalmie) - Sarkoidose - Wegener-Granulomatose - Fremdkörper

14

II

Sonderformen der Uveitis

- Heterochromiezyklitis Fuchs
- Pars-planitis
- Uveoenzephalitisches Syndrom (Vogt-Koyanagi-Harada-Krankheit)
- „Presumed ocular histoplasmosis"
- „Akute multifokale plakoide Pigmentepitheliopathie"

14.1.3.5   Netzhaut (Retina), Pigmentepithel

- Rötelnretinopathie
- Retinitis centralis serosa

14.1.3.6   Netzhaut (Retina), sensorische Retina

- Periphlebitis retinae
- Bakterielle Retinitis (Tuberkulose und begleitend bei Sepsis)

14.1.3.7   Sehnerv (N. opticus)

- Papillitis
- „Optic disc vasculitis"
- Neuritis nervi optici

14.1.3.8   Glaskörper (Corpus vitreum)

„Hyalitis"

14.1.3.9   Anhangsorgane: Augenhöhle (Orbita) und Orbitainhalt

14

„Entzündlicher Exophthalmus"
- Orbitaphlegmone
- Idiopathischer entzündlicher Pseudotumor der Orbita
- Myositis ocularis

14.1.3.10   Anhangsorgane: Augenlider (Palpebrae) und Tränen-apparat (Apparatus lacrimalis)

- Hordeolum externum (akute eitrige Entzündung der Zeiss- oder Moll-Drüsen)
- Hordeolum internum (akute eitrige Entzündung ein oder mehrerer Meibom-Drüsen)
- Chalazion (granulomatöse, riesenzellhaltige Entzündung der Zeiss- oder Meibom-Drüsen)

- Dakryoadenitis durch Viren, Bakterien oder Pilze
- Conjunctivitis sicca (Sjögren-Syndrom)

14.1.3.11 Anhangsorgane: Bindehaut (Konjunktiva)

- Erregerbedingte Konjunktivitiden
- Unspezifisch bakteriell (Staphylokokken, Streptokokken)

14.1.4   Kreislaufstörungen

14.1.4.1   Gefäßhaut (Tunica vasculosa, Uvea)

- Arteriosklerose
- Hypertensive Chorioideopathie
- Akute chorioidale Ischämie
- Vortexvenenthrombose
- Rubeosis iridis
- Ziliochorioidales Ödem (Aderhaut-Abhebung)

14.1.4.2   Netzhaut (Retina), sensorische Retina

- Netzhautarteriolen-Verschluß
- Zentralarterienverschluß
- Ischämische Ophthalmopathie
- Zentralvenenverschluß alter Menschen
- Venenastverschluß
- Eales-Erkrankung
- Miliaraneurysmen-Retinopathie Leber
- M. Coats (Aneurysmen u.a.)

14.1.4.3   Sehnerv (N. opticus)

- Vordere ischämische Optikusneuropathie
- Nichtentzündliches Papillenödem bei erhöhtem intrakraniellen Druck, akuter Hypotonie, maligner Hypertonie, raumfordernden Prozessen

14.1.4.4   Glaskörper (Corpus vitreum)

Blutungen

14.1.5   Degenerative Veränderungen, Dystrophien und Stoffwechselstörungen

II

14.1.5.1   Auge

Erbbedingte Stoffwechselstörungen

- Albinismus
- Melanocytosis oculi (einseitige Pigmentierung der Episklera)
- Okulodermale Melanozytose (zusätzliche Pigmentierung des periokulären Gewebes: Naävus von Ota)

Sonstige degenerative Veränderungen

- Altersveränderungen im Trabekelwerk
- Glaukom (primär und sekundär)
- Okuläre Hypotonie

14.1.5.2   Hornhaut

Erblich bedingte Dystrophien

Definition: primär nichtentzündliche, nicht mit einer Systemkrankheit einhergehende, meist autosomal-dominant vererbte bilaterale Trübungen der verschiedenen Hornhautschichten

- Epitheliale Dystrophie (epitheliale Basallamina u.a.)
- Dystrophie der Bowman-Membran
- Stromadystrophien (verschiedene Subtypen)
- Endotheldystrophien (verschiedene Subtypen)

Hornhautdystrophien bei erbbedingten systemischen Stoffwechselstörungen

- Mukopolysaccharidosen
- Sphingolipidosen
- Mukolipidosen
- Eiweiß- und Aminosäurestoffwechselstörungen
- Lipidosen
- Endogene Metallosen
- Keratochondrose → bilateraler Keratoglobus
- Osteogenesis imperfecta congenita

14

Erworbene Stoffwechselstörungen

- Arcus senilis (Gerontoxon, Greisenbogen)
- Sphäroidale Degeneration

Weitere Degenerationsprozesse

- Hornhautbanddegeneration: Ablagerungen von Kalzium z.B. bei Hyperkalzämie verschiedener Ursache, Gicht, bestimmten Augenkrankheiten, nach Quecksilber-Exposition u.a.
- Pannus corneae (Einwachsen von gefäßhaltigem Bindegewebe, z.B. postinflammatorisch)
- Keratomalazie (nach Xerose oder Einnahme bestimmter Medikamente)
- Pigmentablagerungen (Hämosiderose, Melanose, z.B. bei Diabetes mellitus, Argyrose nach Anwendung silberhaltiger Augentropfen, Chalkose: Kupfereinlagerung bei hepatolentikulärer Degeneration)

II

14.1.5.3 Lederhaut (Sklera)

- Osteogenesis imperfecta congenita (→ granuläre Ablagerungen zwischen Kollagenfibrillen)
- Ochronose (Alkaptonurie → Ablagerung von schiefergrauem Alkapton)

14.1.5.4 Linse (Lens crystallina)

Altersveränderungen

- Veränderungen der Linsenkapsel (*physiologisch*: Verlust der lamellären Schichtung → Verdickung oder Verdünnung; *pathologisch*: senile Exfoliation mit Ablagerung fibrillärer Substanzen)
- Veränderungen des Linsenepithels (*physiologisch*: Zahl der Linsenepithelien verringert; *pathologisch*: Verlust der Faserdifferenzierung → Wedl-Blasenzellen, reaktive Hyperplasie → Soemmering-Kristallwulst)
- Veränderungen der Linsenfasern (*physiologisch*: regressive Veränderungen der Linsenfasern, Fragmentierung der Zellmembran; *pathologisch*: verschiedenen Formen des Altersstars oft mit Blasenzellen und sog. Morgagni-Kugeln)
- Veränderungen des Linsenkerns (regressive Veränderungen wie bei Linsenfasern, Homogenisierung des Zytoplasmas)

Erworbene Katarakte

- Vorderer Kapselstar
- Hinterer Kapselstar
- Altersstar
- Cataracta complicata, z.B. bei chronischer Uveitis, Pigmentdegeneration u.a.
- Cataracta calcarea (Einlagerung von Kalksalzen) als weitere Linsenveränderungen bei intraokularen Erkrankungen
- Cataracta ossea (Verknöcherung), nach Linsenverletzung
- Katarakt bei Diabetes mellitus
- Katarakt nach Kortisontherapie
- Katarakt bei myotonischer Dystrophie

14

14.1.5.5   Gefäßhaut (Tunica vasculosa, Uvea)

II

Dystrophien

Lokalisiert

Dystrophie der Choriokapillaris mit sekundärer Degeneration des Pigmentepithels und der äußeren Netzhautschicht	▪ zentrale areoläre Chorioidal-sklerose ▪ paramakuläre Chorioidalsklerose ▪ peripapilläre Chorioidalsklerose
Dystrophie aller Chorioideaschichten	▪ zentrale Atrophia gyrata bei Hyperornithinämie und systemischen Veränderungen ▪ progressive bifokale chorioretinale Dystrophie ▪ helikoide peripapilläre chorioidale Dystrophie ▪ maligne Myopie

Generalisiert

Diffuse Dystrophie der Chorio-kapillaris	vollständiger Schwund von Chorio-kapillaris, Pigmentepithel und äußeren Netzhautschichten
Diffuse Dystrophie aller Aderhaut-schichten	▪ periphere Atrophia gyrata bei Hyperornithinämie (autosomal-rezessiv), *Sonderform*: ▪ Chorioideremie (intermediärer geschlechtsgebundener Erbgang)

Altersveränderungen

Exsudative (feuchte) senile Makulopathie

Stoffwechselstörungen

14

▪ Diabetische Chorioidopathie: Vakuolisierung des Pigmentepithels, Kapillar-neubildung (Rubeosis iridis), Mikroaneurysmen der Kapillarschlingen
▪ „Angioid streaks": gefäßähnliche, leicht pigmentierte Bänder durch fibro-vaskuläre Reparation von Rissen in der Bruch-Membran, z.B. bei Ehlers-Danlos-Syndrom oder Pseudoxanthoma elasticum

14.1.5.6   Netzhaut (Retina), Pigmentepithel

Erbbedingte Dystrophien

▪ Schmetterlingsförmige Pigmentdystrophie Deutmann
▪ Retikuläre Dystrophie Sjögren

- Fundus pulverulentus (Slezak und Hommer)
- Vitelliforme Dystrophie Best
- „Flecked retina diseases" (verschiedene Formen)

II

Altersveränderungen

Morphologie: Gitterkollagen, Drusen

Besondere Reaktionsformen

- Pigmentepithelproliferate
- Fibröse Metaplasie
- Ringschwiele bei totaler Ablatio retinae
- Knöcherne Metaplasie

14.1.5.7 Netzhaut (Retina), sensorische Retina

Altersveränderungen

- Mikrozystoide Degeneration
- Senile Retinoschisis
- Senile Arteriosklerose
- Altersveränderungen der vitreoretinalen Verbindung
- Gunn-Phänomen (Kreuzungszeichen)
- Salus-Bogen
- Guist-Zeichen
- „Glitzerpunkte"
- „Gitterlinien", äquatoriale Veränderungen
- „Pflastersteine"
- Altersveränderungen der Rezeptoren

Perinatale Läsionen

- Retinopathia praematurorum
- Retrolentale Fibroplasie
- Myopie der Frühgeborenen
- Retinopathia neonatorum

14

Erbbedingte Dystrophien

- Juvenile Retinoschisis
- Erbbedingte rezidivierende Ablösung
- Kolobom
- Retinopathia pigmentosa
- Familiäre exsudative Vitreoretinopathie

Makulopathien

- Selektive juvenile Zapfendystrophie Krill-Deutmann
- Juvenile Stargardt-Krankheit
- Vitelliforme Makuladystrophie Best

II

- Makuläre Schisis
- Dominante Drusen (Deutman)
- Sphingolipidosen
- Zeroid-Lipofuszinosen
- Senile Makulopathie
- Zystoides Makulaödem

Weitere degenerative Veränderungen

- Netzhautablösung
- Retinoschisis (sekundär, aber auch primär senil und juvenil)

Retinale Manifestationen von Allgemeinerkrankungen

- Senile Arteriosklerose
- Hypertensive Retinopathie
- Diabetische Retinopathie
- Retinale Manifestation von Krankheiten mit erhöhter Blutviskosität
- Retinale Manifestation von Kollagenosen

14.1.5.8   Sehnerv (N. opticus)

Erbbedingte Dystrophien

Optikusatrophie Leber

Altersveränderungen

- Ischämische Schwellung der Axone
- Corpora amylacea

14.1.5.9   Glaskörper (Corpus vitreum)

Erbbedingte Dystrophien

- Stickler-Syndrom
- Kniest-Syndrom
- Kongenitale spondyloepiphysäre Dysplasie Spranger u.a.

Glaskörperbeteiligung bei nicht erbbedingten Allgemeinerkrankungen

- Akromegalie
- Progressive Sklerodermie
- M. Whipple

Weitere degenerative Veränderungen

- Altersveränderungen (Hyalopathia deformans, fibrillär-vakuoläre Destruktion)
- Perinatale Läsionen (retrolentale Fibroplasie)
- Epiretinale „Membranen"

14

- Chalkosis
- Scintillatio albescens vel nivea (Asteroid-Hyalopathie)
- Synchisis scintillans (Cholesterin-Hyalopathie)
- Amyloid-Hyalopathie

II

14.1.5.10 Aufhängeapparat der Linse (Zonula Zinnii)

Auflockerung der Zonulafibrillen bei:
- Homozystinurie (fehlende Zysteinbiosynthese) und
- Weill-Marchesani-Syndrom

14.1.5.11 Anhangsorgane: Augenhöhle (Orbita) und Orbitainhalt

Exophthalmus bei Schilddrüsenüberfunktion (endokriner Exophthalmus)

14.1.5.12 Anhangsorgane: Augenlider (Palpebrae) und Tränenapparat (Apparatus lacrimalis)

Xanthelasmen (besonders bei Diabetes mellitus und Hypercholesterinämie)

14.1.5.13 Anhangsorgane: Bindehaut (Konjunktiva)

Erbbedingte Speicherkrankheiten

- Mukolipidose (zytoplasmatische Einschlüsse)
- Zystinose (Zystinkristalle)
- Ochronose (Pigmentablagerungen)

Weitere degenerative Erkrankungen und Stoffwechselstörungen

- Amidoaron-Keratopathie (Amiodaron ist ein Medikament, das bei Herzrhythmusstörungen eingesetzt wird → korneale und konjunktivale Ablagerungen)
- Kalziumeinlagerungen bei Hyperparathyreoidismus
- Pinguecula (Lidspaltenfleck)
- Pterygium (Flügelfell)
- Amyloidablagerung
- Xerose

14

14.1.6   Fehlbildungen

14.1.6.1   Auge

II

Trisomie 21 (Down-Syndrom)	mongoloide Augenbraue, Epikanthus, Myopie, Katarakt, Irishypoplasie u.a.
Trisomie 18 (Edwards-Syndrom)	Epikanthus, Blepharophimosis, Mikrophthalmus, Glaukom, retinale Dysplasie, retinale Pigmentstörung
Trisomie 13 (Patau-Syndrom)	Mikrophthalmus, Kolobome, retinale Dysplasie, Katarakt, Glaskörperveränderungen
Noonan-Syndrom	Epikanthus, Myopie, Keratokonus, „antimongoloide Lidspalte"

Weitere Fehlbildungen

- Anophthalmie
- Zyklopie (Verschmelzung beider Augenanlagen in der Medianlinie)
- Kongenitaler zystischer Augapfel
- Kolobome (meist entlang der fetalen Augenbecherspalte)
- Mikrophthalmus
- Myopie (Achsenmyopie)
- Megalobulbus (Makrophthalmie)

14.1.6.2   Hornhaut (Kornea)

- Megalokornea (Makrokornea)
- Mikrokornea
- Angeborene Hornhauttrübungen (Sklerokornea, kongenitale Leukome, Hornhautstaphylom)

14

14.1.6.3   Linse (Lens crystallina)

- Linsenkolobom
- Angeborene Katarakte
- Lentikonus
- Lentiglobus

14.1.6.4   Lederhaut (Sklera)

- Staphyloma posticum verum (Aussackung der verdünnten Sklera am hinteren Pol bei pathologischer Myopie)
- Blaue Sklera (erhöhte Transparenz der Sklera)

14.1.6.5   Gefäßhaut (Tunica vasculosa, Uvea)

- Aniridie
- Hypoplasie des Irisstromas
- Angeborene Iriskolobome
- Iriszysten (auch posttraumatische Genese nach Epitheleinsprossung)
- Rückbildungsstörungen des beim Menschen ursprünglich am Augenbecher-
  rand gelegenen Gefäßnetzes (an Ora serrata oder in der Wand benachbarter
  Pars-plana-Zysten)

II

14.1.6.6   Netzhaut (Retina), Pigmentepithel

Albinismus

14.1.6.7   Netzhaut (Retina), sensorische Retina

- Retinale Dysplasie
- Dysplasien im Bereich der Ora serrata

14.1.6.8   Sehnerv (N. opticus)

- Membrana epipapillaris
- Bergmeister-Papille
- Drusen der Papille
- Aplasie
- Hypoplasie
- Megalopapille
- Inverse Papillenanlage
- Doppelte Papillenbildung
- Windenblüten-Syndrom („morning glory")

14.1.6.9   Glaskörper (Corpus vitreum)

- Mangelnde Rückbildung des embryonalen Glaskörpers (gefäß- und
  fibroblastenhaltiges Bindegewebe im Glaskörperraum), verbunden mit
  Mikrophthalmie oder Cataracta congenita
- Intravitreale Knorpelbildung bei Trisomie 13 mit Mikrophthalmie

14

14.1.6.10 Anhangsorgane: Augenhöhle (Orbita) und Orbitainhalt

II

Im Rahmen kraniofazialer Fehlbildungen wie
- Hypertelorismus ocularis
- Synophthalmie
- Zyklopie
- Lippen-Gaumen-Spalte; weiterhin:
- Kongenitale Fibrose der extraokularen Muskeln (Ersatz der Muskulatur durch Kollagen)

14.1.6.11 Anhangsorgane: Augenlider (Palpebrae) und Tränenapparat (Apparatus lacrimalis)

- Okulopharyngeale Muskeldystrophie
- Epikanthus (Mongolenfalte)
- Blepharophimose (Verkürzung der Lidspalte)

14.1.6.12 Anhangsorgane: Bindehaut (Konjunktiva)

Fehlbildungen

- Zystische oder solide Dermoide, z.B. beim Goldenhar-Syndrom
- Kryptophthalmus

14.1.7 Sonstige Veränderungen

14.1.7.1 Auge

Traumatische Veränderungen

- Contusio bulbi (*Komplikationen*: u.U. Linsenluxation, Aderhautrupturen u.a.)
- Bulbusruptur
- Penetrierende und perforierende Traumata des Bulbus (*Komplikation*: Netzhautablösung u.a.)
- Intraokulare Fremdkörper
- Strahlenschäden
- Beteiligung bei extraokularen Traumen (z.B. venöse Stauung bei intrakranieller Subarachnoidalblutung u.a.)

14

14.1.7.2 Hornhaut (Kornea)

Transplantatkrankheit
Getrennte immunologische Reaktion auf Epithel, Stroma und Endothel, begünstigt durch Einwachsen von Gefäßen in das Transplantat

14.1.7.3   Linse (Lens crystallina)

Traumatische Veränderungen

- Phakogene Ophthalmie (→ Uveitis anterior, immunologische Reaktion auf freiliegende Linsenproteine)
- Elektromagnetische Strahlung (UV-Licht auch Anteil des Sonnenlichts, Röntgenstrahlen)

14.1.7.4   Gefäßhaut (Tunica vasculosa, Uvea)

Traumatische Veränderungen

- Zustand nach Irisnaht
- Koagulationseffekte nach Lichtchirurgie (Xenon, Laser)

14.1.7.5   Netzhaut (Retina), sensorische Retina

Traumatische Veränderungen

- Bulbusprellung
- Perforierende Verletzung
- Traumatische Veränderung an der präretinalen Membran
- Traumatische Veränderungen an der epiretinalen Membran
- Lichtschädigungen der Retina
- Retinopathia traumatica (Purtscher)

14.1.7.6   Sehnerv (N. opticus)

Traumatische Schäden

Sehnenscheidenhämatome

14.2   Ohr

14.2.1   Anatomie

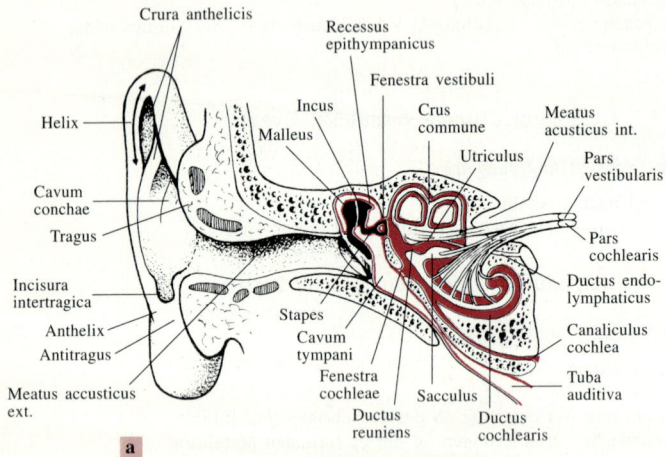

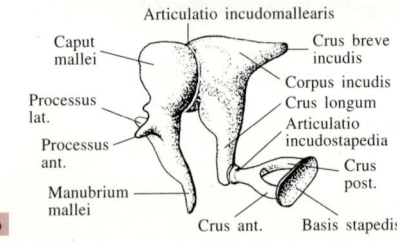

Abb. II-14–3. a Ohrmuschel mit äußerem Gehörgang, Mittelohr und Innenohr.
b Gehörknöchelchen der Paukenhöhle: Hammer (Malleus), Amboß (Incus) und
Steigbügel (Stapes)

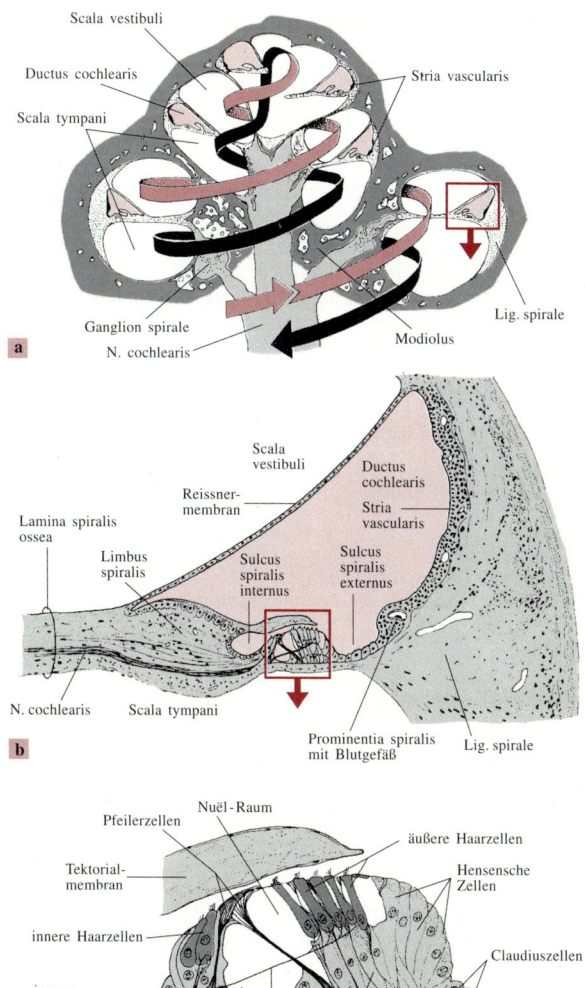

Abb. II-14-4. a Kochlea (Schnecke) mit Scala vestibuli, Scala tympani und Ductus cochlearis. **b** Detaildarstellung des Ductus cochlearis. **c** Detaildarstellung des Corti-Organs im Ductus cochlearis

14.2.2   Tumoren und tumorähnliche Veränderungen

14.2.2.1   Tumorlokalisationen

C44.2   **Ohr, äußeres**
C44.21   Ohrmuschel
C44.22   Gehörgang, äußerer

C30   **Nasenhöhle und Mittelohr**
C30.0   Nasenhöhle (innere Nase)
C30.1   Mittel- und Innenohr (mit Mastoid, Tube und Paukenhöhle)

14.2.2.2   Tumoren des äußeren Ohrs

Maligne und „semimaligne" Tumoren

- Plattenepithelkarzinom
- Basaliom (basozelluläres Karzinom)

Benigne Tumoren

- Zeruminom (Adenom der Zeruminaldrüsen)
- Aurikuläres Hidradenom (Adenom der Zeruminaldrüsen)
- Chondrom
- weitere Hauttumoren

Tumoren des knöchernen Gehörgangs

- Osteom

Tumorähnliche Veränderungen

- „Gehörgangspolyp" nach Trommelfellperforation
- Epidermale Zysten

14.2.2.3   Tumoren des Mittelohrs einschließlich Os temporale

Maligne Tumoren

- Plattenepithelkarzinom (am häufigsten)
- Adenokarzinom
- Adenoid-zystisches Karzinom
- Sarkome (undifferenziert)
- Rhabdomyosarkom
  (Sarcoma botryoides)
- Osteosarkom
- Malignes Melanom

Potentiell maligne Tumoren

Nichtchromaffines Paragangliom (Chemodektom, Tumor des Glomus jugulare bzw. Glomus tympanicum, potentiell maligne)

II

Benigne Tumoren

- Adenom der Zeruminaldrüsen
- Pleomorphes Adenom (von dystopem Speicheldrüsengewebe ausgehend)
- Osteofibrom
- Ossifizierendes Fibrom
- Hämangiom
- Lymphangiom
- Neurinom
- Myxom

14.2.2.4 Innenohrtumoren

Akustikusneurinom
Einseitige Akustikusneurinome sind benigne; doppelseitige, insbesondere Neurofibrome bei M. Recklinghausen, können maligne entarten; *Morphologie*:
- Typ A: wirbel- und palisadenförmig angeordnete Tumorzellen
- Typ B: ausgedehnte Nekrosen, pseudozystische Degeneration

14.2.3 Entzündungen

14.2.3.1 Äußeres Ohr

- Otitis externa (meist durch Mischinfektion)
- Gehörgangsfurunkel (Ohrfurunkel): zirkumskripte Otitis externa, meist durch Staphylokokken; *Sonderform*: nekrotisierende Otitis externa, meist durch Pseudomonas aeruginosa
- Otomykose, meist in Form einer Aspergillose
- Ohrekzeme: Kontaktekzem, mikrobielles Ekzem

Beteiligung des Ohrknorpels bei:
- Chondrodermatitis nodularis helicis
- Perichondritis; *Sonderform*: Perichondritis rheumatica

14

14.2.3.2 Mittelohr einschließlich Os temporale

Unspezifische Mittelohrentzündung (Otitis media)

- „Tuben-Mittelohr-Katarrh": seröse Mittelohrentzündung
- Otitis media i.e.S.: infektiös-eitrige Mittelohrentzündung einschließlich pneumatischer Zellen des Os temporale; *Formen*:
  - Akute Otitis media, meist durch Streptokokken oder Viren; *Sonderformen*: Mukosa-, Scharlach-, Grippe-, Masern-Otitis, Aktinomykose

II

  – Chronische Otitis media, meist durch gramnegative Keime (Proteus vulgaris, Pseudomonas aeruginosa u.a.)
■ Cholesteatom: epidermale Zyste des Mittelohrs; *Formen*:
  – kongenitales Cholesteatom
  – primäres (genuines) Cholesteatom
  – sekundäres Cholesteatom
  – traumatisches (Implantations-)Cholesteatom
  – atypisches Cholesteatom (Gehörgangscholesteatom, d.h. im äußeren Ohr)

Spezifische Mittelohrentzündungen

■ Tuberkulose
■ Lues

14.2.3.3   Innenohr

Infektiöse Innenohrschäden (meist mit Schwerhörigkeit)

Viren	■ Röteln
	■ Zytomegalie
	■ Masern
	■ Mumps
	■ Herpes zoster oticus
	■ (Pocken- und Grippeviren)
Bakterien	■ Lues connata und erworbene Lues
	■ Tuberkulose
	■ eitrige Leptomeningitis → Labyrinthitis
Protozoen	■ Toxoplasmose

14.2.4   Degenerative Veränderungen, Dystrophien und Stoffwechselstörungen

14.2.4.1   Mittelohr einschließlich Os temporale

14

■ Otosklerose (nichtentzündliche Dystrophie des knöchernen Labyrinths: meist bilaterale Herde mit Ersatz des lamellenlosen Knochens der Labyrinthkapsel durch primitiven Geflechtknochen mit nachfolgender Resorption und Ersatz durch lamellären Knochen)
■ Osteogenesis imperfecta
■ Ostitis deformans Paget
■ Fibröse Dysplasie Jaffé-Lichtenstein
■ Achondroplasie
■ Marmorknochenkrankheit Albers-Schönberg
■ Osteodystrophia fibrosa cystica generalisata (v. Recklinghausen)
■ Rachitis
■ Osteoporose

14.2.4.2 Innenohr

Schwerhörigkeit durch erworbene prä-, peri- oder postnatale Innenohrschäden

- Toxische Einflüsse
- Strahleneinwirkung
- Materne und kindliche endokrine Störungen
- Asphyxie
- Kernikterus
- Geburtstraumatische Schädigungen
- Infektionen

Toxische oder metabolische Schäden im Erwachsenenalter

Toxische Innenohrschäden nach:
- Antibiotika (Aminoglykoside)
- Neomycin
- Salizylate
- Chinin
- Diuretika (Furosemid)
- Chenopodiumöl (Anthelminthicum)
- Arsen
- Quecksilbersalze
- Kohlenmonoxid u.a.

Innenohrschäden bei **endokrinen Störungen**:
- Diabetes mellitus
- Hypothyreose

Weitere degenerative Veränderungen:

- Altersschwerhörigkeit (Presbyakusis)
- M. Menière: anfallsweiser Drehschwindel mit Hörstörungen und Ohrensausen; *morphologisch*: endolymphatischer Hydrops; Ätiologie nicht geklärt, möglicherweise besteht ein Zusammenhang mit Durchblutungsstörungen; *Sonderformen*: Lermoyez-Syndrom (Besserung der Hörschädigung beim Drehschwindelanfall) und „kochleärer Menière" (anfallsweise Hörstörung ohne Drehschwindel)
- Menière-Syndrom: Symptomatik sekundär durch entzündliche, neoplastische und posttraumatische Zustände
- Hörsturz: klinisches Syndrom mit plötzlicher Schallempfindungsstörung ohne erkennbare Ursache (viral oder vaskulär bedingt?)

14.2.5   Fehlbildungen

14.2.5.1   Äußeres Ohr

- Mikrotie
- Anotie (fast immer mit Gehörgangsatresie)
- Angeborene Ohrfistel
- Coloboma auriculae (Spaltung der Ohrmuschel)
- Coloboma lobuli (Spaltung des Ohrläppchens)
- Aplasie des Ohrläppchens
- Aurikularanhänge
- Makrotie
- Gehörgangsverdoppelung
- Ohr-Hals-Fistel (hyomandibuläre Fisteln)
- Dystopie der Ohrmuschel
- Abstehende Ohren

14.2.5.2   Mittelohr einschließlich Os temporale

- Mißbildungen im Rahmen von Dyszephalien
- „Kleinere" Mißbildungen der Gehörknöchelchen

14.2.5.3   Genetisch bedingte Formen der Schwerhörigkeit

Genetische Störungen des Schalleitungsapparates	■ kongenitale Anomalien und Fehlbildungen von äußerem Ohr und Mittelohr ■ komplexe kongenitale Mißbildungssyndrome
Genetische Störungen des Kochlearorgans	■ Aplasie ■ Hypoplasie ■ Heredodegenerative Erkrankungen ■ Chromosomenaberrationen

14.2.6   Sonstige Veränderungen

14.2.6.1   Äußeres Ohr

Traumatische Veränderungen

- Erfrierungen
- Verbrennungen
- Stumpfe oder scharfe Gewalteinwirkung → Othämatom, „Blumenkohlohren"
- Fremdkörper (exogen oder endogen, z.B. Zeruminalpfröpfe)
- Gehörgangsverletzungen beim unsachgemäßen Entfernen von Fremdkörpern

14.2.6.2 Mittelohr einschließlich Os temporale

Traumatische Veränderungen

II

- Direkte Trommelfellruptur
- Indirekte Trommelfellruptur bei Barotraumen
- Zerreißung der Amboß-Steigbügel-Verbindung
- Dislokation des Ambosses
- Fraktur des Stapes
- Felsenbeinbrüche
- Stich- und Splitterverletzungen der Tuba Eustachii
- Gehörgangsverletzungen durch Fremdkörper

14.2.6.3 Innenohr

Traumatische Innenohrschäden

- Knalltrauma
- Explosionstrauma
- Akutes Lärmtrauma (akustischer Unfall)
- Chronisches Lärmtrauma
- Mechanische Einwirkungen
- Barotraumen
- Elektrische Traumen
- Strahlenschäden

Morphologie: umschriebener Haarzellverlust, insbesondere bei akuten Knall-
traumen, degenerative Haarzellveränderungen bei chronischen Lärmschäden,
weiterhin Mittel- und Innenohrschäden (direkt durch traumatische Zerreißungen
oder Durchblutungsstörungen)

14

III Krankheitserreger und ihre Krankheitsbilder

1 Respirationstrakt

(Die mit * gekennzeichneten Erreger sind im Abbildungsteil S. 769ff. dargestellt)

1.1 Nase und Nasennebenhöhlen

Rhinitis
Viren:
- Rhinoviren
- Coronaviren
- Myxoviren
- Adenoviren

Sinusitis
Bakterien:
- Streptococcus pneumoniae*
- Haemophilus influenzae*
- Staphylococcus aureus*
- Streptococcus pyogenes*
- selten Anaerobier
Viren:
- Myxoviren
- Adenoviren
- Rhinoviren
- Coronaviren

1.2 Mund- und Rachenraum

Pharyngitis/Tonsillitis
Viren:
- Adenoviren
- Myxoviren
- RS-Virus
- Zytomegalievirus
Bakterien:
- Streptococcus pyogenes* (meist A)

Weitere Entzündungsformen in Mund und Rachen:

Herpangina	Viren: Coxsackie-Viren (Gruppe A)
Gingivitis/Stomatitis	Viren: Herpes-simplex-Virus
Infektiöse Mononukleose	Viren: Epstein-Barr-Virus

(Fortsetzung s. nächste Seite)

III

Angina Plaut-Vincent	Bakterien: Treponema vincentii + anaerobe Mischflora
Akute nekrotisierende ulzeröse Gingivostomatitis (ANUG)	Bakterien: Treponema vincentii + anaerobe Mischflora
Diphtherie	Bakterien: Corynebacterium diphtheriae*

1.3   Larynx und Trachea

Akute Laryngotracheobronchitis (Pseudokrupp)
Viren:
- Parainfluenzaviren
- Influenzaviren
- Respiratory-syncytial-Virus
- Adenoviren
- Enteroviren
- Rhinoviren

Epiglottitis
Bakterien:
- Haemophilus influenzae* (meist Serovar „b")
- andere Haemophilus-Arten
- Streptococcus pneumoniae*
- Staphylococcus aureus*
- Streptococcus pyogenes*

1.4   Bronchien

Akute Bronchitis/Bronchiolitis
Viren:
- Respiratory-syncytial-Virus
- Parainfluenzaviren
- Influenzavirus Typ A
- Adenoviren
- Rhinoviren

Bakterien:
- Mycoplasma pneumoniae

Pertussis
Bakterien:
- Bordetella pertussis

Chronische Bronchitis (akute Exazerbation)
Bakterien:
- Streptococcus pneumoniae*
- Haemophilus influenzae*

III

1.5 Lunge

Tuberkulose
Bakterien:
- Mycobacterium tuberculosis*
- andere Mykobakterienarten

„Praxis"-Pneumonie
Bakterien:
- Streptococcus pneumoniae*
- Haemophilus influenzae*
- Staphylococcus aureus*
- Klebsiella pneumoniae
- Legionella pneumophila
- anaerobe Mischflora (bei Aspiration)
- Actinomyces israelii*
- Bacillus anthracis*
- Nocardia spp.
- Francisella tularensis
- Pasteurella multocida
- Enterobacteriaceae

„Krankenhaus"-Pneumonie
Bakterien:
- Pseudomonas aeruginosa
- Staphylococcus aureus*

Lungenabszeß/nekrotisierende Pneumonie
Bakterien:
- anaerobe Mischflora
- Streptococcus pyogenes*
- Staphylococcus aureus*
- Enterobacteriaceae
- Pseudomonas-Arten
Pilze:
- Candida-Arten*
- Aspergillus-Arten*
- Mucoraceae*

„Atypische" Pneumonie
Viren:
- Parainfluenzaviren (Kinder)
- Respiratory-syncytial-Virus (Kinder)
- Influenzaviren
- Adenoviren
- Epstein-Barr-Virus
- Zytomegalievirus
- Masernvirus
- Enteroviren
- Rhinoviren

III

Bakterien:
- Mycoplasma pneumoniae
- Coxiella burnetti
- Chlamydia psittaci
- TWAR-Chlamydien

Pilze:
- Aspergillus-Arten*
- Candida-Arten*
- Cryptococcus neoformans*
- Histoplasma capsulatum*
- Coccidioides immitis*
- Blastomyces-Arten
- Mucoraceae*

Protozoen:
- Pneumocystis carinii*
- Toxoplasma gondii*

Helminthen:
- Echinococcus-Arten*
- Schistosoma-Arten*
- Toxocara canis (Larven)
- Ascaris lumbricoides (Larven)*
- Paragonimus-Arten*

1.6   Pleura

Empyem

Bakterien:
- Streptococcus pneumoniae*
- Staphylococcus aureus*
- Streptococcus pyogenes*
- Enterokokken
- vergrünende Streptokokken
- Enterobacteriaceae
- Haemophilus influenzae*
- anaerobe Mischflora
- Mycobacterium tuberculosis*
- Actinomyces israelii*
- Nocardia asteroides*

2 Urogenitaltrakt

2.1 Niere und ableitende Harnwege

Pyelonephritis/Urethrozystitis
Bakterien:
- Escherichia coli*
- weitere Enterobacteriaceae
- Pseudomonas aeruginosa
- Enterokokken
- Staphylococcus aureus*
- Staphylococcus saprophyticus (Frau)

Pilze:
- Candida-Arten*
- Aspergillus-Arten*
- Cryptococcus neoformans*

Unspezifische Urethritis
Bakterien:
- Chlamydia trachomatis*
- Mycoplasma hominis*
- Ureaplasma urealyticum

Urethralsyndrom (Frau)
Bakterien:
- Chlamydia trachomatis*
- Escherichia coli*
- unbekannte Erreger

2.2 Männliches Genitale

Prostatitis
Bakterien:
- Escherichia coli*
- weitere Enterobacteriaceae
- Pseudomonas aeruginosa
- Enterokokken
- Staphylococcus aureus*
- Neisseria gonorrhoeae*
- Chlamydia trachomatis*

2.3   Weibliches Genitale

Vulvovaginitis

Viren	Herpes-simplex-Virus
Pilze	Candida-Arten*
Protozoen	Trichomonas vaginalis*

Unspezifische Vaginitis (Vaginose)
Bakterien (häufig mehrere Bakterien):
- Gardnerella vaginalis
- Mycoplasma hominis*
- Mobiluncus mulieris
- Mobiluncus curtisii
- gramnegative Anaerobier

Entzündungen von Uterus und Adnexe
Bakterien:
- Neisseria gonorrhoeae*
- Chlamydia trachomatis*
- anaerobe Mischflora
- Enterobacteriaceae
- Streptococcus-Arten
- Gardnerella vaginalis
- Mycoplasma hominis*
- Mycobacterium tuberculosis*

Pelveoperitonitis (meist bei Frauen)
Bakterien:
- Neisseria gonorrhoeae*
- Chlamydia trachomatis*
- anaerobe Mischflora
- Enterobacteriaceae
- Streptococcus-Arten
- Gardnerella vaginalis
- Mycoplasma hominis*
- Mycobacterium tuberculosis*

II

Weitere Entzündungsformen

Tuberkulose	Bakterien: Mycobacterium tuberculosis*
Listeriose (Gravidität)	Bakterien: Listeria monocytogenes
Schistosomiasis	Helminthen: Schistosoma haematobium*

2.4 Genitaltrakt, allgemein (venerische Infektionen)

Bakterien:

Gonorrhö	Neisseria gonorrhoeae*
Syphilis (Lues)	Treponema pallidum*
Lymphogranuloma venereum	Chlamydia trachomatis*
Ulcus molle (weicher Schanker)	Haemophilus ducreyi
Granuloma inguinale	Calymmatobacterium granulomatis

III

3 Verdauungstrakt

3.1 Mund- und Rachenraum, Speicheldrüsen

Pharyngitis/Tonsillitis
Viren:
- Adenoviren
- Myxoviren
- RS-Virus
- Zytomegalievirus

Bakterien:
- Streptococcus pyogenes* (meist A)

Weitere Entzündungsformen in Mund und Rachen:

Herpangina	Viren: Coxsackie-Viren (Gruppe A)
Gingivitis/Stomatitis	Viren: Herpes-simplex-Virus
Infektiöse Mononukleose	Viren: Epstein-Barr-Virus
Angina Plaut-Vincent	Bakterien: Treponema vincentii + anaerobe Mischflora
Akute nekrotisierende ulzeröse Gingivostomatitis (ANUG)	Bakterien: Treponema vincentii + anaerobe Mischflora
Diphtherie	Bakterien: Corynebacterium diphtheriae*

Mumps (Parotitis epidemica)
Viren:
- Mumpsvirus (Paramyxovirus)

3.2 Magen und Darm

Gastroenteritis/Enterokolitis
Viren:
- Rotaviren
- Adenoviren
- parvovirusähnliche Viren
- Enteroviren
- Coronaviren
- Astroviren
- Caliciviren
- Norwalk-Viren

Bakterien:

■ Staphylococcus aureus* (Lebensmittelenterotoxine A–E)
■ Clostridium perfringens* (Lebensmittel)
■ Vibrio parahaemolyticus (Lebensmittel, Meerestiere)
■ E. coli (EPEC, ETEC, EIEC, EHEC)*
■ Campylobacter jejuni
■ Yersinia enterocolitica
■ Bacillus cereus

Weitere Entzündungsformen (durch Bakterien verursacht):

Pseudomembranöse Kolitis	Clostridium difficile
Shigellose (Dysenterie)	Shigella-Arten
Salmonellose: enteritische Form	verschiedene Salmonellen-Arten
Salmonellose: typhöse Form	Salmonella typhi und paratyphi A–c
Cholera	Vibrio cholerae*

Protozoen:

Amöbiasis	Entamoeba histolytica*
Giardiose	Giardia lamblia*
Kryptosporidiose	Cryptosporidium*
Sarkozystose	Sarcocystis-Arten*
Isosporose	Isospora belli*
Blastozystose	Blastocystis hominis

Helminthen:

Trematodeninfekte	■ Schistosoma-Arten* ■ Fasciolopsis buski* ■ Heterophyes heterophyes* u.a.
Zestodeninfekte	■ Taenia-Arten ■ Hymenolepis-Arten* ■ Diphyllobothrium-Arten*
Nematodeninfekte	■ Ascaris lumbricoides* ■ Trichuris trichiura* ■ Trichostrongylus-Arten ■ Ancylostoma-Arten* ■ Necator-Arten ■ Strongyloides stercoralis* ■ Enterobius vermicularis*

III

3.3   Leber

Virushepatitiden

Hepatitis A	Hepatitis-A-Virus
Hepatitis B	Hepatitis-B-Virus
Hepatitis C u.a.	Hepatitis-C-Virus u.a. Non-A-non-B-Viren
Gelbfieber	Flavivirus (Gelbfiebervirus)
Zytomegalie	Zytomegalievirus (Herpesvirus)

Leptospirose
Bakterien:
Leptospira interrogans*

Leberabszeß
Bakterien:
- Mischflora: E. coli* + andere Enterobacteriaceae
- gramnegative Anaerobier
- grampositive Anaerobier
- Staphylococcus aureus*
- Streptococcus pyogenes*
- Streptococcus milleri
Protozoen:
- Entamoeba histolytica*

Viszerale Leishmaniose
Protozoen:
- Leishmania donovani*
- Leishmania infantum

Infektionen mit Helminthen
Trematodeninfekte:

Schistosomiasis	Schistosoma mansoni*
Fasziolose	Fasciola hepatica
Opisthorchiasis	Opisthorchis-Arten*
Clonorchiasis	Clonorchis sinensis*
Dicrocoeliasis	Dicrocoelium dendriticum*

Zestodeninfekte:

Echinokokkose	Echinococcus granulosus* Echinococcus multilocularis*

III

3.4   Gallenwege

Cholezystitis/Cholangitis
Bakterien:
- E. coli*
- weitere Enterobacteriaceae
- gramnegative Anaerobier

Helminthen:
- Fasciola hepatica
- Opisthorchis-Arten*
- Clonorchis sinensis*
- Dicrocoelium dendriticum*
- Schistosoma mansoni*

3.5   Pankreas

Pankreatitis/Pankreasabszeß
Bakterien:
- Enterobacteriaceae
- Staphylococcus aureus*
- Streptococcus-Arten
- Pseudomonas-Arten
- Anaerobier

III

4 Peritoneum und Bauchhöhle

Primäre Peritonitis
Bakterien:
- Streptococcus pneumoniae*
- Streptococcus pyogenes*
- gramnegative Anaerobier
- grampositive Anaerobier
- Enterobacteriaceae
- Mycobacterium tuberculosis*

Sekundäre Peritonitis
Bakterien:
- aerob-anaerobe Mischinfektion
- Enterobacteriaceae
- gramnegative Anaerobier
- grampositive Anaerobier

Peritonitis nach Peritonealdialyse
Bakterien:
- Staphylococcus-Arten
- Streptococcus-Arten
- Corynebacterium-Arten
- Enterobacteriaceae
- Pseudomonas-Arten
- Acinetobacter-Arten
Pilze:
- Candida-Arten*

Intraperitoneale Abszesse
Bakterien:
- aerob-anaerobe Mischinfektion
- Enterobacteriaceae
- Staphylococcus aureus*
- gramnegative Anaerobier
- grampositive Anaerobier
- Streptococcus milleri

Zestodeninfekte/Echinokokkose
Helminthen:
- Echinococcus granulosus*
- Echinococcus multilocularis*

III

5 Nervensystem

Meningitis
Viren:
- Enteroviren
- Herpes-simplex-Viren
- Mumpsvirus
- Togaviren
- Bunyaviren
- Arenaviren
- lymphozytäre-Choriomeningitis-Virus
- Zeckenenzephalitisvirus (Flavivirus)

Bakterien:
- Neisseria meningitidis
- Streptococcus pneumoniae*
- Haemophilus influenzae B*
- Enterobacteriaceae (Senium)
- Mycobacterium tuberculosis*
- Leptospira interrogans*
- Listeria monocytogenes
- E. coli* (Neonatologie)
- Streptokokken Gruppe B (Neonatologie)

Pilze:
- Cryptococcus neoformans*
- Candida-Arten*
- Coccidioides immitis*

Hirn-/Epiduralabszeß, subdurales Empyem
Bakterien:
- Streptococcus milleri
- Anaerobier (Bacteroides)
- Enterobacteriaceae
- Staphylococcus aureus*

Pilze:
- Mucoraceae*
- Aspergillus-Arten*
- Candida-Arten*

Protozoen:
- Toxoplasma gondii*

Enzephalomyelitis
Viren:
- Masernvirus
- Mumpsvirus
- HIV

III

- Herpes-simplex-Virus
- Enteroviren: Polio-, Coxsackie-, ECHO-Viren
- Varicella-Zoster-Virus
- Epstein-Barr-Virus
- Zytomegalievirus
- Adenoviren
- Togaviren
- Bunyaviren
- Arenaviren
- Lyssavirus
- Zeckenenzephalitisvirus

Bakterien:
- Rickettsia-Arten
- Brucella-Arten
- Borrelia-Arten*, bes. Borrelia burgdorferi (Lyme)
- Leptospira interrogans*
- Listeria monocytogenes
- Mycobacterium tuberculosis*

Pilze:
- Cryptococcus neoformans*
- Aspergillus-Arten*
- Mucoraceae*

Protozoen:
- Naegleria fowleri
- Acanthamoeba-Arten
- Toxoplasma gondii*
- Trypanosoma b. gambiense
- Trypanosoma b. rhodesiense
- Plasmodium falciparum*

Helminthen:
- Taenia solium* (Zystizerkose)
- Echinococcus granulosus*
- Echinococcus multilocularis*
- Toxocara canis
- Toxocara mystax

Weitere bakterielle Entzündungsformen:

Tetanus	Clostridium tetani*
Botulismus	Clostridium botulinum
Lepra der peripheren Nerven	Mycobacterium leprae

III

6 Kardiovaskuläres System

Endokarditis
Bakterien:
- Streptococcus-Arten
- Staphylococcus-Arten
- gramnegative Stäbchen
- (weitere Bakterienarten)

Pilze:
(Bei Pilzinfektionen ist die Blutkultur in bis zu 25 % negativ)

Myokarditis/Perikarditis
Viren:
- Enteroviren
- Adenoviren
- Herpesviren
- Myxoviren
- Paramyxoviren

Bakterien:
- Staphylococcus aureus*
- Streptococcus pneumoniae*
- Enterobacteriaceae
- Mycobacterium tuberculosis*
- Mycoplasma pneumoniae
- Neisseria-Arten
- gramnegative Anaerobier
- Actinomyces-Arten
- Nocardia-Arten
- Rickettsia-Arten
- Chlamydia trachomatis*

Pilze:
- Candida-Arten*
- Aspergillus-Arten*
- Cryptococcus neoformans*
- Histoplasma capsulatum*
- Mucoraceae*

Protozoen:
- Entamoeba histolytica*
- Toxoplasma gondii*
- Trypanosoma cruzi*

Helminthen:
- Echinococcus granulosus*

III

7 Hämatopoetisches und lymphoretikuläres System

Viren:

AIDS (s. Anhang)	HIV-1 u. 2
Infektiöse Mononukleose	Epstein-Barr-Virus
Zytomegalie	Zytomegalievirus

Bakterien:

Brucellose	Brucella abortus Brucella melitensis
Tularämie	Francisella tularensis
Pest	Yersinia pestis*
Melioidose	Pseudomonas pseudomallei
Rotz	Pseudomonas mallei
Rattenbißfieber	Streptobacillus moniliformis
Sodoku	Spirillum minus
Bartonellose (Oroyafieber, Verruga peruana)	Bartonella bacilliformis
Rückfallfieber	Borrelia recurrentis* (Borrelia duttonii)
Katzenkratzkrankheit	unbenannte Stäbchenbakterien

Protozoen:

Malaria	Plasmodium-Arten*
Toxoplasmose	Toxoplasma gondii*
Kala-Azar	Leishmania donovani* (Leishmania infantum)

III

Helminthen:

Filariose (lymphatische)	Wucheria bancrofti*

Milzabszeß

Bakterien:

- Staphylococcus-Arten (bei Endokarditis)
- Streptococcus-Arten (bei Endokarditis)
- Enterobacteriaceae
- gramnegative Anaerobier
- grampositive Anaerobier

III

8 Haut und Subkutis

Pocken
Viren:
- Variolavirus
- Vacciniavirus
- Parapoxviren (Orf-Virus, Melkerknotenvirus)

Weitere Virusinfektionen

Herpes	Herpes-simplex-Virus
Varizellen (Windpocken)	Varicella-Zoster-Virus
Masern (Morbilli)	Masernvirus
Röteln	Rubeolavirus
Molluscum contagiosum	Molluscum-contagiosum-Virus
Warzen	Papillomavirus
Papillome	Papillomavirus

Hämorrhagische Fieber
Viren:
- Bunyaviren
- Arenaviren
- Flaviviren (Dengueviren)
- Marburg-Virus
- Ebola-Virus

Bakterielle Infektionen mit *Staphylococcus aureus** oder *Streptococcus pyogenes**
- Furunkel
- Karbunkel
- Pemphigus
- Follikulitis
- Impetigo
- Erysipel
- Zellulitis

Gangränöse Zellulitis
Bakterien (meist Mischflora):
- Clostridium-Arten
- gramnegative Anaerobier
- Pseudomonas-Arten
- Enterobacteriaceae

III

Weitere bakterielle Infektionen

Erysipeloid	Erysipelothrix rhusiopathiae
Erythema chronicum migrans	Borrelia burgdorferi*
Hautanthrax	Bacillus anthracis*
Lepra	Mycobacterium leprae

Rickettsiosen (Fleckfieber u.a.)
Bakterien:
Rickettsia-Arten

Nichtvenerische Treponematosen (endemische Syphilis, Pinta, Frambösie)
Bakterien:
■ Treponema pallidum endemicum*
■ Treponema pallidum pertenue*
■ Treponema carateum

Maduramykose/Myzetom
Bakterien:
■ Nocardia brasiliensis
■ Actinomadura madurae*
■ Streptomyces-Arten*
Pilze:
■ Madurella-Arten
■ Allescheria-Arten
■ Aspergillus nidulans*

Weitere Pilzerkrankungen

Dermatomykosen	Dermatophyten Candida-Arten*
Sporotrichose	Sporothrix schenckii
Chromomykose	Phialophora verrucosa Fonsecaea pedrosoi Cladosporium carrionii

III **Leishmaniosen**
Protozoen:

Kutane Leishmaniose	Leishmania tropica* Leishmania major*
Amerikanische Hautleishmaniose	Leishmania brasiliensis* Leishmania mexicana*

Weitere Entzündungsformen durch Helminthen

Zerkariendermatitis	Zerkarien von Schistosoma-Arten*
Larva migrans externa (Hautmaul-wurf)	Larven von Ancylostoma-Arten*
Onchozerkose	Onchocerca volvulus* (Mikrofilarien)
Loiase	Loa loa* (Wanderfilarie)
Zystizerkose	Taenia solium*
Drakunkulose	Dracunculus-Arten*

III

9 Bewegungsapparat

Osteomyelitis/Ostitis
Bakterien:
- Staphylococcus aureus*
- koagulasenegative Staphylokokken
- Streptococcus-Arten
- Enterobacteriaceae
- Pseudomonas-Arten
- grampositive Anaerobier
- gramnegative Anaerobier

Septische Arthritis
Bakterien:
- Staphylococcus aureus*
- Streptococcus pyogenes*
- Streptococcus pneumoniae*
- Haemophilus influenzae*
- Neisseria gonorrhoeae*
- Enterobacteriaceae
- Pseudomonas-Arten

Weitere Entzündungsformen

Pleurodynie, epidemische Myalgie (Bornholm)	Coxsackie-Viren Gruppe B
	ECHO-Viren
Gasbrand/Gasödem	Clostridium perfringens* u.a. Clostridienarten (Bakterien)
Trichinellose	Trichinella spiralis* (Helminthen)
Zystizerkose	Taenia solium* (Helminthen)

10 Sinnesorgane

10.1 Augen

Trachom
Bakterien:
- Chlamydia trachomatis*

Konjunktivitis/Skleritis
Viren:
- Adenoviren
- Enteroviren
- Orthomyxoviren (Influenza)
- Paramyxo-(Masern-)viren
- Vacciniavirus
Bakterien:
- Neisseria-Arten
- Streptococcus-Arten
- Staphylococcus aureus*
- Haemophilus-Arten
- Enterobacteriaceae
- Pseudomonas-Arten
- Mycobacterium-Arten
- Moraxella lacunata
- Chlamydia trachomatis* (Einschlußkonjunktivitis)
- Treponema pallidum*
Pilze:
- Candida-Arten*
- Sporothrix schenckii
Helminthen:
- Onchocerca volvulus*
- Loa loa*
- Wucheria bancrofti*

Keratitis
Viren:
- Herpes-simplex-Viren
- Adenoviren
- Varicella-Zoster-Virus
- Epstein-Barr-Virus
- Vacciniavirus
Bakterien:
- Staphylococcus-Arten
- Streptococcus-Arten
- Neisseria gonorrhoeae*

- Enterobacteriaceae
- Pseudomonas-Arten
- Bacillus-Arten
- Mycobacterium-Arten
- Moraxella lacunata
- Actinomyces-Arten
- Nocardia-Arten
- Chlamydia trachomatis*
- Treponema pallidum*

Pilze:
- Candida-Arten*
- Aspergillus-Arten*
- Fusarium solani

Endophthalmitis
Viren:
- Herpes-simplex-Virus
- Varicella-Zoster-Virus
- Zytomegalievirus
- Masernvirus
- Rötelnvirus

Bakterien:
- Staphylococcus-Arten
- Streptococcus-Arten
- Neisseria gonorrhoeae*
- Enterobacteriaceae
- Pseudomonas-Arten
- Bacillus-Arten
- Mycobacterium-Arten
- Moraxella lacunata
- Actinomyces-Arten
- Nocardia-Arten
- Chlamydia trachomatis*
- Treponema pallidum*

Pilze:
- Candida-Arten*
- Aspergillus-Arten*
- Blastomyces dermatitidis
- Histoplasma capsulatum*
- Mucoraceae*
- Sporothrix schenckii
- Fusarium-Arten
- Trichosporon-Arten

Protozoen:
- Toxoplasma gondii*

Helminthen:
- Onchocerca volvulus*
- Toxocara canis
- Taenia solium* (Finnen)

10.2   Ohren

Otitis externa
Bakterien:
- Pseudomonas-Arten
- Staphylococcus aureus*
- Streptococcus pyogenes*

Pilze:
- Aspergillus-Arten*
- Candida-Arten*

Otitis media
Bakterien:
- Streptococcus pneumoniae*
- Haemophilus influenzae*
- Streptococcus pyogenes*
- Staphylococcus aureus*
- Branhamella catarrhalis

III

11 Anhang: AIDS

Klassifikation der Krankheitsbilder bei AIDS

(bei positivem HIV-Antikörper-, Antigen- oder Virusnachweis)
(zit. nach Kayser et al. (1989): Medizinische Mikrobiologie)

Stadium	Definition	Befunde/Symptome
I	akute mononukleoseähnliche Infektion ± Meningoenzephalitis	
II A	symptomlos	
II B	pathologische Laborbefunde	Lymphopenie T4/T8-Verschiebung
III A	generalisierte Lymphadenopathie	
III B	III A + II B (Laborbefunde)	s.o
IV A	Allgemeinsymptome	Fieber Diarrhö Gewichtsverlust
IV B	neurologische Symptome	Demenz Myelopathie
IV C1	opportunistische Infektionen: *Protozoen/Helminthen*	Pneumocystis-carinii-Pneumonie Toxoplasmose Kryptosporidose Isosporiasis Strongylodiasis
	Pilze	Candidiasis (Lunge, Ösophagus) Kryptokokkose Histoplasmose Aspergillose
	Bakterien	atypische Mykobakterien
	Viren	Zytomegalievirusinfektion Herpes simplex

III

(Fortsetzung s. nächste Seite)

Stadium	Definition	Befunde/Symptome
IV C2	andere Infektionen	Herpes zoster Salmonellensepsis Nocardiose extrapulmonale Tuberkulose Candida-Stomatitis „oral hairy leukoplakia"
IV D	Malignome	Kaposi-Sarkom Lymphome
IV E	andere HIV-assoziierte Erkrankungen	lymphoide, interstitielle Pneumonie

(In der Kategorie IV können Krankheitsbilder kombiniert sein)

III

12 Abbildungen der wichtigsten Krankheitserreger

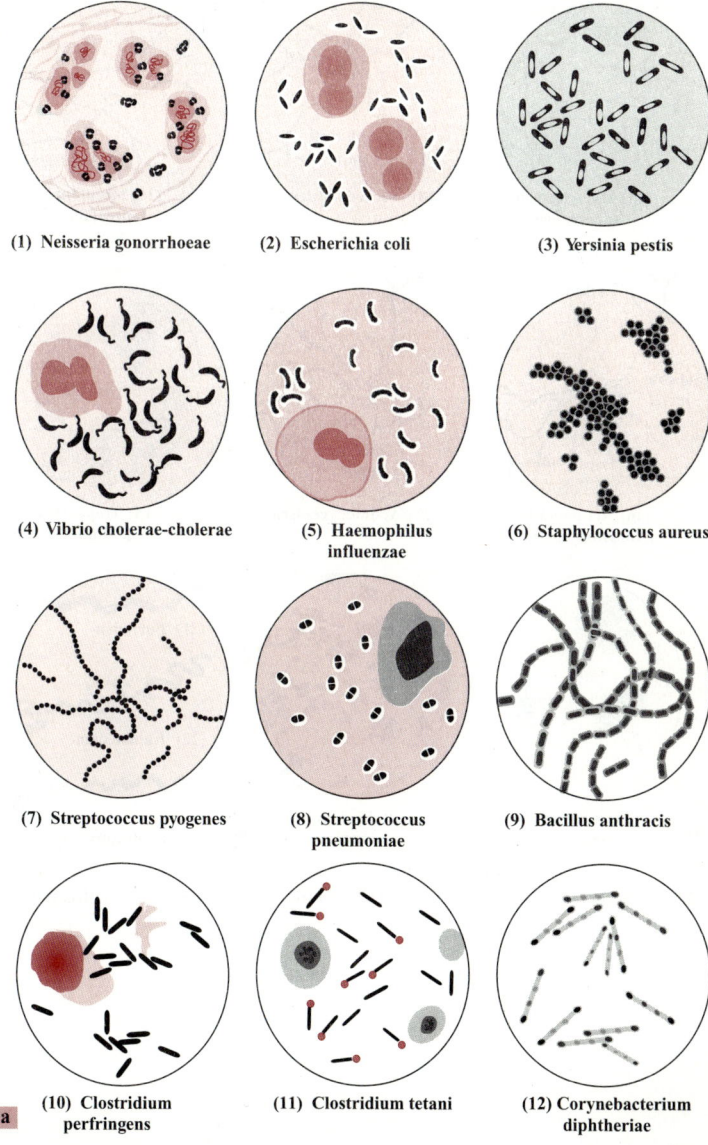

(1) Neisseria gonorrhoeae

(2) Escherichia coli

(3) Yersinia pestis

(4) Vibrio cholerae-cholerae

(5) Haemophilus influenzae

(6) Staphylococcus aureus

(7) Streptococcus pyogenes

(8) Streptococcus pneumoniae

(9) Bacillus anthracis

(10) Clostridium perfringens

(11) Clostridium tetani

(12) Corynebacterium diphtheriae

III

a

(Fortsetzung s. nächste Seite)

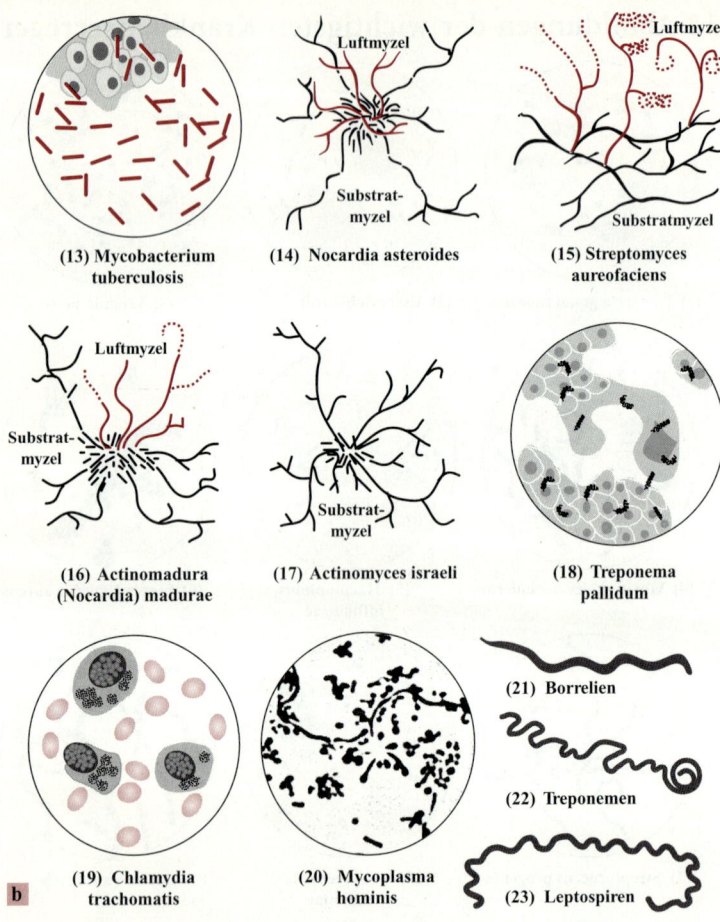

(13) Mycobacterium
tuberculosis

(14) Nocardia asteroides

(15) Streptomyces
aureofaciens

(16) Actinomadura
(Nocardia) madurae

(17) Actinomyces israeli

(18) Treponema
pallidum

(19) Chlamydia
trachomatis

(20) Mycoplasma
hominis

(21) Borrelien

(22) Treponemen

(23) Leptospiren

Abb. III-1. (a, b) Halbschematische Darstellung der medizinisch wichtigsten
Bakterien

Bauprinzipien animaler Viren

Nackt ikosaedral
(z.B. Picornaviren)

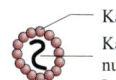

Kapsomer

Kapsid +
nukleinsäurehaltiger } Nukleo-
Innenkörper (Core) } kapsid

Nackt helikal
(z.B. Tabakmosaikvirus, TMV)

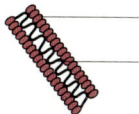

Struktureinheit

Kapsid + } Nukleo-
Nukleinsäure } kapsid

Umhüllt ikosaedral
(z.B. Herpesviren)

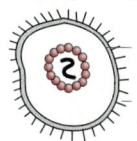

Außenhülle (Envelope)

Glykoproteinfortsätze
(Spikes oder Peplomere)

Umhüllt helikal
(z.B. Paramyxoviren)

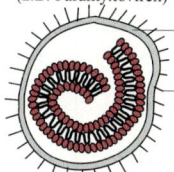

Außenhülle
(Envelope)

Glykoproteinfortsätze
(Spikes oder
Peplomere)

Familien animaler Viren

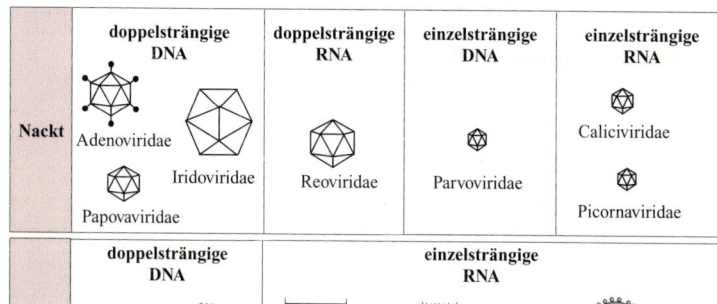

	doppelsträngige DNA	doppelsträngige RNA	einzelsträngige DNA	einzelsträngige RNA
Nackt	Adenoviridae Iridoviridae Papovaviridae	Reoviridae	Parvoviridae	Caliciviridae Picornaviridae

	doppelsträngige DNA	einzelsträngige RNA		
Um-hüllt	Paxviridae Herpesviridae	100 nm Arenaviridae Paramyxoviridae Coronaviridae Orthomyxoviridae	Retroviridae Rhabdoviridae Tagaviridae Bunyaviridae	

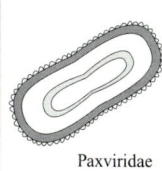
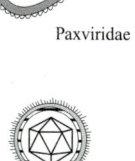
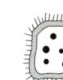
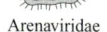

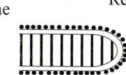

III

Abb. III-2. Formen animaler Viren

Morphologische Gruppen der Phagen   (nach Bradley, Tikhonenko)

Gruppe	I	II	III	IV und V	VI
Morphologie					
Phagen	z.B. T 2	z.B. T 1	z.B. T 3	z.B . Ø x 174	z.B. M 13
Kopfdurch-messer (in nm)	95 x 65	60 x 60	55	25	—
Schwanz-länge (in nm)	115	150	15	—	Länge: 800 Ø: 8
Typ der Nukleinsäure	doppel-strängige DNA	doppel-strängige DNA	doppel-strängige DNA	einstr. RNA, einstr.DNA	ein-strängige DNA

Schematische Darstellung des Phagen T2

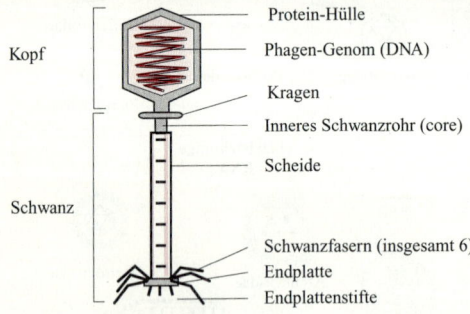

Kopf
— Protein-Hülle
— Phagen-Genom (DNA)
— Kragen
— Inneres Schwanzrohr (core)
— Scheide

Schwanz
— Schwanzfasern (insgesamt 6)
— Endplatte
— Endplattenstifte

III

Abb. III-3. Bakteriophagen

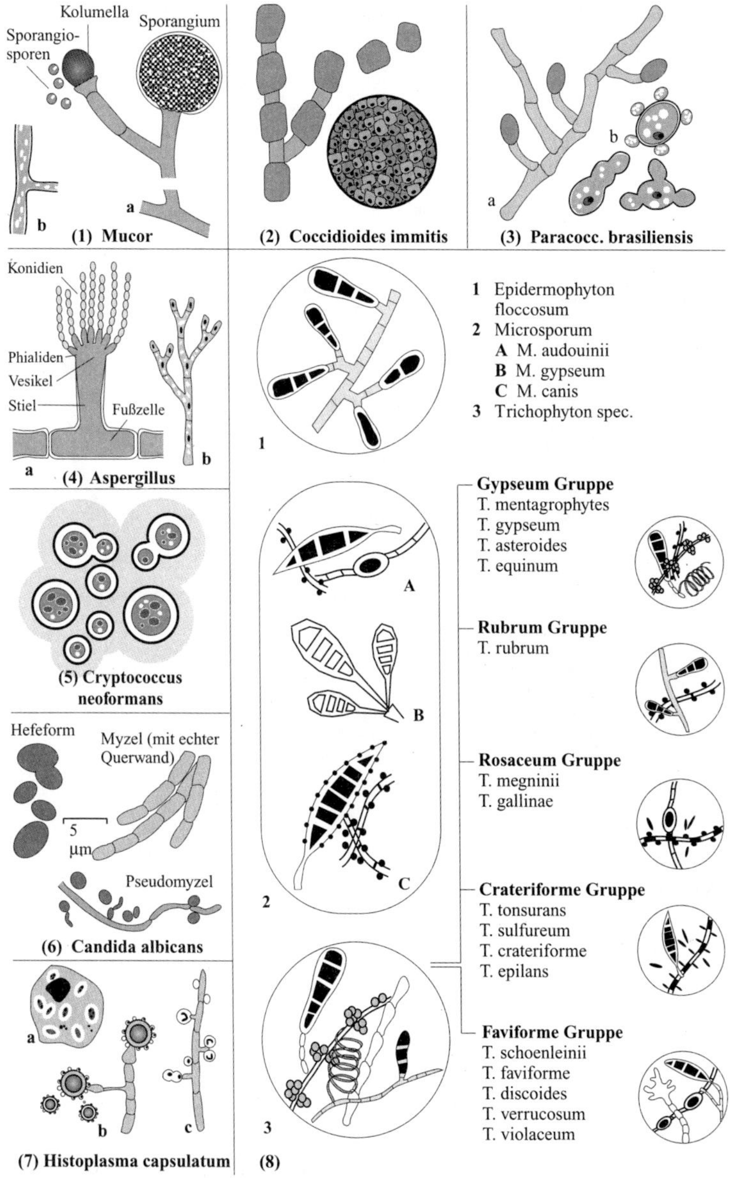
Kolumella
Sporangium
Sporangio-
sporen
a
b
(1) Mucor
(2) Coccidioides immitis
a
b
(3) Paracocc. brasiliensis
Konidien
Phialiden
Vesikel
Stiel
Fußzelle
a
b
(4) Aspergillus
1
1 Epidermophyton floccosum
2 Microsporum
A M. audouinii
B M. gypseum
C M. canis
3 Trichophyton spec.
A
B
C
2
Gypseum Gruppe
T. mentagrophytes
T. gypseum
T. asteroides
T. equinum
Rubrum Gruppe
T. rubrum
Rosaceum Gruppe
T. megninii
T. gallinae
Crateriforme Gruppe
T. tonsurans
T. sulfureum
T. crateriforme
T. epilans
Faviforme Gruppe
T. schoenleinii
T. faviforme
T. discoides
T. verrucosum
T. violaceum
(5) Cryptococcus
neoformans
Hefeform
Myzel (mit echter
Querwand)
5
μm
Pseudomyzel
(6) Candida albicans
a
b
c
3
(7) Histoplasma capsulatum
(8)

Abb. III-4. Darstellung medizinisch bedeutsamer Pilze

Mikroskopisches Aussehen wichtiger Pilzelemente im Kulturpräparat

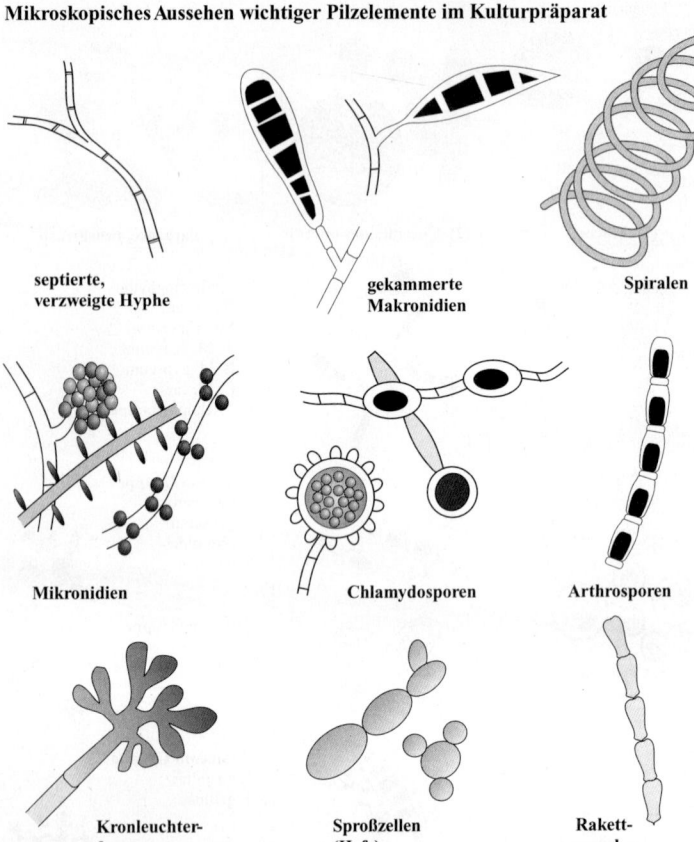

septierte,   gekammerte   Spiralen
verzweigte Hyphe   Makronidien

Mikronidien   Chlamydosporen   Arthrosporen

Kronleuchter-   Sproßzellen   Rakett-
formen   (Hefe)   myzel

Abb. III-5. Formvarianten der Pilze

III

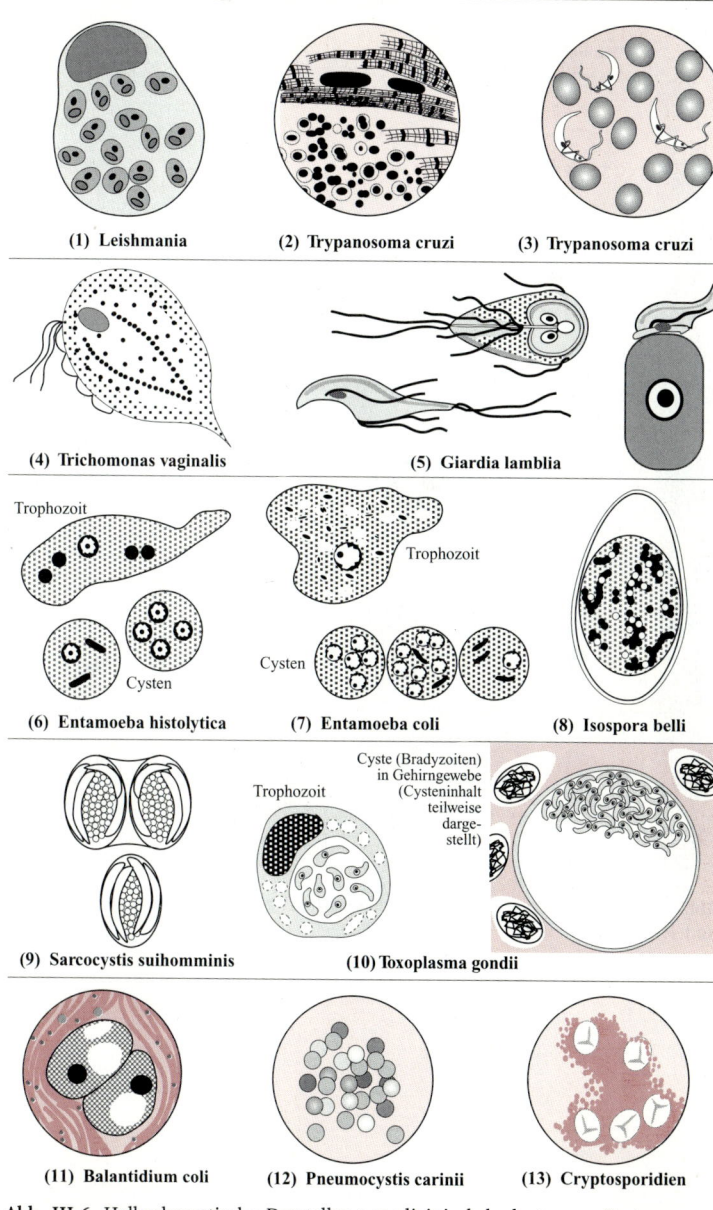

(1) Leishmania   (2) Trypanosoma cruzi   (3) Trypanosoma cruzi

(4) Trichomonas vaginalis   (5) Giardia lamblia

Trophozoit

Trophozoit

Cysten

Cysten

(6) Entamoeba histolytica   (7) Entamoeba coli   (8) Isospora belli

Cyste (Bradyzoiten)
in Gehirngewebe
(Cysteninhalt
teilweise
darge-
stellt)

Trophozoit

(9) Sarcocystis suihominis   (10) Toxoplasma gondii

III

(11) Balantidium coli   (12) Pneumocystis carinii   (13) Cryptosporidien

Abb. III-6. Halbschematische Darstellung medizinisch bedeutsamer Protozoen

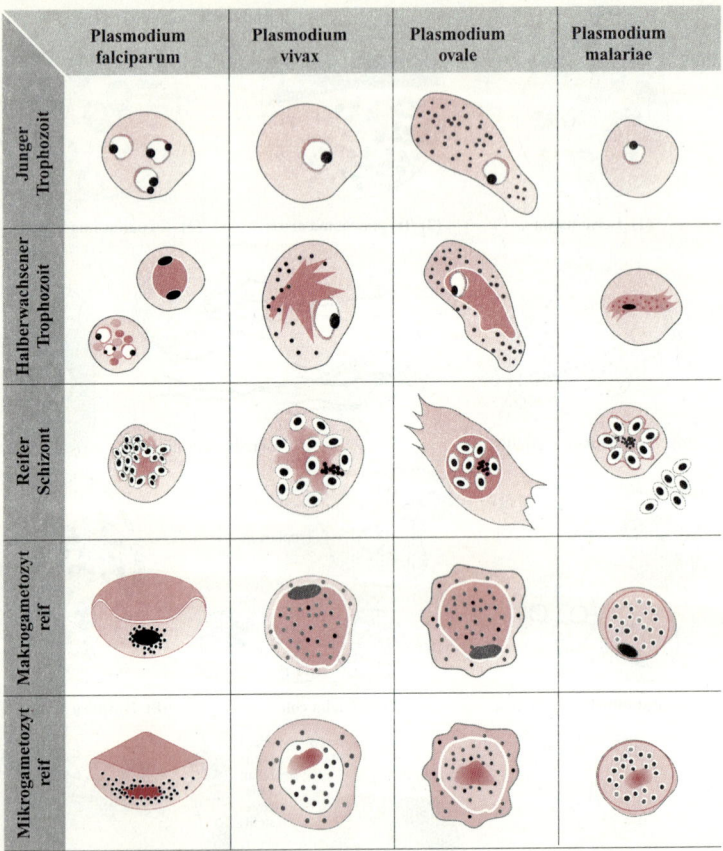

Abb. III-7. Verschiedene Stadien der Plasmodien: P. falciparum, P. vivax, P. ovale und P. malariae

Metazoa - Parasiten im Größenvergleich

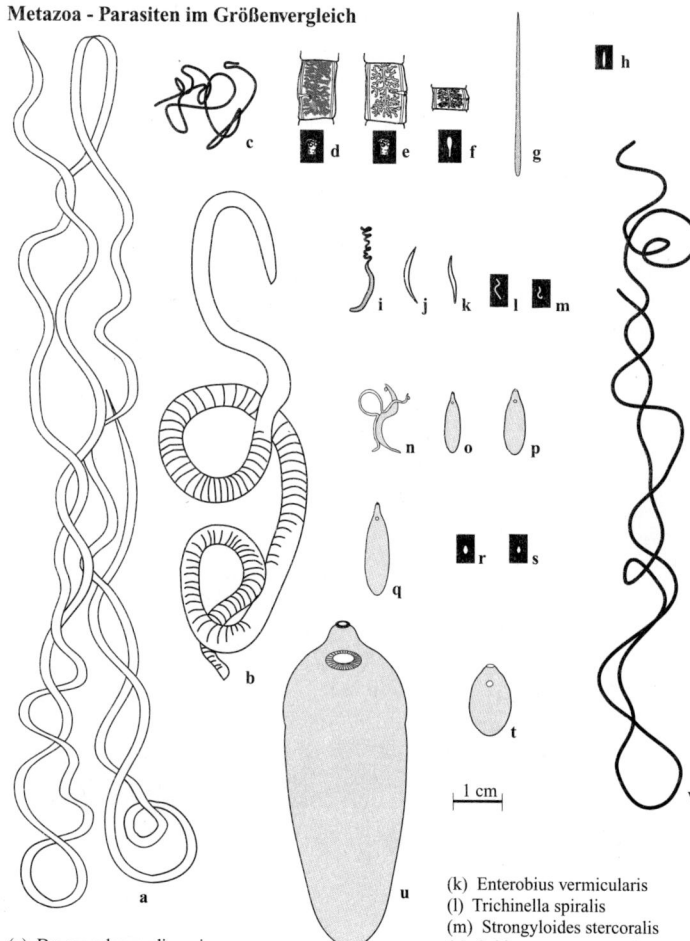

(a) Dracunculus medinensis
(b) Ascaris lumbricoides
(c) Wucheria bancrofti
(d) Taenia saginata, reife Proglottide und Scolex
(e) Taenia solium, reife Proglottide und Scolex
(f) Diphyllobothrium latum, reife Proglottide und Scolex
(g) Hymenolepis nana
(h) Echinococcus granulosus, E. multilocularis
(i) Trichuris trichiura
(j) Ancylostoma duodenale

(k) Enterobius vermicularis
(l) Trichinella spiralis
(m) Strongyloides stercoralis
(n) Schistostoma mansoni, S. haematobium, S. japonicum
(o) Dicrocoelium dendriticum
(p) Opisthorchis felineus
(q) Clonorchis sinensis
(r) Metagonimus yokogawai
(s) Heterophyes heterophyes
(t) Paragonimus westermani, P. kellicotti, u.a.
(u) Fasciolopsis buski
(v) Onchocerca volvulus

III

Abb. III-8. Helminthen (Würmer; metazoische Parasiten) im Größenvergleich

Metazoa und Protozoa - Eier und Larven im Größenvergleich

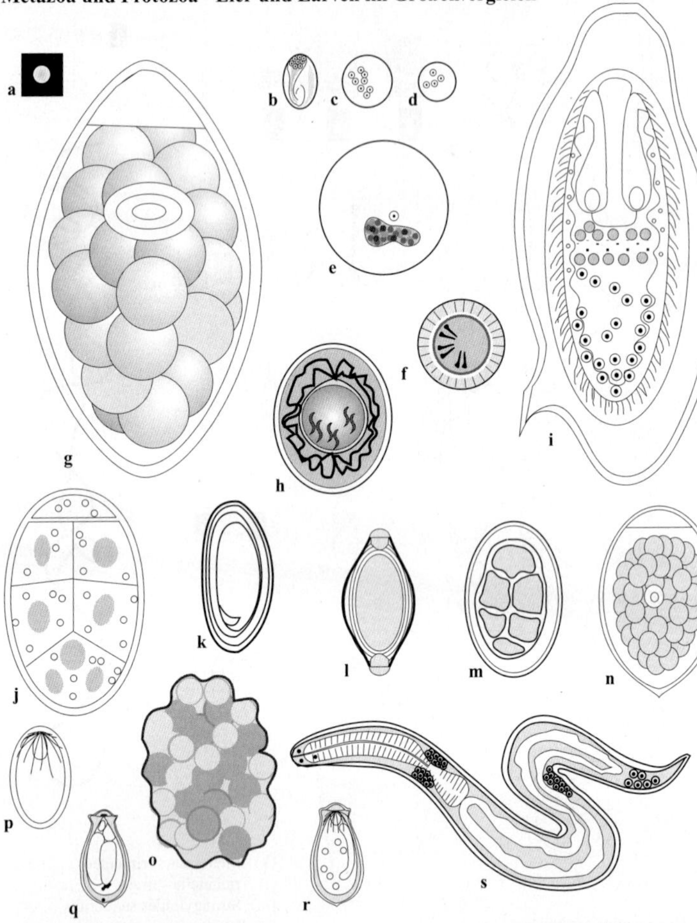

(a) Erythrozyt des Menschen als Vergleichs-
    objekt (ø ca. 7μm)
(b) Giardia lamblia (Zyste)
(c) Entamoebia coli (8-kernige Zyste)
(d) Entamoebia histolytica (4-kernige Zyste)
(e) Balantidium coli (Zyste)
(f) Taenia saginata (Embryophore)
(g) Fasciolopsis buski (Ei)
(h) Hymenolepis nana (Ei mit Oncosphaera)
(i) Schistosoma mansoni (Ei mit Miracidium)

(j) Paragonimus westermani (Ei)
(k) Enterobius vermicularis (Ei)
(l) Trichuris trichiura (Ei)
(m) Ancylostoma duodenale (Ei)
(n) Diphyllobotrium latum (Ei)
(o) Ascaris lumbricoides (Ei)
(p) Dicrocoelium dendriticum (Ei)
(q) Clonorchis sinensis (Ei)
(r) Opisthorchis felineus (Ei)
(s) Strongyloides stercoralis (Larve)

Abb. III-9. Protozoa und Helminthen: Eier und Larven im Größenvergleich

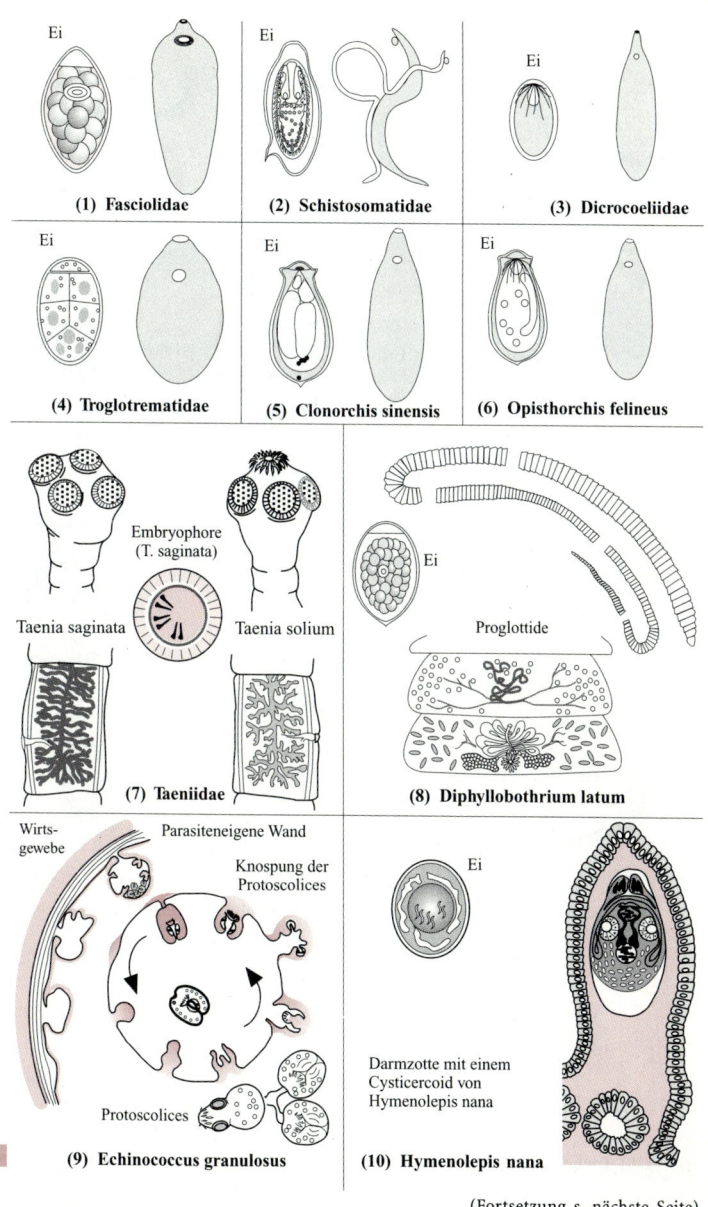

Ei

(1) Fasciolidae

Ei

(2) Schistosomatidae

Ei

(3) Dicrocoeliidae

Ei

(4) Troglotrematidae

Ei

(5) Clonorchis sinensis

Ei

(6) Opisthorchis felineus

Embryophore
(T. saginata)

Taenia saginata   Taenia solium

(7) Taeniidae

Ei

Proglottide

(8) Diphyllobothrium latum

Wirts-
gewebe   Parasiteneigene Wand

Knospung der
Protoscolices

Protoscolices

a   **(9) Echinococcus granulosus**

Ei

Darmzotte mit einem
Cysticercoid von
Hymenolepis nana

(10) Hymenolepis nana

III

(Fortsetzung s. nächste Seite)

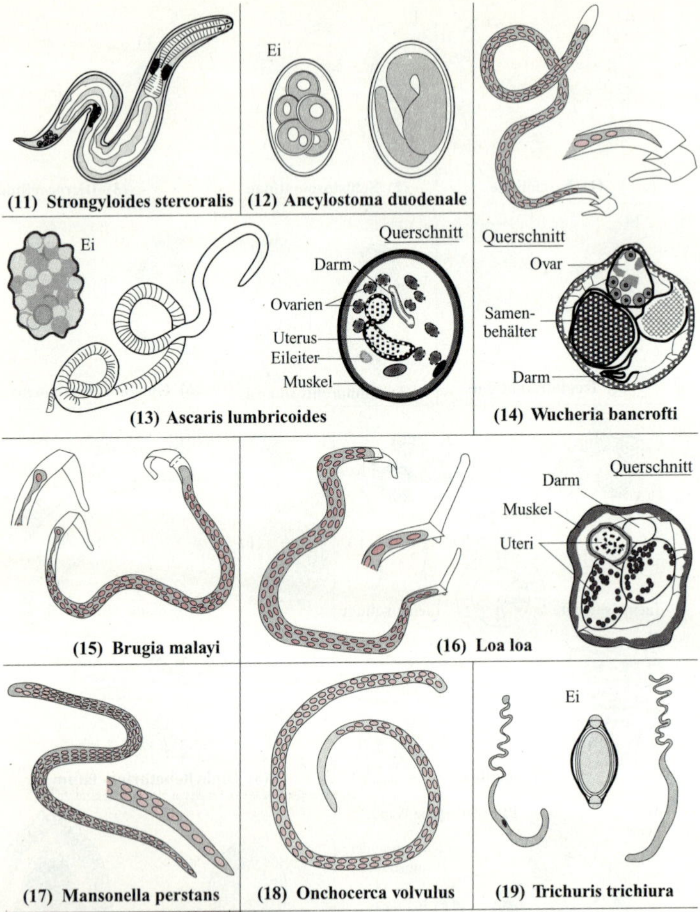

(11) Strongyloides stercoralis

Ei

(12) Ancylostoma duodenale

Ei

Querschnitt

Darm

Ovarien

Uterus

Eileiter

Muskel

(13) Ascaris lumbricoides

Querschnitt

Ovar

Samen-
behälter

Darm

(14) Wucheria bancrofti

(15) Brugia malayi

Querschnitt

Darm

Muskel

Uteri

(16) Loa loa

(17) Mansonella perstans

(18) Onchocerca volvulus

Ei

(19) Trichuris trichiura

III

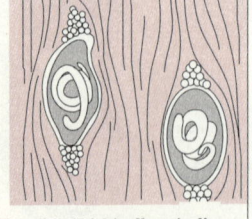

b **(20) Trichinella spiralis**

Abb. III-10. (a, b) Halbschematische Darstellung
der medizinisch wichtigsten metazoischen Parasiten (Achtung: die Eiformen sind hierbei stark
vergrößert)

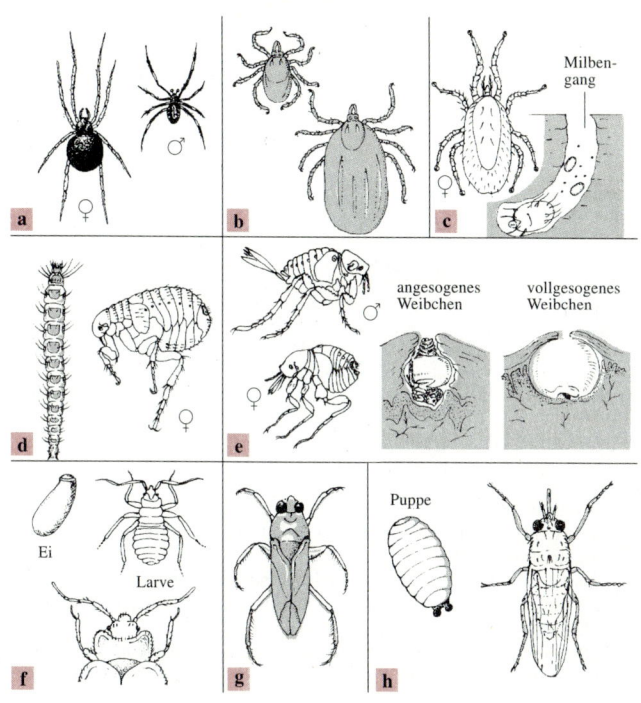

Abb. III-11. a–l. Medizinisch bedeutsame Articulata (Gliedertiere):
a Latrodectus („Schwarze Witwe") → Neurotoxin (durch Biß übertragen).
b Ixodes ricinus (Schildzecke); oben links: ungesogenes Weibchen, unten rechts:
vollgesogenes Weibchen → neben lokaler Fremdkörperreaktion und sog.
„Zeckenlähme" (Neurotoxin) bedeutsam als Überträger anderer Krankheitskeime:
Viren (Enzephalitis), Rickettsien (Q-Fieber), Spirochäten (Borreliose), Bakterien
(Tularämie) u.a.
c Milben → „Krätze", allergische Reaktionen, Dermatitiden.
d Pulex irritans (Menschenfloh); links: Larve, rechts: ausgewachsenes Weibchen
→ Überträger der Pest, Zwischenwirt für Bandwürmer.
e Tunga penetrans (Sandfloh) → Komplikation: lokale Sekundärinfektionen der
tiefen, nahezu unvollständig abgekapselten Eiablagegänge.
f Cimex lectularius (Bettwanze) → individuell unterschiedliche Reaktion auf
Wanzenstiche, in Süd- und Mittelamerika Übertragung der Chagas-Krankheit
(Trypanosoma cruzi) durch große Reduviiden-Wanzen.
g Notonecta sp. („Wasserbiene") → schmerzhafte Stiche der im Wasser lebenden
Wanzen (mit Flügeln).
h Glossina sp. (Tsetsefliege) → Übertragung der Schlafkrankheit (Trypanosoma
brucei) u.a. Trypanosomenarten. Fortsetzung **i–l** auf der folgenden Seite

III

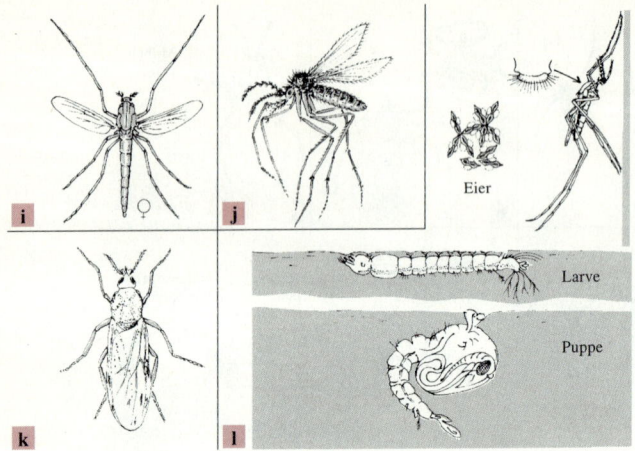

Abb. III-11. (Fortsetzung)
i Chironimus sp. (weiblich); nicht blutsaugende Mückenart (häufig in Schwärmen um Straßenbeleuchtungen u.a.).
j Phlebotomus papatasii → Übertragung von Leishmanienarten.
k Culicoides sp. (Gnitzen, „biting midges") → schmerzhafte Stiche, Übertragung von Viruskrankheiten.
l Anopheles-Stechmücke; Mitte oben: Scutella, rechts: ausgewachsene Mücke, oben links: Eier, Mitte: Larve, unten: Puppe → Übertragung der Malariaerreger

III

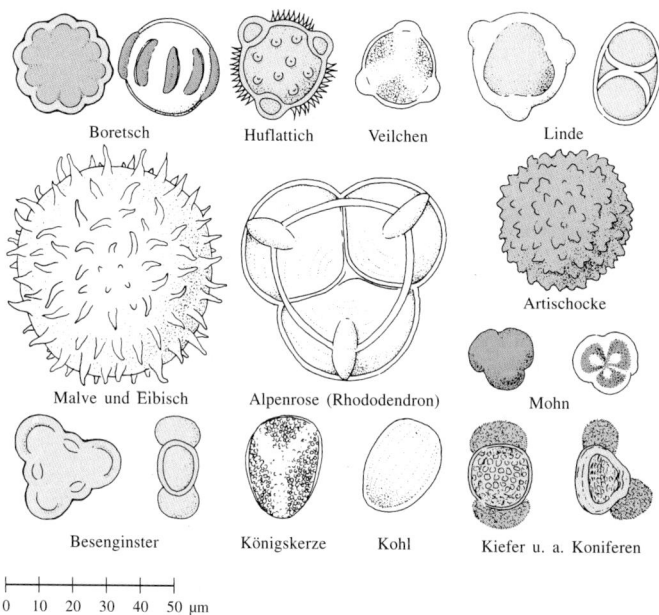

Boretsch   Huflattich   Veilchen   Linde

Artischocke

Malve und Eibisch   Alpenrose (Rhododendron)   Mohn

Besenginster   Königskerze   Kohl   Kiefer u. a. Koniferen

0   10   20   30   40   50 µm

Abb. III-12. Pollenkörner, die leicht mit Parasiten(eiern) verwechselt werden können

III

13 Alphabetische Auflistung der Krankheits- erreger und zugehörigen Krankheitsbilder

(Die hier bereits alphabetisch geordneten Krankheitserreger sind im Sachregister <u>nicht</u> nochmals aufgeführt; die mit * gekennzeichneten Erreger sind im Abbildungsteil S. 769 ff. dargestellt).

Acanthamoeba-Arten	Enzephalomyelitis
Acinetobacter-Arten	Peritonitis nach Peritonealdialyse
Actinomadura madurae*	Maduramykose/Myzetom
Actinomyces israelii*	Empyem „Praxis"-Pneumonie
Actinomyces-Arten	Endophthalmitis Keratitis Myokarditis/Perikarditis
Adenoviren	akute Bronchitis/Bronchiolitis Enzephalomyelitis Gastroenteritis/Enterokolitis Keratitis Konjunktivitis/Skleritis Myokarditis/Perikarditis Rhinitis (Schnupfen) Sinusitis „atypische" Pneumonie akute Laryngotracheobronchitis (Pseudokrupp) Pharyngitis/Tonsillitis
Aerob-anaerobe Misch- infektionen	intraperitoneale Abszesse sekundäre Peritonitis u.a.
Allscheria-Arten	Maduramykose/Myzetom
Anaerobe Misch- infektionen	Empyem Entzündungen von Uterus und Adnexe Lungenabszeß/nekrotisierende Pneumonie Pelveoperitonitis (meist bei Frauen) „Praxis"-Pneumonie (z.B. bei Aspiration)
Anaerobier	Pankreatitis/Pankreasabszeß Sinusitis (selten)
Anaerobier, gramnegative	Cholezystitis/Cholangitis gangränöse Zellulitis intraperitoneale Abszesse Leberabszeß Milzabszeß Myokarditis/Perikarditis primäre Peritonitis sekundäre Peritonitis

III

	unspezifische Vaginitis (Vaginose)
	Osteomyelitis/Ostitis
Anaerobier, grampositive	intraperitoneale Abszesse
	Leberabszeß
	Milzabszeß
	Osteomyelitis/Ostitis
	primäre Peritonitis
	sekundäre Peritonitis
Ancylostoma-Arten* (Larven)	Larva migrans externa (Hautmaulwurf)
Arenaviren	Enzephalomyelitis
	hämorrhagisches Fieber
	Meningitis
Ascaris lumbricoides*	Nematodeninfekte
Ascaris lumbricoides (Larven)*	„atypische" Pneumonie
Aspergillus nidulans	Maduramykose/Myzetom
Aspergillus-Arten*	„atypische" Pneumonie
	Endophthalmitis
	Enzephalomyelitis
	Hirn-/Epiduralabszeß, subdurales Empyem
	Keratitis
	Lungenabszeß/nekrotisierende Pneumonie
	Otitis externa
	Myokarditis/Perikarditis
	Pyelonephritis/Urethrozystitis
Astroviren	Gastroenteritis/Enterokolitis
Bacillus anthracis*	Hautanthrax
	„Praxis"-Pneumonie
Bacillus cereus	Gastroenteritis/Enterokolitis
Bacillus-Arten	Endophthalmitis
	Keratitis
Bacteroides-Arten	Hirn-/Epiduralabszeß, subdurales Empyem
Bartonella bacilliformis	Bartonellose (Oroyafieber, Verruga peruana)
Blastocystis hominis	Blastozystose
Blastomyces dermatitidis	Endophthalmitis
Blastomyces-Arten	„atypische" Pneumonie
Bordetella pertussis	Pertussis
Borrelia burgdorferi	Erythema chronicum migrans

III

Borrelia duttonii	Rückfallfieber
Borrelia recurrentis	Rückfallfieber
Borrelia-Arten*, bes. Borrelia burgdorferi (Lyme)	Enzephalomyelitis
Branhamella catarrhalis	Otitis media
Brucella abortus	Brucellose
Brucella melitensis	Brucellose
Brucella-Arten	Brucellose Enzephalomyelitis
Bunyaviren	Enzephalomyelitis hämorrhagisches Fieber Meningitis
Caliciviren	Gastroenteritis/Enterokolitis
Calymmatobacterium granulomatis	Granuloma inguinale
Campylobacter jejuni	Gastroenteritis/Enterokolitis
Candida-Arten*	„atypische" Pneumonie Dermatomykosen Endophthalmitis Hirn-/Epiduralabszeß, subdurales Empyem Keratitis Konjunktivitis/Skleritis Lungenabszeß/nekrotisierende Pneumonie Meningitis Otitis externa Vulvovaginitis Myokarditis/ Perikarditis Peritonitis nach Peritonealdialyse Pyelonephritis/Urethrozystitis
Chlamydia psittaci	„atypische" Pneumonie
Chlamydia trachomatis*	Endophthalmitis Keratitis Lymphogranuloma venereum Myokarditis/Perikarditis Prostatitis Trachom unspezifische Urethritis Urethralsyndrom (Frau) Entzündungen von Uterus und Adnexe Pelveoperitonitis (meist bei Frauen) (Einschluß-)Konjunktivitis/Skleritis

III

Cladosporium carrionii	Chromomykose
Clonorchis sinensis*	Cholezystitis/Cholangitis Trematodeninfekte/Clonorchiasis
Clostridium botulinum	Botulismus
Clostridium difficile	pseudomembranöse Kolitis
Clostridium perfringens*	Gasbrand/Gasödem
Clostridium perfringens (Lebensmittel)	Gastroenteritis/ Enterokolitis
Clostridium tetani*	Tetanus
Clostridium-Arten	gangränöse Zellulitis Gasbrand/Gasödem
Coccidioides immitis*	„atypische" Pneumonie Meningitis
Coronaviren	Rhinitis (Schnupfen) Sinusitis Gastroenteritis/Enterokolitis
Corynebacterium diphtheriae*	Diphtherie
Corynebacterium-Arten	Peritonitis nach Peritonealdialyse
Coxiella burnetti	„atypische" Pneumonie
Coxsackie-Viren (Gruppe A)	Herpangina
Coxsackie-Viren (Gruppe B)	Pleurodynie, epidemische Myalgie (Bornholm)
Cryptococcus neoformans*	„atypische" Pneumonie Enzephalomyelitis Meningitis Myokarditis/Perikarditis Pyelonephritis/Urethrozystitis
Cryptosporidium*	Kryptosporidiose
Dermatophyten	Dermatomykosen
Dicrocoelium dendriticum*	Cholezystitis/Cholangitis Trematodeninfekte/Dicrocoeliasis
Diphyllobothrium-Arten*	Zestodeninfekte
Dracunculus-Arten*	Drakunkulose
E. coli*	Cholezystitis/Cholangitis Urethralsyndrom (Frau) Prostatitis Pyelonephritis/Urethrozystitis

III

E. coli (EPEC, ETEC, EIEC, EHEC)	Gastroenteritis/Enterokolitis
E. coli (Neonatologie)	Meningitis
E. coli u.a. Enterobacteriaceae (Mischinfektionen)	Leberabszeß
Ebola-Virus	hämorrhagisches Fieber
Echinococcus granulosus*	Enzephalomyelitis Myokarditis/ Perikarditis Zestodeninfekte/Echinokokkose
Echinococcus multilocularis*	Enzephalomyelitis Zestodeninfekte/Echinokokkose
Echinococcus-Arten	„atypische" Pneumonie
ECHO-Viren	Pleurodynie, epidemische Myalgie (Bornholm)
Entamoeba histolytica*	Amöbiasis Leberabszeß Myokarditis/Perikarditis
Enterobacteriaceae	Empyem Endophthalmitis gangränöse Zellulitis Hirn-/Epiduralabszeß, subdurales Empyem intraperitoneale Abszesse Keratitis Konjunktivitis/Skleritis Lungenabszeß/nekrotisierende Pneumonie Milzabszeß Osteomyelitis/Ostitis Pankreatitis/Pankreasabszeß Peritonitis nach Peritonealdialyse primäre Peritonitis sekundäre Peritonitis septische Arthritis „Krankenhaus"-Pneumonie Myokarditis/Perikarditis Entzündungen von Uterus und Adnexe Pelveoperitonitis (meist bei Frauen) Meningitis (Senium) Cholezystitis/Cholangitis Prostatitis Pyelonephritis/Urethrozystitis
Enterokokken	Empyem Prostatitis Pyelonephritis/Urethrozystitis

III

Enteroviren	„atypische" Pneumonie
	akute Laryngotracheobronchitis (Pseudokrupp)
	Konjunktivitis/Skleritis
	Meningitis
	Myokarditis/Perikarditis
	Gastroenteritis/Enterokolitis
Enteroviren: Polio-, Coxsackie-, ECHO-Viren	Enzephalomyelitis
Epstein-Barr-Virus	„atypische" Pneumonie
	Enzephalomyelitis
	Keratitis
	infektiöse Mononukleose
Erysipelothrix rhusiopathiae	Erysipeloid
Fasciola hepatica	Cholezystitis/Cholangitis
	Trematodeninfekte/Fasziolose
Flaviviren (Dengueviren)	hämorrhagisches Fieber
Flavivirus (Gelbfieber-virus)	Gelbfieber
Fonsecaea pedrosoi	Chromomykose
Francisella tularensis	Tularämie
	„Praxis"-Pneumonie
Fusarium solani	Keratitis
Fusarium-Arten	Endophthalmitis
Gardnerella vaginalis	unspezifische Vaginitis (Vaginose), häufig mehrere Bakterien
	Entzündungen von Uterus und Adnexe
	Pelveoperitonitis (meist bei Frauen)
Giardia lamblia*	Giardiose
Gramnegative Anaerobier	Cholezystitis/ Cholangitis
	gangränöse Zellulitis
	intraperitoneale Abszesse
	Leberabszeß
	Milzabszeß
	Myokarditis/Perikarditis
	primäre Peritonitis
	sekundäre Peritonitis
	unspezifische Vaginitis (Vaginose)
	Osteomyelitis/Ostitis
Gramnegative Stäbchen	Endokarditis

III

Grampositive Anaerobier	intraperitoneale Abszesse Leberabszeß Milzabszeß Osteomyelitis/Ostitis primäre Peritonitis sekundäre Peritonitis
Haemophilus ducreyi	Ulcus molle (weicher Schanker)
Haemophilus influenzae*	„Praxis"-Pneumonie chronische Bronchitis (akute Exazerbation) Empyem septische Arthritis Sinusitis Otitis media
Haemophilus influenzae (meist Serovar „b")	Epiglottitis Meningitis
Haemophilus-Arten	Konjunktivitis/ Skleritis Epiglottitis
Hepatitis-A-Virus	Hepatitis A
Hepatitis-B-Virus	Hepatitis B
Hepatitis-C-Virus u.a. Non-A-non-B-Viren	Hepatitis C u.a.
Herpes-simplex-Viren	Keratitis Meningitis Endophthalmitis Gingivitis/Stomatitis Herpes Vulvovaginitis Enzephalomyelitis
Herpesviren	Myokarditis/Perikarditis
Heterophyes hetero- phyes* u.a.	Trematodeninfekte
Histoplasma capsulatum*	„atypische" Pneumonie Endophthalmitis Myokarditis/Perikarditis
HIV (-1 und -2)	AIDS Enzephalomyelitis
Hymenolepis-Arten*	Zestodeninfekte
Influenzaviren	„atypische" Pneumonie akute Laryngotracheobronchitis (Pseudokrupp)
Influenzavirus Typ A	akute Bronchitis/Bronchiolitis
Isospora belli*	Isosporose

III

Klebsiella pneumoniae	„Praxis"-Pneumonie
Larven von Ancylostoma-Arten*	Larva migrans externa (Hautmaulwurf)
Legionella pneumophila	„Praxis"-Pneumonie
Leishmania braziliensis*	amerikanische Hautleishmaniose
Leishmania donovani/infantum*	Kala-Azar viszerale Leishmaniose
Leishmania major*	kutane Leishmaniose
Leishmania mexicana*	amerikanische Hautleishmaniose
Leishmania tropica*	kutane Leishmaniose
Leptospira interrogans*	Enzephalomyelitis Leptospirose Meningitis
Listeria monocytogenes	Enzephalomyelitis Listeriose Meningitis
Loa loa* (Wanderfilarie)	Loiase Konjunktivitis/Skleritis
Lyssavirus	Enzephalomyelitis
Madurella-Arten	Maduramykose/Myzetom
Marburg-Virus	hämorrhagisches Fieber
Masernvirus	„atypische" Pneumonie Endophthalmitis Masern (Morbilli) Enzephalomyelitis
Mischinfektionen	gangränöse Zellulitis
Mischinfektionen, aerob-anaerob	intraperitoneale Abszesse sekundäre Peritonitis
Mischinfektionen, anaerob	Empyem Entzündungen von Uterus und Adnexe Lungenabszeß/nekrotisierende Pneumonie Pelveoperitonitis (meist bei Frauen) „Praxis"-Pneumonie (z.B. bei Aspiration)
Mischinfektionen, E. coli u.a. Enterobacteriaceae	Leberabszeß
Mobiluncus curtisii/mulieris	unspezifische Vaginitis (Vaginose)
Molluscum-contagiosum-Virus	Molluscum contagiosum

III

Moraxella lacunata	Endophthalmitis Keratitis Konjunktivitis/Skleritis
Mucoraceae*	„atypische" Pneumonie Endophthalmitis Enzephalomyelitis Hirn-/Epiduralabszeß, subdurales Empyem Lungenabszeß/nekrotisierende Pneumonie Myokarditis/Perikarditis
Mumpsvirus	Enzephalomyelitis Meningitis Mumps (Parotitis epidemica)
Mycobacterium leprae	Lepra Lepra der peripheren Nerven
Mycobacterium tuberculosis*	Empyem Enzephalomyelitis Myokarditis/Perikarditis Tuberkulose Entzündungen von Uterus und Adnexe Meningitis Pelveoperitonitis (meist bei Frauen) primäre Peritonitis
Mycobacterium-Arten	Endophthalmitis Keratitis Konjunktivitis/Skleritis
Mycoplasma hominis*	unspezifische Vaginitis (Vaginose) unspezifische Urethritis Entzündungen von Uterus und Adnexe Pelveoperitonitis (meist bei Frauen)
Mycoplasma pneumoniae	„atypische" Pneumonie akute Bronchitis/ Bronchiolitis Myokarditis/Perikarditis
Myxoviren	Myokarditis/Perikarditis Pharyngitis/Tonsillitis Rhinitis (Schnupfen) Sinusitis
Naegleria fowleri	Enzephalomyelitis
Neisseria gonorrhoeae*	septische Arthritis Endophthalmitis Gonorrhö Keratitis Prostatitis Entzündungen von Uterus und Adnexe Pelveoperitonitis (meist bei Frauen)

III

Neisseria meningitidis	Meningitis
Neisseria-Arten	Konjunktivitis/Skleritis Myokarditis/Perikarditis
Nocardia asteroides*	Empyem
Nocardia brasiliensis	Maduramykose/Myzetom
Nocardia-Arten	„Praxis"-Pneumonie Endophthalmitis Keratitis Myokarditis/Perikarditis
Norwalk-Viren	Gastroenteritis/Enterokolitis
Onchocerca volvulus*	Endophthalmitis Konjunktivitis/Skleritis
Onchocerca volvulus* (Mikrofilarien)	Onchozerkose
Opisthorchis-Arten*	Cholezystitis/Cholangitis Trematodeninfekte/Opisthorchiasis
Orthomyxoviren (Influenzaviren)	Konjunktivitis/Skleritis
Papillomavirus	Papillome Warzen
Paragonimus-Arten*	„atypische" Pneumonie
Parainfluenzaviren	akute Bronchitis/Bronchiolitis akute Laryngotracheobronchitis (Pseudokrupp)
Parainfluenzaviren (Kinder)	„atypische" Pneumonie
Paramyxoviren (s. auch Masernviren)	Myokarditis/Perikarditis Konjunktivitis/Skleritis
Parapoxviren (Orfvirus, Melkerknotenvirus)	Pocken
Parvovirusähnliche Viren	Gastroenteritis/Enterokolitis
Pasteurella multocida	„Praxis"-Pneumonie
Phialophora verrucosa	Chromomykose
Plasmodium falciparum*	Enzephalomyelitis
Plasmodium-Arten*	Malaria
Pneumocystis carinii*	„atypische" Pneumonie
Pseudomonas aeruginosa	Prostatitis Pyelonephritis/Urethrozystitis „Krankenhaus"-Pneumonie

III

Pseudomonas mallei	Rotz
Pseudomonas pseudomallei	Melioidose
Pseudomonas-Arten	Endophthalmitis gangränöse Zellulitis Keratitis Konjunktivitis/Skleritis Lungenabszeß/nekrotisierende Pneumonie Osteomyelitis/Ostitis Pankreatitis/Pankreasabszeß Peritonitis nach Peritonealdialyse septische Arthritis Otitis externa
Respiratory-syncytial-Virus	akute Bronchitis/Bronchiolitis akute Laryngotracheobronchitis (Pseudokrupp) Pharyngitis/Tonsillitis
Respiratory-syncytial-Virus (Kinder)	„atypische" Pneumonie
Rhinoviren	„atypische" Pneumonie akute Bronchitis/Bronchiolitis akute Laryngotracheobronchitis (Pseudokrupp) Sinusitis Rhinitis (Schnupfen)
Rickettsia-Arten	Enzephalomyelitis Myokarditis/Perikarditis Rickettsiosen (Fleckfieber u.a.)
Rotaviren	Gastroenteritis/Enterokolitis
Rubeolavirus	Röteln Endophthalmitis
Salmonella paratyphi A-C	Salmonellose (typhöse Form)
Salmonella typhi	Salmonellose (typhöse Form)
Salmonellen-Arten	Salmonellose (enteritische Form)
Sarcocystis-Arten*	Sarkozystose
Schistosoma haematobium*	Schistosomiasis
Schistosoma mansoni*	Trematodeninfekte/Schistosomiasis Cholezystitis/Cholangitis
Schistosoma-Arten*	„atypische" Pneumonie Trematodeninfekte
Shigella-Arten	Shigellose (Dysenterie)

III

Spirillum minus	Sodoku
Sporothrix schenckii	Endophthalmitis Konjunktivitis/Skleritis Sporotrichose
Stäbchenbakterien, unbekannte	Katzenkratzkrankheit
Staphylococcus aureus*	„Praxis"-Pneumonie Epiglottitis Erysipel Follikulitis Furunkel Hirn-/Epiduralabszeß, subdurales Empyem Impetigo intraperitoneale Abszesse Karbunkel Konjunktivitis/Skleritis Leberabszeß Lungenabszeß/nekrotisierende Pneumonie Otitis externa Otitis media Pankreatitis/Pankreasabszeß Pemphigus Prostatitis Pyelonephritis/Urethrozystitis Sinusitis Zellulitis „Krankenhaus"-Pneumonie Empyem Myokarditis/Perikarditis Osteomyelitis/Ostitis septische Arthritis
Staphylococcus aureus* (Lebensmittelenterotoxine A-E)	Gastroenteritis/Enterokolitis
Staphylokokken, koagulasenegativ	Osteomyelitis/Ostitis
Staphylococcus saprophyticus	Pyelonephritis/Urethrozystitis (besonders bei Frauen)
Staphylococcus-Arten	Endokarditis Endophthalmitis Keratitis Peritonitis nach Peritonealdialyse
Staphylococcus-Arten (bei Endokarditis)	Milzabszeß

III

Streptobacillus moniliformis	Rattenbißfieber
Streptococcus pyogenes	Epiglottitis
Streptococcus milleri	Hirn-/Epiduralabszeß, subdurales Empyem intraperitoneale Abszesse Leberabszeß
Streptococcus pneumoniae*	Epiglottitis primäre Peritonitis septische Arthritis Sinusitis „Praxis"-Pneumonie chronische Bronchitis (akute Exazerbation) Empyem Meningitis Myokarditis/Perikarditis Otitis media
Streptococcus pyogenes*	Erysipel Follikulitis Furunkel Impetigo Karbunkel Leberabszeß Lungenabszeß/nekrotisierende Pneumonie Otitis externa Otitis media Pemphigus primäre Peritonitis septische Arthritis Sinusitis Zellulitis Empyem
Streptococcus pyogenes (meist A)	Pharyngitis/Tonsillitis
Streptococcus-Arten	Endophthalmitis Keratitis Konjunktivitis/Skleritis Osteomyelitis/Ostitis Pankreatitis/Pankreasabszeß Endokarditis Peritonitis nach Peritonealdialyse Entzündungen von Uterus und Adnexe Pelveoperitonitis (meist bei Frauen)
Streptococcus-Arten (bei Endokarditis)	Milzabszeß

III

Streptokokken Gruppe B (Neonatologie)	Meningitis
Streptokokken, vergrünende	Empyem
Streptomyces*-Arten	Maduramykose/Myzetom
Strongyloides stercoralis*	Nematodeninfekte
Taenia solium*	Zystizerkose Enzephalomyelitis
Taenia solium* (Finnen)	Endophthalmitis
Togaviren	Enzephalomyelitis Meningitis
Toxocara canis	Endophthalmitis Enzephalomyelitis
Toxocara canis (Larven)	„atypische" Pneumonie
Toxocara mystax	Enzephalomyelitis
Toxoplasma gondii*	„atypische" Pneumonie Endophthalmitis Enzephalomyelitis Hirn-/Epiduralabszeß, subdurales Empyem Myokarditis/Perikarditis Toxoplasmose
Treponema carateum/ pallidum* endemicum/ pallidum pertenue	nichtvenerische Treponematosen (endemische Syphilis, Pinta, Frambösie)
Treponema pallidum*	Endophthalmitis Konjunktivitis/Skleritis Keratitis Syphilis (Lues)
Treponema vincentii + anaerobe Mischflora	akute nekrotisierende ulzeröse Gingivostomatitis (ANUG) Angina Plaut-Vincent
Trichinella spiralis*	Trichinellose
Trichomonas vaginalis*	Vulvovaginitis
Trichosporon-Arten	Endophthalmitis
Trichostrongylus-Arten	Nematodeninfekte
Trichuris trichiura*	Nematodeninfekte
Trypanosoma b. gambiense	Enzephalomyelitis

III

Trypanosoma b. rhodesiense	Enzephalomyelitis
Trypanosoma cruzi*	Myokarditis/Perikarditis
TWAR-Chlamydien	„atypische" Pneumonie
Unbekannte Stäbchen-bakterien	Katzenkratzkrankheit
Ureaplasma urealyticum	unspezifische Urethritis
Vacciniavirus	Keratitis Konjunktivitis/Skleritis Pocken
Variolavirus	Pocken
Varicella-Zoster-Virus	Varizellen (Windpocken) Endophthalmitis Enzephalomyelitis Keratitis
Vibrio cholerae*	Cholera
Vibrio parahaemolyticus	Gastroenteritis/Enterokolitis
Wuchereria bancrofti*	Filariose (lymphatische) Konjunktivitis/Skleritis
Yersinia enterocolitica	Gastroenteritis/Enterokolitis
Yersinia pestis*	Pest
Yersinia pseudo-tuberculosis	mesenteriale Lymphadenitis
Zeckenenzephalitisvirus (Flavivirus)	Meningitis Enzephalomyelitis
Zerkarien von Schistosoma-Arten*	Zerkariendermatitis
Zytomegalievirus (Herpesvirus)	„atypische" Pneumonie Endophthalmitis Enzephalomyelitis infektiöse Mononukleose Pharyngitis/Tonsillitis Zytomegalie

III

IV Immunhistopathologie

1 Tabellarische Auflistung von Antigenen und ihrem *möglichen* Vorkommen in normalem und pathologisch verändertem Gewebe

(Die hier bereits alphabetisch geordneten Begriffe sind im Sachregister <u>nicht</u> nochmals aufgeführt).

Antigen	Vorkommen
AAT (α_1-Antitrypsin, α_1-Proteinaseinhibitor, A1PI)	Liposarkom malignes fibröses Histiozytom malignes Hämangioendotheliom Dottersacktumor Makrophagen
ACT (Anti-Chymotrypsin)	aggressive Fibromatose Dermatofibrom Dermatofibrosarcoma protuberans Hämangioperizytom Liposarkom malignes fibröses Histiozytom malignes Hämangioendotheliom malignes Synovialom
ACTH	ACTH-Zell-Adenom (einzelne) bronchopulmonale Karzinoide (typisch und atypisch) (einzelne) Ganglioneuroblastome Hypophyse – kortikotrope Zellen (einzelne) Inselzelltumoren des Pankreas (einzelne) Karzinoide (Gallenblase) Karzinoide (Magen, Ösophagus, Thymus) kleinzelliges Bronchialkarzinom (insbesondere oat-cell) kleinzelliges Prostatakarzinom medulläres Schilddrüsenkarzinom Pankreaskarzinom (insbesondere kleinzellig) Thymom
ADH (Vasopressin)	Neurohypophyse kleinzelliges Prostatakarzinom
AFP (α-Fetoprotein)	Dottersacktumor embryonales Karzinom Leberzellkarzinom [Seminom: negativ]

IV

Antigen	Vorkommen
Aktin	*[Hämangioperizytom: negativ]* Leiomyosarkom Rhabdomyom
α-HCG	Hypophysenadenom Inselzelltumoren des Pankreas (insbesondere maligne) (einzelne) Leberzellkarzinome
α-SMA (smooth muscle antigen)	glatte Muskulatur Leiomyom Leiomyosarkom
Amyloid	
Amyloid A (AA)	sekundäres Amyloid
Amyloid L (AL)	inkonstant (variables Ende light chain)
Präalbumin	hereditäre (familiäre) Amyloidose kardiomyopathisches Amyloid
β-2-Mikroglobulin	Zellen mit Klasse-I-MHC-Antigenen
SAP (Serum-Amyloid P)	Pan-Amyloid (außer neurofibrillär)
B-Zell-Antigen	B-CLL Haarzell-Leukämie M. Hodgkin (lymphozytenprä- dominant)
bcl-2-Protein-Protein	B-Lymphozyten (Mantelzone) Follikelzentrumslymphom *[Zentroblasten: negativ]* Zentrozyten
β-2-Mikroglobulin	Zellen mit Klasse-I-MHC-Antigenen
β-HCG	Choriokarzinom trophoblastäre Zellen (einzelne) Bronchialkarzinome (einzelne) Endometriumkarzinome Keimzelltumoren (mit trophoblastären Anteilen) (einzelne) Mammakarzinome (einzelne) ovarielle Karzinome (einzelne) Speicheldrüsentumoren (einzelne) Tumoren des Gastro- intestinaltrakts
Bombesin	bronchopulmonales Karzinoid (typisch und atypisch) Karzinoid (Jejunum/Ileum) kleinzelliges Bronchialkarzinom (oat-cell) kleinzelliges Prostatakarzinom

IV

Antigen	Vorkommen
CA 125	Gallenblasen- und -wegskarzinom *[Magenkarzinom: negativ]* Ovarialkarzinom (insbesondere nichtmuzinös) Zölomepithel und Abkömmlinge
CA 19.9 (Lakt-N-Fukopentanose II)	*[folliktuläres Adenom der Schilddrüse: negativ]* *[Mesotheliom: negativ]* Ovarialkarzinom (muzinös und nichtmuzinös) Schilddrüsenkarzinom Gallenblasen- und -wegskarzinom Intestinaltrakttumoren (einige) *[Magenkarzinom: negativ]* Pankreaskarzinom
CA 50	*[folliktuläres Adenom der Schilddrüse: negativ]* Mammakarzinom Schilddrüsenkarzinom
Calcitonin	Karzinoid (Ösophagus) Amyloid in C-Zell-Karzinomen bronchopulmonales Karzinoid (typisch und atypisch) C-Zellen der Schilddrüse (einzelne) Inselzelltumoren des Pankreas Karzinoid (Duodenum) kleinzelliges Bronchialkarzinom (oat-cell) kleinzelliges Prostatakarzinom medulläres Schilddrüsenkarzinom Phäochromozytom
CD 1	*[folliktuläre dendritische Retikulumzellen (FDRC): negativ]* interdigitierende Retikulumzellen (IDRC) Langerhans-Zellen der Epidermis Langerhans-Zellen der Histiocytosis X Thymozyten (reif, kortikal und unreif)
CD 2	Mycosis fungoides/Sézary-Syndrom T-Lymphozyten (helper/inducer) T-Lymphozyten (suppressor/cytotoxic) T-Lymphozyten nach Antigenkontakt (und aktiviert) T-Zell-Lymphome

IV

Antigen	Vorkommen
CD 3	[B-Lymphozyten: negativ] [B-Zell-Lymphome: meistens negativ] z. T. auch immunoblastische B-Zell-Lymphome intestinale T-Zell-Lymphome z. T. auch M. Hodgkin (klassische Formen) Mycosis fungoides/Sézary-Syndrom periphere T-Lymphozyten Prothymozyten T-Lymphozyten (helper/inducer) T-Lymphozyten (suppressor/cytotoxic) T-Lymphozyten nach Antigenkontakt T-Zell-Lymphome Thymozyten (reif, kortikal und unreif) Vorläufer-T-Zell-Lymphom
CD 4	adultes T-Zell-Lymphom angioimmunoblastisches T-Zell-Lymphom mononukleäre Phagozyten (einige) Mycosis fungoides/Sézary-Syndrom T-Lymphozyten (helper/inducer) T-Lymphozyten nach Antigenkontakt Thymozyten (reif, kortikal)
CD 5	B-CLL [Burkitt-Lymphom: negativ] B-Lymphozyten (zirkulierend) B-Zell-Lymphome/Leukämien: lymphozytisch B-Zell-Lymphome: zentrozytisch [Follikelzentrumslymphom: negativ] [Haarzell-Leukämie: negativ] [Immunozytom: negativ] Mantelzonenlymphom [Marginalzonenlymphom: negativ] [NHL: cb-cc: negativ] NHL: cc T-Zell-Lymphome/Leukämien T-Lymphozyten (helper/inducer, suppressor/cytotoxic) T-Lymphozyten nach Antigenkontakt
CD 7	[adultes T-Zell-Lymphom: negativ] [Mycosis fungoides/Sézary-Syndrom: häufig negativ] Thymozyten (reif, kortikal und unreif) T-Zell-Lymphome/Leukämien: lymphoblastisch Vorläufer-T-Zell-Lymphom

IV

Antigen	Vorkommen
CD 8	intestinale T-Zell-Lymphome T-Lymphozyten (suppressor/cytotoxic) T-Lymphozyten nach Antigenkontakt Thymozyten (reif, kortikal) „large-granular-cell"-Lymphozytose/ Leukämie
CD 10 (CALLA; common acute lymphoblastic antigen)	*[B-CLL: negativ]* B-Zell-Lymphom: Burkitt B-Zell-Lymphom: centroblastisch/-zytisch B-Zell-Lymphom: lymphoblastisch Follikelzentrumslymphom *[Haarzell-Leukämie: negativ]* Hypophysenadenome *[Immunozytom: negativ]* intrahepatische Gallengänge Leukämie: non-T, non-B-ALL *[Mantelzonenlymphom: negativ]* *[Marginalzonenlymphom: negativ]* NHL: cb-cc *[NHL: cc: negativ]* Vorläufer-B-Zell-Lymphom
CD 11c	Haarzell-Leukämie
CD 13	myeloische Zellen
CD 15 (X-Hapten reifer Granulo-/ Monozyten)	B-Zell-Lymphome (einige) epitheliale Tumoren (mehrere) M. Hodgkin (klassische Formen) *[M. Hodgkin (lymphozytenprä- dominant): negativ]* *[malignes fibröses Histiozytom: negativ]* myeloische Zellen Sternberg-Reed-Zellen T-Zell-Lymphome (einige)
CD 19	Vorläufer-B-Zell-Lymphom
CD 20	B-Zell-Lymphome B-Lymphozyten diffuses großzelliges B-Zell-Lymphom M. Hodgkin (lymphozytenprädominant) *[Plasmazellen: negativ]* *[T-Lymphozyten: negativ]* *[T-Zell-Lymphome: negativ]* *[Vorläufer-B-Zellen: negativ]*
CD 20 -assoziiert	B-Lymphozyten M. Hodgkin, insbesondere L&H-Zellen B-Zell-Lymphome

IV

Antigen	Vorkommen
CD 21	follikuläre dendritische Retikulum- zellen Follikelzentrumslymphom
CD 22	B-Zell-Lymphome (viele) B-Lymphozyten (nicht aktiviert) *[Plasmazellen: negativ]*
CD 23	B-CLL *[Burkitt-Lymphom: negativ]* follikuläre dendritische Retikulum- zellen *[Haarzell-Leukämie: negativ]* *[Immunozytom: negativ]* *[Mantelzonenlymphom: negativ]* Marginalzonenlymphom
CD 25 (Interleukin-2-Rezeptor)	adultes T-Zell-Lymphom B-Lymphozyten (aktiviert) Haarzell-Leukämie intestinale T-Zell-Lymphome T-Lymphozyten (aktiviert, nach Antigenkontakt) T-Zell-Lymphom: HTLV-1 adult
CD 30 (SR-cell associated antigen)	anaplatisches großzelliges Lymphom intestinale T-Zell-Lymphome Ki-1-Lymphome lymphomatoide Papulose M. Hodgkin (klassische Formen) z.T. auch M. Hodgkin (lymphozyten- prädominant) (einzelne) T-Lymphozyten nach Antigenkontakt
CD 31	Angiosarkom Endothelien Glomustumor Hämangiom Hämangioperizytom z.T. Kaposi-Sarkome Megakaryozyten Plasmazellen Plasmozytom Thrombozyten
CD 33	myeloische Zellen
CD 34	Angiosarkom B-Lymphozyten (Mantelzone) Hämangiom

IV

Antigen	Vorkommen
	hämatopoetische Vorläuferzellen
	Kaposi-Sarkom
	Vorläufer-B-Zellen
	Vorläufer-B-Zell-Lymphom
CD 35	B-Lymphozyten (Mantelzone)
	dendritische Retikulumzellen
CD 38	Zentroblasten
	Zentrozyten
CD 39	[Zentroblasten: negativ]
	[Zentrozyten: negativ]
CD 43 (Leukosialin)	B-Zell-Lymphome (einige)
	[Follikelzentrumslymphom: negativ]
	Granulozyten
	Immunozytom
	Marginalzonenlymphom
	Makrophagen
	myeloische Zellen
	T-Lymphozyten
	T-Zell-Lymphome (die meisten)
CD 45 (leucocyte common antigen)	[Epithelien: negativ]
	[Ewing-Sarkom: negativ]
	alle Zellen hämopoetischer Abstammung
	[alle Zellen nichthämopoetischer Abstammung: negativ]
	[Karzinome: negativ]
	Leukozyten
	leukozytäre Neoplasien, außer:
	[anaplatisches großzelliges Lymphom: negativ]
	[M. Hodgkin (klassische Formen): negativ]
	[nichtleukozytäre Tumoren: negativ]
	lymphatische Zellen
	Lymphom (Kinder- und Erwachsenenalters)
	[mesenchymale Zellen: negativ]
	[Neuroblastom: negativ]
	[Rhabdomyosarkom (kleinzellig): negativ]
	[Sarkome: negativ]
CD 45 RO	[B-Lymphozyten: überwiegend negativ]
	[B-Zell-Lymphome: überwiegend negativ]
	Granulozyten

IV

Antigen	Vorkommen
	Histiozyten (einige) immunoblastische B-Zell-Lymphome T-Lymphozyten (memory, meist CD 4 +) T-Zell-Lymphome
CD 56	angiozentrisches Lymphom (früher: letales Midline-Granulom) NK-Zellen (NK: natural killer)
CD 57	Gliome large granular lymphocytes „large-granular-cell"-Leukämie/ Lymphom natural killer cells (subset) nerve sheath tumours Prostataepithelien bestimmte neuroendokrine Zellen Paragangliom Plexus chorioideus (Ependym) Schwann-Zellen
CD 61 (platelet glycoprotein IIIa)	Megakaryozyten Thrombozyten
CD 66	z.T. auch epitheliale Zellen und Tumoren myeloische Zellen
CD 68	„Histiozytome" dermale Dendrozyten z.T. auch Granulozyten *[Fibrosarkom: negativ]* follikuläre dendritische Retikulum- zellen (FDRC) Histiozyten histiozytäre Proliferationen interdigitierende Retikulumzellen (IDRC) Langerhans-Zellen der Epidermis *[Lipom: negativ]* *[Liposarkom: negativ]* malignes fibröses Histiozytom (MFH) Makrophagen Mesangiumzellen der Niere Mikroglia-Zellen mononukleäre phagozytierende Zellen *[NHL: negativ]* Osteoklasten
CD 74 (MHC Klasse II)	B-Lymphozyten B-Zell-Lymphome

IV

Antigen	Vorkommen
	lymphatisches Keimzentrum/Mantelregion (IDRC)
CD 75	B-Lymphozyten (Mantelzone)
	Zentroblasten
	Zentrozyten
CD 79	B-Lymphozyten
	diffuses großzelliges B-Zell-Lymphom
	M. Hodgkin (lymphozytenprädominant)
	Vorläufer-B-Zell-Lymphom
CD 103	Haarzell-Leukämie
	intestinale T-Zell-Lymphome
CEA (carcinoembryonic antigen)	*[Basalzellkarzinom: negativ]*
	Brenner-Tumor
	Bronchialkarzinom
	Cervix-uteri-Karzinom
	Choriokarzinom
	Dottersacktumoren (einige)
	[Dünndarmkarzinom: negativ]
	[Endometriumkarzinom: negativ]
	Gallenblasen- und -wegskarzinom
	Harnblasenkarzinom
	Kolonkarzinom
	[Leberzellkarzinom: negativ]
	[lymphatische Tumoren: negativ]
	Magenkarzinom
	medulläres Schilddrüsenkarzinom
	[mesenchymale Tumoren: negativ]
	[Mesothelien: negativ]
	[Mesotheliom: negativ]
	muzinöses Zystadenokarzinom (Ovar)
	muzinöses Zystadenom (Ovar)
	[Nasopharynxkarzinom: negativ]
	[Nierenzellkarzinom: negativ]
	Ovarialkarzinom (endometrioid)
	[Plattenepithelkarzinom: negativ]
	(einzelne) Prostatakarzinome
	Schweißdrüsentumoren (-karzinome)
	synoviales Sarkom
CGRP (calcitonin gene related peptide)	medulläres Schilddrüsenkarzinom
Chromogranin	
Chromogranin (nicht näher bestimmt)	großzelliges anaplastisches Bronchialkarzinom
	kleinzelliges Bronchialkarzinom (intermediär und oat-cell)

IV

Antigen	Vorkommen
	Insulinom, insbesondere malignes Insulinom
	Karzinoide
	Merkel-Zell-Tumor
	[Nebennierenrindenkarzinom: negativ]
	Phäochromozytom
Chromogranin A	A-Zellen (Pankreas)
	B-Zellen (Pankreas)
	C-Zellen (Schilddrüse)
	[D-Zellen (Pankreas): negativ]
	diffuses neuroendokrines System
	FSH/LH-Zell-Adenom
	Ganglioneuroblastom
	Hypohysenadenom
	medulläres Schilddrüsenkarzinom
	Nebenschilddrüse
	Neuroblastom
	neuroendokrine Tumoren
	neuroendokrine Zellen
	Neuroepitheliom (peripheres Neuroblastom)
	Phäochromozytom
	PNET: primitive neuroektodermale Tumoren
	PP-Zellen (F-Zellen)
	[Prolaktin-Zell-Adenom: negativ]
	Prostatakarzinom
	[Rhabdomyosarkom: negativ]
	TSH-Zell-Adenom
Chromogranin B	A-Zellen (Pankreas)
	[D-Zellen (Pankreas): negativ]
	diffuses neuroendokrines System
	FSH/LH-Zell-Adenom
	Hypohysenadenom (auch null-cell)
	medulläres Schilddrüsenkarzinom
	Phäochromozytom
	PP-Zellen (F-Zellen)
	TSH-Zell-Adenom
Cytokeratin	
Cytokeratin (nicht näher bestimmt)	Adamantinom
	Adenomatoidtumor
	[anaplatisches großzelliges Lymphom: negativ]
	Brenner-Tumor
	bronchopulmonales Karzinoid (typisch und atypisch)

IV

Antigen	Vorkommen
	Chordom
	Choriokarzinom
	Dottersacktumor
	embryonales Karzinom
	endodermaler Sinustumor
	epitheloides Sarkom
	[Fibrosarkom: negativ]
	[Granulosazell-Tumor: negativ]
	[Hämangioperizytom: negativ]
	[Klarzellsarkom der Niere (Kindesalter): negativ]
	kleinzelliges Bronchialkarzinom (intermediär und oat-cell)
	[maligner rhabdoider Tumor der Niere (Kind): negativ]
	[malignes Hämangioendotheliom: negativ]
	malignes Schwannom (glandulärer Typ)
	medulläres Schilddrüsenkarzinom
	[Melanom: negativ]
	[Melanozyten: negativ]
	Merkel-Zell-Tumor
	Mesotheliom
	monophasisches synoviales Sarkom
	Nasopharynxkarzinom
	Nebennierenrindenkarzinom
	[Neuroepitheliom (peripheres Neuroblastom): negativ]
	Ovarialkarzinom
	Plexus chorioideus (Ependym)
	Plexus-chorioideus-Tumor
	Polyembryom
	(einzelne) Rhabdomyosarkome
	selten synoviale und epitheloide Sarkome
	[Seminom: negativ]
	(einzelne) spermatozytäre Seminome
	Sertoli-Leydig-Zell-Tumor (Androblastom)
	[Thekom: negativ]
	Urothelkarzinom
	Wilms-Tumor (tubuläre Komponente)
CK 1 (Cytokeratinuntergruppen)	Plattenepithel
	Gangepithel
	mehrschichtiges Epithel und entsprechende Tumoren

IV

Antigen	Vorkommen
CK 2	Gangepithel mehrschichtiges Epithel Plattenepithel und entsprechende Tumoren
CK 3	Gangepithel mehrschichtiges Epithel und entsprechende Tumoren
CK 4	Gangepithel mehrschichtiges Epithel und entsprechende Tumoren
CK 5	alle Epithelarten und entsprechende Tumoren
CK 6	alle Epithelarten und entsprechende Tumoren
CK 7	einfaches (Drüsen-)Epithel und entsprechende Tumoren
CK 8	einfaches (Drüsen-)Epithel und entsprechende Tumoren
CK 10	Gangepithel mehrschichtiges Epithel und entsprechende Tumoren
CK 11	mehrschichtiges Epithel und entsprechende Tumoren
CK 12	Gangepithel mehrschichtiges Epithel und entsprechende Tumoren
CK 13	Gangepithel mehrschichtiges Epithel und entsprechende Tumoren
CK 14	alle Epithelarten und entsprechende Tumoren
CK 15	alle Epithelarten und entsprechende Tumoren
CK 16	alle Epithelarten und entsprechende Tumoren
CK 17	alle Epithelarten und entsprechende Tumoren
CK 18	einfaches (Drüsen-)Epithel und entsprechende Tumoren
CK 19	einfaches (Drüsen-)Epithel und entsprechende Tumoren

IV

Antigen	Vorkommen
CK 20	„Umbrella-cells" des Urothels einfaches (Drüsen-)Epithel und entsprechende Tumoren
CRF (corticotropin releasing factor)	kleinzelliges Bronchialkarzinom medulläres Schilddrüsenkarzinom Pankreaskarzinom (kleinzellig) Thymom
Desmin	*[Brenner-Tumor: negativ]* (einzelne) epitheloide Leiomyome (einzelne) epitheloide Leiomyosarkome glatte Muskulatur *[Glomus-Tumor: negativ]* *[Granularzelltumor: negativ]* *[Hämangioperizytom: negativ]* Leiomyom Leiomyosarkom *[maligner rhabdoider Tumor der Niere (Kind): negativ]* maligner Triton-Tumor *[malignes fibröses Histiozytom: negativ]* *[Ovarialkarzinom (endometrioid): negativ]* Rhabdomyom Rhabdomyosarkom *[Sertoli-Zell-Tumor: negativ]* Skelettmuskulatur Tumoren mit rhabdomyoblastischer Differenzierung
Desmoplakin	Granulosazell-Tumor
EBV (Epstein-Barr-Virus)	Burkitt-Lymphom Nasopharynxkarzinom
Elastase	neutrophile Granulozyten
EMA (epitheliales Membran-Antigen, HMFG I: Karbohydratkomponente des humanen Milchfettglobulins; HMFG II: Proteinkomponente des HMFG)	Adenokarzinome (viele) Adenomatoidtumor B-Zell-Lymphome (einige) *[Basalzellkarzinom: negativ]* Chordom *[embryonales Karzinom: negativ]* epitheloides Sarkom Gallenblasen- und -wegskarzinom *[Hämangioperizytom: negativ]* (einzelne) Killer-cell-lymphomas *[Klarzellsarkom der Niere (Kindesalter): negativ]* *[Leberzellkarzinom: negativ]*

IV

Antigen	Vorkommen
	(einzelne) Leiomyosarkome
	M. Hodgkin (lymphozytenprä-dominant)
	[M. Hodgkin (klassische Formen): negativ]
	maligner rhabdoider Tumor der Niere (Kind)
	(vereinzelt) malignes fibröses Histiozytom
	Mammakarzinom
	(einzelne) Meningeome
	Mesotheliom
	Ovarialkarzinom
	(einzelne) Plasmozytome
	Plexus-chorioideus-Tumor
	Prostatakarzinom
	synoviales Sarkom
	T-Zell-Lymphome (einige)
	Wilms-Tumor (tubuläre Komponente)
Epidermales Keratin	Plattenepithelien
	Pankreasepithelien und entsprechende Tumoren
Factor-VIII-related antigen (Willebrand-Faktor)	*[Adenomatoidtumor: negativ]*
	(einzelne) anaplastische Karzinome
	Angiom
	Angiosarkom
	z.T. auch dermale Dendrozyten
	Endothelien
	[Glomus-Tumor: negativ]
	Hämangiom
	[Hämangioperizytom: negativ]
	Kaposi-Sarkom
	malignes Hämangioendotheliom
Fibronectin	Ewing-Sarkom
	Neuroblastom
FSH	FSH/LH-Zell-Adenom
	Hypophyse – gonadotrope Zellen
Gastrin	einige bronchopulmonale Karzinoide (typisch und atypisch)
	Gastrinom
	Insulinom
	Karzinoid (Duodenum, Magen)
	Prostatakarzinom

IV

Antigen	Vorkommen
GCDFP-15 (gross cystic disease fluid protein)	Mammaepithel Mammakarzinom (insbesondere lobulär, Siegelringzellen)
GFAP	Glia-Zellen (Astro-, Oligodendroglia, ependymal) *[Granularzelltumor: negativ]* pleomorphes Adenom (Speicheldrüse) Plexus chorioideus (Ependym)
Glukagon	A-Zellen (Pankreas) Glukagonom Insulinom (einige) Karzinoid (Dickdarm)
HBV (Hepatitis-B-Virus)	Leberzellkarzinom (einige)
HCG HCG (nicht näher bestimmt)	Choriokarzinom Dysgerminom (Ovar) großzelliges Bronchialkarzinom Magenkarzinom (gastric chorio-carcinoma) (einzelne) Mammakarzinome Polyembryom Seminom
α-HCG	Hypohysenadenom Inseltumoren des Pankreas (insbesondere maligne) (einzelne) Leberzellkarzinome
β-HCG	Choriokarzinom trophoblastäre Zellen (einzelne) Bronchialkarzinome (einzelne) Endometriumkarzinome Keimzelltumoren (mit trophobastären Anteilen) (einzelne) Mammakarzinome (einzelne) ovarielle Karzinome (einzelne) Speicheldrüsentumoren Tumoren des Gastrointestinaltrakts
HLA DR Ia	Kapillaren Kaposi-Sarkom
HMB 45 (melanoma marker)	Melanom *[Melanozyten: negativ]*
HTLV 1	adult T-cell-leukemia
Humanes Milchfettglobulin (HMFG)	Adenokarzinome *[hämatopoetisches Gewebe: negativ]* *[Keimzellen: negativ]*

IV

Antigen	Vorkommen
	[Keimzelltumoren: negativ]
	Leiomyosarkom
	[lymphoretikuläres Gewebe: negativ]
	M. Hodgkin
	malignes fibröses Histiozytom
	[mesenchymale Zellen: negativ]
	[myeloische Tumoren: negativ]
	[neuronale Tumoren: negativ]
	[neuronales Gewebe: negativ]
	Non-Hodgkin-Lymphome (einige)
	peri-/epineurales mesenchymales Gewebe
	sekretorische Epithelien
Insulin	B-Zellen (Pankreas)
	Insulinom
	Karzinoid (Duodenum/Jejunum/Ileum)
J-Ketten	M. Hodgkin (lymphozytenprädominant)
Katacalcin	medulläres Schilddrüsenkarzinom
Katecholamine	Karzinoid (Dickdarm/Jejunum/Ileum)
Ki-67-Antigen (Proliferationsmarker)	B-Lymphozyten (Mantelzone)
	Zentroblasten
	Zentrozyten
	proliferierende Zellen
Kollagen Typ I	Ewing-Sarkom
	[Lymphom (Kindesalter): negativ]
	[Neuroblastom: negativ]
	Rhabdomyosarkom (kleinzellig)
Kollagen Typ III	Ewing-Sarkom
	[Lymphom (Kindesalter): negativ]
	[Neuroblastom: negativ]
	Rhabdomyosarkom (kleinzellig)
Kollagen Typ IV	Ewing-Sarkom
	[Lipom: negativ]
	malignes fibröses Histiozytom
	Neuroblastom
Kollagen Typ V	Ewing-Sarkom
	[Lymphom (Kindesalter): negativ]
	[Neuroblastom: negativ]
	Rhabdomyosarkom (kleinzellig)
Laminin	Ewing-Sarkom
	[Granularzelltumor: negativ]
	malignes fibröses Histiozytom
	Neuroblastom

IV

Antigen	Vorkommen
Leu 7 – Antigen	Prostatakarzinom
Leu-Enkephalin	bronchopulmonales Karzinoid (typisch und atypisch) kleinzelliges Bronchialkarzinom (oat-cell)
LH	FSH/LH-Zell-Adenom Hypophyse – gonadotrope Zellen
Lysozym	eosinophiles Granulom Epitheloidzellen Granulozyten (insbesondere neutrophile) Histiozyten Knorpel Kupffer-Zellen (Leber) laktierende Bustdrüsenepithelien Makrophagen malignes fibröses Histiozytom mehrkernige Riesenzellen (Fremdkörp-Typ) mehrkernige Riesenzellen (Langhans-Typ) *[mehrkernige Riesenzellen der nodulären Fasziitis: negativ]* Monozyten myeloische Zellen im Knochenmark Paneth-Zellen (Dünndarm) proximale Tubulusepithelien (Niere) Schweißdrüsenepithelien seröse Bronchialdrüsen seröses Speicheldrüsenepithel Talgdrüsenepithelien Tränendrüsen
MAO (Monoaminoxidase)	Plexus chorioideus (Ependym)
Melanom-Marker (HMB 45)	Melanom *[Melanozyten: negativ]*
MSH (melanocyte stimulating hormone)	bronchopulmonales Karzinoid (typisch und atypisch)
Myelin	Granularzelltumor malignes Schwannom
Myoglobin	*[Ewing-Sarkom: negativ]* *[glatte Muskulatur: negativ]* *[Leiomyom: negativ]* (einzelne) Leiomyosarkome *[Lymphom (Kindesalter): negativ]*

IV

Antigen	Vorkommen
	maligner Triton-Tumor
	[malignes fibröses Histiozytom: negativ]
	[Neuroblastom: negativ]
	Rhabdomyom
	Rhabdomyosarkom (auch kleinzellig)
	[Sertoli-Zell-Tumor: negativ]
	Skelettmuskulatur
	Tumoren mit rhabdomyoblastischer Differenzierung
	[Aussparung bei frischem Myokardinfarkt]
Myosin	Muskulatur
	Rhabdomyosarkom
	Tumoren mit rhabdomyoblastischer Differenzierung
Neurofilament (NF)	neuronale Zellen
	Neuron
	(einzelne) Rhabdomyosarkome
	[Granularzelltumor: negativ]
	bronchopulmonales Karzinoid (typisch und atypisch)
	Inselzelltumor (Pankreas)
	Karzinoid (Dünndarm)
	kleinzelliges Bronchialkarzinom (intermediär)
	[kleinzelliges Bronchialkarzinom (oat-cell): negativ]
	malignes Schwannom
	medulläres Schilddrüsenkarzinom
	Merkel-Zell-Tumor
	Nebenschilddrüsenadenom
	Neuroblastom
	Wilms-Tumor (tubuläre Komponente)
Neuropeptid Y	Karzinoid (Dickdarm)
Neurotensin	Brenner-Tumor
	(einzelne) Inseltumoren des Pankreas
NSE (Neuronen-spezifische Enolase)	A-Zellen (Pankreas)
	B-Zellen (Pankreas)
	C-Zellen
	Choriokarzinom
	D-Zellen (Pankreas)
	diffuses neuroendokrines System
	Dottersacktumor
	embryonales Karzinom
	Ewing-Sarkom

IV

Antigen	Vorkommen
	Ganglioneuroblastom
	Ganglioneurom
	Granularzelltumor
	[großzelliges anaplastisches Bronchialkarzinom: negativ]
	Insulinom
	kleinzelliges Bronchialkarzinom (oat-cell)
	[Lymphom (Kindesalter): negativ]
	malignes Schwannom
	medulläres Schilddrüsenkarzinom
	Merkel-Zell-Tumor
	Neuroblastom
	Neuroepitheliom (peripheres Neuroblastom)
	Neuron
	Phäochromozytom
	PNET: primitive neuroektodermale Tumoren
	PP-Zellen (F-Zellen)
	[Rhabdomyosarkom (nicht kleinzellig): negativ]
	Rhabdomyosarkom (kleinzellig)
	Seminom
	neuronale/neuroendokrine Tumoren
	neuronale/neuroendokrine Zellen
Östradiol	Granulosa-Zell-Tumor
Östrogenrezeptor	Mammakarzinom
	Ovarialkarzinom
Oxytocin	Neurohypophyse
PAPh (prostatic acid phosphatase)	Prostataepithelien
	Prostatakarzinom (auch kleinzellig)
Parathormon	(einzelne) Inseltumoren des Pankreas
	Nebenschilddrüse
	Nebenschilddrüsenkarzinom
Parathyroid-hormone-related peptide	Nebenschilddrüse
PCNA (proliferating cell nuclear antigen)	proliferierende Zellen
	Pankreasepithelien (Kerne)
PLAP (plazentare alkalische Phosphatase)	Choriokarzinom
	Dottersacktumor
	embryonales Karzinom
	Seminom
	atypische (fetale) Spermatogonien
	→ TIN

IV

Antigen	Vorkommen
	TIN (testikuläre intraepitheliale Neoplasie)
PP	Gastrinom
	Glukagonom
	Insulinom
	Karzinoid (Duodenum)
	PP-om (selten)
	PP-Zellen (F-Zellen)
	Somatostatinom
Präalbumin	hereditäre (familiäre) Amyloidose
	kardiomyopathisches Amyloid
Progesteron	Granulosa-Zell-Tumor
Progesteronrezeptor	Mammakarzinom
	Ovarialkarzinom
Prolaktin	Hypophyse – mammotrope Zellen
	Prolactin-Zell-Adenom
PSA (Prostata-spezifisches Antigen)	Prostatakarzinom (auch kleinzelliges)
	Prostataepithelien
PTH (Parathormon)	Nebenschilddrüse
Renin	*[Hämangioperizytom: negativ]*
	juxtaglomerulärer Tumor
Surface-Immunglobuline (s Ig)	
s Ig (surface immunoglobulin; nicht näher bestimmt)	B-Lymphozyten (Mantelzone)
	Zentroblasten
	Zentrozyten
s Ig (monotypisch, meist κ)	NHL: cb-cc
s Ig (monotypisch, meist λ)	NHL: cc
S-100-Antigen	„Histiozytome"
	[aggressive Fibromatose: negativ]
	[atypisches Fibroxanthom: negativ]
	benigne chondroide Tumoren
	benigne neurale Tumoren
	clear-cell-sarcome
	[Dermatofibrom: negativ]
	[Dermatofibrosarcoma protuberans: negativ]
	[Fibrosarkom: negativ]
	follikuläre dendritische Retikulumzellen (FDRC) in Keimzentren
	Ganglioneuroblastom
	Ganglioneurom
	Granularzelltumor
	(einzelne) Hämangioperizytome

IV

Antigen	Vorkommen
	Histiozyten
	Histiozytosis X
	Interdigitierende Retikulumzellen (IDRC)
	[juveniles Xanthogranulom: negativ]
	[Karzinome: negativ]
	Langerhans-Zellen der Epidermis
	[Leiomyosarkom: negativ]
	Leydig-Zell-Tumor
	Leydig-Zellen
	Lipom
	Liposarkom (auch myxoid)
	maligner Triton-Tumor
	(einzelne) maligne fibröse Histiozytome
	malignes Schwannom (insbesondere epitheloid und glandulär)
	[malignes Synovialom: negativ]
	Melanom
	Melanozyten
	[Merkel-Zell-Tumor: negativ]
	[myogene Sarkome: negativ]
	Neurinom
	[Neuroepitheliom (peripheres Neuroblastom): negativ]
	Neurofibrom
	neurotropes Melanom (desmoplastisch)
	Osteoklasten
	pleomorphes Adenom (Speicheldrüse)
	pleomorphes Lipom
	[Rhabdomyom: negativ]
	[Rhabdomyosarkom: negativ]
	Schwann-Zellen
	Sertoli-Zellen
	Spindelzellsarkom
	Sustentakularzellen in Paragangliomen
	[synoviales Sarkom: negativ]
	Triton-Tumoren
SAP (Serum-Amyloid P)	Pan-Amyloid (außer neurofibrillär)
Secretogranin II	Merkel-Zell-Tumor
	diffuses neuroendokrines System
	medulläres Schilddrüsenkarzinom
	Phäochromozytom
Serotonin	Brenner-Tumor
	bronchopulmonales Karzinoid (typisch und atypisch)

IV

Antigen	Vorkommen
	Karzinoid (Magen, Duodenum, Jejunum/Ileum)
	kleinzelliges Prostatakarzinom
	Serotoninom (Pankreas), Karzinoid-Syndrom
Somatostatin	Brenner-Tumor
	bronchopulmonales Karzinoid (typisch und atypisch)
	D-Zellen (Pankreas)
	Gastrinom
	Karzinoid (Duodenum, Gallenblase, Dickdarm)
	kleinzelliges Bronchialkarzinom (oat-cell)
	kleinzelliges Prostatakarzinom
	Phäochromozytom
	Somatostatinom
Somatotropin (GH: growth hormone)	Hypophyse – somatotrope Zellen „growth hormone adenoma"
Steroidhormone	Thekom
Substanz P	bronchopulmonales Karzinoid (typisch und atypisch)
	Karzinoid (Jejunum/Ileum, Dickdarm)
	kleinzelliges Bronchialkarzinom (oat-cell)
Synaptophysin	diffuses neuroendokrines System
	großzelliges anaplastisches Bronchialkarzinom
	kleinzelliges Bronchialkarzinom (oat-cell)
	medulläres Schilddrüsenkarzinom
	Merkel-Zell-Tumor
	Nebennierenrindenkarzinom
	neuroendokrine Tumoren
	neuroendokrine Zellen
	Neuron
	Phäochromozytom
T-Zell-Antigen	T-Lymphozyten und entsprechende Tumoren
	anaplatisches großzelliges Lymphom
	angioimmunoblastisches T-Zell-Lymphom
	angiozentrisches Lymphom (früher: letales Midline-Granulom)

IV

Antigen	Vorkommen
TCR (T-Zell-Rezeptor, drei Subtypen)	T-Lymphozyten (helper/inducer) T-Lymphozyten (suppressor/cytotoxic) T-Lymphozyten nach Antigenkontakt Thymozyten (reif, kortikal) Thymozyten (unreif)
tDT (terminale Desoxynukleotidyltransferase)	Vorläufer-B-Zell-Lymphom Vorläufer-T-Zell-Lymphom
Testosteron	Granulosa-Zell-Tumor Leydig-Zell-Tumor
THP (Tamm-Horsefall-Protein)	maligner rhabdoider Tumor der Niere (Kind)
Thyreoglobulin	Schilddrüsenepithelien und entsprechende Tumoren
TSH (thyroid stimulating hormone)	Hypophyse – thyreotrope Zellen TSH-Zell-Adenom
Vimentin	adenoid-zystisches Karzinom (Speicheldrüse) (einzelne) Adenokarzinome (Lunge) Angiosarkom *[Brenner-Tumor: negativ]* cholangiozelluläres Karzinom Chordom (einzelne) Endometriumkarzinome epitheloides Sarkom Glomustumor Granulosazell-Tumor (einzelne) großzellige Bronchial-karzinome *[Hämangioperizytom: negativ]* (einzelne) Karzinome Klarzellsarkom der Niere (Kindesalter) Knochentumoren Leberzellkarzinom Leydig-Zell-Tumor Lymphome/Leukämien (einige) maligner rhabdoider Tumor der Niere maligner Triton-Tumor malignes Hämangioendotheliom Melanom *[Merkel-Zell-Tumor: negativ]* mesenchymale Zellen Mesothelien Mesotheliom Nephroblastom (Blastemkomponente, Stroma)

IV

Antigen	Vorkommen
	Nierenzellkarzinom (außer chromophob)
	Non-Hodgkin-Lymphome (einige)
	(einzelne) Ovarialkarzinome (insbesondere serös-papillär)
	[Ovarialkarzinom (endometrioid): negativ]
	Plexus chorioideus (Ependym)
	Polyembryom
	Prostatakarzinom
	Rhabdomyosarkom
	Sarkome
	Schilddrüsenkarzinom
	Seminom
	Thekom
	Wilms-Tumor (Stroma- und Blastem-Komponente)
VIP	bronchopulmonales Karzinoid (typisch und atypisch)
	(einzelne) Ganglioneuroblastome
	selten auch ganglioneuromatöse Komponente gemischter Phäochromozytome
	Ganglionzellen
	Gastrinom
	Nervenfasern
	VIPom
Zn/Cu(I)-Metallothionein	Kupferspeicherung (Leberzellen, M. Wilson)
Zytokeratin	s. Cytokeratin

IV

2 Tabellarische Auflistung von normalen und pathologischen Gewebsstrukturen und deren *möglicher* Antigenexpression

(Die hier bereits alphabetisch geordneten Begriffe sind im Sachregister nicht nochmals aufgeführt).

Zellen und Gewebe	Antigene/(Antikörper)
A-Zellen (Pankreas)	Chromogranin A
	Chromogranin B
	Glukagon
	NSE
ACTH-Zell-Adenom	ACTH
Adamantinom	Zytokeratin
Adenoid-zystisches Karzinom	Vimentin
	Zytokeratin
Adenokarzinome	
Adenokarzinome (allgemein)	Zytokeratin
	CK 8
	CK 18
	CK 19
	humanes Milchfettglobulin (HMFG)
Adenokarzinom (Lunge)	selten auch Vimentin
Adenomatoidtumor	EMA
	[Faktor-VIII-related Antigen (Willebrand-Faktor): negativ]
	Zytokeratin
Adultes T-Zell-Lymphom/Leukämie	CD 4
	CD 25
	[CD 7: negativ]
	HTLV 1
Aggressive Fibromatose	ACT (anti-Chymotrypsin)
	[S-100-Antigen: negativ]
Amyloid	
Amyloid in C-Zell-Karzinomen	Calcitonin
Hereditäre (familiäre) Amyloidose	Präalbumin
Amyloid A (AA)	sekundäres Amyloid
Amyloid L (AL)	inkonstant (variables Ende light chain)
Kardiomyopathisches Amyloid	Präalbumin

IV

Zellen und Gewebe	*Antigene/(Antikörper)*
β-2-Mikroglobulin	Zellen mit Klasse-I-MHC-Antigenen
SAP (Serum-Amyloid P)	Pan-Amyloid (außer neurofibrillär)
Anaplatisches großzelliges Lymphom	CD 30 *[CD 45: negativ]* EMA T-Zell-Antigen *[Zytokeratin: negativ]*
Anaplastisches Karzinom	Zytokeratin selten auch Vimentin selten auch Factor-VIII-related Antigen (Willebrand-Faktor)
Angioimmunoblastisches T-Zell-Lymphom	CD 4 T-Zell-Antigen
Angiom	Factor-VIII-related Antigen (Willebrand-Faktor)
Angiosarkom	Antikörper: BMA 120 CD 31 CD 34 F-VIII-related Antigen (Willebrand-Faktor) Vimentin
Angiozentrisches Lymphom (früher: letales Midline-Granulom)	CD 56 (NK-Zellen, häufig) T-Zell-Antigen
B-Lymphozyten	
B-Lymphozyten (ohne Plasmazellen)	*[CD 3: negativ]* CD 19 CD 20 CD 20 -assoziiert CD 22 CD 23 z.T. CD 43 CD 45 *[CD 45 RO: zumeist negativ]* CD 74 (MHC Klasse II)
B-Lymphozyten (aktiviert)	CD 25 (Interleukin-2-Rezeptor)
B-Lymphozyten (Mantelzone)	bcl-2-Protein-Protein CD 34 CD 35 CD 75 s Ig
B-Lymphozyten (Vorläufer-Zellen)	*[CD 20: negativ]*
B-Lymphozyten (zirkulierend)	CD 5

IV

Zellen und Gewebe	Antigene/(Antikörper)
B-Zell-Lymphome	
B-Zell-Lymphome (nicht näher bestimmt)	Antikörper: MB 2 *[CD 3: negativ]* CD 20 CD 20 -assoziiert CD 22 *[CD 45 RO: negativ]*
B-Zell-Lymphome (einige)	CD 15 X-Hapten reifer Granulo-/Monozyten CD 43 EMA
B-CLL	B-Zell-Antigen CD 5 *[CD 10: negativ]* CD 23
B-Zell-Lymphom: Burkitt	*[CD 5: negativ]* EBV CD 10 (CALLA, common acute lymphoblastic antigen) *[CD 23: negativ]*
B-Zell-Lymphom: centroblastisch/-zytisch	CD 10 (CALLA, common acute lymphoblastic antigen)
B-Zell-Lymphom: lymphoblastisch	CD 10 (CALLA, common acute lymphoblastic antigen)
Immunoblastische B-Zell-Lymphome	CD 3 CD 45 RO
B-Zell-Lymphome: zentrozytisch	CD 5
Diffuses großzelliges B-Zell-Lymphom	CD 20 CD 79
Haarzell-Leukämie	B-Zell-Antigen *[CD 5: negativ]* *[CD 10: negativ]* CD 11c *[CD 23: negativ]* CD 25 CD 103
Vorläufer-B-Zell-Lymphom	CD 10 CD 19 CD 34 CD 79 tDT

IV

Zellen und Gewebe	Antigene/(Antikörper)
B-Zellen (Pankreas)	Chromogranin A Insulin NSE
Basalzellkarzinom	Zytokeratin [EMA: negativ] [CEA: negativ]
Brenner-Tumor	CEA [Desmin: negativ] Neurotensin Serotonin Somatostatin [Vimentin: negativ] Zytokeratin
Bronchialkarzinome	
Bronchialkarzinom (allgemein)	Zytokeratin selten auch β-HCG CEA
Kleinzelliges Bronchialkarzinom (nicht näher bestimmt)	ACTH CRF (corticotropin releasing factor) [NF: meist negativ]
Kleinzelliges Bronchialkarzinom (intermediär)	Chromogranin selten auch NF Zytokeratin
Kleinzelliges Bronchialkarzinom (oat-cell)	ACTH Bombesin Calcitonin Chromogranin Leu-Enkephalin NSE Somatostatin Substanz P Synaptophysin Zytokeratin
Bronchopulmonales Karzinoid (typisch und atypisch)	selten auch ACTH Bombesin Calcitonin Gastrin Leu-Enkephalin MSH (melanocyte stimulating hormone) NF Serotonin Somatostatin Substanz P

IV

Zellen und Gewebe	Antigene/(Antikörper)
	VIP
	Zytokeratin
C-Zellen der Schilddrüse	Chromogranin A
	Calcitonin
Cervix-uteri-Karzinom	CEA
Cholangiozelluläres Karzinom	AAT (α_1-Antitrypsin)
	Vimentin
	Zytokeratin
Chondroide Tumoren	S-100-Antigen
Chordom	EMA
	Vimentin
	Zytokeratin
Choriokarzinom	AAT (α_1-Antitrypsin)
	β-HCG
	CEA
	NSE
	PLAP
	Zytokeratin
Clear-cell-Sarkome	S-100-Antigen
D-Zellen (Pankreas)	[Chromogranin A: negativ]
	[Chromogranin B: negativ]
	NSE
	Somatostatin
Dendritische Retikulumzellen	CD 35
Dermale Dendrozyten	CD 68
	Faktor VIIIa
Dermatofibrom	AAT (α_1-Antitrypsin)
	ACT (anti-Chymotrypsin)
	Vimentin
	[S-100-Antigen: negativ]
Dermatofibrosarcoma protuberans	ACT (anti-Chymotrypsin)
	Vimentin
	[S-100-Antigen: negativ]
Diffuses großzelliges B-Zell-Lymphom	CD 20
	CD 79
Diffuses (neuro)endokrines System	Antikörper: Leu 7
	Chromogranin A
	Chromogranin B
	NSE
	Sekretogranin II
	Synaptophysin

IV

Zellen und Gewebe	Antigene/(Antikörper)
Dottersacktumor (endodermaler Sinustumor)	AAT (α_1-Antitrypsin) AFP selten auch CEA NSE PLAP Zytokeratin
Dünndarmkarzinom	[CEA: negativ]
Dysgerminom (Ovar)	selten auch HCG
(Einfaches) Drüsenepithel	CK 7 CK 8 CK 18 CK 19 CK 20
Embryonales Karzinom	Antikörper: Ber H 2 AFP [EMA: negativ] NSE PLAP Zytokeratin
Endometriumkarzinom	β-HCG [CEA: negativ] selten auch Vimentin
Endothelien	Antikörper: BMA 120 CD 31 F-VIII-related Antigen
Eosinophiles Granulom	Lysozym
Epithelien	
Alle Epithelarten	[CD 45 (leucocyte common antigen, LCA): negativ] CK 5 CK 6 CK 14 CK 15 CK 16 CK 17 Pan-Zytokeratin (Lu 5)
Alle Epithelien (außer Basalepithelien)	Pan-Zytokeratin (KL-1)
Mehrschichtiges Epithel	CK 1 CK 2 CK 3 CK 4 CK 10 CK 11

IV

Zellen und Gewebe	Antigene/(Antikörper)
	CK 12
	CK 13
Einfaches (Drüsen-)Epithel	CK 7
	CK 8
	CK 18
	CK 19
	CK 20
Gangepithel (organunabhängig)	CK 1
	CK 2
	CK 3
	CK 4
	CK 10
	CK 12
	CK 13
Sekretorische Epithelien	humanes Milchfettglobulin (HMFG)
Mammaepithelien	GCDFP-15 (gross cystic disease fluid protein)
Laktierende Bustdrüsenepithelien	Lysozym
Paneth-Zellen	Lysozym
Proximale Tubulusepithelien (Niere)	Lysozym
Schweißdrüsenepithelien	Lysozym
Seröses Speicheldrüsenepithel	Lysozym
Talgdrüsenepithelien	Lysozym
Tränendrüsen	Lysozym
Epitheliale Tumoren	Zytokeratin
	selten auch CD 15 X-Hapten reifer Granulo-/Monozyten
Epitheloides Leiomyom	selten auch Desmin
Epitheloides Leiomyosarkom	selten auch Desmin
Epitheloides Sarkom	selten auch EMA
	selten auch Panzytokeratin
	Vimentin
Epitheloidzellen	Lysozym
Ewing-Sarkom	[CD 45: negativ]
	Fibronectin
	Kollagen Typ I
	Kollagen Typ III
	Kollagen Typ IV
	Kollagen Typ V
	Laminin
	[Myoglobin: negativ]
	NSE

IV

Zellen und Gewebe	Antigene/(Antikörper)
Fibromatose, aggressiv	ACT (anti-Chymotrypsin) [S-100-Antigen: negativ]
Fibrosarkom	[CD 68: negativ] [S-100-Antigen: negativ] Vimentin [Zytokeratin: negativ]
Fibroxanthom, atypisch	[S-100-Antigen: negativ]
Follikelzentrumslymphom	bcl-2-Protein-Protein [CD 5: negativ] CD 10 CD 21 (FDRC zwischen den Tumorzellen) [CD 43: negativ]
Follikuläre dendritische Retikulumzellen (FDRC)	[CD 1: negativ] CD 21 CD 35 CD 68 S-100-Antigen
Follikuläres Adenom der Schilddrüse	Zytokeratin Thyreoglobulin [CA 19.9: negativ] [CA 50: negativ]
Frischer Myokardinfarkt	[Myoglobin: negativ] (als Aussparung)
Frischerer (HE-erkennbarer) Myokardinfarkt	α_1-Antitrypsin (A1AT, A1PI, AAT)
FSH/LH-Zell-Adenom	Chromogranin A Chromogranin B FSH LH
Gallenblasen- und -wegskarzinom	CA 125 CA 19.9 (Lakt-N-Fukopentanose II) CEA EMA
Gallengänge, intrahepatisch	CD 10 (CALLA, common acute lymphoblastic antigen)
Gangepithel (organunabhängig)	CK 1 CK 2 CK 3 CK 4 CK 10 CK 12 CK 13

IV

Zellen und Gewebe	Antigene/(Antikörper)
Ganglioneuroblastom	selten auch ACTH Chromogranin A NSE S-100-Antigen selten auch VIP
Ganglioneurom	NSE S-100-Antigen
Ganglionzellen	NF VIP
Gastrinom	NSE Gastrin PP Somatostatin VIP
Glatte Muskulatur	α-SMA (smooth muscle antigen) Desmin *[Myoglobin: negativ]*
Gliazellen: Astro-, Oligodendroglia, ependymal	GFAP
Gliome	CD 57
Glomustumor	CD 31 *[Desmin: negativ]* *[F-VIII-related antigen (Willebrand-Faktor): negativ]* Vimentin
Glukagonom	Glukagon PP
Granularzelltumor	*[Desmin: negativ]* *[GFAP: negativ]* *[Laminin: negativ]* Myelin *[Neurofilament (NF): negativ]* NSE S-100-Antigen
Granulosazelltumor	Östradiol Progesteron Testosteron Desmoplakin Vimentin *[Zytokeratin: negativ]*
Granulozyten	CD 43 CD 45 RO Lysozym

IV

Zellen und Gewebe	Antigene/(Antikörper)
Großzelliges (anaplastisches) Bronchialkarzinom	Chromogranin [NSE: negativ] Synaptophysin selten auch HCG selten auch Vimentin
Haarzell-Leukämie	B-Antigen (Antikörper: L 26) [CD 5: negativ] [CD 10: negativ] CD 11c [CD 23: negativ] CD 25 (Interleukin-2-Rezeptor) CD 103
Hämangiom	Antikörper: BMA 120 CD 31 CD 34 F-VIII-related Antigen (Willebrand-Faktor)
Hämangioperizytom	[Antikörper: BMA 120: negativ] [Antikörper: MAC 386: negativ] AAT (α_1-Antitrypsin) ACT anti-Chymotrypsin [Aktin: negativ] CD 31 [Desmin: negativ] [EMA: negativ] [F-VIII-related Antigen (Willebrand-Faktor): negativ] [Renin: negativ] selten auch S-100 [Ulex-europaeus-I-Agglutinin: negativ] [Vimentin: negativ] [Zytokeratin: negativ]
Hämatopoetisches Gewebe (alle Zellen hämopoetischer Abstammung)	CD 45 (leucocyte common antigen) [humanes Milchfettglobulin (HMFG): negativ]
Harnblasenkarzinom	CEA
Hereditäre (familiäre) Amyloidose	Präalbumin
Histiozyten	CD 68 Lysozym S-100-Antigen selten auch CD 45 RO
Histiozytäre Proliferationen	CD 68
„Histiozytome"	CD 68 S-100-Antigen

IV

Zellen und Gewebe	Antigene/(Antikörper)
Histiozytosis X	S-100-Antigen
Hypophyse	
Hypophyse – gonadotrope Zellen	FSH LH
Hypophyse – kortikotrope Zellen	ACTH
Hypophyse – mammotrope Zellen	Prolaktin
Hypophyse – somatotrope Zellen	Somatotropin (GH: growth hormone)
Hypophyse – thyreotrope Zellen	TSH (thyroid stimulating hormone)
Hypohysenadenom	α-HCG Chromogranin A Chromogranin B CD 10 (CALLA, common acute lymphoblastic antigen)
Immunoblastische B-Zell-Lymphome	z. T. auch CD 3 CD 45 RO
Immunozytom	[CD 5: negativ] [CD 10: negativ] [CD 23: negativ] CD 43
Inselzelltumoren (Pankreas; außer Insulinom)	selten auch ACTH selten auch Calcitonin selten auch Neurotensin selten auch Parathormon selten auch NF α-HCG (insbesondere maligne Formen)
Insulinom	selten auch Gastrin selten auch Glukagon Insulin NSE selten auch PP Chromogranin (insbesondere malignes Insulinom)
Interdigitierende Retikulumzellen (IDRC)	CD 1 CD 68 S-100-Antigen
Intestinaltrakttumoren (einige)	CA 19.9 (Lakt-N-Fukopentanose II)
Intestinale T-Zell-Lymphome	CD 3 CD 8 CD 25 CD 30 CD 103 TCR (β-Kette)
Juveniles Xanthogranulom	[S-100-Antigen: negativ]

IV

Zellen und Gewebe	Antigene/(Antikörper)
Juxtaglomerulärer Tumor	Renin
Kapillaren	HLA DR Ia
Kaposi-Sarkom	CD 31
	CD 34
	[F-VIII-related Antigen: meist negativ]
	[HLA DR Ia: negativ]
Kardiomyopathisches Amyloid	Präalbumin
Karzinoide	
Karzinoide (allgemein)	Chromogranin
	Zytokeratin (zumeist)
Karzinoid, bronchopulmonal	selten auch ACTH
(typisch und atypisch)	Bombesin
	Calcitonin
	Gastrin
	Leu-Enkephalin
	MSH (melanocyte stimulating
	hormone)
	NF
	Serotonin
	Somatostatin
	Substanz P
	VIP
Karzinoid (Dickdarm)	Glukagon
	Katecholamine
	Neuropeptid Y
	Somatostatin
	Substanz P
Karzinoid (Dünndarm)	NF
Karzinoid (Duodenum)	Calcitonin
	Gastrin
	Insulin
	PP
	Serotonin
	Somatostatin
Karzinoid (Gallenblase)	selten auch ACTH
	Somatostatin
Karzinoid (Jejunum/Ileum)	Bombesin
	Insulin
	Katecholamine
	Serotonin
	Substanz P
Karzinoid (Magen)	ACTH
	β-MSH

IV

Zellen und Gewebe	Antigene/(Antikörper)
	Gastrin
	Serotonin
Karzinoid (Ösophagus)	ACTH
	Calcitonin
Karzinoid (Thymus, Kulchitsky-Zellen)	ACTH
Karzinome	
Karzinome (allgemein)	*[CD 45 (leucocyte common antigen, LCA): negativ]*
	Pan-Zytokeratin
	[Vimentin: meist negativ]
Adenoid-zystisches Karzinom	Vimentin
	Zytokeratin
Bronchialkarzinom	Zytokeratin
	selten auch β-HCG
	CEA
Karzinom der Cervix uteri	CEA
Dünndarmkarzinom	*[CEA: negativ]*
Endometriumkarzinom	selten auch β-HCG
	[CEA: negativ]
	selten auch Vimentin
Kolonkarzinom	CEA
Magenkarzinom	*[CA 125: negativ]*
	[CA 19.9 (Lakt-N-Fukopentanose II): negativ]
	CEA
	selten auch HCG (gastric chorio-carcinoma)
Mammakarzinom	EMA
	selten auch HCG
	Östrogenrezeptor
	Progesteronrezeptor
	GCDFP-15 (insbesondere lobulär, Siegelringzellen)
Medulläres Schilddrüsenkarzinom	ACTH
	Calcitonin
	CEA
	CGRP (calcitonin gene related peptide)
	Chromogranin A
	Chromogranin B
	CRF (corticotropin releasing factor)
	Katacalcin
	NF
	NSE

IV

Zellen und Gewebe	Antigene/(Antikörper)
	Sekretogranin II
	Synaptophysin
	Zytokeratin
Muzinöses Ovarialkarzinom	CA 19.9 (Lakt-N-Fukopentanose II)
	CEA
Nebennierenrindenkarzinom	[Chromogranin: negativ]
	Synaptophysin
	Zytokeratin
Pankreaskarzinom	CA 19.9 (Lakt-N-Fukopentanose II)
	selten auch ACTH (insbesondere kleinzellige Karzinome)
	selten auch CRF (corticotropin releasing factor; insbesondere kleinzellige Karzinome)
Schilddrüsenkarzinom	CA 19.9
	CA 50
	Thyreoglobulin
	Vimentin
Keimzelltumoren	β-HCG (Keizelltumoren mit tropho-blastären Anteilen)
	[humanes Milchfettglobulin (HMFG): negativ]
	PLAP (plazentare alkalische Phospha-tase; insbesondere Seminome)
Keimzentrumszellen, neoplastisch	Antikörper: MT 2
Keimzentrumszellen, reaktiv	[Antikörper: MT 2: negativ]
Ki-1-Lymphome	CD 30 (SR-cell associated antigen)
Killer-cell-lymphomas	CD 56
	z.T. auch EMA
Klarzellsarkom	S-100-Antigen
Klarzellsarkom der Niere (Kindesalter)	[EMA: negativ]
	Vimentin
	[Zytokeratin: negativ]
Kleinzelliges Bronchialkarzinom	
Kleinzelliges Bronchialkarzinom (nicht näher bestimmt)	ACTH
	CRF (corticotropin releasing factor)
	[NF: negativ]
Kleinzelliges Bronchialkarzinom (intermediär)	Chromogranin
	NF
	Zytokeratin
Kleinzelliges Bronchialkarzinom (oat-cell)	ACTH
	Bombesin

IV

Zellen und Gewebe	Antigene/(Antikörper)
	Calcitonin
	Chromogranin
	Leu-Enkephalin
	NSE
	Somatostatin
	Substanz P
	Synaptophysin
	Zytokeratin
Kleinzelliges Prostatakarzinom	selten auch ACTH
	selten auch ADH
	selten auch Bombesin
	selten auch Calcitonin
	PAPh
	PSA
	Serotonin
	Somatostatin
Knochentumoren	Vimentin
Knorpel	Lysozym
	S-100-Antigen
Kolonkarzinom	CEA
Kortikale Thymozyten	CD 1
Kupferspeicherung (z.B. Leberzellen bei M. Wilson)	Zn/Cu(I)-Metallothionein
Kupffer-Zellen (Leber)	Lysozym
Laktierende Bustdrüsenepithelien	Lysozym
Langerhans-Zellen der Epidermis	CD 1
	CD 68
	S-100-Antigen
Langerhans-Zellen der Histiocytosis X	CD 1
„Large granular lymphocytes"	CD 57
„Large-granular-cell"-Leukämie/ Lymphom/Lymphozytose	CD 57
	CD 8
Leberzellen bei A1PI-Mangel (Z-Mutation)	α_1-Antitrypsin (A1PI, α_1-protease inhibitor, AAT)
Leberzellkarzinom	selten auch AAT (α_1-Antitrypsin)
	AFP
	selten auch α-HCG
	[CEA: negativ]
	[EMA: negativ]
	HBV
	Vimentin
	Zytokeratin

IV

Zellen und Gewebe	Antigene/(Antikörper)
Leiomyom	α-SMA (smooth muscle antigen) *[Myoglobin: negativ]* Desmin
Leiomyom, epitheloid	selten auch Desmin (überwiegend negativ)
Leiomyosarkom	Aktin α-SMA (smooth muscle antigen) selten auch Myoglobin selten auch EMA selten auch humanes Milchfettglobulin (HMFG) *[S-100-Antigen: negativ]* Desmin
Leiomyosarkom, epitheloid	selten auch Desmin (überwiegend negativ)
Leukämie: non-T, non-B-ALL	CD 10 (CALLA, common acute lymphoblastic antigen)
Leukämie, adult (T-Zell)/Lymphom	CD 4 CD 25 *[CD 7: negativ]* HTLV 1
Leukozytäre Neoplasien (auch Lymphome)	CD 45 (leucocyte common antigen)
Leukozyten	CD 45 (leucocyte common antigen)
Leydig-Zell-Tumor	S-100-Antigen Testosteron Vimentin
Leydig-Zellen	S-100-Antigen
Lipom	*[CD 68: negativ]* S-100-Antigen *[Typ-IV-Kollagen: negativ]*
Liposarkom	AAT (α_1-Antitrypsin) ACT (anti-Chymotrypsin) *[CD 68: negativ]* S-100-Antigen
Lymphome (NHL und M. Hodgkin)/ lymphatisches Gewebe	
Lymphatische Zellen	CD 45 (leucocyte common antigen, LCA)
Lymphatisches Keimzentrum/ Mantelregion	CD 74
Lymphoretikuläres Gewebe	*[humanes Milchfettglobulin (HMFG): negativ]*

IV

Zellen und Gewebe	Antigene/(Antikörper)
Neoplastische Keimzentrumszellen	Antikörper: MT 2
Reaktive Keimzentrumszellen	*[Antikörper: MT 2: negativ]*
Lymphome/Leukämien (allgemein)	CD 45 (leucocyte common antigen, LCA) selten auch Vimentin
Adultes T-Zell-Lymphom	CD 4 CD 25 *[CD 7: negativ]*
Anaplatisches großzelliges Lymphom	CD 30 *[CD 45: negativ]* T-Zell-Antigen *[Zytokeratin: negativ]*
Angioimmunoblastisches T-Zell-Lymphom	CD 4 T-Zell-Antigen
Angiozentrisches Lymphom (früher: letales Midline-Granulom)	CD 56 (NK-Zellen, häufig) T-Zell-Antigen
B-CLL	B-Antigen (Antikörper: L 26) CD 5 *[CD 10: negativ]* CD 23
Burkitt-Lymphom	*[CD 5: negativ]* CD 10 (CALLA) *[CD 23: negativ]*
Diffuses großzelliges B-Zell-Lymphom	CD 20 CD 79
Follikelzentrumslymphom	bcl-2-Protein-Protein *[CD 5: negativ]* CD 10 CD 21 (zwischen den Tumorzellen) *[CD 43: negativ]*
Haarzell-Leukämie	B-Antigen (Antikörper: L 26) *[CD 5: negativ]* *[CD 10: negativ]* CD 11c *[CD 23: negativ]* CD 25 CD 103
Immunozytom	*[CD 5: negativ]* *[CD 10: negativ]* *[CD 23: negativ]* CD 43

IV

Zellen und Gewebe	Antigene/(Antikörper)
Intestinale T-Zell-Lymphome	CD 3 CD 8 CD 25 CD 30 CD 103 TCR (β-Kette)
Lymphom (Kindesalter) (DD: klein- zellige Tumoren: Ewing-Sarkom, Rhabdomyosarkom, Neuroblastom; siehe dort)	CD 45 [Kollagen Typ I: negativ] [Kollagen Typ III: negativ] [Kollagen Typ V: negativ] [Myoglobin: negativ] [NSE: negativ]
Lymphomatoide Papulose	CD 30 (SR-cell associated antigen)
M. Hodgkin (klassische Formen)	CD 15 CD 30 [CD 45: negativ] [EMA: negativ]
M. Hodgkin (lymphozytenprädominant)	B-Zell-Antigen [CD 15: negativ] CD 20 CD 30 (z.T.) CD 79 EMA J-Ketten
Mantelzonenlymphom	CD 5 [CD 10: negativ] [CD 23: negativ]
Marginalzonenlymphom	[CD 5: negativ] [CD 10: negativ] CD 23 CD 43
Mycosis fungoides/Sézary-Syndrom	CD 2 CD 3 CD 4 [CD 7: häufig negativ]
Vorläufer-B-Zell-Lymphom	CD 10 CD 19 CD 34 CD 79 tDT
Vorläufer-T-Zell-Lymphom	CD 3 CD 7 tDT

IV

Zellen und Gewebe	Antigene/(Antikörper)
M. Hodgkin (klassische Formen)	CD 15 CD 30 [CD 45: negativ] [EMA: negativ]
M. Hodgkin (lymphozytenprädominant)	B-Zell-Antigen [CD 15: negativ] CD 20 CD 30 (z.T.) CD 79 EMA J-Ketten
Magenkarzinom	[CA 125: negativ] [CA 19.9 (Lakt-N-Fukopentanose II): negativ] CEA selten auch HCG (gastric chorio-carcinoma)
Makrophagen	α_1-Antitrypsin z.T. CD 43 CD 45 RO CD 68 Lysozym
Maligne Histiozytose	CD 68
Maligner rhabdoider Tumor der Niere (Kind)	[Desmin: negativ] selten auch EMA THP (Tamm-Horsefall-Protein) Vimentin [Zytokeratin: negativ]
Maligner Triton-Tumor	Desmin Myoglobin S-100-Antigen Vimentin
Malignes epitheloides Schwannom	[Melanin: negativ] S-100-Antigen
Malignes fibröses Histiozytom (MFH)	AAT (α_1-Antitrypsin) ACT (anti-Chymotrypsin) [CD 15: negativ] CD 68 [Desmin: negativ] EMA humanes Milchfettglobulin (HMFG) Laminin Lysozym [Myoglobin: negativ]

IV

Zellen und Gewebe	Antigene/(Antikörper)
	selten auch S-100-Antigen
	Typ-IV-Kollagen
Malignes Hämangioendotheliom	AAT (α_1-Antitrypsin)
	ACT (anti-Chymotrypsin)
	Antikörper: BMA 120
	F-VIII-related Antigen (Willebrand-Faktor)
	[S-100-Antigen: negativ]
	Vimentin
	[Zytokeratin: negativ]
Malignes Melanom	Antikörper: Leu 7
	Antikörper: HMB 45 („melanoma marker")
	S-100-Antigen
	Vimentin
	[Zytokeratin: negativ]
Malignes Schwannom	Myelin
	NF
	NSE
	S-100-Antigen
Malignes Schwannom (epitheloid)	S-100-Antigen
	[Melanin: negativ]
Malignes Schwannom (glandulärer Typ)	S-100-Antigen
	Panzytokeratin
Malignes Synovialom	ACT (anti-Chymotrypsin)
	[S-100-Antigen: negativ]
MALTome	Antikörper: HML-1
Mammaepithelien	GCDFP-15 (gross cystic disease fluid protein)
Mammakarzinom	EMA
	GCDFP-15 (insbesondere lobuläre, Siegelringzellen)
	selten auch HCG
	Östrogenrezeptor
	Progesteronrezeptor
Mantelzonenlymphom	CD 5
	[CD 10: negativ]
	[CD 23: negativ]
Marginalzonenlymphom	[CD 5: negativ]
	[CD 10: negativ]
	CD 23
	CD 43

IV

Zellen und Gewebe	Antigene/(Antikörper)
Medulläres Schilddrüsenkarzinom	ACTH Calcitonin CEA CGRP (calcitonin gene related peptide) Chromogranin A Chromogranin B CRF (corticotropin releasing factor) Katacalcin NF NSE Sekretogranin II Synaptophysin Zytokeratin
Megakaryozyten/Thrombozyten	CD 31 CD 61
Mehrkernige Riesenzellen (Fremdkörp-Typ)	Lysozym
Mehrkernige Riesenzellen (Langhans-Typ)	Lysozym
Mehrkernige Riesenzellen der nodulären Fasziitis	[Lysozym: negativ]
Mehrschichtiges Epithel	CK 1 CK 2 CK 3 CK 4 CK 10 CK 11 CK 12 CK 13
Melanozyten	[Antikörper: HMB 45 („melanoma marker"): negativ] Antikörper: M 3080 S-100-Antigen [Zytokeratin: negativ]
Meningeom	selten auch EMA
Merkel-Zell-Tumor	Chromogranin NF NSE [S-100-Antigen: negativ] Secretogranin II Synaptophysin Zytokeratin
Mesangiumzellen der Niere	CD 68

IV

Zellen und Gewebe	Antigene/(Antikörper)
Mesenchymale Zellen und Tumoren	[CD 45 (leucocyte common antigen, LCA): negativ] [humanes Milchfettglobulin (HMFG): negativ] [CEA: negativ] Vimentin
Mesothelien	[CEA: negativ] Vimentin Zytokeratin
Mesotheliom	[Antikörper: Leu M 1: negativ] [CA 19.9: negativ] [CEA: negativ] selten auch EMA Vimentin Zytokeratin
Mikroglia-Zellen	CD 68
Mononukleäre phagozytierende Zellen	z.T. α_1-Antitrypsin Antikörper: LN 3 selten auch CD 4 z.T. CD 43 CD 45 RO CD 68 Lysozym
Monophasisches synoviales Sarkom	Zytokeratin
Mukosa-T-Lymphozyten	Antikörper: HML-1 CD 103
Muskulatur	Myosin
Muzinöses Ovarialkarzinom	CA 19.9 (Lakt-N-Fukopentanose II) CEA
Muzinöses Zystadenom (Ovar)	CEA
Mycosis fungoides/Sézary-Syndrom	CD 2 CD 3 CD 4 [CD 7: häufig negativ]
Myeloische Zellen und Tumoren	CD 13 CD 33 z.T. CD 43 CD 45 RO CD 66 CD 74 (MHC Klasse II) [humanes Milchfettglobulin (HMFG): negativ] Lysozym

IV

Zellen und Gewebe	Antigene/(Antikörper)
Myogene Sarkome	*[S-100-Antigen: negativ]*
Myokardinfarkt (frisch)	*[Myoglobin: negativ]* (als Aussparung)
Myokardinfarkt (frischer, HE erkennbar)	AAT (A1PI, α_1-Antitrypsin, α_1-Proteinasinhibitor)
Nasopharynxkarzinom	*[CEA: negativ]* EBV Zytokeratin
Natural killer cells	CD 56
Nebennierenrindenkarzinom	*[Chromogranin: negativ]* Synaptophysin Zytokeratin
Nebenschilddrüse	Chromogranin A Parathormon (PTH) parathyroid hormone related peptide
Nebenschilddrüsenadenom	selten auch NF
Neoplastische Keimzentrumszellen	Antikörper: MT 2
Nephroblastom (Blastem-, Stroma)	Vimentin
Nerve sheath tumours	CD 57
Nervenfasern	NF VIP
Neurale Tumoren (benigne)	S-100-Antigen
Neurinom	S-100-Antigen
Neuroblastom	*[CD 45: negativ]* Chromogranin A Fibronectin *[Kollagen Typ I: negativ]* *[Kollagen Typ III: negativ]* Kollagen Typ IV *[Kollagen Typ V: negativ]* Laminin *[Myoglobin: negativ]* NF NSE
Neuroendokrine Zellen	CD 57 Chromogranin A Synaptophysin
Neuroendokrine Tumoren	Chromogranin A Synaptophysin
Neuroepitheliom (periph. Neuroblastom)	Chromogranin A NSE

IV

Zellen und Gewebe	Antigene/(Antikörper)
	[S-100-Antigen: negativ]
	[Zytokeratin: negativ]
Neurofibrom	S-100-Antigen
Neurohypophyse	ADH (Vasopressin)
	Oxytocin
Neuron	NF
	NSE
	Synaptophysin
Neuronale Zellen/Neuronales Gewebe	Neurofilament
	[humanes Milchfettglobulin (HMFG):
	negativ]
Neuronale/neuroendokrine Tumoren	NSE (Neuronen-spezifische Enolase)
Neurotropes Melanom (desmoplastisch)	S-100-Antigen
Neutrophile Granulozyten	CD 15
	CD 68 (Antikörper: KP-1, Antikörper:
	PG-M1: negativ)
	Elastase
	Lysozym
Niere: proximale Tubulusepithelien	Lysozym
Nierenzellkarzinom	[CEA: negativ]
	Vimentin (außer chromophob)
Non-Hodgkin-Lymphome	
(NHL; siehe auch „Lymphome")	
NHL (nicht näher bestimmt)	[CD 68: negativ]
	selten auch humanes Milchfettglobulin
	(HMFG)
	selten auch Vimentin
NHL: cb-cc	Antikörper: TO 15
	CD 10
	[CD 5: negativ]
	surface Ig (monotypisch, meist κ)
NHL: cc	[CD 10: negativ]
	CD 5
	s Ig (monotypisch, meist λ)
Nicht-leukozytäre Tumoren	[CD 45 (leucocyte common antigen):
	negativ]
Osteoklasten	CD 68
	S-100-Antigen

IV

Zellen und Gewebe	Antigene/(Antikörper)
Ovarialtumoren	
Ovarialkarzinom (nicht näher bestimmt)	CA 125 CA 19.9 EMA selten auch HCG Östrogenrezeptor Progesteronrezeptor selten auch Vimentin Zytokeratin
Ovarialkarzinom (endometrioid)	CEA *[Desmin: negativ]* *[Vimentin: negativ]*
Ovarialkarzinom (muzinös)	CA 19.9 (Lakt-N-Fukopentanose II) CEA
Ovarialkarzinom (nicht muzinös)	CA 125 CA 19.9 (Lakt-N-Fukopentanose II)
Ovarialkarzinom (serös-papillär)	selten auch Vimentin
Muzinöses Zystadenom (Ovar)	CEA
Pan-Amyloid (außer neurofibrillär)	SAP (Serum-Amyloid P)
Paneth-Zellen (Dünndarm)	Lysozym
Pankreasepithelien	epidermales Keratin
Pankreaskarzinom	CA 19.9 (Lakt-N-Fukopentanose II)
Pankreaskarzinom (kleinzellig)	ACTH CRF (corticotropin releasing factor)
Paragangliom	CD 57
Periphere T-Lymphozyten	CD 3
Phäochromozytom	Calcitonin Chromogranin A Chromogranin B NSE Sekretogranin II Somatostatin Synaptophysin
Plasmazellen	Antikörper: VS38c z.T. auch CD 31
Plasmozytom	Antikörper: VS38c selten auch EMA z.T. auch CD 31
Plattenepithelien	epidermales Keratin

IV

Zellen und Gewebe	Antigene/(Antikörper)
Plattenepithelkarzinom	[CEA: negativ] CK 1 CK 2 CK 10
Pleomorphes Adenom (Speicheldrüse)	GFAP S-100-Antigen
Pleomorphes Lipom	S-100-Antigen
Plexus chorioideus (Ependym)	CD 57 GFAP MAO (Monoaminoxidase) Vimentin Zytokeratin
Plexus-chorioideus-Tumor	EMA Panzytokeratin
PNET: primitive neuroektodermale Tumoren	Chromogranin A NSE
Polyembryom	HCG Vimentin Zytokeratin
PP-om (selten)	PP
PP-Zellen (F-Zellen)	Chromogranin A Chromogranin B NSE PP
Prolactin-Zell-Adenom	[Chromogranin A: negativ] Prolaktin
Proliferierende Zellen	Ki-67-Antigen (Proliferationsmarker) PCNA (proliferating cell nuclear antigen) Antikörper: MIB 2
Prostataepithelien	CD 57 PAPh (prostatic acid phosphatase) PSA (Prostata-spezifisches Antigen)
Prostatakarzinom	[CEA: zumeist negativ] Chromogranin A selten auch EMA selten auch Gastrin Antikörper: Leu 7 PAPh (prostatic acid phosphatase) PSA (Prostata-spezifisches Antigen) selten auch Vimentin

IV

Zellen und Gewebe	Antigene/(Antikörper)
Prostatakarzinom, kleinzellig	ACTH ADH Bombesin Calcitonin PAPh (prostatic acid phosphatase) PSA (Prostata-spezifisches Antigen) Serotonin Somatostatin
Prothymozyten	CD 3
Proximale Tubulusepithelien (Niere)	Lysozym
Reaktive Keimzentrumszellen	*[Antikörper: MT 2: negativ]*
Rhabdomyom	Aktin Desmin Myoglobin *[S-100-Antigen: negativ]*
Rhabdomyosarkom	*[Chromogranin A: negativ]* Desmin Myoglobin Myosin selten auch Neurofilament *[NSE: negativ]* *[S-100-Antigen: negativ]* Vimentin selten auch Zytokeratin
Rhabdomyosarkom (kleinzellig)	*[CD 45: negativ]* Kollagen Typ I Kollagen Typ III Kollagen Typ V Myoglobin NSE
Sarkome/mesenchymale Tumoren	
Sarkome (nicht näher bestimmt)	*[CD 45 (leucocyte common antigen, LCA): negativ]* Vimentin selten auch Zytokeratin
Epitheloides Sarkom	selten auch EMA Panzytokeratin Vimentin
Klarzellsarkome	S-100-Antigen
Klarzellsarkom der Niere (Kindesalter)	*[EMA: negativ]* Vimentin *[Zytokeratin: negativ]*
Myogene Sarkome	*[S-100-Antigen: negativ]*

IV

Zellen und Gewebe	Antigene/(Antikörper)
Rhabdomyosarkom	*[Chromogranin A: negativ]* Desmin Myoglobin Myosin selten auch Neurofilament *[NSE: negativ]* *[S-100-Antigen: negativ]* Vimentin selten auch Zytokeratin
Rhabdomyosarkom (kleinzellig)	*[CD 45: negativ]* Kollagen Typ I Kollagen Typ III Kollagen Typ V Myoglobin NSE
Spindelzellsarkom	selten auch S-100-Antigen
Synoviales Sarkom	CEA EMA Panzytokeratin *[S-100: negativ]*
Schilddrüsenepithelien	Thyreoglobulin Zytokeratin
Schilddrüse, follikuläres Adenom	*[CA 19.9: negativ]* *[CA 50: negativ]* Thyreoglobulin Zytokeratin
Schilddrüsenkarzinom	CA 19.9 CA 50 Thyreoglobulin Vimentin
Schwann-Zellen	CD 57 S-100-Antigen
Schweißdrüsenepithelien	Lysozym Zytokeratin
Schweißdrüsentumoren/-karzinome	CEA
Sekretorische Epithelien	humanes Milchfettglobulin (HMFG)
Sekundäres Amyloid	Amyloid A (AA)
Seminom	*[AFP: negativ]* HCG NSE PLAP (plazentare alkalische Phosphatase)

IV

Zellen und Gewebe	Antigene/(Antikörper)
	Vimentin *[Zytokeratin: negativ]* (außer spermatozytär)
Seröse Bronchialdrüsen	Lysozym
Seröses Speicheldrüsenepithel	Lysozym
Serotoninom (Pankreas), Karzinoid-Syndrom	Serotonin
Sertoli-Zellen	S-100-Antigen
Sertoli-Zell-Tumor	Zytokeratin (meist im Gefrierschnitt) *[Desmin: negativ]* *[Myoglobin: negativ]*
Sézary-Syndrom/Mycosis fungoides	CD 2 CD 3 CD 4 *[CD 7: häufig negativ]*
Skelettmuskulatur	Desmin Myoglobin
Somatostatinom	PP Somatostatin
Spermatogonien (atypisch, fetal)	PLAP (plazentare alkalische Phosphatase)
Spindelzellsarkom	S-100-Antigen
Sternberg-Reed-Zellen	CD 15 (X-Hapten reifer Granulo-/Monozyten)
Sustentakularzell in Paragangliomen	S-100-Antigen
Synoviales Sarkom	CEA EMA Panzytokeratin *[S-100-Antigen: negativ]*
T-Lymphozyten	
T-Lymphozyten (allgemein)	β-Kette des TCR CD 2 (insbesondere aktiviert) CD 3 CD 5 CD 7 *[CD 20: negativ]* CD 43 CD 45 RO
T-Lymphozyten (aktiviert)	CD 25 (Interleukin-2-Rezeptor)

IV

Zellen und Gewebe	Antigene/(Antikörper)
T-Lymphozyten (helper/inducer)	CD 2 CD 3 CD 4 CD 5 TCR
T-Lymphozyten (memory)	meist CD 4 CD 45 RO
T-Lymphozyten (suppressor/cytotoxic)	CD 2 CD 3 CD 5 CD 8 TCR
T-Lymphozyten nach Antigenkontakt	CD 2 CD 3 CD 4 CD 5 CD 8 CD 25 CD 30 TCR
T-Lymphozyten, peripher	CD 3
T-Lymphozyten (Mukosa)	Antikörper: HML-1
T-Zell-Lymphome	
T-Zell-Lymphome (nicht näher bestimmt)	[CD 20: negativ] CD 3 CD 5 selten auch CD 15 X-Hapten reifer Granulo-/Monozyten CD 43 CD 45 RO selten auch EMA
Anaplatisches großzelliges Lymphom	CD 30 [CD 45: negativ] T-Zell-Antigen [Zytokeratin: negativ]
Angioimmunoblastisches T-Zell-Lymphom	CD 4 T-Zell-Antigen
Angiozentrisches Lymphom (früher: letales Midline-Granulom)	CD 56 (NK-Zellen, häufig) T-Zell-Antigen
T-Zell-Lymphom/Leukämie (adulter Typ)	CD 4 CD 25 (Interleukin-2-Rezeptor) HTLV 1

IV

Zellen und Gewebe	Antigene/(Antikörper)
T-Zell-Lymphome/Leukämien (lymphoblastisch)	CD 7
Intestinale T-Zell-Lymphome	CD 3 CD 8 CD 25 CD 30 CD 103 TCR (beta-Kette)
Mycosis fungoides/Sézary-Syndrom	CD 2 CD 3 CD 4 [CD 7: häufig negativ]
Vorläufer-T-Zell-Lymphom	CD 3 CD 7 tDT
Talgdrüsenepithelien	Lysozym
Thekom	ACTH Steroidhormone Vimentin [Zytokeratin: negativ]
Thrombozyten/Megakaryozyten	CD 31 CD 61
Thymom	CRF (corticotropin releasing factor)
Thymozyten (reif, kortikal)	CD 1 CD 3 CD 4 CD 7 CD 8 TCR
Thymozyten (unreif)	CD 1 CD 3 CD 7 TCR (T-Zell-Rezeptor, drei Subtypen)
Thymozyten, reif und unreif	CD 3
Prothymozyten	CD 3
TIN (testikuläre intraepitheliaie Neoplasie)	PLAP (plazentare alkalische Phosphatase)
Tränendrüsen	Lysozym
Triton-Tumoren	S-100-Antigen
Trophoblastäre Zellen	β-HCG

IV

Zellen und Gewebe	*Antigene/(Antikörper)*
TSH-Zell-Adenom	Chromogranin A
	Chromogranin B
	TSH
Tumoren mit rhabdomyoblastischer Differenzierung	Desmin
	Myoglobin
	Myosin
Urothel – „umbrella cells"	CK 20
VIPom	VIP
Vorläufer-B-Zell-Lymphom	CD 10
	CD 19
	CD 34
	CD 79
	tDT
Vorläufer-T-Zell-Lymphom	CD 3
	CD 7
	tDT
Wilms-Tumor (Stroma- und Blastem-Komponente)	Vimentin
Wilms-Tumor (tubuläre Komponente)	EMA
	selten auch NF
	Zytokeratin
Zellen mit MHC-Klasse-I-Antigenen	β-2-Mikroglobulin
Zentroblasten	[bcl-2-Protein: negativ]
	CD 38
	[CD 39: negativ]
	CD 75
	Ki-67-Antigen
	[s Ig: negativ]
Zentrozyten	bcl-2-Protein
	[CD 38: negativ]
	[CD 39: negativ]
	CD 75
	Ki-67-Antigen
	s Ig
Zölomepithel und Abkömmlinge	CA 125

IV

Immunhistologisch nachweisbare infektiöse Agentien

Cat-scratch-disease-Bazillen
Chlamydia psittaci
Chlamydia trachomatis
Cryptococcus neoformans
Entamoeba histolytica
Fasciola hepatica
Helicobacter pylori
Hepatitis-A-Virus (HAV)
Hepatitis-B-Virus (HBV)
Herpes-simplex-Virus (HSV)
HTLV I
Humanes Papillomavirus (HPV)
Influenzavirus
Klebsiellen
Legionella pneumophilia
Legionellen
Leishmanien
Masernvirus
Mumps-Virus
Mycobacterium leprae
Mycobacterium tuberculosis
Mycoplasma pneumoniae
Parainfluenzavirus
Polyoma virus
Pseudomonas aeruginosa
Respiratory syncytial virus
Rotavirus
Rubella
Sporothrix schenkii
Streptokokken Gruppe B
Tollwut-Virus
Toxoplasma gondii
Treponema pallidum
Trichomonas (vaginalis)
Trichophyton rubrum
Varizella-Zoster-Virus
Zytomegalievirus (CMV)

IV

V ICD-Kodierungen

1 ICD-10-Kodierung (Auszüge) – Chronologische Auflistung

[Aufgelistet sind die für Pathologen relevanten Krankheiten und andere Veränderungen mit Ausnahme der malignen und einem großen Teil der benignen Neoplasien, die in der detaillierteren ICD-O-Kodierung (s. S. 884) zu finden sind; die häufigsten Veränderungen sind fett markiert]

1.1 Infektionskrankheiten

A06.9	Amöbiasis
A07.9	Protozoeninfektion, intestinal
A08.4	Virale Infektion, intestinal
A15.9	**Lungentuberkulose (histologisch bestätigt)**
A18	Tuberkulose anderer Organe
A19.9	**Miliartuberkulose**
A23.9	Bruzellose
A27.9	Leptospirose
A31.9	Mykobakterieninfektion
A39.9	Meningokokkeninfektion
A42.9	Aktinomykose
A49.9	**Bakterielle Infektion**
A53.9	Syphilis (venerisch)
A54.9	Gonokokkeninfektion
A55	Lymphogranuloma inguinale (venereum, durch Chlamydien)
A57	Ulcus molle venereum
A58	Granuloma venereum (inguinale, durch Leishmanien)
A59.9	Trichomoniasis
A60.9	**Anogenitale Herpes-simplex-Infektion**
A64	Sexuell übertragene Krankheit
A65	Syphilis (nichtvenerisch)
A68.9	Rückfallfieber (Borellien)
A69.9	Spirochäteninfektion
A71.9	Trachom
A74.9	Chlamydieninfektion
A81.0	Jakob-Creutzfeld-Krankheit
A81.9	Slow-virus-Infektion (ZNS)
A85.8	Virusenzephalitis
A87.9	Virusmeningitis
A89	Virusinfektion des ZNS
A94	Durch Arthropoden übertragene Virusinfektion
B00.9	**Herpes-simplex-Infektion**
B07	**Verruca simplex, Verruca vulgaris (viral bedingte Warze)**
B09	Virusinfektion mit Haut- und Schleimhautläsionen

V

B15	Akute Virushepatitis A
B16	Akute Virushepatitis B
B17.0	Akute Delta-Virus-Infektion bei Virushepatitis B
B17.8	Akute Virushepatitis (sonstige, „non-A, non-B")
B18.0	**Chronische Virushepatitis B mit Delta-Agens**
B18.1	**Chronische Virushepatitis B**
B18.2	Chronische Virushepatitis C
B18.9	Chronische Virushepatitis
B20.9	**HIV mit parasitären und anderen Infektionskrankheiten**
B21.9	Maligne Neoplasie bei HIV
B22	HIV-assoziierte Krankheit (sonstige)
B24	AIDS, ARC (AIDS-related complex) – nicht näher benannte HIV-Krankheit
B25.9	Zytomegalievirusinfektion
B27.9	Infektiöse Mononukleose
B34.9	Virusinfektion
B35.9	Dermatophytose
B36.9	Oberflächenmykose
B37.9	**Candidiasis**
B44.9	Aspergillose
B49	Mykose
B54	Malaria
B55.9	Leishmaniose
B59	Pneumocystis-carinii-Infektion
B64	Protozoeninfektion
B65.9	Schistosomiasis
B67	**Echinokokkose**
B82.0	Intestinale Helminthose
B82.9	Intestinaler Parasitenbefall
B90	Folgezustände der Tuberkulose
B94.2	Folgezustände der Virushepatitis
B94.9	Folgen infektiöser und parasitärer Erkrankungen

1.2 Neoplasien

1.2.2 In-situ-Neoplasien

D00.0	CIS von Lippe, Mundhöhle und Pharynx
D00.1	CIS Ösophagus
D00.2	CIS Magen
D01.9	**CIS Verdauungstrakt**
D02.0	CIS Larynx
D02.1	CIS Trachea
D02.2	CIS Bronchus und Lunge
D02.4	CIS Respirationstrakt
D03.9	**Melanoma in situ**
D04.9	**CIS Haut**
D05.9	**CIS Mamma**
D06.9	**CIS Cervix uteri**
D07.0	CIS Endometrium
D07.1	CIS Vulva
D07.2	CIS Vagina
D07.3	CIS weibliches Genitalsystem
D07.4	CIS Penis
D07.5	CIS Prostata
D07.6	CIS männliches Genitalsystem
D09.0	**CIS Harnblase**
D09.9	CIS (nicht weiter klassifiziert)

1.2.3 Benigne Neoplasien

D10	Benigne Neoplasien, Mund und Pharynx
D11.9	**Benigne Neoplasien, große Speicheldrüsen**
D12.6	**Benigne Neoplasien, Colon**
D12.8	**Benigne Neoplasien, Rektum**
D12.9	Benigne Neoplasien, Anus und Analkanal
D13.0	Benigne Neoplasien, Ösophagus
D13.1	Benigne Neoplasien, Magen
D13.2	Benigne Neoplasien, Duodenum
D13.3	Benigne Neoplasien, Dünndarm
D13.4	Benigne Neoplasien, Leber und intrahepatische Gallengänge
D13.5	Benigne Neoplasien, extrahepatischen Gallengänge
D13.6	Benigne Neoplasien, exokrines Pankreas
D13.7	Benigne Neoplasien, endokrines Pankreas
D13.9	**Benigne Neoplasien, Verdauungssystem (+Milz)**
D14.0	Benigne Neoplasien, Mittelohr, Nasenhöhle und Nasennebenhöhle
D14.1	Benigne Neoplasien, Larynx
D14.2	Benigne Neoplasien, Trachea
D14.3	Benigne Neoplasien, Bronchus und Lunge
D14.4	Benigne Neoplasien, Respirationstrakt

V

D15.0	Benigne Neoplasien, Thymus
D15.1	Benigne Neoplasien, Herz
D15.2	Benigne Neoplasien, Mediastinum
D15.9	Benigne Neoplasien, intrathorakale Organe
D16.9	**Benigne Neoplasien, Knochen und Gelenkknorpel**
D17.9	**Benigne Neoplasien, Fettgewebe**
D18.0	**Hämangiom**
D18.1	Lymphangiom
D19.9	Benigne Neoplasien, Mesothel
D20.0	Benigne Neoplasien, Retroperitoneum
D20.1	Benigne Neoplasien, Peritoneum
D21.9	Benigne Neoplasien, Binde- und anderes Weichgewebe
D22.9	**Melanozytäre Naevi**
D23.9	Benigne Neoplasien, Haut
D24	Benigne Neoplasien, Brustdrüse
D25.9	**Leiomyom des Uterus**
D26.9	Benigne Neoplasien, Uterus
D27	Benigne Neoplasien, Ovar
D28.9	Benigne Neoplasien, weiblicher Genitaltrakt
D29.0	Benigne Neoplasien, Penis
D29.1	Benigne Neoplasien, Prostata
D29.2	Benigne Neoplasien, Hoden
D29.9	Benigne Neoplasien, mannlicher Genitaltrakt
D30.0	Benigne Neoplasien, Niere
D30.1	Benigne Neoplasien, Nierenbecken
D30.2	Benigne Neoplasien, Ureter
D30.3	Benigne Neoplasien, Harnblase
D30.9	Benigne Neoplasien, ableitende Harnwege
D31.9	Benigne Neoplasien, Auge und Adnexe
D32.9	Benigne Neoplasien, Meningen
D33.9	Benigne Neoplasien, ZNS
D34	**Benigne Neoplasien, Schilddrüse**
D35.0	Benigne Neoplasien, Nebenniere
D35.9	Benigne Neoplasien, endokrine Drüsen einschließlich Paraganglien
D36.0	Benigne Neoplasien, Lymphknoten
D36.1	Benigne Neoplasien, periphere Nerven und autonomes Nervensystem
D36.9	Benigne Neoplasien (nicht näher lokalisiert)

1.2.4 Neoplasien unklarer Dignität (NUD)

D37.9	NUD, Verdauungstrakt einschließlich Mundbereich und Pharynx
D38.6	NUD, Respirationstrakt
D39.9	**NUD, weiblicher Genitaltrakt**
D40.9	**NUD, männlicher Genitaltrakt**
D41.9	NUD, Harnorgan
D44.8	MEN (pluriglandulär)
D44.9	NUD, endokrine Drüsen

D45	Polycythaemia vera (M 99501)
D46.9	**Myelodysplastisches Syndrom**
D47.0	NUD, Mastzelltumoren, histiozytäre Proliferate
D47.1	NUD, chronische myeloproliferative Erkrankungen
D47.9	NUD, lymphoproliferative (und myeloproliferative) Erkrankungen
D48.6	NUD, Mamma (einschließlich Cystosarcoma phylloides)
D48.9	NUD (nicht näher lokalisiert)

1.3 Organ- und Funktionssysteme

1.3.1 Blut und blutbildende Organe

D64.9	Anämie
D65	DIC (disseminated intravascular coagulation, disseminierte intravasale Gerinnung)
D68.9	Blutgerinnungsstörung
D69.9	Hämorrhagische Diathese
D70	Agranulozytose
D72.1	Eosinophilie
D72.9	Leukopoetisches Systems (nicht näher benannte Veränderungen)
D73.9	**Milz (nicht näher benannte Veränderungen)**
D75.9	**Blut und blutbildende Organe (nicht näher benannte Veränderungen)**
D76.0	Langerhans-Zellhistiozytose
D76.3	Histiozytäre Proliferationen
D84.9	**Immundefekt**
D86.9	**Sarkoidose**

1.3.2 Endokrine, alimentäre und metabolische Erkrankungen

E04.9	**Struma**
E06.9	Thyreoiditis
E34.0	Karzinoidsyndrom
E75.6	Lipidspeicherkrankheit einschließlich Gangliosidosen
E76.3	Mukopolysaccharidose
E78.9	Störung des Lipoproteinstoffwechsels
E83.1	**Störung des Eisenstoffwechsels (Siderophilie, Hämochromatose)**
E83.5	Kalziumstoffwechselstörung einschließlich metastatischer Kalzinose
E84.9	Zystische Fibrose (Mukoviszidose)
E85.9	**Amyloidose**
E88.2	**Lipomatose**

V

1.3.3 Nervensystem

G00.9	Meningitis, bakteriell
G02.8	Meningitis, nichtbakteriell infektiös
G03.9	**Meningitis**
G04.9	Enzephalitis, Myelitis und Enzephalomyelitis
G23.9	Degenerative Erkrankungen der Basalganglien
G30.9	Alzheimer-Krankheit
G31.9	Degenerative Erkrankung des Nervensystems
G35	Multiple Sklerose
G37.9	Demyelinisierende Erkrankung des ZNS
G60.9	Hereditäre und idiopathische Neuropathie
G61.9	Polyneuritis
G62.9	Polyneuropathie
G70.0	Myasthenia gravis
G70.9	Neuromuskuläre Erkrankung
G71.0	Muskeldystrophie
G72.9	Myopathie
G90.9	Autonomes Nervensystem (nicht näher benannte Veränderungen)
G91.9	Hydrozephalus
G93.0	Zerebrale Zysten
G93.1	Anoxische Hirnschäden
G93.5	Hirnkompression/Herniation
G93.6	Hirnödem
G93.9	**Gehirn (nicht näher benannte Veränderungen)**
G95.9	**Rückenmark (nicht näher benannte Veränderungen)**

1.3.4 Auge und Adnexe

H00.0	**Hordeolum und andere tiefe Entzündungen des Augenlides**
H00.1	**Chalazion**
H01.9	Entzündungen des Augenlids
H02.9	Augenlid (nicht näher benannte Veränderungen)
H04.0	Dakryoadenitis
H04.3	Akute Entzündung der Tränenwege
H04.4	Chronische Entzündung der Tränenwege
H04.9	**Tränenwege (nicht näher benannte Veränderungen)**
H05.9	Orbita (nicht näher benannte Veränderungen)
H10.9	Konjunktivitis
H11.9	Konjunktiven (nicht näher benannte Veränderungen)
H15.9	Skleren (nicht näher benannte Veränderungen)
H16.2	Keratokonjunktivitis
H18.9	Hornhaut (nicht näher benannte Veränderungen)
H20.9	Iridozyklitis
H21.9	Iris und Ziliarkörper (nicht näher benannte Veränderungen)
H27.9	Linse (nicht näher benannte Veränderungen)
H30.9	Chorioretinitis
H31.9	Aderhaut (nicht näher benannte Veränderungen)
H35.9	Retina (nicht näher benannte Veränderungen)

V

H43.9	Glaskörper (nicht näher benannte Veränderungen)
H44.9	Bulbus (nicht näher benannte Veränderungen)
H46	Neuritis optica
H47.7	Sehbahn (nicht näher benannte Veränderungen)

1.3.5 Ohr und Processus mastoideus

H60.4	**Cholesteatom des Außenohres**
H60.9	Otitis externa
H61.9	Außenohr (nicht näher benannte Veränderungen)
H65.9	Otitis media, nichteitrig
H66.9	Otitis media
H71	**Cholesteatom des Mittelohres**
H73.9	Trommelfell (nicht näher benannte Veränderungen)
H74.9	Mittelohr und Mastoid (nicht näher benannte Veränderungen).
H83.9	Innenohr (nicht näher benannte Veränderungen)
H93.9	**Ohr (nicht näher benannte Veränderungen)**

1.3.6 Herz und Gefäße

I05.9	(Rheumatische) Mitralklappenveränderung
I06.9	(Rheumatische) Aortenklappenveränderung
I07.9	(Rheumatische) Trikuspidalklappenveränderung
I08.9	Multiple (rheumatische) Klappenveränderungen
I09.1	Rheumatische Endokarditis
I09.9	Rheumatische Herzveränderungen
I21.9	**Myokardinfarkt, akut**
I22.9	**Myokardinfarkt, rezidiviert**
I24.0	Koronarthrombose ohne Myokardinfarkt
I25.1	**Koronararteriensklerose**
I25.2	**Myokardinfarkt, alt**
I25.3	Herz(wand)aneurysma
I26	**Pulmonalarterienembolie**
I27.9	**Pulmonal bedingte Herzveränderungen (Cor pulmonale)**
I28.9	Pulmonalgefäße (nicht näher benannte Veränderungen)
I31.9	Perikard (nicht näher benannte Veränderungen)
I33.9	Endokarditis, akut oder subakut
I34.9	Nichtrheumatische Mitralklappenveränderung
I35.9	Nichtrheumatische Aortenklappenveränderung
I36.9	Nichtrheumatische Trikuspidalklappenveränderung
I37.9	Pulmonalklappe (nicht näher benannte Veränderungen)
I38	**Endokarditis**
I42.9	Kardiomyopathie
I51.4	**Myokarditis**
I51.5	**Degenerative Myokardveränderungen**
I51.6	**Kardiovaskuläre Erkrankung**
I51.9	**Herz (nicht näher benannte Veränderungen)**

V

I60.9	Subarachnoidalblutung (z.B. bei Aneurysma)
I61.9	**Intrazerebrale Blutung**
I62.0	Subduralblutung (akut, nichttraumatisch)
I62.9	Intrakraniale Blutung (nichttraumatisch)
I63.9	**Zerebraler Infarkt**
I65.9	Stenose oder Okklusion präzerebraler Arterien
I66.9	Stenose oder Okklusion zerebraler Arterien
I67.9	Zerebrovaskuläre Erkrankung (Aneurysma, Entzündung u.a)

I70.9	**Atherosklerose**
I71.8	Aortenaneurysma, rupturiert
I71.9	Aortenaneurysma, nicht rupturiert (oder ohne Angabe)
I72.9	Arterielles Aneurysma
I73.9	Periphere Gefäßerkrankung
I74.6	Arterielle Embolie oder Thrombose
I77.6	Arteriitis
I77.9	**Arterien und Arteriolen (nicht näher benannte Veränderungen)**
I78.1	Gefäßnaevi, nichtneoplastisch (z.B. Spider naevi)
I78.9	Kapillaren (nicht näher benannte Veränderungen)

I80.9	Phlebitis und Thrombophlebitis
I81	Pfortaderthrombose
I82.9	Venenembolie oder Thrombose
I84	**Hämorrhoiden**
I85	Ösophagusvarizen
I86	Venöse Varikosis (unterschiedliche Lokalisation)
I87.9	**Venen (nicht näher benannte Veränderungen)**

I88.9	Lymphadenitis
I89.1	Lymphangitis
I89.9	**Lymphgefäße und Lymphknoten** **(nicht näher benannte nichtinfektiöse Veränderungen)**

1.3.7 Respirationstrakt

J01.9	Akute Sinusitis
J02.9	Akute Pharyngitis
J03.9	Akute Tonsillitis
J04.0	Akute Laryngitis

J12.9	Viruspneumonie
J15.9	Bakterielle Pneumonie
J16.8	Pneumonie durch andere infektiöse Organismen
J18.0	**Bronchopneumonie**
J18.1	Lobärpneumonie
J18.9	**Pneumonie**
J20.9	Akute Bronchitis
J22	Akute Infektion der unteren Atemwege

V

J30.4	Allergische Rhinitis
J31.0	Chronische Rhinitis
J32.9	**Chronische Sinusitis**
J33.8	**Nasennebenhöhlenpolyp**
J33.9	Nasenpolyp
J34.8	**Nase und Nasennebenhöhle**
	(nicht näher benannte Veränderungen)
J35.0	**Chronische Tonsillitis**
J35.2	**Hypertrophie der Adenoiden (Rachenmandeln)**
J35.9	Chronische Erkrankung der Gaumen- und Rachenmandeln
J36	Peritonsillarabszeß

J37.0	Chronische Laryngitis
J38.1	Stimmbandpolyp, Kehlkopfpolyp
J38.2	**„Sängerknötchen", Stimmbandknötchen**
J38.3	Stimmbanderkrankungen (sonstige)
J38.4	Larynxödem
J38.7	Larynxerkrankungen (sonstige)
J39.9	**Oberer Respirationstrakt (nicht näher benannte Veränderungen)**

J40	Bronchitis
J42	Chronische Bronchitis
J43.9	**Lungenemphysem**
J44.9	Chronische obstruktive Atemwegserkrankung
J45.9	Asthma bronchiale
J47	Bronchiektasen

J60	Anthrakose
J61	Asbestose, Pneumokoniose durch andere anorganische Fasern
J62	Silikose
J64	**Pneumokoniose**
J65	Pneumokoniose mit Tuberkulose
J66.8	Atemwegserkrankungen durch organische Stäube
J69.0	**Aspirationspneumonie**
J70.9	**Atemwegserkrankungen durch äußere Substanzen**

J80	ARDS (adult respiratory distress syndrome), Atemnotsyndrom der Erwachsenen
J81	**Lungenödem**
J82	Eosinophiles Lungeninfiltrat
J84.9	Interstitielle pulmonale Veränderung
J85	Lungen- oder Mediastinalabszeß
J90	Pleuraerguß
J92	Pleuraplaque
J93.9	Pneumothorax
J94.9	**Pleura (nicht näher benannte Veränderungen)**
J98.0	**Bronchien (nicht näher benannte Veränderungen)**
J98.1	Atelektase

V

| J98.5 | Mediastinum (nicht näher benannte Veränderungen) |
| **J98.9** | **Atemwege (nicht näher benannte Veränderungen)** |

1.3.8 Verdauungstrakt

K03.9	Zahn (nicht näher benannte Veränderungen)
K04.8	**Radikuläre Zyste**
K04.9	Erkrankungen von Pulpa und periapikalem Gewebe
K05.0	Akute Gingivitis
K05.1	Chronische Gingivitis
K06.1	Gingivahyperplasie (Fibromatose)
K06.8	Sonstige Gingivaveränderungen (einschließlich Epulis)
K09.0	**Odontogene Zysten**
K09.2	**Nichtodontogene Kieferzysten**
K09.9	Zysten der Mund- und Kieferregion
K10.8	Fibröse Dysplasie des Kiefers u.a. näher bezeichnete Veränderungen
K10.9	Kiefer (nicht näher benannte Veränderungen)
K11.9	**Speicheldrüse (nicht näher benannte Veränderungen)**
K13.0	Lippe (nicht näher benannte Veränderungen)
K13.2	Leukoplakie
K13.7	**Mundschleimhaut (nicht näher benannte Veränderungen)**

K20	Ösophagitis
K21.0	**Gastro-ösophageale Refluxkrankheit (mit Ösophagitis)**
K21.9	**Gastro-ösophageale Refluxkrankheit (ohne Ösophagitis)**
K22.1	Ösophagusulkus
K22.9	Ösophagus (nicht näher benannte Veränderungen)
K25	Magenulkus (Ulcus ventriculi)
K26	Duodenalulkus
K28	Anastomosenulkus (gastrojejunal) u.a. Ulcera peptica jejuni
K29.5	**Chronische Gastritis**
K29.7	Gastritis
K29.8	Duodenitis
K31.9	Magen und Duodenum (nicht näher benannte Veränderungen)

K37	**Appendizitis**
K38.9	Wurmfortsatz (nicht näher benannte Veränderungen)
K46	Abdominelle Hernie
K50.9	**M. Crohn**
K51.9	**Colitis ulcerosa**
K52.9	Gastroenteritis und Kolitis, nichtinfektiös

K55.9	Vaskuläre Erkrankungen des Verdauungstraktes
K56.1	Intussuszeption, Invagination
K56.2	Volvulus
K56.5	Peritonealverwachsungen, Briden (mit Ileus)
K57.8	**Divertikulitis mit Perforation oder Abszeß**
K57.9	**Divertikulose**

K59.3	Megakolon
K60.5	**Anorektale Fisteln**
K61.2	Anorektaler Abszeß
K62.9	Anus und Rektum (nicht näher benannte Veränderungen)
K63.9	**Verdauungstrakt (nicht näher benannte Veränderungen)**
K65.9	Peritonitis
K66.9	**Peritoneum (nicht näher benannte Veränderungen)**

1.3.9 Leber

K70.9	**Alkoholische Lebererkrankungen**
K71.9	Toxische Leberveränderungen
K73.9	**Chronische Hepatitis**
K74.0	**Leberfibrose**
K74.3	Primäre biliäre Zirrhose
K74.5	Biliäre Zirrhose
K74.6	Leberzirrhose
K75.1	Pylophlebitis
K75.9	Hepatitis
K76.9	**Leber (nicht näher benannte Veränderungen)**

1.3.10 Gallenblase, Gallenwege und Pankreas/Sprue

K80	**Cholelithiasis**
K81.9	**Cholezystitis**
K82.9	Gallenblase (nicht näher benannte Veränderungen)
K83.0	Cholangitis
K83.9	Gallenwege (nicht näher benannte Veränderungen)
K85	Akute Pankreatitis
K86.1	**Chronische Pankreatitis**
K86.3	Pankreaspseudozyste
K86.9	Pankreas (nicht näher benannte Veränderungen)
K90.0	**Einheimische Sprue (Zöliakie)**
K90.1	Tropische Sprue

1.3.11 Haut, Hautanhangsgebilde und Subkutangewebe

L01	Impetigo
L02.9	Hautabszeß, -furunkel oder -karbunkel
L05	**Pilonidalsinus, -fistel**
L08.9	Lokale Infektion von Haut oder Subkutis
L10.9	Pemphiguskrankheit
L11.9	Akantholytische Dermatose
L12.9	Pemphigoid
L13.9	Bullöse Dermatose
L20.9	Atopes (endogenes) Ekzem

V

L21.9	Seborrhoisches Ekzem
L25.9	Kontaktdermatitis
L28.0	Lichen simplex chronicus
L30.9	Dermatitis
L40.9	Psoriasis
L43.9	Lichen ruber planus
L44.9	Papulosquamöse Hautkrankheit
L51.9	Erythema exsudativum multiforme
L52	Erythema nodosum
L53.1	Erythema anulare centrifugum
L53.9	Erythematöse Krankheit
L57.0	**Aktinische Keratose**
L57.4	**Solare Elastose**
L60.2	Onychogryphosis
L60.9	Nagel (nicht näher benannte Veränderungen)
L72.0	**Epidermale Zyste**
L72.1	**Tichilemmale (piläre) Zyste**
L72.2	Steatocystoma multiplex
L72.9	Follikuläre Zysten der Haut und Subkutis
L81.4	**Lentigo, Melaninhyperpigmentierung**
L81.9	Pigmentierungsstörung
L82	**Seborrhoische Keratose**
L83	Acanthosis nigricans
L84	**Clavus (Hühneraugen, Hornhautschwielen)**
L85.8	Cornu cutaneum
L85.9	Epidermishyperplasie
L88	Pyoderma gangraenosum
L89	Dekubitalulkus
L90.0	Lichen sclerosus et atrophicus
L90.5	**Narbe, Hautfibrose**
L90.9	Atrophische Hautveränderung
L91.0	Narbenkeloid und hypertrophe Narbe
L92.0	Granuloma anulare
L92.1	Necrobiosis lipoidica
L92.3	**Fremdkörpergranulom in Haut oder Subkutis**
L92.9	Granulombildung in Haut oder Subkutis
L93	Lupus erythematodes
L94.9	Bindegewebe (nicht näher benannte lokale Veränderungen in Haut und Subkutis)
L95.9	Vaskulitis, auf die Haut beschränkt
L98.0	Granuloma pyogenicum
L98.4	Chronisches Hautulkus
L98.9	**Haut oder Subkutis (nicht näher benannte Veränderungen)**

V

1.3.12 Bindegewebe, Muskulatur und Skelettsystem

M00.9	Pyogene Arthritis
M02.9	Reaktive Arthritis
M06.2	**Bursitis bei chronischer Polyarthritis**
M06.3	Rheumaknötchen
M06.9	**Rheumatoide Arthritis (chronische Polyarthritis)**
M08.9	Juvenile Arthritis
M10.9	Gicht
M11.2	Chondrokalzinose
M11.9	**Arthropathie mit Kristallablagerung**
M12.2	Pigmentierte villonoduläre Synovitis
M13.0	Polyarthritis
M13.9	Arthritis
M15.1	Herberden-Knötchen (mit Arthropathie)
M15.9	Polyarthrose
M16.9	**Coxarthrose**
M17.9	Gonarthrose
M19.9	Arthrose
M20	Erworbene Deformation von Finger oder Zehen
M21.9	Erwobene Deformation der Extremitäten
M22.9	Patella (nicht näher benannte Veränderungen)
M23.2	**Meniskusveränderungen nach Degeneration oder Verletzungen**
M23.4	**Freier Gelenkkörper im Kniegelenk**
M23.6	**Bänderriß (Knie)**
M23.9	Kniegelenk (nicht näher benannte Veränderungen)
M24.0	Freier Gelenkkörper (außer Kniegelenk)
M24.1	Gelenkknorpel (nicht näher benannte Veränderungen)
M24.9	**Gelenk (nicht näher benannte Veränderungen)**
M25.7	Osteophyt
M30.0	**Polyarteriits nodosa**
M30.8	Polyarteriitis-verwandte Erkrankung
M31.0	Hypersensitivitätsangiitis einschließlich Goodpasture-Syndrom
M31.2	Letales Mittelliniengranulom
M31.3	Wegener Granulomatose
M31.9	Nekrotisierende Gefäßerkrankung
M32.9	Systemischer Lupus erythematodes
M33.9	Dermato-(poly-)myositis
M34.1	CREST Syndrom
M35.0	**Sjögren-Syndrom**
M35.1	Mixed connective tissue disease
M35.9	**Systemische Bindegewebserkrankungen**
M40.2	Kyphose
M40.5	Lordose
M41.9	Skoliose
M43.9	Deformierende Dorsopathie

V

M45	Spondylitis ankylosans
M46.9	Spondylitis
M48.9	Spondylopathie
M51.3	**Degenerative Bandscheibenveränderung**
M51.4	Schmorl-Knötchen
M51.9	Bandscheibe (nicht näher benannte Veränderungen)

M60.9	Myositis
M61.9	Lokalisierte Verkalkung und Verknöcherung des Muskels
M62.2	Ischämischer Muskelinfarkt
M62.5	Muskelatrophie
M62.9	**Muskulatur (nicht näher benannte Veränderungen)**

M65.9	Synovitis und Tenosynovitis
M66.5	**Sehnenruptur**
M67.2	Synoviale Hypertrophie
M67.4	**Ganglion**
M67.9	**Synovialgewebe und Sehnen**
	(nicht näher benannte Veränderungen)
M71.1	Infektiöse Bursitis
M71.2	**Baker-Zyste**
M71.5	Bursitis
M71.9	Bursopathie

M72.0	**Dupuytren-Kontraktur (palmare Fibromatose)**
M72.2	Plantare Fibromatose (Ledderhose-Kontraktur)
M72.3	Noduläre Fasziitis
M72.4	Fibromatose
M79.3	Pannikulitis
M79.5	**Fremdkörper im Weichgewebe**
M79.9	**Weichgewebe (nicht näher benannte Veränderungen)**

M80.9	Osteoporose mit pathologischer Fraktur
M81.9	Osteoporose
M83.9	Osteomalazie (des Erwachsenen)
M84.4	Pathologische Fraktur
M85.0	Fibröse monostotische Dysplasie
M85.4	Solitäre Knochenzyste
M85.5	Aneurysmatische Knochenzyste
M85.6	Sonstige Knochenzysten
M85.9	Veränderung von Knochendichte und -struktur
M86.9	Osteomyelitis
M87.9	Knochennekrose
M88.9	M. Paget des Knochens (Osteodystrophia deformans)
M89.9	**Knochen (nicht näher benannte Veränderungen)**
M92.9	Juvenile Osteochondrose
M93.9	Osteochondropathie
M94.9	**Knorpel (nicht näher benannte Veränderungen)**
M95.9	Erworbene Deformität des muskuloskelettalen Systems

V

1.3.13 Urogenitalsystem

Glomerulumveränderungen der Niere

N0X.0	Minimal change lesion (minimale glomeruläre Läsion)
N0X.1	Fokale und segmentale glomeruläre Läsionen
N0X.2	Diffuse membranöse Glomerulonephritis (GN)
N0X.3	Diffuse mesangioproliferative Glomerulonephritis
N0X.4	Diffuse endokapillär-proliferative Glomerulonephritis
N0X.5	Diffuse mesangiokapilläre GN (membranoproliferative GN Typ 1 u. 3)
N0X.6	Membranoproliferative GN Typ 2 (dense deposit disease)
N0X.7	Extrakapilläre GN (diffuse crescentic GN; GN mit diffuser Halbmondbildung)
N0X.8	Proliferative GN
N0X.9	Glomerulum (nicht näher benannte Veränderungen)
N00	Akutes nephritisches Syndrom
N01	Rapid progressives nephritisches Syndrom
N03	Chronisches nephritisches Syndrom
N04	Nephrotisches Syndrom
N05	Nephritisches Syndrom
N06	Proteinurie (mit morphologischen Veränderungen)
N07	Hereditäre Nephropathien

Tubuläre und interstitielle Nierenerkrankungen

N10	Akute (tubulo-)interstitielle (Pyelo-)Nephritis
N11.1	Chronische obstruktive (Pyelo-)Nephritis
N11.8	Chronische nichtobstruktive (Pyelo-)Nephritis
N11.9	**Chronische (tubulo-)interstitielle (Pyelo-)Nephritis**
N12	(Tubulo-)interstitielle (Pyelo-)Nephritis
N13.3	**Hydronephrose**
N13.4	Hydroureter
N13.6	Pyonephrose und Pyoureter
N13.9	Refluxuropathie
N14.4	Toxische Nephropathie
N15.0	Balkannephropathie
N15.9	**Niere (Tubulussystem und Interstitium: nicht näher benannte Veränderungen)**
N20.0	**Nierenstein (Nephrolithiasis)**
N20.9	**Urolithiasis**
N21.0	Harnblasenstein
N26	Terminale Nierenatrophie
N27	Renale Hypoplasie
N28.1	**Erworbene Nierenzyste**
N28.9	**Niere oder Ureter (nicht näher benannte Veränderungen)**
N30.9	**Urozystitis,**
N32.3	Harnblasendivertikel
N32.9	**Harnblase (nicht näher benannte Veränderungen)**
N34.2	Urethritis

V

| N36.9 | Urethra (nicht näher benannte Veränderungen) |
| N39.9 | **Harnwege (nicht näher benannte Veränderungen)** |

1.3.14 Männliches Genitalsystem

N40	**Prostatahyperplasie**
N41.9	Prostatitis
N42.9	Prostata (nicht näher benannte Veränderungen)
N43.3	Hydrozele
N43.4	Spermatozele
N44	Hodentorsion
N45.9	Orchitis oder Epididymitis
N46	Infertilität (Azoo-, Oligospermie)
N47	**Phimose**
N48.1	**Balanoposthitis**
N48.9	Penis (nicht näher benannte Veränderungen)
N49.9	Entzündungen des männlichen Genitaltrakts
N50.0	Hodenatrophie
N50.9	**Männliches Genitalsystem (nicht näher benannte Veränderungen)**

1.3.15 Brustdrüse

N60.9	**sog. Mastopathie einschließlich Fibroadenose (gutartige Mammadysplasie)**
N61	Entzündliche Veränderung der Brustdrüse
N62	Hypertrophie der Brustdrüse, insbesondere Gynäkomastie
N64.9	Brustdrüse (nicht näher benannte Veränderungen)

1.3.16 Weiblicher Genitaltrakt

N70.1	Chronische Salpingitis und Oophoritis einschließlich Hydrosalpinx
N70.9	Salpingitis und Oophoritis
N71.9	Uterus (außer Cervix), entzündliche Veränderungen
N72	**Cervix uteri, entzündliche Veränderungen**
N73.9	Weibliches Becken, entzündliche Veränderungen
N75.9	Bartholin-Drüsen (nicht näher benannte Veränderungen)
N76	Vagina und Vulva, entzündliche Veränderungen
N80.0	**Adenomyosis uteri**
N80.9	**Endometriose**
N83.0	**Follikelzyste des Ovars**
N83.1	**Corpus-luteum-Zyste**
N83.2	**Ovarielle Zysten (sonstige)**
N83.6	Hämatosalpinx
N83.9	Ovar, Tube und Ligamentum latum, nichtentzündliche Veränderungen
N84.0	**Polyp des Corpus uteri**
N84.1	**Polyp der Cervix uteri**
N84.9	Polyp des weiblichen Genitaltraktes

N85.0	**Glanduläre Endometriumhyperplasie**
N85.1	**Adenomatöse Endometriumhyperplasie**
N85.9	Uterus, nichtentzündliche Veränderung
N86	Erosion und Ektropium der Cervix uteri
N87.0	**Geringe Dysplasie des Cervixepithels (CIN I)**
N87.1	**Mittelgradige Dysplasie des Cervixepithels (CIN II)**
N87.2	**Schwere cervikale Dysplasie (aber CIN III: D06.9)**
N87.9	Dysplasie der Cervix uteri
N88.9	Cervix uteri, nichtentzündliche Veränderung
N89.0	Geringe Dysplasie des Vaginalepithels (VAIN I)
N89.1	Mittelgradige Dysplasie des Vaginalepithels (VAIN II)
N89.2	Schwere Vaginaldysplasie (aber VAIN III: D07.2)
N89.3	Dysplasie der Vagina
N89.9	Vagina, nichtentzündliche Veränderung
N90.0	**Geringe Dysplasie des Vulvaepithels (VIN I)**
N90.1	**Mittelgradige Dysplasie des Vulvaepithels (VIN II)**
N90.2	**Schwere Vulvadysplasie (aber VIN III: D07.1)**
N90.3	Dysplasie der Vulva
N90.9	Vulva, nichtentzündliche Veränderung
N95.2	Postmenopausale atrophische Kolpitis
N99	Erkrankungen des Urogenitalsystems nach iatrogenen Eingriffen

1.3.17 Schwangerschaft, Geburt und Wochenbett

O00.9	**Ektope Schwangerschaft (Extrauteringravidität)**
O01.0	Komplette Blasenmole
O01.1	Partielle Mole
O01.9	Blasenmole
O02.0	Nichthydatidiforme Mole (Abortivei, Windmole u.a.)
O02.1	Missed abortion
O02.9	Anomales Schwangerschaftsprodukt
O04	Iatrogener Abort
O06	**Abort**
O08.0	Entzündung des weiblichen Genitaltraktes nach Schwangerschaft
O08.9	Komplikation nach Schwangerschaft
O23.9	Infektionen des Urogenitaltraktes während der Schwangerschaft
O28.2	Abnormer zytologischer Befund bei pränataler Untersuchung
O28.9	Abnormer Befund bei pränataler Untersuchung der Mutter
O30.0	**Zwillingsschwangerschaft**
O30.9	Mehrlingsschwangerschaft
O31	Komplikationen bei Mehrlingsschwangerschaft
O40	Hydramnion
O43.9	**Plazenta (nicht näher benannte Veränderungen)**
O44	Plazenta praevia
O73.0	Placenta accreta/adhaerens (ohne Hämorrhagien)
O73.1	Plazentareste (ohne Hämorrhagien)

V

O85	Puerperalfieber (Endometritis, Sepsis u.a.)
O86.8	Puerperale Infektionen
O95	Tod der Mutter während Schwangerschaft, Geburt oder Puerperium
O96	Tod der Mutter nach 42 bis 365 Tagen postpartal (gestationsbedingte Ursache)
O97	Tod der Mutter (gestationsbedingte Ursache) nach mehr als 1 Jahr postpartal

P15.9	**Geburtstrauma**
P22.0	Atemnotsyndrom des Neugeborenen (hyaline membrane disease)
P35.9	Kongenitale Viruserkrankungen
P36.9	Bakterielle Sepsis des Neugeborenen
P37.9	Kongenitale Infektion oder Parasitenbefall
P52.9	Intrakranielle (atraumatische) Hämorrhagie des Feten/Neugeborenen
P54.9	Neonatale Hämorrhagie
P56	Hydrops fetalis durch immunbedingte oder andere Hämolysen
P57.9	Kernikterus
P60	Disseminierte intravasale Gerinnung des Feten/Neugeborenen
P75*	Mekoniumileus [E84.1]
P77	Nekrotisierende Enterokolitis des Feten/Neugeborenen
P78.9	Perinatale Veränderungen und Störungen des Verdauungssystems
P95	**Fetaler Tod (Todgeburt) aus nicht näher bestimmter Ursache**
P96.9	**Perinatalperiode (nicht näher benannte Veränderungen)**

1.3.18 Fehlbildungen und chromosomale Aberrationen

Q00.0	Anenzephalie
Q02	Mikrozephalie
Q03.9	Kongenitaler Hydrozephalus
Q04.9	Kongenitale Gehirnfehlbildung
Q05.9	Spina bifida
Q06.9	Kongenitale Fehlbildung des Rückenmarks
Q07.9	Kongenitale Fehlbildung des Nervensystems
Q11.1	Anophthalmus
Q15.9	Kongenitale Fehlbildung des Auges
Q17.9	Kongenitale Fehlbildung des Ohres
Q18.9	Kongenitale Fehlbildung von Gesicht und Hals
Q20.9	Fehlbildung der Herzkammern und Gefäßabgänge
Q21.0	Ventrikelseptumdefekt
Q21.1	Vorhofseptumdefekt
Q21.3	Fallot-Tetralogie
Q21.9	Fehlbildung der Herzsepten
Q24.9	Kongenitale Herzfehlbildung
Q25.0	**Ductus arteriosus botalli apertus**
Q25.9	Kongenitale Fehlbildung der großen Arterien
Q26.9	Kongenitale Fehlbildung der großen Venen
Q28.9	Kongenitale Fehlbildung des Kreislaufsystems

V

Q34.9	Kongenitale Fehlbildung des Atemtraktes
Q38	Kongenitale Fehlbildung von Zunge, Mund und/oder Pharynx
Q39.9	Kongenitale Ösophagusfehlbildung
Q40.9	Kongenitale Fehlbildung des oberen Verdauungstraktes
Q43.0	Meckel-Divertikel
Q43.1	**M. Hirschsprung (Aganglionose)**
Q43.9	Kongenitale Fehlbildung des Darms
Q44	**Kongenitale Fehlbildung von Gallenblase, Gallenwegen und Leber**
Q45.1	Pancreas anulare
Q45.9	Kongenitale Fehlbildung des Verdauungstraktes
Q52.9	Kongenitale Fehlbildung der weiblichen Genitalien
Q53.9	Kryptorchismus (fehlende Hodendeszension)
Q55.9	Kongenitale Fehlbildung der männlichen Genitalorgane
Q56.0	Hermaphroditismus
Q56.3	Pseudohermaphroditismus
Q56.4	**Unbestimmtes Geschlecht**
Q60.2	Renale Agenesie
Q60.6	Potter-Syndrom
Q61.9	Zystische Nierenveränderung
Q62.0	Kongenitale Hydronephrose
Q62.2	Kongenitaler Megaureter
Q62.8	Kongenitale Fehlbildung des Ureters
Q63.9	Kongenitale Fehlbildung der Niere
Q64.9	**Kongenitale Fehlbildung der ableitenden Harnwege**
Q73.1	Phokomelie
Q74.9	Kongenitale Fehlbildung der Extremitäten
Q77.4	Achondroplasie
Q78.0	Osteogenesis imperfecta
Q78.9	Osteochondrodysplasie
Q79.5	Kongenitale Fehlbildung der Bauchdecke
Q79.9	Kongenitale Fehlbildung des Muskel-Skelett-Systems
Q82.5	Kongenitaler nichtneoplastischer nichtmelanozytärer Naevus
Q82.9	Kongenitale Fehlbildung der Haut
Q83.9	Kongenitale Fehlbildung der Mamma
Q84.9	Kongenitale Fehlbildung des Integumentes
Q85.0	Neurofibromatose von Recklinghausen
Q85.9	Phakomatose (Hamartose)
Q87.8	Kongenitales Fehlbildungssyndrom
Q89.3	Situs inversus
Q89.7	Multiple kongenitale Fehlbildungen
Q89.9	**Kongenitale Fehlbildung**

| [Q90-Q99 | Chromosomenaberrationen] |

V

1.4 Sonstiges

1.4.1 Symptome und abnormale Befunde verschiedener Ursachen

RX.6	Normabweichende zytologische Befunde
RX.7	Normabweichende histologische Befunde
R82.8	**Normabweichende Befunde bei zytologischer (und histologischer) Urinuntersuchung**
R83	Normabweichende Befunde der Zerebrospinalflüssigkeit
R84	**Normabweichende Befunde der Atemwege (Flüssigkeit, Biopsie)**
R85	Normabweichende Befunde in Verdauungstrakt und Bauchhöhle
R86	Normabweichende Befunde der männlichen Genitalorgane
R87	Normabweichende Befunde der weiblichen Genitalorgane
R89	Normabweichende Befunde in sonstigen Organen und Geweben (Synovia u.a.)
R95	Plötzlicher Kindstod
R96.0	„Sekundentod"
R96.1	Plötzlicher natürlicher Tod unbekannter Ursache (innerhalb 24 h nach Symptombeginn)
R99	Sonstige unbestimmte Todesursachen

1.4.2 Verletzungen, Vergiftungen und andere äußere Krankheitsursachen

S36.0	**Traumatische Milzruptur**
S72.0	Oberschenkelhalsfraktur
T17.9	Fremdkörper im Respirationstrakt
T18.9	Fremdkörper im Verdauungstrakt
T19.9	Fremdkörper im Urogenitaltrakt
T81.9	Komplikation eines iatrogenen Eingriffs
T86.9	**Transplantatabstoßung, Organversagen nach Transplantation**
T87.3	**Neurom am Amputationsstumpf**
T87.4	**Infektion des Amputationsstumpfes**
T87.5	**Nekrose des Amputationsstumpfes**
T87.6	Komplikation am Amputationsstumpf
T88.9	Komplikationen nach chirurgischer oder anderer medizinischer Behandlung
[V01-Y98	Äußere Krankheits- und Todesursachen (z.B. Verkehrsunfälle)]
[Y40-Y84	Komplikationen bei der medizinischen und chirurgischen Behandlung]
[Y40-Y59	Nebenwirkungen applizierter Substanzen (Medikamente)]

V

1.4.3 Weitere den Gesundheitszustand beeinflussende Faktoren, Routineuntersuchungen

Z00.6	Untersuchung von Kontrollpersonen in klinischen Forschungsprogrammen
Z01.4	**Zervixabstrichuntersuchung**
Z04.9	Untersuchung aus nicht näher benannten Gründen
Z08.9	Folgeuntersuchung nach Behandlung maligner Neoplasien
Z09.9	Folgeuntersuchung nach Behandlung sonstiger Krankheiten
Z12.9	Screeninguntersuchung auf Neoplasien
Z21	HIV positiv (asymptomatisch)
Z42.9	Nachbehandlung unter Anwendung plastischer Chirurgie
Z94.9	Zustand nach Organ- oder Gewebstransplantation

V

2 ICD-O-Kodierung (Auszüge) – Alphabetische Auflistung

[Die häufigsten Tumoren sind fett markiert; Bedeutung der Suffixe:

/0	benigner Tumor
/1	Tumor mit unklarer Dignität
/2	maligner Tumor in situ
/3	maligner Tumor, Primärtumor
/6	Metastase eines malignen Tumors
/9	maligner Tumor, unklar ob Primärtumor oder Metastase

z.B. 8140/6: Metastase eines Adenokarzinoms]

8822/1	Abdominale Fibromatose
9722/3	Abt-Letterer-Siwe-Krankheit [C96.0]
9261/3	Adamantinom der Röhrenknochen [C40.-, C41.-]
8140/2	Adenocarcinoma in situ
8200/3	Adenoid-zystisches Karzinom
8075/3	Adenoides Plattenepithelkarzinom
8245/3	Adenokarzinoid
8140/3	**Adenokarzinom**
8220/3	Adenokarzinom auf dem Boden einer Adenomatosis coli [C18.-]
8210/3	Adenokarzinom in „adenomatösem Polyp"
8573/3	Adenokarzinom mit apokriner Metaplasie
8570/3	Adenokarzinom mit Plattenepithelmetaplasie
8251/3	Adenokarzinom, alveolär [C34.-]
8401/3	Adenokarzinom, apokrin
8250/3	Adenokarzinom, bronchio-alveolär [C34.-]
8270/3	Adenokarzinom, chromophob [C75.1]
8145/3	**Adenokarzinom, diffuser Typ [C16.-]**
8330/3	Adenokarzinom, follikulär [C73]
8143/3	Adenokarzinom, Frühkarzinom (superficial spreading)
8154/3	Adenokarzinom, gemischt exokrin und Inselzell- [C25.-]
8180/3	Adenokarzinom, hepato-cholangiozellulär gemischt [C22.0]
8170/3	Adenokarzinom, hepatozellulär [C22.0]
8150/3	Adenokarzinom, Inselzell- [C25.4]
8144/3	**Adenokarzinom, intestinaler Typ [C16.-]**
8310/3	Adenokarzinom, klarzellig
8480/3	**Adenokarzinom, muzinös**
8290/3	Adenokarzinom, oxyphil
8260/3	**Adenokarzinom, papillär**
8340/3	Adenokarzinom, papillär follikulärer Typ [C73]
8503/2	Adenokarzinom, papillär, nicht infiltrierend, intraduktal [D05.-]
8481/3	Adenokarzinom, schleimbildend
8490/3	**Adenokarzinom, Siegelringzell-**
8322/3	Adenokarzinom, „wasserklarzellig" (hellzellig) [C75.0]
8420/3	Adenokarzinom, zeruminös [C44.2]

V

8561/0	Adenolymphom [D11.-]
8140/0	**Adenom**
8390/0	Adenom der Hautanhangsgebilde [D23.-]
8210/0	Adenom, „adenomatöser Polyp"
8401/0	Adenom, apokrin
8280/0	Adenom, azidophil [D35.2]
8550/0	Adenom, Azinuszell-
8300/0	Adenom, basophil [D35.2]
8140/1	Adenom, bronchial [D38.1]
8270/0	Adenom, chromophob [D35.2]
8408/0	Adenom, ekkrin papillär [D23.-]
8330/0	Adenom, follikulär [D34]
8160/0	Adenom, Gallengänge [D13.4]
8281/0	Adenom, gemischt azidophil-basophil [D35.2]
8323/0	Adenom, gemischtzellig
8321/0	Adenom, Hauptzell- [D35.1]
8170/0	Adenom, hepatozellulär [D13.4]
8150/0	Adenom, Inselzell- [D13.7]
8310/0	Adenom, klarzellig
8506/0	Adenom, Mamille („adenoma of nipple") [D24]
8202/0	Adenom, mikrozystisch [D13.7]
8221/0	Adenom, multiple „adenomatöse Polypen"
8480/0	Adenom, muzinös
8370/0	Adenom, Nebennierenrinde [D35.0]
8290/0	Adenom, oxyphil
8504/0	Adenom, papillär intrazystisch
8940/0	Adenom, pleomorph
8400/0	Adenom, Schweißdrüsen [D23.-]
8410/0	Adenom, Talgdrüsen [D23.-]
8211/0	Adenom, tubulär
8263/0	Adenom, tubulovillös
8261/1	Adenom, villös
8322/0	Adenom, „wasserklarzellig" (hellzellig) [D35.1]
8420/0	Adenom, zeruminös [D23.2]
9054/0	Adenomatoidtumor [D19.-]
8250/1	Adenomatose, pulmonale [D38.1]
8220/0	Adenomatosis coli [D12.-]
8932/0	Adenomyom
8933/3	Adenosarkom
8560/3	Adenosquamöses Karzinom
8671/0	„Adrenal-rest-Tumor"
8904/0	Adultes Rhabdomyom
9522/3	Ästhesioneuroblastom [C30.0]
9523/3	Ästhesioneuroepitheliom [C30.0]
9521/3	Ästhesioneurozytom [C30.0]
8821/1	Aggressive Fibromatose, extraabdominal
9200/1	Aggressives Osteoblastom [D48.0]
8402/0	Akrospirom, ekkrin [D23.-]
8251/3	Alveoläres Adenokarzinom [C34.-]

V

8920/3	Alveoläres Rhabdomyosarkom
9581/3	Alveoläres Weichteilsarkom
8730/3	Amelanotisches malignes Melanom [C43.-]
9330/0	Ameloblastäres Fibrom [D16.4, D16.5]
9290/0	Ameloblastäres Fibroodontom [D16.4, D16.5]
9330/3	Ameloblastäres Fibrosarkom [C41.0, C41.1]
9310/0	Ameloblastom [D16.4, D16.5]
9310/3	Ameloblastom, maligne [C41.1, C41.1]
9290/3	Ameloblastäres Odontosarkom [C41.0, C41.1]
9980/1	Anämie, refraktär [D46.4]
9984/1	Anämie, refraktär mit Blastenexzess in Transformation [D46.3]
9983/1	Anämie, refraktär mit Blastenexzess [D46.2]
9982/1	Anämie, refraktär mit Ringsideroblasten [D46.1]
9981/1	Anämie, refraktär ohne Ringsideroblasten [D46.0]
8630/1	Androblastom
8630/0	Androblastom, benigne
8630/3	Androblastom, maligne
9712/3	Angioendotheliomatose [C85.7]
9160/0	Angiofibrom [D18.0]
9767/1	Angioimmunoblastische Lymphadenopathie [D47.7]
9141/0	Angiokeratom [D18.0]
8861/0	Angiolipom [D17.-]
8860/0	Angiomyolipom [D17.-]
8894/0	Angiomyom
8894/3	Angiomyosarkom
8841/1	Angiomyxom
8401/3	Apokrines Adenokarzinom
8401/0	Apokrines Adenom
8240/1	Appendixkarzinoid [D37.3]
8248/1	APUDom
9430/3	Astroblastom [C71.-]
9400/3	Astrozytom [C71.-]
8830/1	Atypisches fibröses Histiozytom
8550/0	Azinuszelladenom
8550/3	Azinuszellkarzinom
8550/1	Azinuszelltumor
8123/3	Basaloides Karzinom [C21.1]
8090/3	**Basalzellkarzinom [C44.-]**
8091/3	Basalzellkarzinom, multifokal [C44.-]
8090/1	Basalzelltumor [D48.5]
8243/3	Becherzellkarzinoid [C18.1]
8000/0	Benigne Neoplasie
8001/0	Benigne Tumorzellen
8010/0	Benigner epithelialer Tumor
9270/0	Benigner odontogener Tumor [D16.4, D16.5]
8800/0	Benigner Weichgewebstumor
8990/0	Benignes Mesenchymom
9043/3	Biphasisches synoviales Sarkom
9100/0	Blasenmole [O01.9]

V

9100/1	Blasenmole, invasiv [D39.2]
8972/3	Blastom, pulmonal [C34.-]
8780/0	Blauer Nävus [D22.-]
9000/0	Brenner-Tumor [D27]
9000/1	Brenner-Tumor, Borderline-Typ [D39.1]
9000/3	Brenner-Tumor, maligne [C56]
8140/1	Bronchialadenom [D38.1]
8042/3	**Bronchialkarzinom, oat-cell-type [C34.-]**
9134/1	Bronchoalveolärer intravaskulärer Tumor [D38.1]
8250/3	Bronchoalveoläres Adenokarzinom [C34.-]
9687/3	Burkitt-Lymphom [C83.7]
9826/3	Burkitt-Zell-Leukämie [C91.7]
8010/2	**Carcinoma in situ**
8140/2	Carcinoma in situ, Adeno-
8500/2	**Carcinoma in situ, duktal (DCIS) der Mamma**
8050/2	Carcinoma in situ, papillär (plattenepithelial)
8070/2	Carcinoma in situ, plattenepithelial
8076/2	Carcinoma in situ, plattenepithelial mit fraglicher Stromainvasion [D06.-]
8120/2	**Carcinoma in situ, Übergangszell-**
8520/2	**Carcinoma lobulare in situ (CLIS) der Mamma [D05.0]**
8522/2	Carcinoma lobulare in situ und intraduktales Karzinom [D05.1]
8160/3	Cholangiokarzinom [C22.1]
9230/0	Chondroblastom [D16.-]
9230/3	Chondroblastom, maligne [C40.-, C41.-]
9220/0	Chondrom [D16.-]
9220/1	Chondromatose
9220/3	Chondrosarkom [C40.-, C41.-]
9370/3	Chordom
9100/3	Chorionkarzinom
9101/3	Chorionkarzinom kombiniert mit weiterem Keimzelltumor
8270/3	Chromophobes Adenokarzinom [C75.1]
8270/0	Chromophobes Adenom [D35.2]
8520/2	**CLIS: Carcinoma lobulare in situ der Mamma [D05.0]**
8760/0	**Compoundnävus [D22.-]**
8201/3	Cribriformes Karzinom
8500/2	**DCIS: Mammakarzinom, intraduktal nicht infiltrierend**
9271/0	Dentinom [D16.4, D16.5]
8832/0	**Dermatofibrom [D23.-]**
8833/3	Dermatofibrosarcoma protuberans, pigmentiert
8832/3	Dermatofibrosarkom [C44.-]
9084/0	Dermoidzyste
8145/3	**Diffuser Typ, Adenokarzinom [C16.-]**
8500/3	**Duktales invasives (Mamma-)Karzinom**
8522/3	Duktales und lobuläres Karzinom [C50.-]
9060/3	Dysgerminom
8402/0	Ekkrines Akrospirom [D23.-]
8408/0	Ekkrines papilläres Adenom [D23.-]
8403/0	Ekkrines Spiradenom [D23.-]

V

8200/0	Ekkrines Zylindrom (dermal)
9070/3	Embryonales Karzinom
8981/3	Embryonales Karzinosarkom
8910/3	Embryonales Rhabdomyosarkom
8991/3	Embryonales Sarkom
9071/3	Endodermaler Sinustumor
8931/1	Endolymphatische Stromamyose [D39.0]
8930/0	Endometriales Stromaknötchen [D26.1]
8930/3	Endometriales Stromasarkom [C54.1]
8380/3	Endometrioides Karzinom [C56]
9391/3	Ependymom [C71.-]
9393/1	Ependymom, papillär [D43.-]
9340/0	Epithelialer odontogener Tumor, kalzifizierend [D16.4, D16.5]
8010/0	Epithelialer Tumor, benigne
8096/0	Epitheliom, intraepithelial Typ Borst-Jadassohn [D23.-]
8770/0	Epitheloid- und spindelzelliger Nävus [D22.-]
8891/0	Epitheloides Leiomyom
8891/3	Epitheloides Leiomyosarkom
8804/3	Epitheloidzelliges Sarkom
9042/3	Epitheloidzelliges synoviales Sarkom
8771/0	Epitheloidzellnävus [D22.-]
9841/3	Erythrämie, akut [C94.0]
9842/3	Erythrämie, chronisch [C94.1]
9840/3	Erythroleukämie [C94.0]
9260/3	Ewing-Sarkom [C40.-, C41.-]
8821/1	Extraabdominale Fibromatose, aggressiv
8693/3	Extraadrenales malignes Paragangliom
8693/1	Extraadrenales Paragangliom
8903/0	Fetales Rhabdomyom
9010/0	**Fibroadenom [D24]**
9011/0	Fibroadenom, intrakanalikulär [D24]
9030/0	Fibroadenom, juvenil [D24]
9012/0	Fibroadenom, perikanalikulär [D24]
8830/0	Fibröses Histiozytom
8830/1	Fibröses Histiozytom, atypisch
8830/3	Fibröses Histiozytom, maligne
8851/0	Fibrolipom
8810/0	Fibrom
9330/0	Fibrom, ameloblastär [D16.4, D16.5]
9262/0	Fibrom, ossifizierend [D16.-]
9274/0	Fibrom, zementierend [D16.4, D16.5]
8822/1	Fibromatose, abdominal
8821/1	Fibromatose, aggressiv extraabdominal
8852/0	Fibromyxolipom [D17.-]
8811/0	Fibromyxom
8811/3	Fibromyxosarkom
9290/0	Fibroodontom, ameloblastär [D16.4, D16.5]
8810/3	Fibrosarkom
9330/3	Fibrosarkom, ameloblastär [C41.0, C41.1]

V

8330/3	Follikuläres Adenokarzinom [C73]
8330/0	Follikuläres Adenom [D34]
8143/3	Frühkarzinom – Adenokarzinom (superficial spreading)
8160/0	Gallengangsadenom [D13.4]
8161/3	Gallengangszystadenokarzinom
8161/0	Gallengangszystadenom
9505/1	Gangliogliom
9490/3	Ganglioneuroblastom
9490/0	Ganglioneurom
9491/0	Ganglioneuromatose
8153/1	Gastrinom [D13.7]
8153/3	Gastrinom, maligne [C25.4]
9064/3	Germinom
9302/0	„Ghost-cell-Tumor", odontogen [D16.4, D16.5]
9275/0	Gigantiformes Zementom [D16.4, D16.5]
8897/1	Glatte Muskulatur, Tumor
9440/3	Glioblastom [C71.-]
9380/3	Gliom, maligne [C71.-]
9383/1	Gliom, subependymal [D43,.]
9442/3	Gliosarkom [C71.-]
8712/0	Glomangiom
8713/0	Glomangiomyom
8710/3	Glomangiosarkom
8691/1	Glomus-aorticum-Tumor [D44.7]
8692/1	Glomus-caroticum-Tumor [D44.6]
8690/1	Glomus-jugulare-Tumor [D44.7]
8711/0	Glomustumor
8152/0	Glukagonom [D13.7]
8152/3	Glukagonom, maligne [C25.4]
9073/1	Gonadoblastom
9580/0	Granularzelltumor
9580/3	Granularzelltumor, maligne
8621/1	Granulosazell-Thekazell-Tumor [D39.1]
8620/1	Granulosazelltumor [D39.1]
8622/1	Granulosazelltumor, juvenil [D39.1]
8620/3	Granulosazelltumor, maligne [C56]
8072/3	Großzelliges nichtverhornendes Plattenepithelkarzinom
8632/1	Gynandroblastom [D39.1]
9940/3	Haarzellenleukämie [C91.4]
9161/1	Hämangioblastom
9130/1	Hämangioendotheliom
9130/0	Hämangioendotheliom, benigne [D18.0]
9133/1	Hämangioendotheliom, epitheloid
9130/3	Hämangioendotheliom, maligne
9120/0	**Hämangiom [D18.0]**
9142/0	Hämangiom, verrukös keratotisch [D18.0]
9150/1	Hämangioperizytom
9150/0	Hämangioperizytom, benigne [D18.0]
9150/3	Hämangioperizytom, maligne

V

9120/3	Hämangiosarkom
9175/0	Hämolymphangiom [D18.1]
8321/0	Hauptzelladenom [D35.1]
8390/0	Hautanhangsgebilde, Adenom [D23.-]
8390/3	Hautanhangsgebilde, Karzinom [C44.-]
8180/3	Hepato-cholangiozellulär gemischtes Adenokarzinom [C22.0]
8970/3	Hepatoblastom [C22.0]
8170/3	Hepatozelluläres Adenokarzinom [C22.0]
8170/0	Hepatozelluläres Adenom [D13.4]
8880/0	Hibernom [D17.-]
8405/0	Hidradenom, papillär [D23.-]
8404/0	Hidrozystom [D23.-]
8660/0	Hiluszelltumor [D27]
8830/3	Histiozytom, fibrös maligne
8830/0	Histiozytom, fibrös
8830/1	Histiozytom, fibrös atypisch
9720/3	Histiozytose, maligne [C96.1]
9962/1	Idiopathische Thrombozytopenie [D47.3]
9760/3	Immunoproliferative Erkrankung [C88.9]
8150/0	Inselzelladenom [D13.7]
8154/3	Inselzellkarzinom und exokrines Adenokarzinom, gemischt [C25.-]
8150/3	Inselzellkarzinom [C25.4]
8151/0	Insulinom [D13.7]
8151/3	Insulinom, maligne [C25.4]
8144/3	**Intestinaler Typ, Adenokarzinom [C16.-]**
8750/0	**Intradermaler Nävuszellnävus [D22.-]**
8505/0	Intraduktale Papillomatose
8503/2	Intraduktales Adenokarzinom, papillär, nicht infiltrierend [D05.-]
8522/2	Intraduktales Karzinom und Carcinoma lobulare in situ [D05.1]
8503/0	Intraduktales Papillom
8500/3	Intraduktales, nicht infiltrierendes Mammakarzinom (DCIS)
8077/2	Intraepitheliale Neoplasie Grad III (Cervix, Vulva, Vagina: CIN, VIN, VAIN III)
9011/0	Intrakanalikuläres Fibroadenom [D24]
8856/0	Intramuskuläres Lipom [D17.-]
8500/3	**Invasives duktales (Mamma-)Karzinom**
9134/1	Intravaskulärer broncho-alveolärer Tumor [D38.1]
8504/0	Intrazystisches Adenom, papillär
8504/3	Intrazystisches Karzinom
8504/2	Intrazystisches Karzinom, nicht infiltrierend
8053/0	Invertiertes Papillom
8121/1	Invertiertes Übergangszellkarzinom
8740/0	**Junktionsnävus**
8622/1	Juveniler Granulosazelltumor [D39.1]
9030/0	Juveniles Fibroadenom [D24]
8502/3	Juveniles Karzinom der Mamma [C50.-]
8361/1	Juxtaglomerulärer Tumor [D41.0]
9301/0	Kalzifizierende odontogene Zyste [D16.4, D16.5]
9340/0	Kalzifizierender odontogener Tumor, epithelial [D16.4, D16.5]

9140/3	Kaposi-Sarkom [C46.-]
8240/3	**Karzinoid**
8245/3	Karzinoid, Adeno-
8240/1	Karzinoid, Appendix [D37.3]
8243/3	Karzinoid, Becherzell- [C18.1]
8010/3	Karzinom
8390/3	Karzinom der Hautanhangsgebilde [C44.-]
8941/3	Karzinom in pleomorphem Adenom [C07.-, C08.-]
8140/3	Karzinom, Adeno- (Untergruppen s. Adenokarzinom)
8200/3	Karzinom, adenoid-zystisch
8560/3	Karzinom, adenosquamös
8021/3	Karzinom, anaplastisch
8550/3	Karzinom, Azinuszell-
8123/3	Karzinom, basaloid [C21.1]
8090/3	**Karzinom, Basalzell- [C44.-]**
8091/3	Karzinom, Basalzell-, multifokal [C44.-]
8201/3	Karzinom, cribriform
8500/3	**Karzinom, duktal invasiv**
8522/3	Karzinom, duktal und lobulär [C50.-]
9070/3	Karzinom, embryonal
8380/3	Karzinom, endometrioid [C56]
8160/3	Karzinom, Gallengänge
8012/3	Karzinom, großzellig
8522/2	Karzinom, intraduktal und Carcinoma lobulare in situ [D05.1]
8504/3	Karzinom, intrazystisch
8504/2	Karzinom, intrazystisch, nicht infiltrierend
8041/3	**Karzinom, kleinzellig**
8044/3	Karzinom, kleinzellig intermediärer Zelltyp [C34.-]
8124/3	Karzinom, kloakogen [C21.2]
8520/3	**Karzinom, lobulär [C50.-]**
8082/3	Karzinom, lymphoepithelial
8510/3	**Karzinom, medullär**
8512/3	Karzinom, medullär mit lymphoidem Stroma [C50.-]
8511/3	Karzinom, medullär mit Stromaamyloid [C73]
8430/3	Karzinom, mukoepidermoid
8370/3	Karzinom, Nebennierenrinde [C74.0]
8246/3	Karzinom, neuroendokrin
8042/3	**Karzinom, oat-cell-, bronchial [C34.-]**
8110/3	Karzinom, Pilomatrix- [C44.-]
8070/3	**Karzinom, plattenepithelial**
8076/3	Karzinom, plattenepithelial mikroinvasiv [C53.-]
8052/3	Karzinom, plattenepithelial papillär
8071/3	Karzinom, plattenepithelial verhornend
8022/3	Karzinom, pleomorph
8034/3	Karzinom, polygonaler Zelltyp
8033/3	Karzinom, pseudosarkomatös
8030/3	Karzinom, Riesenzell- und Spindelzelltyp
8031/3	Karzinom, Riesenzelltyp
8400/3	Karzinom, Schweißdrüsen [C44.-]

V

8461/3	Karzinom, serös papillär Oberflächen- [C56]
8032/3	Karzinom, spindelzellig
8410/3	Karzinom, Talgdrüsen [C44.-]
8120/3	**Karzinom, Übergangszell-**
8121/3	Karzinom, Übergangszell-, der Schneider-Membran
8130/3	**Karzinom, Übergangszell-, papillär**
8020/3	Karzinom, undifferenziert
8051/3	Karzinom, verrukös (plattenepithelial)
8980/3	Karzinosarkom
8981/3	Karzinosarkom, embryonal
8590/1	Keimstrang-Stroma-Tumor
8623/1	Keimstrangtumor mit anulären Tubuli [D39.1]
9085/3	Keimzelltumor, gemischt
9142/0	Keratotisches Hämangiom, verrukös [D18.0]
8310/3	Klarzelliges Adenokarzinom
8310/0	Klarzelliges Adenom
9044/3	Klarzellsarkom (außer Klarzellsarkom der Niere)
8964/3	Klarzellsarkom der Niere [C64]
8162/3	Klatskin-Tumor [C22.1]
9480/3	Kleinhirnsarkom [C71.6]
8002/3	Kleinzelliger maligner Tumor
8041/3	Kleinzelliges Karzinom
8043/3	Kleinzelliges Karzinom, intermediärer Zelltyp [C34.-]
8042/3	Kleinzelliges Karzinom, oat-cell-type bronchial [C34.-]
8073/3	Kleinzelliges nichtverhornendes Plattenepithelkarzinom
9185/3	Kleinzelliges Osteosarkom [C40.-, C41.-]
8803/3	Kleinzelliges Sarkom
8124/3	Kloakogenes Karzinom [C21.2]
9250/3	Knochen, maligner Riesenzelltumor [C40.-, C41.-]
9250/1	Knochen, Riesenzelltumor [D48.0]
8501/2	Komedokarzinom, Mamma nichtinvasiv [C50.-]
9282/0	Komplexes Odontom [D16.4, D16.5]
9350/1	Kraniopharyngeom [D44.4]
9124/3	Kupffer-Zell-Sarkom [C22.0]
9170/3	Lamphangiosarkom
8890/0	**Leiomyom**
8891/0	Leiomyom, epitheloid
8892/0	Leiomyom, zellreich
8890/1	Leiomyomatose
8890/3	**Leiomyosarkom**
8891/3	Leiomyosarkom, epitheloid
8742/2	Lentigo maligna (Hutchinson's melanotic freckle) [D03.-]
9827/3	Leukämie (Lymphom) T-Zell adulter Typ [C91.5]
9800/3	Leukämie [C95.9]
9801/3	Leukämie, akut [C95.0]
9804/3	Leukämie, aleukämisch [C95.7]
9870/3	Leukämie, basophil [C94.7]
9826/3	Leukämie, Burkitt-Zell- [C91.7]
9803/3	Leukämie, chronisch [C95.1]

9880/3	Leukämie, eosinophil [C94.7]
9840/3	Leukämie, Erythro- [C94.0]
9824/3	Leukämie, lymphatisch aleukämisch [C91.7]
9823/3	Leukämie, lymphatisch chronisch (CLL) [C91.1]
9822/3	Leukämie, lymphatisch subakut [C91.2]
9820/3	Leukämie, lymphatisch [C91.9]
9821/3	Leukämie, lymphoblastisch akut (ALL) [C91.0]
9900/3	Leukämie, Mastzell- [C94.3]
9910/3	Leukämie, megakaryoblastisch akut [C94.2]
9891/3	Leukämie, monozytisch akut [C93.0]
9894/3	Leukämie, monozytisch aleukämisch [C93.7]
9893/3	Leukämie, monozytisch chronisch [C93.1]
9892/3	Leukämie, monozytisch subakut [C93.2]
9890/3	Leukämie, monozytisch [C93.9]
9861/3	Leukämie, myeloisch akut [C92.0]
9864/3	Leukämie, myeloisch aleukämisch [C92.7]
9863/3	Leukämie, myeloisch chronisch [C92.1]
9862/3	Leukämie, myeloisch subakut [C92.2]
9860/3	Leukämie, myeloisch [C92.9]
9867/3	Leukämie, myelomonozytisch akut [C92.5]
9868/3	Leukämie, myelomonozytisch chronisch [C92.7]
9830/3	Leukämie, Plasmazell- [C90.1]
9825/3	Leukämie, prolymphozytisch [C91.3]
9866/3	Leukämie, promyelozytisch akut [C92.4]
9802/3	Leukämie, subakut [C95.2]
8650/1	Leydigzelltumor [D40.1]
8650/0	Leydigzelltumor, benigne [D29.2]
8650/3	Leydigzelltumor, maligne [C62.-]
8670/0	Lipidzelltumor des Ovars [D27]
8881/0	Lipoblastomatose [D17.-]
8850/0	**Lipom [D17.-]**
8856/0	Lipom, intramuskulär [D17.-]
8854/0	Lipom, pleomorph [D17.-]
8857/0	Lipom, spindelzellig [D17.-]
8850/3	**Liposarkom**
8855/3	Liposarkom, gemischt
8852/3	Liposarkom, myxoid
8854/3	Liposarkom, pleomorph
8853/3	Liposarkom, rundzellig
8520/3	Lobuläres Karzinom [C50.-]
8522/3	Lobuläres und duktales Karzinom [C50.-]
8601/0	Luteinisiertes Thekom [D27]
9767/1	Lymphadenopathie, angioimmunoblastisch [D47.7]
9170/0	Lymphangiom [D18.1]
9174/1	Lymphangiomatose
9174/0	Lymphangiomyom [D18.1]
8082/3	Lymphoepitheliales Karzinom
9712/3	Lymphom, Angioendotheliomatose [C85.7]
9687/3	Lymphom, Burkitt- [C83.7]

V

9723/3	Lymphom, echtes histiozytäres, „true histiocytic" [C96.3]
9714/3	Lymphom, großzellig Ki-1 [C85.7]
9704/3	Lymphom, lymphoepitheloid [C84.3]
9650/3	**Lymphom, M. Hodgkin [C81.9] (Untergruppen s. M. Hodgkin)**
9590/3	**Lymphom, maligne [C85.9]**
9595/3	Lymphom, maligne diffus [C83.9]
9690/3	Lymphom, maligne follikulär [C82.9]
9680/3	Lymphom, maligne großzellig diffus [C83.3]
9698/3	Lymphom, maligne großzellig follikulär [C82.2]
9684/3	Lymphom, maligne immunoblastisch [C83.4]
9685/3	Lymphom, maligne lymphoblastisch [C83.5]
9671/3	Lymphom, maligne lymphoplasmozytisch [C83.8]
9670/3	Lymphom, maligne lymphozytär kleinzellig [C83.0]
9591/3	**Lymphom, maligne Non-Hodgkin [C85.9]**
9683/3	Lymphom, maligne zentroblastisch diffus [C83.3]
9697/3	Lymphom, maligne zentroblastisch follikulär [C82.7]
9676/3	Lymphom, maligne zentroblastisch-zentrozytisch diffus [C83.8]
9692/3	Lymphom, maligne zentroblastisch-zentrozytisch follikulär [C82.7]
9674/3	Lymphom, maligne zentrozytisch [C83.8]
9700/3	Lymphom, Mycosis fungoides [C84.0]
9591/3	**Lymphom, Non-Hodgkin maligne [C85.9]**
9701/3	Lymphom, Sézary-Lymphom [C84.1]
9706/3	Lymphom, T-Zell peripher pleomorph kleinzellig [C84.4]
9707/3	Lymphom, T-Zell peripher pleomorph mittel- und großzellig [C84.4]
9705/3	Lymphom, T-Zell- AILD (angioimmunoblastische Lymphadenopathie mit Dysproteinämie) [C84.4]
9713/3	Lymphom, T-Zell- angiozentrisch [C85.7]
9702/3	Lymphom, T-Zell- peripher [C84.4]
9703/3	Lymphom, T-Zonen- [C84.2]
9970/1	Lymphoproliferative Erkrankung [D47.9]
9650/3	**M. Hodgkin [C81.9]**
9652/3	M. Hodgkin, gemischtzelliger Typ (NOS) [C81.2]
9653/3	M. Hodgkin, lymphozytenarm [C81.3]
9657/3	M. Hodgkin, lymphozytenreich [C81.0]
9663/3	M. Hodgkin, nodulär sklerosierend [C81.1]
9660/3	M. Hodgkin, Paragranulom [C81.7]
8542/3	M. Paget, extramammär (außer M. Paget des Knochens)
8541/3	M. Paget, Mamille und infiltrierendes duktales Mammakarzinom [C50.-]
8543/3	M. Paget, Mamille und intraduktales Mammkarzinom [C50.-]
8540/3	M. Paget, Mamille [C50.-]
9761/3	M. Waldenström, Makroglobulinämie [C88.0]
9761/3	Makroglobulinämie, M. Waldenström [C88.0]
9720/3	Maligne Histiozytose [C96.1]
9741/3	Maligne Mastozytose [C96.2]
8000/3	Maligne Neoplasie
8002/3	Maligne Neoplasie, kleinzellig
8003/3	Maligne Neoplasie, Riesenzelltyp

V

8001/3	Maligne Tumorzellen
8940/3	Maligner Mischtumor
8951/3	Maligner Mischtumor, mesodermal
9270/3	Maligner odontogener Tumor [C41.0, C41.1]
9250/3	Maligner Riesenzelltumor des Knochens [C40.-, C41.-]
9251/3	Maligner Riesenzelltumor des Weichgewebes
8830/3	Malignes fibröses Histiozytom (MFH)
9380/3	Malignes Gliom [C71.-]
9530/3	Malignes Meningeom [C70.-]
8990/3	Malignes Mesenchymom
9560/3	Malignes Neurilemmom
9390/3	Malignes Papillom des Plexus chorioideus [C71.5]
9561/3	Malignes Schwannom (maligner Tritontumor)
8506/0	Mamille, Adenom („adenoma of nipple") [D24]
8501/2	Mamma: Komedokarzinom, nichtinvasiv [C50.-]
8500/2	Mammakarzinom, intraduktal nicht infiltrierend – DCIS
8502/3	Mammakarzinom, juvenil [C50.-]
8500/3	**Mammakarzinom, duktal [C50.-]**
8520/3	**Mammakarzinom, lobulär [C50.-]**
9740/1	Mastozytom [D47.0]
9741/3	Mastozytose, maligne [C96.2]
9900/3	Mastzell-Leukämie [C94.3]
9740/3	Mastzellsarkom [C96.2]
8360/1	MEA: multiple endokrine Adenome
8510/3	**Medulläres Karzinom**
8512/3	Medulläres Karzinom mit lymphoidem Stroma [C50.-]
8511/3	Medulläres Karzinom mit Stromaamyloid [C73]
9470/3	Medulloblastom [C71.6]
9501/3	Medulloepitheliom
8720/3	**Melanom, maligne**
8730/3	Melanom, maligne amelanotisch [C43.-]
8740/3	Melanom, maligne in Junktionsnävus [C43.-]
8742/3	Melanom, maligne in Lentigo maligna [C43.-]
8720/2	Melanoma in situ [D03.-]
9363/0	Melanotischer neuroektodermaler Tumor
9530/0	Meningeom [D32.-]
9530/3	Meningeom, maligne [C70.-]
9538/1	Meningeom, papillär [D42.-]
8247/3	Merkel-Zell-Tumor (Karzinom) [C44.-]
8990/1	Mesenchymom
8990/3	Mesenchymom, maligne
8990/0	Mesenchymon, benigne
8960/1	Mesoblastisches Nephrom
8951/3	Mesodermaler maligner Mischtumor
9110/1	Mesonephrogener Tumor
9110/0	Mesonephrom, benigne
9110/3	Mesonephrom, maligne
9050/0	Mesotheliom, benigne [D19.-]
9050/3	Mesotheliom, maligne [C45.-]

V

9055/1	Mesotheliom, zystisch
8000/6	Metastase, Neoplasie
8202/0	Mikrozystisches Adenom [D13.7]
8940/3	Mischtumor, maligne
8951/3	Mischtumor, mesodermal maligne
9103/0	Mole, hydatiform Partial- [O01.1]
8950/3	Müller-Mischtumor [C54.-]
8430/3	Mukoepidermoides Karzinom
8430/1	Mukoepidermoidtumor
9732/3	Multiples Myelom [C90.0]
9015/0	Muzinöses (Zyst-)Adenofibrom [D27]
8480/3	**Muzinöses Adenokarzinom**
8480/0	Muzinöses Adenom
8470/3	**Muzinöses Zystadenokarzinom [C56]**
8471/3	Muzinöses Zystadenokarzinom, papillär [C56]
8470/0	**Muzinöses Zystadenom [D27]**
8472/3	Muzinöses Zystadenom, Borderline-Typ [C56]
8473/3	Muzinöses Zystadenom, papillär Borderline-Typ [C56]
8471/0	Muzinöses Zystadenom, papillär [D27]
9700/3	Mycosis fungoides [C84.0]
9989/1	Myelodysplastisches Syndrom [D46.9]
9932/3	Myelofibrose, akut [C94.5]
8870/0	Myelolipom [D17.-]
9732/3	Myelom, multipel [C90.0]
9960/1	Myeloproliferative Erkrankung, chronisch [D47.1]
9930/3	Myelosarkom [C92.3]
9961/1	Myelosklerose mit myeloischer Metaplasie [D47.1]
8982/0	Myoepitheliom
8824/1	Myofibromatose
8895/0	Myom
8895/3	Myosarkom
8840/0	Myxom
8840/3	Myxosarkom
8790/0	Nävus, blauer zellreich [D22.-]
8780/0	Nävus, blauer [D22.-]
8770/0	Nävus, epitheloid- und spindelzellig [D22.-]
8771/0	Nävus, epitheloidzellig [D22.-]
8730/0	Nävus, nicht pigmentiert [D22.-]
8772/0	Nävus, spindelzellig [D22.-]
8720/0	**Nävuszellnävus [D22.-]**
8760/0	**Nävuszellnävus, Compound- [D22.-]**
8750/0	**Nävuszellnävus, intradermal [D22.-]**
8740/0	**Nävuszellnävus, Junktions- [D22.-]**
8370/0	Nebennierenrindenadenom [D35.0]
8370/3	Nebennierenrindenkarzinom [C74.0]
8000/1	Neoplasie unklarer Dignität
8000/0	Neoplasie, benigne
8010/0	Neoplasie, benigne epithelial

V

8077/2	Neoplasie, intraepithelial Grad III (Cervix, Vulva, Vagina: CIN, VIN, VAIN III)
8000/3	Neoplasie, maligne
8002/3	Neoplasie, maligne kleinzellig
8003/3	Neoplasie, maligne Riesenzelltyp
8000/6	Neoplasiemetastase
8960/3	Nephroblastom [C64]
8960/1	Nephrom, mesoblastisch
9560/0	Neurilemmom (Neurinom, Schwannom)
9560/3	Neurilemmom, maligne
9560/0	Neurinom (Neurilemmom, Schwannom)
9560/1	Neurinomatose
9500/3	Neuroblastom
9363/0	Neuroektodermaler Tumor, melanotisch
9364/3	Neuroektodermaler Tumor, peripher (PNET)
9473/3	Neuroektodermaler Tumor, primitiv [C71.-]
8246/3	Neuroendokrines Karzinom
9503/3	Neuroepitheliom
9540/0	Neurofibrom
9540/1	Neurofibromatose [Q85.0]
9540/3	Neurofibrosarkom
9520/3	Neurogener Olfaktoriustumor
9570/0	Neurom
9562/0	Neurothekom
9506/0	Neurozytom
8964/3	Niere, Klarzellsarkom [C64]
8312/3	**Nierenzellkarzinom [C64]**
9591/3	**Non-Hodgkin-Lymphom, maligne [C85.9]**
8042/3	**Oat-cell-Karzinom, bronchial [C34.-]**
8461/3	Oberflächenkarzinom, serös papillär [C56]
8461/0	Oberflächenpapillom, serös [D27]
9301/0	Odontogene Zyste, kalzifizierend [D16.4, D16.5]
9302/0	Odontogener „Ghost-cell-Tumor" [D16.4, D16.5]
9270/1	Odontogener Tumor [D48.0]
9270/0	Odontogener Tumor, benigne [D16.4, D16.5]
9340/0	Odontogener Tumor, kalzifizierend epithelial [D16.4, D16.5]
9270/3	Odontogener Tumor, maligne [C41.0, C41.1]
9280/0	Odontom [D16.4, D16.5]
9281/0	Odontom, Compound- (zusammengesetzt) [D16.4, D16.5]
9282/0	Odontom, komplex [D16.4, D16.5]
9290/3	Odontosarkom, ameloblastär [C41.0, C41.1]
9520/3	Olfaktoriustumor, neurogen
9460/3	Oligodendroblastom [C71.-]
9450/3	Oligodendrogliom (NOS) [C71.-]
9262/0	Ossifizierendes Fibrom [D16.-]
9200/0	Osteoblastom [D16.-]
9200/1	Osteoblastom, aggressiv [D48.0]
9210/0	Osteochondrom [D16.-]
9210/1	Osteochondromatose [D48.0]

V

9191/0	Osteoidosteom [D16.-]
9180/0	Osteom [D16.-]
9184/3	Osteosarkom bei M. Paget des Knochens [C40.-, C41.-]
9180/3	Osteosarkom [C40.-, C41.-]
9185/3	Osteosarkom, kleinzellig [C40.-, C41.-]
8670/0	Ovar, Lipidzelltumor [D27]
8971/3	Pankreatoblastom [C25.-]
9931/3	Panmyelose, akut [C94.4]
8452/1	Papillärer zystischer Tumor [D37.7]
8260/3	**Papilläres Adenokarzinom**
8503/2	Papilläres Adenokarzinom der Mamma, intraduktal, nicht infiltrierend [D05.-]
8340/3	Papilläres Adenokarzinom, follikulärer Typ [C73]
8504/0	Papilläres Adenom, intrazystisch
8050/2	Papilläres Carcinoma in situ (plattenepithelial)
8408/0	Papilläres ekkrines Adenom [D23.-]
9393/1	Papilläres Ependymom [D43.-]
9538/1	Papilläres Meningeom [D42.-]
8461/3	Papilläres Oberflächenkarzinom, serös [C56]
8052/3	Papilläres Plattenepithelkarzinom
8130/3	**Papilläres Übergangszellkarzinom**
8450/3	**Papilläres Zystadenokarzinom [C56]**
8471/3	Papilläres Zystadenokarzinom, muzinös [C56]
8460/3	Papilläres Zystadenokarzinom, serös [C56]
8450/0	**Papilläres Zystadenom [D27]**
8451/3	Papilläres Zystadenom, Borderline-Typ [C56]
8473/3	Papilläres Zystadenom, muzinös Borderline-Typ [C56]
8471/0	**Papilläres Zystadenom, muzinös [D27]**
8462/3	Papilläres Zystadenom, serös Borderline-Typ [C56]
8460/0	**Papilläres Zystadenom, serös [D27]**
8052/0	**Papillom (plattenepithelial)**
8121/0	Papillom der Schneider-Membran
9390/0	Papillom des Plexus chorioideus [D33.0]
9390/3	Papillom des Plexus chorioideus, maligne [C71.5]
8503/0	Papillom, intraduktal
8053/0	**Papillom, invertiert**
8461/0	Papillom, serös Oberflächen- [D27]
8120/0	Papillom, Übergangszell-
8121/1	Papillom, Übergangszell-, invertiert
8120/1	Papillom, urothelial
8060/0	Papillomatose
8505/0	Papillomatose, intraduktal
8680/1	Paragangliom
8693/1	Paragangliom, extraadrenal
8693/3	Paragangliom, extraadrenal maligne
8680/3	Paragangliom, maligne
9660/3	Paragranulom, M. Hodgkin [C81.7]
9103/0	Partialmole, hydatiform [O01.1]
9012/0	Perikanalikuläres Fibroadenom [D24]

9364/3	Peripherer neuroektodermaler Tumor (PNET)
8700/0	Phäochromozytom [D35.0]
8700/3	Phäochromozytom, maligne [C74.1]
9020/1	Phylloidtumor [D48.6]
9020/0	Phylloidtumor, benigne [D24]
9020/3	Phylloidtumor, maligne [C50.-]
8761/1	Pigmentierter Riesennävus
8110/3	Pilomatrixkarzinom [C44.-]
9360/1	Pinealom [D44.5]
9362/3	Pineoblastom [C75.3]
9104/1	„Placental-site-Tumor", trophoblastär [D39.2]
9830/3	Plasmazelleukämie [C90.1]
9731/3	Plasmozytom [C90.2]
8070/2	**Plattenepitheliales Carcinoma in situ**
8076/2	Plattenepitheliales Carcinoma in situ mit fraglicher Stromainvasion [D06.-]
8050/2	Plattenepitheliales Carcinoma in situ, papillär
8070/3	**Plattenepithelkarzinom**
8075/3	Plattenepithelkarzinom, adenoid
8072/3	Plattenepithelkarzinom, großzellig nichtverhornend
8073/3	Plattenepithelkarzinom, kleinzellig nichtverhornend
8076/3	Plattenepithelkarzinom, mikroinvasiv [C53.-]
8052/3	Plattenepithelkarzinom, papillär
8074/3	Plattenepithelkarzinom, spindelzellig
8071/3	Plattenepithelkarzinom, verhornend
8052/0	**Plattenepithelpapillom**
8940/0	**Pleomorphes Adenom**
8854/0	Pleomorphes Lipom [D17.-]
8901/3	Pleomorphes Rhabdomyosarkom
9390/3	Plexus chorioideus, malignes Papillom [C71.5]
9390/0	Plexus chorioideus, Papillom [D33.0]
9950/1	Polycythaemia vera [D45]
9072/3	Polyembryom
8210/0	Polyp, adenomatös
8221/0	Polypen, multiple adenomatöse
9473/3	Primitiver neuroektodermaler Tumor [C71.-]
8271/0	Prolaktinom [D35.2]
8480/6	Pseudomyxoma peritonei [C78.6]
8250/1	Pulmonale Adenomatose
8972/3	Pulmonales Blastom [C34.-]
9980/1	**Refraktäre Anämie [D46.4] (Untergruppen s. Anämie, refraktär)**
9941/3	Retikuloendotheliose, leukämisch [C91.4]
9510/3	Retinoblastom [C69.2]
8900/0	Rhabdomyom
8904/0	Rhabdomyom, adult
8903/0	Rhabdomyom, fetal
8900/3	Rhabdomyosarkom
8920/3	Rhabdomyosarkom, alveolär
8910/3	Rhabdomyosarkom, embryonal

V

8902/3	Rhabdomyosarkom, gemischter Typ
8901/3	Rhabdomyosarkom, pleomorph
8761/1	Riesennävus, pigmentiert
8802/3	Riesenzellsarkom (außer Riesenzellsarkom des Knochens)
9250/1	Riesenzelltumor des Knochens [D48.0]
9250/3	Riesenzelltumor des Knochens, maligne [C40.-, C41.-]
9251/1	Riesenzelltumor des Weichgewebes
9251/3	Riesenzelltumor des Weichgewebes, maligne
8853/3	Rundzelliges Liposarkom
8800/3	**Sarkom**
9581/3	Sarkom, alveolär Weichgewebs- (soft part)
8991/3	Sarkom, embryonal
8804/3	Sarkom, epitheloidzellig
8803/3	Sarkom, kleinzellig
9124/3	Sarkom, Kupffer-Zell- [C22.0]
8802/3	Sarkom, riesenzellig (außer Riesenzellsarkom des Knochens)
8801/3	Sarkom, spindelzellig
9040/3	Sarkom, synovial (Untergruppen s. synoviales Sarkom)
9480/3	Sarkom, zerebellär [C71.6]
8481/3	Schleimbildendes Adenokarzinom
8121/0	Schneider-Membran, Papillom
8121/3	Schneider-Membran, Übergangszellkarzinom
9560/0	**Schwannom (Neurilemmom, Neurinom)**
9561/3	Schwannom, maligne (maligner Tritontumor)
8400/0	Schweißdrüsenadenom [D23.-]
8400/3	Schweißdrüsenkarzinom [C44.-]
8400/1	Schweißdrüsentumor [D48.5]
9061/3	**Seminom [C62.-]**
9063/3	Seminom, spermatozytär [C62.-]
8461/3	Seröses Oberflächenkarzinom, papillär [C56]
8461/0	Seröses Oberflächenpapillom [D27]
9014/0	Seröses (Zyst-)Adenofibrom [D27]
8441/3	**Seröses Zystadenokarzinom [C56]**
8460/3	**Seröses Zystadenokarzinom, papillär [C56]**
8441/0	**Seröses Zystadenom [D27]**
8442/3	Seröses Zystadenom, Borderline-Typ [C56]
8462/3	Seröses Zystadenom, papillär Borderline-Typ [C56]
8460/0	**Seröses Zystadenom, papillär [D27]**
8631/0	Sertoli-Leydig-Zelltumor
8640/3	Sertolizellkarzinom [C62.-]
8640/0	Sertolizelltumor
9701/3	Sézary-Lymphom [C84.1]
8490/3	Siegelringzellkarzinom
9071/3	Sinustumor, endodermal
8602/0	Sklerosierender Stromatumor [D27]
9063/3	Spermatozytäres Seminom [C62.-]
8857/0	Spindelzelliges Lipom [D17.-]
8074/3	Spindelzelliges Plattenepithelkarzinom
9041/3	Spindelzelliges synoviales Sarkom

8122/3	Spindelzelliges Übergangszellkarzinom
8772/0	Spindelzellnävus [D22.-]
8801/3	Spindelzellsarkom
8403/0	Spiradenom, ekkrin [D23.-]
9422/3	Spongioblastom [C71.-]
9504/3	Spongioneuroblastom
8930/0	Stromaknötchen, endometrial [D26.1]
8931/1	Stromamyose, endolymphatisch [D39.0]
8930/3	Stromasarkom, endometrial [C54.1]
8602/0	Stromatumor, sklerosierend [D27]
9090/0	Struma ovarii [D27]
9090/3	Struma ovarii, maligne [C56]
9091/1	Strumakarzinoid [D39.1]
9383/1	Subependymales Gliom [D43,.]
9040/3	Synoviales Sarkom
9043/3	Synoviales Sarkom, biphasisch
9042/3	Synoviales Sarkom, epitheloidzellig
9041/3	Synoviales Sarkom, spindelzellig
9040/0	Synovialom (benigne)
8406/0	Syringadenom, papillär [D23.-]
8407/0	Syringom [D23.-]
8410/0	Talgdrüsenadenom [D23.-]
8410/3	Talgdrüsenkarzinom [C44.-]
9081/3	Teratokarzinom
9080/1	**Teratom**
9084/3	Teratom mit maligner Transformation
9080/0	Teratom, benigne
9080/3	Teratom, maligne
9083/3	Teratom, maligne intermediärer Typ
9102/3	Teratom, maligne trophoblastär [C62.-]
9082/3	Teratom, maligne undifferenziert
8600/0	Thekom [D27]
8601/0	Thekom, luteinisiert [D27]
8600/3	Thekom, maligne [C56]
9962/1	Thrombozytopenie, idiopathisch [D47.3]
8580/0	Thymom, benigne [D15.0]
8580/3	Thymom, maligne [C37]
9561/3	Tritontumor, maligne (malignes Schwannom)
9104/1	Trophoblastärer „Placental-site-Tumor" [D39.2]
8211/0	**Tubuläres Adenom**
8263/0	**Tubulovillöses Adenom**
9507/0	Tumor der Vater-Pacini-Lamellenkörperchen
8897/1	Tumor, glatte Muskulatur
9110/1	Tumor, mesonephrogen
9363/0	Tumor, neuroektodermal melanotisch
9364/3	Tumor, neuroektodermal peripher (PNET)
9473/3	Tumor, neuroektodermal primitiv [C71.-]
9520/3	Tumor, neurogen Olfaktorius-
9270/0	Tumor, odontogen benigne [D16.4, D16.5]

V

9340/0	Tumor, odontogen kalzifizierend epithelial [D16.4, D16.5]
9270/3	Tumor, odontogen maligne [C41.0, C41.1]
9270/1	Tumor, odontogen [D48.0]
8800/0	Tumor, Weichgewebe benigne
8040/1	Tumorlet
8001/1	**Tumorzellen unklarer Dignität**
8001/0	**Tumorzellen, benigne**
8001/3	**Tumorzellen, maligne**
8120/2	**Übergangszell-Carcinoma-in-situ**
8120/3	**Übergangszellkarzinom**
8121/3	Übergangszellkarzinom der Schneider-Membran
8130/3	**Übergangszellkarzinom, papillär**
8122/3	Übergangszellkarzinom, spindelzellig
8120/0	Übergangszellpapillom
8121/1	Übergangszellpapillom, invertiert
8120/1	Urothelpapillom
9507/0	Vater-Pacini-Lamellenkörperchen, Tumor
9142/0	Verruköses Hämangiom, keratotisch [D18.0]
8051/3	**Verruköses Karzinom (plattenepithelial)**
8261/1	**Villöses Adenom**
8155/3	VIPom
9251/3	Weichgewebe, maligner Riesenzelltumor
9251/1	Weichgewebe, Riesenzelltumor
8800/0	Weichgewebstumor, benigne
9581/3	Weichteilsarkom, alveolär
8790/0	Zellreicher blauer Nävus [D22.-]
8892/0	Zellreiches Leiomyom
9274/0	Zementbildendes Fibrom [D16.4, D16.5]
9273/0	Zementoblastom, benigne [D16.4, D16.5]
9272/0	Zementom [D16.4, D16.5]
9275/0	Zementom, gigantiform [D16.4, D16.5]
9480/3	Zerebelläres Sarkom [C71.6]
8420/3	Zeruminöses Adenokarzinom [C44.2]
8420/0	Zeruminöses Adenom [D23.2]
9281/0	Zusammengesetztes Odontom, Compound- [D16.4, D16.5]
8200/0	Zylindrom, ekkrin dermal [D23.-]
9013/0	**(Zyst-)Adenofibrom [D27]**
9015/0	(Zyst-)Adenofibrom, muzinös [D27]
9014/0	(Zyst-)Adenofibrom, serös [D27]
8440/3	**Zystadenokarzinom [C56]**
8470/3	Zystadenokarzinom, muzinös [C56]
8450/3	Zystadenokarzinom, papillär [C56]
8460/3	Zystadenokarzinom, serös papillär [C56]
8441/3	Zystadenokarzinom, serös [C56]
8440/0	**Zystadenom**
8161/0	Zystadenom, Gallengänge
8470/0	**Zystadenom, muzinös [D27]**
8472/3	Zystadenom, muzinös Borderline-Typ [C56]
8471/0	Zystadenom, muzinös papillär [D27]

8473/3	Zystadenom, muzinös papillär Borderline-Typ [C56]
8450/0	Zystadenom, papillär [D27]
8451/3	Zystadenom, papillär Borderline-Typ [C56]
8441/0	**Zystadenom, serös [D27]**
8442/3	Zystadenom, serös Borderline-Typ [C56]
8460/0	**Zystadenom, serös papillär [D27]**
8462/3	Zystadenom, serös papillär Borderline-Typ [C56]
9301/0	Zyste, odontogen kalzifizierend [D16.4, D16.5]
8452/1	Zystischer Tumor, papillär [D37.7]
9055/1	Zystisches Mesotheliom

V

VI Anatomische Darstellungen der wichtigsten Körperregionen

VI Anatomische Darstellungen der wichtigsten Körperregionen

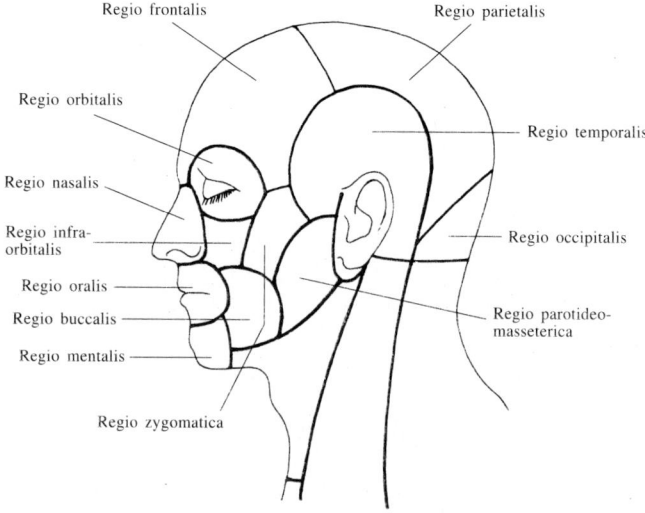

Regio frontalis

Regio parietalis

Regio orbitalis

Regio temporalis

Regio nasalis

Regio infra-orbitalis

Regio occipitalis

Regio oralis

Regio buccalis

Regio parotideo-masseterica

Regio mentalis

Regio zygomatica

Abb. VI-1. Regionen des Kopfes

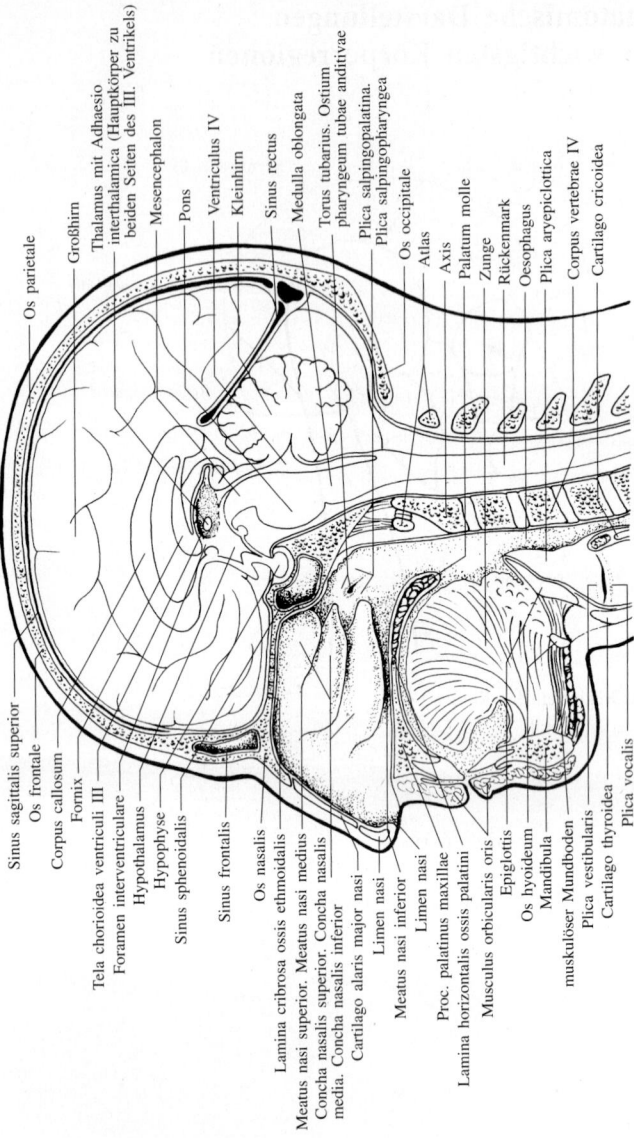

Abb. VI-2. Paramedianschnitt durch den Kopf

Os parietale

Großhirn

Thalamus mit Adhaesio interthalamica (Hauptkörper zu beiden Seiten des III. Ventrikels)

Mesencephalon

Pons

Ventriculus IV

Kleinhirn

Sinus rectus

Medulla oblongata

Torus tubarius. Ostium pharyngeum tubae auditivae

Plica salpingopalatina

Plica salpingopharyngea

Os occipitale

Atlas

Axis

Palatum molle

Zunge

Rückenmark

Oesophagus

Plica aryepiglottica

Corpus vertebrae IV

Cartilago cricoidea

Sinus sagittalis superior

Os frontale

Corpus callosum

Fornix

Tela chorioidea ventriculi III

Foramen interventriculare

Hypothalamus

Hypophyse

Sinus sphenoidalis

Sinus frontalis

Os nasalis

Lamina cribrosa ossis ethmoidalis

Meatus nasi superior. Meatus nasi medius

Concha nasalis superior. Concha nasalis media. Concha nasalis inferior

Cartilago alaris major nasi

Limen nasi

Meatus nasi inferior

Limen nasi

Proc. palatinus maxillae

Lamina horizontalis ossis palatini

Musculus orbicularis oris

Epiglottis

Os hyoideum

Mandibula

muskulöser Mundboden

Plica vestibularis

Cartilago thyroidea

Plica vocalis

VI

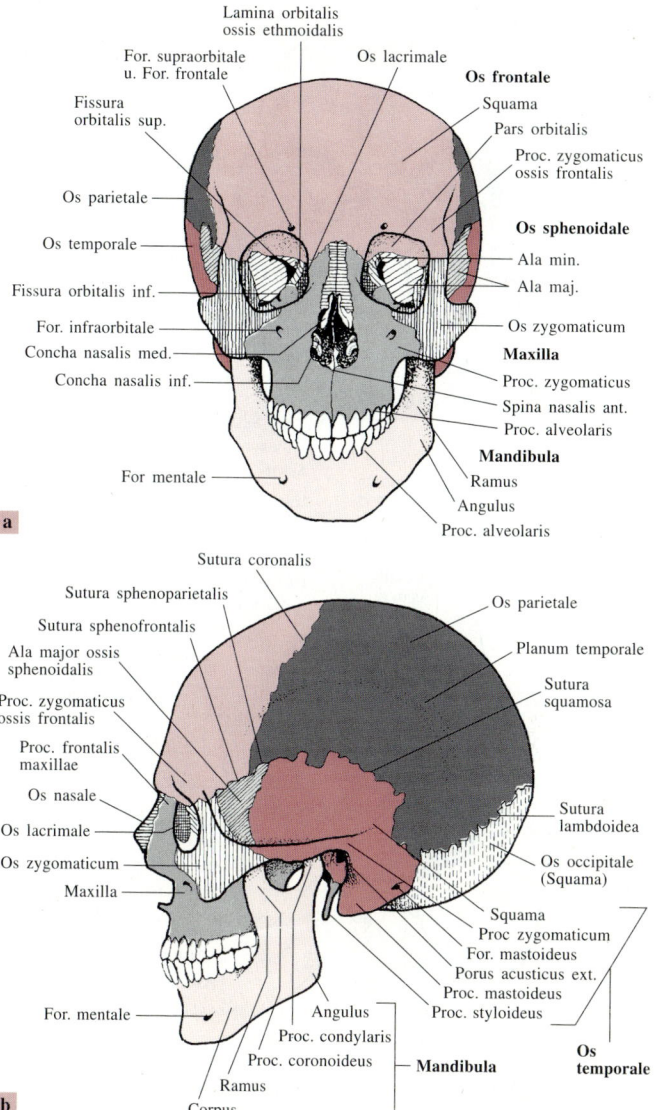

Abb. VI-3. a Knöcherner Aufbau des Schädels von vorn. **b** Knöcherner Aufbau des Schädels von der Seite. Fortsetzung **c** und **d** auf der folgenden Seite

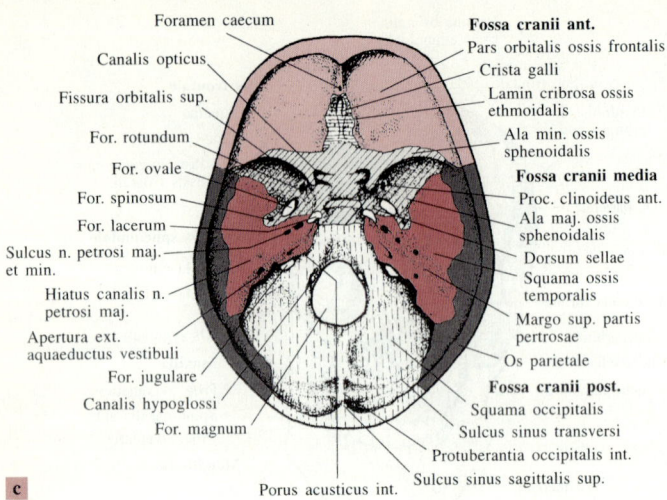

Foramen caecum

Canalis opticus

Fissura orbitalis sup.

For. rotundum

For. ovale

For. spinosum

For. lacerum

Sulcus n. petrosi maj. et min.

Hiatus canalis n. petrosi maj.

Apertura ext. aquaeductus vestibuli

For. jugulare

Canalis hypoglossi

For. magnum

Porus acusticus int.

Fossa cranii ant.

Pars orbitalis ossis frontalis

Crista galli

Lamin cribrosa ossis ethmoidalis

Ala min. ossis sphenoidalis

Fossa cranii media

Proc. clinoideus ant.

Ala maj. ossis sphenoidalis

Dorsum sellae

Squama ossis temporalis

Margo sup. partis pertrosae

Os parietale

Fossa cranii post.

Squama occipitalis

Sulcus sinus transversi

Protuberantia occipitalis int.

Sulcus sinus sagittalis sup.

c

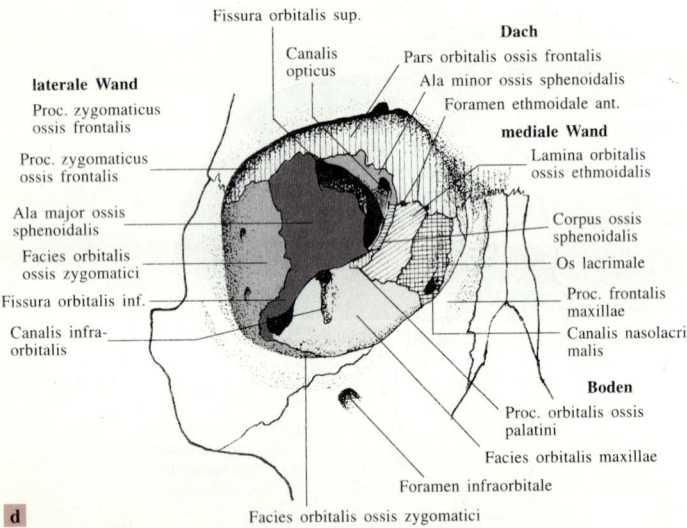

Fissura orbitalis sup.

Canalis opticus

laterale Wand

Proc. zygomaticus ossis frontalis

Proc. zygomaticus ossis frontalis

Ala major ossis sphenoidalis

Facies orbitalis ossis zygomatici

Fissura orbitalis inf.

Canalis infra-orbitalis

Dach

Pars orbitalis ossis frontalis

Ala minor ossis sphenoidalis

Foramen ethmoidale ant.

mediale Wand

Lamina orbitalis ossis ethmoidalis

Corpus ossis sphenoidalis

Os lacrimale

Proc. frontalis maxillae

Canalis nasolacri-malis

Boden

Proc. orbitalis ossis palatini

Facies orbitalis maxillae

Foramen infraorbitale

Facies orbitalis ossis zygomatici

d

VI

Abb. VI-3. (Fortsetzung) **c** Knöcherner Aufbau der Schädelbasis von kranial. **d** Knöcherner Aufbau der Orbita. Fortsetzung **e** auf der folgenden Seite

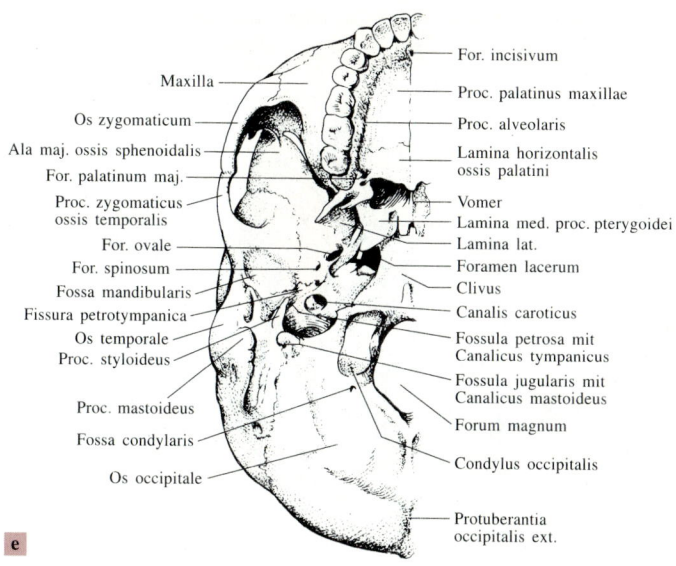

Maxilla

Os zygomaticum

Ala maj. ossis sphenoidalis

For. palatinum maj.

Proc. zygomaticus ossis temporalis

For. ovale

For. spinosum

Fossa mandibularis

Fissura petrotympanica

Os temporale

Proc. styloideus

Proc. mastoideus

Fossa condylaris

Os occipitale

For. incisivum

Proc. palatinus maxillae

Proc. alveolaris

Lamina horizontalis ossis palatini

Vomer

Lamina med. proc. pterygoidei

Lamina lat.

Foramen lacerum

Clivus

Canalis caroticus

Fossula petrosa mit Canalicus tympanicus

Fossula jugularis mit Canalicus mastoideus

Forum magnum

Condylus occipitalis

Protuberantia occipitalis ext.

e

Abb. VI-3. (Fortsetzung) **e** Knöcherner Aufbau der Schädelbasis von kaudal

VI

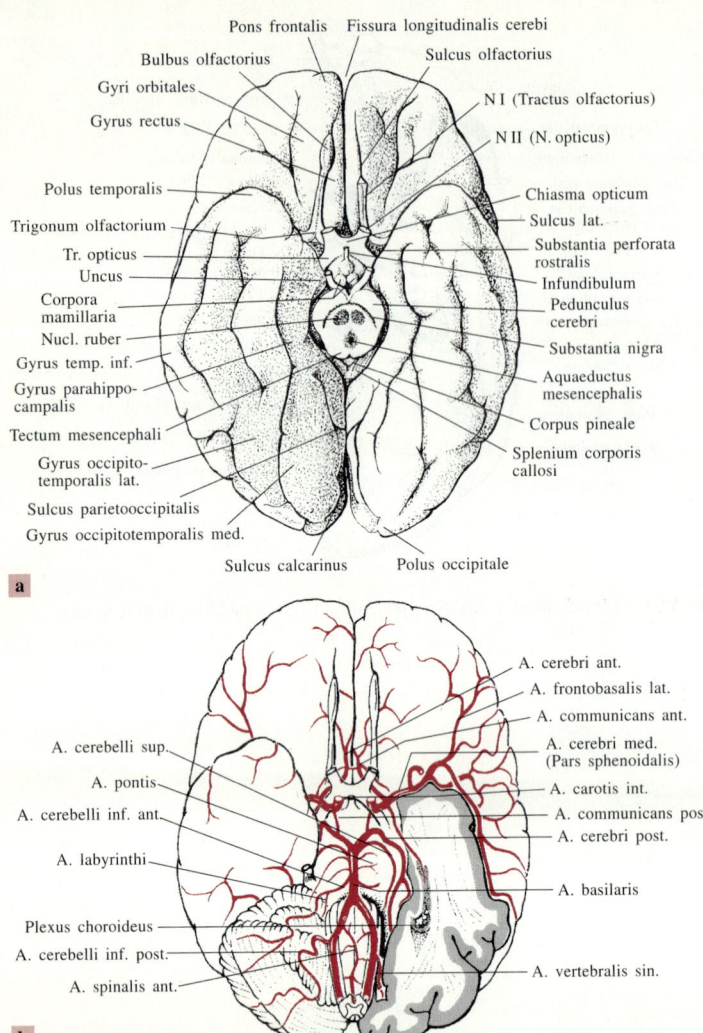

Abb. VI-4. a Ansicht des Gehirns von kaudal nach Abtrennung des Kleinhirns.
b Gehirn von kaudal gesehen mit Hirnstamm, Ansatz der Medulla, Kleinhirn und
Gefäßverläufen (rechts beschriftet die Gefäße des Circulus arteriosus cerebri –
Willisi); rechts unten ist die (linke) Okzipitalregion angeschnitten. Fortsetzung **c**
und **d** auf der folgenden Seite

VI

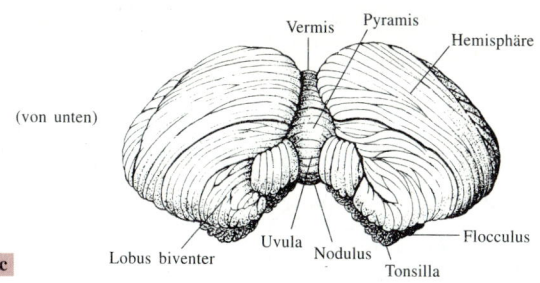

(von unten)

c

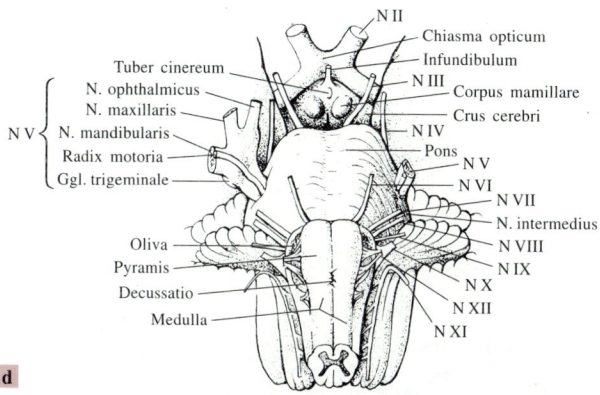

d

Abb. VI-4. (Fortsetzung) **c** Regionen des Kleinhirns. **d** Abgänge der Hirnnnerven. Fortsetzung **e** und **f** auf der folgenden Seite

VI

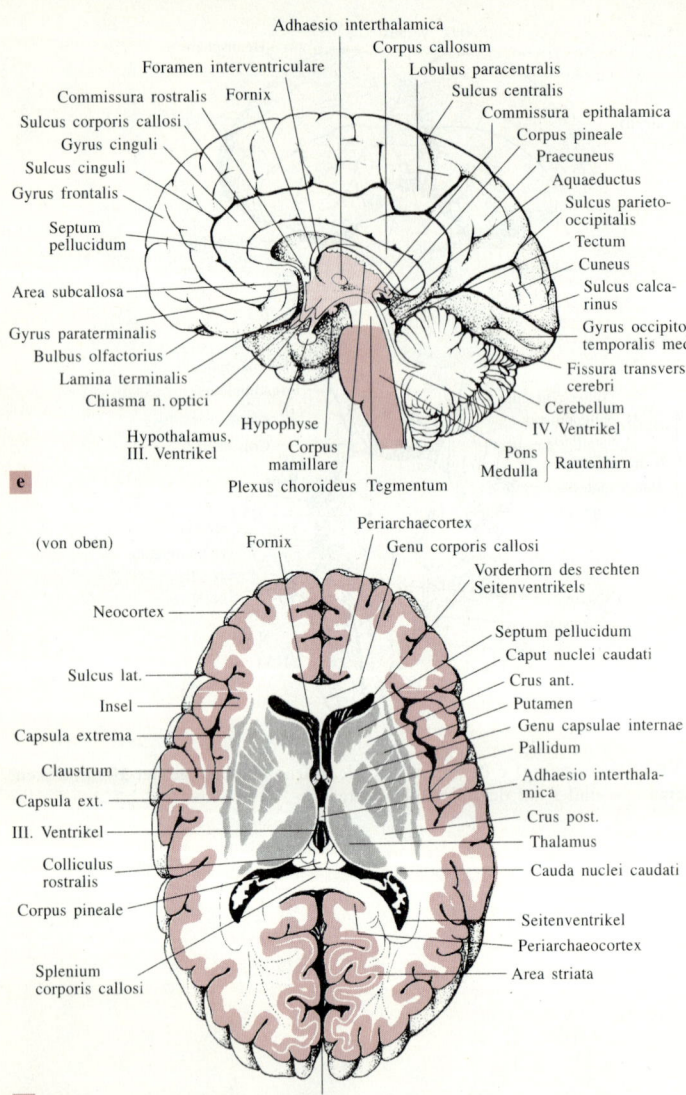

Adhaesio interthalamica
Corpus callosum
Foramen interventriculare
Lobulus paracentralis
Commissura rostralis Fornix
Sulcus centralis
Sulcus corporis callosi
Commissura epithalamica
Gyrus cinguli
Corpus pineale
Sulcus cinguli
Praecuneus
Gyrus frontalis
Aquaeductus
Septum
pellucidum
Sulcus parieto-
occipitalis
Tectum
Cuneus
Area subcallosa
Sulcus calca-
rinus
Gyrus paraterminalis
Gyrus occipito-
temporalis med.
Bulbus olfactorius
Fissura transversa
cerebri
Lamina terminalis
Chiasma n. optici
Cerebellum
Hypophyse
IV. Ventrikel
Hypothalamus,
III. Ventrikel
Corpus
mamillare
Pons
Medulla } Rautenhirn
Plexus choroideus Tegmentum

e

(von oben)
Fornix
Periarchaecortex
Genu corporis callosi

Vorderhorn des rechten
Seitenventrikels
Neocortex
Septum pellucidum
Sulcus lat.
Caput nuclei caudati
Insel
Crus ant.
Putamen
Capsula extrema
Genu capsulae internae
Claustrum
Pallidum
Capsula ext.
Adhaesio interthala-
mica
III. Ventrikel
Crus post.
Colliculus
rostralis
Thalamus
Cauda nuclei caudati
Corpus pineale
Seitenventrikel
Periarchaeocortex
Splenium
corporis callosi
Area striata

f
Fissura longitudinalis cerebri   (von oben)

Abb. VI-4. (Fortsetzung) **e** Paramedianschnitt durch das Gehirn. **f** Transversalschnitt durch das Gehirn in Höhe des III. Ventrikels. Fortsetzung **g** auf der
folgenden Seite

VI

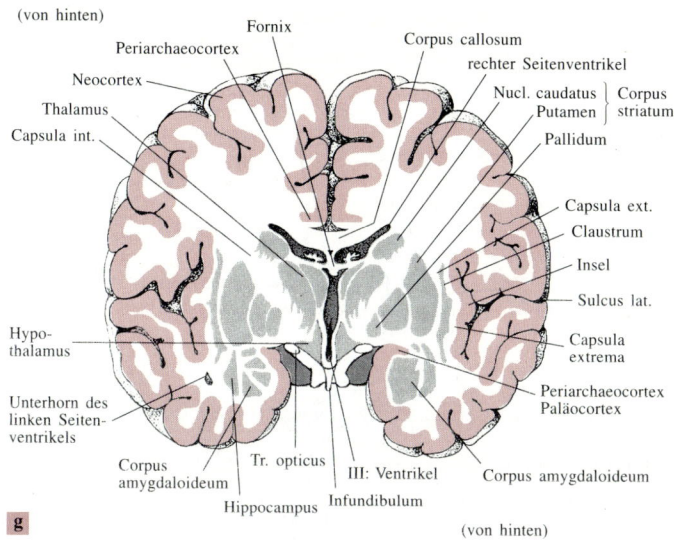

(von hinten)

Fornix
Periarchaeocortex
Corpus callosum
rechter Seitenventrikel
Neocortex
Nucl. caudatus ⎤ Corpus
Putamen ⎦ striatum
Thalamus
Capsula int.
Pallidum

Capsula ext.
Claustrum
Insel
Sulcus lat.

Hypo-
thalamus
Capsula
extrema

Unterhorn des
linken Seiten-
ventrikels
Periarchaeocortex
Paläocortex

Corpus
amygdaloideum
Tr. opticus
III: Ventrikel
Corpus amygdaloideum
Hippocampus Infundibulum

g

(von hinten)

Abb. VI-4. (Fortsetzung) **g** Frontalschnitt durch das Gehirn in Höhe des
III. Ventrikels

VI

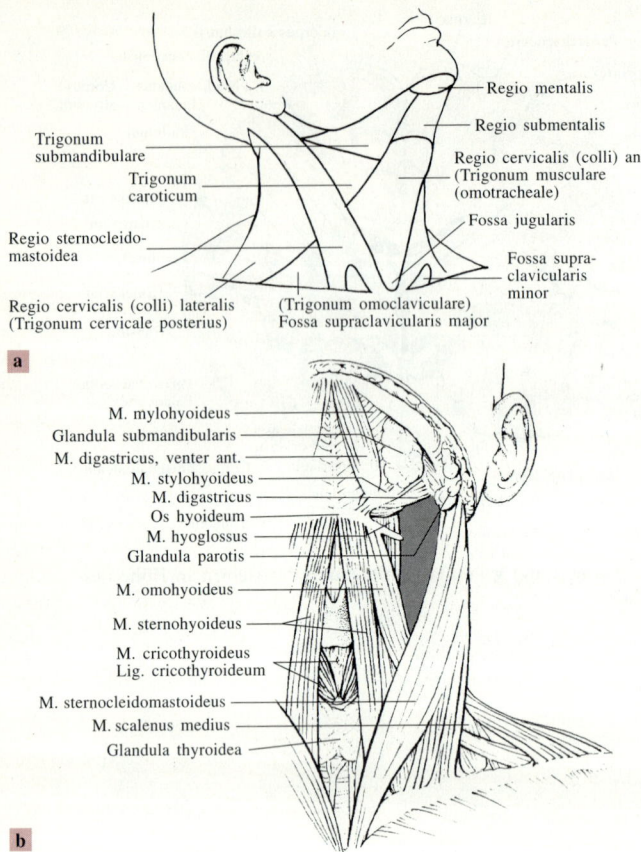

Trigonum submandibulare

Trigonum caroticum

Regio sternocleido-mastoidea

Regio cervicalis (colli) lateralis (Trigonum cervicale posterius)

Regio mentalis

Regio submentalis

Regio cervicalis (colli) ant. (Trigonum musculare (omotracheale))

Fossa jugularis

Fossa supra-clavicularis minor

(Trigonum omoclaviculare) Fossa supraclavicularis major

a

M. mylohyoideus
Glandula submandibularis
M. digastricus, venter ant.
M. stylohyoideus
M. digastricus
Os hyoideum
M. hyoglossus
Glandula parotis

M. omohyoideus

M. sternohyoideus

M. cricothyroideus
Lig. cricothyroideum

M. sternocleidomastoideus
M. scalenus medius
Glandula thyroidea

b

Abb. VI-5. a Regionen des Halses. **b** Muskeln und innere Strukturen des Halses. Fortsetzung **c** und **d** auf der folgenden Seite

VI

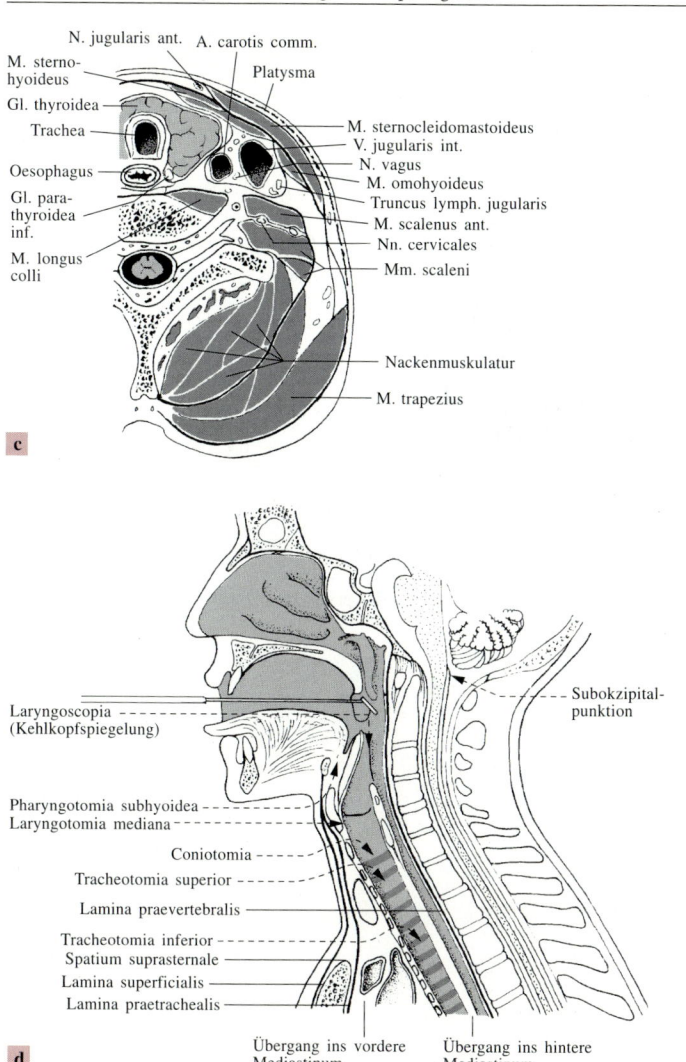

Abb. VI-5. (Fortsetzung) **c** Querschnitt durch den Hals in Höhe der Schilddrüse. **d** Paramedianschnitt durch Hals und benachbarte Regionen. Fortsetzung **e** auf der folgenden Seite

VI

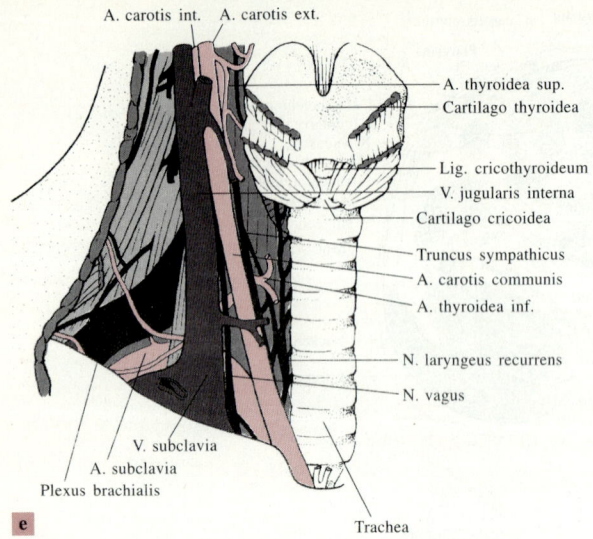

Abb. VI-5. (Fortsetzung) **e** Gefäße und Nerven des Halses

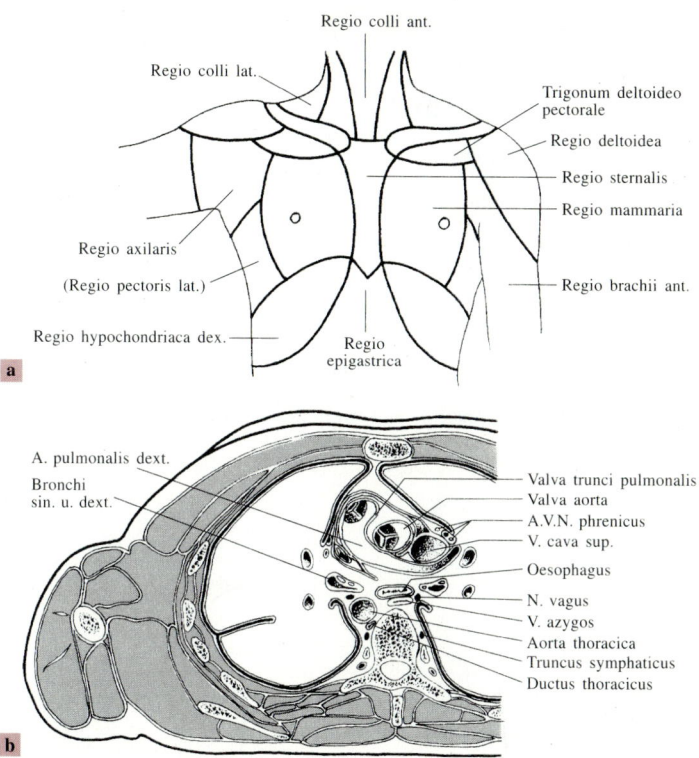

Abb. VI-6. a Regionen des Thorax. **b** Transversalschnitt durch den Körper in Höhe der Gefäßabgänge aus dem Herzen. Fortsetzung **c** auf der folgenden Seite

VI

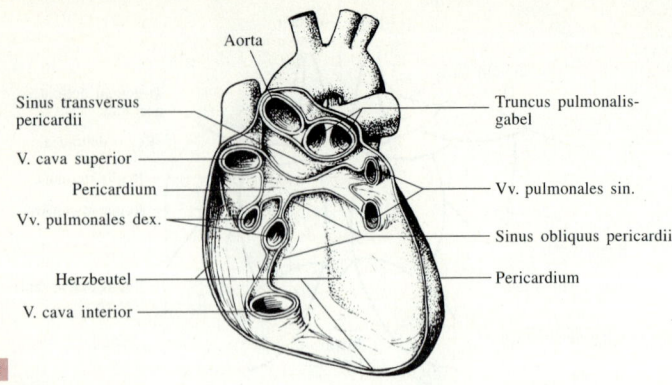

Aorta

Sinus transversus pericardii

Truncus pulmonalis-gabel

V. cava superior

Pericardium

Vv. pulmonales sin.

Vv. pulmonales dex.

Sinus obliquus pericardii

Herzbeutel

Pericardium

V. cava interior

c

Abb. VI-6. (Fortsetzung) **c** Ansicht von vorn in den Herzbeutel nach Herausnahme des Herzens

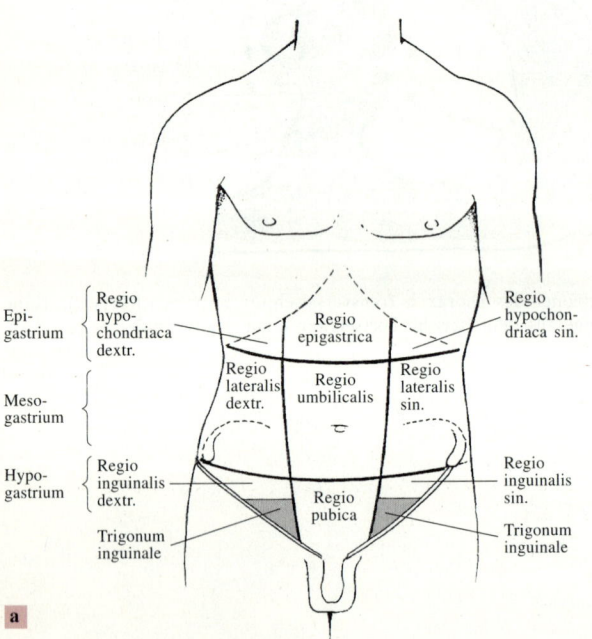

Epi-gastrium

Regio hypo-chondriaca dextr.

Regio epigastrica

Regio hypochon-driaca sin.

Meso-gastrium

Regio lateralis dextr.

Regio umbilicalis

Regio lateralis sin.

Hypo-gastrium

Regio inguinalis dextr.

Regio inguinalis sin.

Regio pubica

Trigonum inguinale

Trigonum inguinale

VI

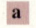

a

Abb. VI-7. a Regionen des Abdomens. Fortsetzung **b** auf der folgenden Seite

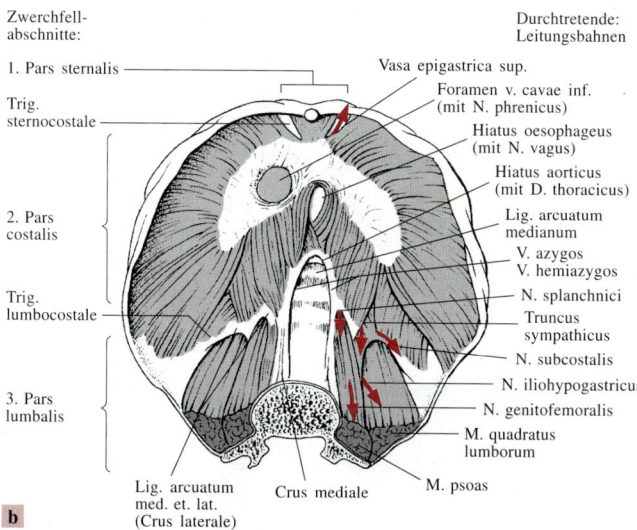

Zwerchfell-
abschnitte:

Durchtretende:
Leitungsbahnen

1. Pars sternalis

Trig.
sternocostale

2. Pars
costalis

Trig.
lumbocostale

3. Pars
lumbalis

Vasa epigastrica sup.

Foramen v. cavae inf.
(mit N. phrenicus)

Hiatus oesophageus
(mit N. vagus)

Hiatus aorticus
(mit D. thoracicus)

Lig. arcuatum
medianum

V. azygos
V. hemiazygos

N. splanchnici

Truncus
sympathicus

N. subcostalis

N. iliohypogastricus

N. genitofemoralis

M. quadratus
lumborum

Lig. arcuatum
med. et. lat.
(Crus laterale)

Crus mediale

M. psoas

b

Abb. VI-7. (Fortsetzung) **b** Regionen des Zwerchfells. Fortsetzung **c** und **d** auf der
folgenden Seite

VI

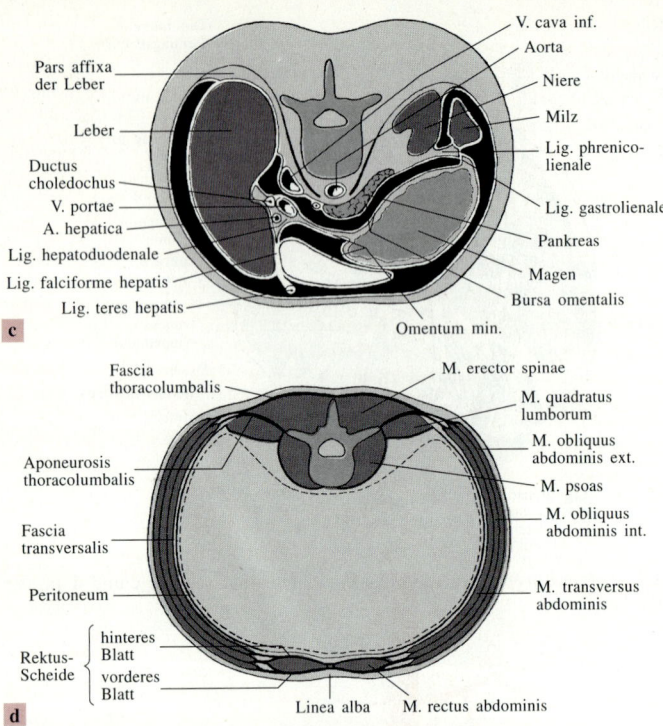

c

V. cava inf.
Aorta
Niere
Milz
Lig. phrenico-
lienale
Lig. gastrolienale
Pankreas
Magen
Bursa omentalis

Pars affixa
der Leber
Leber
Ductus
choledochus
V. portae
A. hepatica
Lig. hepatoduodenale
Lig. falciforme hepatis
Lig. teres hepatis
Omentum min.

d

Fascia
thoracolumbalis
M. erector spinae
M. quadratus
lumborum
M. obliquus
abdominis ext.
M. psoas
M. obliquus
abdominis int.
M. transversus
abdominis

Aponeurosis
thoracolumbalis
Fascia
transversalis
Peritoneum

Rektus-
Scheide { hinteres
Blatt
vorderes
Blatt

Linea alba   M. rectus abdominis

Abb. VI-7. (Fortsetzung) **c** Transversalschnitt durch den Körper in Höhe des
Pankreas. **d** Darstellung der muskulären Bauchwand. Fortsetzung **e** und **f** auf der
folgenden Seite

VI

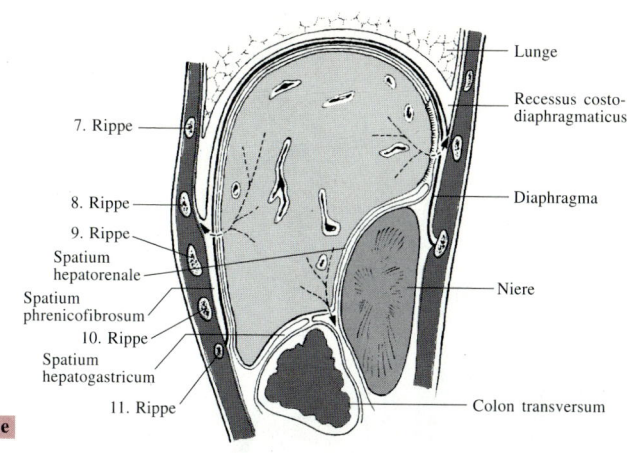

7. Rippe

8. Rippe

9. Rippe

Spatium
hepatorenale

Spatium
phrenicofibrosum

10. Rippe

Spatium
hepatogastricum

11. Rippe

Lunge

Recessus costo-
diaphragmaticus

Diaphragma

Niere

Colon transversum

e

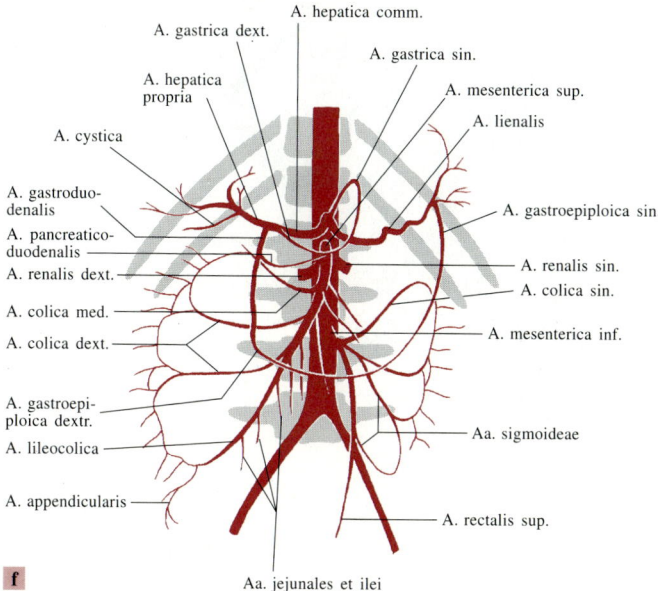

A. hepatica comm.

A. gastrica dext.

A. hepatica
propria

A. gastrica sin.

A. mesenterica sup.

A. cystica

A. lienalis

A. gastroduo-
denalis

A. gastroepiploica sin.

A. pancreatico-
duodenalis

A. renalis sin.

A. renalis dext.

A. colica sin.

A. colica med.

A. mesenterica inf.

A. colica dext.

A. gastroepi-
ploica dextr.

Aa. sigmoideae

A. lileocolica

A. appendicularis

A. rectalis sup.

f

Aa. jejunales et ilei

Abb. VI-7. (Fortsetzung) **e** Sagittalschnitt durch den Körper im Bereich der rechten Niere mit Darstellung der Peritonealrecessus. **f** Gefäßversorgung des Bauchraums

VI

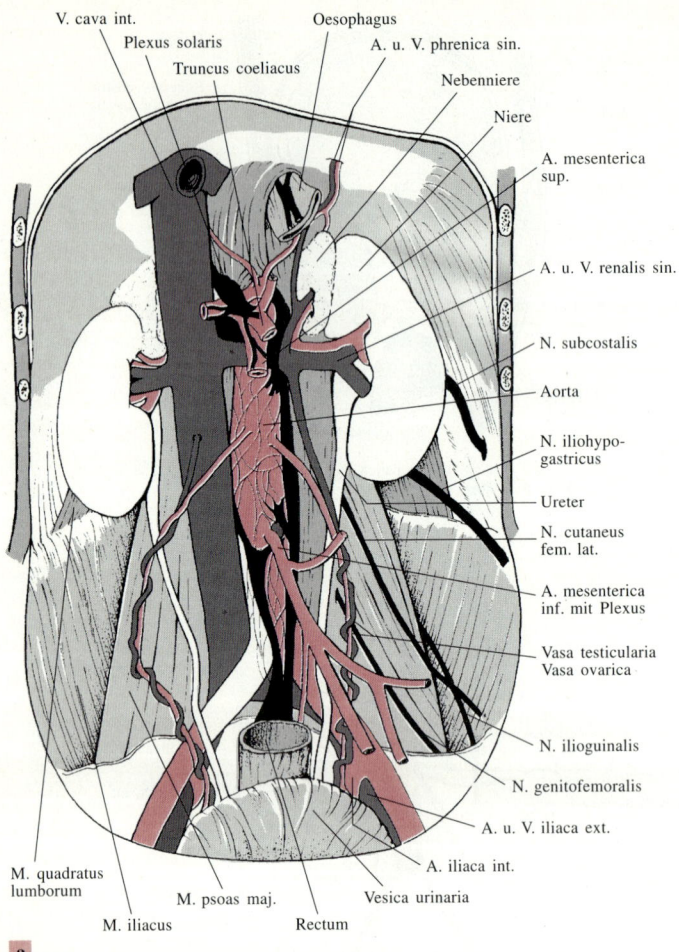

V. cava int.

Plexus solaris

Truncus coeliacus

Oesophagus

A. u. V. phrenica sin.

Nebenniere

Niere

A. mesenterica sup.

A. u. V. renalis sin.

N. subcostalis

Aorta

N. iliohypo-gastricus

Ureter

N. cutaneus fem. lat.

A. mesenterica inf. mit Plexus

Vasa testicularia
Vasa ovarica

N. ilioguinalis

N. genitofemoralis

A. u. V. iliaca ext.

A. iliaca int.

M. quadratus lumborum

M. psoas maj.

M. iliacus

Rectum

Vesica urinaria

a

Abb. VI-8. a Topographie des Retroperitonealraums (nach Entfernung des Pankreas). Fortsetzung **b** und **c** auf der folgenden Seite

VI

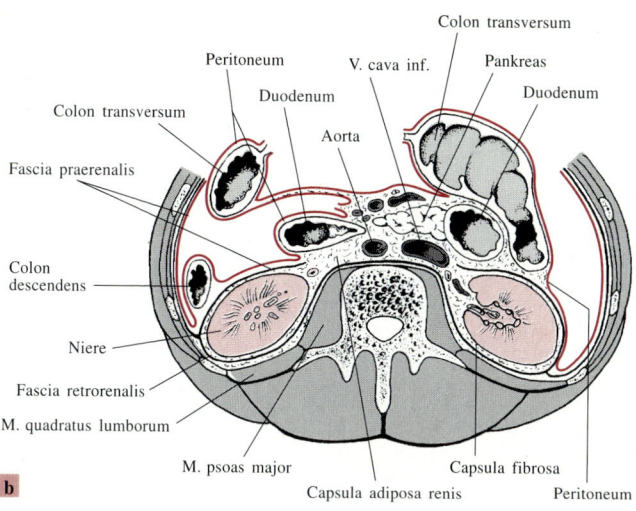

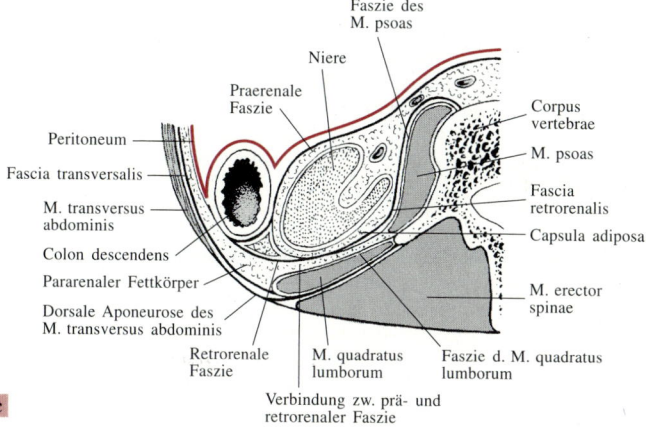

Abb. VI-8. (Fortsetzung) **b** Transversalschnitt in Höhe des Colon transversum; rot: Peritoneum, schwarze Linie: prä- und postrenale Faszie (Gerota-Faszie). **c** Detaildarstellung des paravertebralen Retroperitonealraums. Fortsetzung **d** auf der folgenden Seite

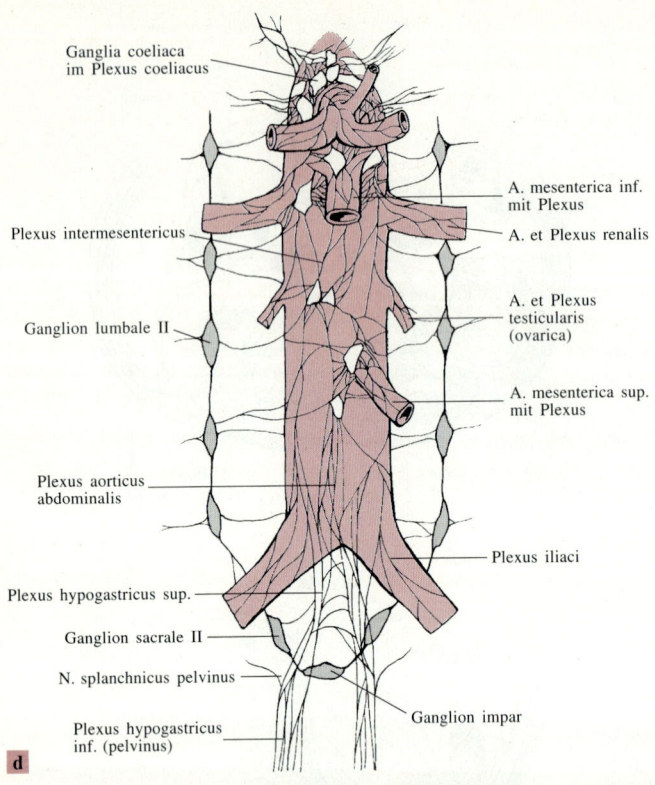

Ganglia coeliaca
im Plexus coeliacus

A. mesenterica inf.
mit Plexus

Plexus intermesentericus

A. et Plexus renalis

A. et Plexus
testicularis
(ovarica)

Ganglion lumbale II

A. mesenterica sup.
mit Plexus

Plexus aorticus
abdominalis

Plexus iliaci

Plexus hypogastricus sup.

Ganglion sacrale II

N. splanchnicus pelvinus

Ganglion impar

Plexus hypogastricus
inf. (pelvinus)

d

Abb. VI-8. (Fortsetzung) **d** Vegetative Nervengeflechte (Plexus) des Abdomens und
abdominale Gefäßabgänge aus der Aorta

VI

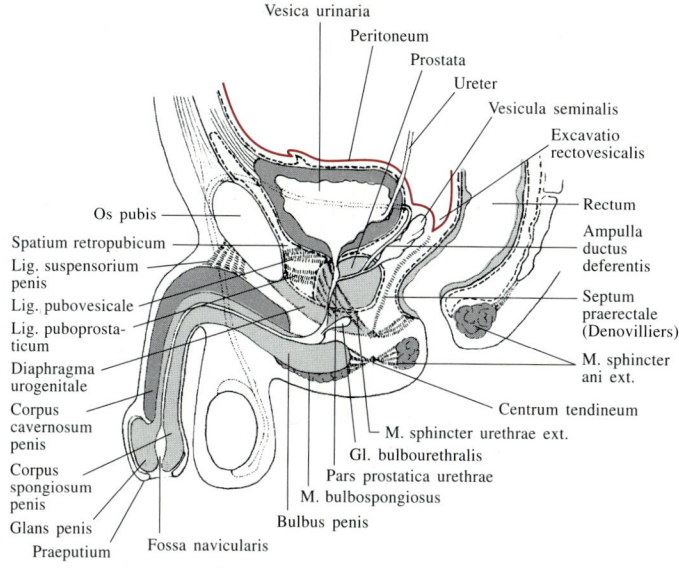

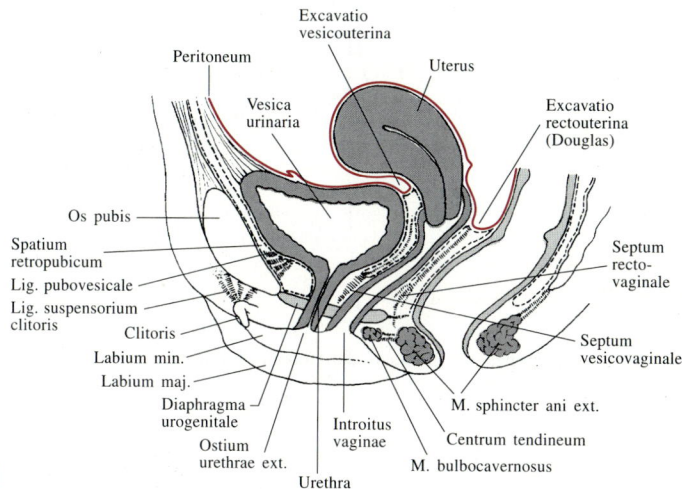

Abb. VI-9. a Medianschnitt durch das männliche Becken. **b** Medianschnitt durch das weibliche Becken

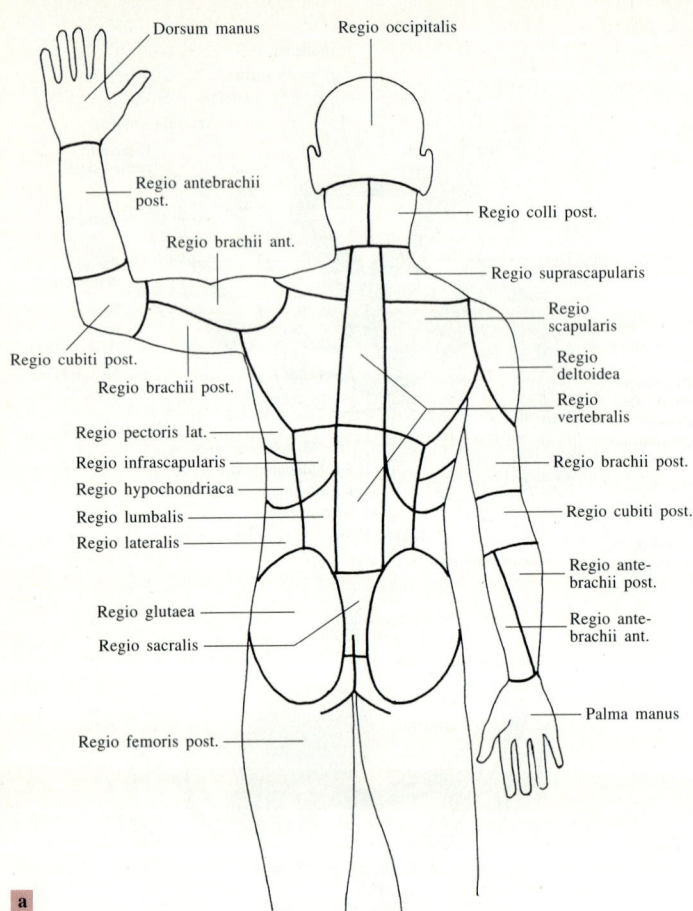

Dorsum manus

Regio occipitalis

Regio antebrachii post.

Regio brachii ant.

Regio colli post.

Regio suprascapularis

Regio scapularis

Regio deltoidea

Regio vertebralis

Regio cubiti post.

Regio brachii post.

Regio pectoris lat.

Regio infrascapularis

Regio hypochondriaca

Regio lumbalis

Regio lateralis

Regio brachii post.

Regio cubiti post.

Regio antebrachii post.

Regio antebrachii ant.

Regio glutaea

Regio sacralis

Palma manus

Regio femoris post.

a

Abb. VI-10. a Regionen des Rückens. Fortsetzung **b** auf der folgenden Seite

VI

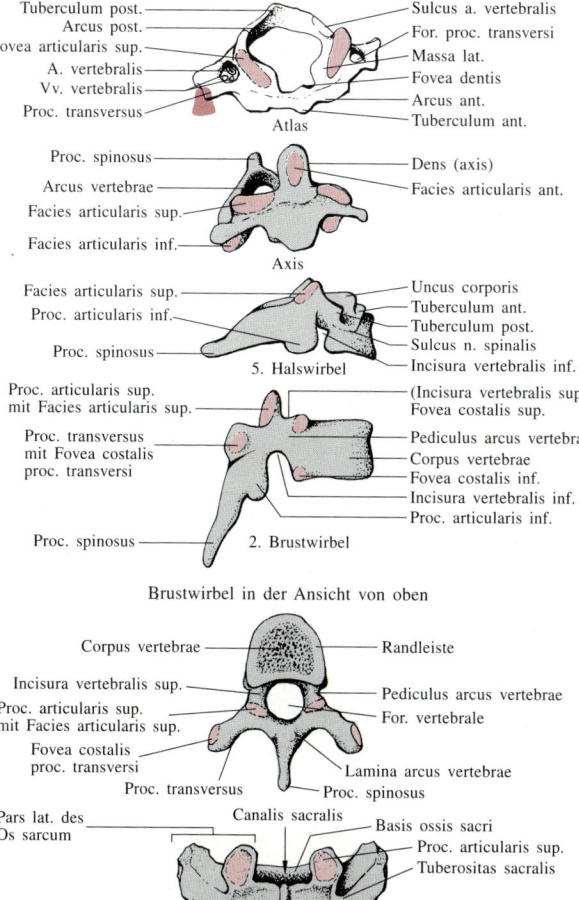

Tuberculum post.
Arcus post.
Fovea articularis sup.
A. vertebralis
Vv. vertebralis
Proc. transversus
Atlas
Sulcus a. vertebralis
For. proc. transversi
Massa lat.
Fovea dentis
Arcus ant.
Tuberculum ant.

Proc. spinosus
Arcus vertebrae
Facies articularis sup.
Facies articularis inf.
Axis
Dens (axis)
Facies articularis ant.

Facies articularis sup.
Proc. articularis inf.
Proc. spinosus
5. Halswirbel
Uncus corporis
Tuberculum ant.
Tuberculum post.
Sulcus n. spinalis
Incisura vertebralis inf.

Proc. articularis sup.
mit Facies articularis sup.
Proc. transversus
mit Fovea costalis
proc. transversi
Proc. spinosus
2. Brustwirbel
(Incisura vertebralis sup.)
Fovea costalis sup.
Pediculus arcus vertebrae
Corpus vertebrae
Fovea costalis inf.
Incisura vertebralis inf.
Proc. articularis inf.

Brustwirbel in der Ansicht von oben

Corpus vertebrae
Incisura vertebralis sup.
Proc. articularis sup.
mit Facies articularis sup.
Fovea costalis
proc. transversi
Proc. transversus
Randleiste
Pediculus arcus vertebrae
For. vertebrale
Lamina arcus vertebrae
Proc. spinosus

Pars lat. des
Os sacrum
Canalis sacralis
Basis ossis sacri
Proc. articularis sup.
Tuberositas sacralis
Facies auricularis
Crista sacralis lat.
Crista sacralis
mediana
Foramina sacralia dorsalia
Crista sacralis intermedia
Cornu sacrale
Apex ossis sacri
Hiatus sacralis

b

VI

Abb. VI-10. (Fortsetzung) **b** Formen der Wirbelkörper, Os sacrum.
Fortsetzung **c** auf der folgenden Seite

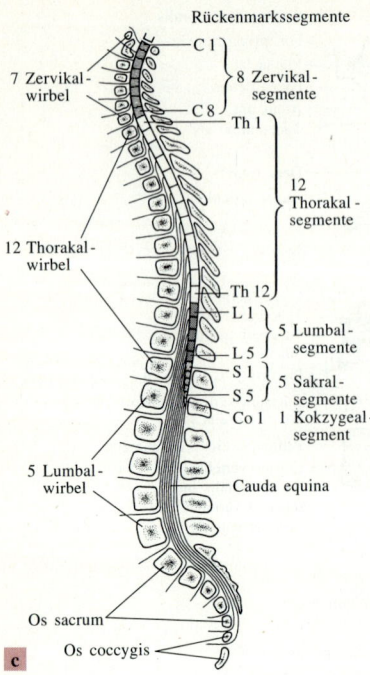

Rückenmarkssegmente

C 1
7 Zervikal-
wirbel
8 Zervikal-
segmente
C 8
Th 1

12
Thorakal-
segmente

12 Thorakal-
wirbel

Th 12
L 1
5 Lumbal-
segmente
L 5
S 1
5 Sakral-
segmente
S 5
Co 1   1 Kokzygeal-
segment

Cauda equina

5 Lumbal-
wirbel

Os sacrum
Os coccygis

c

Abb. VI-10. (Fortsetzung) **c** Topographie von Wirbelkörper, Rückenmark und Spinalnerven (aus Schiebler/Schmidt/Zilles 1995). Fortsetzung **d** auf der folgenden Seite

VI

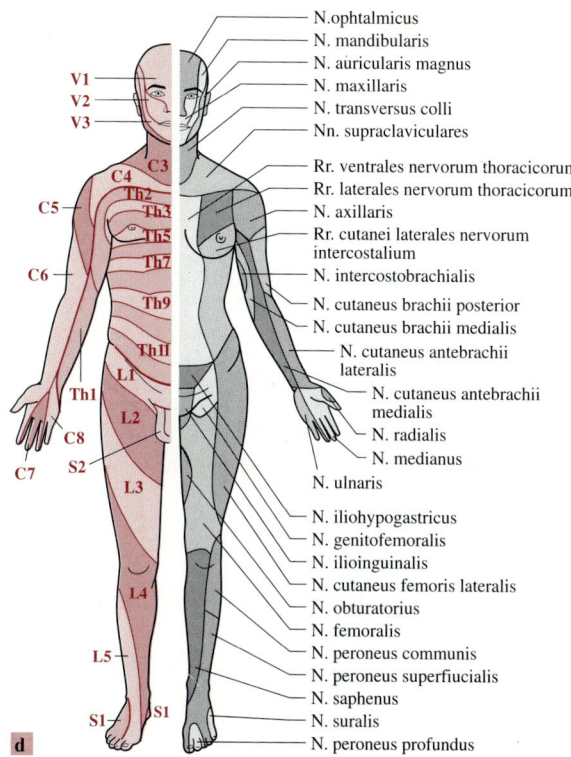

N.ophtalmicus
N. mandibularis
N. auricularis magnus
N. maxillaris
N. transversus colli
Nn. supraclaviculares

Rr. ventrales nervorum thoracicorum
Rr. laterales nervorum thoracicorum
N. axillaris
Rr. cutanei laterales nervorum intercostalium
N. intercostobrachialis

N. cutaneus brachii posterior
N. cutaneus brachii medialis
N. cutaneus antebrachii lateralis
N. cutaneus antebrachii medialis
N. radialis
N. medianus
N. ulnaris

N. iliohypogastricus
N. genitofemoralis
N. ilioinguinalis
N. cutaneus femoris lateralis
N. obturatorius
N. femoralis
N. peroneus communis
N. peroneus superfiucialis
N. saphenus
N. suralis
N. peroneus profundus

V1
V2
V3

C4 C3
C5 Th2
Th3
Th5
Th7
C6 Th9
ThII
Th1 LI
C8 L2
C7 S2
L3
L4
L5
S1 S1
S1 S1

d

Abb. VI-10. (Fortsetzung) **d** Dermatome der Haut (Ventralansicht); zum Vergleich sind rechts die peripheren Innervationsgebiete dargestellt (nach Zilles/Rehkämper 1994). Fortsetzung **e** auf der folgenden Seite

VI

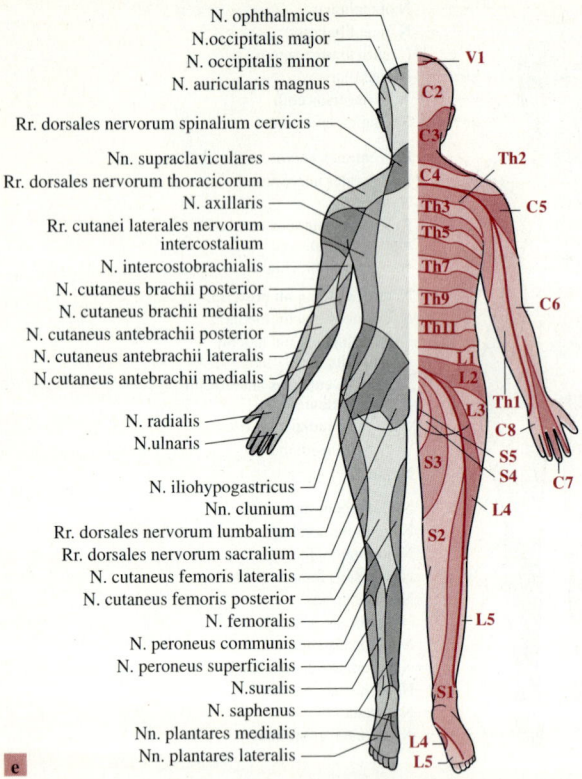

N. ophthalmicus
N. occipitalis major
N. occipitalis minor
N. auricularis magnus

Rr. dorsales nervorum spinalium cervicis

Nn. supraclaviculares
Rr. dorsales nervorum thoracicorum
N. axillaris
Rr. cutanei laterales nervorum
intercostalium
N. intercostobrachialis
N. cutaneus brachii posterior
N. cutaneus brachii medialis
N. cutaneus antebrachii posterior
N. cutaneus antebrachii lateralis
N. cutaneus antebrachii medialis

N. radialis
N. ulnaris

N. iliohypogastricus
Nn. clunium
Rr. dorsales nervorum lumbalium
Rr. dorsales nervorum sacralium
N. cutaneus femoris lateralis
N. cutaneus femoris posterior
N. femoralis
N. peroneus communis
N. peroneus superficialis
N. suralis
N. saphenus
Nn. plantares medialis
Nn. plantares lateralis

V1
C2
C3
C4
Th2
Th3
C5
Th5
Th7
C6
Th9
Th11
L1
L2
Th1
L3
C8
S5
S3
S4
C7
L4
S2
L5
S1
L4
L5

e

Abb. VI-10. (Fortsetzung) **e** Dermatome der Haut (Dorsalansicht);
zum Vergleich sind links die peripheren Innervationsgebiete dargestellt
(nach Zilles/Rehkämper 1994). Fortsetzung **f** auf der folgenden Seite

VI

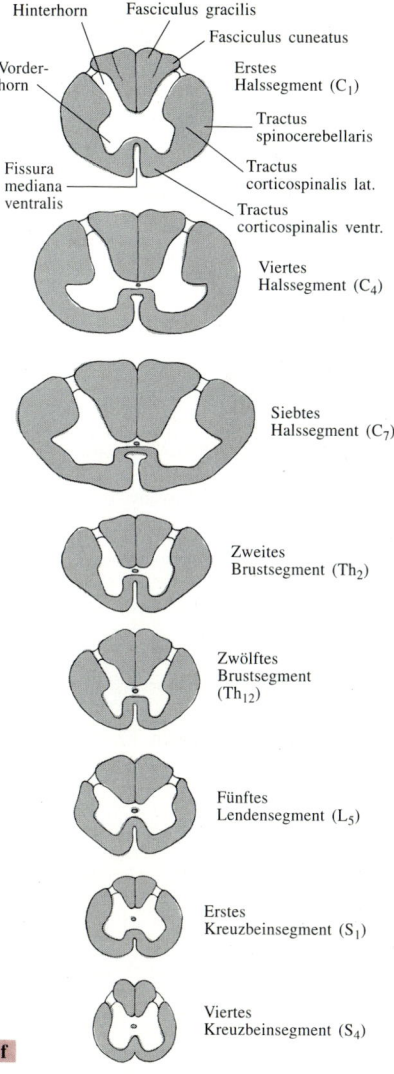

Hinterhorn

Fasciculus gracilis

Fasciculus cuneatus

Vorder-
horn

Erstes
Halssegment (C$_1$)

Tractus
spinocerebellaris

Fissura
mediana
ventralis

Tractus
corticospinalis lat.

Tractus
corticospinalis ventr.

Viertes
Halssegment (C$_4$)

Siebtes
Halssegment (C$_7$)

Zweites
Brustsegment (Th$_2$)

Zwölftes
Brustsegment
(Th$_{12}$)

Fünftes
Lendensegment (L$_5$)

Erstes
Kreuzbeinsegment (S$_1$)

Viertes
Kreuzbeinsegment (S$_4$)

f

Abb. VI-10. (Fortsetzung) f Querschnitte durch das Rückenmark auf unterschiedlichen Höhen der Wirbelsäule

VI

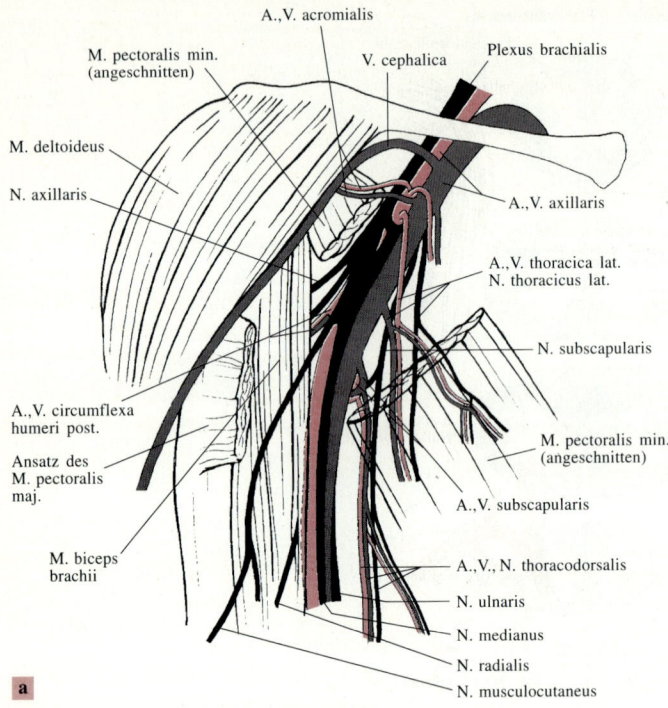

Abb. VI-11. a Gefäß- und Nervenverläufe in der Schulterregion.
Fortsetzung **b** und **c** auf der folgenden Seite

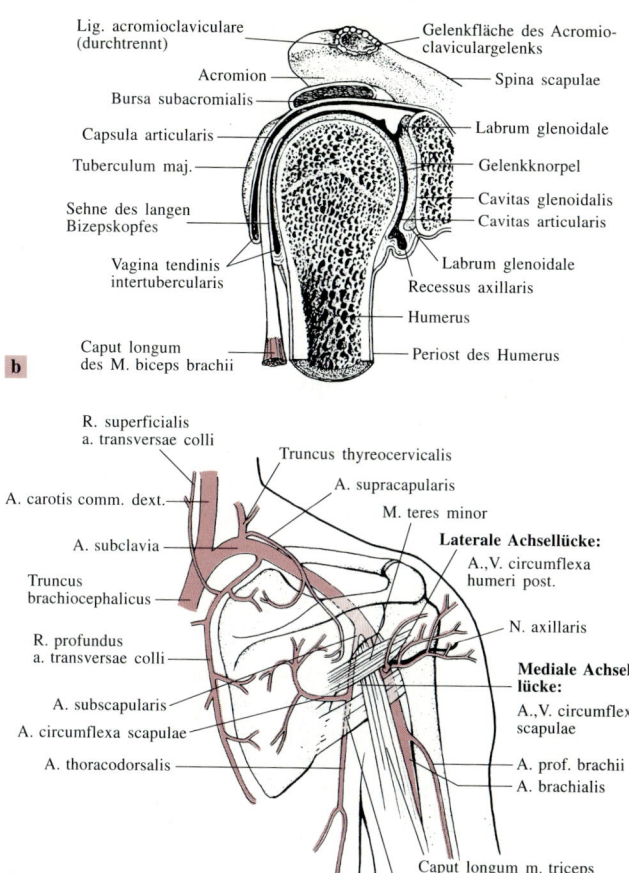

Lig. acromioclaviculare (durchtrennt)

Gelenkfläche des Acromio-claviculargelenks

Acromion

Spina scapulae

Bursa subacromialis

Capsula articularis

Labrum glenoidale

Tuberculum maj.

Gelenkknorpel

Sehne des langen Bizepskopfes

Cavitas glenoidalis
Cavitas articularis

Vagina tendinis intertubercularis

Labrum glenoidale
Recessus axillaris

Humerus

Caput longum des M. biceps brachii

Periost des Humerus

b

R. superficialis a. transversae colli

Truncus thyreocervicalis

A. supracapularis

A. carotis comm. dext.

M. teres minor

A. subclavia

Laterale Achsellücke:
A.,V. circumflexa humeri post.

Truncus brachiocephalicus

R. profundus a. transversae colli

N. axillaris

A. subscapularis

Mediale Achsel-lücke:
A.,V. circumflexa scapulae

A. circumflexa scapulae

A. thoracodorsalis

A. prof. brachii
A. brachialis

Caput longum m. triceps

M. leves major

c

Abb. VI-11. (Fortsetzung) **b** Frontalschnitt durch das Schultergelenk. **c** Gefäßverläufe der Schulterregion in bezug zu knöchernen und muskulären Strukturen. Fortsetzung **d** auf der folgenden Seite

VI

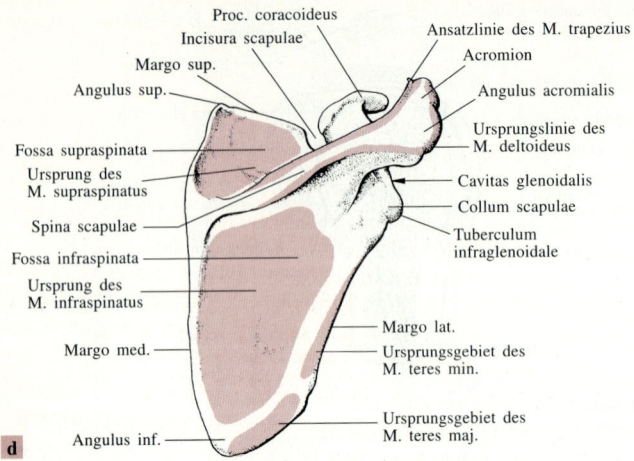

Abb. VI-11. (Fortsetzung) **d** Schulterblatt mit muskulären Insertionsstellen

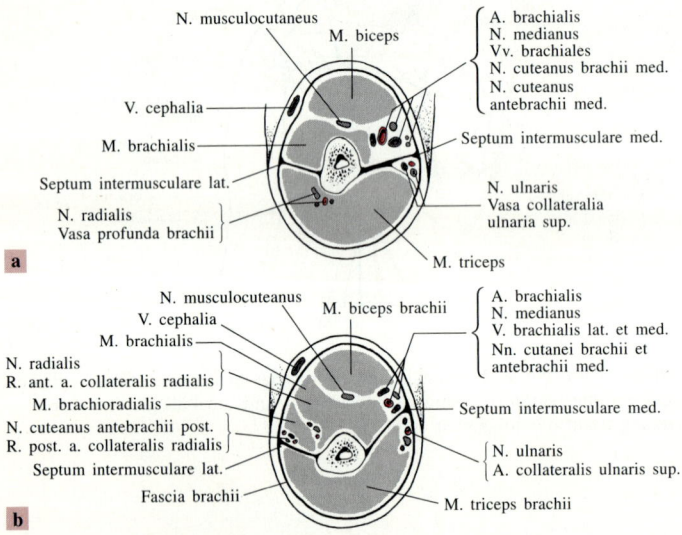

Abb. VI-12. a Querschnitt durch die Mitte des Oberarms (oben = ventral).
b Querschnitt durch den Oberarm kurz oberhalb der Ellenbeuge.
Fortsetzung **c** auf der folgenden Seite

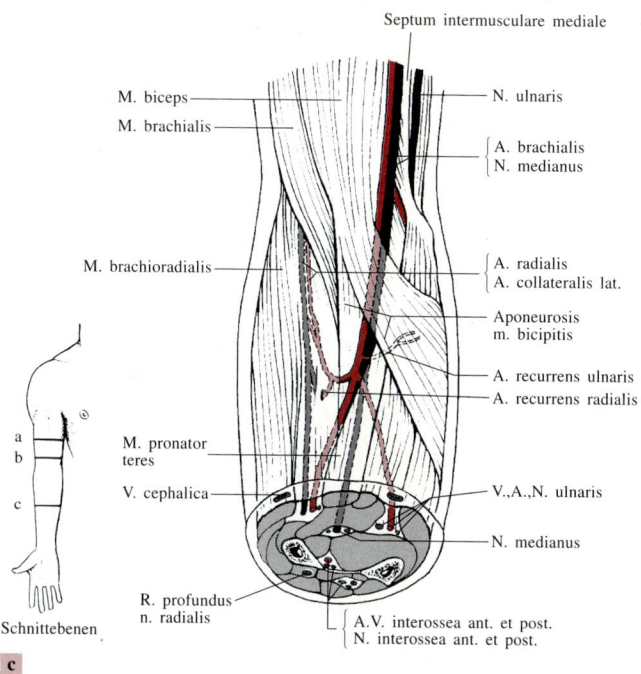

Abb. VI-12. (Fortsetzung) c Gefäß- und Nervenverläufe in Ellenbeuge und proximalem Unterarm

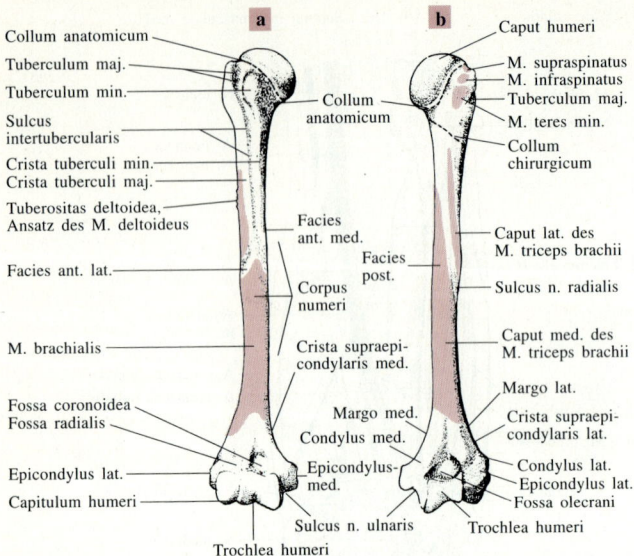

Collum anatomicum

Tuberculum maj.

Tuberculum min.

Sulcus
intertubercularis

Crista tuberculi min.

Crista tuberculi maj.

Tuberositas deltoidea,
Ansatz des M. deltoideus

Facies ant. lat.

M. brachialis

Fossa coronoidea

Fossa radialis

Epicondylus lat.

Capitulum humeri

Collum
anatomicum

Facies
ant. med.

Facies
post.

Corpus
numeri

Crista supraepi-
condylaris med.

Margo med.

Condylus med.

Epicondylus
med.

Sulcus n. ulnaris

Trochlea humeri

Caput humeri

M. supraspinatus

M. infraspinatus

Tuberculum maj.

M. teres min.

Collum
chirurgicum

Caput lat. des
M. triceps brachii

Sulcus n. radialis

Caput med. des
M. triceps brachii

Margo lat.

Crista supraepi-
condylaris lat.

Condylus lat.

Epicondylus lat.

Fossa olecrani

Trochlea humeri

Abb. VI-13. a Ansicht des Humerus von ventral. **b** Ansicht des Humerus von dorsal. Fortsetzung **c** auf der folgenden Seite

VI

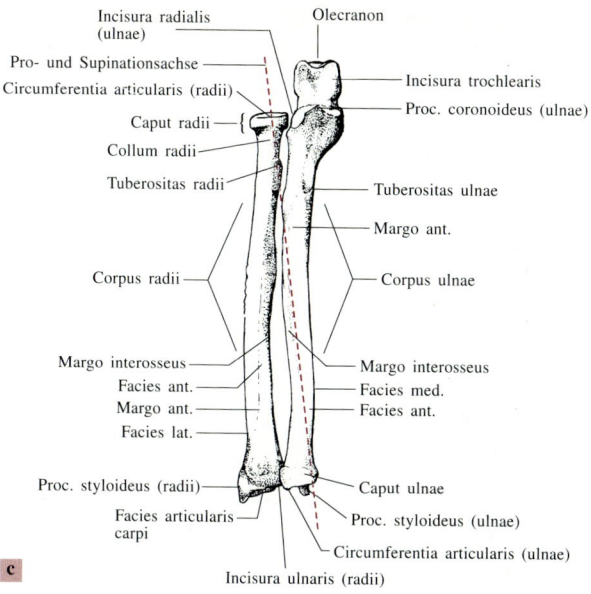

Abb. VI-13. (Fortsetzung) **c** Radius und Ulna des rechten Arms von ventral. Fortsetzung **d** auf der folgenden Seite

VI

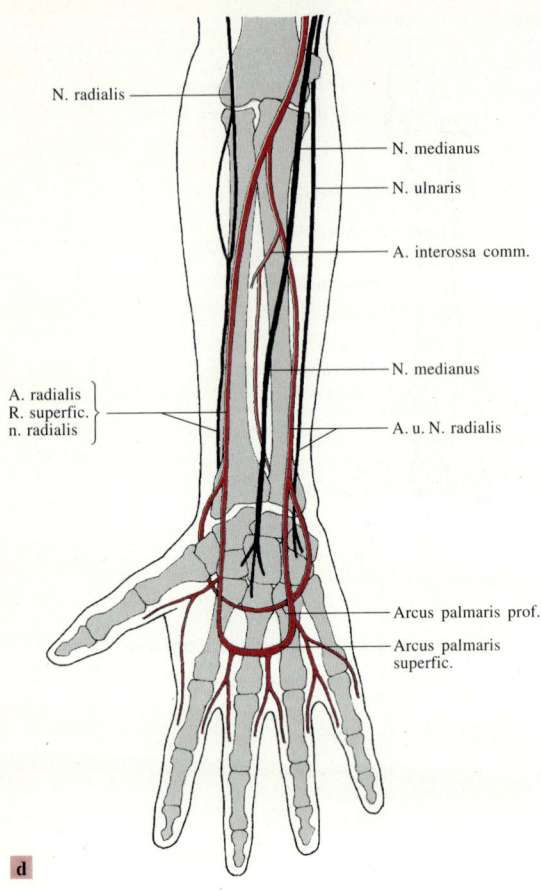

N. radialis

N. medianus

N. ulnaris

A. interossa comm.

N. medianus

A. radialis
R. superfic.
n. radialis

A. u. N. radialis

Arcus palmaris prof.

Arcus palmaris superfic.

d

Abb. VI-13. (Fortsetzung) **d** Gefäß- und Nervenverläufe in Unterarm und Hand

VI

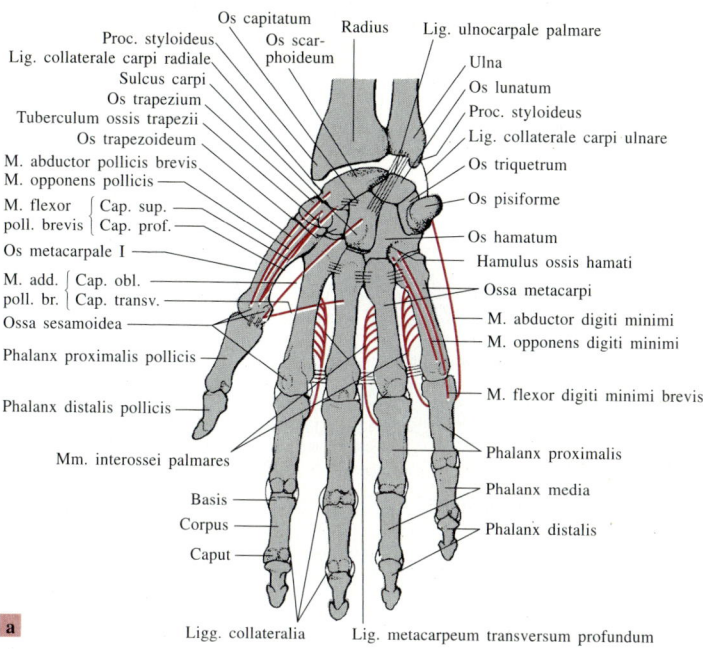

Abb. VI-14. a Knochen und Muskelzüge der Hand. Fortsetzung **b** und **c** auf der folgenden Seite

VI

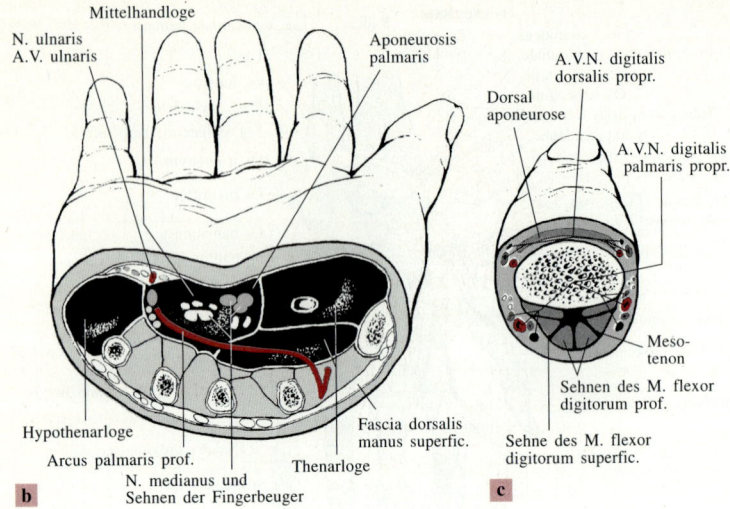

Mittelhandloge

N. ulnaris
A.V. ulnaris

Aponeurosis
palmaris

A.V.N. digitalis
dorsalis propr.

Dorsal
aponeurose

A.V.N. digitalis
palmaris propr.

Meso-
tenon

Sehnen des M. flexor
digitorum prof.

Sehne des M. flexor
digitorum superfic.

Hypothenarloge

Arcus palmaris prof.

N. medianus und
Sehnen der Fingerbeuger

Thenarloge

Fascia dorsalis
manus superfic.

b

c

Abb. VI-14. (Fortsetzung) **b** Querschnitt durch die Hand. **c** Querschnitt durch einen Finger

VI

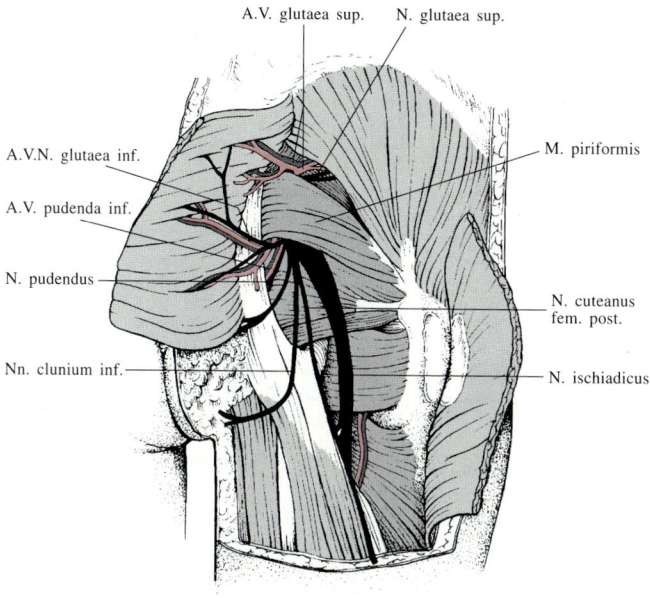

A.V. glutaea sup.   N. glutaea sup.

A.V.N. glutaea inf.

A.V. pudenda inf.

N. pudendus

Nn. clunium inf.

M. piriformis

N. cuteanus
fem. post.

N. ischiadicus

Abb. VI-15. Gefäß- und Nervenverläufe in der Glutäalregion

VI

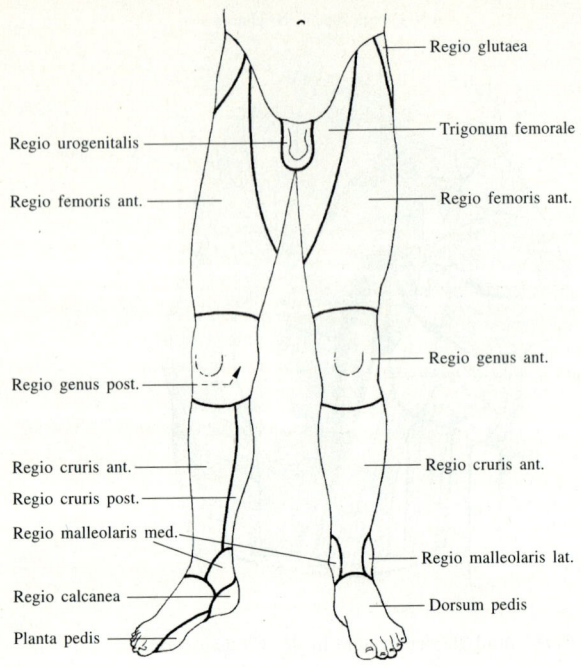

Abb. VI-16. a Regionen der unteren Extremität. Fortsetzung **b** bis **d** auf der folgenden Seite

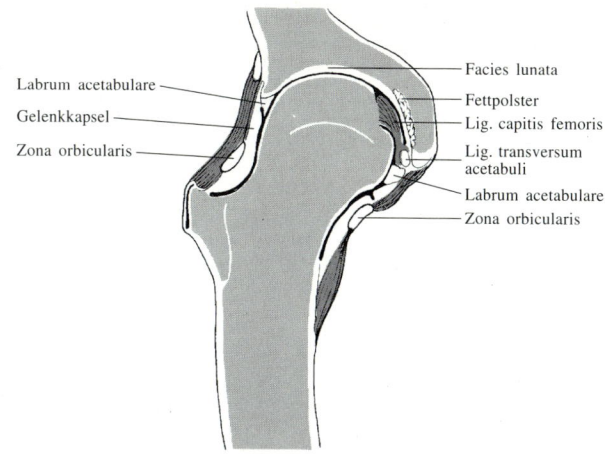

Labrum acetabulare

Gelenkkapsel

Zona orbicularis

Facies lunata

Fettpolster

Lig. capitis femoris

Lig. transversum acetabuli

Labrum acetabulare

Zona orbicularis

b

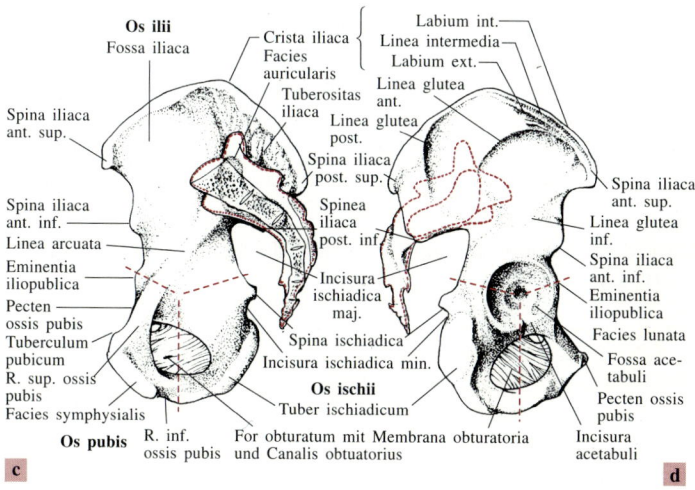

Os ilii
Fossa iliaca

Crista iliaca
Facies auricularis
Tuberositas iliaca

Labium int.
Linea intermedia
Labium ext.
Linea glutea ant.
Linea glutea post.

Spina iliaca ant. sup.

Spina iliaca post. sup.

Spina iliaca post. inf.

Spina iliaca ant. sup.

Linea glutea inf.

Spina iliaca ant. inf.

Eminentia iliopublica

Facies lunata

Fossa acetabuli

Pecten ossis pubis

Incisura acetabuli

Spina iliaca ant. inf.
Linea arcuata
Eminentia iliopublica
Pecten ossis pubis
Tuberculum pubicum
R. sup. ossis pubis
Facies symphysialis

Spinea iliaca post. inf.

Incisura ischiadica maj.

Spina ischiadica
Incisura ischiadica min.

Os ischii
Tuber ischiadicum

Os pubis R. inf. ossis pubis

For obturatum mit Membrana obturatoria und Canalis obtuatorius

c

d

Abb. VI-16. (Fortsetzung) **b** Frontalschnitt durch das Hüftgelenk. **c** Knöchernes Becken von medial. **d** Knöchernes Becken von lateral. Fortsetzung **e** und **f** auf der folgenden Seite

VI

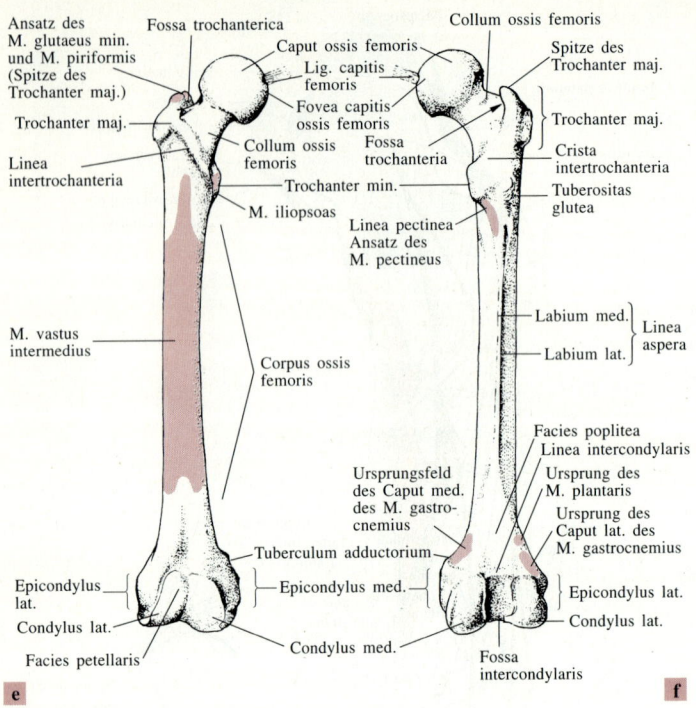

Ansatz des M. glutaeus min. und M. piriformis (Spitze des Trochanter maj.)

Fossa trochanterica

Caput ossis femoris

Lig. capitis femoris

Fovea capitis ossis femoris

Collum ossis femoris

Fossa trochanterica

Trochanter maj.

Linea intertrochanteria

Trochanter min.

M. iliopsoas

Linea pectinea
Ansatz des M. pectineus

M. vastus intermedius

Corpus ossis femoris

Collum ossis femoris

Spitze des Trochanter maj.

Trochanter maj.

Crista intertrochanteria

Tuberositas glutea

Labium med. } Linea aspera
Labium lat.

Facies poplitea
Linea intercondylaris

Ursprungsfeld des Caput med. des M. gastrocnemius

Ursprung des M. plantaris

Ursprung des Caput lat. des M. gastrocnemius

Tuberculum adductorium

Epicondylus lat.

Condylus lat.

Facies petellaris

Epicondylus med.

Condylus med.

Epicondylus lat.

Condylus lat.

Fossa intercondylaris

e   f

Abb. VI-16. (Fortsetzung) e Femur von ventral. f Femur von dorsal. Fortsetzung g auf der folgenden Seite

VI

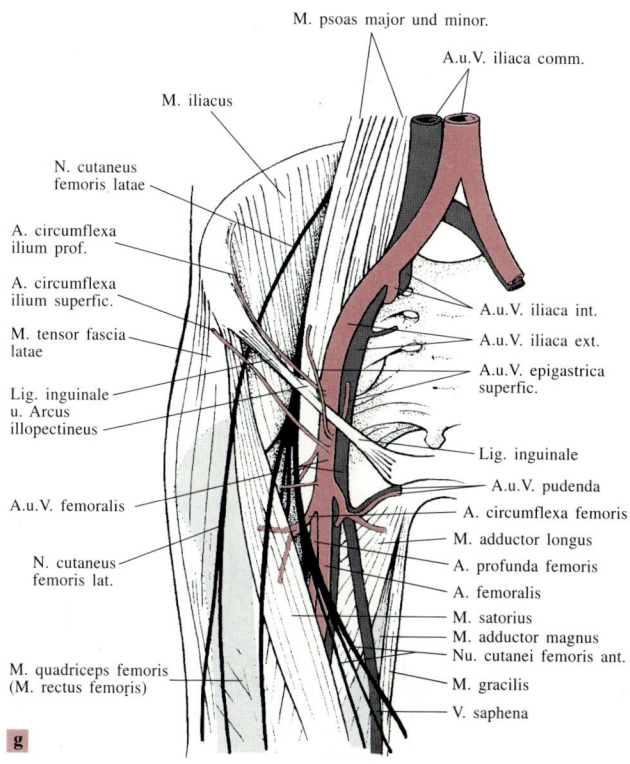

Abb. VI-16. (Fortsetzung) **g** Gefäß- und Nervenverläufe der Leistenregion. Fortsetzung **h** auf der folgenden Seite

VI

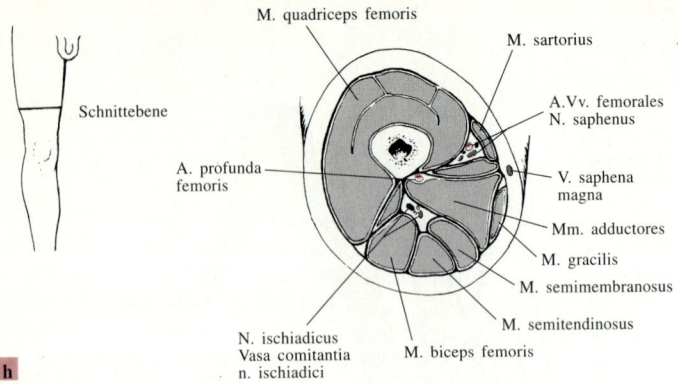

Abb. VI-16. (Fortsetzung) **h** Querschnitt durch den distalen Oberschenkel

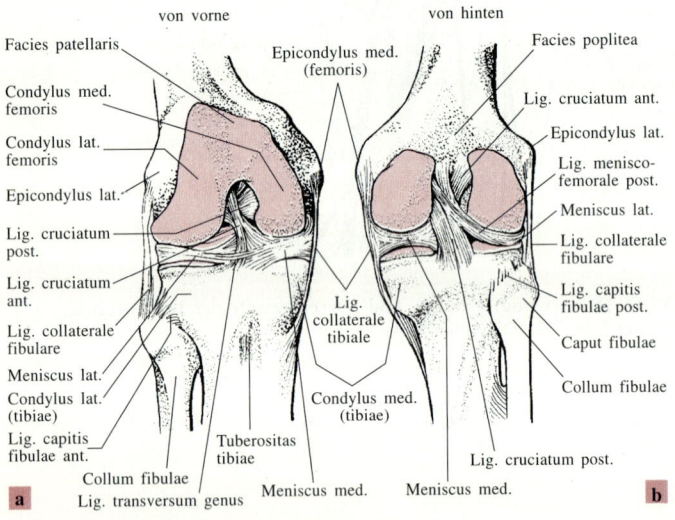

Abb. VI-17. a Kniegelenk von ventral (ohne Patella). **b** Kniegelenk von dorsal.
Fortsetzung **c** und **d** auf der folgenden Seite

VI

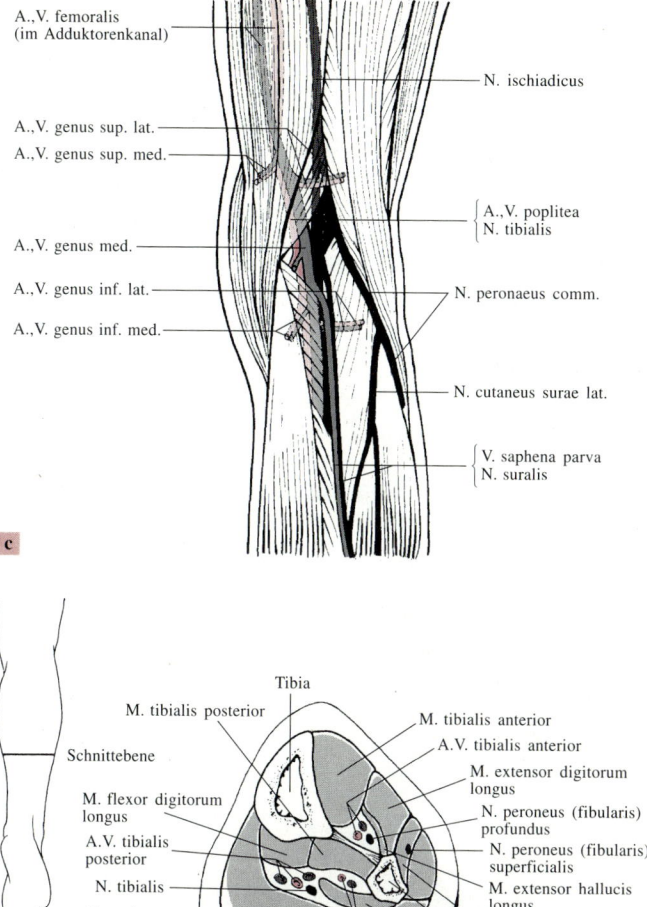

A.,V. femoralis
(im Adduktorenkanal)

N. ischiadicus

A.,V. genus sup. lat.
A.,V. genus sup. med.

A.,V. genus med.

A.,V. genus inf. lat.
A.,V. genus inf. med.

A.,V. poplitea
N. tibialis

N. peronaeus comm.

N. cutaneus surae lat.

V. saphena parva
N. suralis

c

Tibia

M. tibialis posterior

Schnittebene

M. flexor digitorum
longus

A.V. tibialis
posterior

N. tibialis

V. saphena
magna

N. saphenus

M. plantaris

M. gastrocnemius

M. soleus

M. tibialis anterior

A.V. tibialis anterior

M. extensor digitorum
longus

N. peroneus (fibularis)
profundus

N. peroneus (fibularis)
superficialis

M. extensor hallucis
longus

M. peroneus brevis

Fibula

M. flexor digitorum
hallucis longus

A.V. peronea (fibularis)

N. suralis

V. saphena parva

d

Abb. VI-17. (Fortsetzung) **c** Gefäß- und Nervenverläufe in der Knieregion.
d Querschnitt durch den proximalen Unterschenkel. Fortsetzung **e** und **f** auf der
folgenden Seite

VI

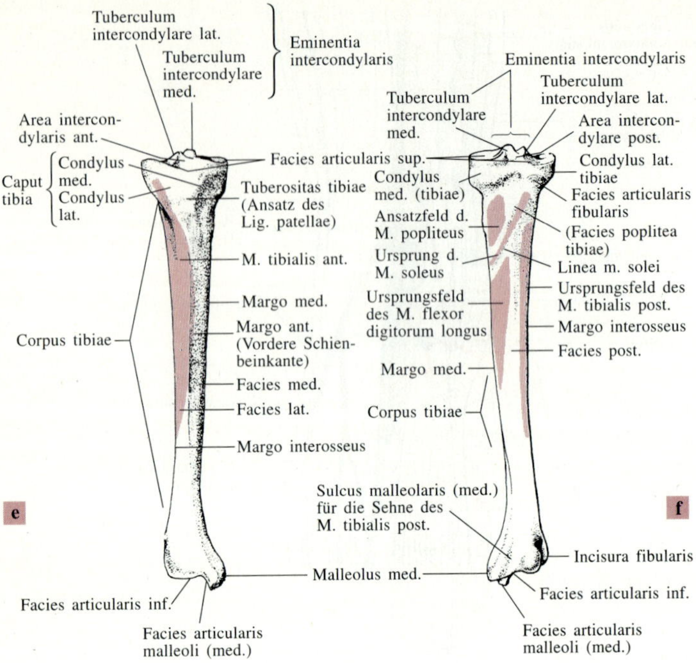

Tuberculum
intercondylare lat.
Tuberculum
intercondylare
med.
} Eminentia
intercondylaris

Eminentia intercondylaris
Tuberculum
intercondylare lat.

Area intercon-
dylaris ant.

Tuberculum
intercondylare
med.

Area intercon-
dylare post.

Caput
tibia
{ Condylus
med.
Condylus
lat.

Facies articularis sup.

Condylus
med. (tibiae)

Condylus lat.
tibiae

Facies articularis
fibularis
(Facies poplitea
tibiae)

Tuberositas tibiae
(Ansatz des
Lig. patellae)

Ansatzfeld d.
M. popliteus

M. tibialis ant.

Ursprung d.
M. soleus

Linea m. solei

Margo med.

Ursprungsfeld
des M. flexor
digitorum longus

Ursprungsfeld des
M. tibialis post.

Corpus tibiae

Margo ant.
(Vordere Schien-
beinkante)

Margo interosseus

Facies med.

Margo med.

Facies post.

Facies lat.

Corpus tibiae

Margo interosseus

e

Sulcus malleolaris (med.)
für die Sehne des
M. tibialis post.

f

Incisura fibularis

Facies articularis inf.

Malleolus med.

Facies articularis inf.

Facies articularis
malleoli (med.)

Facies articularis
malleoli (med.)

Abb. VI-17. (Fortsetzung) **e** Tibia von ventral. **f** Tibia von dorsal

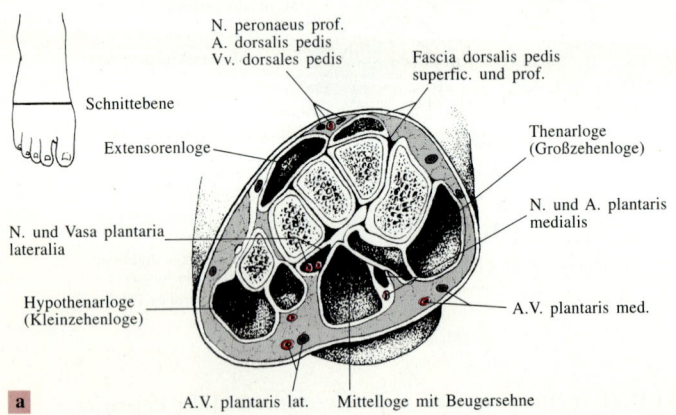

Schnittebene

N. peronaeus prof.
A. dorsalis pedis
Vv. dorsales pedis

Fascia dorsalis pedis
superfic. und prof.

Extensorenloge

Thenarloge
(Großzehenloge)

N. und Vasa plantaria
lateralia

N. und A. plantaris
medialis

Hypothenarloge
(Kleinzehenloge)

A.V. plantaris med.

VI

a

A.V. plantaris lat.   Mittelloge mit Beugersehne

Abb. VI-18. a Querschnitt durch den Fuß. Fortsetzung **b** auf der folgenden Seite

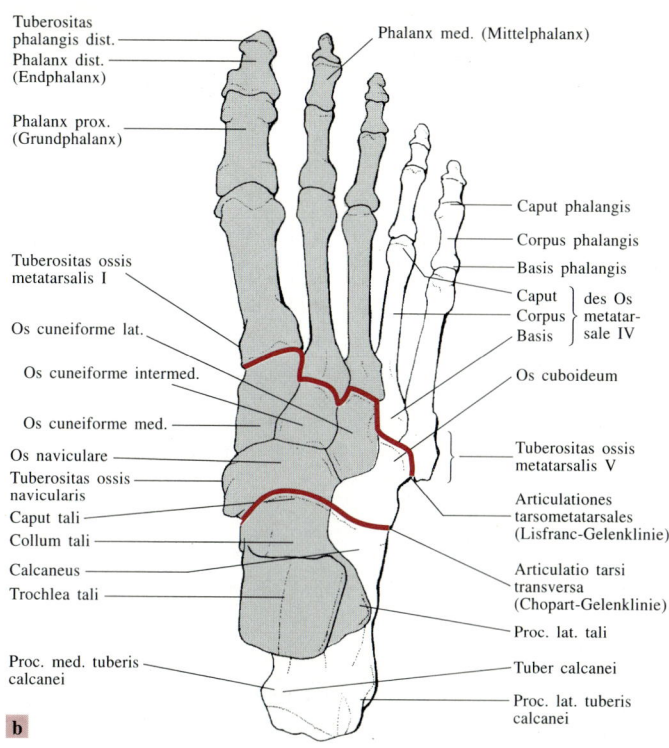

Tuberositas phalangis dist.
Phalanx dist. (Endphalanx)
Phalanx prox. (Grundphalanx)
Phalanx med. (Mittelphalanx)
Tuberositas ossis metatarsalis I
Os cuneiforme lat.
Os cuneiforme intermed.
Os cuneiforme med.
Os naviculare
Tuberositas ossis navicularis
Caput tali
Collum tali
Calcaneus
Trochlea tali
Proc. med. tuberis calcanei

Caput phalangis
Corpus phalangis
Basis phalangis
Caput
Corpus } des Os metatar-
Basis sale IV
Os cuboideum
Tuberositas ossis metatarsalis V
Articulationes tarsometatarsales (Lisfranc-Gelenklinie)
Articulatio tarsi transversa (Chopart-Gelenklinie)
Proc. lat. tali
Tuber calcanei
Proc. lat. tuberis calcanei

b

Abb. VI-18. (Fortsetzung) **b** Knöcherner Aufbau des Fußes

VI

VII Anhang

A1: Berufsverband Deutscher Pathologen

Inhaltsverzeichnis (Auszüge)

Berufsverband Deutscher Pathologen

Vorsitzender:

Prof. Dr. med. F. K. Kößling
Pathologisches Institut der Zentralkrankenhäuser
St.-Jürgen-Straße und Links der Weser
Am schwarzen Meer 134–136
28205 Bremen
Tel.: 0421 / 497–5435
FAX: 0421 / 497–3327

Schriftführer/Geschäftsstelle:

Dr. med. W. Oehmichen
Institut für Pathologie
Limitenstraße 90
41236 Mönchengladbach
Tel.: 02166 / 46091
FAX: 02166 / 611647
Postanschrift:
Postfach 200942
41209 Mönchengladbach
Geschäftsführerin: G. Kempny

Auszüge aus der Satzung:

Zweck des Berufsverbandes ist die Förderung der Berufsinteressen seiner
Mitglieder und Vertretung ihrer wirtschaftlichen Belange gegenüber Behörden,
Verbänden, Organisationen etc. (§2)

Mitglied des Berufsverbandes kann jeder in Deutschland anerkannte Pathologe,
Neuropathologe und Rechtsmediziner werden.

Mitglied kann auch ein Arzt werden, der das dritte Jahr der Weiterbildung zum
Pathologen, Neuropathologen oder Rechtsmediziner abgeschlossen hat, wenn zwei
Mitglieder des Berufsverbandes als Bürgen benannt werden und den Aufnahme-
antrag mitunterschrieben haben.

Voraussetzung für den Erwerb der Mitgliedschaft ist ein schriftlicher Aufnahmeantrag an den Vorstand, der über den Aufnahmeantrag nach freiem Ermessen
entscheidet... (§3).

VII

Deutsche Gesellschaft für Pathologie

Vorsitzender:

Prof. Dr. med. Ph. U. Heitz
Department Pathologie
Universität Zürich
Schmelzbergstr. 12
CH – 8091 Zürich
Tel.: 41-1 – 255 2500
FAX: 41-1 – 255 4440

Schatzmeister:

Dr. med. W. Oehmichen
Institut für Pathologie
Limitenstraße 90
41236 Mönchengladbach
Tel.: 02166 / 46091
FAX: 02166 / 611647

Auszüge aus der Satzung:

Zweck der Gesellschaft ist: Förderung der wissenschaftlichen und ärztlichen Belange der Pathologie im weitesten Umfang in dem Bestreben, der Erforschung und Abwehr von Krankheiten zu dienen und die Pathologie in ihrer zentralen Bedeutung für die gesamte Medizin weiterzuentwickeln.

Hierzu dienen: die Abhaltung jährlicher Tagungen; die Veröffentlichung der hierbei gehaltenen Referate und Votäge in den „Verhandlungen der Deutschen Gesellschaft für Pathologie"; der Gedanken- und Erfahrungsaustausch zwischen Pathologen; die Herstellung und Vertiefung der Beziehungen zu den der Pathologie verbundenen Disziplinen der Medizin und der Naturwissenschaften sowie zu in- und ausländischen Fachgesellschaften; die Auszeichnung von Personen, die sich um die Entwicklung der Pathologie besonders verdient gemacht haben (Rudolf-Virchow-Medaille); die Auszeichnung wissenschaftlicher Arbeiten auf dem Gebiet der Pathologie (Rudolf-Virchow-Preis); Arbeitsgemeinschaften der Gesellschaft; die Förderung des wissenschaftlichen Nachwuchses. (§2)

Ordentliche Mitglieder können Ärzte, Zahnärzte, Tierärzte sowie Naturwissenschaftler mit abgeschlossener Hochschulausbildung werden. Über die Aufnahme entscheidet der Vorstand.

Der Jahresbeitrag für die ordentlichen Mitglieder wird von der Mitgliederversammlung für das auf diese Mitgliederversammlung folgende Geschäftsjahr festgesetzt... (§3).

VII

Internationale Akademie für Pathologie (IAP) – Deutsche Abteilung e.V.

Präsident:

Prof. Dr. med. P. Meister
Inst. f. Allg. Pathologie u. Patholog. Anatomie
der Technischen Universität München
Prinzregentenplatz 14
81675 München
Tel.: 089–419 4350
FAX: 089–41404876

Sekretär, Schatzmeister und Leiter der Geschäftsstelle:

Prof. Dr. med. V. Totovic, Bonn
Geschäftsstelle: Margret Radtke
                  Marieluise Zizman
                  Erika Taube
                  Röttgener Straße 101
                  53127 Bonn
                  Tel.: 0228 / 282404
                  (Mo – Fr 8.30–12.30 h)

Auszüge aus der Satzung:

Zweck des Vereins ist die Förderung der Weiterbildung und Fortbildung in der Pathologie, Verbesserung der Lehre, der Untersuchungsmethoden und der pathologisch-anatomischen Diagnostik. Der Satzungszweck wird verwirklicht insbesondere durch die Durchführung wissenschaftlicher Veranstaltungen und des sog. Selbsttrainings der Mitglieder... (§2).

...Reguläre Mitglieder können approbierte Ärzte und Tierärzte werden, die als Pathologen, Neuropathologen oder Veterinärpathologen nach der Weiterbildungsordnung anerkannt sind. Juniormitglieder können approbierte Ärzte und Tierärzte werden, die eine Weiterbildung auf dem Gebiet der Pathologie, Neuropathologie oder Veterinärpathologie verfolgen und mindestens das 2. Weiterbildungsjahr abgeschlossen haben....

Die Mitgliedschaft ist schriftlich zu beantragen und wird auf Empfehlung zweier regulärer Mitglieder dem Vorstand vorgelegt. Bei Beantragung der Junior-Mitgliedschaft ist eine schriftliche Stellungnahme des zur Weiterbildung Bemächtigten beizufügen. Über die Aufnahme entscheidet der Gesamtvorstand mit einfacher Mehrheit. Der Austritt aus der Internationalen Akademie für Pathologie kann zum Ende des Kalenderjahres erklärt werden.... (§3).

VII

A2: Firmenverzeichnis (u. a. relevante Adressen)

Abbott GmbH
☎ 06122 / 58-0 (ISDN)
FAX: – 58-12 44
Max-Planck-Ring 2, 65205 Wiesbaden
(Delkenheim)
Antikörper, pharmazeutische
Erzeugnisse u.a.

Amersham-Buchler GmbH (= Onkor)
☎ 05307 / 930-0 (ISDN)
Gieselweg 1, 38110 Braunschweig
Antikörper, Hybridisierungssysteme,
Labelling, Molekularbiologie, chemische
Erzeugnisse.

Angewandte Gentechnologie System GmbH
☎ 06221 / 81 023
FAX: – 640 610
Rischerstraße 12, 69123 Heidelberg
Restriktionsenzyme, Molekularbiologie
(Stand: 1994)

Applied Biosystems GmbH
☎ 089 / 4471347
Franziskanerstr. 28, 81669 München
DNA-Synthese, Molekularbiologie

Genetic Analysis Support
☎ 089 / 895283-0 (ISDN)
FAX: – 89 52 83-18
(Mrd) Lochhamer Str. 11
82152 Planegg

ATCC (American Type Culture Corporation)
FAX: 001–301–2315826
12301 Park Loane Drive, Rockeville
Maryland, 20852 USA
Molekularbiologie, Zellinien, Gensonden
(Stand: 1994)

B. Braun Melsungen
☎ 05661 / 71-0 (ISDN)
FAX: – 711 632
Carl-Braun-Str. 1
34212 Melsungen
Krankenhausbedarf, medizinisch-
pharmazeutische Werke

Biotest Pharma GmbH
☎ 06103 / 801-0 und 0130 / 830010
FAX: – 88 279
Landsteinerstraße 5, 63303 Dreieich
Antikörper u.a

Biozol Diagnostik Vertrieb GmbH
☎ 089 / 319 2053
FAX: – 319 3611
Obere Hauptstraße 10b, 85386 Eching
Diagnostika, Antikörper, Zytokine,
Zellpermeabilisierungskit u.a.
(Stand: 1994)

Boehringer Ingelheim KG
☎ 06132 / 77-0
FAX: – 77-3000
Binger Straße 173, 55218 Ingelheim am
Rhein
Antikörper u.a.

Boehringer Mannheim GmbH
☎ 0621 / 759-0 (ISDN)
Postfach 310120, 68261 Mannheim;
Sandhofer Straße 116, 68305 Mannheim
Antikörper (u.a. gegen Onkoproteine,
Wachstumsfaktoren, Zytokine und
-rezeptoren), Streptavidin/Biotin-
Reagenzien, Arzneimittel

VII

Camon Labor Service GmbH
(= Serotech)
☎ 0611 / 702846 /-7
FAX: – 713 782
Bahnstraße 9a, 65205 Wiesbaden
Antikörper, Laborbedarf

Dako Diagnostika GmbH (I)
☎ 040 / 693 7026
FAX: – 695 2749
Am Stadtrand 52, 22047 Hamburg

Dako Diagnostika GmbH (II)
☎ 040 / 682 107
FAX: – 683 998
Brauhausstieg 15–17, 22041 Hamburg

Dako Diagnostika GmbH (III)
Postfach 700407, 22004 Hamburg
Antikörper u.a.
(Stand: 1994)

dc-Systeme
☎ 02056 / 2841
FAX: – 21 347
Postfach 100164, 42566 Heiligenhaus;
Kettwiger Straße 26
42579 Heiligenhaus
EDV Software (dc-pathos)
(Stand: 1994)

Dianova-Immunotech GmbH
☎ 040 / 323 074
FAX: – 322 190
Raboisen 5, 20095 Hamburg;
Postfach 101705, 20011 Hamburg
Diagnostika, Antikörper, Proteine,
Wachstumsfaktoren, Primer,
DNA-Sonden
(Stand: 1994)

Du Pont de Nemours (Deutschland)
GmbH [NEN]
☎ 06172 / 872 552
FAX: – 872 540
Du Pont Str. 1, 61352 Bad Homburg
v.d.H.; Briefpostverkehr:
61343 Bad Homburg
Radiochemikalien, Autoradiographie-
systeme, Produkte für In-Situ-Hybridi-
sierung, Zentrifugen, Nachweismetho-
den für Proteine und Nukleinsäuren,
Kunststoffe

Ecoplan Institut für Umweltschutz
GmbH
☎ 02166 / 857–0
FAX: – 857 200
Postfach 350108
41223 Mönchengladbach;
Schelsenweg 6,
41238 Mönchengladbach u.a
Schadstoffmessungen am Arbeitsplatz

Engelbrecht Medizin- und Labortechnik
GmbH
☎ 05603 / 7120 (ISDN)
FAX: – 7220
Raiffeisenstr. 25, 34295 Edermünde
Laborbedarf (Deckgläser, Fixierspray,
Versandgefäße, Mikrotommesser,
Archivierungssysteme, Objektträger,
Einbettungskasetten u.a.)

Fresenius AG (I)
☎ 06501 / 4463
Drosselweg 10, 54329 Konz
Chemische Erzeugnisse

Fresenius AG (II)
☎ 07951 / 44089
Ferdinand-Porsche-Str. 10
74564 Crailsheim
Arzneimittel

Fresenius AG (III)
☎ 06152 / 52194 und
06152 / 950024 (ISDN)
(Dor) Alte Darmstädter Str. 88,
64521 Groß-Gerau
Laboratorien

Fresenius AG (IV)
☎ 05754 / 611
Rottstr. 24, 32699 Extertal
Medizinische Geräte

Fresenius AG (V)
☎ 6171 / 60–0 (ISDN)
Borkenberg 14, 61440 Oberursel
Pharmazeutische Erzeugnisse

Frontell Systems GmbH
☎ 02151 / 317571
FAX: – 317581
Untergath 154, 47805 Krefeld
Laborgeräte (Abzüge, Recycling-Anlagen, Sektionstische, komplette Laboreinrichtung), medizinische Geräte

Funeralia GmbH
☎ 0931 / 29903–0 (ISDN)
Postfach 10, 97045 Würzburg;
Estenfelder Straße 21, 97078 Würzburg
Sektionsbedarf: Tische, Kühlanlagen, Transportgeräte, laufende Materialien (Handschuhe, Schwämme u.a.), Zuschneidetische

GENIUS/EMBNet/HUSAR
☎ 06221 / 484–372
FAX: – 401271
(Matthias Hage, DKFZ, Heidelberg)
Gene, Datenbank
(Stand: 1994)

GIZEH-Werk GmbH
☎ 02261 / 401–0
FAX: – 401139
Postfach 1252, 51690 Bergneustadt;
Breiter Weg 40, 51702 Bergneustadt
Verpackungsmaterial (Kunststoffverpackungen: Becher, Schalen u.a. runde oder mehreckige Behälter), Papierverarbeitung

DPC Biermann GmbH
☎ 06032 / 994–0 (ISDN)
Hohe Str. 4, 61231 Bad Nauheim
Medizinische Geräte

Hewlett Packard GmbH (I)
☎ 07031 / 14–0 (ISDN)
FAX: – 142999
Herrenberger Straße 130
71034 Böblingen
EDV (v.a. Hardware), elektronische Meßtechnik, Computerprodukte, Meß- und Regeltechnik (Europäische Verteilungszentren Fertigung)

Hewlett Packard GmbH (II)
☎ 07031 / 14–0 (ISDN)
FAX: 14–2346 und 14–6429
Schickardstr. 4, 71034 Böblingen
Medizinelektronik (Vertriebs- und Reparaturzentrum)

Janssen Biochemica
Postfach 2020, 41376 Brüggen;
Solferinostraße, 41379 Brüggen
Antikörper (Immunogold) – Elektronenmikroskopie
(Stand: 1994)

Joh. Stiegelmeyer GmbH & Co. KG
☎ 05221 / 185–0
FAX: – 185252
Annastraße 13–15, 32051 Herford
Möbelwerke

Johnson & Johnson Medical GmbH
☎ 040 / 52207–0 (ISDN)
Oststraße 1, 22844 Norderstedt
Krankenhausbedarf

Leica Vertrieb GmbH
☎ 0221 / 20389–0 (ISDN)
Follerstr. 2, 50676 Köln
Optische Artikel u. Instrumente, Mikroskope, Mikrotome, Kryostate u.a.

VI

**Life Sciences International GmbH
(ehemals Shandon)**
☎ 069 / 509190–20
FAX: – 5077172
Berner Straße 91–95, 60437 Frankfurt
*Laborbedarf (Cytospin, Kryostat,
Hypercenter, Kapseln, Kasetten,
Einbettmedien, auch Antikörper,
Färbelösungen, Xylolersatz, Fixierung,
Entkalker u.a)*
(Stand: 1994)

Life Technologies GmbH (Gibco BRL)
☎ 0721 / 7804–0 und 0130 / 833435
FAX: – 780 499
Postfach 1212, 76339 Eggenstein;
Dieselstr. 5, 76344 Eggenstein
Nährmedien, chemische Erzeugnisse u.a.

MEDIM Histotechnologie GmbH
☎ 07275 / 61403
Bismarckstr. 26, 76870 Kandel
*Laborbedarf (Ausbettstation, Mikro-
tome, Einbettautomat und Zubehör,
Wasserbäder u.a.)*

Medite GmbH
☎ 05136 / 8884–0 (ISDN)
FAX: – 888455
Wollenweberstr. 12, 31303 Burgdorf
*Medizintechnik, Laborgeräte: Einbet-
tungssysteme, Kühlplatten, Färbeauto-
maten*

MedSorga
☎ 0251 / 41700–0 (ISDN)
Achtermannstraße 7, 48143 Münster
Sonderabfall – Entsorgung, – Beratung

Merck
☎ 06151 / 72–0 (ISDN)
FAX: – 72 2000
Frankfurter Straße 250
64293 Darmstadt;
Briefpost: 64271 Darmstadt
*Chemikalien (zur Färbung, Einbettung
u.a.), Diagnostika: u.a. Immuno-Kits,
pharmazeutische Erzeugnisse*

Olympus Optical Co. (Europa) GmbH
☎ 040 / 23 773–0
FAX: – 230817
Postfach 104908, 20034 Hamburg;
Wendenstraße 14–16, 20097 Hamburg
Mikroskope, Bildverarbeitungssysteme

Haemo Med O. Päsel GmbH & Co
☎ 06174 / 22666 und -7
Le-Mêle-Str. 43, 61462 Königstein
*Antikörper (Biochemika, Diagnostika,
Pharmazeutika)*

Perkin-Elmer Bodenseewerk
☎ 07551 / 81–0
FAX: – 1612
Postfach 101164, 88641 Überlingen
Alte Nußdorfer Str., 88662 Überlingen
PCR, Molekularbiologie, Feinmechanik

pfm GmbH (Produkte für die Medizin)
☎ 02236 / 9641–0
FAX: – 964 120
Postfach 501763, 50977 Köln;
Wankelstraße 60, 50996 Köln
*Laborbedarf („Feather"-Produkte:
Skalpellhalter, Mikrotomklingen/-halter,
Seziermesser)*

Polysciences Ltd.
☎ 06221 / 765 767
FAX: – 764 620
Postfach 1130, 69208 Eppelheim;
Handelsstraße 3, 69214 Eppelheim
*Einbettungsmaterialien, Vibratome,
Messer, Farbstoffe, andere Reagenzien u.
Chemikalien, Diagnostic Kits für Infek-
tionserreger (Tbc u.a.)*

RAIR Bürotechnik GmbH
☎ 0371 / 319045 (ISDN)
Limbacher Str. 7, 09113 Chemnitz
Bürotechnik

S & S Medizin Technik Handels GmbH
☎ 0211 / 154494
VolmersWerther Str. 277
40221 Düsseldorf
Laborbedarf (Skalpelle)

Sänger GmbH
☎ 07938 / 9022-0 (ISDN)
Buchenbacherstr. 20, 74673 Mulfingen;
Postfach 1154, 74671 Mulfingen
*Laborbedarf (Latex- u.a. Handschuhe,
Berufskleidung u.a.)*

SeptiCont Klinik- und Praxisdienste
☎ 02509 / 992-0 (ISDN)
FAX: – 8081
Industriestraße 1
48301 Nottuln – Appelhülsen
Sonderabfall, Behälter

Serva Feinbiochemica GmbH & Co. KG
☎ 06221 / 502-0 (ISDN)
FAX: – 5 02-1 88
Postfach 105260, 69042 Heidelberg
Carl-Benz-Str. 7, 69115 Heidelberg
Biochemika, Diagnostika

SIGMA-ALDRICH Vertriebs GmbH
☎ 089 / 61398680 und -690 und -700
(ISDN)
FAX: – 089/6135135 *0130 / 6490
Postfach, 82039 Deisenhofen;
Grünwalder Weg 30,
82041 Oberhaching
*Molekularbiologie, Peptide, Immunche-
mikalien, Zellkultur, TechWare-Zubehör,
Diagnostik, Chromatographie, Radio-
chemikalien, forensische Chemie,
Chemikalien, Diagnostika (KITS),
(Sekundär-)Antikörper, Zellkultur,
kleine Laborgräte, molekularbiologische
Reagenzien*

Standard System GmbH
☎ 040 / 771 931
FAX: – 773 868
Postfach 900941, Grossmoorring 7
21079 Hamburg 90
*Informations- und Dokumentations-
systeme*
(Stand: 1994)

Ströhlein Gmbh & Co.
☎ 02131 / 606-0 (ISDN)
FAX: – 606 166 / 7
Girmeskreuzstraße 55, 41564 Kaarst
*Labor-, Meß-, Umwelttechnik
(Schadstoffmessung u.a.)*

Udo Fleischhacker GmbH & Co. (I)
Postfach 1249, 58207 Schwerte
Diagnostika, Chemikalien (Xylo etc.)

Udo Fleischhacker GmbH & Co. (II)
☎ 02304 / 478-0
Kurzer Morgen 5, 58239 Schwerte
Laborbedarf

Udo Fleischhacker GmbH & Co. (III)
☎ 02304 / 478-0
Binnerheide 33, 58239 Schwerte
Laboreinrichtungen

Udo Fleischhacker GmbH & Co. (IV)
☎ 02307 / 147–544
Henry-Everling-Str. 1, 59174 Kamen
Zentrallager

Udo Heisig 1X Produkte GmbH
☎ 089 / 906 161
FAX: – 907 423
Martin-Festl-Ring 8, 85609 Aschheim
(Dornach)
*Versandtaschen für Untersuchungsgut,
Adress-Etiketten, Krankenhausbedarf*

**Vogel GmbH & Co KG – Medizinische
Technik u. Elektronik**
☎ 06404 / 61032
Neuwiesenweg 1, 35423 Lich
*Laborbedarf, Medizinische Technik,
Elektronik*

VII

Sonstige Adressen:

Berufsverband deutscher Pathologen e.V.
☎ 02166 / 46 091
FAX: – 611 647
Limitenstraße 90
41236 Mönchengladbach
(Geschäftsstelle)
Berufsverband

Dagmar Blunck –
wissenschaftlicher Buchhandel
☎ 04194 / 1340
FAX: – 58
Aukamp 21, 24643 Struvenhütten
Scientific Books, wissenschaftlicher
Buchhandel

GENIUS/EMBNet/HUSAR
☎ 06221 / 484–372
FAX: – 401 271
(Matthias Hage, DKFZ, Heidelberg)
Gene, Datenbank
(Stand: 1994)

IAP – deutsche Abteilung
(Prof. Dr. med. V. Totovic)
☎ 0228 / 282404
FAX: – 284796
Röttgener Str. 101, 53127 Bonn
Symposien, Selbsttrainingsprogramme

VII

A3: Literatur

Ackerman B (1978) Histologic diagnosis of inflammatory skin diseases.
  Lea & Febiger, Philadelphia
Adler G et al. (1996) Leiber: Die klinischen Syndrome. Urban & Schwarzenberg,
  München Wien Baltimore
AFIP (Armed Forces Institute of Pathology) Atlas of tumor pathology (3. Serie).
  Washington D.C. 20306–6000
Alberts B (1995) Molekularbiologie der Zelle. VCH, Weinheim
Altwein JE et al. (eds) (1991) Incidental carcinoma of the prostate.
  Springer, Berlin Heidelberg New York
Bain BJ, Clark DM, Lampert IA (1996) Bone marrow pathology. Blackwell Science,
  Oxford London
Benirschke K, Kaufmann P (1995) Pathology of the human placenta.
  Springer, New York Berlin Heidelberg
Berry CL (1981) Paediatric pathology. Springer, Berlin Heidelberg New York
Blümcke S (Hrsg.) (1995) Pathologie. de Gruyter, Berlin New York
Bohle A et al. (1984) Die Niere. Schattauer, Stuttgart New York
Böhm N (1984) Kinderpathologie. Schattauer, Stuttgart New York
Dallenbach-Hellweg G, Poulsen H (1996) Atlas of endometrial histopathology.
  Springer, Berlin Heidelberg New York
DeMay RM (1996) The art and science of cytopathology. ASCP Press, Chicago
Deutsche Gesellschaft für Pathologie (Hrsg.) (jährlich) Verhandlungen der
  Deutschen Gesellschaft für Pathologie. Gustav Fischer, Jena Stuttgart Lübeck
  Ulm
Dietrich M, Kern P (1983) Tropenlabor. Gustav Fischer, Stuttgart New York
Doerr W, Seifert G, Uhlinger E (Hrsg.) Spezielle pathologische Anatomie [mehrere
  Bände]. Springer, Heidelberg Berlin New York
Drenckhahn D, Zenker W (Hrsg.) (1994) Benninghoff – Anatomie (Bd I-III).
  Urban & Schwarzenberg, München
Enzinger FM, Weiss SW (1995) Soft tissue tumours. C. V. Mosby, St. Louis Toronto
  London
Foucar K (1995) Bone marrow pathology. ASCP Press, Chicago
Govan ADT, Macfarlane PS, Callander R (1991) Allgemeine Pathologie.
  Springer, Berlin Heidelberg New York
Govan ADT, Macfarlane PS, Callander R (1993) Spezielle Pathologie.
  Springer, Berlin Heidelberg New York
Grundmann E (Hrsg.) (1994) Einführung in die Allgemeine Pathologie.
  Gustav Fischer, Stuttgart New York
Hees H, Sinowatz F (1993) Histologie. Deutscher Ärzte Verlag, Köln
Henson DE, Albores-Saavedra J (1993) Pathology of incipient neoplasia (Vol. 28 in
  the series: major problems in pathology). Saunders, Philadelphia London
  Toronto
Isaacson PG, Norton AJ (1994) Extranodal lymphomas. Churchill Livingstone,
  Edinburgh London New York

Ivemark B (1974) Kinderpathologie. Springer, Belin Heidelberg New York

Jacobsen GK, Talerman A (1989) Atlas of germ cell tumours. Munksgaard, Kopenhagen

Jaffé E (1995) Major problems in pathology (MPP series 16) – surgical pathology of the lymph nodes and related organs. W. B. Saunders, Philadelphia

Jasani B, Schmid KW (1993) Immunocytochemistry in diagnostic histopathology. Churchill Livingstone, London New York

Junqueira LC, Carneiro J (1991) Histologie. Springer, Berlin Heidelberg New York

Kanel GC, Korula J (1992) Atlas of liver pathology. W. B. Saunders, Philadelphia

Kayser FH, Bienz KA, Eckert J, Lindenmann J (1993) Medizinische Mikrobiologie. Thieme, Stuttgart

Kayser K (1992) Analytical lung pathology. Springer, Berlin Heidelberg New York

Keeling JW (1993) Fetal and neonatal pathology. Springer, Berlin Heidelberg New York

Kissane JM (ed) (1990) Anderson's Pathology (vol 1, 2) C. V. Mosby, St. Louis Baltimore Philadelphia

Koss LG (1996) Diagnostic cytology of the urinary tract. Lippincott Raven, Philadelphia New York

Kurman RJ (1989) Blaustein's pathology of the female genital tract. Springer, New York Berlin Heidelberg

Lennert K, Feller AC (1990) Histopathologie der Non-Hodgkin-Lymphome. Springer, Berlin Heidelberg New York

Lever WF, Schaumburg-Lever G (1995) Histopathology of the skin. Lippincott Raven, Philadelphia London

Lopes Cardozo P (1975) Atlas of clinical cytology. edition medizin, Weinheim

MacSween RNM et al. (eds) (1994) Pathology of the liver. Churchill Livingstone, Edinburgh London New York

McGee J, Isaacson PG, Wright NA (1992) Oxford textbook of pathology. Oxf. Univ. Press, Oxford New York Tokio

McKee PH (1996) Pathology of the skin. Mosby-Wolfe, London

Mehlhorn H, Eichenlaub D, Löscher T, Peters W (1995) Diagnostik und Therapie der Parasitosen des Menschen. Gustav Fischer, Stuttgart Jena New York

Mehlhorn H, Peters W (1983) Diagnose der Parasiten des Menschen. Gustav Fischer, Stuttgart New York

Mirra JM (1989) Bone tumors. Lea & Febiger, Philadelphia London

Moore KL (1993) Embryologie. Schattauer, Stuttgart.

Morson BC Dawson IMP (1990) Morson & Dawson's gastrointestinal pathology. Blackwell Science, Oxford London

Murray PR, Drew WL, Kobayashi GS, Thompson JH (1990) Medical Microbiology. Wolfe Medical Publ., London

Neville BW et al. (1995) Oral and maxillofacial pathology. W.B. Saunders, Philadelphia

Page DL, Anderson TJ (1987) Diagnostic histopathology of the breast. Churchill Livingstone, London

Petersen RO (1992) Urologic pathology. J. B. Lippincott, Philadelphia

Porter KA Pugh RCB (eds) (1992) The kidneys, the urinary tract. Churchill Livingstone, Edinburgh New York

VII

Remmele W (Hrsg.) (1984) Pathologie (Bd I-IV). Springer, Berlin Heidelberg New York – (1995, 1996) Pathologie (Bd I-VI). Springer, Berlin Heidelberg New York

Rohen JW (1990) Funktionelle Anatomie des Menschen. Schattauer, Stuttgart

Rosai J (1996) Ackerman's surgical pathology. C.V.Mosby, St. Louis Toronto

Rubin E, Farber JC (1994) Pathology. J. B. Lippincott, Philadelphia

Russel P, Banatyne P (1989) Surgical pathology of the ovaries. Churchill Livingstone, London New York

Schaumburg-Lever G, Lever WF (1988) Color atlas of histopathology of the skin. Lippincott, Philadelphia

Schiebler TH, Schmidt W, Zilles K (Hrsg.) (1995) Anatomie. Springer, Berlin, Heidelberg New York Tokio

Schubert GE, Bethke BA (1987) Lehrbuch der Pathologie. De Gruyter, Berlin New York

Seifert G (ed) (1987) Current topics in pathology: morphological tumor markers. Springer, Berlin Heidelberg New York

Solal-Céligny P et al. (1993) Non-Hodgkin-Lymphomas. Manson, London

Soost HJ, Baur S (1980) Gynäkologische Zytologie. Thieme, Stuttgart

Spencer H (1984) Pathology of the lung. Pergamon Press

Stansfeld AG, d'Ardenne AJ (1992) Lymph node biopsy interpretation. Churchill Livingstone, London New York

Staubesand J (Hrsg.) (1988) Sobotta – Atlas der Anatomie des Menschen. Urban & Schwarzenberg, München

Sternberg SS (1991) Histology for pathologists. Lippincott Raven Philadelphia London

Sternberg SS (1993) Diagnostic surgical pathology. Lippincott Raven Philadelphia London

Stevens A, Lowe J (1992) Histologie. Chapman & Hall; VCH, Weinheim

Stocker JT, Dehner LP (1992) Pediatric pathology. Lippincott, Philadelphia

Taylor CR (ed) (1986) Immunomicroscopy: a diagnostic tool for the surgical pathologist. W.B. Saunders, Philadelphia

Thaler H (1987) Leberkrankheiten. Springer, Berlin Heidelberg New York

Thurlbeck WM (1988) Pathology of the lung. Thieme, New York Stuttgart

UICC (1995) Prognostic factors in cancer. Springer, Berlin Heidelberg New York

WHO (ed) Histological typing of tumours (Serie). Springer, Berlin Heidelberg New York

Whitehead R (ed) (1995) Gastrointestinal and oesophageal pathology. Churchill Livingstone, Edinburgh New York

Wick G, Schwarz S, Förster O, Peterlik M (1987) Funktionelle Pathologie. Gustav Fischer, Stuttgart New York

Zilles K, Rehkämper G (1994) Funktionelle Neuroanatomie, 2 nd edn. Springer, Berlin Heidelberg New York Tokio

Sachverzeichnis

VII

VII

Dakryoadenitis 715
Dakryozyt 547
Darm
– arterielle Fehlbildungen 510
– Infarkt 19
– Infektionen, Leber 185
– Verschluss, arteriomesenterial 121
Dead fetus syndrome 380
Defektimmunopathie 601 f.
Degeneration 7
– federartig (feathery) 191
– hepatolentikulär 192 f.
– hyalin, Arterien 492
Dekompressionskrankheit 8
Dekubitus 7
Del-Castillo-Syndrom 290
Delta-Antigen 180
Denguefieber 183
De-novo-Karzinom, Dickdarm 138
Dens in dente 73
Dense deposit disease 245
Dentinom 53
Dermatitis 615
Dermatitis
– exfoliativa neonatorum von Rittershain 59
– herpetiformis Duhring 615
Dermatofibrom 468
Dermatome (Abb.) 931
Dermatomykose 617
Dermatopathische Lymphadenitis 568
Dermatophytose 617
Dermatose 614 ff.
– arzneiinduziert entzündlich 616
– blasenbildend 615 f.
Dermis, Tumoren 612 f.
Dermoidzyste 283, 314
– Mundhöhle 70
Desmale Ossifikation 622
Desmoidtumor 633
Determinationsperiode, teratologische 30
De-Toni-Debré-Fanconi-Syndrom 640
Deutsche Gesellschaft für Pathologie 955
Dextrokardie 508
Deziduaknötchen 373
Diabetes insipidus 677
Diabetes mellitus 7, 67, 643, 700
– Chorioidopathie 718
– Gefäßerkrankungen 493
DIC (disseminated intravascular coagulation) 27
Dickdarm
– Anatomie (Abb.) 132
– bakterielle Infektionen 151 ff.
– Lichtungsveränderung 161
– Lokalisationskodierung 131 ff.
– Mykosen 153
– Protozoenerkrankungen 153 f.
– TNM-Klassifikation 133
– Virusinfektionen 153
– Wurmerkrankungen 154
Dickdarmadenom, Dysplasiegrad 138
Dicrocoelium dendriticum (Abb.) 777, 778, 779
Dientamoeba-fragilis-Kolitis 154
Digenie 71
Di-George-Syndrom 120, 588, 683
Diglossie 71
Dignathie 71
Di-Guglielmo-Syndrom 520
Diphtherie 11, 473, 584
Diphyllobothrium latum (Abb.) 777, 778, 779
Diskushernie 643
Disseminierte intravaskuläre Gerinnung (DIC) 543, 556
Distorsion 648
Dittrich-Pfropf 433, 446
Diversionskolitis 157
Divertikel
– epiphrenisch 81
– Ileum 120
– Jejunum 120
Divertikelkrankheit 161
Döhle-Körperchen 540, 542, 549
Dolichokolon 165
Dolor 9
Donath-Landsteiner-Hämolysin 533
Donovan-Körperchen 355
Doppelniere 261
Dottersacktumor 283
– Ovar 316
Down-Syndrom 289, 722
Dracunculus medinensis (Abb.) 777
Drepanozyt 547
Drepanozytose 529
– Milz 594
Dressler-Syndrom 499
Drogencholestase 188
Drüsenkörperzysten 92
Dubin-Johnson-Syndrom 199, 200
Ductus hepatocanaliculares 219
Ductus hepatocystici 219
Ductus omphaloentericus, Anomalien 125
Ductus venosus Arantii apertus 511
Ductus-cysticus-Syndrom 220
Ductus-thyreoglossus-Karzinom 680

VII

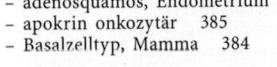

VII

VII

VII

VII

VII

VII

VII